TCM Series of Active Components

Anti-inflammatory Active Components in TCM

中药药理活性成分丛书

中药抗炎活性成分

周家驹　谢桂荣　严新建　编著

科 学 出 版 社

北 京

内 容 简 介

本丛书共10分册，各分册按化合物结构类型划分章节，采用了规范的植物分类学、化学、药理学数据表达方法，包括表达中药原植物的简化拉丁双名法、表达化合物立体化学特征的分子结构图及格式统一的癌细胞简明代码等，对相关学科核心信息实现了科学、精炼的表述。书末附有化合物药理活性索引、化合物中文名称索引、化合物英文名称索引、植物中文名称及活性成分索引、植物拉丁学名及活性成分索引，完备的索引集可帮助读者快速实现各种途径的内容查找。本丛书与医药各专科对口，可作为中、西医临床医生和从事相关管理、科研、开发、教学的医药工作者、大学生、研究生以及对中药现代化感兴趣的各界读者查找、了解中药活性成分来源、结构、药理活性的一套小型工具书。

图书在版编目(CIP)数据

中药抗炎活性成分 / 周家驹，谢桂荣，严新建编著. —北京：科学出版社，2012.3

(中药药理活性成分丛书)

ISBN 978-7-03-033836-5

Ⅰ. 中… Ⅱ. ①周… ②谢… ③严… Ⅲ. 抗炎剂–生物活性–中药化学成分 Ⅳ. R284

中国版本图书馆 CIP 数据核字(2012)第 043774 号

责任编辑：戚东桂　何海青/责任校对：林青梅

责任印制：刘士平/封面设计：范璧合

科学出版社 出版

北京东黄城根北街16号

邮政编码：100717

http://www.sciencep.com

北京凌奇印刷有限责任公司 印刷

科学出版社编务公司排版制作

科学出版社发行　各地新华书店经销

*

2015年 8月第 一 版　开本：787×1092 1/16

2015年 8月第一次印刷　印张：27

字数：882 000

POD定价： 138.00元

(如有印装质量问题，我社负责调换)

《中药药理活性成分丛书》序

过去十几年来，作为中国科学院过程工程研究所分子设计课题组的长期课题“中药化学信息研究”的阶段性成果，我们相继编写出版了英文的《中药》第一、二版（英国 Ashgate 出版社，1999，2003），中文的《中药原植物化学成分手册》(化学工业出版社，2004)，中文三卷本的《中药原植物化学成分集》（科学出版社，2009）和英文六卷本的《中药大全》（Springer 出版社，2011）。最后两套书籍的出版标志着该课题的既定任务终告完成，以后的工作则转为按照一套已经成形且行之有效的规范继续收集逐年产生的新信息，并在数据结构和表达方面不断改进，使之趋于完善。

现在呈献给广大读者的这套《中药药理活性成分丛书》是该课题近两年的最新结果。编写这套丛书的起因是：国内外读者反映，上面的工具书确有实用参考价值，但篇幅巨大，价格昂贵，使用不便，不太适合普及。我们就想到编写一套和医药各专科一一对口的系列丛书，以便各专业医药工作者和社会各界读者在日常工作和生活中方便地作为小型工具书参考使用。参照《Goodman & Gilman 治疗学的药理学基础》(第 11 版)采用的国际上最新的药物分类系统，结合中药现代研究和发展的实际情况，编写了下面 10 个分册：《中药抗癌活性成分》、《中药抗微生物感染活性成分》、《中药抗炎活性成分》、《中药抗氧化抗衰老活性成分》、《中药抗寄生虫活性成分》、《中药影响心脑血管系统活性成分》、《中药影响神经系统活性成分》、《中药影响消化呼吸系统活性成分》、《中药活性成分中的酶抑制剂》和《多靶标的中药活性成分》。

其中，《中药抗癌活性成分》、《中药抗微生物感染活性成分》、《中药抗炎活性成分》、《中药影响心脑血管系统活性成分》、《中药影响神经系统活性成分》、《中药影响消化呼吸系统活性成分》六个分册是和医学界几个主要专科相对应的；《中药抗寄生虫活性成分》核心内容是抗疟药物，是考虑到抗疟药物研究开发是一个有国际意义的课题，应该给以较多关注；而《中药抗氧化抗衰老活性成分》、《中药活性成分中的酶抑制剂》、《多靶标的中药活性成分》三个分册则是根据中药现代研究中人们十分关注的专题领域定题编写的；《中药抗氧化抗衰老活性成分》论及当前备受重视的抗氧化抗衰老领域；《中药活性成分中的酶抑制剂》专论分子药理学中无处不在的核心角色之一——酶的抑制剂；《多靶标的中药活性成分》则是期望告知人们关注多年的中药物质基础其实主要就是常见常用中药当中含有的几百种多靶标、多来源的活性成分，对此给出直观的事实证据。

和前述的工具书《中药原植物化学成分集》、《中药大全》相比，在信息内容收集和数据结构编排两方面，这套丛书又有一些新的重要进展。

在内容上，一是对所有近 8000 种活性成分都给出了明确详尽的结构类型，这是我们过去未曾做到的；二是对 700 多种常见中药活性成分都收集、整理，给出了在原植物中的含量数据，这些定量含量信息是系统阐明中药物质基础的基础数据；三是对《中药抗癌活性成分》和《中药抗寄生虫活性成分》这两个分册收集补充了 2010 年的最新数据。

在编排格式上，我们期望兼顾该套丛书的工具性和可读性两个方面，力求做到既具备工具书有便于进行各种途径检索查找的功能，又适合读者像阅读一般专业书那样进行顺畅的阅读。

在作为工具书时，每个分册正文后面的 5 个索引将起到重要作用。例如，从任一药理活性条目查找有关活性成分；从中药原植物的中文名称或拉丁学名查找其全部有关化学成分；从化合物中文或英文名称查找其结构、结构类型、天然来源、药理活性及其他相关信息等。

作为一般书籍，本丛书各分册也具有良好的可读性，因为各分册正文是按照结构类型划分章节的。例如，读者期望了解有抗癌作用的黄酮类化合物的情况，直接阅读《中药抗癌活性成分》第 3 章即可。因为只有化合物的结构是和各种性质密切相关的，按照结构类型划分章节就保证了书中位置相近者，其内容一定密切相关。

总之，同时实现上述两种属性的具体措施是：一方面以结构为“纲”划分章节，以活性为“目”详述各自的属性，便于读者把握结构和活性关系的总体特征，起到纲举目张的作用；另一方面，利用编者长期从事计算机化学和科学数据库研究，有构建化学信息体系的经验，编制了完整的索引集，实现了除结构检索以外的几乎所有类型的信息检索功能。最后，对于复杂纷纭的药理活性数据，建立并实现了一整套简单明确、易于掌握使用的规范化的方法，例如，200 多种癌细胞的 CCC 规范化代码。连同我们过去长期以来积累形成的用简化拉丁双名法表示中药原植物，用结构类型和立体化学分子结构图直观地表示化合物结构特征，用规范化格式精炼地定性或定量表达药理活性的方法等，对相关学科的核心信息全面实现了科学、精炼的表述。

期望这套《中药药理活性成分丛书》能以其简洁明快的表达方式向广大医药界、科学界及社会各界读者提供当前中药植物、化学、药理现代研究发展的总体概况，并对人们思考、探索、研究和实践“中药现代化”这一重大科学命题有所裨益。倘能如此，编者幸甚。

是为自序。

中国科学院过程工程研究所

周家驹

2012 年 1 月于北京

体 例 说 明

本书正文是按照“结构为纲，活性为目”的格式框架编写的。我们以《天然产物字典》（Chapman & Hall，1994）为基本依据，同时参照天然产物化学和中草药化学的相关书籍，建立了适用于中药化学信息的三层次结构类型表达体系。

该结构表达体系包括十三大类，在本丛书中，每一个大的类别各自成章。各章内容分别为生物碱、萜类、黄酮类、甾族化合物、脂肪族天然产物、聚酮化合物、含氧杂环、简单芳香化合物、多环芳香化合物、苯并呋喃和苯并吡喃类、香豆素类、木脂体和鞣质。对每一大类，又根据分子骨架结构特征或生源关系分为若干小类，各自成节。最后，对于数量巨大、结构类型繁多的生物碱和萜类化合物（以及少数脂肪族和芳香族天然产物），在每一小类中再细分为若干具体类型。这个三层次结构表达体系的优点是科学实用，简繁得当，容易掌握。对于研究或了解成千上万种天然产物的结构和活性的关系，能起到提纲挈领的作用，有时甚至有一目了然的效果。浏览本丛书任一分册的目录，就可以了解该结构表达体系的具体内容，在此不再赘述。

如果说上述的结构表达体系是“纲”，下面介绍的本书正文中的每一种化合物及其各种属性就是“目”，在英文写作的数据库和其他信息表达体系中称为“入口（entry）”。对每一个化合物入口，按顺序最多给出 13 项数据：分册中的化合物代码、英文名称、中文名称、英文别名、CAS 登录号、分子式、相对分子质量、物理化学性质、结构类别、药理活性、天然来源、参考文献和该化合物的化学结构式。其中，化合物代码、英文名称、分子式、相对分子质量、结构类别、药理活性、天然来源、参考文献和化学结构式各项是必须有数据的非空项目，其他几项是根据原始文献尽量给出的可选项。应该指出，在看似复杂纷纭的诸多类别信息中，分子结构及其类型，规范化的药理活性，以及用中文名和拉丁名“捆绑”表达的天然来源这三项是最有价值的核心信息。

1. 化合物代码 即本分册正文中化合物的顺序号，用黑体给出，是一个非空项。在后面的五个索引中，也都是用化合物代码来代表化合物，从索引中查到化合物代码之后，就可方便地从正文部分查到该化合物的全部信息。

2. 化合物英文名 化合物英文名用黑体给出，首字母大写，是一个非空项。前缀中所用的 *α*-，*β*-，*γ*-，*δ*-，*ε*-，*ξ*-，*ψ*-…(+)，(−)，(±)，*dl*-，*D*-，*L*-，*R*-，*S*-；*cis*-，*trans*-，*Z*-，*E*-；Δ（双键符号）；*o*-，*m*-，*p*-；*O*-，*N*-，*S*-；*sec*-，*ter*-，*ent*-，*meso*-，*rel*-等符号均为斜体。但 iso-，epi-，abeo-，seco-，nor-等用正体。对极少数没有英文名的化合物，采用了一种可以自解释其原始参考文献来源的英文名称代码。

3. 化合物中文名 化合物中文名用黑体给出。对英文原始文献中的化合物没有中文名的，大部分都根据通用的规则给出了中文试用名。这些由本书编者给出的化合物中文名都加了“*”标记。

4. 化合物英文学名或别名 对多数化合物，本书只给出一个英文名，部分常见化合物给出了英文别名。

5. CAS 登录号 本书只对部分化合物给出了 CAS 登录号，表达在方括弧中。

6. 分子式 在化合物分子式中，各元素按国际上通用的 Hill 规则排序。

7. 相对分子质量 化合物相对分子质量表达在分子式之后的圆括弧中，小数点后取两位数字。

8. 物理化学性质 收集的物理化学性质包括晶形、熔点、沸点、旋光等。

9. 结构类别 是一个非空项。用上述三层次结构表达体系的最后一个层次的结构类型表达，在小标题【类型】后面给出。

10. 药理活性 是一个非空项。对每一入口化合物的药理活性实验数据，在小标题【活性】后面给出。同一化合物有多项药理活性时，各项数据平行排列，用分号隔开。来自不同原始文献的同种药理活性数据一般不予合并。各项活性数据的出现先后顺序是随机的，并不表示其重要性的顺序，只有毒性数据 LD_{50} 等统一规定放在最后。在每一项药理活性数据中，按照下面的规范化格式进行细节的描述：药理项目名称（关于该项药理性质的进一步描述，实验对象，定量活性数据，对照物，定量活性数据，关于作用机制等的补充描述）。对于发表了实验数据但是未发现明显活性甚至没有活性的数据，同样作为有价值的科学实验数据加以收集，因此，数据收集范围不仅包括活性成分，也包括少量无活性成分，这些无活性结果的表达格式是“活性条目+实验无活性”。这样的格式保证了在活性索引中无活性结果紧随在同一条目有活性结果之后，便于读者查找相关信息。

11. 天然来源 对每一个化合物的中药原植物信息，在小标题【来源】后面给出。在本书中，绝大多数情况下天然来源是指原植物，也有极少数情况下是动物或其他生物。为方便读者确认原植物物种，对该化合物的每一种天然来源原植物都同时采用先后给出中文名和拉丁学名的 “捆绑”表达方式。部分植物在文献及工具书中只有拉丁学名而查不到中文名的，大部分已由本书作者根据植物学常规的命名规则予以命名。这些由本书作者命名的植物中文名在正文和索引中出现时标有“星号”。对植物拉丁学名，参考近年来国外一些植物学词典的表达方式，采用简洁的双名方式给出，即略去物种发现人和命名人的信息。对于收集了两个或两个以上拉丁学名的植物（同物异名），在第一个拉丁学名（正名）后面用方括弧给出其余的拉丁学名（异名）。对于同一化学成分有多种植物来源的，种类较少时随机排序；种类较多时按照植物中文名拼音排序，以便于读者查找。无论何种排序方式，其先后都不表示其重要性的顺序。当不给出该化合物存在的植物部位时，表示其存在的植物部位和该种中药的药用部位相同，当需要给出其采样部位以及分离产率时，表示在括弧中。对于没有中文名称的植物以及只有中文属名而无中文种名或是不确定种的植物，依照其名称的不完整和不确定程度排列在有完整中文名的植物后面。最后要指出的是，在本丛书中，第一次对 700 多种常见中药原植物的重要活性成分给出了用可靠分析方法测定的含量数据，这些系统收集的含量数据有重要科学意义和应用价值。

12. 参考文献 在小标题【文献】后面给出参考文献的顺序号。读者可根据这些顺序号从正文后面的“参考文献”部分查到原始文献的信息，包括第一作者、期刊名称、卷、期、页号及年代等。参考文献采用两种方式标注。首先是对每一个活性化合物入口，都在最后列出全部参考文献的编号。对那些近些年来发表的数据，则同时在文中具体数据条目处再增加用方括弧表示的上标，以便于读者查阅。

13. 化学结构式 化学结构及其类别是本书的核心信息，其立体化学信息一般根据最新的文献。所有的化学结构式都和相对分子质量及分子式数据进行过一致性检验。

14. 五个索引 在本丛书各分册的正文后面都给出了五个索引，索引中的编号是化合物的编号，而不是页码。读者可通过这些化合物编号来定位、查找有关化合物的详细信息。

导　言

本书收集了来自 2248 种中药原植物及其同属植物的小分子活性成分 1182 种。全书引用参考文献 1046 篇，文献收集年代至 2004 年。

在这 1182 种中药活性成分当中，每种至少有一条抗炎活性数据。为了反映其活性谱的全貌，当同时还有其他种类药理活性时也一并收集。

发炎是具有血管系统的活体组织对有害刺激、损伤或感染所产生的防御性反应，反应的过程是发生一系列生理和病理事件，这些事件是由炎症介质和炎症细胞的相互作用而精密调节的。无论中医还是西医，一致把发炎的症状综合表达为红、肿、热、痛，这是一个难得的两个医药系统有高度共识的例子。

近几十年来，在分子和细胞水平上，人们对发炎过程的理解大大加深了，发现了许多研发慢性炎症药物的靶标，发现了大量作用于特定靶标的炎症介质，包括前列腺素(PG)、白三烯(LT)、细胞因子、趋化因子、黏附分子等。这些炎症介质导致来自肥大细胞、嗜碱粒细胞等其他炎症介质在当地释放，进而导致中性粒细胞等白细胞被吸引到发炎部位。细胞因子是一组多功能的物质，涉及发炎过程的许多阶段，形成细胞内信使分子的动态网络，可以调控各种生理和病理情况。一般把细胞因子分为作用相反的两类：致炎细胞因子(iNOS，COX-2，IL-1β，TNF-α，IL-6，IL-18 等)作用于发炎的初始阶段和发展扩大阶段；抗炎细胞因子(IL-10，TGF-β 等)则进行相反的调节。

很多源于植物的活性成分有重要的抗炎活性，为了开发新的抗炎药物，特别是处理慢性炎症，例如风湿、哮喘、动脉粥样硬化、阿尔茨海默症等。人们十分关注把天然产物中抗炎成分的作用和细胞因子及细胞内的信号调节联系起来的途径。这些途径主要有：

1. 花生四烯酸途径　膜脂类物质在磷脂酶 A_2 作用下生成花生四烯酸，再通过三条路径代谢：一是通过环氧合酶(COX-2)代谢生成前列腺素和血栓素(TX)；二是通过 5-脂氧合酶(5-LOX)代谢生成白三烯；第三条途径有两个支路，分别通过脂氧合酶 15-LOX 和 12-LOX 代谢生成羟基二十碳四烯酸 12-HETE 和 15-HETE。抑制磷脂酶 A_2 可降低花生四烯酸的释放及其代谢产物的合成，甾体抗炎药就是通过抑制磷脂酶 A_2 的活性，从而抑制花生四烯酸的代谢产物(如 PG、TX、LT)的生成而产生强烈的抗炎效果。抑制 COX-2、5-LOX、15-LOX 和 12-LOX 也都能达到抑制炎症的目的，阿司匹林和传统非甾族抗炎药物(NSAIDs)抑制 COX-2，但对脂氧合酶无抑制作用。

2. 一氧化氮相关途径　一氧化氮由多种涉及免疫和炎症响应的细胞所合成，涉及的主要酶是诱导型氮氧化物合酶(iNOS)，它诱导高水平的持续的一氧化氮合成。在慢性炎症中，抑制一氧化氮的释放是有益的，因而 iNOS 是一类关键的致炎细胞因子。

3. 核转录因子-κB 途径　核转录因子-κB 是普遍存在的一种对复杂现象的调节给予响应的蛋白，在某些生理和病理条件下对控制细胞信号起着关键性的作用。

4. 细胞因子网络调节器。

5. 趋化因子途径　趋化因子是特殊类型白细胞的化学引诱剂，对其聚集到炎症部位很重要，包括 IL-8、eotaxin、GRO、CINC-1、RANTES 等。

6. 黏附分子途径。

寻找有双重抑制活性的中药成分

临床使用的利克飞龙是一种能抑制 COX-2 和 5-LOX 的双重抑制抗炎药。我们从本书化合物药理活性索引出发，分别总结得出 COX-2、5-LOX、12-LOX、15-LOX 四种酶的抑制剂名单，进而找到四种新的有双重抑制活性的成分，两种是中药成分，两种是其他天然产物。

1. 桑色素(638)是 5-LOX 和 COX-2 两者的抑制剂，是来源于桑叶、桑枝、桑白皮等中药的黄酮醇类化合物，即 3，5，7，2'，4'-五羟基黄酮。

2. 黄酮类化合物木犀草素(590)是 15-LOX 和 COX-2 两者的抑制剂，1832 年首次由淡黄木犀草中分离，现在知道存在于豆科、木犀草科、大戟科、伞形科、玄参科、菊科、半日花科和西番莲科的许多植物当中，被建议作为研发治哮喘新药的先导化合物。

3. 丁内酯类化合物 Protolichesterinic acid(807)和未氯化缩酚酸环醚类化合物 Lobaric acid(813)是 5-LOX 和 12-LOX 的抑制剂，前者源于冰岛衣，后者源于珊瑚枝。

作为网络调节器的高活性抗炎成分

如果一种抗炎物质是作为细胞因子网络调节器而发挥作用的，那就意味着它是一个多靶标的多重调节系统，这正是近些年来药物作用机制研究中的一项重大成果，对今后的新药研究有深远意义。我们从化合物药理活性索引中的“细胞因子网络调节器”条目中的化合物名单出发，可挑选出下面 9 组 12 个化合物作为采用网络调节机制的高活性抗炎成分的重要示例：

1. 汉防己乙素(5)和粉防己碱(7)能预防整合蛋白介导的中性粒细胞黏附和 fMLP-或白三烯 B4-诱导的移行，IC_{50}值为 1~5μg/mL。汉防己乙素在防己干燥根中的平均含量为 0.76%，粉防己碱在蝙蝠葛根茎中的平均含量为 0.99%，在防己干燥根中的平均含量为 1.92%，都是常量的活性组分。

2. 环烯醚类单萜桃叶珊瑚苷(138)能防止肥大细胞中 TNF-α 和 IL-6 的产生，IC_{50}分别为 101ng/mL 和 190ng/mL，机制为阻断 NF-κB 活化。该化合物在其原植物长叶车前中的平均含量为 0.59%，在车前中的平均含量为 1.26%，在杜仲叶中的平均含量为 1.89%，在平车前中的平均含量为 0.99%，是常量的活性组分。

3. 源于木香根、云南含笑的桉烷型倍半萜类化合物瑞诺木烯内酯(221)能以浓度依赖方式抑制大鼠肾上皮细胞脂多糖刺激的细胞因子诱导的中性粒细胞趋化吸引剂 1(CINC-1)的形成，其 IC_{50} 值为 1μmol/L。

4. 源于春藤、忍冬藤、洋常春藤等植物的 α-常春藤皂苷(499)是齐墩果烷型三萜，能防止脂多糖刺激的 RAW264.7 巨噬细胞中 TNF-α 的产生，其 IC_{50} 值为 5μmol/L。

5. 源于粗毛南蛇藤、高梅缨瓣根、黑蔓、雷公藤、美洲南蛇藤、南蛇藤根的南蛇藤素(526)是无羁萜烷型三萜。该化合物有多重途径的抗炎活性：能抑制人单核细胞中脂多糖刺激的 IL-1β 生成，平均 IC_{50} 为 56nmol/L；能降低人单核细胞和巨噬细胞中 TNF-α 和 IL-1β 的生成，其 IC_{50} 为 30~100nmol/L；是 NF-κB 抑制剂，IC_{50} 为 0.27μmol/L；也是 NO 生成抑制剂，IC_{50} 为 0.23μmol/L。

6. 源于桫拉木、加那利美登木的扁蒴藤素(528)和着色酮(529)，同为无羁萜烷型三萜类化合物，能抑制人单核细胞中脂多糖刺激的 IL-1β 生成，其 IC_{50} 值分别为 56nmol/L 和

58nmol/L。

7. 槲皮素(642)和染料木素(670)能抑制巨噬细胞 RAW264.7 中脂多糖刺激的 TNF-α 和 IL-6 的释放，其 IC_{50} 值均为 1μmol/L。

8. 源于酸浆、苦蘵的睡茄内酯类甾族化合物酸浆苦味素 B(726)能抑制脂多糖和 IFN-γ 刺激的巨噬细胞中 TNF-α、IL-6 和 IL-12 的生成，其 IC_{50} < 2μg/mL。

9. 源于三白草、鱼腥草的木脂体类化合物马纳萨亭 A(1116)是核转录因子 NF-κB 抑制剂，其 IC_{50} 值为 2.5μmol/L，还能抑制细胞间黏附分子 ICAM-1 的表达，其 MIC 值为 1.0nmol/L。

黏附分子途径

1. 源于三白草、鱼腥草的木脂体类化合物马纳萨亭 A(1116)和马纳萨亭 B(1117)能以很低的浓度抑制 PMA 诱导的细胞间黏附分子-1(ICAM-1)表达，其 MIC 值分别为 1.0 和 5.5nmol/L，它们同时还是高活性的核转录因子 NF-κB 抑制剂，其 IC_{50} 值分别为 2.5 和 2.7μmol/L。

2. 1-苯并吡喃类化合物氧化苏木精(1029)的抗炎机制是减少血管细胞黏附因子 VCAM-1 的表达，已经从多方面得以证实：减少高血脂新西兰兔大动脉的 VCAM-1 的表达；减少人脐带静脉内皮细胞中 TNF-α 诱导的 VCAM-1 的表达；减少肿瘤坏死因子 TNF-α 诱导的血管细胞黏附因子 VCAM-1 和单核细胞趋化蛋白 MCP-1 水平的上升，减少人脐带静脉内皮细胞中氧化的低密度脂蛋白上升以及减少腹膜巨噬细胞中脂多糖加 IFN-γ 刺激的 TNF-α 和 IL-1β 的生成；减少细胞表面黏附分子的表达，导致抑制 THP-1 单核细胞到 TNF-α 刺激的人脐带静脉内皮细胞的黏附。

3. 源自脚骨脆属 *Casearia guianensis* 的一组克罗烷型二萜类化合物脚骨脆醇 A(310)、脚骨脆醇 B(311)、脚骨脆酮 A(312)和脚骨脆酮 B(313)都能降低人单核细胞 THP-1 中细胞间黏附分子-1(ICAM-1)和血管细胞黏附因子-1(VCAM-1)的表达，从而达到抗炎效果。

4. 秋水仙碱(83)能抑制 TNF-α 和 IL-1β 刺激的人脐带静脉内皮细胞血管细胞黏附因子-1 (VCAM-1)的诱导。

5. 木犀草素(590)的复合抗炎作用机制中也包括了明显降低鼠肝中脂多糖刺激的 ICAM-1 的表达。

提出的几个先导化合物

1. 木犀草素(590)能抑制巨噬细胞 RAW264.7 中脂多糖刺激的 TNF-α 和 IL-6 的释放，其 IC_{50}<1μmol/L；还能处理气管支气管狭窄和支气管高反应性，降低 IL-4 和 IL-5 水平，被建议作为治疗哮喘病新药的先导研发化合物。

2. 川陈皮素(594)能抑制人滑液纤维原细胞中 IL-1β 诱导的 PGE_2 的产生，其 IC_{50} 值小于 4μmol/L；32μmol/L 降低巨噬细胞中 IL-1α，IL-1β，TNF-α 和 IL-6 mRNAs 的表达，还能有效抑制兔滑液纤维原细胞中 PGE_2 和 proMMP-9 的产生，被建议作为研发新的抗炎或免疫调节药物的先导化合物。

3. 丹皮酚(843)是简单的苯衍生物，以浓度依赖方式抑制致炎细胞因子 TNF-α、IL-1β 和 IL-6 的生成；抑制 NO 和 PGE_2 的过量产生。丹皮酚在牡丹干燥根皮中的平均含量为 1.44%，在徐长卿根中的平均含量为 1.43%，是发展新抗炎药物的候选化合物。

4. 姜黄素(973)的临床前报告已经建议用来治疗关节炎、胰腺炎，特别是动脉硬化症和 Alzheimer 病。这是对慢性炎症治疗药物在分子和细胞水平上的深入研究取得的重大进展。其作用机制包括抑制巨噬细胞活化、脂加氧酶、环加氧酶 2、花生四烯酸途径生成的代谢产物等。也有关于核转录因子-κB 途径的研究、阻断 NO 生成和 iNOS 酶活性的报告。

包括多重靶标的多重调节的网络调节机制正在给人们以越来越深刻的印象。

目　　录

1. 生物碱 ······ 1

1.1 异喹啉类生物碱 ······ 1

异喹啉生物碱/1　苄基异喹啉生物碱/1　双苄基异喹啉生物碱/1　前阿朴啡生物碱/3　原小檗碱生物碱/3　吐根碱类生物碱/5　苯并[*c*]菲啶生物碱/5　吗啡生物碱/6

1.2 喹啉类生物碱 ······ 6

喹啉生物碱/6　呋喃并喹啉生物碱/7　吖啶酮类生物碱/8

1.3 喹唑啉类生物碱 ······ 8

1.4 吡咯烷类生物碱 ······ 9

吡咯烷生物碱/9　吡咯烷士定生物碱/9　吡咯烷士定生物碱(大环内酯)/9　吲哚里西定生物碱/10　菲并吲哚里西定生物碱/10　莨菪烷类生物碱/10

1.5 吲哚类生物碱 ······ 11

咔唑类生物碱/11　吡啶并咔唑类生物碱/11　阿枯米林类生物碱/11　β-咔啉类生物碱/11　麦角类生物碱/11　Strictosidine 类生物碱/12　类阿吗碱类生物碱/12　老刺木碱类生物碱/14　吴茱萸类生物碱/14　白坚木属生物碱/15

1.6 吡啶和哌啶类生物碱 ······ 15

吡啶生物碱/15　喹嗪定生物碱/15　石松碱类生物碱/17

1.7 有机胺和酰胺类生物碱 ······ 17

酰胺类生物碱/17　秋水仙碱类生物碱/19

1.8 甾醇生物碱 ······ 20

Spirosolane 甾醇生物碱/20　孕甾烷类甾醇生物碱/20

1.9 萜类生物碱 ······ 21

单萜类生物碱/21　大环倍半萜类生物碱/22　C_{19}-二萜类生物碱/23　C_{20}-二萜阿替新类生物碱/25

1.10 其他生物碱 ······ 25

腈和异腈类生物碱/25　嘌呤类生物碱/26　咪唑类生物碱/27　嘧啶类生物碱/28　噁唑类生物碱/28　马兜铃内酰胺类生物碱/28　马兜铃酸类生物碱/29　杂类生物碱/29

1.11 氨基酸和环肽 ······ 29

氨基酸/29　环肽类/30　柄形肽类/32

2. 萜类 ······ 33

2.1 单萜 ······ 33

环烯醚类单萜/33　开环环烯醚类单萜/36　薄荷烷型单萜/37　环己烷型单萜/39　莰烷型单萜/40　蒎烷型单萜/41　蒈烷型单萜/42

2.2 倍半萜 ······ 43

金合欢烷型倍半萜/43 没药烷型倍半萜/43 榄香烷型倍半萜/45 大牻牛儿烷型倍半萜/45 蛇麻烷型倍半萜/48 桉烷型倍半萜/49 三去甲桉烷型倍半萜/51 沉香呋喃桉烷型倍半萜/52 去甲杜松烷型倍半萜/55 去甲愈创木烷型倍半萜/55 双愈创木烷型倍半萜/55 移愈创木烷型倍半萜/56 愈创木烷型倍半萜/56 伪愈创木烷型倍半萜/60 木防己苦烷型倍半萜/62 苍耳烷型倍半萜/62 Silphinane 烷型倍半萜/62 Silphiperfoliane型倍半萜/62 杂类倍半萜/63 开环Prezizaane烷型倍半萜/63 香树烷型倍半萜/63 雅槛蓝烷型倍半萜/64 Carabrane 烷型倍半萜/65 异柯母烷型倍半萜/65 Modhephane 烷型倍半萜/65 单端孢菌烷型倍半萜/65

2.3 二萜 ……… 66

半日花烷型二萜/66 克罗烷型二萜/67 松香烷型二萜/69 开环松香烷型二萜/70 降、高松香烷型二萜/71 移松香烷型二萜/74 海松烷型二萜/74 重排海松烷型二萜/76 异海松烷型二萜/78 罗汉松烷型二萜/84 贝壳杉烷型二萜/84 瑞香烷型二萜/86 巴豆烷型二萜/87 二环杂类二萜/88 杂类二萜/88 木藜芦毒烷型二萜/89 10,15-环植烷型二萜/89 Cyathane 烷型二萜/89 香豌豆烷型二萜/89

2.4 三萜 ……… 90

羊毛甾烷型三萜/90 环羊毛甾烷型三萜/92 甘遂烷型三萜/96 葫芦烷型三萜/96 达玛烷型三萜/97 大戟烷型三萜/103 裂环四去甲三萜/104 苦木素类去甲三萜/104 羽扇豆烷型三萜/105 齐墩果烷型三萜/106 去甲齐墩果烷型三萜/118 Multiflorane 烷型三萜/118 无羁萜烷型三萜/118 乌苏烷型三萜/120 杂类三萜/124 山柑子烷型三萜/124 蒲公英赛烷型三萜/127

2.5 局部萜 ……… 128

局部萜/128 阿朴类胡萝卜素/129

3. 黄酮类 ……… 130

3.1 黄酮类 ……… 130

3.2 二氢黄酮类 ……… 141

3.3 双二氢黄酮类 ……… 146

3.4 黄酮醇类 ……… 146

3.5 二氢黄酮醇类 ……… 160

3.6 双二氢黄酮醇类 ……… 163

3.7 异黄酮类 ……… 163

3.8 黄烷-3-醇类 ……… 166

3.9 双黄烷-3-醇类 ……… 168

3.10 异黄烷类 ……… 169

3.11 查耳酮类 ……… 169

3.12 二氢查耳酮类 ……… 172

3.13 噢哢类 ……… 175

3.14 双黄酮类 ……… 175

4. 甾族化合物 ……… 177

4.1 孕甾烷类甾族化合物 ……… 177

4.2 强心甾内酯类甾族化合物 …… 177
4.3 胆烷酸类甾族化合物 …… 178
4.4 螺甾烷类甾族化合物 …… 178
4.5 睡茄内酯类甾族化合物 …… 178
4.6 豆甾烷类甾族化合物 …… 179
4.7 雌甾烷类甾族化合物 …… 182
4.8 雄甾烷类甾族化合物 …… 182

5. 脂肪族天然产物 …… 183

5.1 链状化合物 …… 183
直链烯酸/183 直链烯酯/184 支链烯醇酯/184 支链烯酸/185 支链烯酯/185 饱和直链酸/185 饱和直链双酮/187 饱和直链醇酸/187
5.2 炔类化合物 …… 187
炔类化合物(炔醇类)/187
5.3 单碳环化合物 …… 189
5.4 酰基甘油类 …… 191
5.5 长链芳香系统 …… 192
5.6 含硫化合物 …… 194
5.7 含硒化合物 …… 195

6. 含氧杂环 …… 196

6.1 2-吡喃酮类 …… 196
6.2 4-吡喃酮类 …… 197
6.3 β-内酯类 …… 197
6.4 丁内酯类 …… 197
6.5 戊内酯类 …… 198
6.6 桉油精类 …… 199
6.7 未氯化缩酚(羧)酸环醚 …… 199
6.8 未氯化缩酚(羧)酸二聚体 …… 199

7. 简单芳香化合物 …… 200

7.1 简单苯衍生物 …… 200
7.2 苯丙烯类 …… 210
7.3 酰基间苯三酚类 …… 223
7.4 呫吨酮类 …… 228
7.5 联苯类 …… 229
7.6 联苄类 …… 229
7.7 芪类 …… 230
7.8 芪聚合物类 …… 234
7.9 二苯醚类 …… 235
7.10 二芳丙烷类 …… 235

7.11 二芳庚烷类 ······ 235
7.12 含硫芳香化合物 ······ 238

8. 多环芳香化合物 ······ 239

8.1 萘和萘醌类 ······ 239
萘类/239 萘醌类/239
8.2 蒽和蒽醌类 ······ 241
蒽醌类/241
8.3 菲类 ······ 243
菲类/243 1,4-菲醌类/244

9. 苯并呋喃和苯并吡喃类 ······ 245

9.1 苯并呋喃类 ······ 245
9.2 1-苯并吡喃类 ······ 247
9.3 呋喃并-1-苯并吡喃类 ······ 249
9.4 吡喃并-2-苯并吡喃类 ······ 251

10. 香豆素类 ······ 252

10.1 香豆素类 ······ 252
10.2 双香豆素类 ······ 257
10.3 呋喃并香豆素类 ······ 257
10.4 吡喃并香豆素类 ······ 261
10.5 异香豆素 ······ 263

11. 木脂体 ······ 264

11.1 木脂体 ······ 264
11.2 萘基类木脂体 ······ 273
11.3 二苯并环辛二烯木脂体 ······ 274
11.4 环丁烷型木脂体 ······ 276
11.5 新木脂体 ······ 276

12. 鞣质 ······ 280

12.1 没食子酯鞣质 ······ 280
12.2 黄酮鞣质 ······ 283
12.3 间苯三酚鞣质 ······ 284

参考文献 ······ 285

化合物药理活性索引 ······ 297

化合物中文名称索引 ······ 318

化合物英文名称索引 ······ 335

植物中文名称及活性成分索引 ······ 356

植物拉丁学名及活性成分索引……386
附录 1 缩写和符号表……412
附录 2 癌细胞代码……415

1. 生　物　碱

1.1　异喹啉类生物碱

异喹啉生物碱

1　Fumaricine 蓝堇辛

[24181-77-9] $C_{21}H_{23}NO_5$ (369.42). 【类型】异喹啉生物碱. 【活性】用于治疗皮肤病、肝病和炎症 (使用源植物药用球果紫堇). 【来源】药用球果紫堇 *Fumaria officinalis*. 【文献】170.

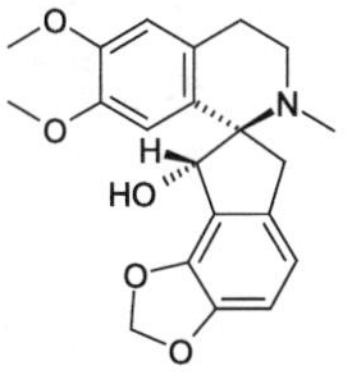

苄基异喹啉生物碱

2　Armepavine 杏黄罂粟碱

[524-20-9] $C_{19}H_{23}NO_3$ (313.40). mp 148~149℃. 【类型】苄基异喹啉生物碱. 【活性】引起心律不齐; 致惊厥; 刺激剂. 【来源】高加索罂粟 *Papaver caucasicum*, 荷叶 *Nelumbo nucifera*, 莲子 *Nelumbo nucifera*, 欧鼠李 *Rhamnus frangula* [Syn. *Frangula alnus*], 欧洲卫矛 *Euonymus europaeus*, 波斯罂粟 *Papaver persicum*. 【文献】6, 170.

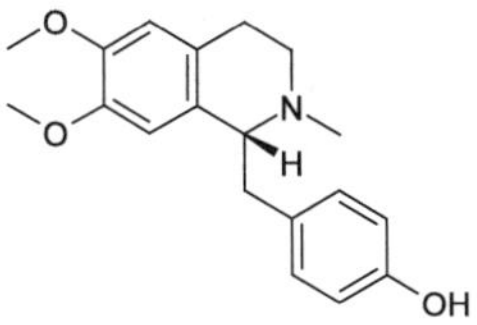

双苄基异喹啉生物碱

3　Berbamine 小檗胺

[478-61-5] $C_{37}H_{40}N_2O_6$ (608.74). 【类型】双苄基异喹啉生物碱. 【活性】抗肿瘤; 抗心律失常; 抗心肌缺血; 解痉; 抗结核 (结核分枝杆菌); 免疫增强; 增加白细胞; 抑制心肌收缩性; 抗高血压; 调节药物免疫学伤害 (鼠); 血管松弛剂 (松弛肾小管动脉条, 兔, *in vitro*); 血管扩张剂; 减慢心率. 【来源】白药子 *Stephania cepharantha*, 瓣蕊唐松草 *Thalictrum petaloideum* (根: 含量 < 0.001%)[1025], 大叶唐松草 *Thalictrum faberi* (根: 含量 < 0.001%)[1025], 华南功劳木 *Mahonia japonica*, 金丝马尾连 *Thalictrum glandulosissimum* (根: 含量 < 0.001%)[1025], 马尾连(多叶唐松草) *Thalictrum foliolosum* (根: 含量 < 0.001%)[1025], 欧洲小檗 *Berberis vulgaris*, 日本小檗 *Berberis thunbergii*, 少齿小檗 *Berberis potaninii* (根、茎: 平均含量 = 1.665%)[1025], 台湾千金藤 *Stephania sasakii*, 细叶功劳木 *Mahonia fortunei*, 狭序唐松草 *Thalictrum atriplex* (根: 含量 < 0.001%)[1025], 鲜黄小檗 *Berberis diaphana* (根、茎: 平均含量 = 0.440%)[1025], 小果唐松草 *Thalictrum microgynum* (根: 含量 = 0.08%)[1025], 烟锅草 *Thalictrum thunbergii* (根: 含量 = 0.03%)[1025], 硬水黄连(短梗箭头唐松草) *Thalictrum simplex* [Syn. *Thalictrum simplex* var. *brevipes*] (根: 含量 = 0.01%)[1025], 置疑小檗 *Berberis dubia* (根、茎: 平均含量 = 0.396%)[1025]. 【文献】1, 2, 4, 5, 171, 1022, 1025.

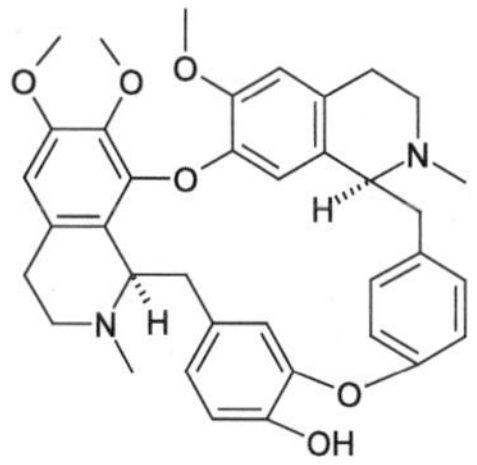

4　Cepharanthine 头花千金藤碱 (顶花防己碱; 金钱吊乌龟碱; 千金藤素; 西法安生)

[481-49-2] $C_{37}H_{38}N_2O_6$ (606.73). 黄色针状晶体 (丙酮–苯), mp 145~155℃, $[\alpha]_D^{20}$ = +277° (c = 2, 三氯甲烷), 溶于普通有机溶剂, 不溶于石油醚.[1024] 【类型】双苄基异喹啉生物碱. 【活性】抗肿瘤 (HeLa, *in vitro*, ED_{50} = 5.5μg/kg; 人, HeLa-S3, *in vitro*, ED_{50} = 7.0μg/kg; EAC *in vivo*; S_{180} *in vivo*; 抑制 DNA 合成); 活化淋巴结; 抗菌 (结核分枝杆菌); 抑制由溶血卵磷脂引起的无核细胞 K^+ 渗漏; 血小板聚集抑制剂 (胶原引起的血小板聚集); 抗过敏 (抑制某些过敏性休克); 解毒剂 (解酒精和蛇毒). 【来源】白药子 *Stephania cepharantha*, 地不容 *Stephania delavayi* [Syn. *Stephania epigaea*], 台湾千金藤 *Stephania sasakii*. 【文献】1, 4, 5, 6, 1024.

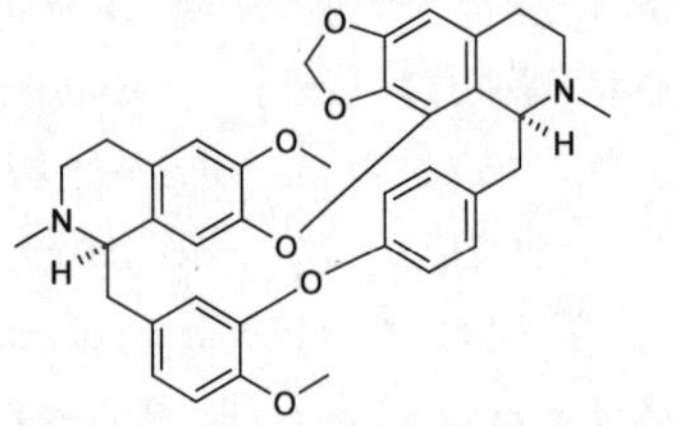

5 Fangchinoline 汉防己乙素 (防己诺林碱; 去甲粉防己碱)

Demethyltetrandrine $C_{37}H_{40}N_2O_6$ (608.74). mp 237~238℃ (丙酮); mp 177~179℃ (甲醇). 【类型】双苄基异喹啉生物碱. 【活性】细胞毒 (HeLa *in vitro*, ED_{50} = 4.1 μg/mL); 抗高血压; 血小板聚集抑制剂 (胶原所致的血小板聚集); 止痛; 抗炎 (细胞因子网络调节器: 预防整合蛋白介导的中性粒细胞黏附和 fMLP-或 leukotriene B_4-诱导的移行, IC_{50} = 1~5μg/mL)[725]; IL-6 抑制剂 (*in vitro*, IC_{50} > 6μmol/L)[725]; LD_{50} (鼠, ip) ≥ 50mg/kg; 【来源】防己(粉防己) *Stephania tetrandra* (干燥根: 6 产地平均含量 = 0.759%[1025]), 汝兰 *Stephania hernandifolia*. 【文献】2, 4, 5, 13, 170, 171, 725, 1022, 1025.

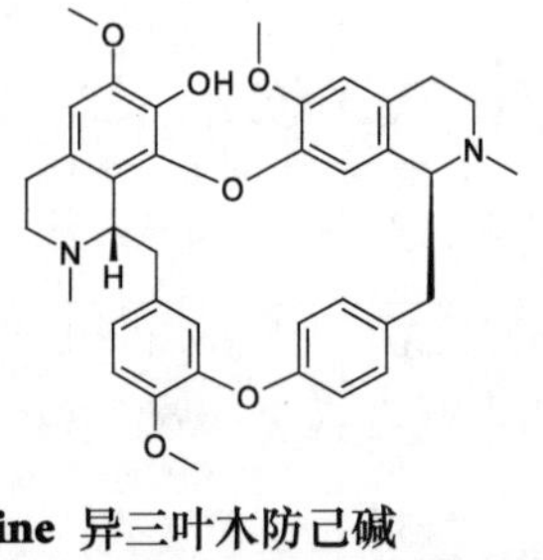

6 Isotrilobine 异三叶木防己碱

Homotrilobine [26195-62-0] $C_{36}H_{36}N_2O_5$ (576.70). mp 213~215℃. 【类型】双苄基异喹啉生物碱. 【活性】抗肿瘤 (HeLa、鼠 EAC、S_{180}); 抗炎 (大鼠, 棉塞肉芽肿模型, 角叉菜胶引起的足肿胀模型); 抗菌 (六种杆菌和多种球菌, MIC = 7.8~500μg/mL); 血小板聚集抑制剂. 【来源】木防己 *Cocculus trilobus* [Syn. *Cocculus sarmentosus*], 汝兰 *Stephania hernandifolia*. 【文献】6, 170.

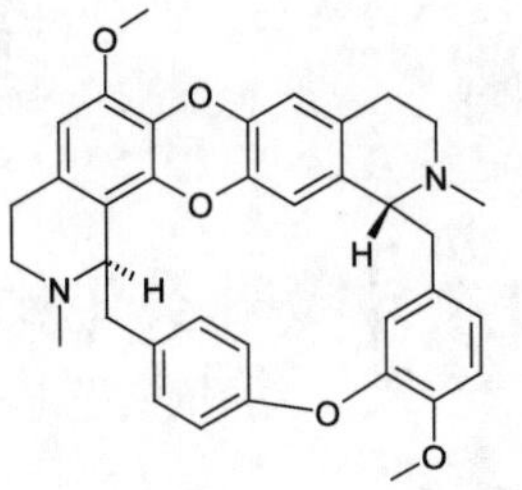

7 Tetrandrine 粉防己碱 (汉防己碱;倒地拱素)

Fanchinin; Hanfangchin A [518-34-3] $C_{38}H_{42}N_2O_6$ (622.77). mp (±) 257~258℃, mp (+) 217~218℃, $[\alpha]_D^{26}$ = +252.4° (三氯甲烷), 溶于乙醇、乙醚、三氯甲烷, 不溶于水、石油醚[1024]. 【类型】双苄基异喹啉生物碱. 【活性】抗肿瘤 (鼠, EAC 和 S_{180}, *in vivo*); 止痛; 抗过敏; 抗心律失常 (负性肌力作用); 抗菌 (结核分枝杆菌, *in vitro* 和 *in vivo*); 抗炎 (细胞因子网络调节器: 预防整合蛋白介导的中性粒细胞黏附和 fMLP-或白三烯 B4 诱导的移行, IC_{50} = 1~5 μg/mL)[725]; IL-6 抑制剂 (*in vitro*, IC_{50} > 6μmol/L)[725]; 细胞毒 (HeLa, *in vitro*); 血小板聚集抑制剂 (兔); 抗高血压; 肌肉松弛剂; 用于治疗矽肺. 【来源】白药子 *Stephania cepharantha*, 蝙蝠葛根 *Menispermum dauricum* (根茎: 平均含量 = 0.994%[1025]), 彩纹千金藤* *Stephania discolor*, 防己(粉防己) *Stephania tetrandra* (干燥根: 含量范围 = 1.187%~3.537%[1022], 6 产地平均含量 = 1.915%[1025]), 汉防己 *Aristolochia heterophylla*, 青木香 *Aristolochia debilis* [Syn. *Aristolochia longa*], 锡生藤 *Cissampelos pareira*, 银不换 *Cyclea barbata*. 【文献】5, 170, 171, 725, 1022, 1024, 1025.

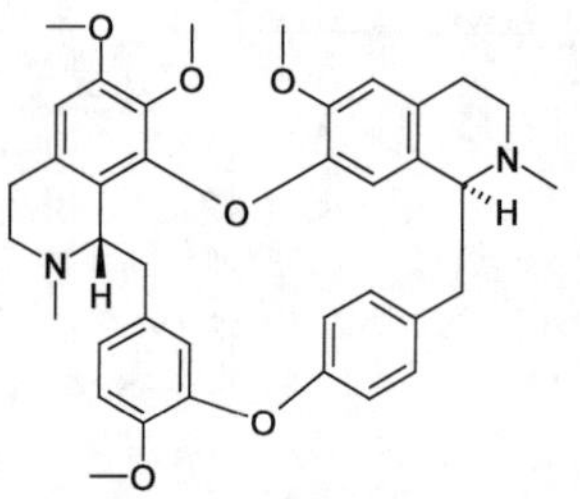

8 Thalcimine 箭头唐松草碱

Thalsimine $C_{38}H_{40}N_2O_7$ (636.75). mp 140~142℃. 【类型】双苄基异喹啉生物碱. 【活性】抗肿瘤 (鼠, 淋巴腺癌 NK/CY, 肝细胞瘤 PC-1 和淋巴管肉瘤); 止痛;

抗炎；抗高血压 (麻醉猫，1~5mg/kg iv，血压下降 2.67~10.00kPa)；退热剂 (鼠，1000mg/kg，sc，2h 内体温下降 2.5~2.7℃，18h 内体温下降 5.5~6.0℃)；促醒 (鼠，昏迷模型，减少昏迷时间)；镇静 (鼠，500mg/kg sc，加强环己巴比妥的催眠效能 2 倍)；LD (麻醉猫) = 10mg/kg. 【来源】马尾连 *Thalictrum foliolosum*，硬水黄连 *Thalictrum simplex* [Syn. *Thalictrum simplex* var. *brevipes*]，绉纹唐松草 *Thalictrum rugosum*. 【文献】5, 6, 170.

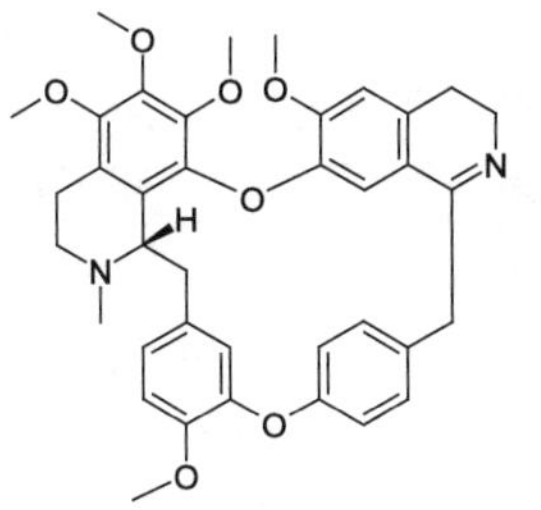

9 Thalmine 小唐松草碱Ⅱ

$C_{37}H_{40}N_2O_6$ (608.74). 晶体 (50%乙醇)，mp 140~142℃，$[\alpha]_D^{25} = +36.1°$ (c = 0.92，乙醇). 【类型】双苄基异喹啉生物碱. 【活性】抗肿瘤 (大鼠和小鼠，腹水淋巴瘤，*in vivo*)；抗炎 (动物试验). 【来源】唐松草属 *Thalictrum* sp. 【文献】170.

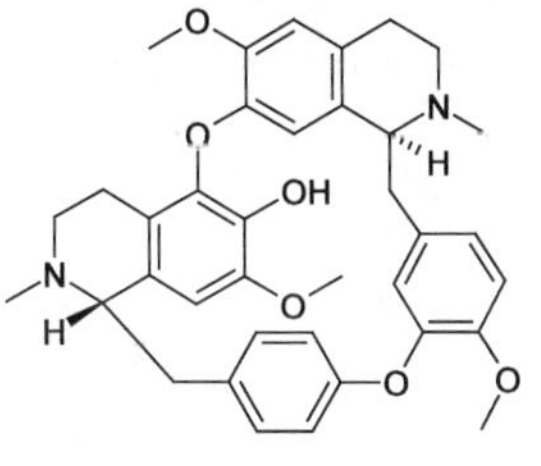

10 Trilobine 木防己碱

[6138-73-4] $C_{35}H_{34}N_2O_5$ (562.67). mp 237℃. 【类型】双苄基异喹啉生物碱. 【活性】细胞毒 (HeLa-S3 细胞)；抗高血压；抗炎；退热剂 (兔)；止痛 (兔)；中枢镇静；血小板聚集抑制剂 (大鼠，ADP 诱导的血小板聚集，*in vitro* 和 *in vivo*)；肌肉松弛剂；麻痹心脏和骨骼肌 (蛙)；用于治疗高血压和风湿痛；MLD (兔，iv) = 50mg/kg，MLD (兔，sc) = 150mg/kg，MLD (蛙，sc) = 500~100mg/kg，MLD (鼠，sc) = 500~100mg/ kg. 【来源】白药子 *Stephania cepharantha*，衡州乌药 *Cocculus laurifolius*，木防己 *Cocculus trilobus* [Syn. *Cocculus sarmentosus*]. 【文献】4, 170, 171.

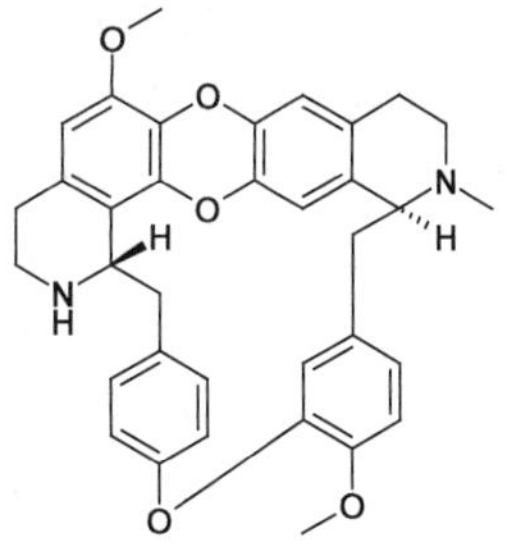

前阿朴啡生物碱

11 Glaziovine 奥可梯木种碱

[6808-72-6] $C_{18}H_{19}NO_3$ (297.36). 无色片状晶体 (苯)，mp 223℃，$[\alpha]_D = -45.74°$ (c = 0.26，甲醇). 【类型】前阿朴啡生物碱. 【活性】抗肿瘤 (鼻咽癌细胞，ED_{50} = 2.6μg/mL)；抗高血压 (大鼠，5~15mg iv，1~3h 降低血压 50%~70%)；抗溃疡 (大鼠和豚鼠，5mg/kg iv)；中枢镇静 (动物，减轻焦虑)；抗神经紧张和抑郁；治疗恐惧、焦虑和愁思. 【来源】散花巴豆 *Croton sparsiflorus*，威尔士绿绒蒿 *Meconopsis cambrica*，紫番荔枝 *Annona purpurea*. 【文献】170, 172.

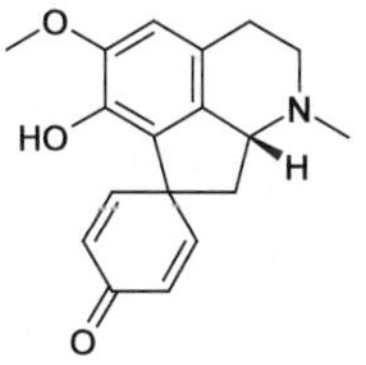

原小檗碱生物碱

12 Berberine 小檗碱 (黄连素)

Umbellatine [2086-83-1] $C_{20}H_{18}NO_4^+$ (336.37). 黄色针状晶体，mp 145℃，溶于热水、乙醇，略溶于乙醚、苯、三氯甲烷、丙酮.[1024] 【类型】原小檗碱生物碱. 【活性】降血糖；抗高血压；肾上腺素能 α_1-和 α_2-受体激动剂；止痛；抗腹泻；抗炎；抗微生物；抗原生动物；退热剂；利胆剂；催眠 (延长戊巴比妥睡眠时间)；增加缺氧的耐受性；局部麻醉剂；减少兔眼节点内压；血管扩张剂；血管平滑肌松弛剂；平滑肌兴奋剂 (子宫、膀胱、胃肠道和支气管)；镇静；抗 HIV 实验无活性 (淋巴细胞 H9，对照 3'-叠氮基-3'-

脱氧胸苷, IC_{50} = 500μg/mL, EC_{50} = 0.0317μg/ mL, TI = 15,800)[953]; 抗菌 (口服, 病原体: 变异链球菌, MIC = 125μg/mL, 对照 Chlorhexidine gluconate, MIC = 1.25μg/mL; 核粒梭形杆菌, MIC = 15.6μg/mL, Chlorhexidine gluconate, MIC = 2.5μg/mL)[984]; 细胞毒 (一些人癌细胞, P_{388} 小鼠白血病细胞, 9L 大鼠神经胶质瘤细胞)[956]; 细胞毒 (*in vitro*, 抑制 6 种食管癌细胞的增殖, 浓度依赖方式)[956]. 【来源】白毛茛 *Hydrastis canadensis* (根), 白屈菜 *Chelidonium majus* (全株: 5 产地平均含量 = 0.017%)[1025], 白药子 *Stephania cepharantha*, 瓣蕊唐松草 *Thalictrum petaloideum* (根: 含量 = 0.07%)[1025], 长矩延胡索 *Corydalis longicalcarata* (根茎: 含量 = 0.122%[1025]), 城口十大功劳 *Mahonia shenii* (茎: 含量 = 1.67%)[1026], 齿瓣延胡索 *Corydalis remota* [Syn. *Corydalis bulbosa* var. *typica*] (根茎: 含量= 0.01%[1025]), 川滇十大功劳 *Mahonia veitchiorum* (茎: 含量 = 0.43%)[1026], 大叶唐松草 *Thalictrum faberi* (根: 含量 = 0.46%)[1025], 大枣 *Ziziphus jujuba*, 短萼黄连 *Coptis chinensis* var. *brevisepala* (根茎: 含量 = 5.31%)[1025], 对叶元胡 *Corydalis ledebouriana* (根茎: 含量 = 0.040%[1025]), 峨嵋野黄连 *Coptis omeiensis* (根茎: 含量 = 8. 77%)[1025], 防己(粉防己) *Stephania tetrandra* (干燥根: 3 产地平均含量 = 0.152%[1025]), 古蔺野连 *Coptis gulinensis* (根茎: 含量 = 4.82%)[1025], 湖北十大功劳 *Mahonia confusa* (茎: 含量 = 0.19%)[1026], 华南功劳木 *Mahonia japonica* (茎: 含量 = 0.14%)[1026], 黄柏(黄檗;关黄柏) *Phellodendron amurense* (树皮: 含量范围 = 0.63%~5.91%[1022]; 含量范围 = 0.68%~2.82%, 平均含量 = 1.27%[1025]), 黄连(味连) *Coptis chinensis* (根茎: 含量范围 = 3.1%~8.4%[1022], 平均含量 = 5.92%)[1025], 黄皮树(川黄柏) *Phellodendron chinense* (树皮: 7 产地平均含量 = 3.65%)[1025], 灰绿延胡索 *Corydalis adunca* (根茎: 含量 = 0.156%[1025]), 蓟罂粟 *Argemone mexicana*, 金花小檗 *Berberis wilsonae*, 金丝马尾连 *Thalictrum glandulosissimum* (根: 含量 = 1.16%)[1025], 宽苞十大功劳 *Mahonia eurybracteata* (茎: 3 产地平均含量 = 0.30%)[1026], 马尾连(多叶唐松草) *Thalictrum foliolosum* (根: 含量 = 1.25%)[1025], 日本小檗 *Berberis thunbergii*, 三角叶黄连(雅连) *Coptis deltoidea* (根茎: 平均含量 = 4.39%)[1025], 少齿小檗 *Berberis potaninii* (根、茎: 平均含量 = 0.315%[1025]), 十大功劳木 *Mahonia bealei* (茎: 4 产地平均含量 0.38%)[1026], 土黄连 *Berberis julianae*, 望春玉兰 *Magnolia biondii* [Syn. *Magnolia fargesii*] (茎: 2 产地平均含量 = 0.14%)[1026], 细柄十大功劳 *Mahonia gracilipes* (茎: 2 产地平均含量 = 0.23%)[1026], 细叶功劳木 *Mahonia fortunei* (茎: 2 产地平均含量 = 0.48%)[1026], 狭序唐松草 *Thalictrum atriplex* (根: 含量 = 0.21%)[1025], 鲜黄小檗 *Berberis diaphana* (根、茎: 平均含量 = 1.284%)[1025], 线萼黄连 *Coptis linearisepala* (根茎: 含量 = 8.39%)[1025], 小果十大功劳 *Mahonia bodinieri* (茎: 含量 = 0.48%)[1026], 小果唐松草 *Thalictrum microgynum* (根: 含量 < 0.001%)[1025], 烟锅草 *Thalictrum thunbergii* (根: 含量 = 0.11%)[1025], 延胡索(元胡) *Corydalis yanhusuo* [Syn. *Corydalis turtschaninovii* f. *yanhusuo*] (根茎: 3 产地平均含量= 0.007%[1025]), 硬水黄连(短梗箭头唐松草) *Thalictrum simplex* [Syn. *Thalictrum simplex* var. *brevipes*] (根: 含量 = 0.28%)[1025], 云南黄连 (云连) *Coptis teetoides* [Syn. *Coptis teeta*] (根茎: 平均含量 =8.10 %)[1025], 置疑小檗 *Berberis dubia* (根、茎: 平均含量 = 0.595%[1025]). 【文献】1, 2, 4, 103, 171, 953, 956, 984, 1022, 1024, 1025, 1026.

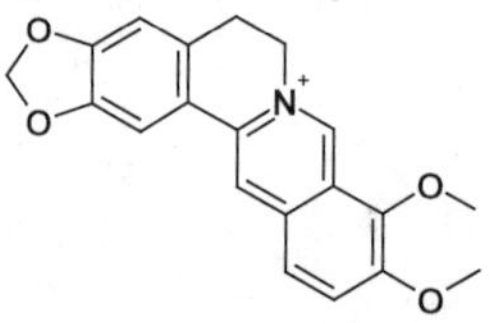

13 Dehydrocorydaline 去氢紫堇碱 (去氢延胡索甲素; 去氢延胡索碱)

[30045-16-0] $C_{22}H_{24}NO_4^+$ (366.44). 【类型】原小檗碱生物碱. 【活性】冠状动脉扩张剂; 增加冠脉血流; 抗溃疡 (大鼠, sc, 胃溃疡); 抑制胃分泌; 增加缺氧的耐受性 (鼠); 用于治疗冠心病 (延胡索的主要有效成分). 【来源】长矩延胡索 *Corydalis longicalcarata* (根茎: 含量 = 0.025%[1025]), 东北延胡索 *Corydalis ambigua* var. *amurensis* [Syn. *Corydalis ambigua*], 对叶元胡 *Corydalis ledebouriana* (根茎: 含量 = 0.032%[1025]), 灰绿延胡索 *Corydalis adunca* (根

茎: 含量 = 0.069%[1025]), 细深山紫堇 *Corydalis pallida* var. *tenuis*, 延胡索 *Corydalis yanhusuo* [Syn. *Corydalis turtschaninovii* f. *yanhusuo*] (根茎: 5 产地平均含量= 0.152%[1025]). 【文献】2, 170, 1025.

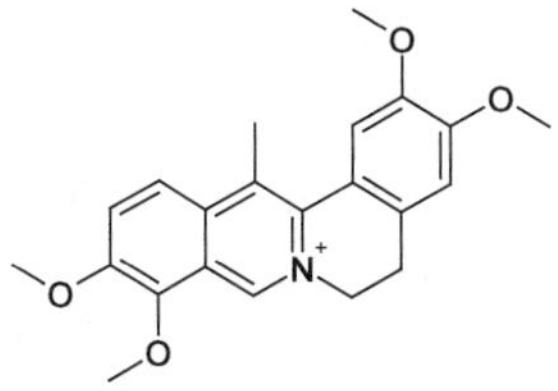

14 Stepholidine 光千金藤定碱

[16562-13-3] $C_{19}H_{21}NO_4$ (327.38). mp 126~128℃, 161~163℃. 【类型】原小檗碱生物碱. 【活性】多巴胺受体拮抗剂 (作用强于左旋四氢巴马汀和四氢小檗碱); 多巴胺 D_2 受体拮抗剂 (大鼠脑腺垂体多巴胺 D_2 受体); 用于治疗多动性锥体外运动障碍; 解痉 (兔肠、豚鼠肠, *in vitro*); 镇静 (小鼠, 抑制自发性运动, ED_{50} = 258mg/kg); 止痛 (小鼠, 醋酸诱导的扭体模型 ED_{50} = 223mg/kg, 电刺激模型, 热板模型); 用于治疗血管性头痛及偏头痛; 抗高血压 (犬、大鼠; 用于治疗原发性Ⅰ、Ⅱ期高血压, 作用较慢但疗效持久); 抗氧化剂 (Fe^{2+}/VC、CCl_4/NADPH 或 Fe^{3+}/ NADPH 引起的微粒体脂质过氧化, 呈量效关系). 【来源】蝙蝠葛根 *Menispermum dauricum*. 【文献】6, 158, 161, 168, 174, 187, 188.

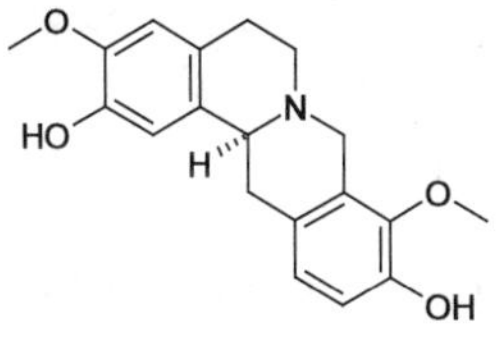

吐根碱类生物碱

15 Alamarine 八角枫碱

[77156-18-4] $C_{19}H_{18}N_2O_4$ (338.37). 【类型】吐根碱类生物碱. 【活性】用于治疗麻风病; 皮炎抑制剂. 【来源】安哥拉八角枫 *Alangium lamarckii*. 【文献】170.

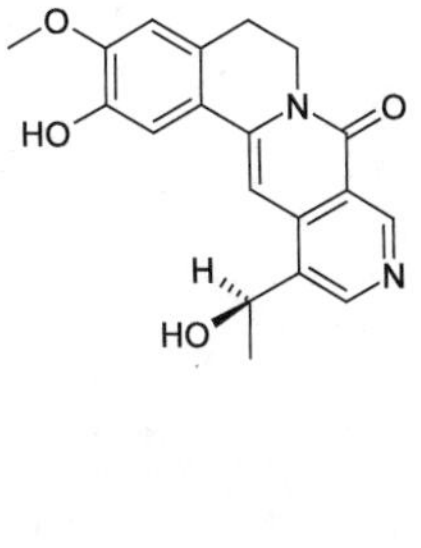

16 Alangicine 八角枫辛

[16531-04-7] $C_{28}H_{36}N_2O_5$ (480.61). 【类型】吐根碱类生物碱. 【活性】用于治疗麻风病; 皮炎抑制剂. 【来源】安哥拉八角枫 *Alangium lamarckii*. 【文献】170.

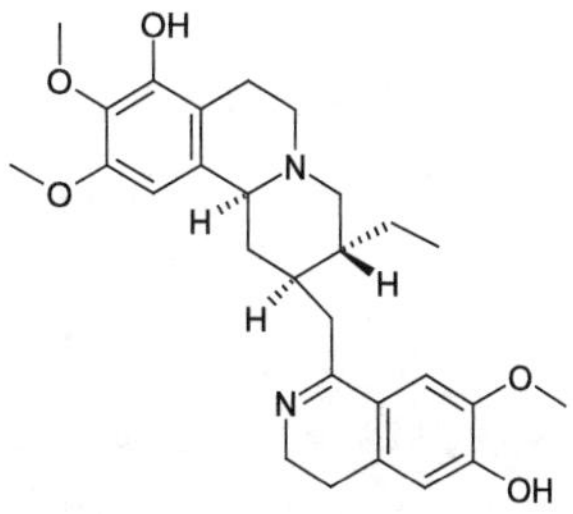

17 Alangimarckine 八角枫马京

[13849-53-1] $C_{29}H_{37}N_3O_3$ (475.64). 【类型】吐根碱类生物碱. 【活性】用于治疗麻风病; 皮炎抑制剂. 【来源】安哥拉八角枫 *Alangium lamarckii*. 【文献】170.

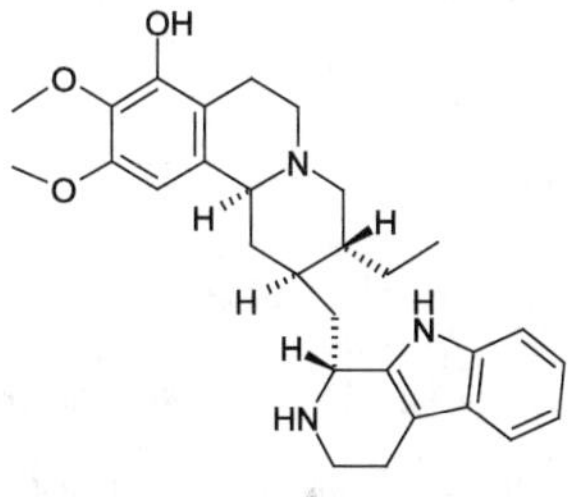

18 Alangimarine 印八角枫林碱

[77156-16-2] $C_{19}H_{16}N_2O_3$ (320.35). 【类型】吐根碱类生物碱. 【活性】用于治疗麻风病; 皮炎抑制剂. 【来源】安哥拉八角枫 *Alangium lamarckii*. 【文献】170.

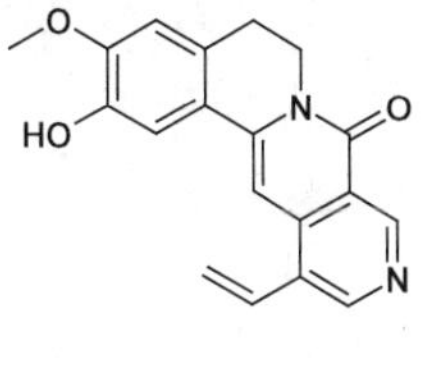

苯并[*c*]菲啶生物碱

19 Ethoxychelerythrine 乙氧基白屈菜红碱

$C_{23}H_{23}NO_5$ (393.44). 白色片状晶体 (氨性无水乙醇), mp 207~208℃. 【类型】苯并[*c*]菲啶生物碱. 【活性】细胞毒 (Ehrlich 腹水癌细胞)[956]; 抗肿瘤 (子宫颈癌, 甲状腺癌); 抗菌; 抗炎 (用于治疗子宫颈炎). 【来源】博落回 *Macleaya cordata*. 【文献】170, 956.

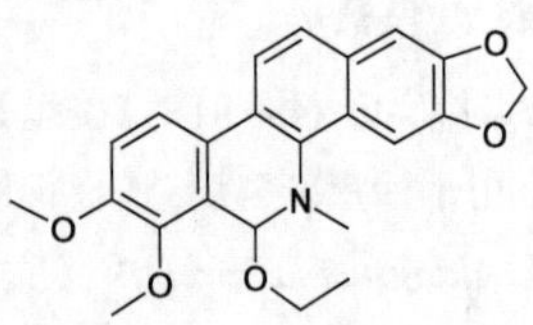

20 Ethoxysanguinarine 乙氧基血根碱

$C_{22}H_{19}NO_5$ (377.40). 白色片状晶体 (氨性无水乙醇), mp 210~211℃. 【类型】苯并[*c*]菲啶生物碱. 【活性】抗肿瘤 (子宫颈癌、甲状腺癌); 抗菌; 抗炎 (用于治疗子宫颈炎). 【来源】博落回 *Macleaya cordata*. 【文献】170.

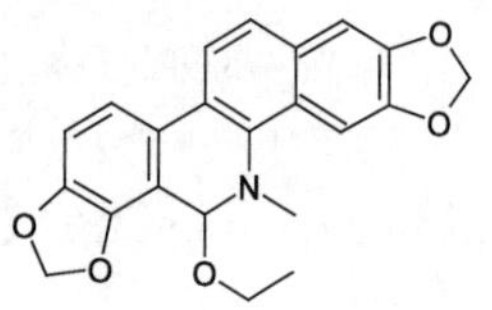

吗啡生物碱

21 Sinomenine 防己碱 (青藤碱)

Coculine [115-53-7] $C_{19}H_{23}NO_4$ (329.40). mp 162℃. 【类型】吗啡生物碱. 【活性】止痛 (鼠, 兔); 抗心律失常 (豚鼠心房 *in vitro*); 抗炎 (大鼠, 甲醇或蛋清所致关节炎模型); 镇咳 (鼠、猫); 抑制肠平滑肌 (*in vitro*); 抗高血压 (犬、猫和大鼠, iv 和 orl); 负变时作用; 释放组胺; LD_{50} (鼠, orl) = 580mg/kg, LD_{50} (鼠, sc) = 535 mg/kg, LD_{50} (鼠, ip) = 285mg/kg, LD_{50} (犬, orl) = 45 mg/kg, LD_{50} (猴子, orl) = 95mg/kg. 【来源】蝙蝠葛 *Menispermum dauricum*, 蝙蝠葛根 *Menispermum dauricum* (根茎: 平均含量 = 0.107%[1025]), 青风藤 *Sinomenium acutum* (茎: 含量 = 0.81%)[1022]. 【文献】4, 6, 170, 1022, 1025.

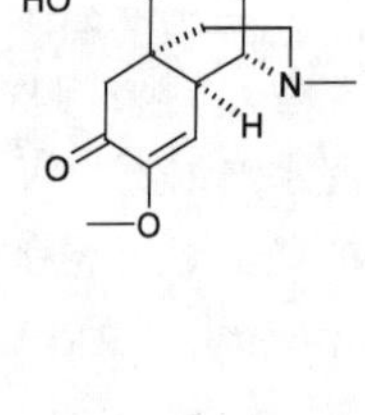

1.2 喹啉类生物碱

喹啉生物碱

22 Cusparine 枯杷碱

[529-92-0] $C_{19}H_{17}NO_3$ (307.35). 【类型】喹啉生物碱. 【活性】抗疟疾; 退热剂; 抗腹泻; 解痉. 【来源】安古斯图腊树 *Galipea officinalis*. 【文献】170.

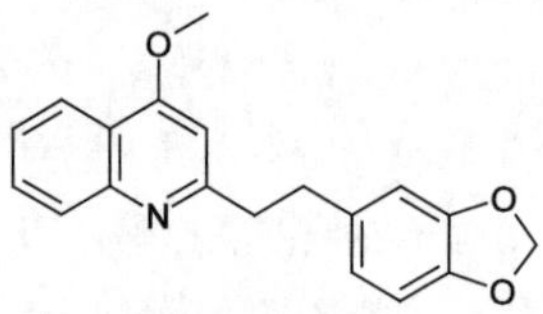

23 Evocarpine 吴茱萸卡平碱

[15266-38-3] $C_{23}H_{33}NO$ (339.53). 注: evocarpine 是混合物, 后面的结构是其中的主要成分. 【类型】喹啉生物碱. 【活性】二酰甘油酰基转移酶 DGAT 抑制剂 (IC_{50} = 8.1μg/mL)[860]; 白三烯生物合成抑制剂 (人多型核粒细胞, IC_{50} = 14.6μmol/L, 对照 Zileuton, IC_{50} = 10.4μmol/L)[890]. 【来源】吴茱萸 *Evodia rutaecarpa* (果实). 【文献】2, 860, 890.

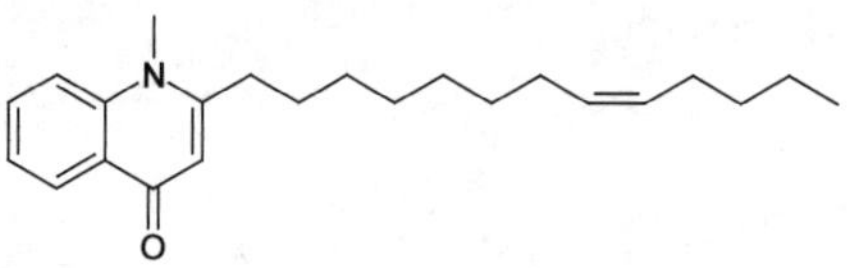

24 1-Methyl-2-nonyl-4(1*H*)-quinolone 1-甲基-2-壬基-4(1*H*)-喹诺酮

$C_{19}H_{27}NO$ (285.43). 【类型】喹啉生物碱. 【活性】白三烯生物合成抑制剂 (人多型核粒细胞, IC_{50} = 12.1 μmol/L, 对照 Zileuton, IC_{50} = 10.4μmol/L)[890]. 【来源】吴茱萸 *Evodia rutaecarpa*. 【文献】266, 890.

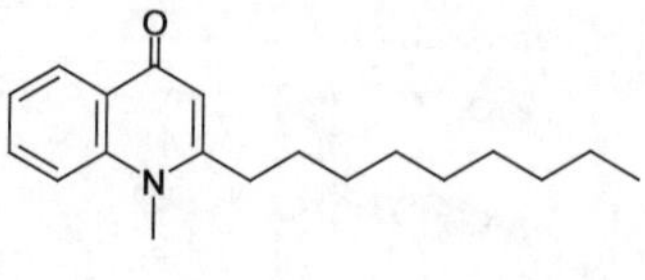

25 1-Methyl-2-[(6*Z*,9*Z*)-6,9-pentadecadienyl]-4(1*H*)-quinolone 1-甲基-2-[(6*Z*,9*Z*)-6,9-十五碳二烯基]-4(1*H*)-喹诺酮

$C_{25}H_{35}NO$ (365.56). 【类型】喹啉生物碱. 【活性】白三烯生物合成抑制剂 (人多型核粒细胞, IC_{50}= 12.3 μmol/L, 对照 Zileuton, IC_{50}= 10.4μmol/L)[890]. 【来源】吴茱萸 *Evodia rutaecarpa*. 【文献】2, 183, 890.

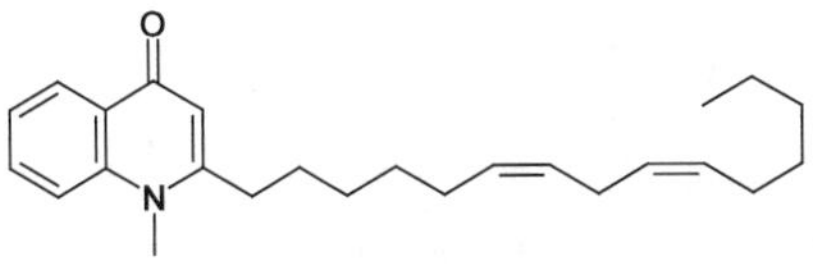

26 1-Methyl-2-(4*Z*,7*Z*)-4,7-tridecadienyl-4(1*H*)-quinolinone 1-甲基-2-(4*Z*,7*Z*)-4,7-十三碳二烯-4(1*H*)-喹诺酮*

$C_{23}H_{31}NO$ (337.51). 【类型】喹啉生物碱. 【活性】白三烯生物合成抑制剂 (人多型核粒细胞, IC_{50}= 10.1 μmol/L, 对照 Zileuton, IC_{50}= 10.4μmol/L)[890]. 【来源】吴茱萸 *Evodia rutaecarpa*. 【文献】2, 183, 890.

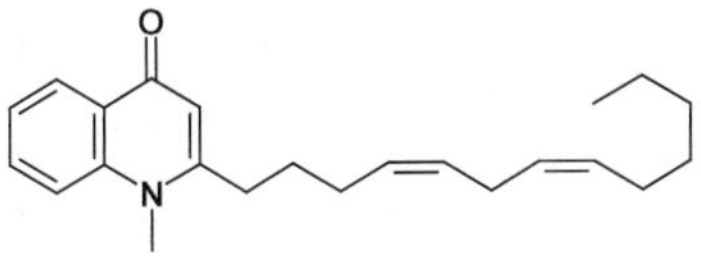

27 1-Methyl-2-[(*Z*)-6-undecenyl]-4(1*H*)-quinolone 1-甲基-2-[(*Z*)-6-十一碳烯基]-4(1*H*)-喹诺酮

$C_{21}H_{29}NO$ (311.47). 【类型】喹啉生物碱. 【活性】白三烯生物合成抑制剂 (人多型核粒细胞, IC_{50} = 10.0 μmol/L, 对照 Zileuton, IC_{50}= 10.4μmol/L)[890]. 【来源】吴茱萸 *Evodia rutaecarpa*. 【文献】2, 183, 890.

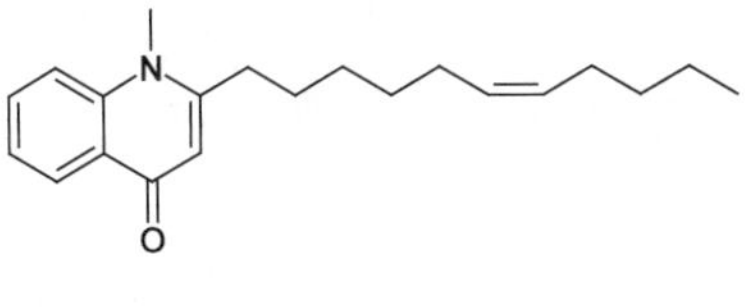

28 Orixalone A 臭山羊酮 A*

$C_{17}H_{21}NO_4$ (303.36). 无色油状物. 【类型】喹啉生物碱. 【活性】NO 生成抑制剂 (RAW264.7 细胞, 脂多糖/IFN-γ 诱导的, 10μmol/L, 抑制率 = 47.3%, 50 μmol/L, 抑制率 = 54.8%; 在有效浓度时对 RAW 264.7 细胞无明显细胞毒性)[835]. 【来源】臭山羊 *Orixa japonica* (茎: 产率 =0.0031%干重). 【文献】835.

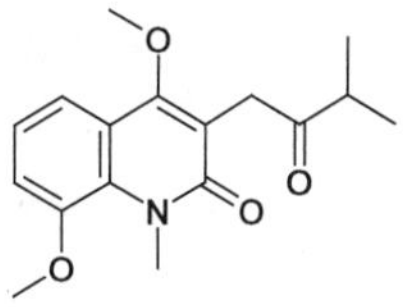

呋喃并喹啉生物碱

29 Dubinidine 杜宾定

[22964-77-8] $C_{15}H_{17}NO_4$ (275.31). mp 132~133℃; 盐酸盐: mp 195~196℃; 硝酸盐: mp 176~177℃. 【类型】呋喃并喹啉生物碱. 【活性】抗利尿剂 (2000mg/kg); 镇静 (大鼠和小鼠, 100mg/kg orl); 退热剂 (大鼠和小鼠, 100mg/kg orl). 【来源】大叶芸香草 *Haplophyllum perforatum*. 【文献】170.

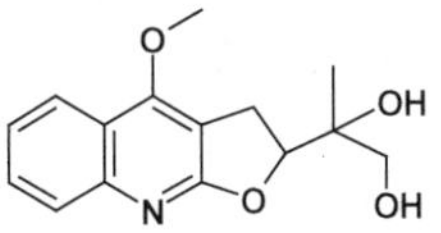

30 Skimmianine 茵芋碱

$C_{14}H_{13}NO_4$ (259.26). mp 176℃, 注: 通常存在于芸香科 (*Rutaceae*). 【类型】呋喃并喹啉生物碱. 【活性】止痛; 抗惊厥; 退热剂; 中枢镇静; 光毒作用 (啤酒酵母菌、白色念珠菌); 光活抗菌 (金黄色葡萄球菌)[874]; 光活抗真菌 (白念珠菌, 弱活性)[874]; 光活 DNA 结合活性 (限制酶 Xba Ⅰ, BciV Ⅰ, Sal Ⅰ, Pst Ⅰ, Sph Ⅰ和 Hind Ⅲ)[874]; 细胞毒 (P_{388}癌细胞株, ED_{50} = 2.5μg/mL, 对照光神霉素, ED_{50} = 0.06 μg/mL; HT29, ED_{50} = 7.2μg/mL, 光神霉素, ED_{50} = 0.07μg/mL; A549, ED_{50} = 0.12μg/mL, 光神霉素, ED_{50} = 0.08μg/mL)[979]; LD_{50} (小鼠, ip) = 150~250mg/kg. 【来源】白色白鲜* *Dictamnus albus*, 白鲜皮 *Dictamnus dasycarpus*, 臭草 *Ruta graveolens*, 臭山羊 *Orixa japonica* (茎: 产率 = 0.00061%干重)[835], 樗叶花椒皮 *Zanthoxylum ailanthoides*, 飞龙掌血 *Toddalia asiatica* [Syn. *Toddalia aculeata*; *Paullinia asiatica*], 枸橘 *Poncirus trifoliata*, 花椒 *Zanthoxylum bungeanum* (干燥成熟果皮: 含量范围 = 0.0025%~0.0071%[1022], 含量 = 0.005%[1025]), 花椒根 *Zanthoxylum bungeanum*, 九里香 *Murraya paniculata* [Syn. *Chalcas paniculata*], 青椒 *Zanthoxylum schinifolium* (干燥成熟果皮: 含量范围 = 0.0251%~ 0.0471%[1022], 含

量 = 0.045%[1025]), 似肉托果叶蜜茱萸* *Melicope semecarpifolia*, 香茵芋 *Skimmia japonica*, 茵芋 *Skimmia reevesiana*, 竹叶椒根 *Zanthoxylum planispinum*, *Sarcomelicope glauca*. 【文献】6, 8, 170, 835, 874, 979, 1022, 1025.

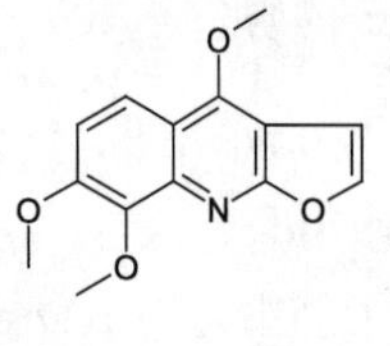

吖啶酮类生物碱

31 Arborinine 山小柑碱

[5489-57-6] $C_{16}H_{15}NO_4$ (285.30). mp 175~176℃. 【类型】吖啶酮类生物碱. 【活性】抗组胺; 抗炎; 解痉. 【来源】臭草 *Ruta graveolens*. 【文献】6, 170.

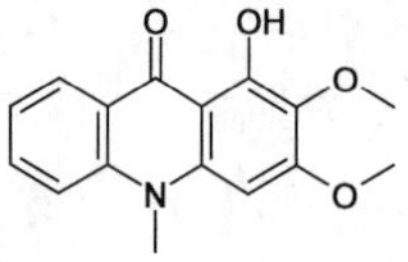

32 Toddaliopsin A

1,2,3-Trimethoxyacridone $C_{16}H_{15}NO_4$ (285.30). 黄色玻璃体. 【类型】吖啶酮类生物碱. 【活性】抗炎 (化学发光方法, IC_{50} = 27.3μg/mL)[931]. 【来源】*Toddaliopsis bremekampii* (叶). 【文献】931.

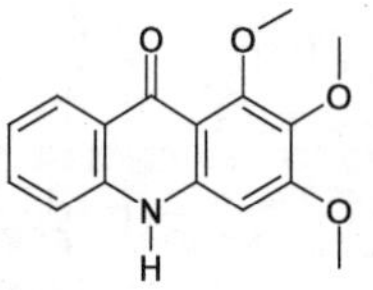

33 Toddaliopsin B

1,2,3-Trimethoxy-10-acetoxymethylacridone $C_{19}H_{19}NO_6$ (357.37). 黄色玻璃体.【类型】吖啶酮类生物碱. 【活性】抗炎 (化学发光方法, IC_{50} = 48.3 μg/mL)[931]. 【来源】*Toddaliopsis bremekampii* (叶). 【文献】931.

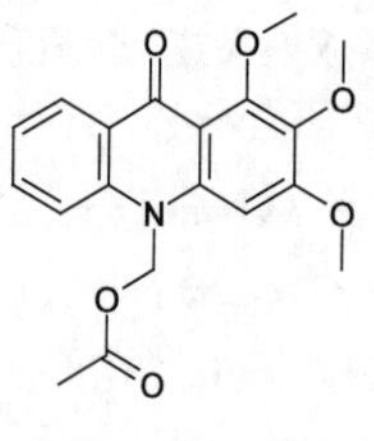

34 Toddaliopsin C

1-Hydroxy-2,3-dimethoxy-10-acetoxymethylacridone $C_{18}H_{17}NO_6$ (343.34). 黄色玻璃体.【类型】吖啶酮类生物碱. 【活性】抗炎 (化学发光方法, IC_{50} = 4.21 μg/mL)[931]. 【来源】*Toddaliopsis bremekampii* (叶). 【文献】931.

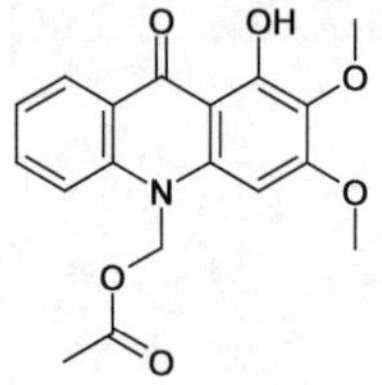

35 Toddaliopsin D

1-2,3-Trimethoxy-10-methoxymethylacridone $C_{18}H_{19}NO_5$ (329.36). 黄色玻璃体.【类型】吖啶酮类生物碱. 【活性】抗炎 (化学发光方法, IC_{50} = 79.1 μg/mL)[931]. 【来源】*Toddaliopsis bremekampii* (叶). 【文献】931.

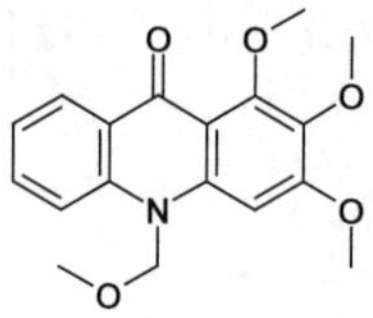

1.3 喹唑啉类生物碱

36 *β*-Dichroine 黄常山碱乙 (*β*-常山碱)

Febrivugine [24159-07-7] $C_{16}H_{19}N_3O_3$ (301.35). mp 139~140℃. 【类型】喹唑啉类生物碱. 【活性】抗疟疾 (阿米巴); 退热剂; 子宫兴奋剂 (麻醉犬 *in vivo*, 怀孕兔或大鼠, *in vitro*); 催吐剂; LD_{50} (鼠, orl) = 2.5~3.0mg/kg. 【来源】常山 *Dichroa febrifuga*. 【文献】170.

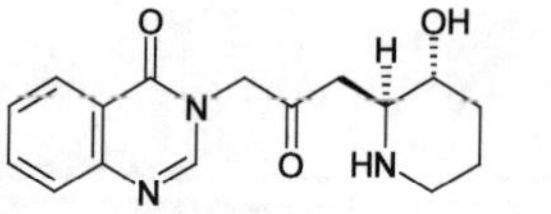

37 Tryptanthrine 色胺酮

[13220-57-0] $C_{15}H_8N_2O_2$ (248.24). 【类型】喹唑啉类生物碱. 【活性】抗菌 (枯草杆菌, MIC = 25μg/mL, 多种杆菌); 抗真菌 (多种发癣菌, MIC = 3.1μg/mL, 皮真菌); 抗炎 (抑制前列腺素和白三烯的合成; iNOS

抑制剂)[873]. 【来源】板蓝根 *Isatis indigotica*, 大青叶 *Isatis indigotica*, 蓼蓝果 *Polygonum tinctorium*, 马蓝根 *Baphicacanthus cusia* [Syn. *Strobilanthes cusia*], 欧州菘蓝 *Isatis tinctoria*, 欧州菘蓝 *Isatis tinctoria* (叶). 【文献】2, 170, 171, 866, 873, 878.

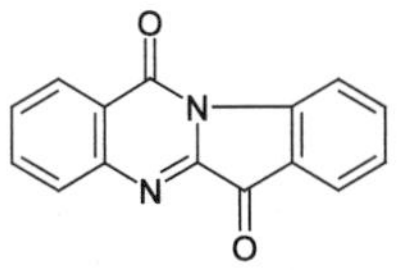

38 Vasicinol 鸭嘴花醇碱

[5081-51-6] $C_{11}H_{12}N_2O_2$ (204.23). mp 260℃. 【类型】喹唑啉类生物碱. 【活性】抗高血压; 降低昆虫生育能力; 抗组胺; 胆碱酯酶抑制剂; 昆虫拒食剂. 【来源】大驳骨 *Adhatoda vasica*, 黄花仔 *Sida cordifolia*. 【文献】6, 170.

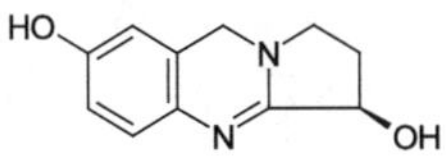

39 Vasicinone 鸭嘴花碱酮

L-Vasicinone; (*R*)-2,3-Dihydro-3-hydroxy-pyrrolo[2,1-b]quinazolin-9(1*H*)-one [486-64-6] $C_{11}H_{10}N_2O_2$ (202.21). mp (−) 200~201℃, (±) 211~212℃. 【类型】喹唑啉类生物碱. 【活性】抗过敏; 解痉 (豚鼠, 组胺所致支气管收缩). 【来源】大驳骨 *Adhatoda vasica*, 黄花仔 *Sida cordifolia*, 骆驼蒿 *Peganum nigellastrum*, 骆驼蓬 *Peganum harmala*, 骆驼蓬子 *Peganum harmala*. 【文献】6, 170.

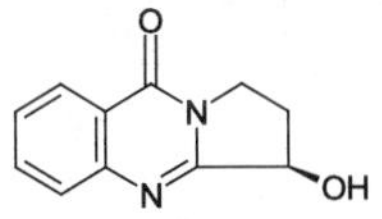

1.4 吡咯烷类生物碱

吡咯烷生物碱

40 Cuscohygrine 红古豆碱 (古柯液碱; 颠茄定)

Bellaradine; Cuskhygrine [454-14-8] $C_{13}H_{24}N_2O$ (224.35). bp 169~170℃(23mmHg), 溶于乙醇、乙醚、苯[1024]. 【类型】吡咯烷生物碱. 【活性】抗过敏 (鼠, 2,4-二硝基氟代苯引起的). 【来源】莨菪子 *Hyoscyamus niger*, 毛曼陀罗叶 *Datura innoxia*, 欧曼陀罗根 *Datura stramonium*, 泡囊草 *Physochlaina physaloides*, 赛莨菪 *Anisodus luridus*, 三分三 *Scopolia acutangula* [Syn. *Anisodus acutangulus*], 藏茄 *Anisodus tanguticus* [Syn. *Scopolia tangutica*], 颠茄 *Atropa belladonna*, 古柯 *Erythroxylum coca*, 棘旋花* *Convolvulus erinaceus*. 【文献】6, 170, 171, 1024.

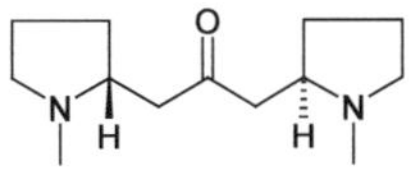

吡咯烷士定生物碱

41 Sarracine 瓶千里光碱

[2492-09-3] $C_{18}H_{27}NO_5$ (337.42). mp 45~46℃, 51~52℃. 【类型】吡咯烷士定生物碱. 【活性】抗高血压; 抗胆碱能的 (抑制乙酰胆碱); 解痉 (减轻豚鼠和大鼠的肠道痉挛); 抗溃疡, 用于治疗胃溃疡 (前苏联曾使用); 对中枢神经系统有双向作用 (先兴奋后抑制). 【来源】大白顶草 *Senecio oryzetorum*, 黄菀 *Senecio nemorensis*, 瓶千里光 *Senecio sarracenicus*, 野生千里光* *Senecio sylvaticus*. 【文献】5, 6, 170.

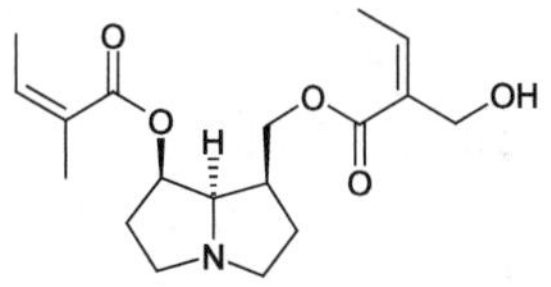

吡咯烷士定生物碱(大环内酯)

42 Crotalaburnine 野百合宁

Anacrotine [5096-49-1] $C_{18}H_{25}NO_6$ (351.40). 水合物: 褐色针状晶体 (甲醇), mp 180℃ (生泡). 【类型】吡咯烷士定生物碱(大环内酯). 【活性】抗炎 [大鼠, 角叉菜胶或透明质酸酶引起的棉塞肉芽肿模型, 20mg/(kg·d) sc, 6d]. 【来源】金链花猪屎豆 *Crotalaria laburnifolia*, 光叶猪屎豆 *Crotalaria incana*, 美洲野百合 *Crotalaria anagyroides*. 【文献】172.

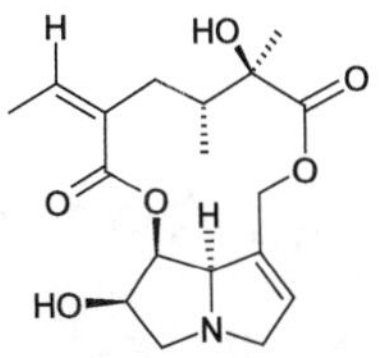

43 Platyphylline 阔叶千里光碱

[480-78-4] $C_{18}H_{27}NO_5$ (337.42). 针状晶体 (水), mp 129℃, mp 124~125℃, $[\alpha]_D = -56°$ (三氯甲烷), $[\alpha]_D = -59°$ (甲醇). 【类型】吡咯烷士定生物碱(大环内酯). 【活性】抗胆碱能的; 抗溃疡 (用于治疗消化道溃疡). 【来源】大白顶草 *Senecio oryzetorum*, 大头橐吾 *Ligularia japonica* [Syn. *Arnica japonica*; *Senecio japonica*], 狗舌草 *Tephroseris kirilowii* [Syn. *Senecio integrifolius* var. *fauriei*], 宽叶千里光 *Senecio platyphyllus*, 平滑蜂斗菜* *Petasites laevigatus*, 贴生千里光* *Senecio adnatus*, 药用倒提壶 *Cynoglossum officinale*, 千里光属 *Senecio* spp. 【文献】6, 170, 273, 489, 533.

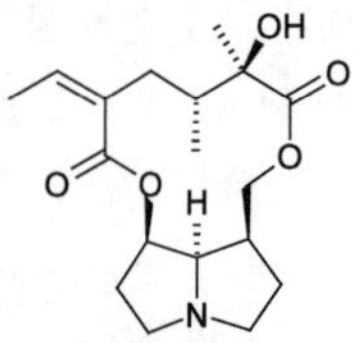

吲哚里西定生物碱

44 Isorhyncophylline 异钩藤碱

7-Isorhyncophylline [6859-01-4] $C_{22}H_{28}N_2O_4$ (384.48). mp 138~141℃, $[\alpha]_D^{24} = +7.8°$ (c = 0.42, 三氯甲烷). 【类型】吲哚里西定生物碱. 【活性】抗高血压 (持续); 血管扩张剂 (松弛血管及降低心肌氧消耗); 减慢心率 (麻醉兔, 抑制心脏传导功能); 钙拮抗 (电位依赖性); 免疫增强 (提高吞噬细胞的功能). 【来源】钩藤 *Uncaria rhynchophylla* [Syn. *Nauclea rhynchophylla*] (带钩茎枝: 含量 = 0.049%), 大叶钩藤 *Uncaria macrophylla*, 华钩藤 *Uncaria sinensis*. 【文献】2, 6, 171, 184, 273, 1022.

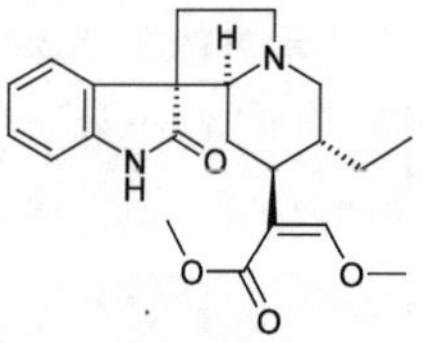

菲并吲哚里西定生物碱

45 Tylocrebrine 密花娃儿藤碱

$C_{24}H_{27}NO_4$ (393.49). mp (−) 218~220℃ (分解). 【类型】菲并吲哚里西定生物碱. 【活性】抗肿瘤 (*L*-异娃山藤碱, 腺癌 755, 淋巴管肉瘤, KB, P_{388} 和 L_{1210}); 抗阿米巴药; 毒素 (人); 发泡剂. 【来源】密花娃儿藤 *Tylophora crebriflora*, 娃儿藤 *Tylophora floribunda*. 【文献】6, 170.

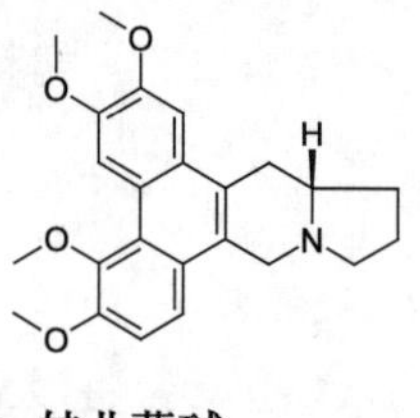

46 Tylophorine 娃儿藤碱

[482-20-2] $C_{24}H_{27}NO_4$ (393.49). mp 292℃ (分解). 【类型】菲并吲哚里西定生物碱. 【活性】抗肿瘤; 抑制蛋白质生物合成; 抗炎 (大鼠, 角叉菜胶引起的足肿胀模型, 棉塞肉芽肿模型); 中枢镇静; 毒素 (对蛙毒性高, 对其他动物毒性低); 用于治疗气管炎和痢疾. 【来源】腐叶榕* *Ficus septica*, 密花娃儿藤 *Tylophora crebriflora*, 娃儿藤 *Tylophora floribunda*, 药用白前 *Vincetoxicum officinale* [Syn. *Cynanchum vincetoxicum*], 印度娃儿藤 *Tylophora asthmatica* [Syn. *Tylophora indica*]. 【文献】4, 170.

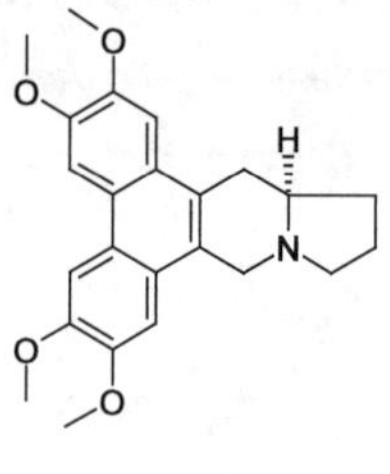

莨菪烷类生物碱

47 Anisodamine 山莨菪碱

[17659-49-3] $C_{17}H_{23}NO_4$ (305.38). mp 84.5~85.5℃. 【类型】莨菪烷类生物碱. 【活性】抗心律失常; 抗胆碱能的; 止痛; 解痉 (血管); 抗溃疡; 血小板聚集抑制剂; 平滑肌松弛剂 (胃、十二指肠、胆道). 【来源】莨菪子(天仙子) *Hyoscyamus niger* (干燥成熟种子: 5 产地平均含量 = 0.0447%[1025]), 洋金花(白曼陀罗) *Datura metel* (花: 3 产地含量范围 = 0.005%~0.027%, 平均含量 = 0.017%[1025]), 藏茄(山莨菪) *Anisodus tanguticus* [Syn. *Scopolia tangutica*] (根: 3 产地含量范

围 = 0.036%~0.088%, 平均含量 = 0.061%[1025]).
【文献】4, 6, 170, 1025.

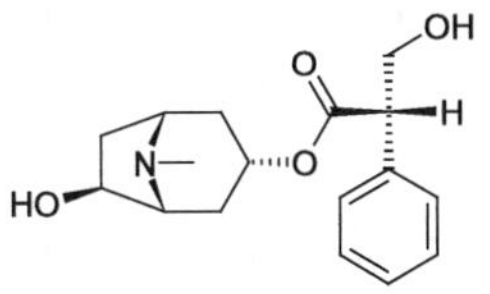

1.5 吲哚类生物碱

咔唑类生物碱

48 Clausine D 山黄皮碱 D

1-Hydroxy-4-(3-methyl-2-butenyl)-9*H*-carbazole-3-carboxaldehyde [142846-95-5] $C_{18}H_{17}NO_2$ (279.34). 【类型】咔唑类生物碱. 【活性】血小板聚集抑制剂 (兔, 花生四烯酸诱导的血小板聚集, 1μg/mL, 抑制率 = 53%, IC_{50} = 9.0μmol/L, 胶原诱导的血小板聚集, 10μg/mL 抑制率 = 66%, IC_{50} = 58.9μmol/L); 抑制血栓素 A_2 的形成; 解痉 (抑制由 $KCl+CaCl_2$ 诱导的大鼠主动脉收缩, 抑制率 = 21.5%). 【来源】山黄皮 *Clausena excavata*. 【文献】176, 317, 318.

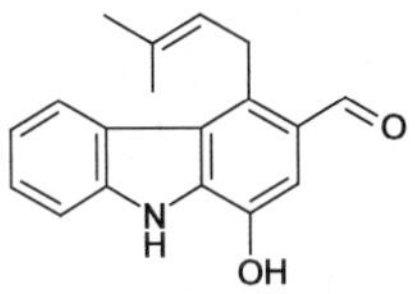

吡啶并咔唑类生物碱

49 Olivacine 褐绿白坚木碱

Guatambuinine [484-49-1] $C_{17}H_{14}N_2$ (246.31). mp 317~325℃. 【类型】吡啶并咔唑类生物碱. 【活性】抗肿瘤 (对人肿瘤作用强, 小鼠 L_{1210} ip, 25mg/kg 隔日腹腔注射或 50mg/kg 每日腹腔注射, 生命延长率 = 89%~229%); 驱肠虫剂, 抑制蛋白质生物合成 (克氏锥虫, 短膜虫期); 抗风湿剂; 抗溃疡. 【来源】白坚木 *Aspidosperma campus-belus*, 褐绿白坚木 *Aspidosperma olivaceum*, 黑白坚木* *Aspidosperma nigricans*. 【文献】5, 170.

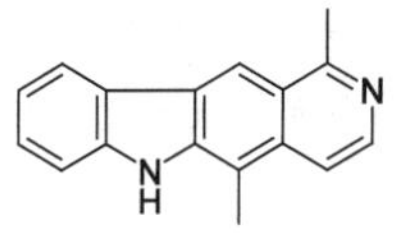

阿枯米林类生物碱

50 Aspidodasycarpine 粗毛果白坚木碱

[2744-47-0] $C_{21}H_{26}N_2O_4$ (370.45). 【类型】阿枯米林类生物碱. 【活性】退热剂. 【来源】粗毛果白坚木 *Aspidosperma dasycarpon*, 尖白坚木* *Aspidosperma cuspa*. 【文献】170.

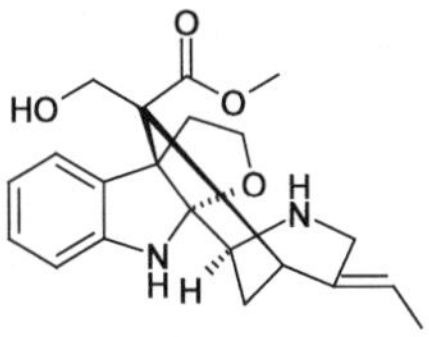

β-咔啉类生物碱

51 Dichotomine C 银柴胡碱 C*

$C_{15}H_{14}N_2O_4$ (286.29). 黄色粉末, $[\alpha]_D^{27}$ = −16.6° (*c* = 0.50, 甲醇). 【类型】β-咔啉类生物碱. 【活性】β-己糖胺酶释放抑制剂 (RBL-2H3 细胞, IC_{50} = 62μmol/L)[830]; TNF-α 释放抑制剂 (RBL-2H3 细胞, 抗原 IgE 介导的, IC_{50} = 19μmol/L)[830]; IL-4 释放抑制剂 (RBL-2H3 细胞, 抗原 IgE 介导的, IC_{50} = 15μmol/L)[830]. 【来源】银柴胡 *Stellaria dichotoma* var. *lanceolata* (根: 产率 = 0.0016%干重). 【文献】830.

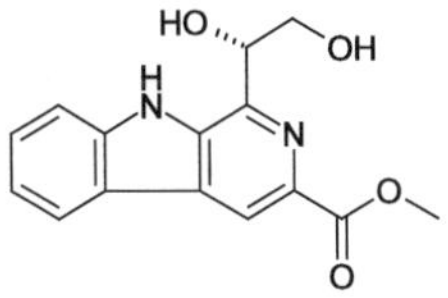

麦角类生物碱

52 Ergosine 麦角生碱

[561-94-4] $C_{30}H_{37}N_5O_5$ (547.66). mp 228℃ (分解). 【类型】麦角类生物碱. 【活性】抗炎 (大鼠, 5-HT 和角叉菜胶引起的足肿胀模型); 5-羟色胺受体阻断剂 (豚鼠子宫 *in vitro*); 肾上腺素能 α-受体阻断剂 (豚鼠

睾丸 *in vitro*); 收缩血管和升高血压 (猫, iv); 抗生育药 (大鼠, sc); 抑制释放催乳激素; 催产剂 (兔子宫 iv, *in vivo*); 类似麦角胺样作用. 【来源】麦角 *Claviceps purpurea*. 【文献】6, 170.

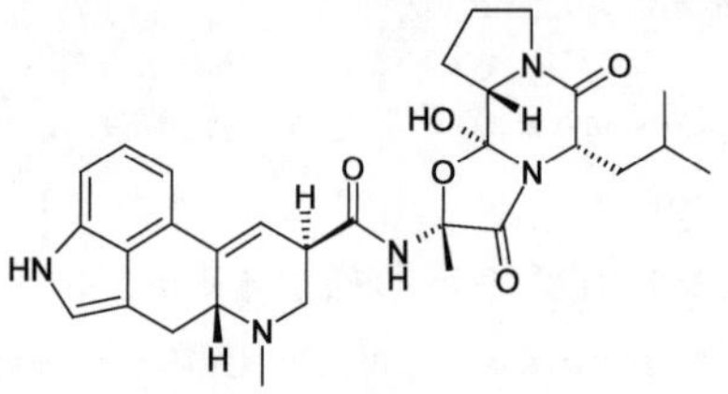

Strictosidine 类生物碱

53 Tetrahydroalstonine 四氢鸭脚木碱

(3*α*)-3,4,5,6-Tetrahydroalstonine $C_{21}H_{24}N_2O_3$ (352.44). 白色晶体, mp 300~310℃, $[\alpha]_D^{23.2} = -106.77°$ (c = 0.48, 三氯甲烷). 【类型】Strictosidine 类生物碱. 【活性】抗菌 (40种细菌和真菌); 抗炎 (大鼠, 角叉菜胶引起的足肿胀模型, 125mg/kg orl); 降血糖 (大鼠, 四氧嘧啶引起的高血糖, 125mg/kgorl); 用于治疗脑血栓和动脉粥样硬化; 血管扩张剂 (脑和外周血管). 【来源】长春花 *Catharanthus roseus* [Syn. *Vinca rosea*; *Lochera rosea*], 催吐萝芙木 *Rauvolfia vomitoria*, 象皮木 *Alstonia scholaris*, 羊角棉 *Alstonia mairei*, 有限鸭脚树 *Alstonia restricta*. 【文献】4, 163, 170, 171.

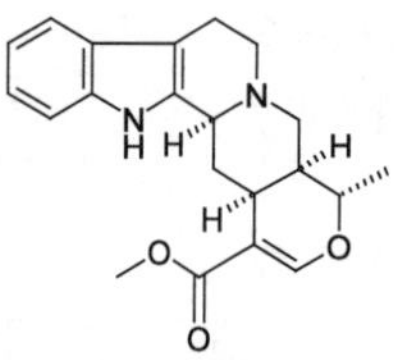

类阿吗碱类生物碱

54 Isomitraphylline 异帽柱木非灵*

$C_{21}H_{24}N_2O_4$ (368.44). 【类型】类阿吗碱类生物碱. 【活性】免疫刺激剂 (作用机制可能是提高人粒细胞和巨噬细胞的噬菌作用和阻断骨髓细胞增殖)[940]. 【来源】白钩藤 *Uncaria sessilifructus* [Syn. *Nauclea sessilifructus*], 北越钩藤 *Uncaria homomalla* [Syn. *Uruparia homomalla*; *Uruparia tonkinensis*; *Uruparia lanosa* var. *parvifora*], 秘鲁钩藤* *Uncaria tomentosa*, 长花钩藤* *Uncaria longiflora*, 东方钩藤* *Uncaria orientalis*, 短绒毛钩藤* *Uncaria veluntina*, 非洲钩藤* *Uncaria africana*, 圭亚那钩藤 *Uncaria guianensis*, 厚叶钩藤* *Uncaria callophylla*, 毛钩藤 *Uncaria hirsuta*, 绵毛钩藤* *Uncaria lanosa*, 攀枝钩藤 *Uncaria scandens* [Syn. *Nauclea pilosa*; *Uruparia pilosa*; *Uncaria pilosa*], 披针叶钩藤* *Uncaria lancifolia*, 平滑发亮钩藤* *Uncaria laevigata*, 椭圆钩藤 *Uncaria elliptica*, 钩藤属 *Uncaria bernaysii*, 钩藤属 *Uncaria perrottetii*, 钩藤属 *Uncaria sterrophylla*. 【文献】940.

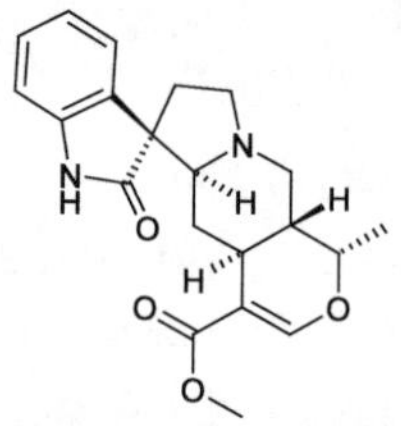

55 Isopteropodine 异翅柄钩藤碱 (钩藤碱 E*)

Uncarine E [5171-37-9] $C_{21}H_{24}N_2O_4$ (368.43). mp 204~209℃, $[\alpha]_D^{24} = -85.1°$ (c = 0.554, 三氯甲烷). 【类型】类阿吗碱类生物碱. 【活性】细胞毒 (SK-MEL, IC_{50} > 50μg/mL, 对照多柔比星(阿霉素), IC_{50} < 1.1μg/mL; SK-OV-3, IC_{50} > 50μg/mL, 阿霉素, IC_{50} = 1.9μg/mL; KB, BT549, Vero, 无活性)[914]; 细胞毒 (SK-MEL, KB, BT549, SK-OV-3 和 Vero 细胞株)[940]; 细胞毒 (哺乳动物细胞, IC_{50} = 17~51μg/mL)[940]; 细胞毒及 DNA 损害活性 (RS321 酵母试验, IC_{12} = 140μg/mL; RS322 酵母试验, IC_{12} = 120μg/mL)[940]; 免疫刺激剂 (作用机制可能是提高人粒细胞和巨噬细胞的噬菌作用和阻断骨髓细胞增殖)[940]; 中枢神经系统活性 (上调 5-HT_2 受体和蕈毒碱 M1 受体)[940]. 【来源】北越钩藤 *Uncaria homomalla* [Syn. *Uruparia homomalla*; *Uruparia tonkinensis*; *Uruparia lanosa* var. *parvifora*], 秘鲁钩藤* *Uncaria tomentosa*, 长花钩藤* *Uncaria longiflora*, 东方钩藤* *Uncaria orientalis*, 短绒毛钩藤* *Uncaria veluntina*, 钩藤 *Uncaria rhynchophylla* [Syn. *Nauclea rhynchophylla*], 圭亚那钩藤 *Uncaria guianensis*, 华钩藤 *Uncaria sinensis*, 绵毛钩藤* *Uncaria lanosa*, 攀枝钩藤 *Uncaria scandens* [Syn. *Nauclea* *pilosa*; *Uruparia pilosa*; *Uncaria pilosa*], 平滑发亮钩藤* *Uncaria laevigata*, 钩藤属 *Uncaria bernaysii*, 钩藤属 *Uncaria donisii*, 钩藤属 *Uncaria roxburghiana*, 钩藤属 *Uncaria sterrophylla*. 【文献】171, 184, 914, 940.

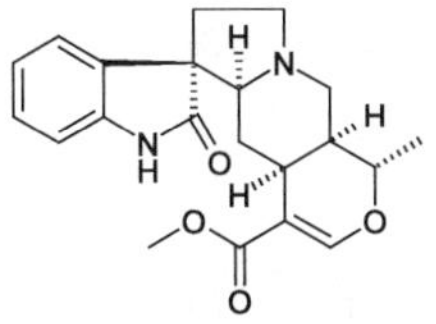

56 Mitraphylline 帽柱木非灵

[509-80-8] $C_{21}H_{24}N_2O_4$ (368.44). 【类型】类阿吗碱类生物碱. 【活性】抗高血压[170]; 免疫刺激剂 (作用机制可能是提高人粒细胞和巨噬细胞的噬菌作用和阻断骨髓细胞增殖)[940]. 【来源】白钩藤 *Uncaria sessilifructus* [Syn. *Nauclea sessilifructus*], 北越钩藤 *Uncaria homomalla* [Syn. *Uruparia homomalla*; *Uruparia tonkinensis*; *Uruparia lanosa* var. *parvifora*], 秘鲁钩藤* *Uncaria tomentosa*, 长春花 *Catharanthus roseus* [Syn. *Vinca rosea*; *Lochera rosea*], 长花钩藤* *Uncaria longiflora*, 川上泷弥钩藤* *Uncaria kawakamii*, 大叶帽柱木 *Mitragyna macrophylla*, 东方钩藤* *Uncaria orientalis*, 短绒毛钩藤* *Uncaria veluntina*, 儿茶钩藤 *Uncaria gambir*, 非洲钩藤* *Uncaria africana*, 圭亚那钩藤 *Uncaria guianensis*, 厚叶钩藤* *Uncaria callophylla*, 毛钩藤 *Uncaria hirsuta*, 绵毛钩藤* *Uncaria lanosa*, 攀枝钩藤 *Uncaria scandens* [Syn. *Nauclea pilosa*; *Uruparia pilosa*; *Uncaria pilosa*], 披针叶钩藤* *Uncaria lancifolia*, 平滑发亮钩藤* *Uncaria laevigata*, 椭圆钩藤 *Uncaria elliptica*, 狭钩藤 *Uncaria attenuata*, 钩藤属 *Uncaria bernaysii*, 钩藤属 *Uncaria perrottetii*, 钩藤属 *Uncaria sterrophylla*, 存在于许多植物中. 【文献】2, 170, 940.

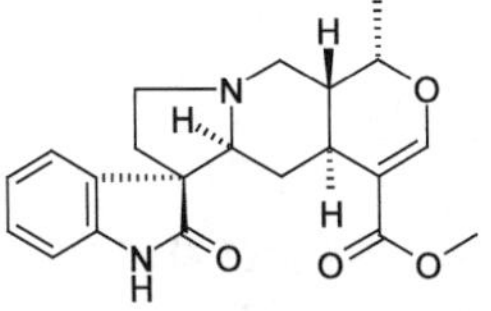

57 Pteropodine 翅柄钩藤碱

Uncarine C [5629-60-7] $C_{21}H_{24}N_2O_4$ (368.43). 白色针状晶体, $[\alpha]_D^{17} = -123.8°$ (三氯甲烷). 【类型】类阿吗碱类生物碱. 【活性】提高吞噬细胞的功能 (*in vitro*)[184]; 细胞毒 (SK-MEL、KB、BT549、SK-OV-3 和 Vero 细胞株)[940]; 细胞毒 (哺乳动物细胞, IC_{50} = 17~51μg/mL)[940]; 细胞毒及 DNA 损害活性 (RS321 酵母试验, IC_{12} = 140μg/mL; RS322 酵母试验, IC_{12} = 120 μg/mL)[940]; 免疫刺激剂 (作用机制可能是提高人粒细胞和巨噬细胞的噬菌作用和阻断骨髓细胞增殖)[940]; 中枢神经系统活性 (上调 5-HT_2 受体和蕈毒碱 M1 受体)[940]. 【来源】北越钩藤 *Uncaria homomalla* [Syn. *Uruparia homomalla*; *Uruparia tonkinensis*; *Uruparia lanosa* var. *parvifora*], 秘鲁钩藤* *Uncaria tomentosa*, 长花钩藤* *Uncaria longiflora*, 东方钩藤* *Uncaria orientalis*, 短绒毛钩藤* *Uncaria veluntina*, 钩藤 *Uncaria rhynchophylla* [Syn. *Nauclea rhynchophylla*], 圭亚那钩藤 *Uncaria guianensis*, 华钩藤 *Uncaria sinensis*, 绵毛钩藤* *Uncaria lanosa*, 攀枝钩藤 *Uncaria scandens* [Syn. *Nauclea pilosa*; *Uruparia pilosa*; *Uncaria pilosa*], 钩藤属 *Uncaria bernaysii*, 钩藤属 *Uncaria donisii*, 钩藤属 *Uncaria perrottetii*, 钩藤属 *Uncaria roxburghiana*, 钩藤属 *Uncaria sterrophylla*. 【文献】184, 940.

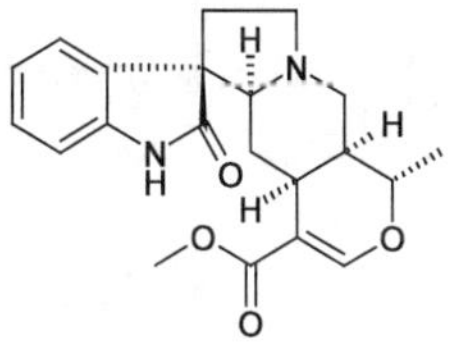

58 Uncarine D 钩藤碱 D

Speciophylline [4697-68-1] $C_{21}H_{24}N_2O_4$ (368.44). 【类型】类阿吗碱类生物碱. 【活性】细胞毒 (SK-MEL, IC_{50} = 30μg/mL, 对照阿霉素, IC_{50} < 1.1μg/mL; KB, IC_{50} = 35μg/mL, 阿霉素, IC_{50} = 1.7μg/mL; BT549, IC_{50} = 34μg/mL, 阿霉素, IC_{50} = 2.0μg/mL; SK-OV-3, IC_{50} = 30μg/mL, 阿霉素, IC_{50} = 1.9μg/mL; Vero, IC_{50} = 39μg/mL, 阿霉素, IC_{50} > 10μg/mL)[914]; 细胞毒 (SKMEL、KB、BT549、SK-OV-3 和 Vero 细胞株, IC_{50} = 30~40μg/mL)[940]; 免疫刺激剂 (作用机制可能是提高人粒细胞和巨噬细胞的噬菌作用和阻断骨髓细胞增殖)[940]. 【来源】北越钩藤 *Uncaria homomalla* [Syn.

Uruparia homomalla; *Uruparia tonkinensis*; *Uruparia lanosa* var. *parvifora*], 秘鲁钩藤* *Uncaria tomentosa*, 长花钩藤* *Uncaria longiflora*, 东方钩藤* *Uncaria orientalis*, 短绒毛钩藤* *Uncaria veluntina*, 圭亚那钩藤 *Uncaria guianensis*, 华钩藤 *Uncaria sinensis*, 绵毛钩藤* *Uncaria lanosa*, 攀枝钩藤 *Uncaria scandens* [Syn. *Nauclea pilosa*; *Uruparia pilosa*; *Uncaria pilosa*], 平滑发亮钩藤* *Uncaria laevigata*, 狭钩藤 *Uncaria attenuata*, 钩藤属 *Uncaria bernaysii*, 钩藤属 *Uncaria donisii*, 钩藤属 *Uncaria perrottetii*, 钩藤属 *Uncaria roxburghiana*, 钩藤属 *Uncaria sterrophylla*. 【文献】914, 940.

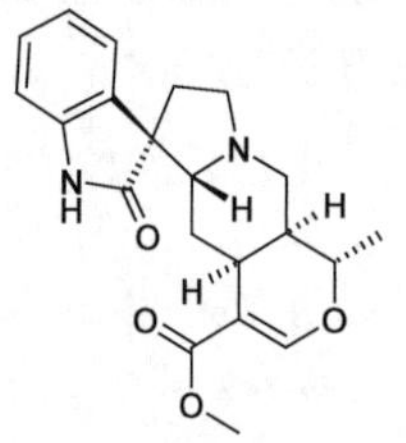

59 Uncarine F 钩藤碱 F

$C_{21}H_{24}N_2O_4$ (368.44). 【类型】类阿吗碱类生物碱. 【活性】免疫刺激剂 (作用机制可能是提高人粒细胞和巨噬细胞的噬菌作用和阻断骨髓细胞增殖)[940]. 【来源】白钩藤 *Uncaria sessilifructus* [Syn. *Nauclea sessilifructus*], 北越钩藤 *Uncaria homomalla* [Syn. *Uruparia homomalla*; *Uruparia tonkinensis*; *Uruparia lanosa* var. *parvifora*], 长花钩藤* *Uncaria longiflora*, 东方钩藤* *Uncaria orientalis*, 短绒毛钩藤* *Uncaria veluntina*, 华钩藤 *Uncaria sinensis*, 绵毛钩藤* *Uncaria lanosa*, 攀枝钩藤 *Uncaria scandens* [Syn. *Nauclea pilosa*; *Uruparia pilosa*; *Uncaria pilosa*], 钩藤属 *Uncaria bernaysii*, 钩藤属 *Uncaria donisii*, 钩藤属 *Uncaria perrottetii*, 钩藤属 *Uncaria roxburghiana*, 钩藤属 *Uncaria sterrophylla*. 【文献】940.

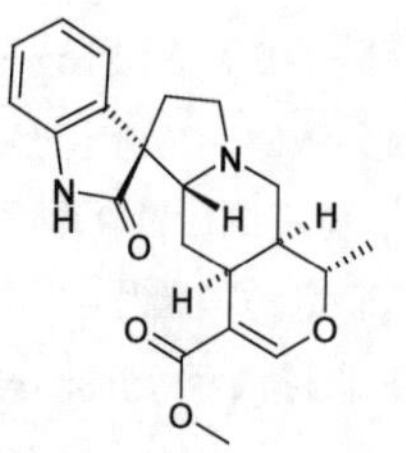

老刺木碱类生物碱

60 Perivine 派利文碱

[2673-40-7] $C_{20}H_{22}N_2O_3$ (338.41). mp 218~221℃ (分解). 【类型】老刺木碱类生物碱. 【活性】抗高血压; 抗菌 (浓度 1.5%, 对人的 30 种病原菌抑菌实验有效率为 8/30); 止痛; 退热剂; 解痉; 细胞毒 (鼠, P_{388} *in vitro*, ED_{50} = 20μg/mL, KB *in vitro*, ED_{50} = 70μg/mL); LD_{50} (鼠, orl) = 145.9mg/kg, LD_{50} (鼠, sc) = 133.4 mg/kg, LD_{50} (鼠, iv) = 89.6mg/kg. 【来源】长春花 *Catharanthus roseus* [Syn. *Vinca rosea*; *Lochera rosea*], 赫尔梯山马茶 *Tabernaemontana holstii*, 约翰司通山马茶 *Tabernaemontana johnstonii*, 纸质山马茶 *Tabernaemontana chartacea*. 【文献】4, 5, 170.

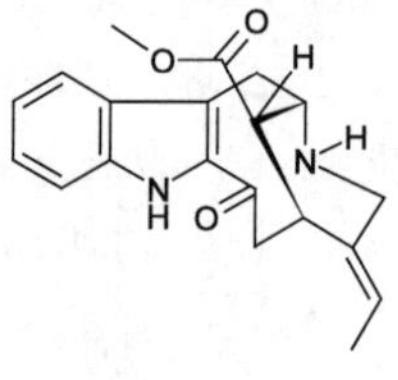

61 Vobasine 老刺木碱

[2124-83-0] $C_{21}H_{24}N_2O_3$ (352.44). 【类型】老刺木碱类生物碱. 【活性】止痛; 退热剂. 【来源】海南狗牙花 *Ervatamia hainanensis*, 络石藤 *Trachelospermum jasminoides*, 夹竹桃科多种植物 family Apocynaceae spp. 【文献】170, 171.

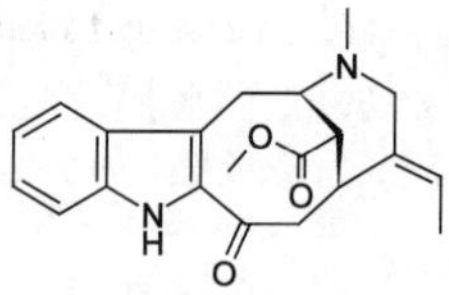

吴茱萸类生物碱

62 Rutaecarpine 吴茱萸次碱

[84-26-4] $C_{18}H_{13}N_3O$ (287.32). 针状晶体 (乙酸乙酯), mp 259.5~260.0℃, 256℃. 【类型】吴茱萸类生物碱. 【活性】抗高血压 [血管扩张剂, 活化 vanilloid 受体,

引起和降钙素基因有关的肽(CGRP)的释放][951]; 止痛; 促进子宫收缩 (氯化物, EC ≤ 1.0μg/mL); 升高体温; 假蓝靛受体活化剂 (引起降血钙素基因相关肽 CGRP 的释放, CGRP 能减轻心脏导致过敏的损害)[648]; 一项关于吴茱萸次碱对心脏过敏性反应保护作用的详细研究 (该保护作用和刺激释放 CGRP, 抑制 TNF-*a* 产生有关)[648]; 抗炎 (RAW264.7 细胞, 抑制脂多糖诱导的 PGE_2 的生成剂)[724]. 【来源】波氏吴茱萸 *Evodia rutaecarpa* var. *bodinieri* (干燥近成熟果实: 4 产地含量范围 = 0.173%~0.568%, 平均含量 = 0.331%)[1025], 日本黄柏 *Phellodendron japonicum* (叶), 石虎 *Evodia rutaecarpa* var. *officinalis* (干燥近成熟果实: 14 产地含量范围 = 0.119%~0.832%, 平均含量 = 0.364%)[1025], 吴茱萸 *Evodia rutaecarpa* (干燥的未成熟的果实), 吴茱萸 *Evodia rutaecarpa* (干燥近成熟果实: 14 产地含量范围 = 0.392%~1.331%, 平均含量 = 0.791%[1025]), 异花吴茱萸 *Evodia baberi* (干燥近成熟果实: 2 产地含量范围 = 0.087%~0.110%, 平均含量 = 0.098%)[1025]. 【文献】2, 48, 172, 648, 724, 754, 951, 1022, 1025.

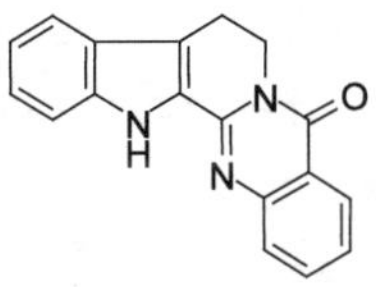

白坚木属生物碱

63 Vinblastine 长春碱 (长春花碱)

Vincaleukoblastine [865-21-4] $C_{46}H_{58}N_4O_9$ (811.00). 针状晶体 (甲醇), mp 211~216℃, $[\alpha]_D^{26}$ = +42° (三氯甲烷), 溶于乙醇、三氯甲烷、乙酸乙酯、丙酮, 不溶于水.[1024] 【类型】白坚木属生物碱. 【活性】抑制有丝分裂 (尤其是纺锤性纤维的生成); 用于治疗霍奇金病、绒毛膜癌、淋巴肉瘤 (硫酸盐); 用于治疗风湿性关节炎; LD_{50} (鼠, iv, 硫酸盐) = 9.5mg/kg. 【来源】长春花 *Catharanthus roseus* [Syn. *Vinca rosea*; *Lochera rosea*] (全株: = 0.0383%[1025]; 1958 年从该植物中分离[1024]). 【文献】5, 170, 1024, 1025.

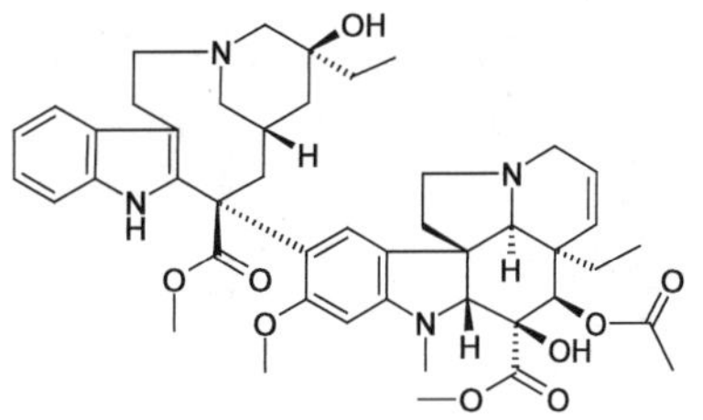

1.6 吡啶和哌啶类生物碱

吡啶生物碱

64 Arecaidine 槟榔次碱

[499-04-7] $C_7H_{11}NO_2$ (141.17). mp 223~224℃ (分解). 【类型】吡啶生物碱. 【活性】收敛剂; 中枢镇静 (麻醉猫, 增加抑制中枢神经的 *γ*-氨基丁酸和 *β*-丙氨酸); 抑制 *γ*-氨基丁酸和 *β*-丙氨酸的吞噬 (猫, 脊髓切片); 驱肠虫剂 (绦虫); 缩瞳; 诱导发汗. 【来源】槟榔 *Areca catechu* (干燥成熟种子: 含量范围 0.31%~0.66%, 中值 = 0.49%[1025]). 【文献】2, 170, 1022, 1025.

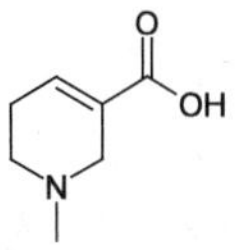

65 Nigrifactin 尼格发亭碱

[23943-03-5] $C_{12}H_{17}N$ (175.28). 【类型】吡啶生物碱. 【活性】抗组胺. 【来源】一种不稳定的霉菌代谢物. 【文献】170.

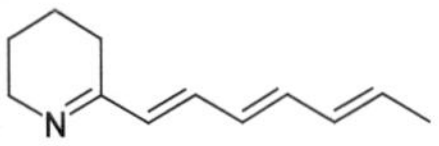

喹嗪定生物碱

66 Aloperine 苦豆碱

[56293-29-9] $C_{15}H_{24}N_2$ (232.37). 【类型】喹嗪定生物碱. 【活性】抗高血压; 抗过敏 (变应性反应类型Ⅲ和Ⅳ); 抗心律失常 (大鼠, 乌头碱引起的心律不齐, ED = 10mg/kg, 鼠, 氯仿引起的心室纤维性颤动, ip); 抗炎 (各种急性炎症); 中枢镇静; 血小板聚集抑制

剂 (兔, 花生四烯酸和低浓度胶原引起的血小板聚集, IC_{50} = 184μg/L 和 38.3μg/L); 麻痹中枢神经系统和呼吸; 减慢心率; 用于治疗杆菌性痢疾; 毒素. 【来源】苦豆子 *Sophora alopecuroides*. 【文献】170.

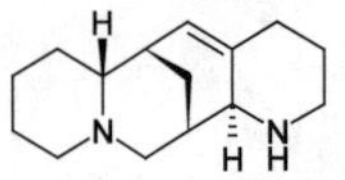

67 Ankorine 安可任

[13849-54-2] $C_{19}H_{29}NO_4$ (335.45). 【类型】喹嗪定生物碱. 【活性】抗高血压; 抑制麻风菌 (抗麻风病, 使用源植物安哥拉八角枫和毛八角枫); 皮炎抑制剂 (治疗皮肤病, 使用源植物安哥拉八角枫和毛八角枫). 【来源】安哥拉八角枫 *Alangium lamarckii*, 毛八角枫 *Alangium kurzii*. 【文献】170.

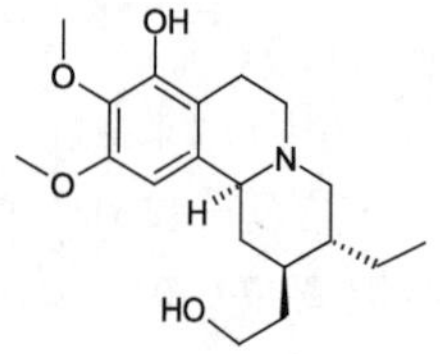

68 Oxymatrine 氧化苦参碱

Matrine *N*-oxide [6837-52-8] $C_{15}H_{24}N_2O_2$ (264.37). mp 206~208℃. 【类型】喹嗪定生物碱. 【活性】抗肿瘤; 抗高血压 (麻醉犬, iv); 止痛 (鼠, 化学和热刺激模型); 抗心律失常 (动物, 由乌头碱, 氯仿-肾上腺素, 哇巴因, 氯化钙和冠状血管结扎引起的心律失常); 抗炎 (急性渗出性炎症); 安非他明拮抗剂; 咖啡因拮抗剂; 心血管活性 (增加心房收缩性, 兔, *in vitro*, 0.03~90μmol/L, 有良好的量效关系); 退热剂 (正常大鼠); 镇静 (抑制小鼠的自主性运动); 加强由氯丙嗪诱导的中枢神经系统抑制. 【来源】白刺花 *Sophora viciifolia*, 苦豆子 *Sophora alopecuroides* (种子: 含量 = 2.16%[1025]), 苦参 *Sophora flavescens* [Syn. *Sophora angustfolia*] (干燥根: 7 产地含量范围 = 0.79%~3.60%, 平均含量 = 1.34%[1025]), 砂生槐 *Sophora moorcroftiana*, 山豆根 *Sophora subprostrata* [Syn. *Sophora tonkinensis*] (根及根茎: 16 产地平均含量 = 0.906%[1025]). 【文献】4, 108, 116, 134, 170, 1022, 1025.

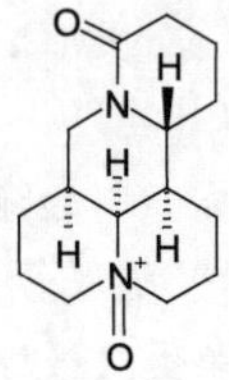

69 Sophoramine 槐胺碱

(−)-Sophoramide [6882-66-2] $C_{15}H_{20}N_2O$ (244.34). 白色针状晶体 (己烷), mp164~165℃, $[\alpha]_D$ = −98° (乙醇). 【类型】喹嗪定生物碱. 【活性】抗心律失常 (乌头碱、氯化钡、三氯甲烷、肾上腺素、氯化钙所致); 提高心肌收缩力; 免疫抑制剂; 减少 LDH 的活动; 减少心肌梗死面积; 升高多巴胺代谢物 HVA (在大鼠前脑纹状体和边缘带). 【来源】白刺花 *Sophora viciifolia*, 苦参 *Sophora flavescens* [Syn. *Sophora angustfolia*], 苦豆子 *Sophora alopecuroides*. 【文献】2, 6, 108, 116, 184.

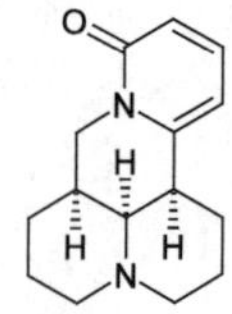

70 Sophoridine 槐定碱

$C_{15}H_{24}N_2O$ (248.37). 【类型】喹嗪定生物碱. 【活性】对血压有双向作用 (iv, 先升压后降压); 收缩血管 (周边和内脏的血管); 正性肌力作用; 刺激心脏 (恒温动物, 变温动物, *in vitro*); 抗心律失常 (动物试验); 免疫增强 (小鼠红细胞). 【来源】苦豆根 *Sophora alopecuroides*, 苦豆子 *Sophora alopecuroides* (种子: 含量 = 0.116%[1025]), 苦参 *Sophora flavescens* [Syn. *Sophora angustfolia*] (干燥根: 7 产地含量范围 = 痕量~0.66%, 平均含量 = 0.29%[1025]). 【文献】273, 1022, 1025.

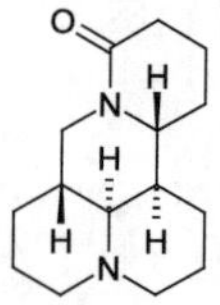

71 Vertine 敌克冬种碱

[10308-13-1] $C_{26}H_{29}NO_5$ (435.53). mp 245℃, $[\alpha]_D$ = +39° (三氯甲烷). 【类型】喹嗪定生物碱. 【活性】

抗高血压; 抗炎 (角叉菜胶引起的足肿胀模型); 镇静. 【来源】敌克冬 *Decodon verticillatus*, 黄薇 *Heimia myrtifolia*, 福瑞紫薇* *Lagerstroemia fauriei*. 【文献】172.

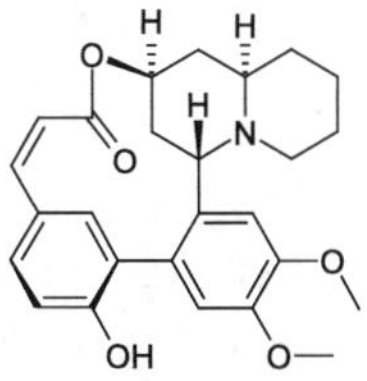

石松碱类生物碱

72 Annotine 石松亭碱

[5096-59-3] $C_{16}H_{21}NO_3$ (275.35). 【类型】石松碱类生物碱. 【活性】皮炎抑制剂 (用于治疗皮肤病, 用源植物 *Lycopodium* spp.). 【来源】单穗石松 *Lycopodium annotinum*. 【文献】170.

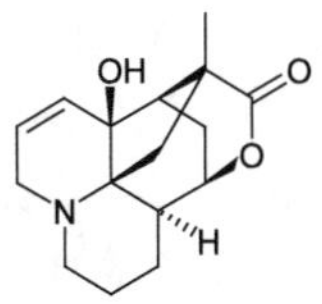

73 Clavatine 棒石松碱

$C_{16}H_{25}NO_2$ (263.38). mp 212~213℃. 【类型】石松碱类生物碱. 【活性】退热剂 (兔, sc, 枯草浸剂引起的发热). 【来源】伸筋草 *Lycopodium japonicum* [Syn. *Lycopodium clavatum*]. 【文献】6, 170.

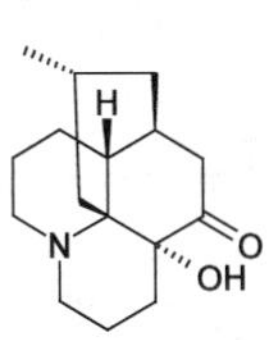

74 Lycopodine 石松碱

[466-61-5] $C_{16}H_{25}NO$ (247.38). mp 116℃, bp 125℃ (0.2mmHg); $[\alpha]_D^{25} = -26°$ (甲醇). 【类型】石松碱类生物碱. 【活性】子宫兴奋剂; 麻痹 (蛙); 促进小肠运动 (兔、大鼠、豚鼠); 用于治疗皮肤病. 【来源】东北石杉 *Huperzia miyoshiana*, 过江龙 *Lycopodium complanatum*, 伸筋草 *Lycopodium japonicum* [Syn. *Lycopodium clavatum*], 小接筋草 *Huperzia selago* [Syn. *Lycopodium selago*]. 【文献】6, 170, 983.

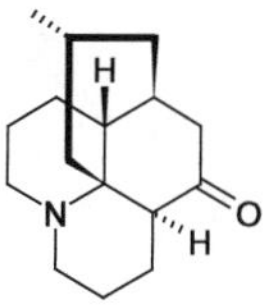

1.7 有机胺和酰胺类生物碱

酰胺类生物碱

75 Allantoin 尿囊素

[97-59-6] $C_4H_6N_4O_3$ (158.12). mp 238~240℃, 溶于水和乙醇, 几乎不溶于乙醚. 【类型】酰胺类生物碱. 【活性】收敛剂 (铝盐); 除臭剂 (铝盐); 镇静. 【来源】北马兜铃根 *Aristolochia contorta*, 变种长叶暗罗 *Polyalthia longifolia* var. *pendula*, 葛根 *Pueraria lobata* [Syn. *Pueraria thunbergiana*; *Pueraria pseudohirsuta*], 广防己 *Aristolochia fangchi*, 鹿角漆树 *Rhus typhina*, 马兜铃 *Aristolochia debilis* [Syn. *Aristolochia longa*], 绵毛马兜铃 *Aristolochia mollissima* (干的根和茎: 产率 = 0. 051%干重)[504], 青木香 *Aristolochia debilis* [Syn. *Aristolochia longa*], 山药 *Dioscorea batatas* [Syn. *Dioscorea opposita*] (块茎: 含量范围 = 0.115%~0.570%, 平均含量 = 0.387%[1025]), 麝香 *Moschus moschiferus*; *Moschus berezovskii*; *Moschus sifanicus*, 小麦 *Triticum aestivum* [Syn. *Triticum vulgare*], 药用倒提壶 *Cynoglossum officinale*, 紫藤 *Wisteria sinensis*. 【文献】2, 4, 170, 171, 504, 967, 1022, 1025.

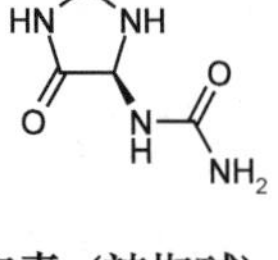

76 Capsaicin 辣椒素 (辣椒碱)

Styptysat; Mioton; Zostrix [404-86-4] $C_{18}H_{27}NO_3$ (305.42). mp 64~65℃, 不溶于冷水, 易溶于乙醇、乙醚、苯、三氯甲烷.[1024] 【类型】酰胺类生物碱. 【活性】抗炎 (核转录因子-κB 途径)[724]; 抗氧化剂 (ADP/Fe^{2+} 诱导的脂质体脂类过氧化, IC_{50} = 10μmol/L)[808]; 止痛 (对感觉神经有刺激和脱敏两种作用)[973]. 【来源】

辣椒 *Capsicum frutescens*, 红海椒 *Capsicum annuum* (果实:含量 = 2%; 1961 年从该植物中分离)[1023]. 【文献】4, 9, 724, 808, 973, 1023, 1024.

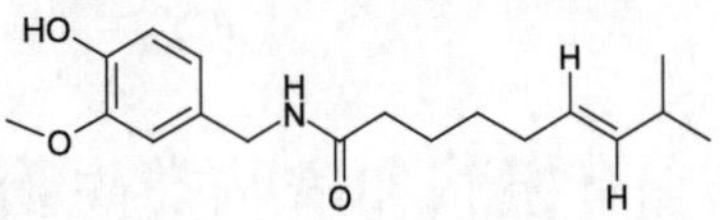

77 6",7"-Dihydro-5',5'''-dicapsaicin 6",7"-二氢-5',5'''-联辣椒素*

$C_{36}H_{54}N_2O_6$ (610.84). 亮黄色油状物. 【类型】酰胺类生物碱. 【活性】抗氧化剂 (ADP/Fe^{2+}诱导的脂质体脂类过氧化, IC_{50} = 10μmol/L; 对照辣椒素, IC_{50} = 10μmol/L; 维生素 E, IC_{50} = 250μmol/L)[808]. 【来源】红海椒 *Capsicum annuum* (果实: 产率 = 0.00024%). 【文献】808.

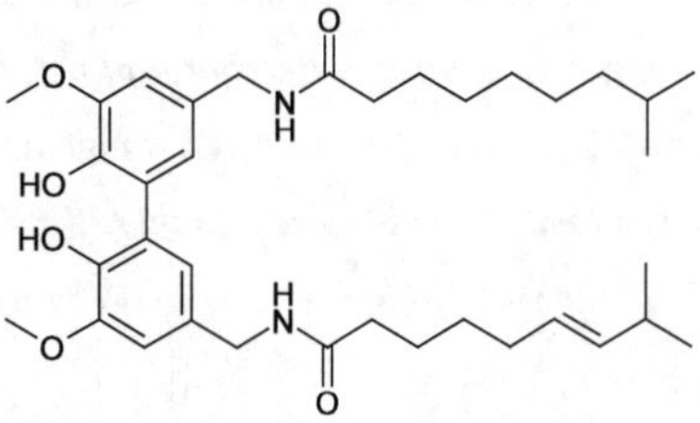

78 *N-trans*-Feruloyltyramine *N-trans*-阿魏酰基酪胺 (穆坪马兜铃酰胺)

Moupinamide; (2,3)*trans-N*-(*p*-Hydroxyphenethyl) ferulamide $C_{18}H_{19}NO_4$ (313.36). 无色柱形晶体, mp 97~99℃; 无色片状晶体 (三氯甲烷-丙酮), mp 142~143℃; 无色针状结晶. 【类型】酰胺类生物碱. 【活性】抗 HIV (H9 淋巴细胞, 抑制 HIV 复制, 抑制未感染的 H9 细胞生长 50%的浓度 IC_{50} > 25μg/mL)[438]; 细胞毒 (人 A549, EC_{50} > 20μg/mL, MCF7 EC_{50} > 20μg/mL)[438]; 细胞毒 (BST, IC_{50} = 6.7μg/mL, PD, 抑制率 = 26.4%, A549, ED_{50} = 13.35 μg/mL, MCF7, ED_{50} = 4.76μg/mL, HT29, ED_{50} = 23.58 μg/mL); 细胞毒 (培养鼠肝癌细胞 Hepa1c1c7, 诱导醌还原酶实验, CD = 8.5μg/mL)[895]; 细胞毒 (鼠乳腺器官培养测定, 10μg/mL 抑制 75%)[895]; 细胞毒 (P_{388}, ED_{50} = 2.20μg/mL, 对照光神霉素, ED_{50} = 0.58μg/mL; A549, ED_{50} = 22.42μg/mL, 光神霉素, ED_{50} = 0.073μg/mL; HT29, ED_{50} = 6.22μg/mL, 光神霉素, ED_{50} = 0.076 μg/mL)[985]; 细胞毒实验无活性 (*in vitro*, LNCaP, IC_{50} > 100μmol/L)[773]; 抗氧化剂 (脂类过氧化抑制剂, 脑组织缺氧和低糖引起的); 血小板聚集抑制剂 (ADP 所致血小板聚集); 前列腺素生物合成抑制剂 (IC_{50} = 210 μmol/L); 正性肌力作用 (*in vitro*, 增加钙流, 蛙心室细胞); 昆虫拒食剂 (白蚁, 750mg/L, 拒食指数 = 38.7); 免疫增强[411]; 发芽/生长抑制剂/促进剂 (双子叶植物莴苣 *Lactuca sativa*, 番茄 *Lycopersicon esculentum*, 单子叶植物洋葱 *Allium cepa*, 0.0001~0.1mmol/L)[549]; 抗 HIV 实验无活性 (*in vitro*, 急性感染的 H9 淋巴细胞)[805]; 细胞毒实验无活性 (*in vitro*, MCF7 和 A549 细胞)[805]. 【来源】白花油麻藤 *Mucuna birdwoodiana*, 苍白秤钩风 *Diploclisia glaucescens*, 刺蒺藜 *Tribulus terrestris*, 刺天茄 *Solanum khasianum*, 番荔枝 *Annona squamosa*, 关木通 *Aristolochia manshuriensis* (茎: 产率 = 0.00076%), 何首乌 *Polygonum multiflorum*, 红海椒 *Capsicum annuum* (茎和根: 产率 = 0.0016%干重)[838], 淮通 *Aristolochia moupinensis*, 黄花稔 *Sida acuta*, 火麻仁 *Cannabis sativa*, 莨菪子 *Hyoscyamus niger* (种子: 产率 = 0.0006%干重)[773], 藜 *Chenopodium album* (地上部分), 马铃薯 *Solanum tuberosum* (块茎), 麦冬 *Ophiopogon japonicus* (块茎)[790], 台湾芙蓉 *Hibiscus taiwanensis*, 天茄子 *Solanum indicum* (根)[527], 膜质脚骨脆* *Casearia membranacea* (茎), 角茴香属 *Hypecoum* sp., 存在于许多植物中. 【文献】178, 184, 263, 411, 438, 527, 549, 773, 790, 805, 838, 895, 936, 985.

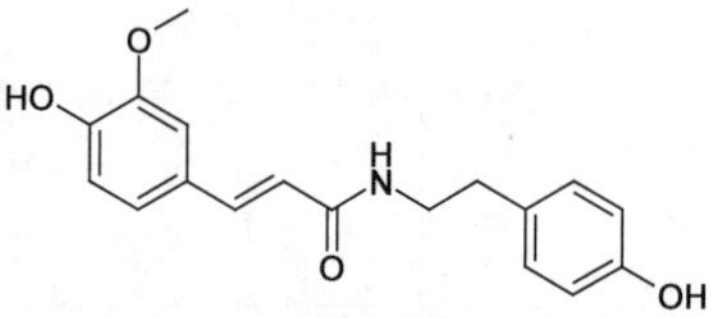

79 Myrothenone A 漆斑菌酮 A*

5(*R*)-5-Ethenyl-3-formamido-5-hydroxy-2-cyclopenten-1-one $C_8H_9NO_3$ (167.17). 【类型】酰胺类生物碱. 【活性】酪氨酸酶抑制剂 (IC_{50} = 6.6μmol/L, 对照麴酸, IC_{50} = 7.7μmol/L, 用做护肤品)[737]. 【来源】漆斑菌属 *Myrothecium* sp. 【文献】737.

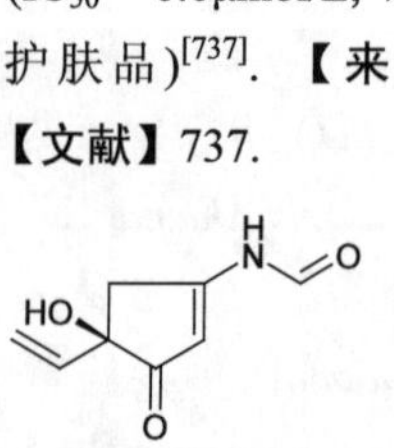

80 Nicotinamide 烟酰胺

Niacin [98-92-0] $C_6H_6N_2O$ (122.13).【类型】酰胺类生物碱.【活性】酪氨酸酶抑制剂 (333.3μmol/L, 抑制率 = 13.5%; 对照麹酸, 333.3μmol/L, 抑制率 = 59.8%)[687]; 抗心律失常; 辅酶Ⅰ和Ⅱ的成分 (多数脱氢酶的辅酶); 用于治疗糙皮病、口腔炎和舌炎.【来源】台湾蒲公英 *Taraxacum formosanum* (鲜根), 藏红花 *Crocus sativus* (花粉), 知母 *Anemarrhena asphodeloides*.【文献】2, 170, 687, 747.

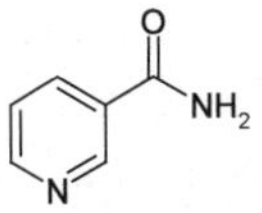

81 Piperlonguminine 荜茇明宁碱

[5950-12-9] $C_{16}H_{19}NO_3$ (273.33). 无色晶体, mp 166~168℃.【类型】酰胺类生物碱.【活性】保护胃损伤 (大鼠, 乙醇导致的, 25mg/kg orl, 损伤长度 = (51.7±9.7)mm, 对照损伤长度 = (118.6±16.2)mm, 抑制率 = 56.4%; 消炎痛(茚甲新)导致的胃损伤, 25mg/kg orl, 损伤长度 = (73.6±12.8)mm, 对照损伤长度 = (89.5±9.8)mm, 抑制率 = 17.8%)[856]; 黑素生成抑制剂 [黑色素瘤细胞 B16, 抑制 α-促黑素细胞激素 (α-MSH)诱导的黑素生成, 25μmol/L, 抑制率 = (85.1±4.9)%, 12.5μmol/L, 抑制率 = (62.1±6.1)%, 6.3μmol/L, 抑制率 = (36.4±4.6)%, 3.1μmol/L, 抑制率 = (18.4±5.1)%, IC_{50} = 9.6μmol/L; 对照麹酸, IC_{50} = 44.6μmol/L; 抑制 α-MSH 诱导的酪氨酸酶合成, 但不抑制酪氨酸酶的活性, 也不直接使黑色素退色][644].【来源】荜茇根 *Piper longum*, 胡椒属 *Piper chaba* (果实), 荜茇 *Piper longum* (果实).【文献】6, 644, 856.

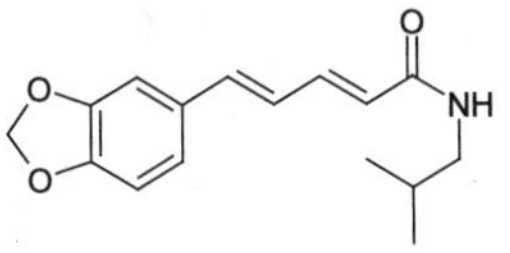

秋水仙碱类生物碱

82 Colchiceine 10-去甲秋水仙碱

[477-27-0] $C_{21}H_{23}NO_6$ (385.42).【类型】秋水仙碱类生物碱.【活性】抗痛风; LD_{50} (鼠, ip) = 84mg/kg.【来源】秋水仙 *Colchicum autumnale*.【文献】170.

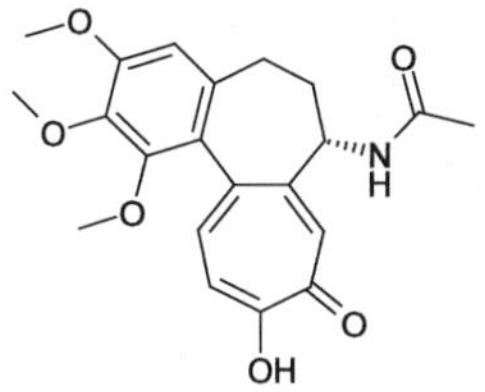

83 Colchicine 秋水仙碱 (秋水仙素)

[64-86-8] $C_{22}H_{25}NO_6$ (399.45). mp 155~157℃, $[\alpha]_D^{17}$ = −429° (*c* = 1.72, 水), $[\alpha]_D^{17}$ = −121° (*c* = 0.9, 三氯甲烷), 易溶于冷水、乙醇、三氯甲烷, 略溶于热水、乙醚, 微溶于苯, 不溶于无水乙醚、石油醚.[1024]【类型】秋水仙碱类生物碱.【活性】抗炎 [细胞因子网络调节器: 抑制 TNF-*α* 和 IL-1*β* 刺激的人脐带静脉内皮细胞血管细胞黏附分子-1 (VCAM-1)的诱导][725]; 细胞毒 (*in vitro*, HL-60, IC_{50} = 1.6 μg/mL; Bel7402, IC_{50} = 0.4μg/mL; HeLa, IC_{50} = 0.1 μg/mL; U937, IC_{50} = 0.1μg/mL)[823]; 抗肿瘤; 雌激素样活性; 毒素 (对骨髓有抑制作用); 植物生长抑制剂 (*Raphanus sativus* 种子, IC_{50} = 0.40 μg/mL)[626]; LD (人) = 10mg.【来源】百合 *Lilium brownii* var. *viridulum* [Syn. *Lilium brownii* var. *colchesteri*], 草贝母 *Iphigenia indica*, 光慈菇 *Tulipa edulis*, 家独行菜 *Lepidium sativum*, 嘉兰 *Gloriosa superba*, 藜芦 *Veratrum nigrum*, 秋水仙 *Colchicum autumnale* (球茎: 含量范围 = 0.3%~0.5%)[1024], 山慈菇 *Asarum sagittarioides*[1024], 弯曲天南星 *Arisaema curvatum*, 小萱草根 *Hemerocallis minor*.【文献】4, 5, 6, 170, 171, 626, 725, 823, 1024.

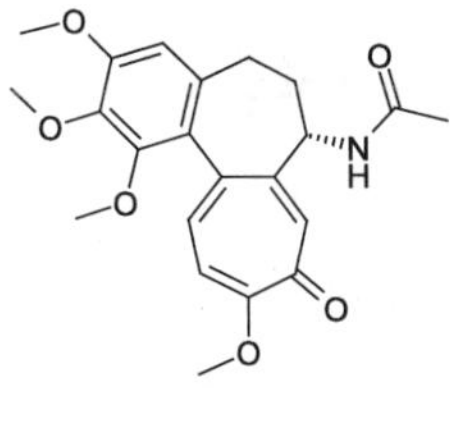

84 Colchicoside 秋水仙苷

[477-29-2] $C_{27}H_{33}NO_{11}$ (547.56). 长方棱柱状或片状晶体 (乙醇), mp 216~218℃, 192~195℃, $[\alpha]_D^{15}$ = −360° (水).【类型】秋水仙碱类生物碱.【活性】低毒; 类似秋水仙碱样作用.【来源】秋水仙 *Colchicum autumnale*.【文献】172.

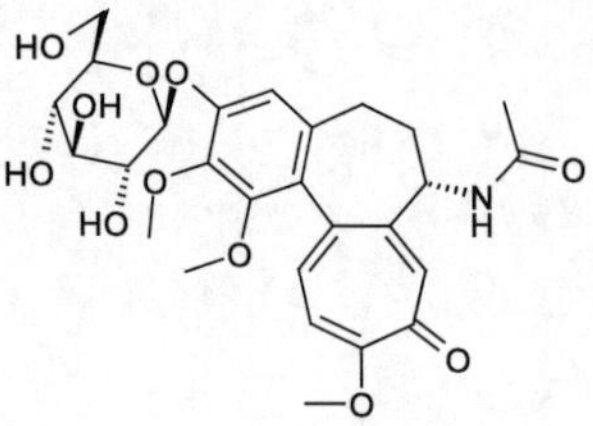

1.8 甾醇生物碱

Spirosolane 甾醇生物碱

85 Solasodine 澳洲茄胺 (澳洲茄次碱; 茄解定)

[126-17-0] $C_{27}H_{43}NO_2$ (413.65). mp 202℃. 【类型】Spirosolane 甾醇生物碱. 【活性】抗炎 (减少毛细血管渗透性和透明质酸酶活性); 退热剂 (大鼠, 3mg/kg sc, 体温下降 1.5℃并保持 24h, 小鼠, 体温下降 2.0℃并保持 48h); 增加血糖 (糖皮质激素); 致畸 (怀孕大鼠, 180mg orl, 缺陷率 = 25.8%); LD_{50} (小鼠, ip) = 898 mg/kg, (大鼠, ip) = 395mg/kg, (豚鼠, ip) = 103mg/kg. 【来源】澳洲茄 *Solanum aviculare* [Syn. *Solanum laciniatum*], 刺天茄 *Solanum khasianum*, 黑百合 *Fritillaria camtschatcensis*, 辣椒 *Capsicum frutescens*, 龙葵 *Solanum nigrum* (全株: 含量 = 0.25%[1025]), 千年不烂心 *Solanum dulcamara*, 茄叶 *Solanum melongena*, 素馨叶白英 *Solanum jasminoides*, 天茄子 *Solanum indicum*. 【文献】6, 170, 171, 1025.

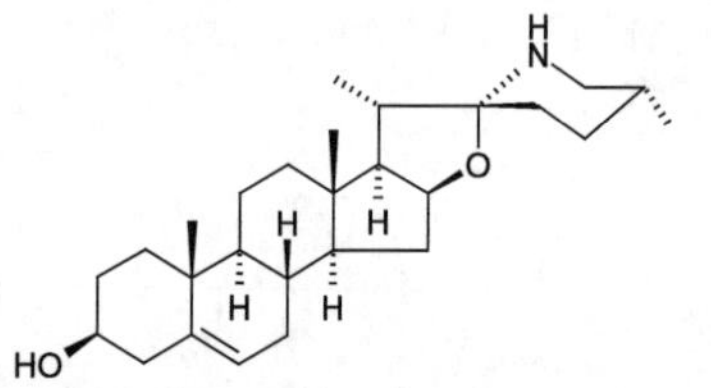

86 Tomatidine 番茄定

$C_{27}H_{45}NO_2$ (415.66). 【类型】Spirosolane 甾醇生物碱. 【活性】抗真菌; 消肿; 胆碱酯酶抑制剂; 皮炎抑制剂 (用于治疗皮炎). 【来源】番茄 *Lycopersicon esculentum*, 矮茄* *Solanum demissum*. 【文献】170.

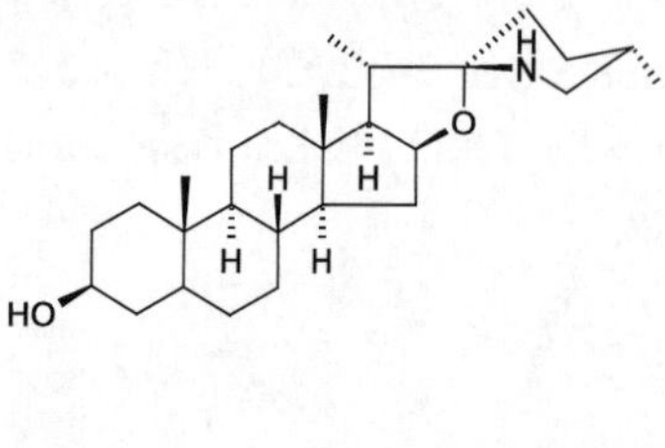

87 Tomatine 番茄碱糖苷 (番茄苷; 番茄素)

Lycopersicin; Lycopersidin; Tomatin; *α*-Tomatine [17406-45-0] $C_{50}H_{83}NO_{21}$ (1034.21). mp 263~268℃, $[\alpha]_D^{20} = -18°$ (c = 0.55, 吡啶), 溶于甲醇、乙醇、二氧六环、乙二醇, 不溶于水、乙醚、石油醚[1024]. 【类型】Spirosolane 甾醇生物碱. 【活性】抗肿瘤 (大鼠淋巴管肉瘤, ip); 细胞毒 (MCF7 细胞, IC_{50} = 15μmol/L, 用 WST-8 增生试剂测量细胞毒活性, 见 M. Ishiyama, et al., *Talanta*, 1999, 44, 1299)[706]; 抗高血压 (大鼠, iv, 0.5~2.0mg/kg, 作用持续时间短); 抗真菌 (皮真菌、须发癣菌、奥杜安小孢子菌和黑曲霉菌, CIC = 0.1mg/mL, 白念珠菌, CIC = 0.1mg/mL); 抗组胺 (*in vitro*); 抗炎 (大鼠, 角叉菜胶引起的足肿胀模型, im 1.0~ 10mg/kg 或 orl 15~30mg/kg); 强心剂 (蛙心); LD_{50} (鼠, iv) = 18mg/kg. 【来源】番茄 *Lycopersicon esculentum* (果实: 产率 = 0.0032%鲜重). 【文献】4, 170, 706, 1024.

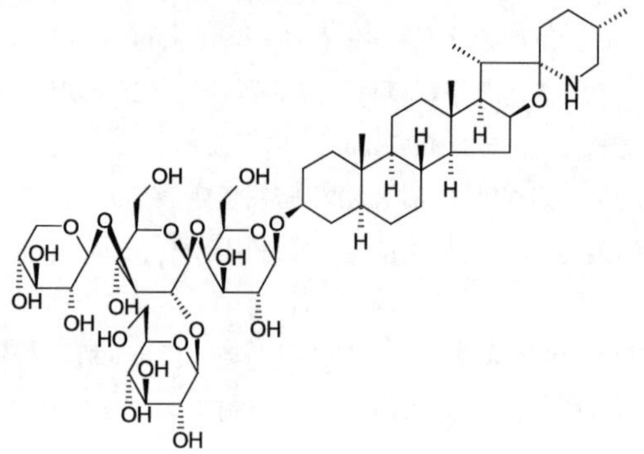

孕甾烷类甾醇生物碱

88 Epipachysamine AⅡ 表粉蕊黄杨胺 AⅡ

$C_{26}H_{46}N_2O$ (402.67). 无色小薄片晶体 (二氯甲烷-丙酮), mp 201~203℃, $[\alpha]_D^{25} = -17°$ (c = 1.24). 【类型】孕甾烷类甾醇生物碱. 【活性】抗溃疡 (抑制胃液分泌盐酸); LD_{50} (鼠, ip) = 47.2mg/kg, CD_{50} (鼠, ip) = 32.5 mg/kg. 【来源】雪山林 *Pachysandra terminalis*. 【文献】192, 244, 255, 257.

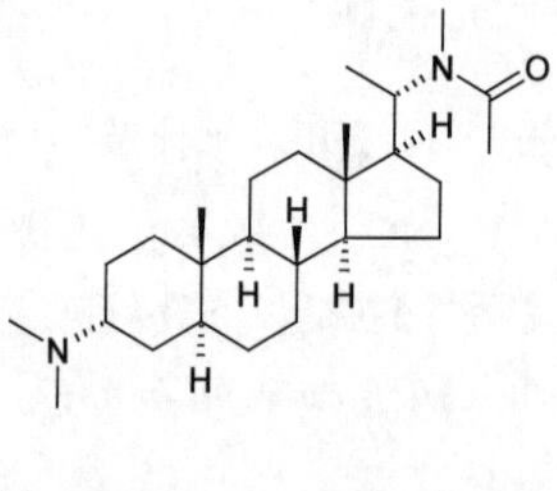

89 Funtumine 丝胶树碱

[474-45-3] $C_{21}H_{35}NO$ (317.52). 棱柱状晶体 (乙酸乙酯), mp 126℃, $[\alpha]_D = +95°$ ($c = 1.7$, 三氯甲烷). 【类型】孕甾烷类甾醇生物碱. 【活性】抗高血压; 退热剂; 局部麻醉剂; 促进呼吸; 血管扩张剂. 【来源】刚果河止泻木* *Holarrhena congolensis*, 丝胶树 *Funtumia elastica*, 退热止泻木 *Holarrhena febrifuga*. 【文献】170.

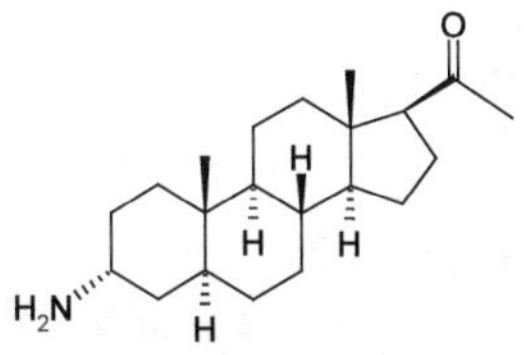

90 Pachysandrine A 粉蕊黄杨碱 A

[6879-28-3] $C_{33}H_{50}N_2O_3$ (522.78). mp 235~236℃. 【类型】孕甾烷类甾醇生物碱. 【活性】镇静; 抗溃疡 (小鼠, sc, 50mg/kg, 水浸应激引起的胃溃疡); LD_{50} (小鼠, ip) > 200mg/kg. 【来源】雪山林 *Pachysandra terminalis* (1967 年从该植物中分离)[1023]. 【文献】6, 244, 1023.

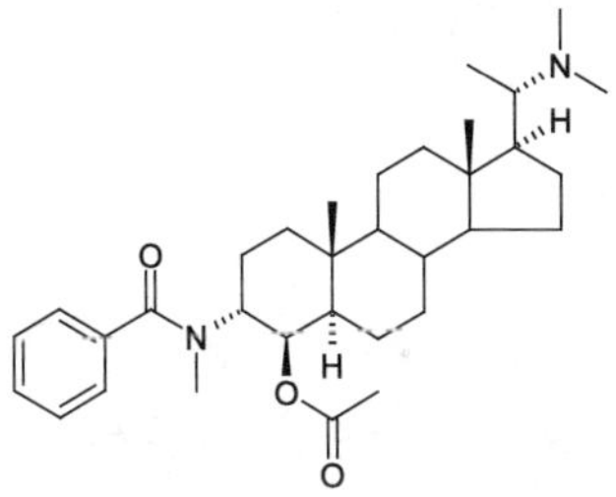

91 Pachystermine A 粉蕊黄杨环氮碱 A

[6156-99-6] $C_{29}H_{48}N_2O_2$ (456.72). 无色针状晶体 (二氯甲烷-丙酮), mp 220~224℃, $[\alpha]_D^{20} = +24°$ ($c = 1.5$). 【类型】孕甾烷类甾醇生物碱. 【活性】预防溃疡 (鼠, sc, 50mg/kg); 镇静 (鼠, ip, 100mg/kg); LD_{50} (鼠) = 365.0 mg/kg, CD_{50} (鼠) = 148.0mg/kg. 【来源】雪山林 *Pachysandra terminalis*. 【文献】6, 184.

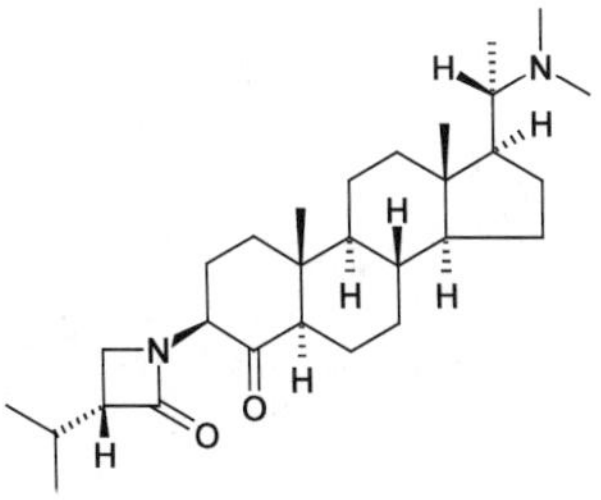

92 Spiropachysine A 螺粉蕊黄杨碱 A

(+)-Spiropachysine A [19587-41-8] $C_{31}H_{46}N_2O$ (462.72). 针状晶体, mp 278~280℃, mp 290~292℃, $[\alpha]_D^{22} = +31.9°$ (三氯甲烷). 【类型】孕甾烷类甾醇生物碱. 【活性】抗溃疡 (鼠, sc, 50mg/kg); 镇静 (鼠, ip, 50~200mg/mL). 【来源】雪山林 *Pachysandra terminalis*. 【文献】6, 235, 244.

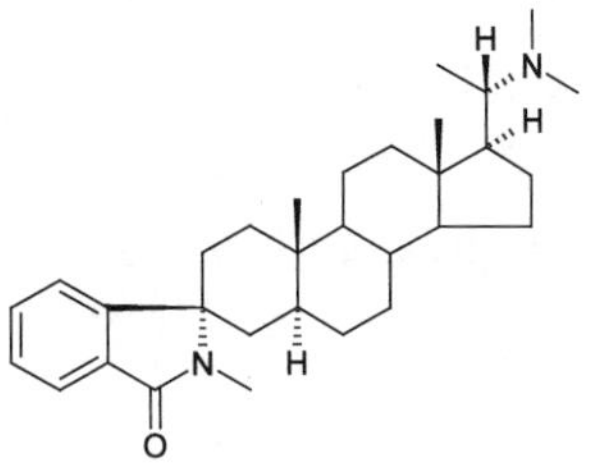

1.9 萜类生物碱

单萜类生物碱

93 Gentianadine 龙胆定碱

[6790-32-5] $C_8H_7NO_2$ (149.15). 【类型】单萜类生物碱. 【活性】抗高血压; 抗炎; 退热剂; 肌肉松弛剂; 毒素. 【来源】奥列格龙胆 *Gentiana olgae*, 奥氏龙胆 *Gentiana olivieri*, 土耳其斯坦龙胆* *Gentiana turkestanorum*. 【文献】170.

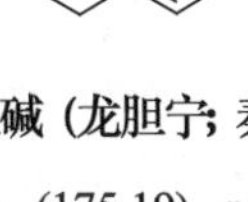

94 Gentianine 龙胆碱 (龙胆宁; 秦艽碱甲; 秦艽甲素)

[439-89-4] $C_{10}H_9NO_2$ (175.19). mp 82~83℃; mp 79~80℃ (乙醇)[1024]. 【类型】单萜类生物碱. 【活性】抗高血压 (豚鼠、麻醉犬和麻醉兔); 抗炎 (甲醛或蛋白引起的关节炎); 抗溃疡; 抑制胃分泌; 对中枢神经系统有双向作用 (鼠, 低剂量下中枢镇静, 中等剂量时中枢兴奋和高剂量下麻痹致死); 增加血糖 (大鼠和小鼠, ip, 150~200mg/kg); 抑制蛙的离体心脏; 减少毛细血管渗透性; 抗过敏 (显著保护大鼠蛋清性过敏性休克); 抗休克 (豚鼠, 保护组胺诱导的休克); LD_{50} (鼠, orl) = 460mg/kg, LD_{50} (鼠, ip) = 350mg/kg, LD_{50} (鼠,

iv) = 250~300mg/kg, LD_{50} (鼠, sc) ≥ 500mg/kg. 【来源】白花龙胆 *Gentiana algida*, 粗茎秦艽 *Gentiana crassicaulis* (干燥根: 含量 = 0.41%[1025]), 达乌里秦艽 (小秦艽) *Gentiana dahurica* (干燥根: 含量 = 0.89%[1025]), 滇龙胆 *Gentiana rigescens*, 管花秦艽 *Gentiana siphonantha* (干燥根: 含量 = 0.19%)[1025], 胡卢巴 *Trigonella foenum-graecum*, 龙胆 *Gentiana scabra*, 麻花艽 *Gentiana straminea* (干燥根: 含量 = 0.52%[1025]), 秦艽 *Gentiana macrophylla* (干燥根: 含量 = 1.43%[1025]), 睡菜 *Menyanthes trifoliata*, 天山秦艽 *Gentiana tianschanica*, 西藏秦艽 *Gentiana tibetica*. 【文献】2, 4, 170, 171, 1022, 1024, 1025.

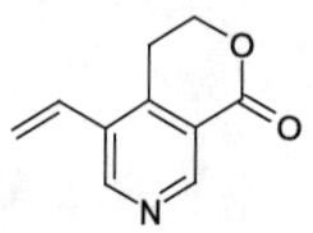

大环倍半萜类生物碱

95 Wilfordside 雷公藤明碱

[171090-83-8] $C_{43}H_{49}NO_{19}$ (883.87). 无色柱状晶体, mp 176~178℃.【类型】大环倍半萜类生物碱.【活性】免疫抑制剂 (小鼠, ip, 50mg/kg, 最大溶血稀释度 1 : 512; ip, 100mg/kg, 最大溶血稀释度 1 : 256, 对照组环磷酰胺 10mg/kg 时, 最大溶血稀释度 1 : 256). 【来源】雷公藤 *Tripterygium wilfordii*. 【文献】43.

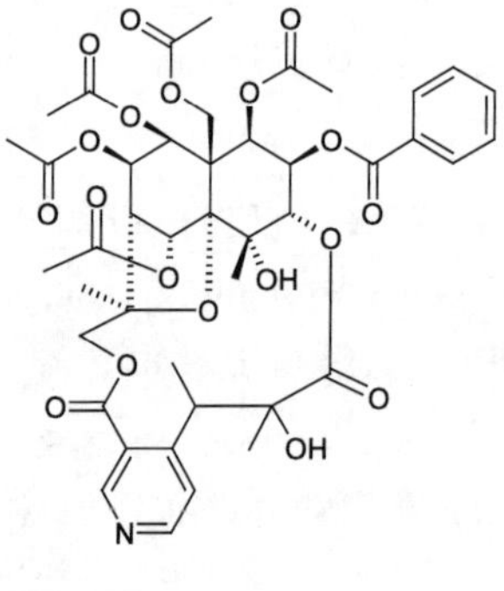

96 Wilfornine 雷公藤宁碱

[112899-84-0] $C_{42}H_{48}N_2O_{18}$ (868.85). 【类型】大环倍半萜类生物碱. 【活性】免疫抑制剂 (小鼠, 80mg/kg, 抑制溶血素生成). 【来源】雷公藤 *Tripterygium wilfordii*. 【文献】2, 303.

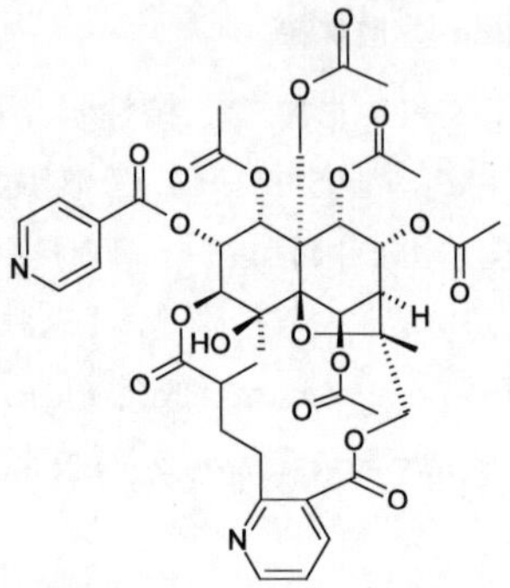

97 Wilfornine A 雷公藤宁碱 A

$C_{45}H_{51}NO_{20}$ (925.90). 【类型】大环倍半萜类生物碱. 【活性】抗炎 (细胞因子网络调节器: 剂量为 10μg/mL 时, 抑制人外周单核细胞中发炎前期细胞因子的产生, 包括 TNF-*α*、IL-1*β*、IL-4、IL-2 和 IFN-*γ*)[725]. 【来源】雷公藤 *Tripterygium wilfordii*. 【文献】725.

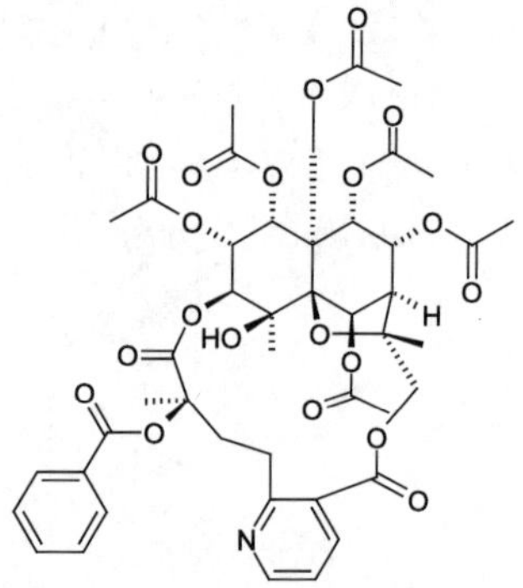

98 Wilfornine B 雷公藤宁碱 B

$C_{43}H_{49}NO_{19}$ (883.87). 【类型】大环倍半萜类生物碱. 【活性】抗炎 (细胞因子网络调节器: 剂量为 10μg/mL 时, 抑制人外周单核细胞中发炎前期细胞因子的产生, 包括 TNF-*α*、IL-1*β*、IL-4、IL-2 和 IFN-*γ*)[725]. 【来源】雷公藤 *Tripterygium wilfordii*. 【文献】725.

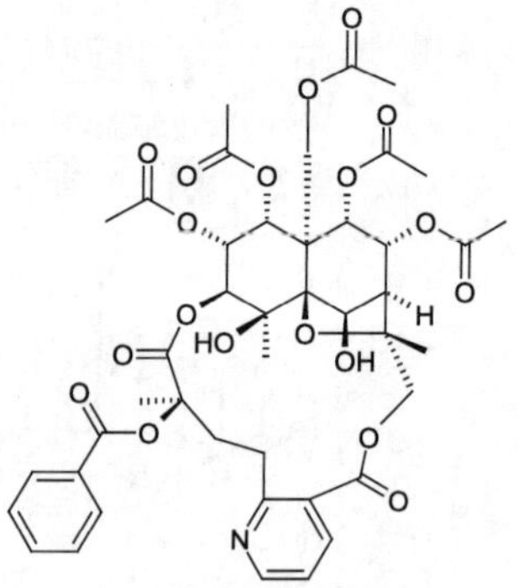

99 Wilfornine C 雷公藤宁碱 C

$C_{50}H_{53}NO_{20}$ (987.97). 【类型】大环倍半萜类生物碱.【活性】抗炎 (细胞因子网络调节器: 剂量为 10μg/mL 时, 抑制人外周单核细胞中发炎前期细胞因子的产生, 包括 TNF-α、IL-1β、IL-4、IL-2 和 IFN-γ)[725].【来源】雷公藤 *Tripterygium wilfordii*.【文献】725.

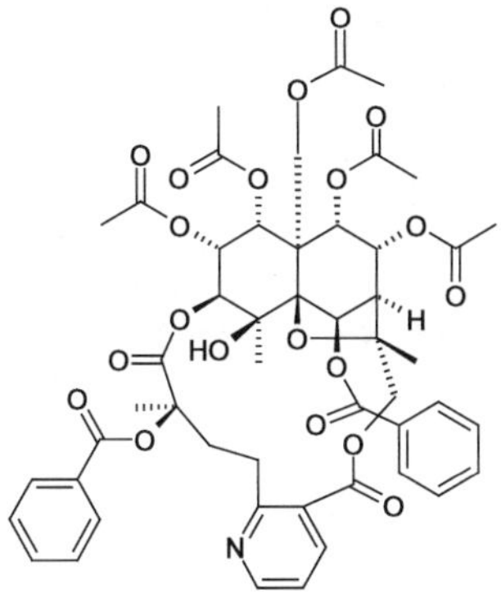

100 Wilfotrine 雷公藤春碱

[37239-48-8] $C_{41}H_{47}NO_{20}$ (873.83). 无色片状晶体, mp 235~237℃ (丙酮–甲醇).【类型】大环倍半萜类生物碱.【活性】免疫抑制剂 (鼠, 80mg/kg ip, 抑制溶血素生成, 鼠, 160mg/kg ip, 抑制基于 GVHR 指标的细胞免疫性).【来源】昆明山海棠 *Tripterygium hypoglaucum*, 雷公藤 *Tripterygium wilfordii*.【文献】2, 169, 184.

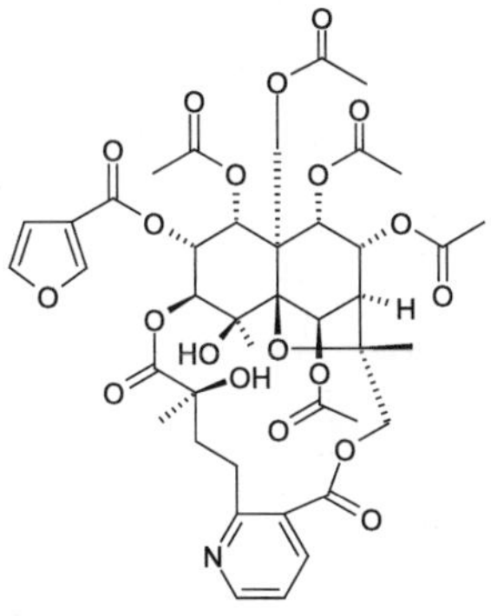

C19-二萜类生物碱

101 3-Acetylaconitine 3-乙酰乌头碱

Flaconitine [77181-26-1] $C_{36}H_{49}NO_{12}$ (687.79). 白色晶体 (无水乙醇), mp 196~197℃, $[\alpha]_D^{24} = +18.6°$ (c = 1, 三氯甲烷)【类型】C_{19}-二萜类生物碱.【活性】抗高血压 (剂量 < 0.097mg/kg); 抗炎; 退热剂; 引起心律不齐 (大鼠, iv, 0.097mg/kg); 抑制心肌的收缩性 (剂量 < 0.097mg/kg); 止痛 (对 1500 个临床病例, 止痛有效率 = 95%~97%, 非习惯性的); LD_{50} (鼠, sc) = 1.4mg/kg, LD_{50} (鼠, iv) = 0.470mg/kg.【来源】北乌头 *Aconitum kusnezoffii*, 宣威乌头 *Aconitum nagarum* var. *lasiandrum*.【文献】184.

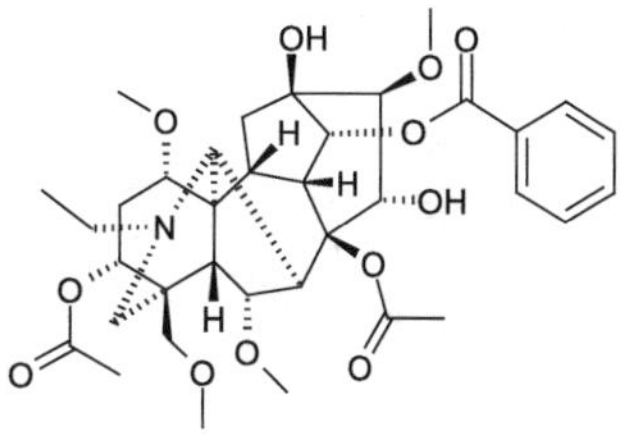

102 *N*-Acetylsepaconitine

$C_{32}H_{44}N_2O_9$ (600.72).【类型】C_{19}-二萜类生物碱.【活性】抗炎 (改进的 Berridge 方法, 100μg/mL, 抑制率 = 25.00%)[927]; 酪氨酸酶抑制实验无活性 [对照 麹酸, IC_{50} = (16.67±0.52)μmol/L, *L*-含羞草碱, IC_{50} = (3.68±0.02)μmol/L][927]; 抗氧化剂 (DPPH 清除剂, 1μmol/L, 清除率 = 38.1%; 对照丁基羟基茴香醚, 1μmol/L, 清除率 = 92.5%)[927].【来源】白喉乌头 *Aconitum leucostomum*, 乌头属 *Aconitum leave* (地上部分).【文献】273, 927.

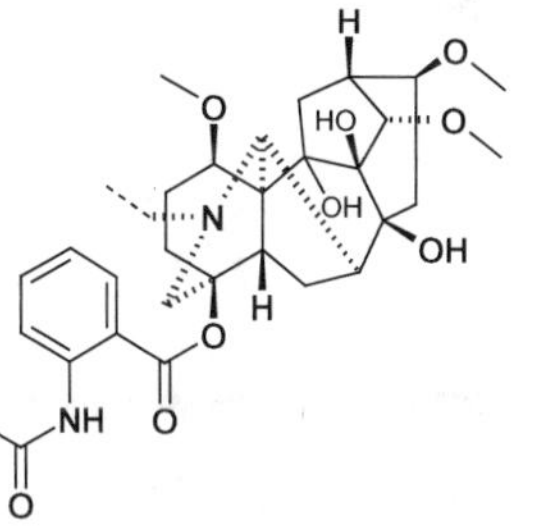

103 Aconitine 乌头碱

[302-27-2] $C_{34}H_{47}NO_{11}$ (645.75). mp 204℃, $[\alpha]_D$ = +17.3°, 溶于三氯甲烷、苯、乙醇和乙醚, 不溶于水.【类型】C_{19}-二萜类生物碱.【活性】抗高血压; 止痛; 局部麻醉剂 (麻醉外周神经末梢); 退热剂; 减慢心率; 剧毒剂 (人, 透皮吸收有致死作用, orl, 0.2mg 引起中毒); LD_{50} (鼠, iv) = 0.166mg/kg, LD_{50} (鼠, ip) = 0.328mg/kg, LD_{50} (鼠, orl) = 1mg/kg.【来源】北乌头(草乌) *Aconitum kusnezoffii* (干燥块根: 含量 =

0.008%[1025]), 附子 *Aconitum carmichaeli* (子根: 含量 = 0.0049%[1025]), 欧乌头 *Aconitum napellus*, 乌头(川乌) *Aconitum carmichaeli* (块根: 平均含量 = 0.021%[1025]; 1959 年 K. Wiesner 等从该植物中分离[1023]), 雪上一支蒿 *Aconitum brachypodum*.【文献】2, 4, 5, 6, 170, 171, 1022, 1023, 1024, 1025.

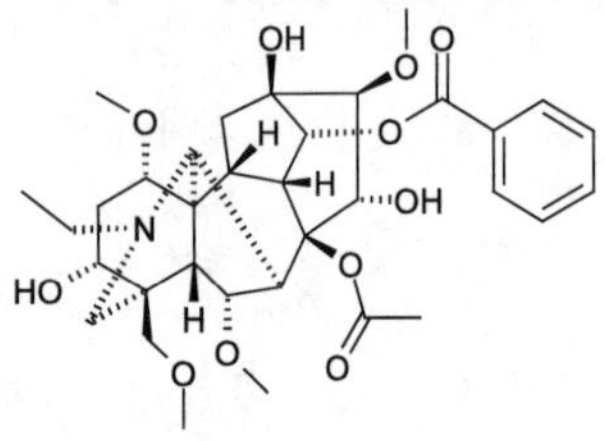

104 Delphatine 翠雀亭

[25488-62-4] $C_{26}H_{43}NO_7$ (481.64). 【类型】C_{19}-二萜类生物碱.【活性】抗炎 (改进的 Berridge 方法, 100μg/mL, 抑制率 = 17.39%)[927]; 酪氨酸酶抑制实验无活性 [对照麴酸, IC_{50} = (16.67±0.52)μmol/L, *L*-含羞草碱, IC_{50} = (3.68±0.02)μmol/L][927]; 抗氧化剂 (DPPH 清除剂, 1μmol/L, 清除率 = 55.4%; 对照丁基羟基苯甲醚, 1μmol/L, 清除率 = 92.5%)[927].【来源】附子 *Aconitum carmichaeli*, 乌头属 *Aconitum leave* (地上部分).【文献】10, 927.

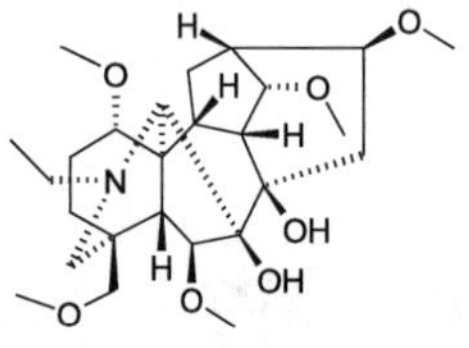

105 Lappaconitine 刺乌头碱

$C_{32}H_{44}N_2O_8$ (584.72). 白色柱状晶体 (丙酮), mp 224~225℃, $[\alpha]_D$ = +29.90° (*c* = 0.7, 三氯甲烷).【类型】C_{19}-二萜类生物碱.【活性】止痛 (热板模型、鼠醋酸诱导的扭体模型、鼠摆尾模型); 抗心律失常 (大鼠, 0.07mg/kg 的三乙酰乌头碱引起的心律失常, ED = 0.5 mg/kg); 抗炎 (大鼠, 甲醛致炎模型); 退热剂 (三联疫苗引起的人工发热鼠); 局部麻醉剂; 抗炎 (改进的 Berridge 方法, 100μg/mL, 抑制率 = 29.34%)[927]; 酪氨酸酶抑制剂 [IC_{50} = (93.33±0.16)μmol/L, 对照麴酸, IC_{50} = (16.67±0.52)μmol/L, *L*-含羞草碱, IC_{50} = (3.68±0.02)μmol/L][927]; 抗氧化剂 (DPPH 清除剂, 1μmol/L, 清除率 = 12.0%; 对照丁基羟基苯甲醚, 1μmol/L, 清除率 = 92.5%)[927]; LD_{50} (鼠, iv) = 6.9mg/kg, LD_{50} (鼠, ip) = 9.1mg/kg, LD_{50} (鼠, orl) = 20mg/kg.【来源】北方乌头 *Aconitum septentrionale*, 赣皖乌头 *Aconitum finetianum*, 高加索乌头 *Aconitum orientale*, 高乌头 *Aconitum sinomontanum*, 克什米尔翠雀 *Delphinium cashmerianum*, 牛扁 *Aconitum barbatum* var. *puberulum* [Syn. *Aconitum ochranthum*], 紫花高乌头 *Aconitum excelsum*, 乌头属 *Aconitum leave* (地上部分).【文献】170, 171, 182, 927.

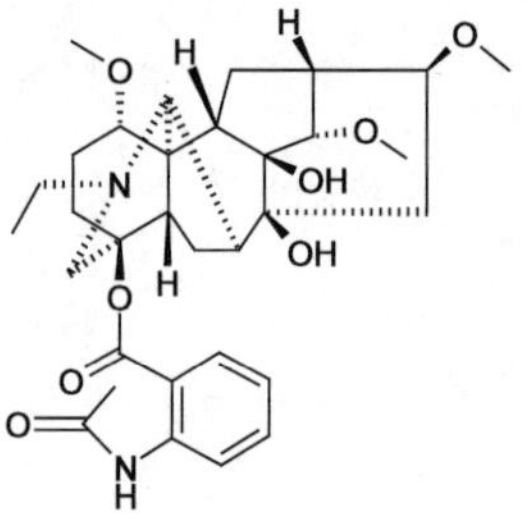

106 Puberanine 牛扁宁碱

$C_{32}H_{44}N_2O_9$ (600.72).【类型】C_{19}-二萜类生物碱.【活性】抗炎 (改进的 Berridge 方法, 100μg/mL, 抑制率 = 33.69%)[927]; 酪氨酸酶抑制剂 [IC_{50} = (205.2± 0.2) μmol/L, 对照麴酸, IC_{50} = (16.67±0.52)μmol/L, *L*-含羞草碱, IC_{50} = (3.68±0.02)μmol/L][927]; 抗氧化剂 (DPPH 清除剂, 1μmol/L, 清除率 = 12.2%; 对照丁基羟基茴香醚, 1μmol/L, 清除率 = 92.5%)[927].【来源】牛扁 *Aconitum barbatum* var. *puberulum* [Syn. *Aconitum ochranthum*], 乌头属 *Aconitum leave* (地上部分).【文献】171, 273, 927.

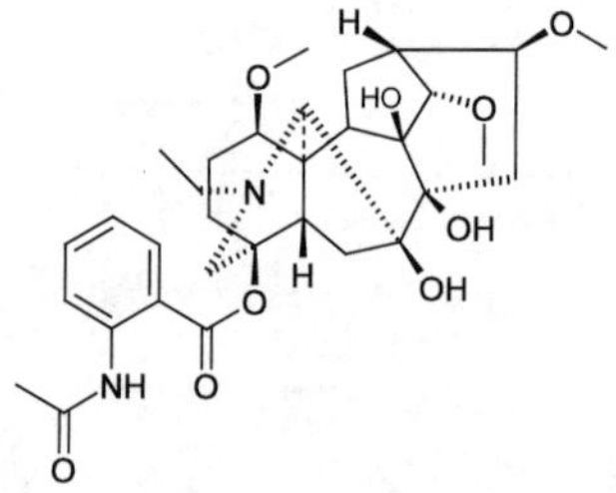

107 Songorine 准噶尔乌头碱

[509-24-0] $C_{22}H_{31}NO_3$ (350.51). 晶体 (丙酮−乙醚), mp 201~203℃, $[\alpha]_D^{25}$ = 136° (*c* = 2.5, 甲醇). 氢氯化物晶体, mp 257~258℃, $[\alpha]_D^{22}$ = −114° (*c* = 2, 水).【类型】C_{19}-二萜类生物碱.【活性】抗高血压 (高剂量); 中枢镇静 (高剂量); 中枢兴奋剂 (低剂量); 抑

制自发性运动 (鼠, 400mg/kg, sc); 镇静; 退热剂 (兔); LD_{50} (鼠, orl) = 1575mg/kg, LD_{50} (鼠, sc) = 630mg/kg, LD_{50} (鼠, ip) = 485mg/kg, LD_{50} (鼠, iv) = 142.5mg/kg.【来源】多根乌头 *Aconitum karakolicum*, 山地乌头 *Aconitum monticola*, 乌头 *Aconitum carmichaeli*, 宣威乌头 *Aconitum nagarum* var. *lasiandrum*, 准葛尔乌头 *Aconitum soongaricum*.【文献】6, 170.

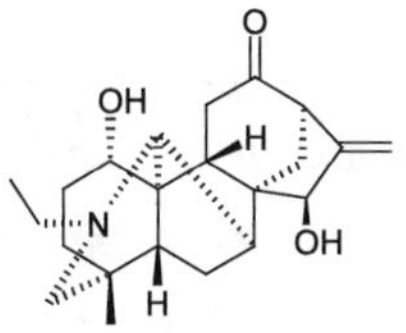

108 Swatinine 斯瓦替宁*

$C_{25}H_{41}NO_8$ (483.61). 无定形粉末, $[\alpha]_D^{30} = +12.5°$ (c = 2, 三氯甲烷).【类型】C_{19}-二萜类生物碱.【活性】抗炎 (改进的 Berridge 方法, 100μg/mL, 抑制率 = 22.82%)[927]; 酪氨酸酶抑制实验无活性 [对照麹酸, IC_{50} = (16.67±0.52)μmol/L, *L*-含羞草碱, IC_{50} = (3.68±0.02)μmol/L][927]; 抗氧化剂 (DPPH 清除剂, 1μmol/L, 清除率 = 54.1%; 对照丁基羟基茴香醚, 1μmol/L, 清除率 = 92.5%)[927].【来源】乌头属 *Aconitum leave* (地上部分).【文献】927.

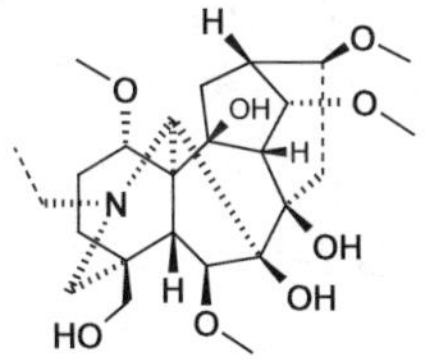

109 Yunaconitine 滇乌碱 (瓜叶乌头乙素)

[70578-24-4] $C_{35}H_{49}NO_{11}$ (659.78).【类型】C_{19}-二萜类生物碱.【活性】抗炎 (鼠, 足肿胀模型, 棉塞肉芽肿模型, 明显抑制毛细血管通透性及白细胞游走); 止痛 (作用弱); 退热剂 (大鼠, 酵母致热模型); 免疫增强 (小鼠, ip, 50μg/kg, 显著延长耳后移植心肌的存活时间); 局部麻醉剂; LD_{50} (小鼠, orl) = 2.97 mg/kg, (大鼠, orl) = 540μg/kg.【来源】北乌头 *Aconitum kusnezoffii*, 滇西乌头 *Aconitum bulleyanum*, 高乌头 *Aconitum sinomontanum*, 瓜叶乌头 *Aconitum hemsleyanum*, 丽江乌头 *Aconitum forrestii* [Syn. *Aconitum likiangense*], 松潘乌头 *Aconitum sungpanense*, 膝瓣乌头 *Aconitum geniculatum*.【文献】150, 171, 295, 296.

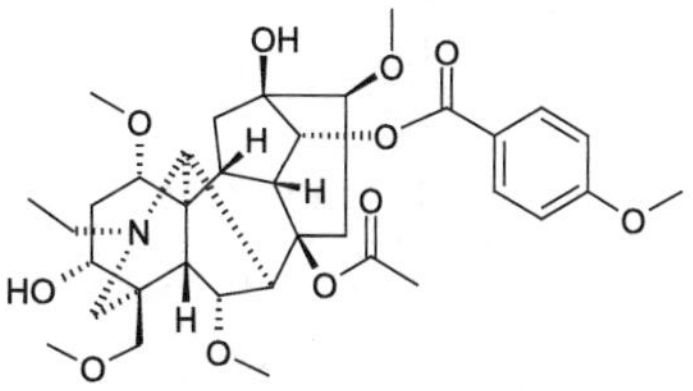

C_{20}-二萜阿替新类生物碱

110 Atisine 阿替新

[466-43-3] $C_{22}H_{33}NO_2$ (343.51).【类型】C_{20}-二萜阿替新类生物碱.【活性】退热剂.【来源】黄乌头* *Aconitum anthora*, 异叶乌头 *Aconitum heterophyllum*, 乌头属 *Aconitum* sp. (1954 年 S.W.Pelletier 等从该植物中分离)[1023].【文献】170, 1023.

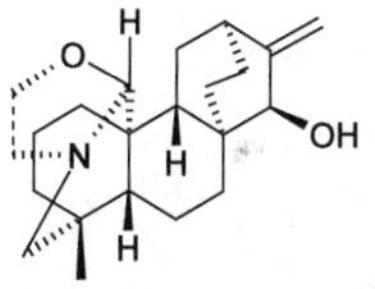

1.10 其他生物碱

腈和异腈类生物碱

111 Linamarin 亚麻苦苷

[554-35-8] $C_{10}H_{17}NO_6$ (247.25). mp 142~143℃.【类型】腈和异腈类生物碱.【活性】毒素 (木薯的主要活性成分).【来源】亚麻 *Linum usitatissimum*, 亚麻子 *Linum usitatissimum*.【文献】6, 170.

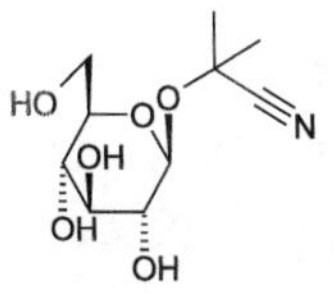

112 Rhodiocyanoside A 红景天腈苷 A*

(*Z*)-4-(*β*-*D*-Glucopyranosyloxy)-2-methyl-2-butenenitrile; Multifidin [168433-86-1] $C_{11}H_{17}NO_6$ (259.26). 【类型】腈和异腈类生物碱. 【活性】抗过敏 (大鼠, 抑制被动皮肤过敏反应, 100mg/kg, 20min 抑制率 = 26.9%). 【来源】圣地红景天 *Rhodiola sacra*. 【文献】180, 362.

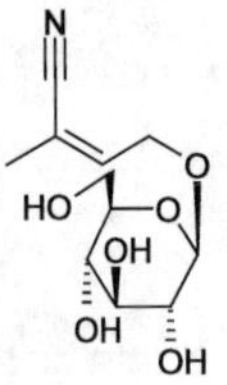

113 Sarmentosin 垂盆草苷

(*E*)-4-(*β*-*D*-Glucopyranosyloxy)-2-(hydroxymethyl)-2-butenenitrile [71933-54-5] $C_{11}H_{17}NO_7$ (275.26). 白色胶状物, $[\alpha]_D^{22}$ = +39.99° (*c* = 0.5, 三氯甲烷). 【类型】腈和异腈类生物碱. 【活性】降低血清谷氨酸丙酮酸转氨酶 SGPT; 抗肝毒 (小鼠 orl, 改善四氯化碳-液状石蜡造成的急性肝损伤); 抑制 T 细胞细胞核因子 NFAT 的转录 [IC_{50} > 100μmol/L, 正对照环孢菌素 A, IC_{50} = (0.29± 0.01) μmol/L][441]. 【来源】华茶藨 *Ribes fasciculatum* var. *chinense*, 圣地红景天 *Rhodiola sacra*, 石指甲(垂盆草) *Sedum sarmentosum* (全株: 2 产地平均含量 = 0.415%[1025]). 【文献】180, 441, 1022, 1025.

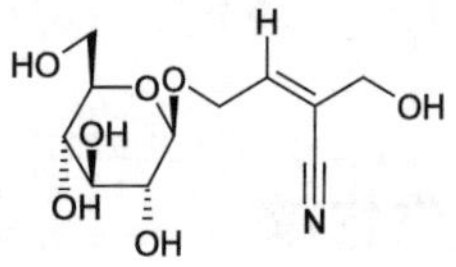

嘌呤类生物碱

114 Adenine 腺嘌呤

[73-24-5] $C_5H_5N_5$ (135.13). 三水合物: 白色不规则针状晶体, 110℃ (脱水), 220℃ (升华), mp 360~ 365℃. 【类型】嘌呤类生物碱. 【活性】刺激白细胞生成; 生化反应试剂; 抗氧化实验无活性 (类似超氧化物歧化酶活性, EC_{50} = 695μmol/L, 对照没食子酸, EC_{50} = 31.7μmol/L, *L*-抗坏血酸, EC_{50} = 34.6 μmol/L)[542]; 抗氧化实验无活性 (DPPH 清除剂, EC_{50} > 1000μmol/L, 对照没食子酸, EC_{50} = 5.88μmol/L, *L*-抗坏血酸, EC_{50} = 6.25μmol/L)[542]. 【来源】车前 *Plantago asiatica*, 当归 *Angelica sinensis* (根: 含量 = 0.009%[1028]), 冬虫夏草 *Cordyceps sinensis* (菌子座及寄主虫草蝙蝠蛾等幼虫体的复合体: 含量 = 0.011%[1027]), 茯苓 *Poria cocos*, 鬼盖 *Coprinus atramentarius*, 胡桃仁 *Juglans regia*, 黄芪(膜荚黄芪) *Astragalus membranaceus* (根: 含量 = 0.025%[1028]), 菊花 *Chrysanthemum morifolium* [Syn. *Dendranthema morifolium*], 南瓜 *Cucurbita moschata*, 平车前 *Plantago depressa*, 茄子 *Solanum melongena*, 人工蛹虫草 *Cordyceps militaris* cv. (菌核及子座: 含量 = 0.023%[1027]), 人参 *Panax ginseng* [Syn. *Panax schinseng*] (根: 含量 = 0.0034%[1028]), 桑叶 *Morus alba*, 苏铁树果 *Cycas revoluta*, 天南星 *Arisaema consanguineum* (干燥块茎: 平均含量 = 0.018%)[1025], 香蕈 *Lentinus edodes*, 紫云英 *Astragalus sinicus*. 【文献】170, 172, 542, 1022, 1025, 1027, 1028.

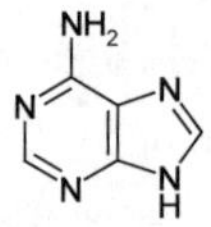

115 Adenine nucleoside 腺嘌呤核苷 (腺苷)

Adenosine; 9-*β*-*D*-Ribofuranosyl-9*H*-purin-6-amine; Adenine riboside [58-61-7] $C_{10}H_{13}N_5O_4$ (267.25). 晶体 (水), mp 234~236℃, $[\alpha]_D^{11}$ = −61.7° (*c* = 0.7, 水); 白色针状晶体, mp 233.5~234.5℃ (乙醇), $[\alpha]_D^{24}$ = −60.2° (*c* = 0.49, 水); mp 235~236℃, 溶于水, 不溶于乙醇. 【类型】嘌呤类生物碱. 【活性】抗心律失常; 酪氨酸酶抑制剂 (333.3μmol/L, 抑制率 = 21.6%; 对照麹酸, 333.3μmol/L, 抑制率 = 59.8%)[687]; 中枢兴奋剂; 抗真菌实验无活性 (人病源酵母: 白念珠菌、平滑球假丝酵母、假丝酵母属 *Candida tropicalis*); 抗氧化实验无活性 (DPPH 清除剂, EC_{50} > 50μg/mL, 50μg/mL, 抑制率 = 4%, 对照抗坏血酸, EC_{50} = 1.6 μg/mL = 9.1μmol/L)[667]; 抗氧化实验无活性 (类似超氧化物歧化酶活性, EC_{50} > 1000μmol/L, 对照没食子酸, EC_{50} = 31.7μmol/L, *L*-抗坏血酸, EC_{50} = 34.6 μmol/L)[542]; 抗氧化实验无活性 (DPPH 清除剂, EC_{50} > 1000μmol/L, 对照没食子酸, EC_{50} = 5.88 μmol/L, *L*-抗坏血酸, EC_{50} = 6.25μmol/L)[542]. 【来源】

安徽贝母 *Fritillaria anhuiensis*, 白饭豆 *Phaseolus vulgaris*, 板蓝根 *Isatis indigotica*, 抱茎苦荬菜 *Ixeris sonchifolia*, 北沙参 *Glehnia littoralis* (地下部分), 北沙参 *Glehnia littoralis* (果实), 苍术 *Atractylodes lancea*, 长春花 *Catharanthus roseus* [Syn. *Vinca rosea*; *Lochera rosea*], 大青叶 *Isatis indigotica*, 大蒜 *Allium sativum*, 当归 *Angelica sinensis* (根: 含量 = 0.027%[1028]), 东北鹤虱 *Lappula echinata*, 冬虫夏草 *Cordyceps sinensis* (菌子座及寄主虫草蝙蝠蛾等幼虫体的复合体: 含量 = 0.030%[1027]), 干地黄 *Rehmannia glutinosa* [Syn. *Rehmannia glutinosa* f. *huechingensis*], 甘肃贝母 *Fritillaria przewalskii*, 枸骨树皮 *Ilex cornuta*, 枸骨叶 *Ilex cornuta*, 管花肉苁蓉 *Cistanche tubulosa* (肉质茎: 含量 = 0.009%[1028]), 红花 *Carthamus tinctorius* (花: 4 产地含量范围 = 0.0038%~ 0.039%, 平均含量 = 0.0175%[1025]), 红毛五加皮 *Acanthopanax giraldii* [Syn. *Acanthopanax giraldii* var. *inermis*; *Eleutherococcus giraldii*], 胡桃仁 *Juglans regia*, 湖北山麦冬 *Liriope spicata* var. *prolifera*, 蝴蝶花豆 *Clitoria ternatea*, 黄芪(膜荚黄芪) *Astragalus membranaceus* (根: 含量 = 0.010%[1028]), 韭菜 *Allium tuberosum*, 卷柏 *Selaginella tamariscina* (干燥全株: 含量范围 = 0.317%~ 0.846%[1025]), 灵芝 *Ganoderma lucidum*, 灵芝(赤芝) *Ganoderma lucidum* (干燥子实体: 含量 = 0.002%[1025]), 马鞭草 *Verbena officinalis*, 麦冬 *Ophiopogon japonicus* (块根: 含量 = 痕量[1028]), 平贝母 *Fritillaria ussuriensis*, 祁白芷 *Angelica dahurica* cv. *Qibaizhi*, 人参 *Panax ginseng* [Syn. *Panax schinseng*] (根: 含量 = 0.038%[1028]), 人工蛹虫草 *Cordyceps militaris* cv. (菌核及子座: 含量 = 0.250%[1027]), 山药 *Dioscorea batatas* [Syn. *Dioscorea opposita*], 鲜地黄 *Rehmannia glutinosa* [Syn. *Rehmannia glutinosa* f. *huechingensis*], 薤白 *Allium macrostemon*, 洋葱 *Allium cepa*, 蛹虫草 *Cordyceps militaris*, 藏红花 *Crocus sativus* (花的红柱头: 产率 = 0.00033%干重)[785], 藏红花 *Crocus sativus* (花粉), 掌叶半夏 *Pinellia pedatisecta*, 浙贝母 *Fritillaria verticillata* var. *thunbergii* [Syn. *Fritillaria thunbergii*], 广泛存在于自然界. **【文献】** 120, 171, 184, 273, 454, 542, 553, 667, 687, 717, 785, 1022, 1024, 1025, 1027, 1028.

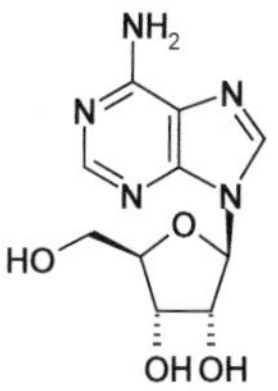

116 Hypoxanthine 次黄嘌呤

[68-94-0] $C_5H_4N_4O$ (136.11). mp 150℃ (分解). **【类型】** 嘌呤类生物碱. **【活性】** 在痛风治疗中起关键作用. (次黄嘌呤分解时形成尿酸, 抑制这一过程是治疗痛风的基本方法) **【来源】** 冬虫夏草 *Cordyceps sinensis* (菌子座及寄主虫草蝙蝠蛾等幼虫体的复合体: 含量 = 0.012%)[1027], 枸杞叶 *Lycium chinense*, 鬼盖 *Coprinus atramentarius*, 海虾 *Penaeus orientalis*, 鹿茸 *Cervus nippon*; *Cervus elaphus*, 蚯蚓 *Pheretima aspergillum*; *Allolobophora caliginosa trapezoides*, 霞天膏 *Bos taurus domesticus*, 掌叶半夏 *Pinellia pedatisecta*. **【文献】** 2, 6, 129, 170, 1022, 1027.

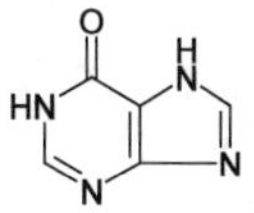

咪唑类生物碱

117 Histamine 组胺

[51-45-6] $C_5H_9N_3$ (111.15). mp 75~80℃, mp 86℃, bp 167℃(0.8mmHg). **【类型】** 咪唑类生物碱. **【活性】** 支气管平滑肌兴奋剂; 刺激剂; 血管扩张剂; 炎症和过敏症的重要介质. **【来源】** 白屈菜 *Chelidonium majus*, 菠菜 *Spinacia oleracea*, 莼 *Brasenia schreberi*, 蜂毒 *Apis cerana*, 鲤鱼 *Cyprinus carpio*, 麦角 *Claviceps purpurea*, 鳗鲡鱼 *Anguilla japonica*, 棉花 *Gossypium herbaceum*, 茄叶 *Solanum melongena*, 三消草 *Trifolium repens*, 商陆 *Phytolacca esculenta* [Syn. *Phytolacca acinosa*] (干燥根: 含量 = 0.103%)[1025], 蜈蚣 *Scolopendra subspinipes mutilans* (干燥虫体: 4 产地平均含量 = 0.044% [1025]), 香蕉 *Musa paradisiaca* var. *sapientum* [Syn. *Musa sapientum*], 野杜仲 *Euonymus grandiflorus*, 异株荨麻 *Urtica dioica*, 瓶子草属 *Sarracenia* sp., 茅膏菜属 *Drosera*

sp., 猪笼草属 *Nepenthes* sp. 【文献】6, 170, 1025.

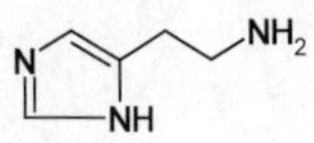

嘧啶类生物碱

118 5-Methyluracil 5-甲基尿嘧啶 (胸腺嘧啶)

Thymine [65-71-4] $C_5H_6N_2O_2$ (126.12). mp 326℃. 【类型】嘧啶类生物碱.【活性】DNA 和 RNA 中的含氮基质; 酪氨酸酶抑制剂 (333.3μmol/L, 抑制率 = 7.8%; 对照麴酸, 333.3μmol/L, 抑制率 = 59.8%)[687].【来源】木贼 *Equisetum hiemale*, 藏红花 *Crocus sativus* (花粉), 掌叶半夏 *Pinellia pedatisecta*.【文献】2, 170, 171, 687.

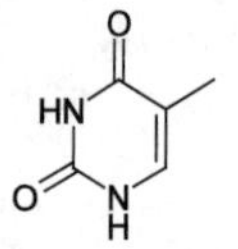

119 Uracil 尿嘧啶

2,4-Pyrimidinediol [66-22-8] $C_4H_4N_2O_2$ (112.09). mp 335℃.【类型】嘧啶类生物碱.【活性】酪氨酸酶抑制剂 (333.3μmol/L, 抑制率 = 5.3%; 对照麴酸, 333.3 μmol/L, 抑制率 = 59.8%)[687]; 提高心肌收缩力; 加强血管收缩.【来源】当归 *Angelica sinensis*, 冬虫夏草 *Cordyceps sinensis* (菌子座及寄主虫草蝙蝠蛾等幼虫体的复合体: 含量 = 0.050%[1027]), 附子 *Aconitum carmichaeli* (子根: 平均含量 = 0.021%)[1025], 人工蛹虫草 *Cordyceps militaris* cv. (菌核及子座: 含量 = 0.054%)[1027], 乌头 *Aconitum carmichaeli*, 藏红花 *Crocus sativus* (花的红柱头: 产率 = 0.0020%干重), 藏红花 *Crocus sativus* (花粉), 掌叶半夏 *Pinellia pedatisecta*.【文献】2, 29, 170, 171, 687, 785, 1025, 1027.

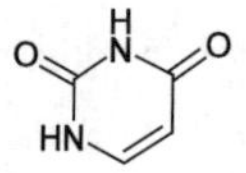

噁唑类生物碱

120 Coixol 薏苡素

[53-91-2] $C_8H_7NO_3$ (165.15). mp 151~153℃.【类型】噁唑类生物碱.【活性】抗高血压 (兔, iv, 短时间内作用); 降血糖 (兔, sc); 止痛; 退热剂; 抑制肠运动 (兔, *in vitro*); 中枢镇静 (作用较弱); 抑制心脏 (蟾蜍, *in vitro*); 抑制肌动球蛋白-腺苷三磷酸系统; 抑制骨骼肌; 低毒.【来源】白茅根 *Imperata cylindrica* var. *major*, 芦根 *Phragmites communis*, 野甘草 *Scoparia dulcis*, 薏米 *Coix lacryma-jobi*, 薏苡仁 *Coix lacryma-jobi* var. *ma-yuen*.【文献】4, 6, 170, 1022.

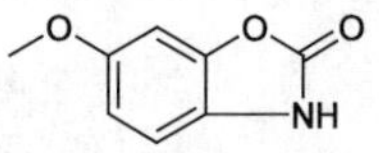

马兜铃内酰胺类生物碱

121 Aristolactam BⅡ 马兜铃内酰胺 BⅡ

Cepharanone B $C_{17}H_{13}NO_3$ (279.30).【类型】马兜铃内酰胺类生物碱.【活性】神经保护剂 (谷氨酸盐损害的原代培养大鼠皮质细胞, NO 生成抑制剂)[867].【来源】三白草 *Saururus chinensis* (地上部分), 台湾胡椒* *Piper taiwanense* (茎), 鱼腥草 *Houttuynia cordata*.【文献】431, 858, 867.

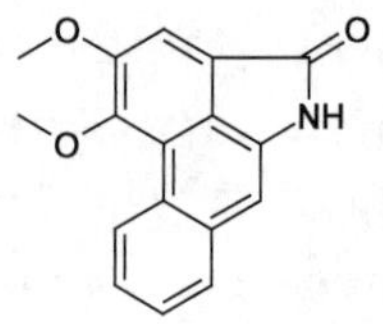

122 Piperlactam S 海风藤内酰胺 S

Spiperlactam S $C_{17}H_{13}NO_4$ (295.30).【类型】马兜铃内酰胺类生物碱.【活性】抗炎 (细胞因子网络调节器: 巨噬细胞 RAW264.7, 抑制 C5a 诱导的 TNF-α 和 IL-1β 释放)[725]; 抗氧化剂 (1~20μmol/L, 防止铜诱导的低密度脂蛋白过氧化; 改善内皮细胞自由基诱导的氧化应激反应; 削弱 Fe^{2+} 诱导的细胞膜的氧化; 有效地最小化过氧化氢/硫酸亚铁诱导的培养内皮细胞生存能力的损失并明显地翻转过氧化氢/硫酸亚铁诱导的大鼠动脉内皮细胞的损伤; 有可能帮助降低动脉硬化症的风险)[947]; 抗炎 [C5a 诱导的趋化性调节和巨噬细胞中发炎细胞因子的产生: 1~30μmol/L 该化合物止住 C5a 诱导的巨噬细胞移动穿过包有纤维蛋白原的屏障, IC_{50} = (4.5±0.3)μmol/L; 30μmol/L 时抑制趋化性大于95%并降低噬菌作用25%而不降低巨噬细胞生存能力及其黏连容量；抑制 C5a 刺激的 TNF-α 和 IL-1β 的释放；延迟巨噬细胞的补充和抑制细胞因子的产生可能是海风藤内酰胺 S 作为抗炎药物的基础[948]. 【来源】海风藤 *Piper kadsura* [Syn. *Piper futokadsura*]. 【文献】725, 947, 948.

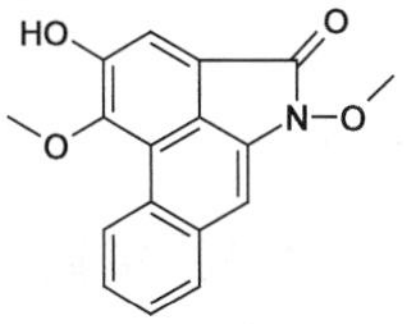

马兜铃酸类生物碱

123 Aristolochic acid 马兜铃酸 (马兜铃酸 A; 马兜铃酸 I)

Aristolochic acid A; Aristolochic acid I [313-67-7] $C_{17}H_{11}NO_7$ (341.28). 闪光的褐色叶状晶体 (二甲基甲酰胺–水), mp 281~286℃ (分解), 287~292℃ (分解); 鲜黄色, mp 274℃. 【类型】马兜铃酸类生物碱. 【活性】引起急性肾小球坏死; 致癌物质; 诱变剂; 免疫增强; 抗 HIV 实验无活性 (*in vitro*, 急性感染的H-9淋巴细胞)[805]; 细胞毒实验无活性 (*in vitro*, MCF7 和 A549 细胞)[805]; LD_{50} (鼠, iv) = 60mg/kg. 【来源】北马兜铃 *Aristolochia contorta* (干燥成熟果实: 含量 = 0.171%[1025]), 北马兜铃根 *Aristolochia contorta*, 关木通 (东北马兜铃) *Aristolochia manshuriensis* (藤茎: 7产地平均含量 = 0.052%[1025]; 产率 = 0.039%[805]), 广防已 *Aristolochia fangchi* (干燥根: 5 产地含量范围= 0.93%~3.66%,平均含量 = 1.50%[1025]), 汉城细辛 *Asarum sieboldii* var. *seoulensis* (干燥全株: 含量 = 0.00063%[1025]), 汉防已 *Aristolochia heterophylla* (干燥成熟果实: 含量 = 0.1637%[1025]), 淮通 *Aristolochia moupinensis*, 加拿大细辛 *Asarum canadense*, 块茎马兜铃 *Aristolochia tuberosa*, 辽细辛 *Asarum heterotropoides* var. *Mandshuricum* (干燥全株: 含量 = 0.00098%[1025]), 马兜铃 *Aristolochia debilis* [Syn. *Aristolochia longa*] (干燥成熟果实: 含量 = 0.139%[1025]; 1963 年 H.Mitsuhashi 等从该植物中分离[1023]), 绵毛马兜铃 (寻骨风) *Aristolochia mollissima* (干燥成熟果实: 含量 = 0.0465%[1025]; 干燥根和茎: 产率 = 0.071%干重[504]), 青木香 *Aristolochia debilis* [Syn. *Aristolochia longa*] (根: 含量范围 = 0.049%~0.668%[1022]), 细辛(华细辛) *Asarum sieboldii* (干燥全株: 含量 = 0.00114%[1025]), 印度马兜铃* *Aristolochia indica*, 朱砂莲 *Aristolochia kaempferi*. 【文献】6, 45, 95, 170, 171, 172, 504, 805, 1022, 1023, 1025.

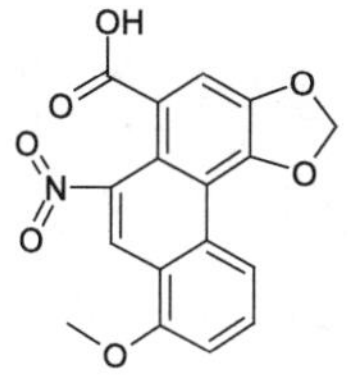

杂类生物碱

124 Cadaverine 尸胺

1,5-Diaminopentane [462-94-2] $C_5H_{14}N_2$ (102.18). bp 178~180℃. 【类型】杂类生物碱. 【活性】刺激剂 (对皮肤); 植物生长兴奋剂 (低浓度). 【来源】草香豌豆 *Lathyrus sativus*, 重唇鱼 *Hemibarbus labeo*, 地下车轴草 *Trifolium subterraneum*, 黑大豆 *Glycine max*, 酱 *Glycine max*, 苔景天 *Sedum acre*, 豌豆 *Pisum sativum*. 【文献】6, 170.

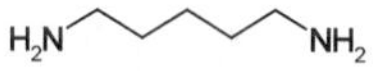

1.11 氨基酸和环肽

氨基酸

125 Coprine 墨盖蘑菇氨酸

[58919-61-2] $C_8H_{14}N_2O_4$ (202.21). 【类型】氨基酸. 【活性】干扰酒精的新陈代谢. 【来源】鬼盖 *Coprinus atramentarius*. 【文献】170.

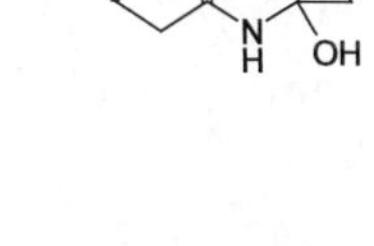

126 *L*-Histidine *L*-组氨酸

[71-00-1] $C_6H_9N_3O_2$ (155.16).【类型】氨基酸.【活性】儿童必需氨基酸; 促进溃疡愈合.【来源】半夏 *Pinellia ternata* (干燥块茎: 4 产地含量范围 = 0.22%~2.33%, 平均含量= 0.88%)[1032], 胡卢巴 *Trigonella foenum-graecum*[170], 异叶假繁缕(太子参) *Pseudostellaria heterophylla* (块根: 5 产地平均含量 = 0.0456%)[1025].【文献】170, 1025, 1032.

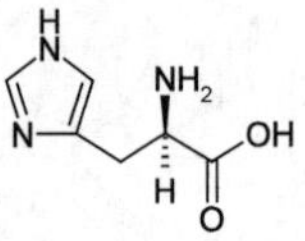

127 3-Methylamino-*L*-alanine 3-甲氨基-*L*-丙氨酸

$C_4H_{10}N_2O_2$ (118.14).【类型】氨基酸.【活性】生长抑制剂 (大鼠, orl); 毒素.【来源】拳叶苏铁 *Cycas circinalis*.【文献】170.

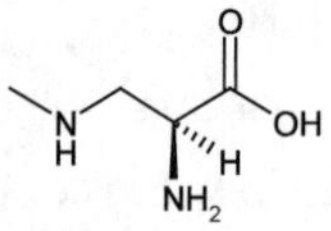

128 Mimosine 含羞草碱

Leucaenol [500-44-7] $C_8H_{10}N_2O_4$ (198.18). 晶体 (水), mp 235~236℃, mp 226~227℃, $[\alpha]_D^{22}$ = −20° (水).【类型】氨基酸.【活性】致甲状腺肿 (小母牛); 脱毛剂 (马, 羊和猪); 致畸 (大鼠); 酪氨酸酶抑制剂 [IC_{50} = (3.68±0.02)μmol/L].【来源】含羞草 *Mimosa pudica*, 银合欢 *Leucaena glauca* [Syn. *Leucaena leucocephala*].【文献】6, 170, 273, 444.

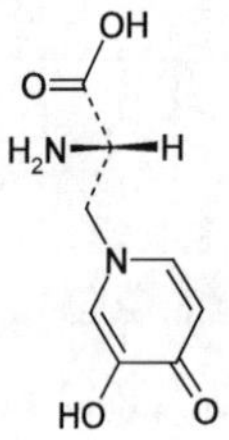

环肽类

129 Pseudostellarin A 假繁缕素 A

[156430-20-5] $C_{25}H_{35}N_5O_6$ (501.58). 无色针晶, mp 151~153℃ (甲醇), $[\alpha]_D$ = −118.7° (*c* = 0.92, 甲醇).【类型】环肽类.【活性】酪氨酸酶抑制剂 (IC_{50} = 131μmol/L).【来源】异叶假繁缕 *Pseudostellaria heterophylla*.【文献】572, 573, 574.

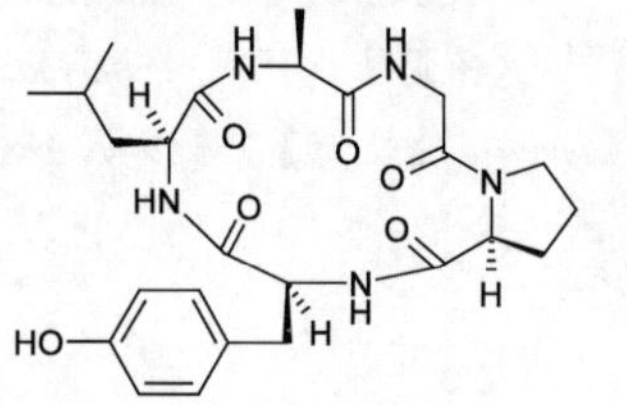

130 Pseudostellarin B 假繁缕素 B

[156430-21-6] $C_{33}H_{46}N_8O_8$ (682.78). 无色针晶, mp 167~169℃ (甲醇), $[\alpha]_D$ = −54.5° (*c* = 0.32, 甲醇).【类型】环肽类.【活性】酪氨酸酶抑制剂 (IC_{50} = 187 μmol/L).【来源】异叶假繁缕 *Pseudostellaria heterophylla*.【文献】572, 573, 574.

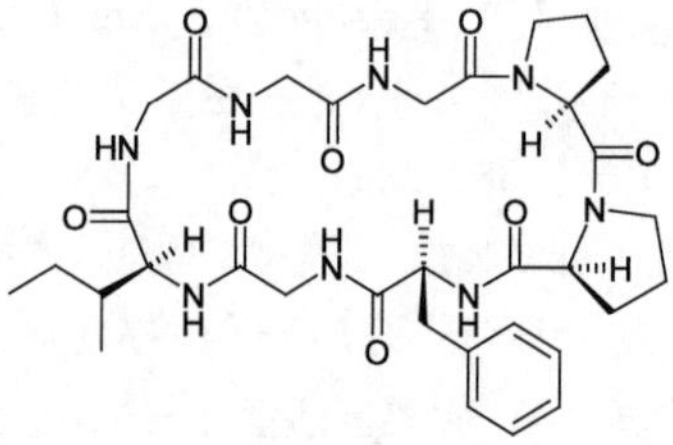

131 Pseudostellarin C 假繁缕素 C

[156430-22-7] $C_{40}H_{60}N_8O_{10}$ (812.97). 无色针晶, mp 185~187℃ (甲醇), $[\alpha]_D$ = −39.1° (*c* = 0.52, 甲醇).【类型】环肽类.【活性】酪氨酸酶抑制剂 (IC_{50} = 63 μmol/L).【来源】异叶假繁缕 *Pseudostellaria heterophylla*.【文献】572, 573, 574.

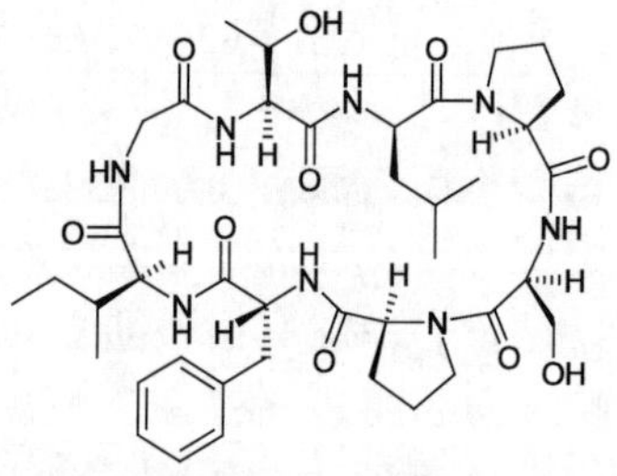

132 Pseudostellarin D 假繁缕素 D

[158335-65-0] $C_{36}H_{55}N_7O_8$ (713.88). 无色针晶, mp 177~179℃ (甲醇), $[\alpha]_D$ = −64.8° (*c* = 0.54, 甲醇).【类型】环肽类.【活性】酪氨酸酶抑制剂 (IC_{50} = 100μmol/L);

抗肿瘤 (抑制黑色素生成, IC_{50} = 49μmol/L). 【来源】异叶假繁缕 *Pseudostellaria heterophylla*. 【文献】573, 574.

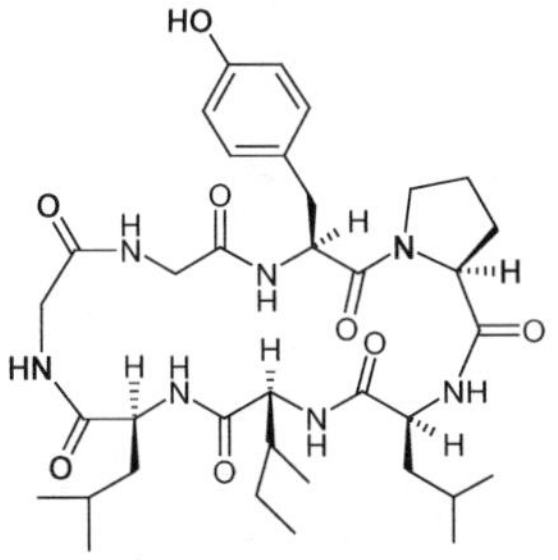

133 Pseudostellarin F 假繁缕素 F

[158335-67-2] $C_{38}H_{56}N_8O_{10}$ (784.92). 无色针晶, mp 169~171℃ (甲醇), $[\alpha]_D$ = −58.9° (*c* = 0.98, 甲醇). 【类型】环肽类. 【活性】酪氨酸酶抑制剂 (IC_{50} = 50μmol/L). 【来源】异叶假繁缕 *Pseudostellaria heterophylla*. 【文献】573, 574.

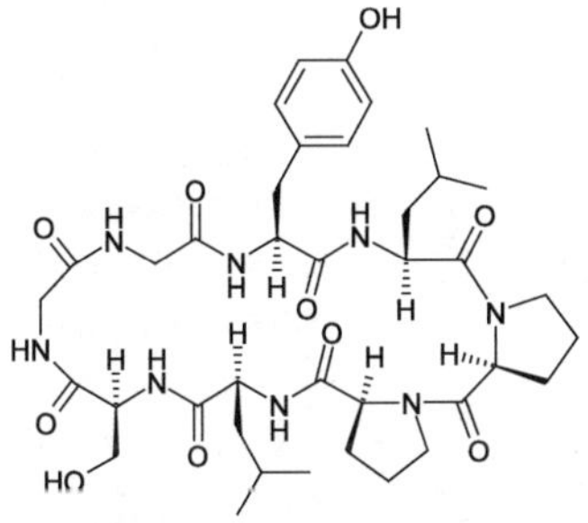

134 Pseudostellarin G 假繁缕素 G

[156525-71-2] $C_{42}H_{56}N_8O_9$ (816.96). 无色针晶, mp 265℃ (分解), $[\alpha]_D$ = −57.7° (*c* = 0.78, 甲醇). 【类型】环肽类. 【活性】酪氨酸酶抑制剂 (IC_{50} = 75μmol/L); 抗肿瘤 (抑制黑色素生成, IC_{50} = 102μmol/L). 【来源】异叶假繁缕 *Pseudostellaria heterophylla*. 【文献】574, 575.

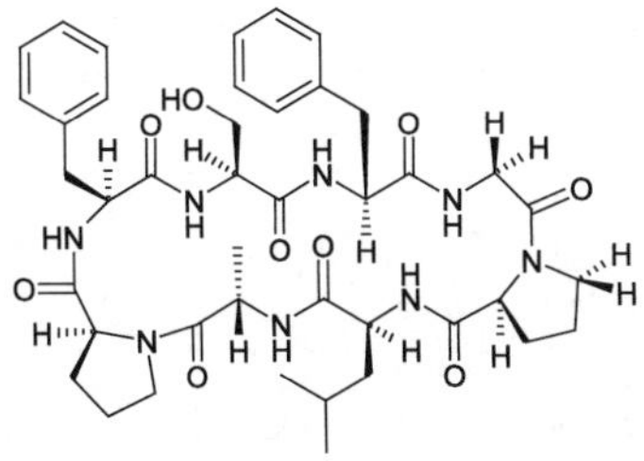

135 Rubia akane RA-V 环已肽 RA-V

$C_{40}H_{48}N_6O_9$ (756.86). 【类型】环肽类. 【活性】抗炎 [抑制 NO 的生成, 脂多糖活化的鼠腹膜巨噬细胞, 0.03μmol/L, 抑制率 = (77.1±1.9)%, IC_{50} = 0.015 μmol/L, 对照 Herbimycin A, IC_{50} = 0.094μmol/L]; *β*-己糖胺酶抑制实验无活性 [RBL-2H3 细胞, 抑制 *β*-己糖胺酶的释放, 100μmol/L, 抑制率 = (1.2± 2.5)%][716]. 【来源】茜草根 *Rubia cordifolia*, 小红参 *Rubia yunnanensis* (根). 【文献】171, 716.

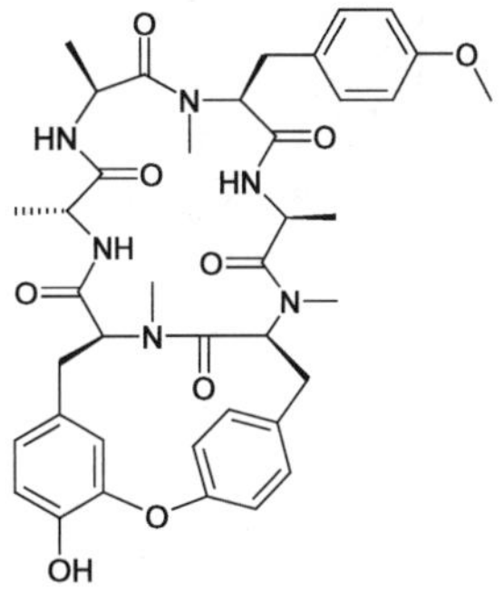

136 Rubia akane RA-Ⅻ 环已肽 RA-Ⅻ

$C_{46}H_{58}N_6O_{14}$ (919.01). 【类型】环肽类. 【活性】抗炎 [抑制NO的生成, 脂多糖活化的鼠腹膜巨噬细胞, 1μmol/L, 抑制率 = (54.0±4.2)%, IC_{50} = 0.85μmol/L, 对照 *L*-NMMA, IC_{50} = 57μmol/L]; *β*-已糖胺酶抑制剂 [RBL-2H3 细胞, 抑制 *β*-已糖胺酶的释放, 100μmol/L, 抑制率 = (35.7±4.0)%, P<0.01][716]. 【来源】茜草根 *Rubia cordifolia*, 小红参 *Rubia yunnanensis* (根). 【文献】171, 716.

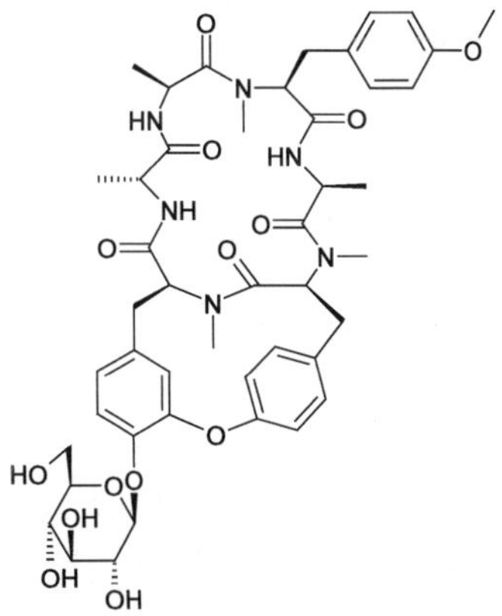

柄形肽类

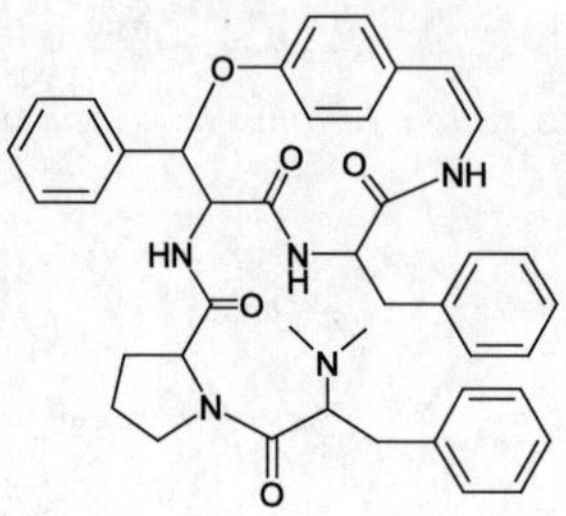

137 Adouetine Z 蛇婆子碱 Z

[19542-40-6] $C_{42}H_{45}N_5O_5$ (699.86). mp 140~145℃. **【类型】**柄形肽类. **【活性】**退热剂 (低剂量); 使兴奋 (高剂量); 抗高血压; 镇静 (低剂量); LD_{50} (鼠) = 52.5mg/kg. **【来源】**和他草 *Waltheria americana*. **【文献】**1, 6.

2. 萜　　类

2.1 单　　萜

环烯醚类单萜

138 Aucubin 桃叶珊瑚苷

[479-98-1] $C_{15}H_{22}O_9$ (346.34). 【类型】环烯醚类单萜. 【活性】轻泻药 (鼠); 促尿酸排泄药; 抗炎 (细胞因子网络调节器: 防止大鼠嗜碱粒细胞 RBL-2H3 刺激的肥大细胞中 TNF-α 和 IL-6 的产生, IC_{50} 分别为 101 和 190ng/mL, 机制为阻断 NF-κB 活化)[725]; 抗锥虫 (锥虫属 *Trypanosoma brucei rhodesiense*, IC_{50} = 51.1 μg/mL, 对照米拉索普, IC_{50} = 0.0033 μg/mL; 锥虫属 *Trypanosoma cruzi*, IC_{50} > 90μg/mL, 对照苄硝唑, IC_{50} = 0.70μg/mL)[925]; 抗利什曼原虫 (杜氏利什曼原虫, IC_{50} = 10.9μg/mL, 对照 Miltefosins IC_{50} = 0.32 μg/mL)[925]; 抗疟疾 (恶性疟原虫, IC_{50} > 50μg/mL, 对照青蒿素, IC_{50} = 0.002 μg/mL)[925]; 细胞毒 (L6 细胞, IC_{50} > 90μg/mL, 对照鬼臼毒素, IC_{50} = 0.0075 μg/mL)[925]. 【来源】阿拉伯婆婆纳 *Veronica persica* (地上部分), 长叶车前 *Plantago lanceolata* (全株: 平均含量 = 0.586%)[1025], 车前 *Plantago asiatica* (全株: 平均含量 = 1.26%, 地上部分: 含量 = 0.600%, 根: 含量 = 0.776%, 干燥成熟种子: 含量 = 0.055%)[1025], 齿叶草 *Odontites serotina*, 大车前 *Plantago major* (地上部分: 含量 = 0.190%, 根: 含量 = 0.738%, 干燥成熟种子: 含量 = 0.027%[1025]), 东瀛珊瑚木 *Aucuba japonica* (1960年S. Fujita等从该植物中分离)[1023], 杜仲 *Eucommia ulmoides*, 杜仲叶 *Eucommia ulmoides* (叶: 3 批样本平均含量 = 1.892%[1025]), 干地黄 *Rehmannia glutinosa* [Syn. *Rehmannia glutinosa* f. *huechingensis*], 鳞片玄参* *Scrophularia lepidota* (根), 龙吐珠 *Clerodendrum thomsonae*, 毛蕊花 *Verbascum thapsus*, 平车前 *Plantago depressa* (全株: 平均含量 = 0.988%, 地上部分: 含量 = 0.118%, 根: 含量 = 0.218%, 干燥成熟种子: 含量 = 0.086%)[1025], 天脚板 *Aucuba chinensis* ssp. *omeiensis*, 西藏胡黄连 *Picrorhiza scrophulariiflora*, 小米草 *Euphrasia officinalis*, 小婆婆纳 *Veronica serpyllifolia*, 直立婆婆纳 *Veronica arvensis*, 梓木 *Catalpa ovata* (茎皮). 【文献】2, 170, 171, 682, 725, 925, 1022, 1023, 1025.

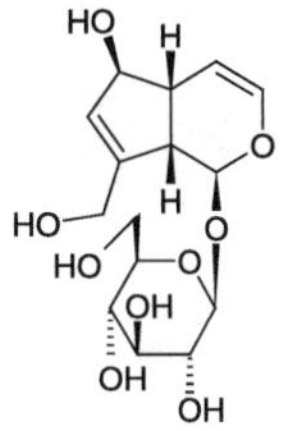

139 Catalposide 梓苷

Catalpin [6736-85-2] $C_{22}H_{26}O_{12}$ (482.45). 【类型】环烯醚类单萜. 【活性】利尿剂; 昆虫拒食剂 (*Lymantria disper*); 杀虫剂 (鳞翅目昆虫 *Ceratomia catalpae*); 轻泻药 (鼠, ED_{50} > 0.32~0.39g/kg); 抗炎 (细胞因子网络调节器: 防止脂多糖活化的巨噬细胞中 TNF-α, IL-1β和 IL-6 的产生, 可能是通过抑制 NF-κB)[725]. 【来源】阿拉伯婆婆纳 *Veronica persica* (地上部分), 黄金树 *Catalpa speciosa*, 剪秋罗毛蕊花 *Verbascum lychnites*, 美国梓 *Catalpa bignonioides*, 梓白皮 *Catalpa ovata*, 梓实 *Catalpa ovata*, 梓叶 *Catalpa ovata*. 【文献】1, 6, 682, 725.

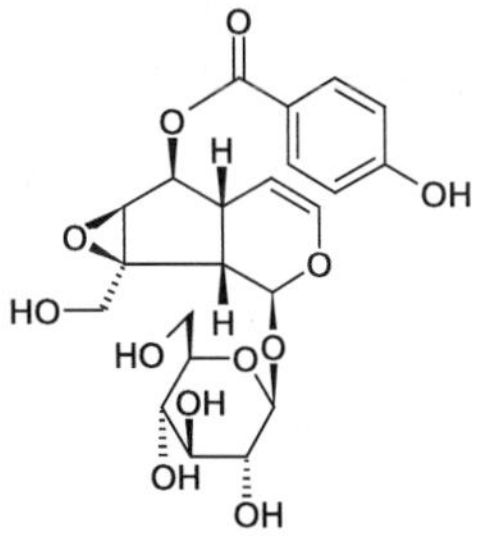

140 Deacetyl asperulosidic acid 去乙酰车叶草苷酸

Citroside A [14259-55-3] $C_{16}H_{22}O_{11}$ (390.35). 无色针状晶体, mp 146℃, $[\alpha]_D^{34}$ = +11.1° (c = 0.36, 水). 【类型】环烯醚类单萜. 【活性】TNF-α 释放抑制剂 (培养小鼠腹膜巨噬细胞, IC_{50} = 1μg/mL)[297]; 轻泻药.

【来源】长尾粗叶木 *Lasianthus acuminatissimus* (根: 产率 = 0.0046%干重)[297], 海巴戟 *Morinda citrifolia* (果实), 交让木 *Daphniphyllum macropodum*, 斜基粗叶木 *Lasianthus wallichii* (叶), 栀子 *Gardenia jasminoides* [Syn. *Gardenia florida*]. 【文献】172, 297, 689, 766.

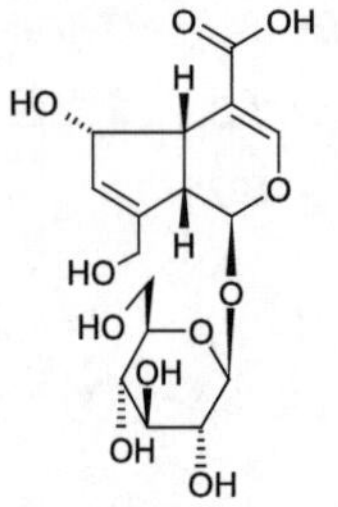

141 6-*O*-(3,4-Dimethoxybenzoyl)-ajugol 二甲氧基苯甲酰基益母草苷 A*

$C_{24}H_{32}O_{12}$ (512.52). 【类型】环烯醚类单萜. 【活性】NO 生成抑制剂 (脂多糖活化的类巨噬细胞 J774.1, IC_{50} = 15.1μg/mL, 对照 *L*-NMMA, IC_{50} = 27.4μg/mL)[744]. 【来源】褐色钟花树 *Tabebuia avellanedae* (内树皮). 【文献】744.

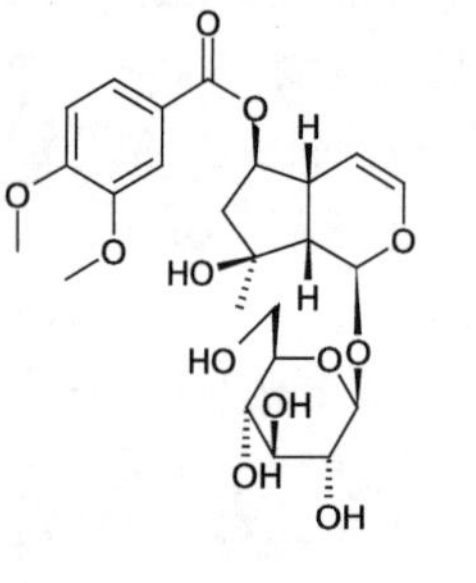

142 Genipin 京尼平

[6902-77-8] $C_{11}H_{14}O_5$ (226.23). 【类型】环烯醚类单萜. 【活性】抗胆碱能的 (鼠回肠); 抗组胺 (豚鼠回肠); 利胆剂; 抑制胃分泌 (结扎幽门大鼠); 止痛 (鼠, ip, 醋酸诱导的扭体模型). 【来源】栀子 *Gardenia jasminoides* [Syn. *Gardenia florida*], 京尼平 *Genipa americana*, 杜仲 *Eucommia ulmoides*. 【文献】2, 170, 1022.

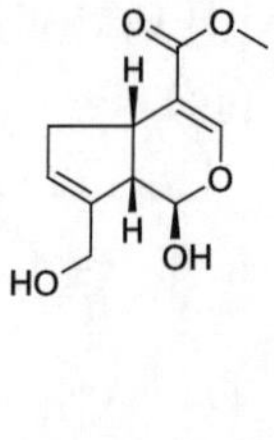

143 Harpagoside 钩果草苷 (哈巴俄苷)

$C_{24}H_{30}O_{11}$ (494.50). $[\alpha]_D^{21} = -27.7°$ (c = 0.194, 三氯甲烷); $[\alpha]_D^{21} = -42.6°$ (c = 0.990, 甲醇); $[\alpha]_D^{21} = -37.5°$ (c = 0.670, 水). 【类型】环烯醚类单萜. 【活性】止痛 (兔耳朵模型); 抗炎 (肉芽肿模型); 尼古丁拮抗剂 (豚鼠回肠, *in vitro*); 弹性蛋白酶抑制剂 (人白细胞 *in vitro*, IC_{50} > 500μg/mL = 800μmol/L; 对照 Caffeic acid, IC_{50} = 86μg/mL = 475μmol/L)[999]; 神经保护剂 (50μmol/L 谷氨酸盐致损伤的大鼠皮层细胞原代培养物, 0.1μmol/L, 细胞生存率 = 38.2%; 对照 MK-801, 细胞生存率 = 31.8%; APV, 细胞生存率 = 5.7%; CNQX, 细胞生存率 = 28.1%)[788]. 【来源】北玄参 *Scrophularia buergeriana* (根: 产率 = 0.00032%)[788], 林生玄参 *Scrophularia nodosa*, 南非钩麻 *Harpagophytum procumbens*, 玄参 *Scrophularia ningpoensis* (根: 22 产地平均含量 = 0.36%)[1025], 野芝麻属 *Lamium* sp. 【文献】170, 172, 788, 999, 1025.

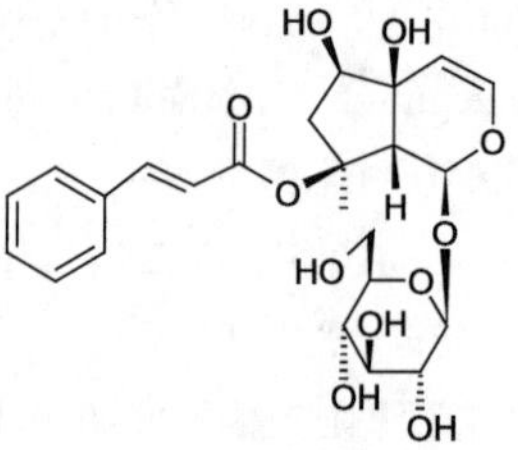

144 6-*O*-(4-Hydroxybenzoyl)-ajugol 6-*O*-4-羟基苯甲酰基筋骨草醇

$C_{22}H_{28}O_{11}$ (468.46). 【类型】环烯醚类单萜. 【活性】NO 生成抑制剂 (脂多糖活化的类巨噬细胞 J774.1, IC_{50} = 26.1μg/mL, 对照 *L*-NMMA, IC_{50} = 27.4μg/mL)[744]. 【来源】干地黄 *Rehmannia glutinosa* [Syn. *Rehmannia glutinosa* f. *Huechingensis*], 褐色钟花树 *Tabebuia avellanedae* (内树皮). 【文献】2, 744.

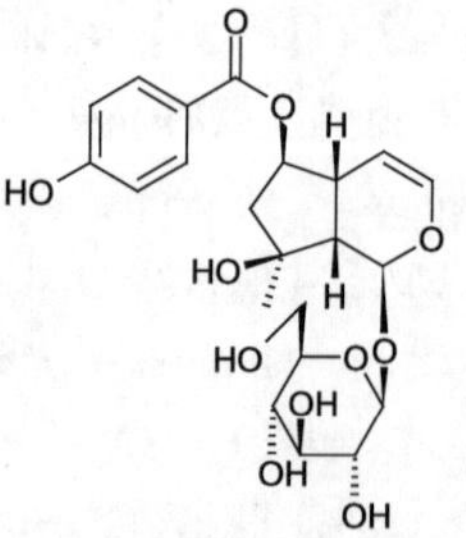

145　Iridoid CPB-53-710-1 环烯醚萜 CPB-53-710-1

$C_{18}H_{24}O_7$ (352.39). 无色无定形固体, $[\alpha]_D^{25} = -110.2°$ ($c = 0.033$, 甲醇).【类型】环烯醚类单萜.【活性】NO生成抑制剂 (脂多糖活化的类巨噬细胞 J774.1, IC_{50} = 17.4μg/mL, 对照 *L*-NMMA, IC_{50} = 27.4μg/mL)[744].【来源】褐色钟花树 *Tabebuia avellanedae* (内树皮).【文献】744.

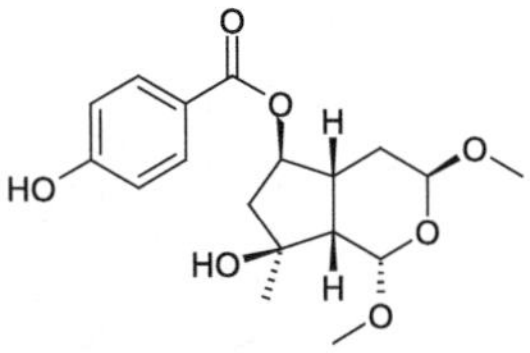

146　Iridoid CPB-53-710-2 环烯醚萜 CPB-53-710-2

$C_{18}H_{24}O_7$ (352.39). 无色无定形固体, $[\alpha]_D^{25} = -56.4°$ ($c = 0.035$, 甲醇).【类型】环烯醚类单萜.【活性】NO生成抑制剂 (脂多糖活化的类巨噬细胞 J774.1, IC_{50} = 34.6μg/mL, 对照 *L*-NMMA, IC_{50} = 27.4μg/mL)[744].【来源】褐色钟花树 *Tabebuia avellanedae* (内树皮).【文献】744.

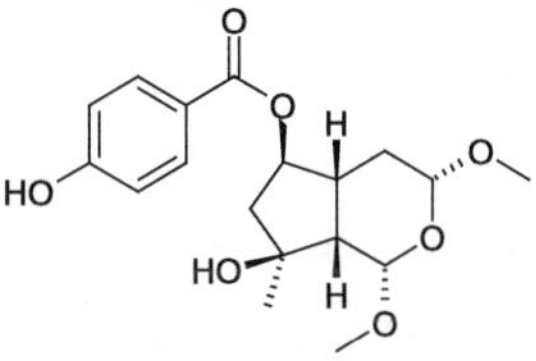

147　6-*O*-(4-Methoxybenzoyl)-ajugol 6-*O*-(4-甲氧基苯甲酰基)-益母草苷 A*

$C_{23}H_{30}O_{11}$ (482.49).【类型】环烯醚类单萜.【活性】NO 生成抑制剂 (脂多糖活化的类巨噬细胞 J774.1, IC_{50} = 13.8μg/mL, 对照 *L*-NMMA, IC_{50} = 27.4μg/mL)[744].【来源】褐色钟花树 *Tabebuia avellanedae* (内树皮).【文献】744.

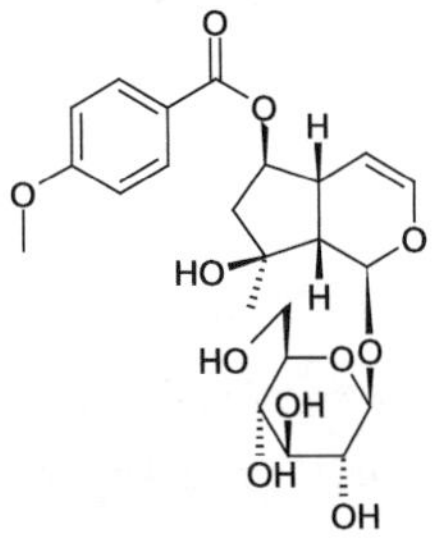

148　Patridoid Ⅱ 败酱质Ⅱ*

$C_{22}H_{34}O_8$ (426.51). 无色油状物, $[\alpha]_D^{23} = -36.0°$ ($c = 0.5$, 甲醇).【类型】环烯醚类单萜.【活性】NO 生成抑制剂 (剂量依赖方式, IC_{50} = 14.1μmol/L, NO 生成量的减少伴随着 iNOS 水平的降低, 不影响 COX-2 表达水平)[1005]; TNF-*α* 生成抑制剂 (剂量依赖方式, IC_{50} = 17.6μmol/L)[1005].【来源】变豆菜叶败酱* *Patrinia saniculaefolia* (全株).【文献】713, 1005.

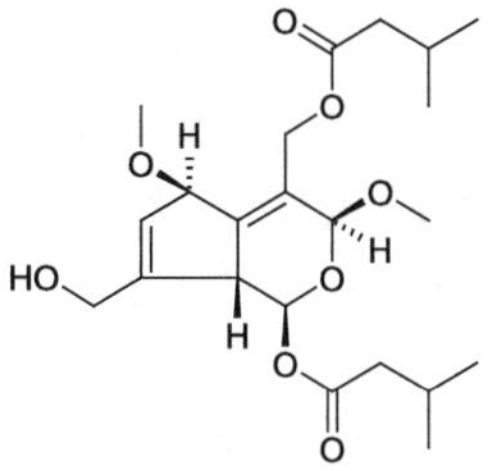

149　Picroside Ⅰ 胡黄连苦苷Ⅰ

6'-Cinnamoylcatalpol [76248-14-1] $C_{24}H_{28}O_{11}$ (492.48). 白色粉末性晶体 (乙醇-水), mp 76~77℃.【类型】环烯醚类单萜.【活性】抗肝毒; 抗炎 (鼠); 抗氧化剂 (自由基清除剂, *in vitro*).【来源】胡黄连 *Picrorhiza kurrooa*, 西藏胡黄连 *Picrorhiza scrophulariiflora*.【文献】184, 273.

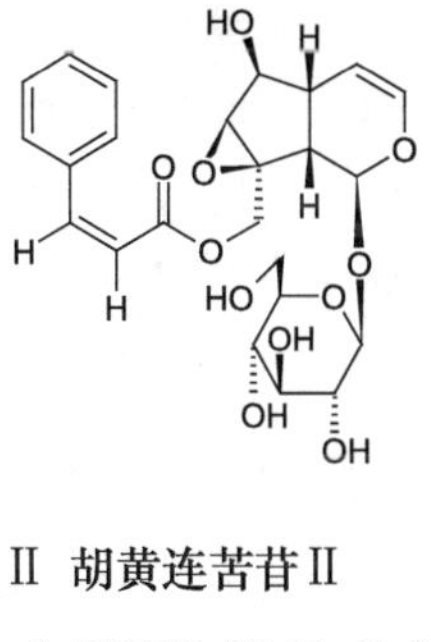

150　Picroside Ⅱ 胡黄连苦苷Ⅱ

6-Vanilloylcatalpol [39012-20-9] $C_{23}H_{28}O_{13}$ (512.47). 白色针状晶体 (甲醇), mp 186℃.【类型】环烯醚类单萜.【活性】抗肝毒 (依赖补体的肝细胞毒性, 抑制 GTP 的增加); 抗炎 (鼠, TPA 引起的耳水肿).【来源】胡黄连 *Picrorhiza kurrooa* (干燥根茎: 平均含量 = 1.62%[1025]), 西藏胡黄连 *Picrorhiza scrophulariiflora* (干燥根茎: 平均含量 = 7.23%[1025]).【文献】6, 171, 184, 273, 1025.

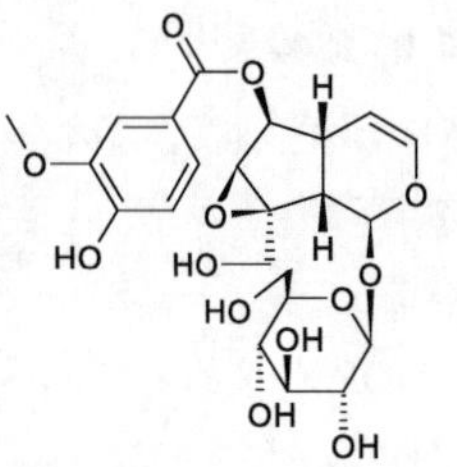

开环环烯醚类单萜

151 Gentiopicroside 龙胆苦苷

Gertiopicrin; Gentiopicrin [20831-76-9] $C_{16}H_{20}O_9$ (356.33). mp 122℃. 【类型】开环环烯醚类单萜.【活性】抗炎（角叉菜胶引起的足肿胀模型）; 抗原生动物 (plasmidium); 胃分泌液促进剂.【来源】抱茎獐牙菜 *Swertia franchetiana* (全株: 含量 = 0.05%)[1025], 布氏龙胆 *Gentiana burseri*, 川东獐牙菜(鱼胆草) *Swertia davidii* (全株: 含量 = 0.13%)[1025], 粗糙龙胆 *Gentiana scabra* var. *buesgeri* (根: 6产地平均含量 = 6.73%)[1025], 粗茎秦艽 *Gentiana crassicaulis* (根: 平均含量 = 8.96%)[1043], 粗壮龙胆 *Gentiana robusta* (根: 含量 = 3.63%)[1025], 簇花獐牙菜 *Swertia fasciculata* (全株: 含量 = 0.054%)[1025], 达乌里秦艽 *Gentiana dahurica*, 大籽獐牙菜 *Swertia macrosperma* (全株: 含量 = 0.02%)[1025], 淡黄獐牙菜 *Swertia punicea* var. *lutescens* (全株: 含量 = 0.0045%)[1025], 滇龙胆 (坚龙胆) *Gentiana rigescens* (根: 11 产地平均含量 = 1.75%)[9, 1025], 东北龙胆 *Gentiana manshurica* (根: 11 产地平均含量 = 5.01%)[9, 1025], 贵州獐牙菜 *Swertia kouitchensis* (全株: 含量 = 3.61%)[1025], 红花龙胆 *Gentiana rhodantha* (根: 2产地平均含量 = 0.06%)[1025], 红直獐牙菜 *Swertia erythrosticta* (全株: 含量 = 0.5081%)[1025], 黄龙胆 *Gentiana lutea* (1968 年 H.Inouye 等从该植物中分离)[1023], 龙胆 *Gentiana scabra* (根: 含量范围 = 1.28%~7.62%, 平均含量 = 4.61%)[9, 1025], 麻花艽 *Gentiana straminea* (干燥根: 平均含量 = 23.3%)[1025], 蔓枝龙胆 *Gentiana leptoclada* (全株: 含量 = 0.01%)[1025], 毛獐牙菜 *Swertia pubescens* (全株: 含量 = 0.0158%)[1025], 秦艽 *Gentiana macrophylla* (干燥根: 平均含量 = 15.6%)[1025], 三花龙胆 *Gentiana triflora* (根: 平均含量 = 3.68%)[9, 1025], 头花龙胆 *Gentiana cephalantha* (根: 含量 = 0.43%)[1025], 西南獐牙菜 *Swertia cincta* (全株: 含量 = 0.06%)[1025], 狭叶獐牙菜 *Swertia angustifolia* (全株: 含量 = 0.148%)[1025], 显脉獐牙菜 *Swertia nervosa* (全株: 含量 = 0.13%)[1025], 獐牙菜 *Swertia pseudochinensis* (全株: 含量 = 0.34%)[1025], 浙江獐牙菜 *Swertia hickinii* (全株: 含量 = 1.84%)[1025], 紫红獐牙菜 *Swertia punicea* (全株: 平均含量 = 0.54%)[1025].【文献】2, 9, 170, 171, 1022, 1023, 1025, 1043.

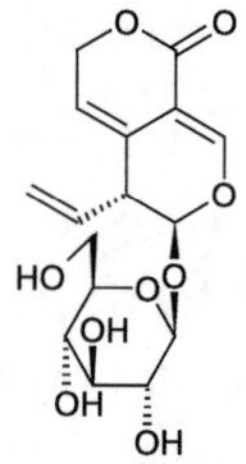

152 Oleuropein 橄榄苦苷

Oleoeuropeine [32619-42-4] $C_{25}H_{32}O_{13}$ (540.53). 无定形粉末, mp 87~89℃, $[\alpha]_D^{22} = -128.4°$ (c = 0.61, 乙醇); 晶体 (乙酸乙酯), mp 89~91℃, $[\alpha]_D^{26} = -168°$ (c = 0.67, 甲醇). 人工制品.【类型】开环环烯醚类单萜.【活性】抗心律失常; 抗菌 (胚芽乳杆菌); 抗高血压 (血压正常的麻醉猫, 用药 30mg/kg, 降低血压 30%, 高血压犬, 用药 10mg/kg 和 30mg/kg iv, 降低心脏收缩压 60%, 降低心脏舒张压 70%); 抗炎 (鼠, 100mg/kg, orl, 角叉菜胶引起的足肿胀模型, 3h 后, 抑制率 = 32.1%, TPA 引起的鼠耳朵水肿, 1mg/ear 外用, 抑制率 = 43.5%); 抗溶血 [大鼠, 红细胞 *in vitro*, 2,2'-azo-bis-(2-amidinopropane)dihydrochloride 诱导的溶血, IC_{50} = 25.0μmol/L, 对照 Trolox, IC_{50} = 55.0 μmol/L][663]; 解痉 (十二指肠、空肠、回肠); 冠状动脉扩张剂; 抗病毒 (Hep2 细胞, Para-3, IC_{50} = 11.7 μg/mL, 治疗指数 = 48.0; MDCK 细胞, Flu-A, 无活性; Vero 细胞, HSV-1, 无活性; Hep2 细胞, RSV, IC_{50} = 23.4μg/mL, 治疗指数 = 24.0)[663]; 灭螺剂 (杀蜗牛, 24 小时, LD_{50} = 250mg/L); 苦味成分 (橄榄的); 低毒.【来源】白蜡树 *Fraxinus chinensis*, 女贞子 *Ligustrum lucidum*, 日本白蜡树 *Fraxinus japonica*, 日本女贞 *Ligustrum japonicum*, 油橄榄 *Olea europaea*. 【文献】4, 171, 184, 273, 663.

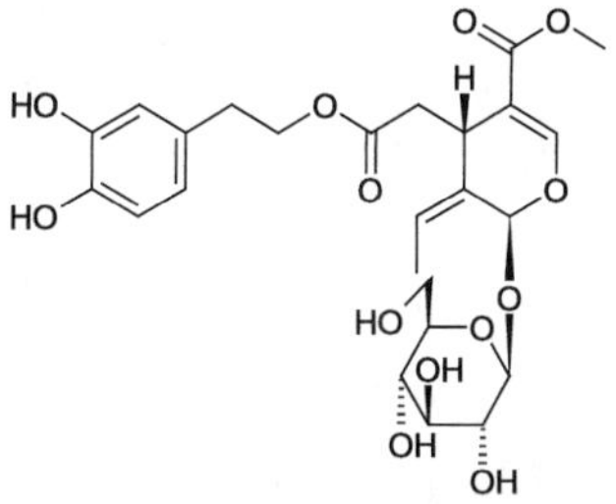

153 Swertiamarin 獐牙菜苦素 (獐牙菜苦苷; 当药苦苷)

[17388-39-5] $C_{16}H_{22}O_{10}$ (374.35). mp 103~104℃. 【类型】开环环烯醚类单萜. 【活性】止痛; 抗惊厥 (鼠, ip, 抑制自发性运动和戊四唑引起的惊厥); 抗炎 (大鼠, 角叉莱胶引起的足肿胀模型); 镇静. 【来源】苞萼獐牙菜(叶萼獐牙菜) *Swertia calycina* (全株: 含量 = 0.0222%)[1025], 抱茎獐牙菜 *Swertia franchetiana* (全株: 含量 = 1.08%)[1025], 川东獐牙菜(鱼胆草) *Swertia davidii* (全株: 含量 = 1.70%)[1025], 粗茎秦艽 *Gentiana crassicaulis* (根: 平均含量 = 0.94%)[1043], 粗壮龙胆 *Gentiana robusta* (根: 含量 = 0.55%)[1025], 簇花獐牙菜 *Swertia fasciculata* (全株: 含量 = 0.765%)[1025], 大籽獐牙菜 *Swertia macrosperma* (全株: 平均含量 = 0.08%)[1025], 淡黄獐牙菜 *Swertia punicea* var. *lutescens* (全株: 含量 = 1.15%)[1025], 当药 *Swertia chinensis* (1961 年 T.Kubota 等从该植物中分离)[1023], 滇龙胆 (坚龙胆) *Gentiana rigescens* (根: 8 产地平均含量 = 0.06%)[1025], 东北龙胆 *Gentiana manshurica* (根: 3 产地平均含量 = 0.04%)[1025], 贵州獐牙菜 *Swertia kouitchensis* (全株: 含量 = 4.08%)[1025], 红花龙胆 *Gentiana rhodantha* (地上部分: 2 产地平均含量 = 0.03%)[1025], 红直獐牙菜 *Swertia erythrosticta* (全株: 含量 = 0.113%)[1025], 龙胆 *Gentiana scabra* (根: 6~9 月采摘平均含量 = 0.157%)[1025], 毛獐牙菜 *Swertia pubescens* (全株: 含量 = 0.095%)[1025], 其瑞塔獐牙菜* *Swertia chirata*, 日本獐牙菜 *Swertia japonica*, 头花龙胆 *Gentiana cephalantha* (全株: 含量 = 0.11%)[1025], 西南獐牙菜 *Swertia cincta* (全株: 平均含量 = 0.05%)[1025], 狭叶獐牙菜 *Swertia angustifolia* (全株: 含量 = 3.420%)[1025], 显脉獐牙菜 *Swertia nervosa* (全株: 含量 = 0.072%)[1025], 斜茎獐牙菜 *Swertia patens*, 獐牙菜 *Swertia pseudochinensis* (全株: 平均含量 = 0.52%)[1025], 浙江獐牙菜 *Swertia hickinii* (全株: 含量 = 7.67%)[1025], 紫红獐牙菜 *Swertia punicea* (全株: 平均含量 = 1.85%[1025]). 【文献】6, 26, 34, 170, 1022, 1023, 1024, 1025, 1043.

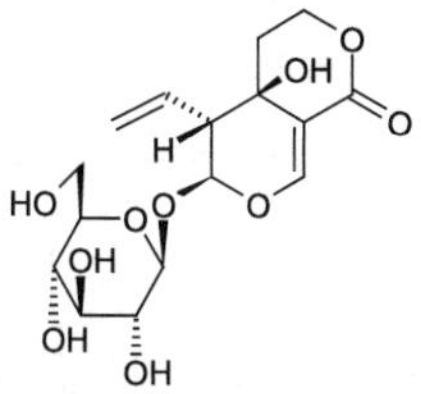

薄荷烷型单萜

154 Carvacrol 香荆芥酚 (香芹酚)

2-*p*-Cymenol [499-75-2] $C_{10}H_{14}O$ (150.22). bp 237~238℃. 【类型】薄荷烷型单萜. 【活性】抗菌; 抗真菌; 解痉 (组胺、氯化钡和乙酰胆碱引起的豚鼠回肠和大鼠十二指肠痉挛); 增强胰蛋白酶活性; 刺激剂; 驱肠虫剂; 抗真菌 (黑曲霉菌 KCCM11239, MFC = 0.78 mg/mL; 黄曲霉菌 KCCM11453, MFC = 0.39 mg/mL; 白念珠菌 KCCM11282, MFC = 0.39mg/mL; 有益假丝酵母*KCCM11356, MFC = 0.39mg/mL; 新型隐球菌 KCCM0564, MFC = 0.39mg/mL; 丝孢酵母属 *Trichosporon mucoides* KCCM50570, MFC = 0.19 mg/mL; 深红色发癣菌 ATCC6345, MFC = 0.09mg/mL; *Blastoschyzomyces capitatus* KCCM50270, MFC = 0.39 mg/mL)[641]. 【来源】当归 *Angelica sinensis*, 哈达石荠苧 *Orthodon hadai*, 金银花 *Lonicera japonica*, 蒟酱叶 *Piper betle*, 橘皮 *Citrus reticulata*, 青果 *Canarium album*, 麝香草 *Thymus vulgaris*, 石香薷 *Mosla chinensis* [Syn. *Orthodon chinensis*] (干燥地上部分: 10 产地含量范围 = 0~0.50%, 平均含量 = 0.19%)[1025], 土香薷 *Origanum vulgare*, 细辛 *Asarum sieboldii*, 樟木 *Cinnamomum camphora*, 朝鲜大百里香* *Thymus magnus*, 五脉百里香 *Thymus quinquecostatus*. 【文献】1, 2, 641, 1025.

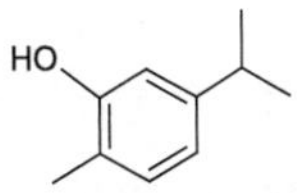

155　1,8-Cineole 1,8-桉叶油素 (1,3,3-三甲基-2-氧杂二环[2.2.2]辛烷)

1,3,3-Trimethyl-2-oxabicyclo[2.2.2]octane　[470-82-6] $C_{10}H_{18}O$ (154.25). 【类型】薄荷烷型单萜. 【活性】抗菌 (革兰阳性菌: 金黄色葡萄球菌 ATCC25923, MIC = 6.4mg/mL; 表皮葡萄球菌 ATCC12228, MIC = 6.4 mg/mL; 酿脓链球菌 ATCC19615, MIC = 3.2mg/mL; 变异链球菌 ATCC25175, MIC = 6.4mg/mL; 粪肠球菌 ATCC33186, MIC = 6.4mg/mL; 鹑鸡肠球菌 CDC-42, MIC = 6.4mg/mL; 革兰阴性菌: 鼠伤寒沙门菌 ATCC14028, MIC, 6.4mg/mL; 大肠杆菌 ATCC25922, MIC = 3.2mg/mL; 大肠杆菌 O157:H7 ATCC43894, MIC = 6.4mg/mL; 阴沟肠杆菌 ATCC23350, MIC =6.4mg/mL; 肺炎克雷伯菌 ATCC13883, MIC = 6.4mg/mL; 铜绿假单胞菌 ATCC27853, MIC > 12.8mg/mL; 创伤弧菌 ATCC29307, MIC = 3.2mg/mL; 弗氏枸橼酸杆菌 ATCC8090, MIC = 6.4mg/mL)[959]; 退热剂; 抗炎; 平喘; 止痛. 【来源】 北野菊 *Chrysanthemum boreale*, 冬凌草 *Rabdosia rubescens*, 干姜 *Zingiber officinale*, 花椒 *Zanthoxylum bungeanum*, 黄花蒿(青蒿) *Artemisia annua*, 辽细辛 *Asarum heterotropoides* var. *mandshuricum*, 蔓荆子 *Vitex trifolia*, 生姜 *Zingiber officinale*, 细辛 *Asarum sieboldii*. 【文献】2, 171, 959, 1022.

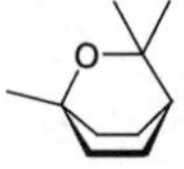

156　Dipentene 二戊烯

1,8-*p*-Menthadiene [138-86-3] $C_{10}H_{16}$ (136.24). bp 178℃. 【类型】薄荷烷型单萜. 【活性】镇咳 (祛痰); 镇静; 致敏物质; 刺激剂. 【来源】大叶香薷 *Mosla dianthera*, 枫香树 *Liquidambar formosana* [Syn. *Liquidambar taiwaniana*], 岗松 *Baeckea frutescens*, 海松子 *Pinus koraiensis*, 胡荽子 *Coriandrum sativum*, 茴香 *Foeniculum vulgare*, 阔叶缬草 *Valeriana officinalis* var. *latifolia*, 露兜簕花 *Pandanus tectorius*, 没药 *Commiphora myrrha* [Syn. *Commiphora molmol*], 乳香 *Boswellia carterii*, 鸭儿芹 *Cryptotaenia japonica*. 【文献】6, 171.

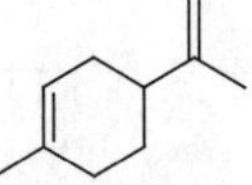

157　*D*-Limonene　*D*-柠檬烯

(*R*)-(+)-Limonene [5989-27-5] $C_{10}H_{16}$ (136.24). bp 178℃. 【类型】薄荷烷型单萜. 【活性】抗菌 (肺炎链球菌、卡他双球菌、金黄色葡萄球菌和 α-链球菌); 镇咳 (祛痰); 刺激剂 (对皮肤); 镇静; 抗肿瘤 (鼠, 皮肤癌、肺癌). 【来源】白皮松 *Pinus bungeana*, 薄荷 *Mentha haplocalyx* [Syn. *Mentha canadaensis*; *Mentha arvensis* var. *haplocalyx*; *Mentha arvensis*], 柴胡 *Bupleurum chinense*, 大叶香薷 *Mosla dianthera*, 冬凌草 *Rabdosia rubescens*, 枫香树 *Liquidambar formosana* [Syn. *Liquidambar taiwaniana*], 干姜 *Zingiber officinale*, 岗松 *Baeckea frutescens*, 葛缕子 *Carum carvi*, 枸橼 *Citrus medica*, 海松子 *Pinus koraiensis*, 厚朴 *Magnolia officinalis*, 胡荽子 *Coriandrum sativum*, 华东蓝刺头 *Echinops grijsii*, 黄花蒿(青蒿) *Artemisia annua*, 回回苏梗 *Perilla frutescens* var. *crispa*, 茴香 *Foeniculum vulgare*, 藿香 *Agastache rugosus*, 尖紫苏叶 *Perilla frutescens* var. *acuta* [Syn. *Perilla frutescens* var. *purpurascens*], 荆芥 *Schizonepeta tenuifolia* [Syn. *Nepeta tenuifolia*], 九里香 *Murraya paniculata* [Syn. *Chalcas paniculata*], 橘皮 *Citrus reticulata*, 宽叶羌活 *Notopterygium forbesii* [Syn. *Notopterygium franchetii*], 阔叶缬草 *Valeriana officinalis* var. *latifolia*, 连翘 *Forsythia suspensa*, 辽细辛 *Asarum heterotropoides* var. *mandshuricum*, 露兜簕花 *Pandanus tectorius*, 苜蓿 *Medicago sativa*, 南鹤虱 *Daucus carota*, 欧洲冷杉 *Abies alba*, 羌活 *Notopterygium incisum*, 乳香 *Boswellia carterii*, 生姜 *Zingiber officinale*, 莳萝子 *Anethum graveolens*, 吴茱萸 *Evodia rutaecarpa*, 五味子 *Schisandra chinensis*, 细辛 *Asarum sieboldii*, 小叶枇杷 *Rhododendron anthopogonoides*, 鸭儿芹 *Cryptotaenia japonica*, 茵陈蒿 *Artemisia capillaris*, 蜘蛛香 *Valeriana jatamansii* [Syn. *Valeriana wallichii*], 薄荷属 *Mentha* sp., 存在于许多植物中. 【文献】2, 8, 170, 171, 292, 1022.

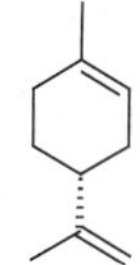

158 Menthol 薄荷醇 (薄荷脑)

$C_{10}H_{20}O$ (156.27). mp (+) 42℃, (±) 35~36℃. 【类型】薄荷烷型单萜. 【活性】止痛; 麻醉剂; 抗炎; 减轻瘙痒; 用于治疗头痛、神经痛、瘙痒、呼吸道感染、萎缩性鼻炎和声哑. 【来源】薄荷 *Mentha haplocalyx* [Syn. *Mentha canadaensis*; *Mentha arvensis* var. *haplocalyx*; *Mentha arvensis*] (干燥的地上部分: 含量范围 = 0.77%~0.87%)[1022], 回回素梗 *Perilla frutescens* var. *crispa*, 尖紫苏 *Perilla frutescens* var. *acuta* [Syn. *Perilla frutescens* var. *purpurascens*], 尖紫苏叶 *Perilla frutescens* var. *acuta* [Syn. *Perilla frutescens* var. *purpurascens*], 金线草 *Glechoma longituba*. 【文献】2, 4, 6, 170, 171, 1022.

159 Terpinen-4-ol 4-松油醇

Terpinen-4-ol [562-74-3] $C_{10}H_{18}O$ (154.25). 【类型】薄荷烷型单萜. 【活性】平喘; 抗菌 (苏云金芽孢杆菌, *in vitro*); 抗炎 (细胞因子网络调节器: 抑制脂多糖活化的人外周血单核细胞中的 TNF-α、IL-1β、IL-8 和 IL-10)[725]. 【来源】艾叶 *Artemisia argyi* (叶: 含量范围 = 0.013%~0.018%)[1022], 厚朴 *Magnolia officinalis*, 花椒 *Zanthoxylum bungeanum*, 宽叶羌活 *Notopterygium forbesii* [Syn. *Notopterygium franchetii*], 连翘 *Forsythia suspensa*, 南鹤虱 *Daucus carota*, 羌活 *Notopterygium incisum*, 麝香草 *Thymus vulgaris*, 生姜 *Zingiber officinale*, 五味子 *Schisandra chinensis*, 细辛 *Asarum sieboldii*, 互生叶白千层 *Melaleuca alternifolia*. 【文献】2, 170, 171, 725, 1022.

环己烷型单萜

160 Cantharidin 斑蝥素

Cantharides camphor; Hexahydro-3α,7α-dimethyl-4,7-epoxyisobenzofuran-1,3-dione [56-25-7] $C_{10}H_{12}O_4$ (196.20). mp 218℃, 不溶于水, 略溶于丙酮、三氯甲烷, 微溶于乙醚、乙醇, 溶于乙酸[1024]. 【类型】环己烷型单萜. 【活性】抗肿瘤; 抗病毒; 抗菌; 抗原生动物; 刺激白细胞生成; 局部兴奋剂; LD (人) = 30mg; LD_{50} (鼠, 急性毒性实验) = 1.71mg/kg. 【来源】斑蝥 *Mylabris phalerata* (干燥虫体: 含量 = 0.97%[1025]); *Mylabris cichorii* (干燥虫体: 含量 = 1.42%)[1025], 葛上亭长 *Epicauta gorhami*, 红娘子 *Huechys sanguinea*, 青娘子 *Lytta caraganae*. 【文献】4, 6, 170, 1024, 1025.

161 Crocusatin B 藏红花亭 B*

$C_{10}H_{16}O_3$ (184.24). 无色粉末, $[\alpha]_D$ = +71° (c = 0.07, 甲醇). 【类型】环己烷型单萜. 【活性】酪氨酸酶抑制剂 (333.3μmol/L, 抑制率 = 11.5%; 对照麹酸, 333.3μmol/L, 抑制率 = 59.8%)[687]. 【来源】藏红花 *Crocus sativus* (花粉). 【文献】687.

162 Crocusatin J 藏红花亭 J*

$C_{10}H_{16}O_3$ (184.24). 无色油状物; $[\alpha]_D^{25}$ = +68° (c = 0.02, 甲醇). 【类型】环己烷型单萜. 【活性】酪氨酸酶抑制剂 (*in vitro*, 活性很弱)[500]. 【来源】藏红花 *Crocus sativus* (花: 产率 = 0.00053%). 【文献】500.

163 Crocusatin K 藏红花亭 K*

$C_{10}H_{16}O_3$ (184.24). 无色油状物, $[\alpha]_D^{25} = +18°$ (c = 0.02, 甲醇). 【类型】环己烷型单萜. 【活性】酪氨酸酶抑制剂 (*in vitro*, IC_{50} = 260μmol/L)[500]. 【来源】藏红花 *Crocus sativus* (花: 产率 = 0.00078%). 【文献】500.

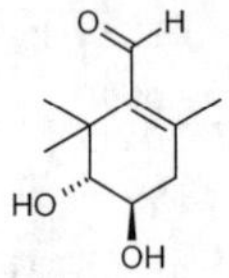

164 Crocusatin L 藏红花亭 L*

$C_{10}H_{16}O_3$ (184.24). 无色油状物, $[\alpha]_D^{25} = +54°$ (c = 0.02, 甲醇). 【类型】环己烷型单萜. 【活性】酪氨酸酶抑制剂 (*in vitro*, IC_{50} = 1.0mmol/L)[500]. 【来源】藏红花 *Crocus sativus* (花: 产率 = 0.00053%). 【文献】500.

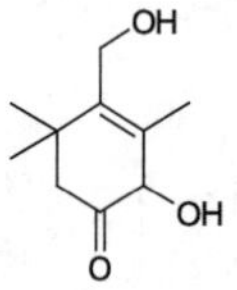

165 2-Hydroxy-3,5,5-trimethylcyclohex-2-ene-1,4- dione 2-羟基-3,5,5-三甲基环己-2-烯-1,4-二酮*

3,5,5-Trimethyl-2-hydroxy-1,4-cyclohexadion-2-ene $C_9H_{12}O_3$ (168.19). 【类型】环己烷型单萜. 【活性】酪氨酸酶抑制剂 (333.3μmol/L, 抑制率 = 11.3%; 对照麹酸, 333.3μmol/L, 抑制率 = 59.8%)[687]. 【来源】藏红花 *Crocus sativus* (花粉), 藏红花 *Crocus sativus* (花的红柱头: 产率 = 0.00039%干重). 【文献】687, 785.

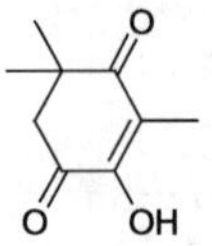

莰烷型单萜

166 Camphor 樟脑

2-Bornanone [76-22-2] $C_{10}H_{16}O$ (152.24). 长菱形晶体 (乙醇), mp (+) 179.75℃, (–) 178.6℃, bp (+) 204℃, (–) 204℃, $[\alpha]_D^{25}$ = 41~43° (乙醇). 【类型】莰烷型单萜. 【活性】强心剂; 刺激剂 (局部的); 抗真菌 (黑曲霉菌 KCCM11239, MFC = 0.78mg/mL; 黄曲霉菌 KCCM11453, MFC = 1.56mg/mL; 白念珠菌 KCCM 11282, MFC > 6.25mg/mL; 有益假丝酵母*KCCM 11356, MFC > 6.25mg/mL; 新型隐球菌 KCCM0564, MFC = 1.56 mg/mL; 丝孢酵母属 *Trichosporon mucoides* KCCM50570, MFC = 1.56mg/mL; 深红色发癣菌 ATCC6345, MFC = 0.39mg/mL; *Blastoschyzomyces capitatus* KCCM50270, MFC = 0.78mg/mL)[641]. 【来源】艾菊 *Chrysanthemum vulgare*, 白菖 *Acorus calamus*, 冰片 *Dryobalanops aromatica* (2.09%~2.70%), 朝鲜大百里香* *Thymus magnus*, 大良姜 *Alpinia galanga*, 胡荽子 *Coriandrum sativum*, 黄花蒿(青蒿) *Artemisia annua*, 连翘 *Forsythia suspensa*, 枇杷 *Eriobotrya japonica*, 砂仁 *Amomum villosum* (干燥成熟果实: 含量范围 = 0.51%~0.59%[1022], 平均含量 = 0.047%[1034]), 生姜 *Zingiber officinale*, 土砂仁 *Alpinia japonica*, 五脉百里香 *Thymus quinquecostatus*, 一枝蒿 *Achillea alpina* [Syn. *Achillea sibirica*], 郁金 *Curcuma aromatica*, 芸香叶蒿 *Artemisia sativum*, 樟木 *Cinnamomum camphora* (含量 = 0.25%[1022]). 【文献】1, 2, 170, 171, 641, 1022, 1034.

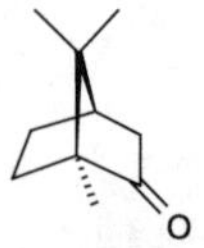

167 *D*-Isoborneol *D*-异龙脑

$C_{10}H_{18}O$ (154.25). 【类型】莰烷型单萜. 【活性】止痛 (小鼠热板法)[1022]; 增加缺氧的耐受性 (小鼠)[1022]; 催眠 (小鼠, 延长戊巴比妥引起的睡眠时间)[1022]; 抗菌 (金黄色葡萄球菌、乙型溶血性链球菌、肺炎链球菌、绿色链球菌、大肠杆菌)[1022]; 抗炎 (巴豆油导致的鼠耳水肿)[1022]; LD_{50} = 2269 mg/kg[1022]. 【来源】冰片 *Dryobalanops aromatica*, 生姜 *Zingiber officinale*, 黄花蒿(青蒿) *Artemisia annua*. 【文献】2, 171.

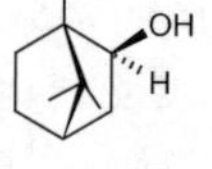

168 *L*-Isoborneol *L*-异龙脑

$C_{10}H_{18}O$ (154.25). 【类型】莰烷型单萜. 【活性】止痛 (小鼠热板法)[1022]; 增加缺氧的耐受性 (小

鼠)[1022]; 催眠 (小鼠, 延长戊巴比妥引起的睡眠时间)[1022]; 抗菌 (金黄色葡萄球菌、乙型溶血性链球菌、肺炎链球菌、绿色链球菌、大肠杆菌)[1022]; 抗炎 (巴豆油导致的鼠耳水肿)[1022]; LD_{50} = 2269mg/kg[1022]. 【来源】冰片 *Dryobalanops aromatica*, 生姜 *Zingiber officinale*, 黄花蒿(青蒿) *Artemisia annua*. 【文献】2, 171.

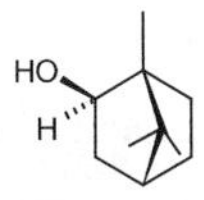

蒎烷型单萜

169 Myrtenol 桃金娘醇

[6712-78-3] $C_{10}H_{16}O$ (152.24). bp (−) 221~222℃. 【类型】蒎烷型单萜. 【活性】祛痰 (治疗呼吸道疾病); 抗菌; 免疫增强. 【来源】柴胡 *Bupleurum chinense*. 【文献】2, 301, 302.

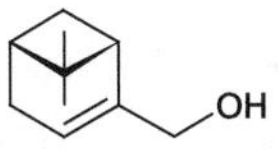

170 Paeoniflorin 芍药苷

[23180-57-6] $C_{23}H_{28}O_{11}$ (480.47). 白色吸湿性粉末, mp 196℃. 【类型】蒎烷型单萜. 【活性】抗高血压; 止痛; 抗过敏; 抗炎 (角叉莱胶引起的足肿胀模型, 葡聚糖大鼠爪水肿模型); 退热剂 (正常鼠模型, 发热鼠模型); 解痉 (大鼠和豚鼠肠 *in vitro*, 大鼠和豚鼠胃 *in vivo*, 大鼠子宫平滑肌); 抗溃疡 (大鼠应激溃疡模型); 冠状动脉扩张剂 (增加冠脉血流, 用于治疗冠心病, 治疗急性心肌局部缺血); 血小板聚集抑制剂; 镇静; 脂加氧酶抑制剂 [*in vitro*, IC_{50} = (95.1±5.0)μmol/L][707]; LD_{50} (鼠, iv) = 3530 mg/kg, LD_{50} (鼠, ip) = 9530mg/kg. 【来源】白芍 *Paeonia albiflora* [Syn. *Paeonia lactiflora*] (干燥根: 平均含量 = 2.63%[1025]), 草芍药 *Paeonia obovata*, 赤芍 *Paeonia lactiflora* wild (干燥根: 平均含量 = 3.99%)[1042], 川赤芍 *Paeonia veitchii*, 滇牡丹 *Paeonia delavayi*, 牡丹皮 *Paeonia moutan* [Syn. *Paeonia suffruticosa*] (干燥根皮: 含量 = 1.57%)[1025], 药用牡丹 *Paeonia officinalis*. 【文献】2, 4, 71, 170, 171, 707, 1022, 1025, 1042.

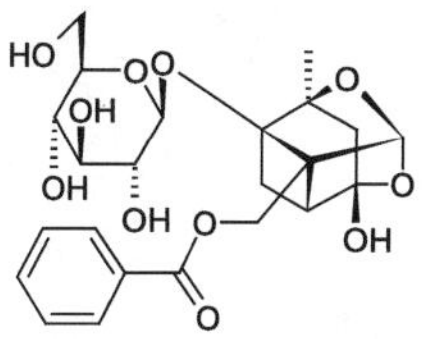

171 Paeonin A 多花芍药宁 A*

$C_{30}H_{32}O_{12}$ (584.58). 无色黏性固体. 【类型】蒎烷型单萜. 【活性】脂加氧酶抑制剂 [*in vitro*, IC_{50} = (66.1± 5.0)μmol/L, 对照黄芩素 IC_{50} = (22.4± 1.3)μmol/L, 对照芍药苷 Paeoniflorin IC_{50} = (95.1± 5.0)μmol/L][707]. 【来源】多花芍药 *Paeonia emodi* (根). 【文献】707.

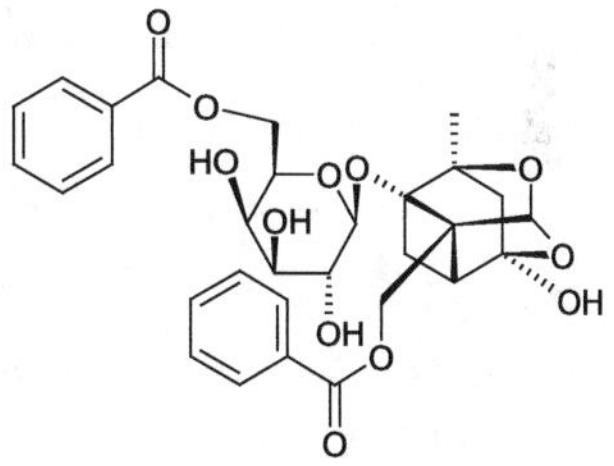

172 Paeonin B 多花芍药宁 B*

$C_{23}H_{28}O_{11}$ (480.47). 无色黏性固体. 【类型】蒎烷型单萜. 【活性】脂加氧酶抑制剂 [*in vitro*, IC_{50} = (56.9± 3.0)μmol/L, 对照黄芩素 IC_{50} = (22.4±1.3)μmol/L, 对照芍药苷 IC_{50} = (95.1±5.0)μmol/L][707]. 【来源】多花芍药 *Paeonia emodi* (根). 【文献】707.

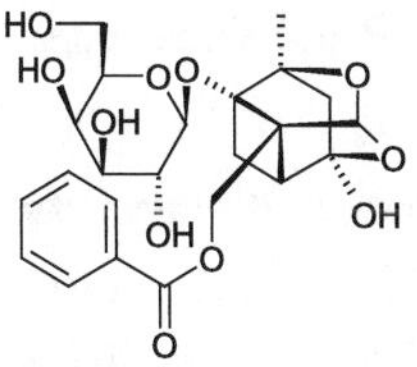

173 Paeonin C 多花芍药宁 C*

$C_{23}H_{28}O_{12}$ (496.47). 无色胶状固体, $[\alpha]_D^{25}$ = +14.5° (*c* = 0.03, CD_3OD). 【类型】蒎烷型单萜. 【活性】脂加氧酶抑制剂 [IC_{50} = (99.5±2.5)μmol/L; 对照黄芩素, IC_{50} = (22.4±1.3)μmol/L][605]; 抗氧化剂 [ABTS 自由基淬灭活性, IC_{50} = (498.2±2.6)μmol/L; Trolox, IC_{50} = (87.5±0.8)μmol/L][605]. 【来源】多花芍药 *Paeonia emodi* (果实). 【文献】605.

174　α-Pinene　α-蒎烯

$C_{10}H_{16}$ (136.24). bp (+) 155~156℃(755mmHg), (−) 155~156℃(746mmHg), (±) 156.2℃(741mmHg).【类型】蒎烷型单萜.【活性】抗真菌; 镇咳 (祛痰); 刺激剂.【来源】薄荷 *Mentha haplocalyx* [Syn. *Mentha canadaensis*; *Mentha arvensis* var. *haplocalyx*; *Mentha arvensis*], 单叶蔓荆子 *Vitex rotundifolia* [Syn. *Vitex trifollia* var. *simplicifolia*], 党参 *Codonopsis pilosula*, 冬凌草 *Rabdosia rubescens*, 独活 *Angelica pubescens* f. *biserrata* [Syn. *Angelica pubescens*], 防风 *Saposhnikovia divaricata* [Syn. *Ledebouriella seseloides*], 高良姜 *Alpinia officinarum* (干燥根茎: 平均含量 = 0.42%)[1025], 厚朴 *Magnolia officinalis*, 黄蒿 *Artemisia scoparia* [Syn. *Artemisia capillaris* var. *scoparia*], 黄花蒿 (青蒿) *Artemisia annua*, 回回苏梗 *Perilla frutescens* var. *crispa*, 藿香 *Agastache rugosus*, 尖紫苏叶 *Perilla frutescens* var. *acuta* [Syn. *Perilla frutescens* var. *purpurascens*], 金银花 *Lonicera japonica*, 荆芥 *Schizonepeta tenuifolia* [Syn. *Nepeta tenuifolia*], 九里香 *Murraya paniculata* [Syn. *Chalcas paniculata*], 橘皮 *Citrus reticulata*, 宽叶羌活 *Notopterygium forbesii* [Syn. *Notopterygium franchetii*], 阔叶缬草 *Valeriana officinalis* var. *latifolia*, 连翘 *Forsythia suspensa*, 辽细辛 *Asarum heterotropoides* var. *mandshuricum*, 马尾松叶 *Pinus massoniana* (干燥叶: 平均含量 = 0.0221%)[1025], 南鹤虱 *Daucus carota*, 枇杷叶 *Eriobotrya japonica*, 羌活 *Notopterygium incisum*, 肉豆蔻 *Myristica fragrans* (种仁: 平均含量 = 0.78%)[1025], 生姜 *Zingiber officinale*, 头花杜鹃 *Rhododendron capitatum*, 五味子 *Schisandra chinensis*, 细辛 *Asarum sieboldii*, 茵陈蒿 *Artemisia capillaris*, 鱼腥草 *Houttuynia cordata*, 蜘蛛香 *Valeriana jatamansii* [Syn. *Valeriana wallichii*], 柑橘属 *Citrus* sp., 存在于许多植物中.【文献】2, 8, 170, 171, 1022, 1025.

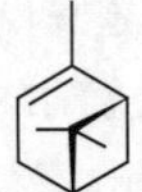

175　β-Pinene　β-蒎烯

$C_{10}H_{16}$ (136.24). bp (+) 162~166℃, (−) 163.5~164.0℃(746mmHg).【类型】蒎烷型单萜.【活性】抗真菌; 抗炎 (荆芥中 10 个抗炎成分中最有效的一个); 镇咳 (祛痰).【来源】单叶蔓荆子 *Vitex rotundifolia* [Syn. *Vitex trifollia* var. *simplicifolia*], 黄蒿 *Artemisia scoparia* [Syn. *Artemisia capillaris* var. *scoparia*], 黄花蒿(青蒿) *Artemisia annua*, 藿香 *Agastache rugosus*, 尖紫苏叶 *Perilla frutescens* var. *acuta* [Syn. *Perilla frutescens* var. *purpurascens*], 荆芥 *Schizonepeta tenuifolia* [Syn. *Nepeta tenuifolia*], 九里香 *Murraya paniculata* [Syn. *Chalcas paniculata*], 宽叶羌活 *Notopterygium forbesii* [Syn. *Notopterygium franchetii*], 阔叶缬草 *Valeriana officinalis* var. *latifolia*, 连翘 *Forsythia suspensa* (未成熟果实: 7 产地平均含量 = 1.16%, 成熟果实: 5 产地平均含量 = 0.50%)[1031], 枇杷叶 *Eriobotrya japonica*, 羌活 *Notopterygium incisum*, 茵陈蒿 *Artemisia capillaris*.【文献】2, 8, 170, 171, 1031.

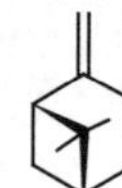

蒈烷型单萜

176　Carene-3　蒈烯-3

[13466-78-9] $C_{10}H_{16}$ (136.24). bp (+) 170℃, (−) 166~167℃(685mmHg).【类型】蒈烷型单萜.【活性】刺激剂 (局部的).【来源】杜松实 *Juniperus rigida*, 蜂斗菜 *Petasites japonicus*, 甘松 *Nardostachys chinensis*, 海松子 *Pinus koraiensis*, 厚朴 *Magnolia officinalis*, 九里香 *Murraya paniculata* [Syn. *Chalcas paniculata*], 连翘 *Forsythia suspensa*, 罗勒 *Ocimum basilicum*, 山柰 *Kaempferia galanga*, 生姜 *Zingiber officinale*, 云杉属 *Picea* sp., 冷杉属 *Abies* sp.【文献】2, 8, 170.

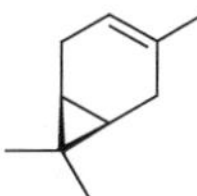

2.2 倍 半 萜

金合欢烷型倍半萜

177 Hedychiol B 8,9-diacetate 土羌活醇 B-8,9-二乙酸酯*

$C_{19}H_{30}O_5$ (338.45). 无色油状物, $[\alpha]_D^{21} = -18.8°$ (c = 0.300, 三氯甲烷). 【类型】金合欢烷型倍半萜. 【活性】β-己糖胺酶抑制剂 [RBL-2H3 大鼠嗜碱粒细胞系, 100μmol/L, 抑制率 = (11.4±1.2)%, P<0.01][685]. 【来源】土羌活 *Hedychium coronarium* (根茎). 【文献】685.

178 *E*-Nerolidol *E*-橙花叔醇

(+)-Nerolidol [7212-44-4] $C_{15}H_{26}O$ (222.37). bp (+) 276℃. 【类型】金合欢烷型倍半萜. 【活性】β-己糖胺酶抑制剂 [RBL-2H3 大鼠嗜碱粒细胞系, 100μmol/L, 抑制率 = (11.8±1.3)%, P<0.05][685]. 【来源】生姜 *Zingiber officinale*, 土羌活 *Hedychium coronarium* (根茎). 【文献】2, 685.

没药烷型倍半萜

179 (1*R,3*S**,4*R**,6*S**)-9-(Acetoxy)-4-acetoxy-1-[(2*Z*)-2-methylbut-2-enoyloxy]bisabol-2(3),10(11)-diene (1*R**,3*S**,4*R**,6*S**)-9-(乙酰氧基)-4 乙酰氧基-1-[(2*Z*)-2-甲基丁-2-烯酰氧基]甜没药-2(3),10(11)-二烯**

$C_{24}H_{36}O_6$ (420.55). 【类型】没药烷型倍半萜. 【活性】白三烯生物合成抑制剂 (*in vitro*, IC_{50} = 10.1μmol/L, P<0.05; 对照 Zileuton, IC_{50} = 10.4μmol/L, P<0.05)[894]; 抗炎 [抗水肿, 对照肿块 = (7.8±0.3)mg, 100μg/cm², 肿块 = (5.2±0.4)mg, P<0.05, 肿块缩小 33%, 消炎痛(茚甲新)处理的肿块 = (3.4±0.3)mg, P<0.05, 肿块缩小 56%][872]; 白细胞渗透效应 [对照酶活(6h) = (24.6±1.6)U/(mL·min), 100μg/cm², 酶活(6h) = (22.8±3.3)U/(mL·min), 降低 = 7%][872]. 【来源】高山火绒草 *Leontopodium alpinum* (根). 【文献】872, 894.

180 (1*R,3*S**,4*R**,6*S**)-9-(Acetoxy)-4-acetoxy-1-[(2*Z*)-2-methylbut-2-enoyloxy]bisabol-10(11)-ene (1*R**,3*S**,4*R**,6*S**)-9-(乙酰氧基)-4-乙酰氧基-1-[(2*Z*)-2-甲基丁-2-烯酰氧基]甜没药-10(11)-烯**

$C_{24}H_{38}O_6$ (422.57). 【类型】没药烷型倍半萜. 【活性】白三烯生物合成抑制剂 (*in vitro*, IC_{50} = 7.7μmol/L, P<0.05; 对照 Zileuton, IC_{50} = 10.4μmol/L, P<0.05)[894]; 抗炎 [抗水肿, 对照肿块 = (7.8±0.3)mg, 100μg/cm², 肿块 = (4.2±0.4)mg, P<0.05, 肿块缩小 46%, 消炎痛(茚甲新)处理的肿块 = (3.4±0.3)mg, P<0.05, 肿块缩小 56%][872]; 白细胞渗透效应 [对照酶活(6h) = (24.6± 1.6)U/(mL·min), 100μg/cm², 酶活(6h) = (19.4±0.6)U/(mL·min), 降低 = 25%, P<0.05][872]. 【来源】高山火绒草 *Leontopodium alpinum* (根). 【文献】872, 894.

181 (1*R,3*S**,4*R**,6*S**)-9-(Acetoxy)-4-hydroxy-1-[(2Z)-2-methylbut-2-enoyloxy]bisabol-10(11)-ene (1*R**,3*S**,4*R**,6*S**)-9-(乙酰氧基)-4-羟基-1-[(2*Z*)-2-甲基丁-2-烯酰氧基]甜没药-10(11)-烯**

$C_{22}H_{36}O_5$ (380.53). 无色树脂, $[\alpha]_D^{20}$ = +29.45°, (c = 1.613, 甲醇). 【类型】没药烷型倍半萜. 【活性】白三烯生物合成抑制剂 (*in vitro*, IC_{50} = 11.4μmol/L, P<0.05,

对照 Zileuton, IC_{50} = 10.4μmol/L, P<0.05)[894]. 【来源】高山火绒草 *Leontopodium alpinum* (根). 【文献】894.

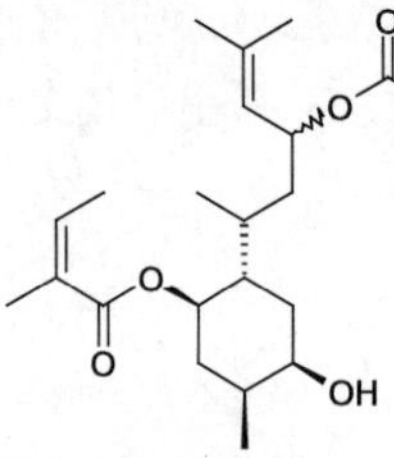

182 Bisacumol 甜没药姜黄醇

[120710-98-7] $C_{15}H_{22}O$ (218.34). 【类型】没药烷型倍半萜. 【活性】NO 生成抑制剂 [鼠腹膜巨噬细胞, 脂多糖诱导的, 100μmol/L, 抑制率 = (61.9±1.5)%, 对照 *L*-NMMA, 100μmol/L, 抑制率 = (79.2±0.9)%, P<0.01][666]. 【来源】姜黄 *Curcuma longa*, 平莪术 *Curcuma zedoaria* [Syn. *Curcuma aeruginosa*]. 【文献】3, 666.

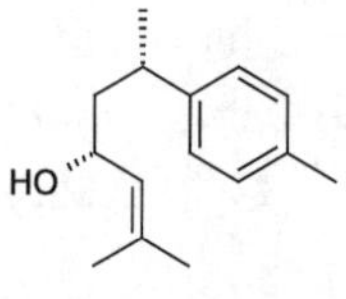

183 Bisacurone 甜没药姜黄酮

$C_{15}H_{24}O_3$ (252.36). 【类型】没药烷型倍半萜. 【活性】NO 生成抑制剂 [鼠腹膜巨噬细胞, 脂多糖诱导的, 100μmol/L, 抑制率 = (54.3±4.0)%, 对照 *L*-NMMA, 100μmol/L, 抑制率 = (79.2±0.9)%, P<0.01][666]. 【来源】姜黄 *Curcuma longa*, 平莪术 *Curcuma zedoaria* [Syn. *Curcuma aeruginosa*]. 【文献】171, 666.

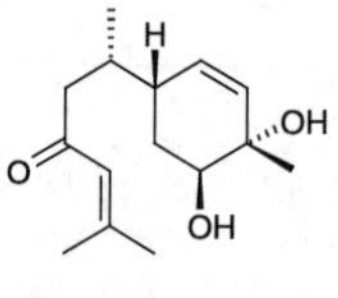

184 Ligustilone 藁本酚

$C_{15}H_{20}O_4$ (264.32). 【类型】没药烷型倍半萜. 【活性】免疫抑制剂. 【来源】藁本 *Ligusticum sinense* (根和根茎: 含量 = 0.166%[1025]). 【文献】1022, 1025.

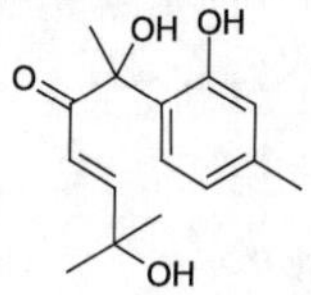

185 3-Methyl-1-{2-[(1*R,2*S**,5*R**,6*R**)-2,5,6-tri (acetyloxy)-4-methyl-3-cyclohexenyl]-propyl}-2-butenyl (*Z*)-2-methyl-2-butenoate 3-甲基-1-{2-[(1*R**, 2*S**,5*R**,6*R**)-2,5,6-三(乙酰氧基)-4-甲基-3-环己烯基]-丙基}-2-丁烯基(*Z*)-2-甲基-2-丁烯酸酯***

$C_{26}H_{38}O_8$ (478.59). 【类型】没药烷型倍半萜. 【活性】抗炎 [抗水肿, 对照肿块 = (7.8±0.3)mg, 100μg/cm^2 和化合物 3b 的混合物, 肿块 = (4.6±0.5)mg, P<0.05, 肿块缩小 41%, 消炎痛(茚甲新)肿块 = (3.4±0.3)mg, P<0.05, 肿块缩小 56%][872]; 白细胞渗透效应 [对照酶活(6h) = (24.6±1.6)U/mL/min, 100μg/cm^2 和化合物 3b 的混合物, 酶活(6h) = (18.2±0.5)U/mL/min, 降低 = 26%, P<0.05][872]. 【来源】高山火绒草 *Leontopodium alpinum* (根). 【文献】872.

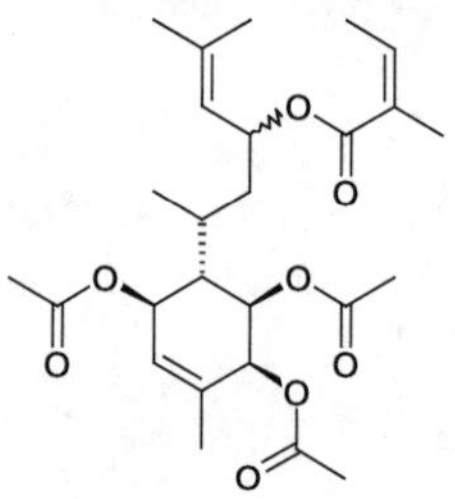

186 Turmerone 姜黄酮

β-Turmerone $C_{15}H_{22}O$ (218.34). bp 159~160℃ (10mmHg). 【类型】没药烷型倍半萜. 【活性】抗炎 (RAW264.7 细胞, 抑制脂多糖诱导的 PGE_2 的生成剂)[724]. 【来源】姜黄 *Curcuma longa*, 郁金 *Curcuma aromatica*, 平莪术 *Curcuma zedoaria* [Syn. *Curcuma aeruginosa*]. 【文献】6, 171, 724.

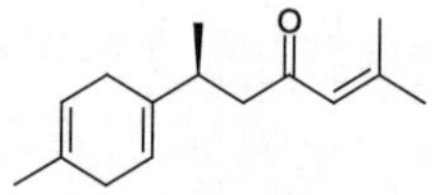

187 (+)-*ar*-Turumerone (+)-芳姜黄酮

$C_{15}H_{20}O$ (216.33). 【类型】没药烷型倍半萜. 【活性】NO 生成抑制剂 [鼠腹膜巨噬细胞, 脂多糖诱导的, 100μmol/L, 抑制率 = (52.9±2.8)%, 对照 *L*-NMMA, 100μmol/L, 抑制率 = (79.2±0.9)%, P<0.01][666]; 抗炎 (RAW264.7 细胞, 抑制脂多糖诱导的 PGE_2 的生成剂)[724]. 【来源】姜黄 *Curcuma longa*, 平莪术 *Curcuma zedoaria* [Syn. *Curcuma aeruginosa*]. 【文献】

171, 666, 724.

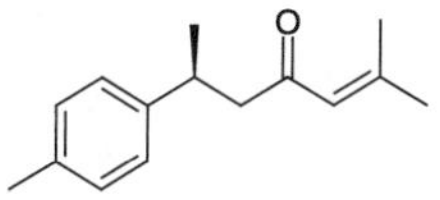

榄香烷型倍半萜

188 Curzerenone 莪术呋喃烯酮(莪术奥酮)

Zedoarone [20493-56-5] $C_{15}H_{18}O_2$ (230.31). bp 104℃ (3mmHg), $[\alpha]_D = 0.7°$ ($c = 0.3$, 三氯甲烷). 【类型】榄香烷型倍半萜. 【活性】NO 生成抑制剂 [鼠腹膜巨噬细胞, 脂多糖诱导的, 100μmol/L, 抑制率 = (39.7±2.4)%, 对照 *L*-NMMA, 100μmol/L, 抑制率 = (79.2±0.9)%, $P<0.01$][666]; 细胞毒实验无活性 (*in vitro*, MCF7)[530]. 【来源】没药 *Commiphora myrrha* [Syn. *Commiphora molmol*][530], 平莪术 *Curcuma zedoaria* [Syn. *Curcuma aeruginosa*], 睡菜 *Menyanthes trifoliata*. 【文献】6, 530, 666.

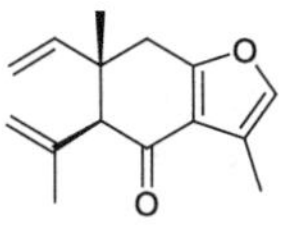

大牻牛儿烷型倍半萜

189 Costunolide 木香烯内酯

[553-21-9] $C_{15}H_{20}O_2$ (232.33). bp (+) 105~106℃. 【类型】大牻牛儿烷型倍半萜. 【活性】细胞毒 (*in vitro*, HepG2, CD_{50} = 1.6μg/mL; HeLa, CD_{50} = 2μg/mL; OVCAR-3, CD_{50} = 2μg/mL; 对照顺铂: HepG2, CD_{50} = 2.8μg/mL; HeLa, CD_{50} = 5.2μg/mL; OVCAR-3, CD_{50} = 3μg/mL; 无明显抗菌活性)[814]; 抗肿瘤; 刺激剂 (引起接触性皮炎); 杀血吸虫剂 (抗马氏体血吸虫); 抗炎 (NO 生成抑制剂)[724]. 【来源】川木香 *Vladimiria souliei* [Syn. *Jurinea souliei*] (根: 4 产地含量范围 = 0.158%~1.344%, 平均含量 = 0.864%)[1025], 木香 *Saussurea lappa* [Syn. *Aucklandia lappa*] (根: 13 产地平均含量 = 0.92%[1025]; 0.017%干重[814]), 月桂子 *Laurus nobilis*, 越西木香 *Vladimiria denticulata*. 【文献】2, 5, 170, 724, 814, 1022, 1025.

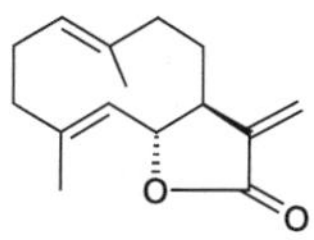

190 Curdione 莪术二酮 (姜黄二酮)

[13657-68-6] $C_{15}H_{24}O_2$ (236.36). 无色棱柱状晶体 (无水乙醇), mp 61~62℃, $[\alpha]_D^{25} = +26°$ ($c = 1$, 三氯甲烷). 【类型】大牻牛儿烷型倍半萜. 【活性】抗肿瘤 (鼠肉瘤 37, 鼠子宫颈癌 U14, 鼠 Ehrlich 腹水癌, 自发免疫); 用于治疗子宫癌; NO 生成抑制剂 [鼠腹膜巨噬细胞, 脂多糖诱导的, 100μmol/L, 抑制率 = (32.0±1.6)%, 对照 *L*-NMMA, 100μmol/L, 抑制率 = (79.2±0.9)%, $P<0.01$][666]. 【来源】平莪术 *Curcuma zedoaria* [Syn. *Curcuma aeruginosa*], 郁金 *Curcuma aromatica*, 温郁金 *Curcuma wengujin* (干燥根茎: 含量范围 = 0.35%~0.67%)[1022]. 【文献】4, 5, 6, 172, 666, 1022.

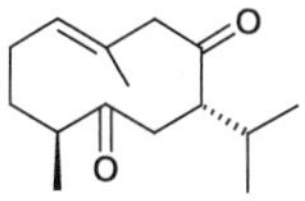

191 Deacetyllaurenobiolide

$C_{15}H_{20}O_3$ (248.32). 【类型】大牻牛儿烷型倍半萜. 【活性】抗炎 [RAW264.7 细胞, 脂多糖诱导的: NF-κB 抑制剂, IC_{50} = (7.17±0.16)μmol/L, 对照小白菊内酯, IC_{50} = (3.42±0.08)μmol/L; NO 生成抑制剂, IC_{50} = (5.76±0.28)μmol/L, 小白菊内酯, IC_{50} = (2.41±0.06)μmol/L, 氨基胍, IC_{50} = (34.18±0.98)μmol/L; 肿瘤坏死因子-*α* 生成抑制剂, IC_{50} = (27.76±1.76)μmol/L, 小白菊内酯, IC_{50} = (2.68±0.11)μmol/L][612]. 【来源】林地蒿* *Artemisia sylvatica* (地上部分). 【文献】612.

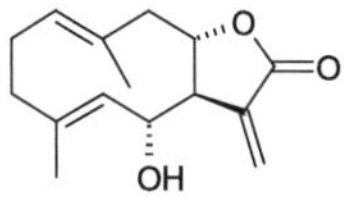

192 Eupahyssopin 线叶泽兰素

Eupassopin [57718-77-1] $C_{20}H_{26}O_7$ (378.43). 无色棱柱状晶体 (三氯甲烷), mp 125℃, $[\alpha]_D^{25} = -138.9°$ ($c = 1.45$, 三氯甲烷). 【类型】大牻牛儿烷型倍半萜. 【活性】抗肿瘤 (大鼠, W_{256}); 抗关节炎药 (动物实验);抗炎 (动物实验); 细胞毒 (鼠 EAC 细胞, 抑制 DNA, RNA,

蛋白质和胆固醇的生物合成). 【来源】神香草叶泽兰 *Eupatorium hyssopifolium*. 【文献】172.

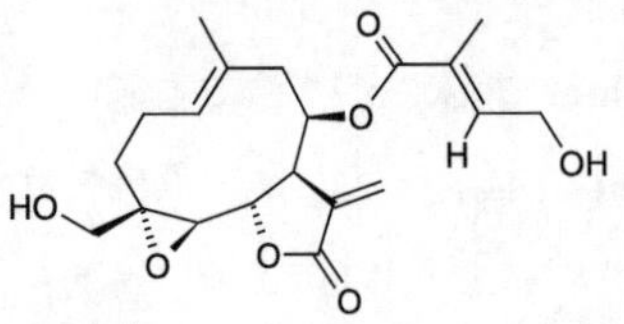

193 Furanodiene 莪术呋喃二烯 (异莪术呋喃二烯)

Isofuranodiene [19912-61-9] $C_{15}H_{20}O$ (216.38). mp 44~45℃. 【类型】大牻牛儿烷型倍半萜. 【活性】NO 生成抑制剂 [鼠腹膜巨噬细胞, 脂多糖诱导的, 100μmol/L, 抑制率 = (67.0±1.4)%, 对照 *L*-NMMA, 100μmol/L, 抑制率 =(79.2±0.9)%, *P*<0.01][666]. 【来源】及己 *Chloranthus serratus*, 金粟兰 *Chloranthus spicatus*, 平莪术 *Curcuma zedoaria* [Syn. *Curcuma aeruginosa*], 银线草 *Chloranthus japonicus*. 【文献】6, 171, 666.

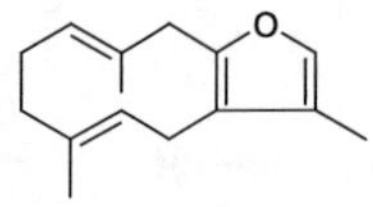

194 Furanodienone 莪术呋喃二烯酮 (异莪术呋喃二烯酮)

Isofuranodienone [24268-42-6] $C_{15}H_{18}O_2$ (230.31). mp 89.5~90.5℃; 70~71℃. 【类型】大牻牛儿烷型倍半萜. 【活性】NO 生成抑制剂 [鼠腹膜巨噬细胞, 脂多糖诱导的, 100μmol/L, 抑制率 = (64.6±2.6)%, 对照 *L*-NMMA, 100μmol/L, 抑制率 = (79.2±0.9)%, *P*<0.01][666]. 【来源】平莪术 *Curcuma zedoaria* [Syn. *Curcuma aeruginosa*]. 【文献】6, 171, 666.

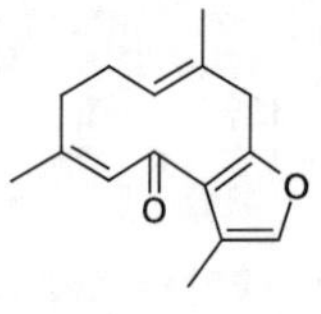

195 1-*trans*,5-*trans* Germacrone 1-*trans*-5-*trans*-大牻牛儿酮 (杜鹃酮)

1(10)*E*,4*E*-Germacrone $C_{15}H_{22}O$ (218.34). 【类型】大牻牛儿烷型倍半萜. 【活性】NO 生成抑制剂 [鼠腹膜巨噬细胞, 脂多糖诱导的, 100μmol/L, 抑制率 = (32.7±1.3)%, 对照 *L*-NMMA, 100μmol/L, 抑制率 = (79.2±0.9)%, *P*<0.01][666]; 镇咳 (小鼠); LD_{50} = (小鼠, orl) = 970mg/kg. 【来源】满山红(兴安杜鹃) *Rhododendron dauricum* (叶: 含量范围 = 0.045%~0.060%)[1022], 平莪术 *Curcuma zedoaria* [Syn. *Curcuma aeruginosa*]. 【文献】666, 1022.

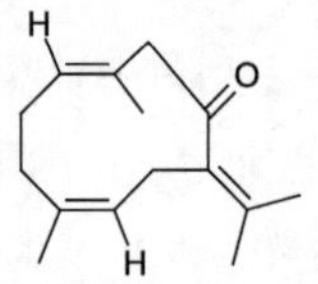

196 (+)-Germacrone 4,5-epoxide (+)-大牻牛儿酮 4,5-环氧化物*

$C_{15}H_{22}O_2$ (234.34). 【类型】大牻牛儿烷型倍半萜. 【活性】NO 生成抑制剂 [鼠腹膜巨噬细胞, 脂多糖诱导的, 100μmol/L, 抑制率 = (29.5±4.5)%, 对照 *L*-NMMA, 100μmol/L, 抑制率 = (79.2±0.9)%, *P*<0.01][666]. 【来源】平莪术 *Curcuma zedoaria* [Syn. *Curcuma aeruginosa*]. 【文献】666.

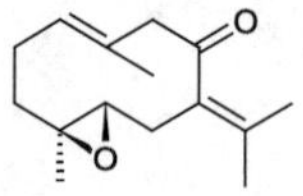

197 Glechomanolide

$C_{15}H_{20}O_2$ (232.33). 【类型】大牻牛儿烷型倍半萜. 【活性】NO 生成抑制剂 [鼠腹膜巨噬细胞, 脂多糖诱导的, 100μmol/L, 抑制率 = (86.5±1.0)%, 对照 *L*-NMMA, 100μmol/L, 抑制率 = (79.2±0.9)%, *P*<0.01][666]. 【来源】平莪术 *Curcuma zedoaria* [Syn. *Curcuma aeruginosa*]. 【文献】666.

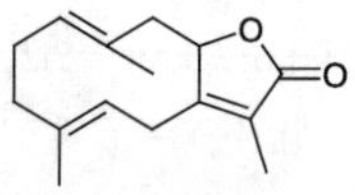

198 13-Hydroxygermacrone 13-羟基大牻牛儿酮*

$C_{15}H_{22}O_2$ (234.34). 【类型】大牻牛儿烷型倍半萜. 【活性】NO 生成抑制剂 [鼠腹膜巨噬细胞, 脂多糖诱导的, 100μmol/L, 抑制率 = (50.7±1.9)%, 对照 *L*-NMMA, 100μmol/L, 抑制率 = (79.2±0.9)%, *P*<0.01][666]. 【来源】平莪术 *Curcuma zedoaria* [Syn. *Curcuma aeruginosa*]. 【文献】273, 666.

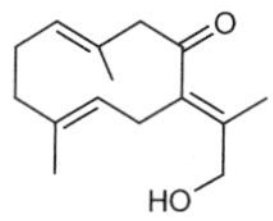

199 Molephantin 柔毛地胆亭

[50656-66-1] $C_{19}H_{22}O_6$ (346.38). mp 214~216℃.【类型】大牻牛儿烷型倍半萜.【活性】止痛 (鼠, ip, 20mg/kg, 醋酸诱导的扭体模型); 抗肿瘤 (W_{256} 和 EAC); 抗炎 (大鼠, 角叉菜胶引起的足肿胀模型和实验性慢性关节炎, 2.5mg/kg ip); 细胞毒 (培养的人咽喉上皮癌细胞 *in vitro*, EC = 0.333μg/mL).【来源】柔毛地胆草 *Elephantopus mollis*.【文献】4, 170.

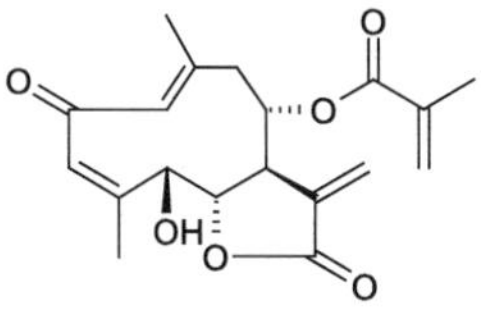

200 Molephantinin 柔毛地胆宁

[56221-98-8] $C_{20}H_{24}O_6$ (360.41). mp 223~225℃.【类型】大牻牛儿烷型倍半萜.【活性】抗肿瘤 (W_{256}, 生命延长率 = 297%, P_{388}, 生命延长率 = 46%, EAC, 抑制率 = 88%); 止痛 (鼠, 醋酸诱导的扭体模型, 20mg/kg ip); 抗炎 (大鼠, 角叉菜胶引起的足肿胀模型, 2.5mg/kg ip).【来源】柔毛地胆草 *Elephantopus mollis*.【文献】4, 172.

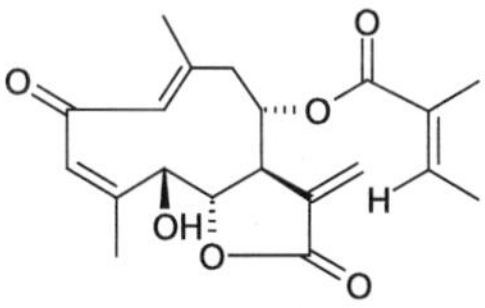

201 Neocurdione 新莪术二酮*

$C_{15}H_{24}O_2$ (236.36).【类型】大牻牛儿烷型倍半萜.【活性】NO 生成抑制剂 [鼠腹膜巨噬细胞, 脂多糖诱导的, 100μmol/L, 抑制率 = (50.4±2.3)%, 对照 *L*-NMMA, 100μmol/L, 抑制率 = (79.2±0.9)%, $P<0.01$][666].【来源】平莪术 *Curcuma zedoaria* [Syn. *Curcuma aeruginosa*].【文献】666.

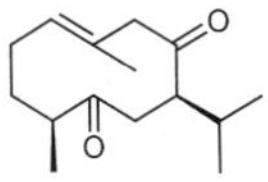

202 Parthenolide 小白菊内酯

[20554-84-1] $C_{15}H_{20}O_3$ (248.32). 无色块状晶体, mp 114~115℃.【类型】大牻牛儿烷型倍半萜.【活性】抗肿瘤; 细胞毒 (*in vitro*, SMMC-7721, IC_{50} = 4.2 μg/mL; HO-8910, IC_{50} = 1.37μg/mL; 对照长春新碱, SMMC-7721, IC_{50} = 30.35μg/mL; HO-8910, IC_{50} = 20.74 μg/mL)[820]; 细胞毒 (U937, IC_{50} = 1.9μmol/L)[621]; 抗菌; 抗真菌; 细胞毒; 用于治疗偏头痛 (血管舒缩性头痛); 抗炎 (细胞因子网络调节器: 阻断内皮细胞中 IL-4 诱导的 VCAM-1 的表达, IC_{50} < 10μmol/L; 降低 T-淋巴细胞中 IL-2 的表达)[725]; 抗炎 [RAW264.7 细胞, 脂多糖诱导的: NF-κB 抑制剂, IC_{50} = (3.42± 0.08)μmol/L][612]; 抗炎 [NO 生成抑制剂, IC_{50} = (2.41±0.06)μmol/L][612]; 抗炎 [肿瘤坏死因子-*α* 生成抑制剂, IC_{50} = (2.68±0.11)μmol/L][612]; 抗炎 (抑制小鼠 RAW264.7 巨噬细胞中脂多糖诱导的 NF-κB 活化, IC_{50} = 2.34μmol/L)[818]; 抗炎 (NO 生成抑制剂, IC_{50} = 2.01μmol/L)[818].【来源】长毛含笑* *Michelia lanuginosa*, 长叶天名精 *Carpesium longifolium* (地上部分: 产率 = 0.0012%干重)[820], 黄缅桂 *Michelia champaca*, 云南含笑 *Michelia yunnanensis*, 皱叶木兰 *Magnolia praecocissima* (种子), 雷公藤 *Tripterygium wilfordii*, 银胶菊属 *Parthenium* spp., 茼蒿属 *Chrysanthemum* spp., 艾菊属 *Tanacetum* spp., 豚草属 *Ambrosia* spp.【文献】61, 170, 612, 621, 674, 725, 818, 820.

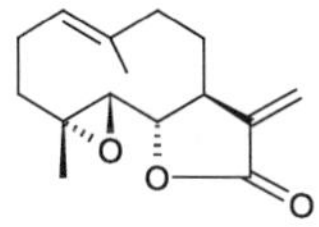

203 Pathenolide

$C_{16}H_{22}O_2$ (246.35).【类型】大牻牛儿烷型倍半萜.【活性】抗炎 (核转录因子-*κ*B 途径)[724]; 抗炎 (NO 生成抑制剂, 脂多糖和干扰素-*γ* 处理的大鼠大动脉平滑肌培养细胞; 抑制 iNOS 的表达, TPA 处理的人单核细胞 THP-1)[724].【来源】黄缅桂 *Michelia champaca*, 茼蒿属 *Chrysanthemum parthenium*.【文献】273, 724.

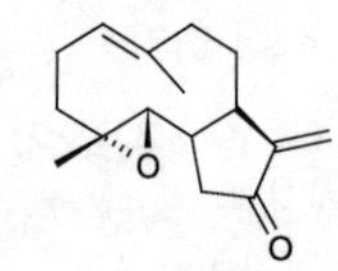

204　Phantomolin 柔毛地胆素

[55306-08-6] $C_{21}H_{26}O_6$ (374.44). 无色油状物.【类型】大牻牛儿烷型倍半萜.【活性】抗肿瘤 [鼠 EAC, 25mg/(kg·d) ip, 抑制率 = 87%]; 止痛 [鼠, 醋酸诱导的扭体模型, 20mg/kg ip, 抑制率 = (53±9)%, *P*<0.001]; 抗炎 [大鼠, 角叉菜胶引起的足肿胀模型, ip, 抑制率 (54±19)%, *P*<0.001]; 细胞毒 (人咽喉上皮瘤 H.Ep.-2 细胞 *in vitro*, 0.66μg/mL).【来源】柔毛地胆草 *Elephantopus mollis*.【文献】170, 172.

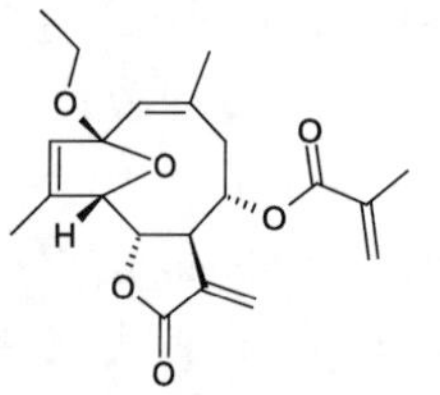

205　Pyrethrosin 除虫菊新

[28272-18-6] $C_{17}H_{22}O_5$ (306.36).【类型】大牻牛儿烷型倍半萜.【活性】刺激剂 (引起接触性皮炎); 灭螺剂; 植物生长调节剂.【来源】除虫菊 *Chrysanthemum cinerariaefolium*, 红花除虫菊 *Chrysanthemum coccineum*.【文献】170.

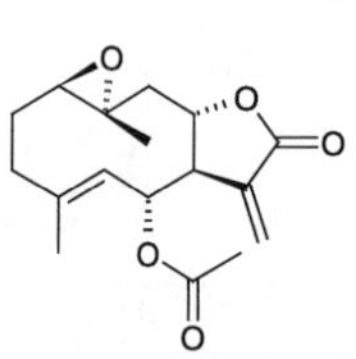

206　Taraxinic acid-1'-*O*-*β*-*D*-glucopyranoside 蒲公英酸-1'-*O*-*β*-*D*-吡喃葡萄糖苷*

$C_{21}H_{28}O_9$ (424.45). 无色针晶 (乙醇－乙醚), mp 186~188℃, $[\alpha]_D^{22} = -57.7°$ (甲醇, *c* = 0.45).【类型】大牻牛儿烷型倍半萜.【活性】抗溃疡 (胃溃疡, 保护胃黏膜, 以 80mg/kg 的剂量 orl 给药有效地抑制鼠体内由于阿司匹林导致的胃损伤).【来源】倒卵叶蒲公英根 *Taraxacum obovatum*, 台湾蒲公英 *Taraxacum formosanum* (鲜根), 芫菁还阳参 *Crepis napifera*.【文献】419, 747, 950.

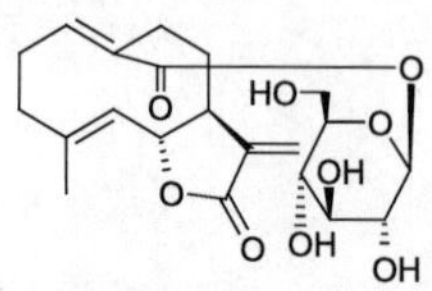

207　Zederone 莪术呋喃醚酮

[7727-79-9] $C_{15}H_{18}O_3$ (246.31). mp 153.5~154.0℃.【类型】大牻牛儿烷型倍半萜.【活性】NO 生成抑制剂 [鼠腹膜巨噬细胞, 脂多糖诱导的, 100μmol/L, 抑制率 = (29.9±2.4)%, 对照 *L*-NMMA, 100μmol/L, 抑制率 = (79.2±0.9)%, *P*<0.01][666].【来源】平莪术 *Curcuma zedoaria* [Syn. *Curcuma aeruginosa*].【文献】6, 273, 666.

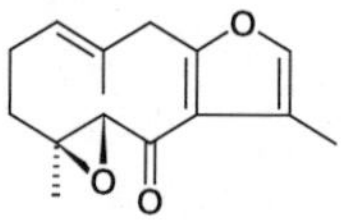

蛇麻烷型倍半萜

208　5-Hydroxyzerumbone　5-羟基红球姜酮*

5-Hydroxy-2*E*,6*E*,9*E*-humulatrien-8-one $C_{15}H_{22}O_2$ (234.34). 无色油状物, $[\alpha]_D^{20} = 0.0°$ (*c* = 0.25, 三氯甲烷).【类型】蛇麻烷型倍半萜.【活性】NO 生成抑制剂 (培养的 RAW264.7 巨噬细胞, 脂多糖诱导的, IC_{50} = 14.1 μmol/L, 对照 *L*-NMMA, IC_{50} = 21.3 μmol/L)[745].【来源】红球姜 *Zingiber zerumbet* (根茎).【文献】745.

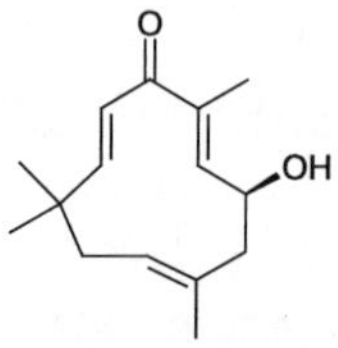

209　Zerumbone 红球姜酮

2,6,9-Humulatrien-8-one $C_{15}H_{22}O$ (218.34).【类型】蛇麻烷型倍半萜.【活性】NO 生成抑制剂 (培养的 RAW264.7 巨噬细胞, 脂多糖诱导的, IC_{50} = 5.4 μmol/L, 对照 *L*-NMMA, IC_{50} = 21.3 μmol/L)[745]; CYP3A4 药物代谢酶抑制剂 (IC_{50} = 21.8μmol/L, 对照酮康唑, IC_{50} = 0.245 μmol/L)[793]; CYP2D6 药物代谢酶抑制实验无活性 (IC_{50} >100μmol/L, 对照奎尼丁, IC_{50} = 0.078μmol/L)[793]; 抗肿瘤 (抑制 P388D1 细

胞生长, IC_{50} = 22.6μg/mL, 对照阿霉素, IC_{50} = 0.20 μg/mL)[905]. 【来源】芳香姜 *Zingiber aromaticum* (根茎: 产率 = 0.0025%干重), 红球姜 *Zingiber zerumbet* (根茎), 羽叶丁香 *Syringa pinnafolia*. 【文献】273, 745, 793, 905.

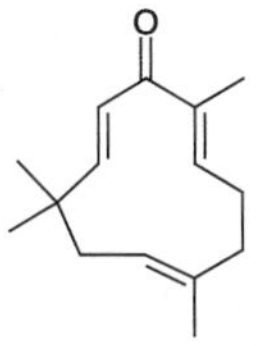

210 Zerumboneoxide 红球姜酮氧化物

$C_{15}H_{22}O_2$ (234.34). 无色晶体, mp 96~97℃, $[\alpha]_D^{20}$ = 0.0° (*c* = 0.24, 三氯甲烷). 【类型】蛇麻烷型倍半萜. 【活性】NO 生成抑制剂 (培养的 RAW264.7 巨噬细胞, 脂多糖诱导的, IC_{50} = 23.5μmol/L, 对照 *L*-NMMA, IC_{50} = 21.3μmol/L)[745]. 【来源】红球姜 *Zingiber zerumbet* (根茎). 【文献】745.

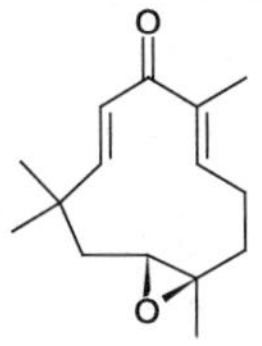

桉烷型倍半萜

211 Atractylone 苍术酮

Atractyloxide [6989-21-5] $C_{15}H_{20}O$ (216.33). mp 38℃, $[\alpha]_D$ = +40.0° (*c* = 10.0). 【类型】桉烷型倍半萜. 【活性】抗肿瘤; 抗炎 (TPA 诱导的鼠耳肿胀, ID_{50} = 0.9 mg/mL); 细胞毒; 抗肝毒 (小鼠和大鼠, 四氯化碳和半乳糖胺诱导的肝中毒); 抗氧化剂 (脂类过氧化抑制剂, 抑制四氯化碳引起的脂类过氧化作用). 【来源】白术 *Atractylodes macrocephala* [Syn. *Atractylis macrocephala*] (干燥根茎: 3 方法平均含量 = 0.71%[1025]), 北苍术 *Atractylodes chinensis*, 苍术 *Atractylodes lancea*. 【文献】2, 171, 199, 251, 258, 1022, 1025.

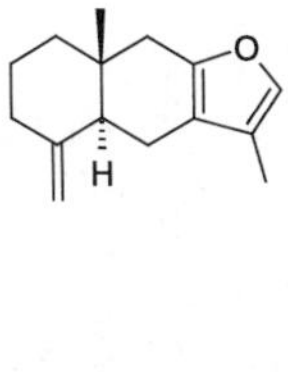

212 Chrysanthemol 野菊花醇

Chrysanthemyl alcohol [113773-90-3] $C_{15}H_{26}O_2$ (238.37). 白色短小菱形晶体, mp 146~148℃, $[\alpha]_D^{19}$ = +5.8° (*c* = 0.51, 三氯甲烷). 【类型】桉烷型倍半萜. 【活性】抗炎 (鼠). 【来源】野菊 *Chrysanthemum indicum*. 【文献】17.

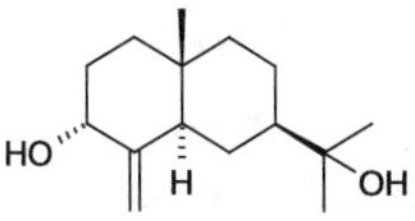

213 Dictamnoside A 白鲜皮苷 A*

$C_{21}H_{36}O_9$ (432.52). 【类型】桉烷型倍半萜. 【活性】免疫增强 (*in vitro*, 明显刺激 T-细胞增生, 0.00001 mol/L, *P*<0.001)[519]. 【来源】白鲜皮 *Dictamnus dasycarpus* (根皮). 【文献】519.

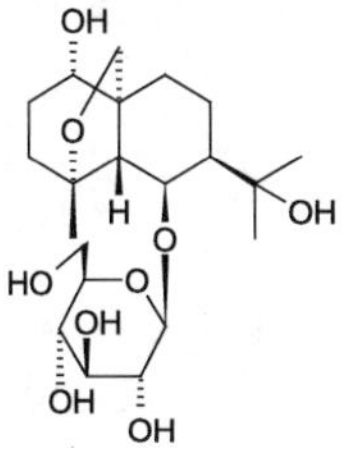

214 β-Dictyopterol

$C_{15}H_{24}O$ (220.36). 【类型】桉烷型倍半萜. 【活性】NO 生成抑制剂 [鼠腹膜巨噬细胞, 脂多糖诱导的, 100μmol/L, 抑制率 = (51.5±3.5)%, 对照 *L*-NMMA, 100μmol/L, 抑制率 = (79.2±0.9)%, *P*<0.01][666]. 【来源】平莪术 *Curcuma zedoaria* [Syn. *Curcuma aeruginosa*]. 【文献】666.

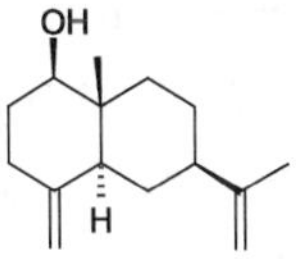

215 (+)-Eudesma-4(15),7(11)-dien-8-one 桉叶双烯酮

Selina-4(15),7(11)-dien-8-one; Selina-4(14),7(11)-dien-8-one $C_{15}H_{22}O$ (218.34). 无色油状物, $[\alpha]_D^{20}$ = +92.6° (*c* = 0.034, 甲醇). 【类型】桉烷型倍半萜. 【活性】抗炎 [鼠, 减少醋酸引起的毛细血管渗透性, 300mg/kg, 抑制率 = (31.6±11.9)%]. 【来源】白术 *Atractylodes macrocephala* [Syn. *Atractylis macrocephala*], 北苍术

Atractylodes chinensis, 苍术 *Atractylodes lancea*, 关苍术 *Atractylodes japonica*, 双叶细辛 *Asarum caulescens*. 【文献】171, 172.

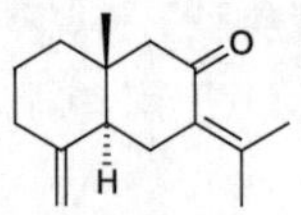

216 β-Eudesmol β-桉叶醇

[473-15-4] $C_{15}H_{26}O$ (222.37). mp 76℃. 【类型】桉烷型倍半萜. 【活性】NO 生成抑制剂 [鼠腹膜巨噬细胞, 脂多糖诱导的, 100μmol/L, 抑制率 = (98.5±1.8)%, 对照 *L*-NMMA, 100μmol/L, 抑制率 = (79.2±0.9)%, *P*<0.01][666]. 【来源】凹叶厚朴 *Magnolia biloba*, 北苍术 *Atractylodes chinensis* (干燥根茎: 含量 = 2.20%)[1040], 苍术(茅苍术) *Atractylodes lancea* (干燥根茎: 5 产地含量范围 = 0.44%~1.56%, 平均含量 = 0.84%)[1040], 防风 *Saposhnikovia divaricata* [Syn. *Ledebouriella seseloides*] (根: 公防风含量 = 1.549%, 母防风含量 = 1.727%)[1022], 甘松 *Nardostachys chinensis*, 关苍术 *Atractylodes japonica* (干燥根茎: 含量 = 0.02%)[1040], 厚朴 *Magnolia officinalis*, 柳杉 *Cryptomeria fortunei*, 平莪术 *Curcuma zedoaria* [Syn. *Curcuma aeruginosa*], 生姜 *Zingiber officinale*. 【文献】2, 6, 171, 666, 1022, 1040.

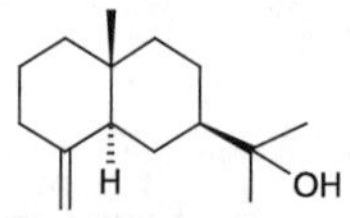

217 Integrifoside A 全缘叶特萨菊苷 A*

$C_{21}H_{36}O_8$ (416.52). 粉末, $[\alpha]_D^{19}$ = −12.7° (*c* = 5.9, 甲醇). 【类型】桉烷型倍半萜. 【活性】抗过敏 [透明质酸酶抑制剂, 化合物 48/80(Kakegawa et al., 1985)活化的透明质酸酶, 0.2mmol/L, 抑制率 = 3%, 对照 DSCG][625]. 【来源】全缘叶特萨菊 *Tessaria integrifolia* (地上部分). 【文献】625.

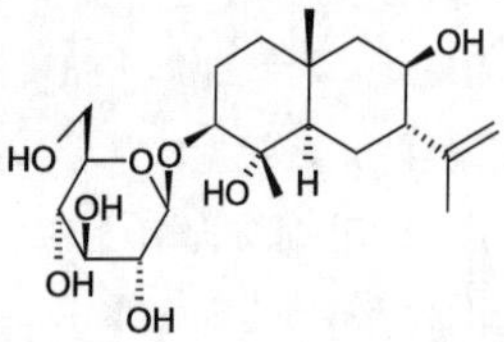

218 Isoalantolactone 异土木香内酯

Isohenin; 5α*H*-Eudesma-4(15),11(13)-dien-12,8β-olide [470-17-7] $C_{15}H_{20}O_2$ (232.33). 晶体 (乙醇水溶液), mp 115℃, mp 109~110℃, $[\alpha]_D$ = +172° (三氯甲烷). 【类型】桉烷型倍半萜. 【活性】抗真菌 (表皮癣菌属, MIC = 35μg/mL, 须发癣菌, MIC = 25 μg/mL); 驱肠虫剂 (蛔虫, 原虫, *Australorbis glabratus*); 抗原生动物 (痢疾阿米巴和阴道毛滴虫); 昆虫拒食剂; 抗炎 (NO 生成抑制剂, 脂多糖和干扰素-γ 处理的大鼠大动脉平滑肌培养细胞)[724]; 细胞毒 [SMMC-7721 IC_{50} = (6.21±1.63)μg/mL, 长春新碱 IC_{50} = (30.35±2.23)μg/mL; HO-8910 IC_{50} = (5.28±0.78)μg/mL, 长春新碱 IC_{50} = (20.74±1.91)μg/mL; LO2 人肝细胞 IC_{50} = (9.77±1.91)μg/mL, 长春新碱 IC_{50} = (17.25±0.91)μg/mL][986]; MLD (鼠, sc) = 2000 mg/kg. 【来源】长叶天名精 *Carpesium longifolium* (地上部分: 产率 = 0.0015%干重)[820], 大叶土木香 *Inula grandis*, 加拿大苍耳 *Xanthium canadense*, 金沸草 *Inula japonica*, 美丽特勒菊 *Telekia speciosa*, 木香 *Saussurea lappa* [Syn. *Aucklandia lappa*], 土木香 *Inula helenium* (根: 2 批样本平均含量 = 1.00%)[1025], 喜马旋覆花 *Inula royleana*, 总状土木香 *Inula racemosa* (根: 4 批样本平均含量 = 1.90%)[1025]. 【文献】4, 170, 273, 724, 820, 986, 1025.

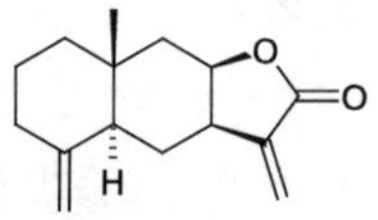

219 Isocyperol 异莎草醇

[20085-00-1] $C_{15}H_{24}O$ (220.36). 【类型】桉烷型倍半萜. 【活性】NO 生成抑制剂 (*in vitro*, 脂多糖活化的小鼠腹膜巨噬细胞, IC_{50} = 21μmol/L; 对照 *L*-NMMA, IC_{50} = 28μmol/L)[787]; β-己糖胺酶释放抑制剂 (RBL-2H3 细胞, 100μmol/L, 抑制率 = −28.9%; 对照姜黄素, 抑制率 = 62.6%)[787]. 【来源】香附 *Cyperus rotundus*, 益智仁 *Alpinia oxyphylla* (果实: 产率 = 0.0020%干重)[787]. 【文献】6, 273, 787.

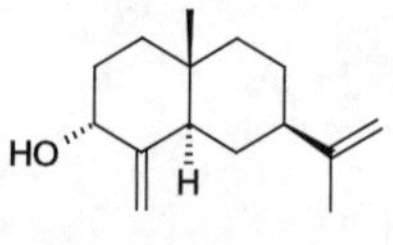

220 Oxyphyllol A 益智仁醇 A*

$C_{15}H_{24}O$ (220.36). 无色油状物, $[\alpha]_D^{26} = +17.7°$ (c = 0.30, 三氯甲烷). 【类型】桉烷型倍半萜. 【活性】NO 生成抑制剂 (*in vitro*, 脂多糖活化的小鼠腹膜巨噬细胞, IC_{50} = 42μmol/L; 对照 *L*-NMMA, IC_{50} = 28 μmol/L)[787]; *β*-己糖胺酶释放抑制剂 (RBL-2H3 细胞, 100μmol/L, 抑制率 = −24.0%; 对照姜黄素, 抑制率 = 62.6%)[787]. 【来源】益智仁 *Alpinia oxyphylla* (果实: 产率 = 0.0038%干重). 【文献】787.

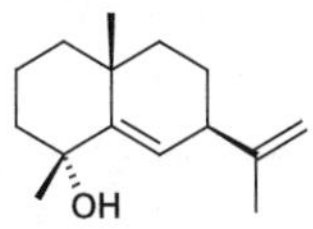

221 Reynosin 瑞诺木烯内酯

[28254-53-7] $C_{15}H_{20}O_3$ (248.32). 无色针状晶体, mp 145~146℃. 【类型】桉烷型倍半萜. 【活性】抗炎 [细胞因子网络调节器: 抑制 NRK-52E 大鼠肾上皮细胞脂多糖刺激的细胞因子诱导的中性粒细胞趋化吸引剂 1(CINC-1) 的形成, 浓度依赖方式, IC_{50} =1 μmol/L; 抑制脂多糖活化的 RAW264.7 细胞中 TNF-α 的生成, IC_{50} = 87.4μmol/L][725]; 细胞毒 (KB ATCC CCL17, IC_{50} = 2.7μg/mL)[976]; 细胞毒 (*in vitro*, HepG2, CD_{50} = 11μg/mL; HeLa, CD_{50} = 7.5 μg/mL; OVCAR-3, CD_{50} = 7.5μg/mL; 对照顺铂: HepG2, CD_{50} = 2.8μg/mL; HeLa, CD_{50} = 5.2μg/mL; OVCAR-3, CD_{50} = 3μg/mL; 无明显抗菌活性)[814]. 【来源】木香 *Saussurea lappa* [Syn. *Aucklandia lappa*] (根: 产率 = 0.0022% 干重)[814], 云南含笑 *Michelia yunnanensis*. 【文献】61, 725, 814, 976.

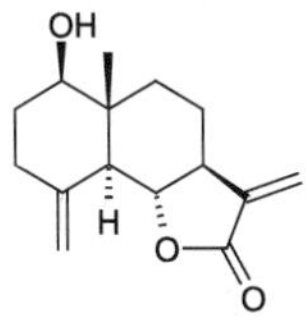

222 Santamarin 珊塔玛内酯素

Santamarine $C_{15}H_{20}O_3$ (248.33). 【类型】桉烷型倍半萜. 【活性】抗炎 (细胞因子网络调节器: 抑制脂多糖活化的 RAW264.7 细胞中 TNF-*α* 的生成, IC_{50} = 105 μmol/L)[725]; 抗肿瘤; 细胞毒 (*in vitro*, HepG2, CD_{50} = 7.5μg/mL; HeLa, CD_{50} = 10μg/mL; OVCAR-3, CD_{50} = 10μg/mL; 对照顺铂: HepG2, CD_{50} = 2.8μg/mL; HeLa, CD_{50} = 5.2μg/mL; OVCAR-3, CD_{50} = 3μg/mL; 无明显抗菌活性)[814]. 【来源】密花豚草 *Ambrosia confertiflora*, 木香 *Saussurea lappa* [Syn. *Aucklandia lappa*] (根: 产率 = 0.00056%干重)[814], 乌心石 *Michelia compressa* var. *formosana*, 蒿属 *Artemisia* sp., 艾菊属 *Tanacetum* sp., 茼蒿属 *Chrysanthemum* sp. 【文献】170, 725, 814.

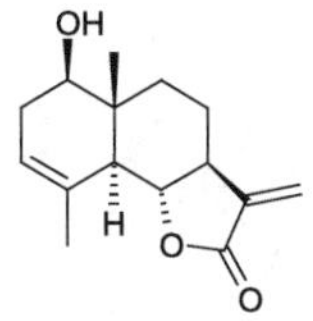

223 Selin-11-en-4α-ol 桉叶-11-烯-4α-醇*

$C_{15}H_{26}O$ (222.37). 【类型】桉烷型倍半萜. 【活性】NO 生成抑制剂 (*in vitro*, 脂多糖活化的小鼠腹膜巨噬细胞, IC_{50} = 39μmol/L; 对照 *L*-NMMA, IC_{50} = 28 μmol/L)[787]; *β*-己糖胺酶释放抑制剂 (RBL-2H3 细胞, 100μmol/L, 抑制率 = 11.9%; 对照姜黄素, 抑制率 = 62.6%)[787]. 【来源】益智仁 *Alpinia oxyphylla* (果实: 产率 = 0.0009%干重). 【文献】787.

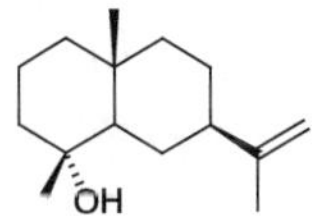

三去甲桉烷型倍半萜

224 Oxyphyllenone A 益智仁烯酮 A*

$C_{12}H_{18}O_3$ (210.28). 【类型】三去甲桉烷型倍半萜. 【活性】NO 生成抑制剂 (*in vitro*, 脂多糖活化的小鼠腹膜巨噬细胞, IC_{50} = 35μmol/L; 对照 *L*-NMMA, IC_{50} = 28μmol/L)[787]; *β*-己糖胺酶释放抑制剂 (RBL-2H3 细胞, 100μmol/L, 抑制率 = −4.7%; 对照姜黄素, 抑制率 = 62.6%)[787]. 【来源】益智仁 *Alpinia oxyphylla* (果实: 产率 = 0.0063%干重). 【文献】787.

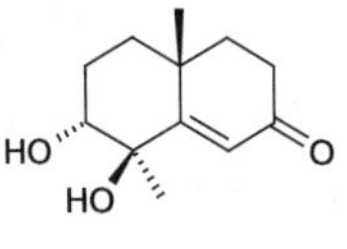

225　Oxyphyllenone B 益智仁烯酮 B*

$C_{12}H_{18}O_3$ (210.28). 【类型】三去甲桉烷型倍半萜. 【活性】NO 生成抑制剂 (*in vitro*, 脂多糖活化的小鼠腹膜巨噬细胞, IC_{50} > 100μmol/L; 对照 *L*-NMMA, IC_{50} = 28μmol/L)[787]; *β*-已糖胺酶释放抑制剂 (RBL-2H3 细胞, 100μmol/L, 抑制率 = −1.8%; 对照姜黄素, 抑制率 = 62.6%)[787]. 【来源】益智仁 *Alpinia oxyphylla* (果实: 产率 = 0.0021%干重). 【文献】787.

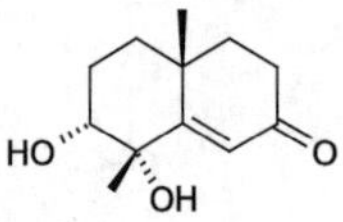

沉香呋喃桉烷型倍半萜

226　6α-Acetoxy-9β-benzoyloxy-1β-cinnamoyloxy-8β-butanoyloxy-β-dihydroagarofuran 6α-乙酰氧基-9β-苯甲酰氧基-1β-肉桂酰氧基-8β-丁酰氧基-β-二氢沉香呋喃

$C_{37}H_{44}O_9$ (632.76). 白色粉末 (乙酸乙酯), mp 181~183℃, $[\alpha]_D$ = −7.0° (*c* = 0.75, 甲醇). 【类型】沉香呋喃桉烷型倍半萜. 【活性】NO 生成抑制剂 (鼠, 脂多糖活化的巨噬细胞 RAW264.7, 非常弱的活性)[460]. 【来源】南蛇藤果 *Celastrus orbiculatus* [Syn. *Celastrus articulatus*]. 【文献】460.

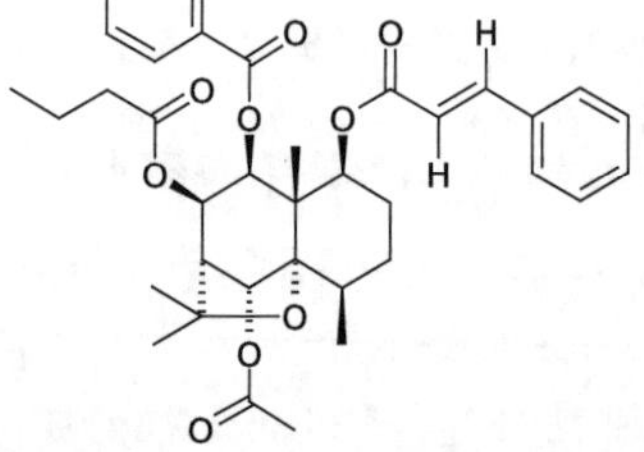

227　6α-Acetoxy-9β-benzoyloxy-1β-cinnamoyloxy-8β-(2-methylbutanoyloxy)-β-dihydroagarofuran 6α-乙酰氧基-9β-苯甲酰氧基-1β-肉桂酰氧基-8β-(2-甲基丁酰氧基)-β-二氢沉香呋喃

$C_{38}H_{46}O_9$ (646.78). 白色粉末 (乙酸乙酯), mp 231~233℃, $[\alpha]_D$ = −8.9° (*c* = 0.40, 甲醇). 【类型】沉香呋喃桉烷型倍半萜. 【活性】NO 生成抑制剂 (鼠, 脂多糖活化的巨噬细胞 RAW264.7, 非常弱的活性)[460]. 【来源】南蛇藤果 *Celastrus orbiculatus* [Syn. *Celastrus articulatus*]. 【文献】460.

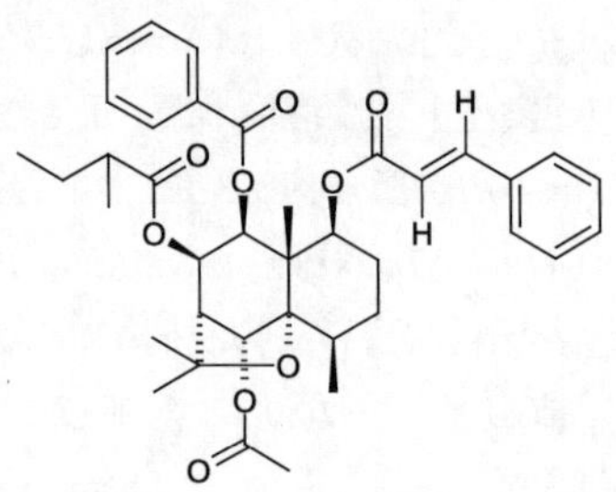

228　6α-Acetoxy-1β,8β-dibenzoyloxy-9β-hydroxy-β-dihydroagarofuran 6α-乙酰氧基-1β,8β-二苯甲酰氧基-9β-羟基-β-二氢沉香呋喃

$C_{31}H_{36}O_8$ (536.63). 白色粉末 (乙酸乙酯), mp 217~219℃, $[\alpha]_D$ = −286° (*c* = 0.70, 甲醇). 【类型】沉香呋喃桉烷型倍半萜. 【活性】NO 生成抑制剂 (鼠, 脂多糖活化的巨噬细胞 RAW264.7, 非常弱的活性)[460]. 【来源】南蛇藤果 *Celastrus orbiculatus* [Syn. *Celastrus articulatus*]. 【文献】460.

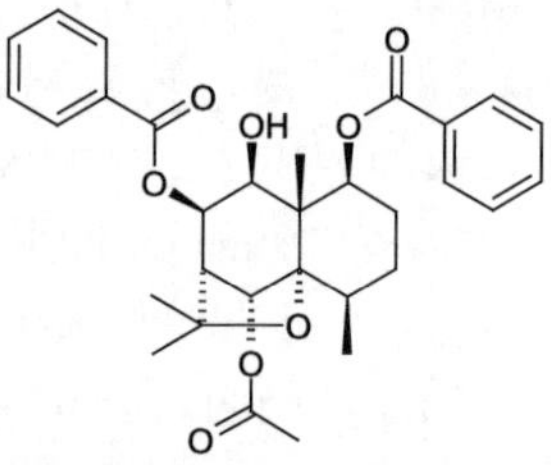

229　6α-Acetoxy-1β,8β,9β-tribenzoyloxy-β-dihydroagarofuran 6α-乙酰氧基-1β,8β,9β-三苯甲酰氧基-β-二氢沉香呋喃

$C_{38}H_{40}O_9$ (640.74). 【类型】沉香呋喃桉烷型倍半萜. 【活性】NO 生成抑制剂 (鼠, 脂多糖活化的巨噬细胞 RAW264.7, 非常弱的活性)[460]. 【来源】南蛇藤果 *Celastrus orbiculatus* [Syn. *Celastrus articulatus*]. 【文献】460.

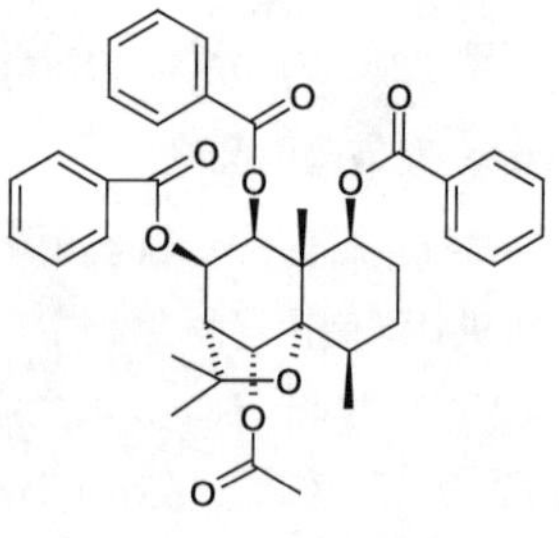

230 Celapanine 滇南蛇藤碱

[52658-32-9] $C_{30}H_{35}NO_{10}$ (569.61). 【类型】沉香呋喃桉烷型倍半萜. 【活性】刺激剂 (作用强); 降低阿片的毒性; 抗关节炎药 (治疗风湿病和麻痹). 【来源】灯油藤子 *Celastrus paniculatus*. 【文献】170.

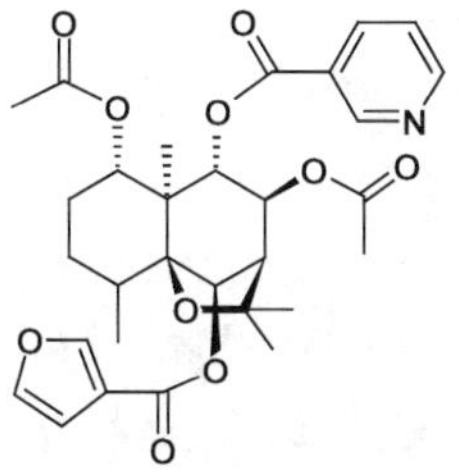

231 1β,2β-Diacetoxy-6α-benzoyloxy-9α-cinnamoyloxy-β-dihydroagarofuran 1β,2β-双乙酰氧基-6α-苯甲酰氧基-9α-肉桂酰氧基-β-二氢沉香呋喃*

$C_{35}H_{40}O_9$ (604.70). 【类型】沉香呋喃桉烷型倍半萜. 【活性】NO 生成抑制剂 (鼠, 脂多糖活化的巨噬细胞 RAW264.7, IC_{50} = 43.7μmol/L, 对照氨基胍 IC_{50} = 18.2μmol/L)[460]. 【来源】南蛇藤果 *Celastrus orbiculatus* [Syn. *Celastrus articulatus*]. 【文献】460.

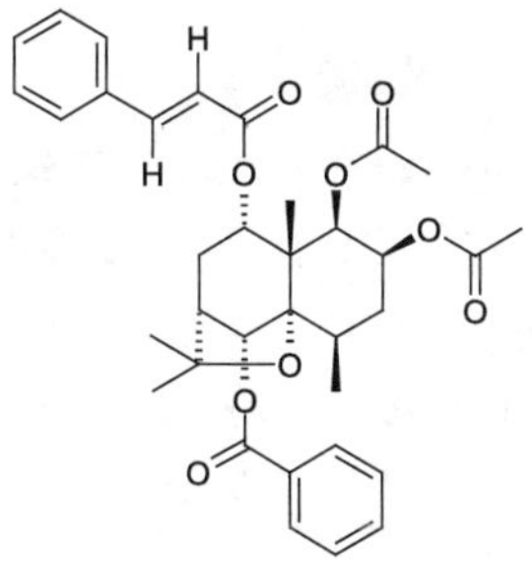

232 1β,6α-Diacetoxy-8β,9β-dibenzoyloxy-β-dihydroagarofuran 1β,6α-二乙酰氧基-8β,9β-二苯甲酰氧基-β-二氢沉香呋喃*

$C_{33}H_{38}O_9$ (578.67). 【类型】沉香呋喃桉烷型倍半萜. 【活性】NO 生成抑制剂 (鼠, 脂多糖活化的巨噬细胞 RAW264.7, 非常弱的活性)[460]. 【来源】南蛇藤果 *Celastrus orbiculatus* [Syn. *Celastrus articulatus*]. 【文献】460.

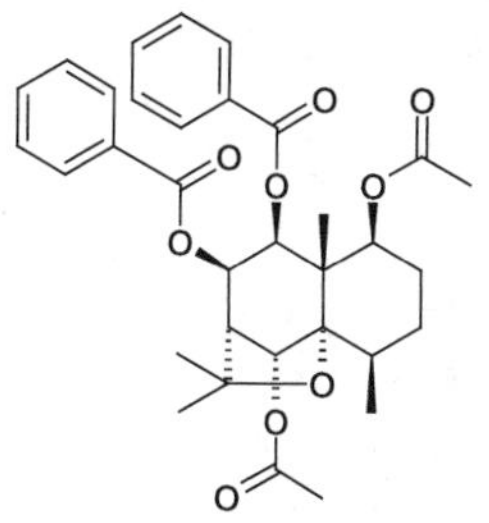

233 1β-Furanoyl-2β,3α,7α,8β,11-pentaacetoxy-4α,5α-dihydroxy-dihydroagarofuran 1β-呋喃酰基-2β,3α,7α,8β,11-五乙酰氧基-4α,5α-二羟基-二氢沉香呋喃*

$C_{30}H_{38}O_{16}$ (654.63). 无定形粉末, $[\alpha]_D^{25}$ = −12.2° (*c* = 0.8, 甲醇). 【类型】沉香呋喃桉烷型倍半萜. 【活性】免疫抑制剂 (抑制淋巴细胞转化, 80μg/mL, 抑制率 = 17%, 对照地塞米松, 50μg/mL, 抑制率 = 61%)[741]. 【来源】雷公藤 *Tripterygium wilfordii* (木质部). 【文献】741.

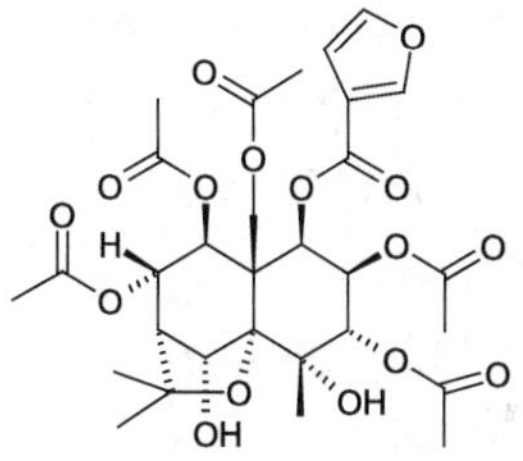

234 1β-Furanoyl-2β,3α,7α,8β,11-pentaacetoxy-5α hydroxy-dihydroagarofuran 1β-呋喃酰基-2β,3α,7α,8β,11-五乙酰氧基-5α-羟基-二氢沉香呋喃*

$C_{30}H_{38}O_{15}$ (638.63). 无定形粉末, $[\alpha]_D^{25}$ = −32.3° (*c* = 1.7, 甲醇). 【类型】沉香呋喃桉烷型倍半萜. 【活性】免疫抑制剂 (抑制淋巴细胞转化, 80μg/mL, 抑制率 = 44%, 对照地塞米松, 50μg/mL, 抑制率 = 61%)[741]. 【来源】雷公藤 *Tripterygium wilfordii* (木质部). 【文献】741.

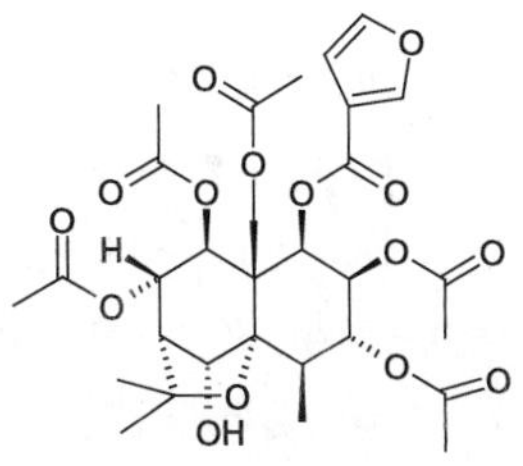

235 1β,2β,3α,5α,7β,8β,11-Heptaacetoxy-dihy-droagarofuran 1β,2β,3α,5α,7β,8β,11-七乙酰氧基-二氢沉香呋喃*

$C_{29}H_{40}O_{15}$ (628.63). 无定形粉末, $[\alpha]_D^{25}$ = −19.7° (c = 2.1, 甲醇). 【类型】沉香呋喃桉烷型倍半萜. 【活性】免疫抑制剂 (抑制淋巴细胞转化, 80μg/mL, 抑制率 = 34%, 对照地塞米松, 50μg/mL, 抑制率 = 61%)[741]. 【来源】雷公藤 *Tripterygium wilfordii* (木质部). 【文献】741.

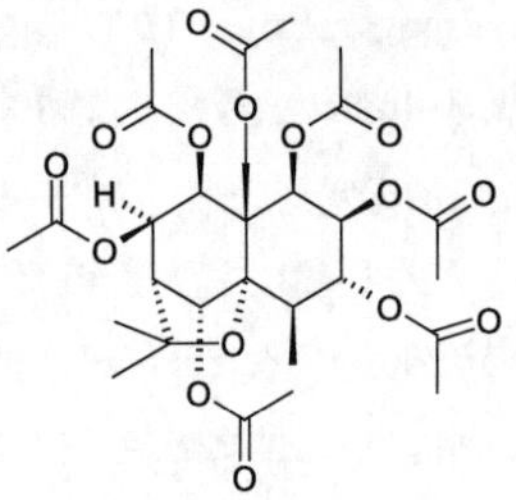

236 1β-Nicotinoyl-2β,5α,7β-triacetoxy-4α-hydroxy-11-isobutyryloxy-8α-furanoyl-dihydroagarofuran 1β-烟酰基-2β,5α,7β-三乙酰氧基-4α-羟基-11-异丁酰氧基-8α-呋喃酰基-二氢沉香呋喃*

$C_{36}H_{43}NO_{15}$ (729.74). 无定形粉末, $[\alpha]_D^{25}$ = +9.2° (c = 1.2, 甲醇). 【类型】沉香呋喃桉烷型倍半萜. 【活性】免疫抑制剂 (抑制淋巴细胞转化, 80μg/mL, 抑制率 = 28%, 对照地塞米松, 50μg/mL, 抑制率 = 61%)[741]. 【来源】雷公藤 *Tripterygium wilfordii* (木质部). 【文献】741.

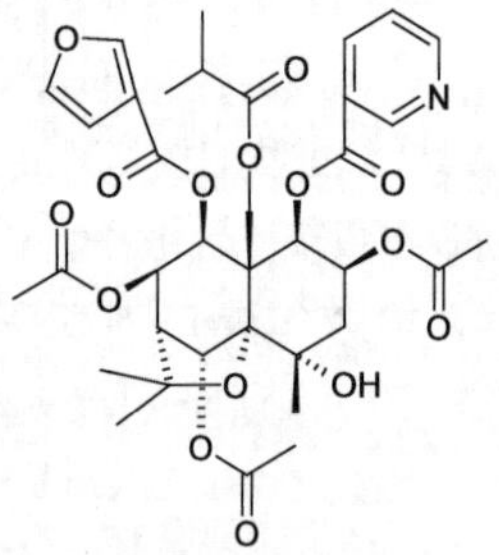

237 Orbiculin D 南蛇藤灵 D*

$C_{27}H_{32}O_9$ (500.55). 【类型】沉香呋喃桉烷型倍半萜. 【活性】抗炎 [*in vitro*, NF-κB 抑制剂, IC_{50} = (36.7±1.4)μmol/L; NO 生成抑制剂, IC_{50} = (43.6±1.2)μmol/L; 对照氨基胍, IC_{50} = (16.3±0.4)μmol/L][772]. 【来源】南蛇藤根 *Celastrus orbiculatus* [Syn. *Celastrus articulatus*] (根: 产率 = 0.0086%干重). 【文献】772.

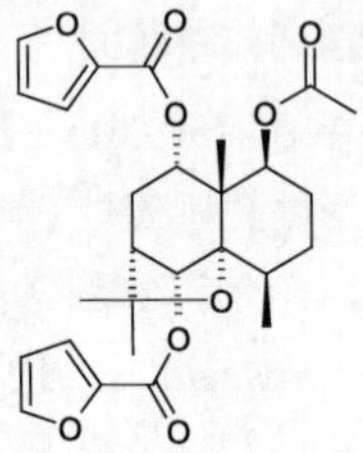

238 Orbiculin H 南蛇藤灵 H*

1β,8β-Diacetoxyl-6α,9α-difuroyloxydihydro-β-agarofuran

$C_{29}H_{34}O_{11}$ (558.59). 白色无定形粉末, mp 111~ 113℃, $[\alpha]_D^{25}$ = −19.5° (c = 1.00, 甲醇). 【类型】沉香呋喃桉烷型倍半萜. 【活性】抗炎 [*in vitro*, NF-κB 抑制剂, IC_{50} = (33.5±1.1)μmol/L; NO 生成抑制剂, IC_{50} = (50.4±0.8)μmol/L; 对照氨基胍, IC_{50} = (16.3±0.4)μmol/L][772]. 【来源】南蛇藤根 *Celastrus orbiculatus* [Syn. *Celastrus articulatus*] (根: 产率 = 0.0047%干重). 【文献】772.

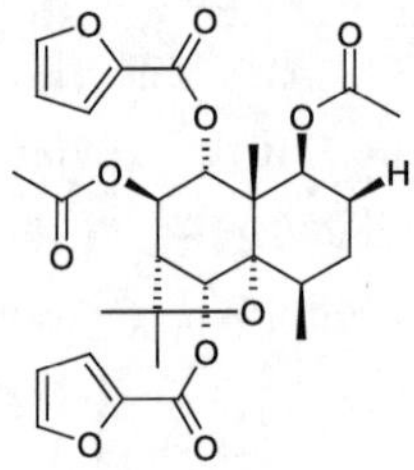

239 Orbiculin I 南蛇藤灵 I*

1β-Acetoxyl-2β,6α,9α-trifuroyloxydihydro-β-agarofuran

$C_{32}H_{34}O_{12}$ (610.62). 白色针晶, mp 253~255℃, $[\alpha]_D^{25}$ = +39.2° (c = 0.63, 甲醇). 【类型】沉香呋喃桉烷型倍半萜. 【活性】抗炎 [*in vitro*, NF-κB 抑制剂, IC_{50} = (61.5±1.4)μmol/L; NO 生成抑制剂, IC_{50} = (51.2± 1.3) μmol/L; 对照氨基胍, IC_{50} = (16.3±0.4)μmol/L][772]. 【来源】南蛇藤根 *Celastrus orbiculatus* [Syn. *Celastrus articulatus*] (根: 产率 = 0.001%干重). 【文献】772.

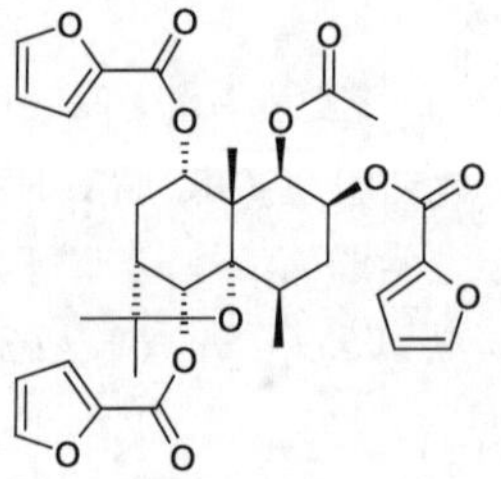

240 1β,7β,8α-Triacetoxy-2β-furanoyl-4α-hydroxy-11-isobutyryloxy-dihydroagarofuran 1β,7β,8α-三乙酰氧基-2β-呋喃酰基-4α-羟基-11-异丁酰氧基-二氢沉香呋喃

$C_{32}H_{42}O_{15}$ (666.68). 无定形粉末, $[\alpha]_D^{25} = -13.1°$ (c = 1.7, 甲醇). 【类型】沉香呋喃桉烷型倍半萜. 【活性】免疫抑制剂 (抑制淋巴细胞转化, 80μg/mL, 抑制率 = 28%, 对照地塞米松, 50μg/mL, 抑制率 = 61%)[741]. 【来源】雷公藤 *Tripterygium wilfordii* (木质部). 【文献】741.

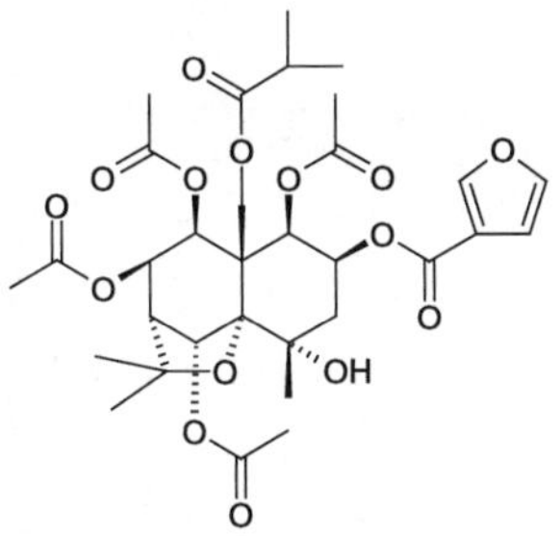

去甲杜松烷型倍半萜

241 Oxyphyllenodiol A 益智仁烯酮二醇 A*

$C_{14}H_{22}O_3$ (238.33). 【类型】去甲杜松烷型倍半萜. 【活性】NO 生成抑制剂 (*in vitro*, 脂多糖活化的小鼠腹膜巨噬细胞, IC_{50} = 28μmol/L; 对照 *L*-NMMA, IC_{50} = 28μmol/L)[787]; β-已糖胺酶释放抑制剂 (RBL-2H3 细胞, 100μmol/L, 抑制率 = 1.7%; 对照姜黄素, 抑制率 = 62.6%)[787]. 【来源】益智仁 *Alpinia oxyphylla* (果实: 产率 = 0.020%干重). 【文献】787.

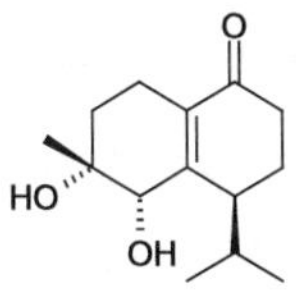

242 Oxyphyllenodiol B 益智仁烯酮二醇 B*

$C_{14}H_{22}O_3$ (238.33). 【类型】去甲杜松烷型倍半萜. 【活性】NO 生成抑制剂 (*in vitro*, 脂多糖活化的小鼠腹膜巨噬细胞, IC_{50} > 100μmol/L; 对照 *L*-NMMA, IC_{50} = 28μmol/L)[787]; β-已糖胺酶释放抑制剂 (RBL-2H3 细胞, 100μmol/L, 抑制率 = −3.1%; 对照姜黄素, 抑制率 = 62.6%)[787]. 【来源】益智仁 *Alpinia oxyphylla* (果实: 产率 = 0.0031%干重). 【文献】787.

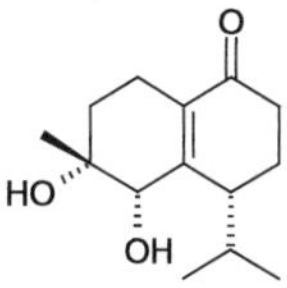

去甲愈创木烷型倍半萜

243 Azulene 薁

[275-51-4] $C_{10}H_8$ (128.18). mp 98.5~99.0℃. 【类型】去甲愈创木烷型倍半萜. 【活性】抗溃疡 (大鼠, 胃溃疡); 5α-还原酶抑制实验无活性 [IC_{50} > 1mmol/L; 对照非那雄胺, IC_{50} = (0.38±0.06)μmol/L; α-亚麻酸, IC_{50} = (160.3±24.6)μmol/L][975]. 【来源】母菊 *Matricaria chamomilla* [Syn. *Matricaria recutita*], 洋蓍草 *Achillea millefolium*, 樟木 *Cinnamomum camphora*. 【文献】6, 170, 171, 975.

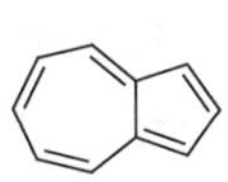

双愈创木烷型倍半萜

244 Absinthin 洋艾素

[1362-42-1] $C_{30}H_{40}O_6$ (496.65). 橙色针状晶体 (无水乙醚), mp 179~183℃ (分解). 【类型】双愈创木烷型倍半萜. 【活性】抗炎 (大鼠, orl, 实验性胃溃疡, 也能促进胃壁再生); 剧毒剂 (引起紧张, 惊厥, 甚至吸入后致死). 【来源】中亚苦蒿 *Artemisia absinthium*, 白蒿 *Artemisia sieversiana*. 【文献】1, 6.

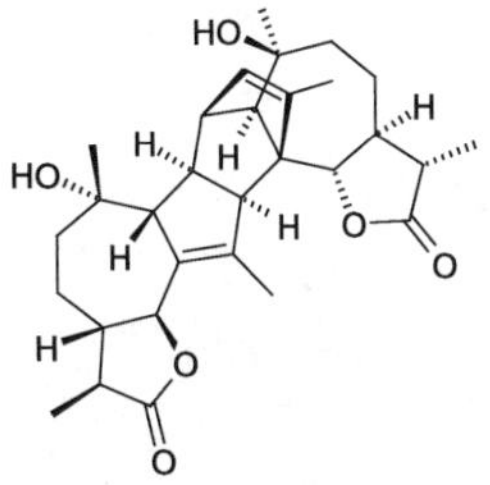

移愈创木烷型倍半萜

245 Gajutsulactone A 伽日苏内酯 A*

$C_{15}H_{22}O_2$ (234.34). 无色油状物, $[\alpha]_D^{28} = -128.4°$ (c = 0.10, 三氯甲烷). 【类型】移愈创木烷型倍半萜. 【活性】NO 生成抑制剂 [鼠腹膜巨噬细胞, 脂多糖诱导的, 100μmol/L, 抑制率 = (53.6±3.0)%, 对照 *L*-NMMA, 100μmol/L, 抑制率 = (79.2±0.9)%, P<0.01][666]. 【来源】平莪术 *Curcuma zedoaria* [Syn. *Curcuma aeruginosa*]. 【文献】666.

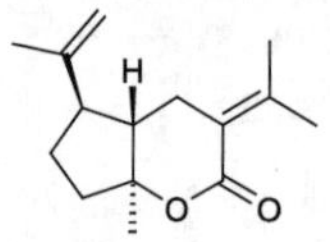

246 Gajutsulactone B 伽日苏内酯 B*

$C_{15}H_{22}O_2$ (234.34). 无色油状物, $[\alpha]_D^{27} = -35.0°$ (c = 0.10, 三氯甲烷), $[\alpha]_D^{26} = -53.4°$ (c = 0.1, 甲醇). 【类型】移愈创木烷型倍半萜. 【活性】NO 生成抑制剂 [鼠腹膜巨噬细胞, 脂多糖诱导的, 100μmol/L, 抑制率 = (57.5±3.5)%, 对照 *L*-NMMA, 100μmol/L, 抑制率 = (79.2±0.9)%, P<0.01][666]. 【来源】平莪术 *Curcuma zedoaria* [Syn. *Curcuma aeruginosa*]. 【文献】666.

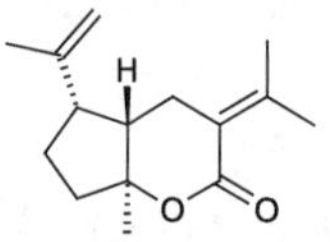

愈创木烷型倍半萜

247 Alismoxide 1 泽泻醇氧化物 1

$C_{15}H_{26}O_2$ (238.37). 【类型】愈创木烷型倍半萜. 【活性】NO 生成抑制剂 [鼠腹膜巨噬细胞, 脂多糖诱导的, 100μmol/L, 抑制率 = (33.1±4.1)%, 对照 *L*-NMMA, 100μmol/L, 抑制率 = (79.2±0.9)%, P<0.01][666]. 【来源】平莪术 *Curcuma zedoaria* [Syn. *Curcuma aeruginosa*]. 【文献】666.

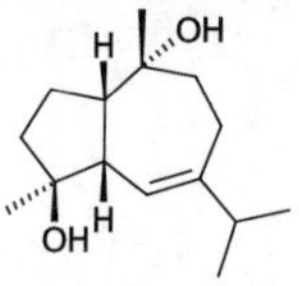

248 Arteglasin A 道氏艾素 A

[33204-39-6] $C_{17}H_{20}O_5$ (304.35). 【类型】愈创木烷型倍半萜. 【活性】抗肿瘤; 细胞毒; 刺激剂 (引起接触性皮炎). 【来源】道氏蒿 *Artemisia douglasiana*, 野菊 *Chrysanthemum indicum*. 【文献】170.

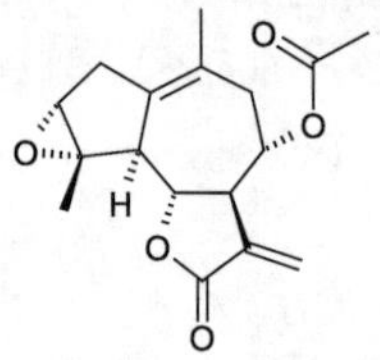

249 Arteminolide B 林地蒿双内酯 B

$C_{35}H_{40}O_8$ (588.70). 【类型】愈创木烷型倍半萜. 【活性】抗炎 [RAW264.7 细胞, 脂多糖诱导的: NF-κB 抑制剂, IC_{50} = (0.49±0.03)μmol/L, 对照小白菊内酯, IC_{50} = (3.42±0.08)μmol/L; NO 生成抑制剂, IC_{50} = (1.46± 0.05)μmol/L, 小白菊内酯, IC_{50} = (2.41± 0.06)μmol/L, 氨基胍, IC_{50} = (34.18±0.98)μmol/L; 肿瘤坏死因子-α 生成抑制剂, IC_{50} = (3.19±0.01)μmol/L, 小白菊内酯, IC_{50} = (2.68±0.11)μmol/L; 抑制 NF-κB 靶标基因例如诱导型氮氧化物合酶和环加氧酶-2 的表达][612]. 【来源】林地蒿* *Artemisia sylvatica* (地上部分). 【文献】612.

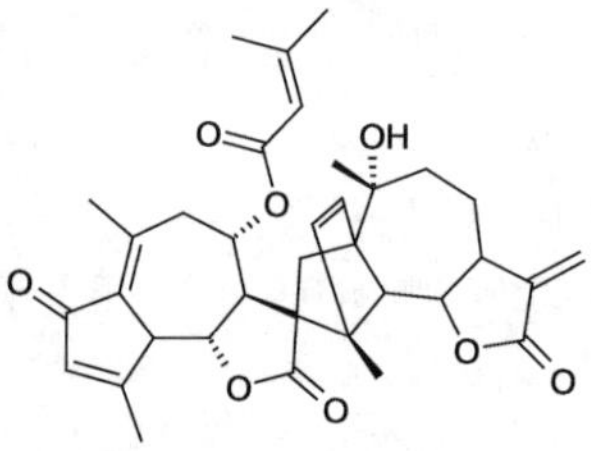

250 Arteminolide D 林地蒿双内酯 D

$C_{35}H_{40}O_8$ (588.70). 【类型】愈创木烷型倍半萜. 【活性】抗炎 [RAW264.7 细胞, 脂多糖诱导的: NF-κB 抑制剂, IC_{50} = (0.54±0.02)μmol/L, 对照小白菊内酯, IC_{50} = (3.42±0.08)μmol/L; NO 生成抑制剂, IC_{50} = (1.64±0.02)μmol/L, 小白菊内酯, IC_{50} = (2.41±0.06) μmol/L, 氨基胍, IC_{50} = (34.18±0.98)μmol/L; 肿瘤坏死因子-α 生成抑制剂, IC_{50} = (3.47±0.53)μmol/L, 小白菊内酯, IC_{50} = (2.68±0.11)μmol/L][612]. 【来源】林地蒿* *Artemisia sylvatica* (地上部分). 【文献】612.

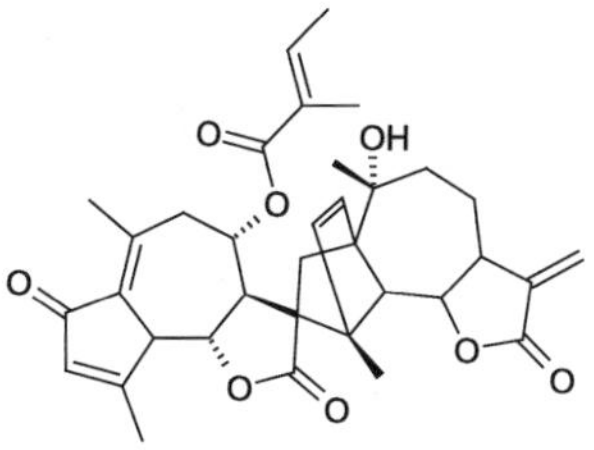

251 Artemisolide 林地蒿内酯

$C_{25}H_{32}O_4$ (396.53). 【类型】愈创木烷型倍半萜.【活性】抗炎 [RAW264.7 细胞, 脂多糖诱导的: NF-κB 抑制剂, IC_{50} = (0.70±0.02)μmol/L, 对照小白菊内酯, IC_{50} = (3.42±0.08)μmol/L; NO 生成抑制剂, IC_{50} = (1.96± 0.06)μmol/L, 小白菊内酯, IC_{50} = (2.41±0.06) μmol/L, 氨基胍, IC_{50} = (34.18±0.98)μmol/L; 肿瘤坏死因子-*α* 生成抑制剂, IC_{50} = (7.42±0.11)μmol/L, 小白菊内酯, IC_{50} = (2.68±0.11)μmol/L][612].【来源】林地蒿* *Artemisia sylvatica* (地上部分).【文献】612.

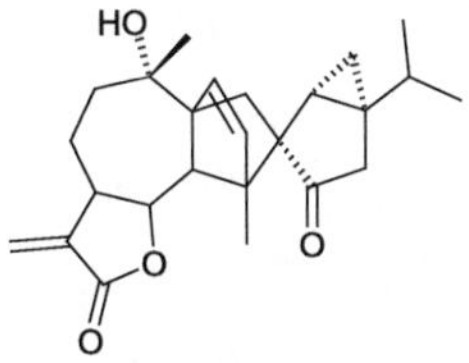

252 Carpesia lactone 天名精内酯

[82460-83-1] $C_{15}H_{20}O_3$ (248.32). bp 195℃(4mmHg).【类型】愈创木烷型倍半萜.【活性】对中枢神经系统有双向作用 (鼠, 先兴奋后抑制, 高剂量时引起阵发性惊厥和死亡, 抑制脑组织呼吸); 退热剂 (兔); 催眠 (与巴比妥有显著的协同作用); LD_{50} (鼠, ip) = 100mg/kg.【来源】天名精 *Carpesium abrotanoides*, 天名精果 *Carpesium abrotanoides*.【文献】1, 6, 171.

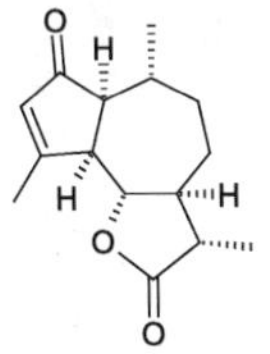

253 Curcumenol 莪术烯醇

[19431-84-6] $C_{15}H_{22}O_2$ (234.34). mp 118.5~119.5℃.【类型】愈创木烷型倍半萜.【活性】NO 生成抑制剂 [鼠腹膜巨噬细胞, 脂多糖诱导的, 100μmol/L, 抑制率 = (71.3±2.1)%, 对照 *L*-NMMA, 100μmol/L, 抑制率 = (79.2±0.9)%, *P*<0.01][666].【来源】平莪术 *Curcuma zedoaria* [Syn. *Curcuma aeruginosa*].【文献】6, 666.

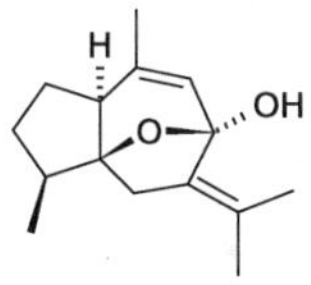

254 Cynaropicrin 菜蓟苦素

[35730-78-0] $C_{19}H_{22}O_6$ (346.38). 非晶体, $[\alpha]_D^{20}$ = +108.6°.【类型】愈创木烷型倍半萜.【活性】抗炎 (细胞因子网络调节器: 抑制脂多糖活化的 RAW264.7 细胞中 TNF*α* 的生成, IC_{50} = 8.2μmol/L, 含巯基化合物例如 *L*-半胱氨酸取消其抑制作用)[725]; 细胞毒 (HeLa, ED_{50} = 5μg/mL)[172].【来源】菜蓟 *Cynara scolymus*, 刺菜蓟 *Cynara cardunculus*, 安倍菊 *Amberboa muricata*, 木香 *Saussurea lappa* [Syn. *Aucklandia lappa*].【文献】172, 725.

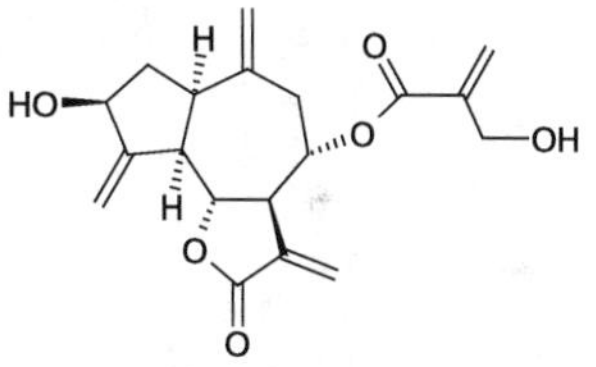

255 Dehydroleucodin 去氢鲁考定

Mesatlantin E [36150-07-9] $C_{15}H_{16}O_3$ (244.29). mp 131℃ (乙醚-石油醚), $[\alpha]_{589nm}^{22}$ = +77°; $[\alpha]_{578nm}^{22}$ = +81°; $[\alpha]_{546nm}^{22}$ = +92°; $[\alpha]_{430nm}^{22}$ = +155° (*c* = 2.5, 三氯甲烷).【类型】愈创木烷型倍半萜.【活性】抗溃疡 (大鼠和小鼠, 乙醇引起的胃/十二指肠黏膜损伤); 细胞毒 (KB ATCC CCL17, IC_{50} = 1.3μg/mL)[976].【来源】岩香菊 *Chrysanthemum lavandulifolium*, 伊夸 *Artemisia myriantha* (地上部分)[775], *Warionia saharae*.【文献】184, 775, 976.

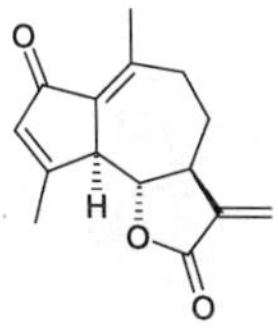

256 4-Epicurcumenol 4-表莪术烯醇*

$C_{15}H_{22}O_2$ (234.34). 无色油状物, $[\alpha]_D^{26} = +120.1°$ (c = 1.8, 三氯甲烷). 【类型】愈创木烷型倍半萜. 【活性】NO 生成抑制剂 [鼠腹膜巨噬细胞, 脂多糖诱导的, 100μmol/L, 抑制率 = (40.1±1.4)%, 对照 L-NMMA, 100μmol/L, 抑制率 = (79.2±0.9)%, $P<0.01$][666]. 【来源】平莪术 *Curcuma zedoaria* [Syn. *Curcuma aeruginosa*]. 【文献】666.

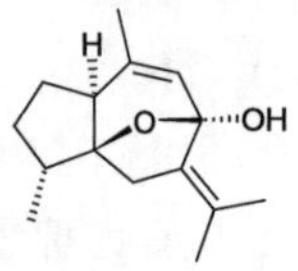

257 7α-11α-Epoxy-5β-hydroxy-9-guaiaen-8-one 7α-11α-环氧-5β-羟基-9-愈创木烯-8-酮*

$C_{15}H_{22}O_3$ (250.34). 【类型】愈创木烷型倍半萜. 【活性】NO 生成抑制剂 [鼠腹膜巨噬细胞, 脂多糖诱导的, 100μmol/L, 抑制率 = (32.0±2.0)%, 对照 L-NMMA, 100μmol/L, 抑制率 = (79.2±0.9)%, $P<0.01$][666]. 【来源】平莪术 *Curcuma zedoaria* [Syn. *Curcuma aeruginosa*]. 【文献】666.

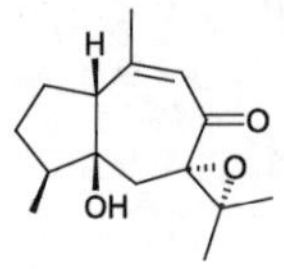

258 3α,4α-Epoxyrupicolin C 3α,4α-环氧如匹寇林 C*

8-Angeloyloxy-1α-hydroxy-3α,4α-epoxy-5α,7α*H*-10(14),11(13)-guaiadien-12,6α-olide $C_{20}H_{24}O_6$ (360.41). 白色无定形粉末, mp 88~89℃, $[\alpha]_D^{25} = -5.83°$ (c = 0.03, 甲醇). 【类型】愈创木烷型倍半萜. 【活性】抗炎 [RAW264.7 细胞, 脂多糖诱导的: NF-κB 抑制剂, IC_{50} = (0.89±0.02)μmol/L, 对照小白菊内酯, IC_{50} = (3.42±0.08)μmol/L; NO 生成抑制剂, IC_{50} = (2.34± 0.05) μmol/L, 小白菊内酯, IC_{50} = (2.41±0.06)μmol/L, 氨基胍, IC_{50} = (34.18±0.98)μmol/L; 肿瘤坏死因子-α 生成抑制剂, IC_{50} = (7.58±0.22)μmol/L, 小白菊内酯, IC_{50} = (2.68±0.11)μmol/L][612]. 【来源】林地蒿* *Artemisia sylvatica* (地上部分). 【文献】612.

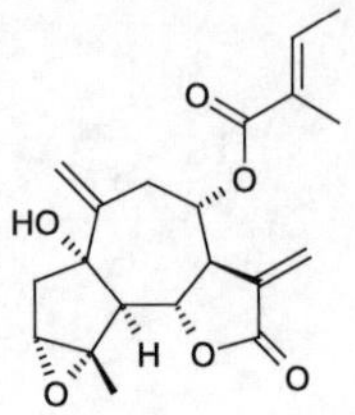

259 3α,4α-Epoxyrupicolin D 3α,4α-环氧如匹寇林 D*

8α-Methybutyryloxy-1α-hydroxy-3α,4α-epoxy-5α,7α*H*-10(14),11(13)-guaiadien-12,6α-olide $C_{20}H_{26}O_6$ (362.43). 白色针状结晶, mp 118~119℃, $[\alpha]_D^{25} = -10.22°$ (c = 0.01, 甲醇). 【类型】愈创木烷型倍半萜. 【活性】抗炎 [RAW264.7 细胞, 脂多糖诱导的: NF-κB 抑制剂, IC_{50} = (2.73±0.01)μmol/L, 对照小白菊内酯, IC_{50} = (3.42±0.08)μmol/L; NO 生成抑制剂, IC_{50} = (6.16±0.12)μmol/L, 小白菊内酯, IC_{50} = (2.41±0.06)μmol/L, 氨基胍, IC_{50} = (34.18±0.98)μmol/L; 肿瘤坏死因子-α 生成抑制剂, IC_{50} = (9.86±0.31)μmol/L, 小白菊内酯, IC_{50} = (2.68±0.11)μmol/L][612]. 【来源】林地蒿* *Artemisia sylvatica* (地上部分). 【文献】612.

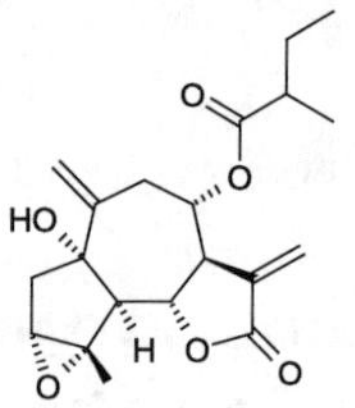

260 3α,4α-Epoxyrupicolin E 3α,4α-环氧如匹寇林 E*

8α-Sovaleryloxy-1α-hydroxy-3α,4α-epoxy-5α,7α*H*-10(14),11(13)-guaiadien-12,6α-olide $C_{20}H_{26}O_6$ (362.43). 白色针状结晶, mp 117~118℃, $[\alpha]_D^{25} = -21.55°$ (c = 0.01, 甲醇). 【类型】愈创木烷型倍半萜. 【活性】抗炎 [RAW264.7 细胞, 脂多糖诱导的: NF-κB 抑制剂, IC_{50} = (2.68±0.06)μmol/L, 对照小白菊内酯, IC_{50} = (3.42±0.08)μmol/L; NO 生成抑制剂, IC_{50} = (5.52± 0.15) μmol/L, 小白菊内酯, IC_{50} = (2.41±0.06)μmol/L, 氨基胍, IC_{50} = (34.18±0.98)μmol/L; 肿瘤坏死因子-α 生成抑制剂, IC_{50} = (8.86±0.70)μmol/L, 小白菊内酯, IC_{50} = (2.68±0.11)μmol/L][612]. 【来源】林地蒿* *Artemisia sylvatica* (地上部分). 【文献】612.

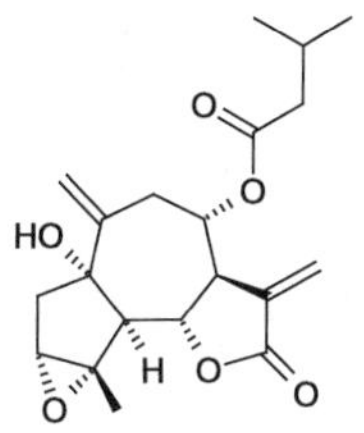

261 Hydroxyachillin 羟基蓍素*

$C_{14}H_{16}O_4$ (248.28). 【类型】愈创木烷型倍半萜.【活性】NO 生成抑制剂 (脂多糖诱导的, 浓度依赖方式, IC_{50} = 2.8μmol/L 或 21.2μmol/L)[851]; PGE_2 生成抑制剂 (脂多糖诱导的, 浓度依赖方式, IC_{50} = 10.8μmol/L 或 28.6μmol/L)[851].【来源】小叶菊蒿 *Tanacetum microphyllum* (地上部分).【文献】851.

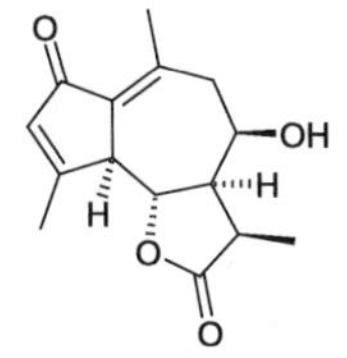

262 Indicanone 了哥王根酮*

$C_{15}H_{20}O_2$ (232.33). 无色油状物, $[\alpha]_D^{25}$ = +14.3°, (*c* = 0.11, 甲醇).【类型】愈创木烷型倍半萜.【活性】NO 生成抑制剂 (鼠, 由脂多糖和重组鼠 IFN-*γ* 活化的类巨噬细胞株, IC_{50} = 9.3μmol/L, 对照槲皮素, IC_{50} = 24.8μmol/L)[443]; 抑制诱导型氮氧化物合酶 iNOS 的基因表达 (脂多糖/IFN-*γ* 处理以提高 iNOS 的 mRNA 表达水平, 鸟嘌呤类型的倍半萜 Indicanone 抑制此提高)[443]; 细胞毒实验无活性 (MTT 试验, 3~30μmol/L 无活性)[443]; 抗炎 (可能对处理各种炎症有用)[443].【来源】了哥王根 *Wikstroemia indica*.【文献】443.

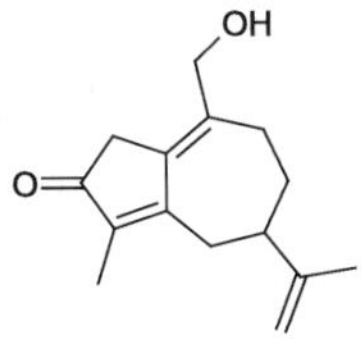

263 Isocurcumenol 异莪术烯醇

[24063-71-6] $C_{15}H_{22}O_2$ (234.34). mp 139~141℃.【类型】愈创木烷型倍半萜.【活性】NO 生成抑制剂 [鼠腹膜巨噬细胞, 脂多糖诱导的, 100μmol/L, 抑制率 = (65.8±2.8)%, 对照 *L*-NMMA, 100μmol/L, 抑制率 = (79.2±0.9)%, *P*<0.01][666].【来源】平莪术 *Curcuma zedoaria* [Syn. *Curcuma aeruginosa*].【文献】6, 666.

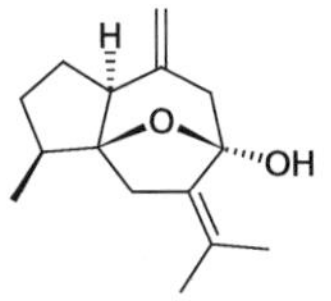

264 Moxartenolide 艾叶内酯*

[182267-25-0] $C_{20}H_{22}O_5$ (342.40). 白色粉末, $[\alpha]_D^{28}$ = +119.9° (*c* = 1.1, 三氯甲烷).【类型】愈创木烷型倍半萜.【活性】血管扩张剂 (大鼠胸部主动脉 *in vitro*, 氯化钾, 去甲肾上腺素和 5-HT 引起的收缩, 30μmol/L, 抑制率分别为 24.2%, 27.5%和 19.1%, 100μmol/L, 抑制率分别为 77.1%, 84.1%和 61.4%); 抗炎 [RAW264.7 细胞, 脂多糖诱导的: NF-κB 抑制剂, IC_{50} = (1.20±0.05)μmol/L, 对照小白菊内酯, IC_{50} = (3.42±0.08)μmol/L; NO 生成抑制剂, IC_{50} = (4.82±0.16)μmol/L, 小白菊内酯, IC_{50} = (2.41±0.06)μmol/L, 氨基胍, IC_{50} = (34.18±0.98)μmol/L; 肿瘤坏死因子-*α* 生成抑制剂, IC_{50} = (8.26±0.26)μmol/L, 小白菊内酯, IC_{50} = (2.68±0.11)μmol/L][612].【来源】艾叶 *Artemisia argyi*, 林地蒿* *Artemisia sylvatica* (地上部分).【文献】209, 612.

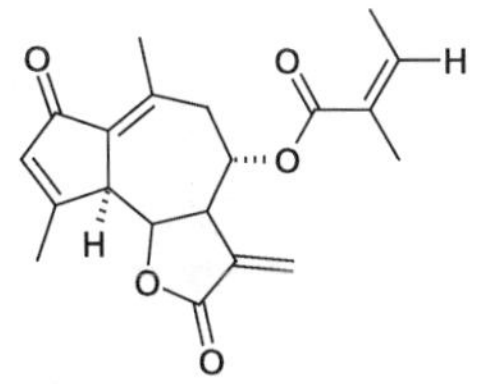

265 Neocurcumenol 新莪术烯醇*

$C_{15}H_{22}O_2$ (234.34). 无色油状物, $[\alpha]_D^{25}$ = +15.3° (*c* = 2.00, 三氯甲烷).【类型】愈创木烷型倍半萜.【活性】NO 生成抑制剂 [鼠腹膜巨噬细胞, 脂多糖诱导的, 100μmol/L, 抑制率 = (45.4±2.2)%, 对照 *L*-NMMA, 100μmol/L, 抑制率 = (79.2±0.9)%, *P*<0.01][666].【来源】平莪术 *Curcuma zedoaria* [Syn. *Curcuma aeruginosa*].【文献】666.

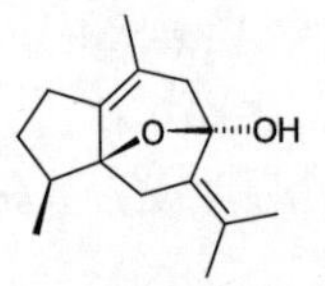

266　Nortrilobolide 去甲木防己内酯

[136051-63-3] $C_{26}H_{36}O_{10}$ (508.57). $[\alpha]_D^{25} = -49°$ (c = 0.05, 三氯甲烷).【类型】愈创木烷型倍半萜.【活性】组胺分泌促进剂. 【来源】毒胡萝卜 *Thapsia garganica*. 【文献】469.

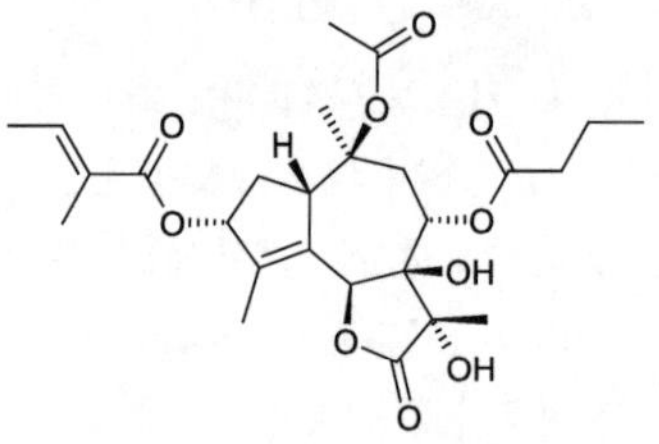

267　Procurcumenol 原莪术烯醇

[21698-40-8] $C_{15}H_{22}O_2$ (234.34). 【类型】愈创木烷型倍半萜. 【活性】NO 生成抑制剂 [鼠腹膜巨噬细胞, 脂多糖诱导的, 100μmol/L, 抑制率 = (67.8±4.4)%, 对照 *L*-NMMA, 100μmol/L, 抑制率 = (79.2±0.9)%, P< 0.01][666]; TNF-α 生成抑制剂 (脂多糖活化的巨噬细胞, 平均 IC_{50} = 310.5μmol/L)[725]. 【来源】平莪术 *Curcuma zedoaria* [Syn. *Curcuma aeruginosa*]. 【文献】6, 666, 725.

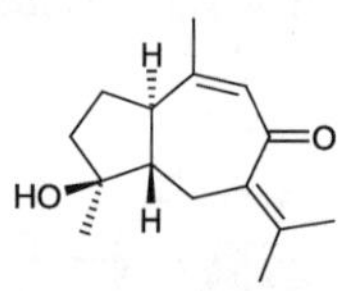

268　Saussureamine A 风毛菊碱 A

[148245-82-3] $C_{20}H_{29}NO_4$ (347.46). 无色棱柱状晶体, mp 135~139℃, $[\alpha]_D^{24}$ = +36.7° (甲醇). 【类型】愈创木烷型倍半萜. 【活性】抗溃疡 (盐酸/乙醇引起的胃溃疡, 大鼠, 100mg/kg, 抑制率 = 59.8%, 小鼠, 200mg/kg, 抑制率 = 57%). 【来源】木香 *Saussurea lappa* [Syn. *Aucklandia lappa*]. 【文献】208.

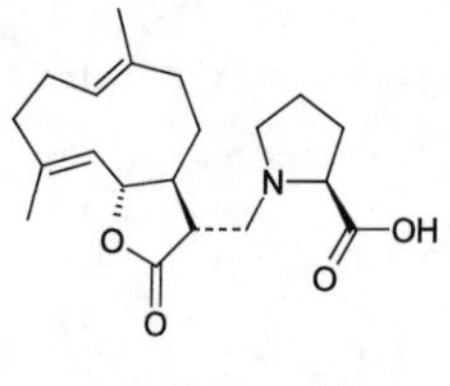

269　Saussureamine B 风毛菊碱 B

[126209-82-3] $C_{20}H_{27}NO_4$ (345.44). 白色粉末, $[\alpha]_D$ = −25.9° (甲醇). 【类型】愈创木烷型倍半萜. 【活性】抗溃疡 (大鼠, 盐酸/乙醇引起的胃溃疡, 50mg/kg, 抑制率 = 87.2%). 【来源】木香 *Saussurea lappa* [Syn. *Aucklandia lappa*]. 【文献】208.

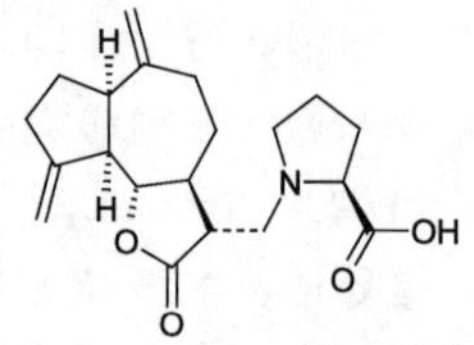

270　Saussureamine C 风毛菊碱 C

[148245-83-4] $C_{19}H_{26}N_2O_5$ (362.43). 白色粉末, $[\alpha]_D$ = −17.2° (甲醇). 【类型】愈创木烷型倍半萜. 【活性】抗溃疡 (大鼠, 盐酸/乙醇引起的胃溃疡, 100mg/kg, 抑制率 = 68.1%).【来源】木香 *Saussurea lappa* [Syn. *Aucklandia lappa*]. 【文献】208.

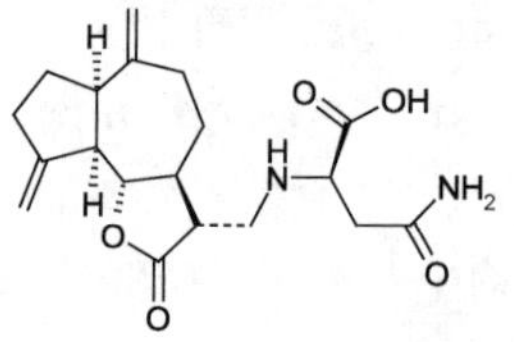

271　Thapsigargin 毒胡萝卜内酯素

$C_{34}H_{50}O_{12}$ (650.77). 【类型】愈创木烷型倍半萜.【活性】活化嗜碱粒细胞; 活化肥大细胞; 活化中性粒细胞 (炎症发作期). 【来源】毒胡萝卜 *Thapsia garganica*. 【文献】170.

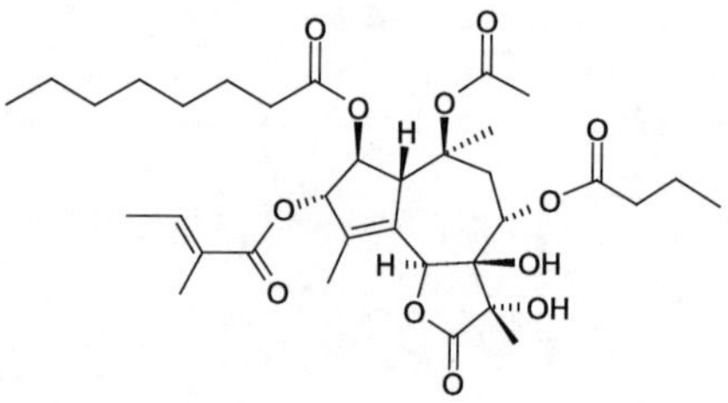

伪愈创木烷型倍半萜

272　Aromaticin 芳香堆心菊素

[5945-42-6] $C_{15}H_{18}O_3$ (246.31). 无色斜方形晶体 (三氯甲烷−苯), mp 223~225℃, $[\alpha]_D^{25}$ = 21.2° (c = 0.25, 三

氯甲烷). 【类型】伪愈创木烷型倍半萜. 【活性】抗炎 (大鼠和小鼠, 角叉莱胶引起的足肿胀模型); 细胞毒 (KB, ED_{50} = 2.0μg/mL). 【来源】苦味堆心菊 *Helenium amarum*, 芳香堆心菊 *Helenium aromaticum*. 【文献】170, 172.

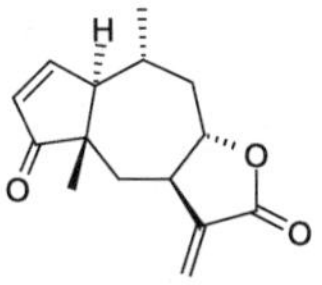

273 Coronopilin 冠裸穗豚草素

[2571-81-5] $C_{15}H_{20}O_4$ (264.32). 【类型】伪愈创木烷型倍半萜. 【活性】刺激剂 (引起接触性皮炎); 昆虫拒食剂. 【来源】冠裸穗豚草 *Ambrosia psilostachya* var. *coronopifolia*, 美国海墨菊 *Hymenoclea salsola*, 银胶菊 *Parthenium hysterophorus* (花), 依瓦菊属 *Iva* sp. 【文献】170, 748.

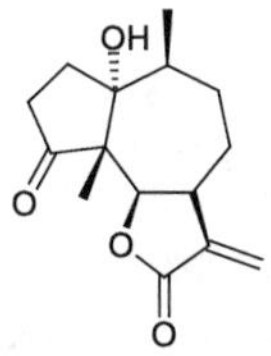

274 Ergolide 麦角内酯

[54999-07-4] $C_{17}H_{22}O_5$ (306.36). 白色针状晶体, mp 169~170℃, $[\alpha]_D$ = +133° (*c* = 1.26, 二氯甲烷). 【类型】伪愈创木烷型倍半萜. 【活性】抗炎 (核转录因子-κB 途径)[724]; 抗炎 (NO 生成抑制剂)[724]. 【来源】水朝阳 *Inula helianthus-aquatica*. 【文献】64, 724.

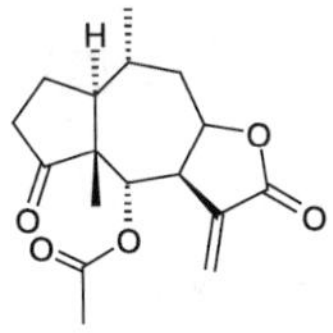

275 Helenalin 堆心菊素

[6754-13-8] $C_{15}H_{18}O_4$ (262.31). 晶体 (乙醇或苯), mp 225~228℃, $[\alpha]_D^{25}$ = −102.8° (三氯甲烷). 【类型】伪愈创木烷型倍半萜. 【活性】抗肿瘤 (鼠, P_{388}, *in vivo*); 抗炎 (大鼠, 角叉莱胶引起的足肿胀模型, 2.5mg/kg, 抑制率 = 72%, 大鼠实验关节炎, 2.5mg/kg, 抑制率 = 73%); 细胞毒 (HeLa *in vitro*, ED_{50} = 0.03μg/mL, 正常人双倍的纤维细胞 WI-38 *in vitro*, ED_{50} = 0.03μg/mL, 人咽喉表皮癌细胞 H.Ep.-2, ED_{50} = 0.08μg/mL, W-18Va-2 细胞, ED_{50} = 0.07μg/mL); 抗菌 (金黄色葡萄球菌, MIC = 100 μg/mg; 枯草杆菌, MIC = 100μg/mg); 驱肠虫剂; 灭螺剂; 毒素 (人、动物、鱼和昆虫); 抗炎 (核转录因子-κB 途径)[724]. 【来源】堆心菊 *Helenium autumnale*, 芳香堆心菊 *Helenium aromaticum*, 山地堆心菊* *Helenium autumnale* var. *montanum*, 细叶堆心菊 *Helenium tenuifolium*, 小头堆心菊 *Helenium microcephalum*. 【文献】4, 170, 273, 724.

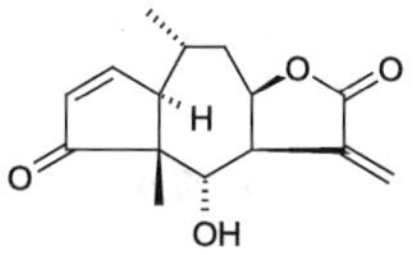

276 Parthenin 银胶菊素'

[508-59-8] $C_{15}H_{18}O_4$ (262.31). 【类型】伪愈创木烷型倍半萜. 【活性】抗真菌; 刺激剂 (引起接触性皮炎); 细胞毒; 抑制心脏 (犬); 昆虫拒食剂; 灭螺剂; 毒素 (牛、某些昆虫). 【来源】裸穗豚草 *Ambrosia psilostachya*, 内华依瓦菊 *Iva nevadensis*, 银胶菊 *Parthenium hysterophorus*. 【文献】170, 748.

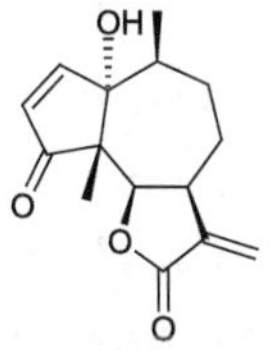

277 Tetraneurin A 四神经内酯素 A

$C_{17}H_{22}O_6$ (322.36). 【类型】伪愈创木烷型倍半萜. 【活性】刺激剂 (引起接触性皮炎); 昆虫拒食剂. 【来源】菊科多种植物 family Asteraceae spp. 【文献】170.

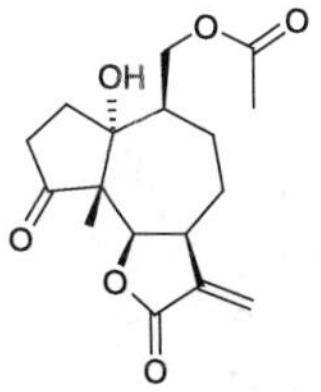

木防己苦烷型倍半萜

278 Dendronobiloside A 金钗石斛糖苷 A*

10,12-Dihydroxypicrotoxane 10,12-di-*O*-*β*-*D*-glucopyranoside $C_{27}H_{48}O_{12}$ (564.68). 白色无定形粉末, $[\alpha]_D^{20}$ = −62.9° (*c* = 0.6, 甲醇).【类型】木防己苦烷型倍半萜.【活性】免疫增强 [*in vitro*, 明显刺激小鼠 B 淋巴细胞增生, 1.0μmol/L, *P*<0.01, 对照黄芪皂苷 I, 1.0μmol/L, *P*<0.05][526].【来源】石斛 *Dendrobium nobile* (茎).【文献】526.

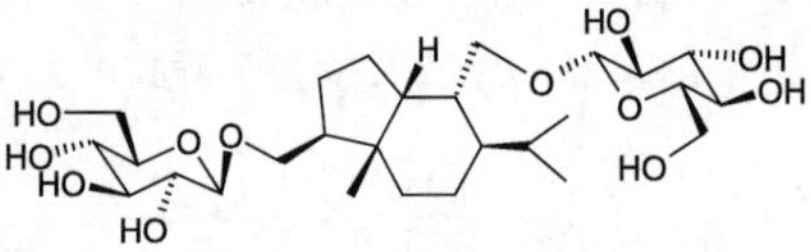

279 Dendronobiloside B 金钗石斛糖苷 B*

6*α*,10,12-Trihydroxypicrotoxane 10-*O*-*β*-*D*-glucopyranoside $C_{21}H_{38}O_8$ (418.53). 白色无定形粉末, $[\alpha]_D^{20}$ = −63.6° (*c* = 0.5, 甲醇).【类型】木防己苦烷型倍半萜.【活性】免疫抑制剂 (*in vitro*, 抑制小鼠 T 淋巴细胞增生, 0.1~10.0μmol/L, *P*<0.05)[526].【来源】石斛 *Dendrobium nobile* (茎).【文献】526.

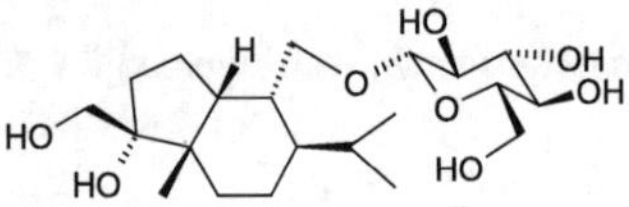

280 Picrotin 印防己素(印防己苦内酯)

[21416-53-5] $C_{15}H_{18}O_7$ (310.31). 非常苦和非常有毒的闪光不规则叶状晶体, mp 203℃, $[\alpha]_D^{16}$ = −29.3° (*c* = 4, 无水乙醇).【类型】木防己苦烷型倍半萜.【活性】中枢兴奋剂; 解毒剂 (巴比妥中毒); $GABA_A$ 受体拮抗剂; 用于治疗皮肤病.【来源】盾叶鬼臼 *Podophyllum peltatum*, 山荷叶 *Diphylleia grayi*, 叉子圆柏 *Juniperus sabina*, 印度防己 *Anamirta paniculata*, 印度木防己* *Cocculus indicus*.【文献】170, 172, 273.

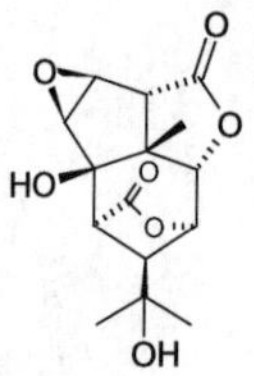

苍耳烷型倍半萜

281 Curcumadione 姜黄蒽二酮*

$C_{15}H_{22}O_2$ (234.34).【类型】苍耳烷型倍半萜.【活性】NO 生成抑制剂 [鼠腹膜巨噬细胞, 脂多糖诱导的, 100μmol/L, 抑制率 = (27.2±2.2)%, 对照 *L*-NMMA, 100μmol/L, 抑制率 = (79.2±0.9)%, *P*<0.01][666].【来源】平莪术 *Curcuma zedoaria* [Syn. *Curcuma aeruginosa*].【文献】666.

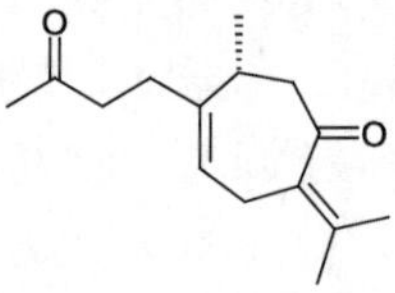

Silphinane 烷型倍半萜

282 Silphinene

$C_{15}H_{24}$ (204.36).【类型】Silphinane 烷型倍半萜.【活性】抗炎 [抗水肿, 对照肿块 = (7.8±0.3)mg, 100μg/cm² 和 modhephene 及 isocomene 的混合物, 肿块 = (4.9± 0.4)mg, *P*<0.05, 肿块缩小 37%, 消炎痛(茚甲新)肿块 = (3.4±0.3)mg, *P*<0.05, 肿块缩小 56%][872].【来源】高山火绒草 *Leontopodium alpinum* (根).【文献】872.

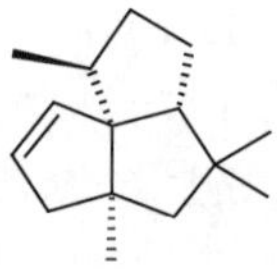

Silphiperfoliane 型倍半萜

283 [(1*R,3a*S*,6*R*)-1,3a,6-Trimethyl-1,3a,4,5,5a,6,7,8-octahydrocyclopenta[*c*]pentalen-2-yl]methyl acetate [(1*R**,3a*S*,6*R*)-1,3a,6-三甲基-1,3a,4,5,5a,6,7,8-八氢环戊烷[*c*]戊烯-2-基]甲基乙酸酯***

$C_{17}H_{26}O_2$ (262.40).【类型】Silphiperfoliane 型倍半萜.【活性】抗炎 [抗水肿, 对照肿块 = (7.8±0.3)mg, 100μg/cm², 肿块 = (4.3±0.4)mg, *P*<0.05, 肿块缩小 45%, 消炎痛(茚甲新)肿块 = (3.4±0.3)mg, *P*<0.05,

肿块缩小 56%][872].【来源】高山火绒草 *Leontopodium alpinum* (根). 【文献】872.

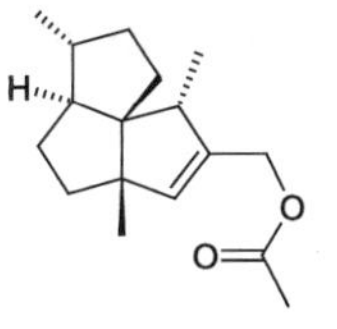

杂类倍半萜

284 Curcarabranol A

$C_{15}H_{24}O_3$ (252.36).【类型】杂类倍半萜.【活性】NO 生成抑制剂 [鼠腹膜巨噬细胞, 脂多糖诱导的, 100μmol/L, 抑制率 = (28.8±2.1)%, 对照 *L*-NMMA, 100μmol/L, 抑制率 =(79.2±0.9)%, *P*<0.01][666].【来源】平莪术 *Curcuma zedoaria* [Syn. *Curcuma aeruginosa*].【文献】666.

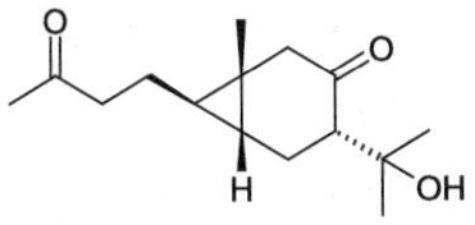

285 Curcarabranol B

$C_{15}H_{24}O_3$ (252.36).【类型】杂类倍半萜.【活性】NO 生成抑制剂 [鼠腹膜巨噬细胞, 脂多糖诱导的, 100μmol/L, 抑制率 = (35.1±1.0)%, 对照 *L*-NMMA, 100μmol/L, 抑制率 =(79.2±0.9)%, *P*<0.01][666].【来源】平莪术 *Curcuma zedoaria* [Syn. *Curcuma aeruginosa*].【文献】666.

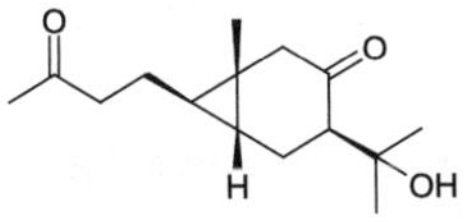

286 Onitin 金粉蕨素(2,2,5,7-四甲基-4-羟基-6-(2-羟乙基)茚满酮)

2,2,5,7-Tetramethyl-4-hydroxy-6-(2-hydroxyethyl)-indanone [53823-02-2] $C_{15}H_{20}O_3$ (248.32). 晶体(甲醇), mp 212~214℃.【类型】杂类倍半萜.【活性】回肠平滑肌松弛剂 (豚鼠, *in vitro*, 5-HT 或组胺引起的收缩); 5-羟色胺受体抑制剂 (D 受体和 M 受体).【来源】金粉蕨 *Onychium siliculosum*, 金毛狗 *Cibotium barometz* [Syn. *Polypodium barometz*], 姬蕨 *Hypolepis punctata* [Syn. *Polypodium punctatum*], 问荆 *Equisetum arvense*, 金粉蕨属 *Onychium auratum*, 碗蕨属 *Dicksonia gigantean*.【文献】171, 273, 484, 485, 486.

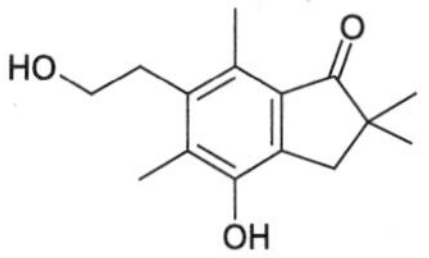

开环 Prezizaane 烷型倍半萜

287 Veranisatin A 八角尼萨亭 A

[153445-92-2] $C_{16}H_{20}O_8$ (342.35). 无色棱柱状晶体 (乙酸乙酯), mp 181~182℃, $[\alpha]_D^{22}$ = −14.8℃ (*c* = 1.0, 甲醇).【类型】开环 Prezizaane 烷型倍半萜.【活性】退热剂 (鼠, orl, 1mg/kg, 体温降低 4.2℃); 止痛 (鼠, orl, 0.1mg/kg, 抑制 AcOH 和压尾引起的痛疼); 镇静 (鼠, orl, 0.1mg/kg, 减少甲基苯异丙胺诱导的活动能力); LD_{100} (orl) = 3mg/kg.【来源】八角茴香 *Illicium verum*.【文献】198, 213.

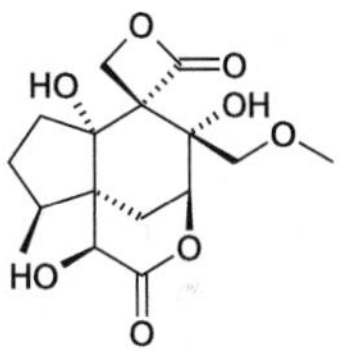

288 Veranisatin B 八角尼萨亭 B

[153445-93-3] $C_{16}H_{20}O_9$ (356.33). 无色棱柱状晶体 (乙酸乙酯), mp 212~213℃, $[\alpha]_D$ 22 = −15° (*c* = 1.0, 甲醇).【类型】开环 Prezizaane 烷型倍半萜.【活性】退热剂 (鼠, orl, 1mg/kg 体温降低 4.2℃); LD_{100} (orl) = 3mg/kg.【来源】八角茴香 *Illicium verum*.【文献】198, 213.

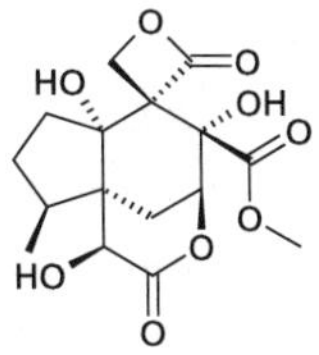

香树烷型倍半萜

289 Dendroside A 石斛苷 A

10*β*,12,14-Trihydroxyalloaromadendrane 14-*O*-*β*-*D*-

glucopyranoside $C_{21}H_{36}O_8$ (416.52). 白色无定形粉末; mp 145~147℃, $[\alpha]_D^{14} = -48.6°$ (*c* 0.1, 甲醇). 【类型】香树烷型倍半萜. 【活性】免疫增强 (明显刺激小鼠 T 淋巴细胞增生, 0.1μmol/L, *P*<0.01, 对照黄芪皂苷 Ⅰ, 10μmol/L, *P*<0.05; 明显刺激小鼠 B 淋巴细胞增生, 10μmol/L, *P*<0.01, 黄芪皂苷Ⅰ, 1.0μmol/L, *P*< 0.05)[526]. 【来源】石斛 *Dendrobium nobile* (茎). 【文献】526.

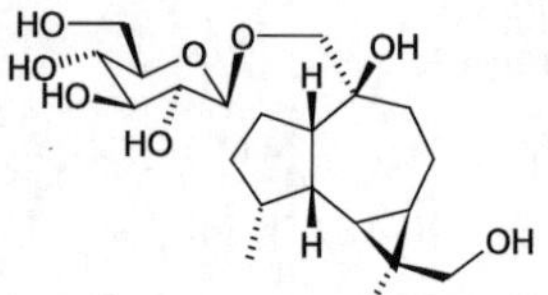

雅槛蓝烷型倍半萜

290　10α-H-Furanoligularenone　10α-H-呋喃橐吾烯酮

Furanoligularenone [16148-24-6] $C_{15}H_{18}O_2$ (230.31). mp 95℃. 【类型】雅槛蓝烷型倍半萜. 【活性】抗炎 (NO 生成抑制剂)[724]; 抗炎 (RAW264.7, 脂多糖刺激的炎症, 抑制前列腺素 E_2 的产生, IC_{50} = 1.93 μmol/L; 抑制 COX-2 的表达)[724]. 【来源】葫芦七 *Ligularia fischeri*, 葫芦七变种* *Ligularia fischeri* var. *spiciformis*. 【文献】6, 724.

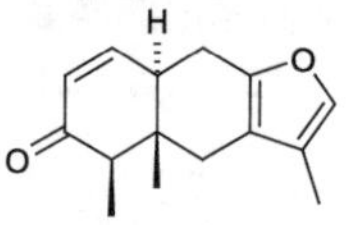

291　6-Isopropenyl-4,4a-dimethyl-1,2,3,4,4a,5,6,7-octahydro-naphthalen-1-ol 6-异戊烯基-4,4a-二甲基-1,2,3,4,4a,5,6,7-八氢-萘-1-醇*

$C_{15}H_{24}O$ (220.36). 【类型】雅槛蓝烷型倍半萜. 【活性】NO 生成抑制剂 (*in vitro*, 脂多糖活化的小鼠腹膜巨噬细胞, IC_{50} = 48μmol/L; 对照 *L*-NMMA, IC_{50} = 28μmol/L)[787]; *β*-己糖胺酶释放抑制剂 (RBL-2H3 细胞, 100μmol/L, 抑制率 = −8.0%; 对照姜黄素, 抑制率 = 62.6%)[787]. 【来源】益智仁 *Alpinia oxyphylla* (果实: 产率 = 0.0020%干重). 【文献】787.

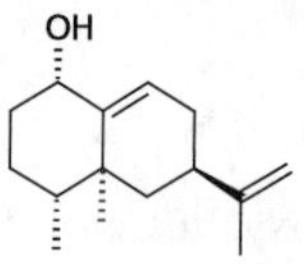

292　Nootkatone 努特卡扁柏酮

1(10),11-Eremophiladien-2-one; 4,4*α*,5,6,7,8-Hexahydro-4, 4*α*-dimethyl-6-(1-methylethenyl)-2(3*H*)-naphthalene [4674-50-4] $C_{15}H_{22}O$ (218.34). 晶体 (石油醚), mp 36~37℃, $[\alpha]_D$ = +195.5° (*c* = 1.5, 三氯甲烷). 【类型】雅槛蓝烷型倍半萜. 【活性】Na^+,K^+-ATP 酶抑制剂 (3μg/mL, 降低 Na^+,K^+-腺苷三磷酸酶活性 5%, 30μg/mL, 降低 Na^+,K^+-腺苷三磷酸酶活性 35%); 前列腺素合成酶抑制剂 (0.5μmol/L, 降低前列腺素合成酶活性 5%); 血管扩张剂; 抗溃疡 (大鼠, orl 1.5ml 0.15mol/L HCl 的 60%乙醇溶液导致的胃溃疡, 1h 前先服本品 20ml/kg, 抑制率 = 69.8%; 50ml/kg, 抑制率 = 82.8%, *P*<0.01); NO 生成抑制剂 (*in vitro*, 脂多糖活化的小鼠腹膜巨噬细胞, IC_{50} = 34μmol/L; 对照 *L*-NMMA, IC_{50} = 28μmol/L)[787]; *β*-己糖胺酶释放抑制剂 (RBL-2H3 细胞, 100μmol/L, 抑制率 = 25.8%; 对照姜黄素, 抑制率 = 62.6%)[787]; 12(*S*)-脂加氧酶抑制实验无活性 (人血小板, 12(*S*)-HETE 生成抑制实验无活性, 100μg/mL)[870]; 香料; 食品添加剂. 【来源】柴胡 *Bupleurum chinense*, 柴首 *Bupleurum chaishoui*, 川木香 *Vladimiria souliei* [Syn. *Jurinea souliei*], 刺桧 *Juniperus oxycedrus*, 红柴胡 *Bupleurum scorzonerifolium*, 黄扁柏 *Chamaecyparis nootkatensis*, 黄花蒿(青蒿) *Artemisia annua*, 欧洲刺柏 *Juniperus communis*, 葡萄柚 *Citrus paradisi*, 石斛 *Dendrobium nobile*, 五味子 *Schisandra chinensis*, 野菊 *Chrysanthemum indicum*, 异叶败酱 *Patrinia heterophylla*, 益智仁 *Alpinia oxyphylla* (果实: 产率 = 0.17%干重)[787], 窄竹叶柴胡 *Bupleurum marginatum* var. *stenophyllum*. 【文献】2, 171, 259, 273, 466, 467, 468, 787, 870, 1022.

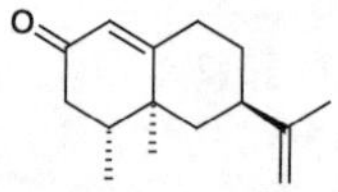

293　Oxyphyllol C 益智仁醇 C*

$C_{15}H_{26}O_2$ (238.37). 无色油状物, $[\alpha]_D^{29}$ = +6.5° (*c* = 1.60, 三氯甲烷). 【类型】雅槛蓝烷型倍半萜. 【活性】*β*-己糖胺酶释放抑制剂 (RBL-2H3 细胞, 100μmol/L, 抑制率 = 8.2%; 对照姜黄素, 抑制率 = 62.6%)[787]. 【来源】益智仁 *Alpinia oxyphylla* (果实: 产率 = 0.027%干重). 【文献】787.

Carabrane 烷型倍半萜

294 Curcumenolactone A 莪术烯醇内酯 A*

$C_{15}H_{20}O_3$ (248.32). 【类型】Carabrane 烷型倍半萜. 【活性】NO 生成抑制剂 [鼠腹膜巨噬细胞, 脂多糖诱导的, 100μmol/L, 抑制率 = (40.2±3.2)%, 对照 *L*-NMMA, 100μmol/L, 抑制率 = (79.2±0.9)%, $P<0.01$][666]. 【来源】平莪术 *Curcuma zedoaria* [Syn. *Curcuma aeruginosa*]. 【文献】666.

295 Curcumenolactone B 莪术烯醇内酯 B*

$C_{15}H_{20}O_3$ (248.32). 【类型】Carabrane 烷型倍半萜. 【活性】NO 生成抑制剂 [鼠腹膜巨噬细胞, 脂多糖诱导的, 100μmol/L, 抑制率 = (30.6±4.7)%, 对照 *L*-NMMA, 100μmol/L, 抑制率 = (79.2±0.9)%, $P<0.01$][666]. 【来源】平莪术 *Curcuma zedoaria* [Syn. *Curcuma aeruginosa*]. 【文献】666.

296 Curcumenone 莪术烯酮*

$C_{15}H_{22}O_2$ (234.34). 【类型】Carabrane 烷型倍半萜. 【活性】NO 生成抑制剂 [鼠腹膜巨噬细胞, 脂多糖诱导的, 100μmol/L, 抑制率 = (54.8±1.4)%, 对照 *L*-NMMA, 100μmol/L, 抑制率 = (79.2±0.9)%, $P<0.01$][666]. 【来源】平莪术 *Curcuma zedoaria* [Syn. *Curcuma aeruginosa*]. 【文献】666.

异柯母烷型倍半萜

297 Isocomene 异柯母烷*

$C_{15}H_{24}$ (204.36). 【类型】异柯母烷型倍半萜. 【活性】抗炎 [抗水肿, 对照肿块 = (7.8±0.3)mg, 100μg/cm^2 Isocomene、silphinene 及 modhephene 的三元混合物, 肿块 = (4.9±0.4)mg, $P<0.05$, 肿块缩小 37%, 消炎痛(茚甲新)肿块 = (3.4±0.3)mg, $P<0.05$, 肿块缩小 56%][872]. 【来源】高山火绒草 *Leontopodium alpinum* (根). 【文献】872.

Modhephane 烷型倍半萜

298 Modhephene

$C_{15}H_{24}$ (204.36). 【类型】Modhephane 烷型倍半萜. 【活性】抗炎 [抗水肿, 对照肿块 = (7.8±0.3)mg, 100μg/cm^2 和 silphinene 及 isocomene 的混合物, 肿块 = (4.9±0.4)mg, $P<0.05$, 肿块缩小 37%, 消炎痛(茚甲新)肿块 = (3.4±0.3)mg, $P<0.05$, 肿块缩小 56%][872]. 【来源】高山火绒草 *Leontopodium alpinum* (根). 【文献】872.

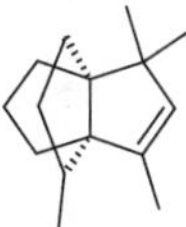

单端孢菌烷型倍半萜

299 T2 Toxin T2 毒素

$C_{24}H_{34}O_9$ (466.54). 【类型】单端孢菌烷型倍半萜. 【活性】刺激剂 (对皮肤); 剧毒剂. 【来源】镰孢霉属 *Fusarium tricinctum*. 【文献】170.

2.3 二 萜

半日花烷型二萜

300 Coronarin D 姜花素 D

[119188-37-3] $C_{20}H_{30}O_3$ (318.46). 无色固体, $[\alpha]_D = +10°$ (*c* = 0.83, 三氯甲烷). 【类型】半日花烷型二萜. 【活性】细胞毒 (V-79, IC_{50} = 17.0μg/mL); *β*-已糖胺酶抑制剂 [RBL-2H3 大鼠嗜碱粒细胞系, 100μmol/L, 抑制率 = (93.5±0.4)%, *P*<0.01][685]. 【来源】土羌活 *Hedychium coronarium*. 【文献】190, 241, 685.

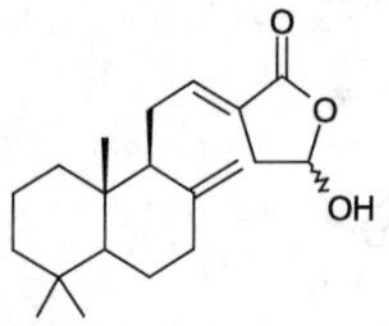

301 Dehydroandrographolide 脱水穿心莲内酯

$C_{20}H_{28}O_4$ (332.44). 无色针状晶体 (在 30%和50%的乙醇中反复重结晶), mp 204℃. 【类型】半日花烷型二萜. 【活性】抗炎; 退热剂; 用于治疗呼吸道和肠道传染病. 【来源】穿心莲 *Andrographis paniculata* [Syn. *Justicia paniculata*] (干燥地上部分: 含量 = 1.19%[1025]) 【文献】172, 1025.

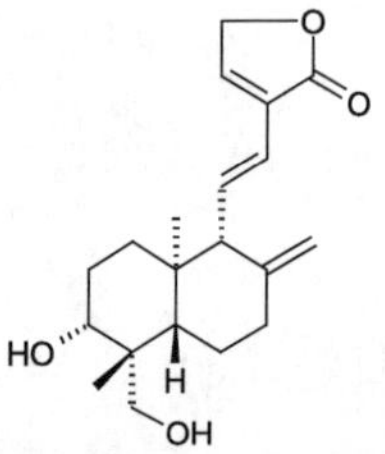

302 Deoxyandrographolide 去氧穿心莲内酯(穿心莲甲素)

$C_{20}H_{30}O_4$ (334.46). 【类型】半日花烷型二萜. 【活性】抗菌; 抗螺旋体; 抗炎 (大鼠, 巴豆油引起的耳肿); 减少伊文思兰自毛细血管壁的渗出 (二甲苯或醋酸引起的); 刺激肾上腺皮质的功能; LD_{50} (小鼠, orl) > 20mg/kg. 【来源】穿心莲 *Andrographis paniculata* [Syn. *Justicia paniculata*]. 【文献】2, 170, 273, 1022.

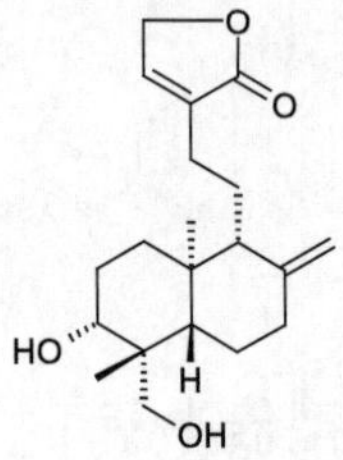

303 Hedychilactone A 土羌活内酯 A*

$C_{20}H_{30}O_3$ (318.46). 【类型】半日花烷型二萜. 【活性】*β*-已糖胺酶抑制剂 [RBL-2H3 大鼠嗜碱粒细胞系, 100μmol/L, 抑制率 = (39.1±2.7)%, *P*<0.01][685]. 【来源】土羌活 *Hedychium coronarium* (根茎). 【文献】685.

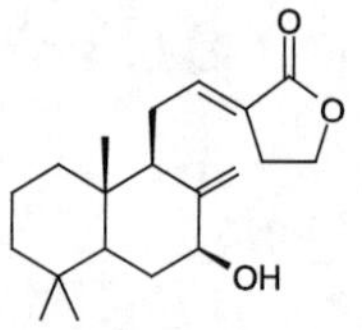

304 (*E*)-Labda-8(17),12-diene-15,16-dial (*E*)-半日花-8(17),12-二烯-15,16-二醛*

$C_{20}H_{30}O_2$ (302.46). 【类型】半日花烷型二萜. 【活性】NO 生成抑制剂 (*in vitro*, 脂多糖活化的小鼠腹膜巨噬细胞, IC_{50} = 22μmol/L; 对照 *L*-NMMA, IC_{50} = 28 μmol/L)[787]; *β*-已糖胺酶释放抑制剂 (RBL-2H3 细胞, 100μmol/L, 抑制率 = 42.0%; 对照姜黄素, 抑制率 = 62.6%)[787]. 【来源】益智仁 *Alpinia oxyphylla* (果实: 产率 = 0.0011%干重). 【文献】787.

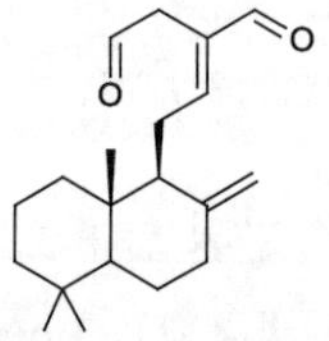

305 Neoandrographolide 新穿心莲内酯

[27215-14-1] $C_{26}H_{40}O_8$ (480.60). mp 168~169℃. 【类型】半日花烷型二萜. 【活性】抗菌和退热剂 (肺炎链球菌或溶血性乙型链球菌所感染的兔); 低毒 (鼠, orl, 最大耐量 > 1.5g/kg). 【来源】穿心莲 *Andrographis paniculata* [Syn. *Justicia paniculata*] (干燥地上部分: 平均含量 = 0.717%[1025]). 【文献】2, 170, 1025.

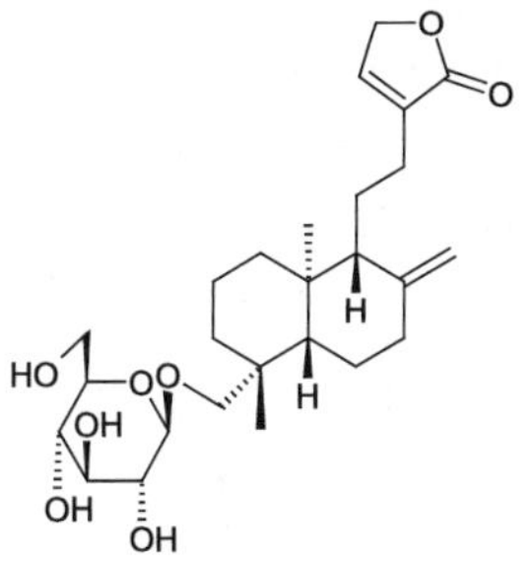

306 Pinusolide 红松内酯

[31685-80-0] $C_{21}H_{30}O_4$ (346.47). 无色油状物, $[\alpha]_D^{25}$ = +47° (c = 3.0, 三氯甲烷), $[\alpha]_D^{23}$ = +58.5° (c = 0.1, 三氯甲烷); 细针晶 (石油醚), mp 83~84℃, $[\alpha]_D^{23}$ = +24° (甲醇). 【类型】半日花烷型二萜. 【活性】PAF 拮抗剂 (*in vivo*, *in vitro*, IC_{50} = 0.25μmol/L, 保护小鼠免受 PAF 诱导致死, ED_{50} (iv) = 1.1mg/kg, ED_{50} (orl) = 69 mg/kg); 抗炎 (小鼠, 巴豆油引起的耳肿, 2mg/耳); 抗疟疾 (*in vitro*, 恶性疟原虫 3D7, IC_{50} = (18.5±1.6)μg/mL = (53.4±4.6)μmol/L)[502]. 【来源】柏子仁 *Biota orientalis* [Syn. *Thuja orientalis*; *Platycladus orientalis*], 侧柏叶 *Thuja orientalis* [Syn. *Platycladus orientalis*; *Biota orientalis*], 红松 *Pinus koraiensis*, 台湾果松 *Pinus armandii* var. *mastersiana*, 西伯利亚红松 *Pinus sibirica*. 【文献】273, 502, 534, 535, 536.

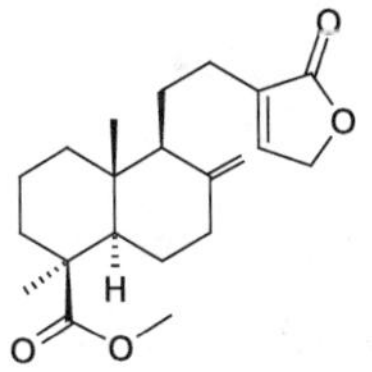

307 Premarrubiin 原夏至草苦素

[72059-02-2] $C_{20}H_{28}O_4$ (332.44). 【类型】半日花烷型二萜. 【活性】收敛剂; 镇咳 (祛痰). 【来源】欧夏至草 *Marrubium vulgare*. 【文献】170, 949.

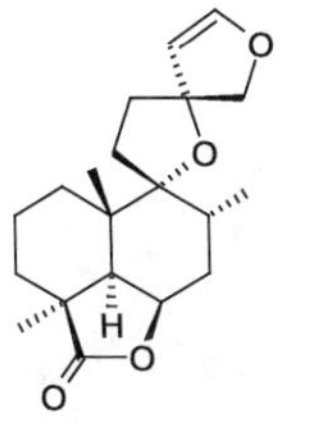

克罗烷型二萜

308 Ballodiolic acid

$C_{20}H_{34}O_4$ (338.49). 无色油状物, $[\alpha]_D^{23}$ = −19.7° (c = 0.172, 三氯甲烷). 【类型】克罗烷型二萜. 【活性】脂加氧酶抑制剂 [*in vitro*, IC_{50} = (38.3±1.3)μmol/L][699]. 【来源】巴洛草属 *Ballota limbata*. 【文献】699.

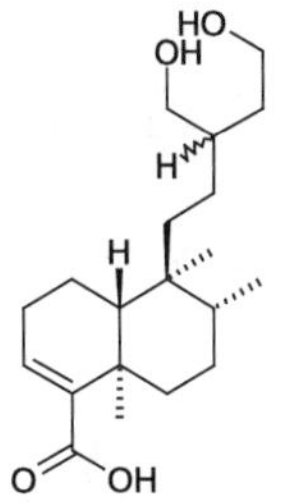

309 Ballotenic acid

$C_{20}H_{30}O_4$ (334.46). 无色油状物, $[\alpha]_D^{23}$ = −0.50° (c = 0.104, 三氯甲烷). 【类型】克罗烷型二萜. 【活性】脂加氧酶抑制剂 [*in vitro*, IC_{50} = (99.6±2.0)μmol/L][699]. 【来源】巴洛草属 *Ballota limbata*. 【文献】699.

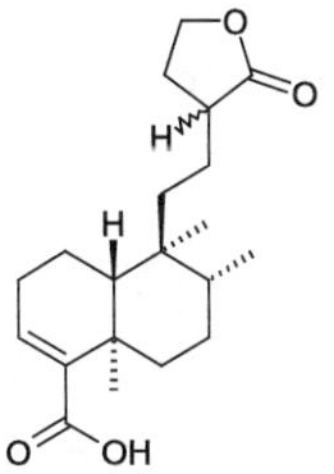

310 Casearinol A 脚骨脆醇 A

$C_{29}H_{42}O_8$ (518.65). 【类型】克罗烷型二萜. 【活性】抗炎 [细胞因子网络调节器: 降低人单核细胞 THP-1 中细胞间黏附分子-1(ICAM-1)和血管细胞黏附分子-1(VCAM-1)的表达][725]. 【来源】脚骨脆属 *Casearia guianensis*. 【文献】725.

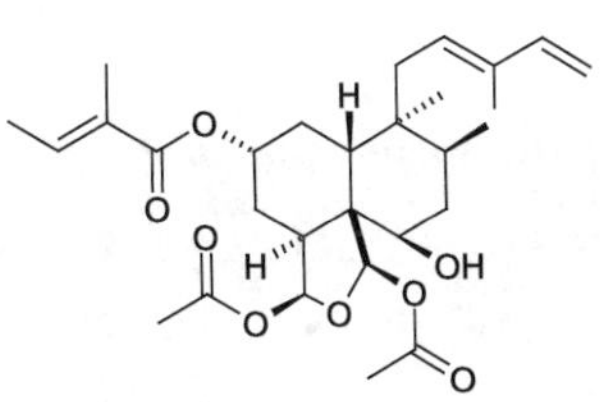

311　Casearinol B 脚骨脆醇 B

$C_{29}H_{44}O_8$ (520.67). 【类型】克罗烷型二萜. 【活性】抗炎 [细胞因子网络调节器: 降低人单核细胞 THP-1 中细胞间黏附分子-1(ICAM-1)和血管细胞黏附分子-1(VCAM-1)的表达][725]. 【来源】脚骨脆属 *Casearia guianensis*. 【文献】725.

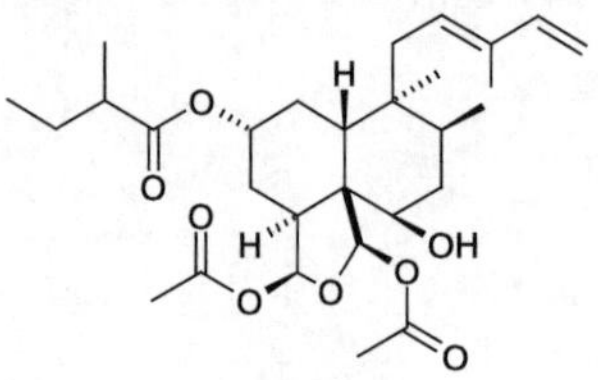

312　Casearinone A 脚骨脆酮 A

$C_{26}H_{36}O_8$ (476.57). 【类型】克罗烷型二萜. 【活性】抗炎 [细胞因子网络调节器: 降低人单核细胞 THP-1 中细胞间黏附分子-1(ICAM-1)和血管细胞黏附分子-1(VCAM-1)的表达][725]. 【来源】脚骨脆属 *Casearia guianensis*. 【文献】725.

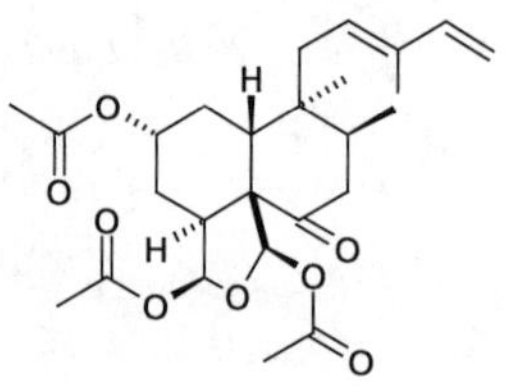

313　Casearinone B 脚骨脆酮 B

$C_{26}H_{36}O_8$ (476.57). 【类型】克罗烷型二萜. 【活性】抗炎 [细胞因子网络调节器: 降低人单核细胞 THP-1 中细胞间黏附分子-1(ICAM-1)和血管细胞黏附分子-1(VCAM-1)的表达][725]. 【来源】脚骨脆属 *Casearia guianensis*. 【文献】725.

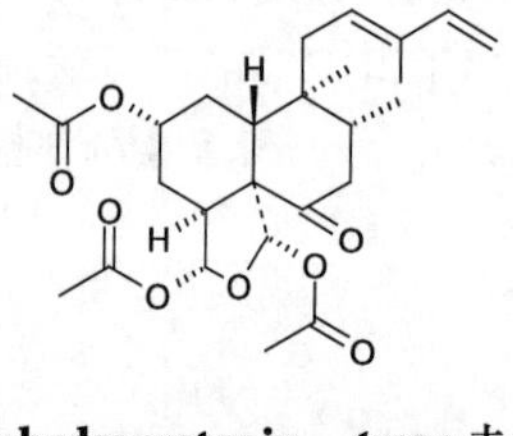

314　*trans*-Dehydrocrotonin　*trans*-去氢巴豆宁*

$C_{19}H_{22}O_4$ (314.38). 【类型】克罗烷型二萜. 【活性】抗溃疡[946]; 细胞毒 (HL-60 细胞, MTT 实验, 处理 24h, IC_{50} = 300μmol/L, 处理 96h, IC_{50} =180μmol/L, 对照杨梅树皮素, 处理 24h, IC_{50} = 192μmol/L; 蛋白定量实验, 处理 24h, IC_{50} = 500μmol/L, 处理 96h, IC_{50} =150 μmol/L, 对照杨梅树皮素, 处理 24h, IC_{50} = 300 μmol/L)[946]. 【来源】卡朱巴豆 *Croton cajucara*. 【文献】946.

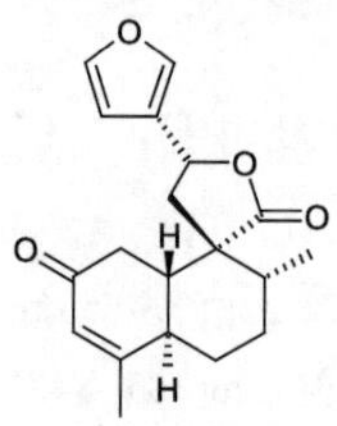

315　Plaunol B 近琴巴豆醇 B

[69749-00-4] $C_{20}H_{20}O_6$ (356.38). mp 184℃, $[\alpha]_D^{24}$ = +41.4° (c = 0.35, 丙酮). 【类型】克罗烷型二萜. 【活性】抗溃疡 (抑制胃溃疡, 大鼠, ip, 3mg/kg 和 10mg/kg, 抑制率分别为 55%和 85%). 【来源】近琴状巴豆 *Croton sublyratus*. 【文献】172.

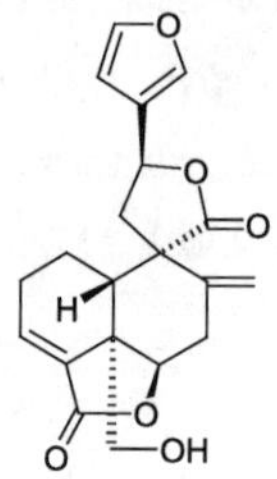

316　Plaunol C 近琴巴豆醇 C

[69749-01-5] $C_{20}H_{20}O_7$ (372.38). mp 197~199℃, $[\alpha]_D^{24}$ = −144° (c = 1.28, 丙酮). 【类型】克罗烷型二萜. 【活性】抗溃疡 (抑制胃溃疡, 大鼠, ip, 3mg/kg 和 10mg/kg, 抑制率分别为 36%和 88%). 【来源】近琴状巴豆 *Croton sublyratus*. 【文献】172.

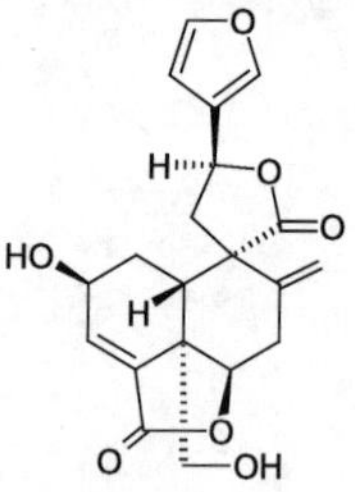

317 Plaunol D 近琴巴豆醇 D

[66302-50-9] $C_{20}H_{22}O_7$ (374.40). mp 170~172℃, $[\alpha]_D^{20} = -144°$ (c = 1.0, 丙酮). 【类型】克罗烷型二萜. 【活性】抗溃疡 (抑制胃溃疡, 大鼠, ip, 3mg/kg 和 10mg/kg, 抑制率分别为 44%和 61%). 【来源】近琴状巴豆 *Croton sublyratus*. 【文献】172.

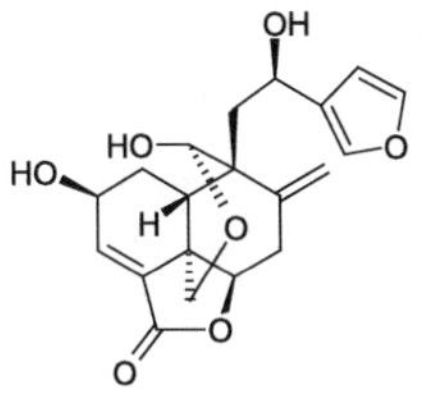

318 Plaunol E 近琴巴豆醇 E

[69749-02-6] $C_{22}H_{24}O_8$ (416.43). mp 180~181℃, $[\alpha]_D^{20} = -140°$ (c = 1.0, 丙酮). 【类型】克罗烷型二萜. 【活性】抗溃疡 (抑制胃溃疡, 大鼠, ip, 3mg/kg 和 10mg/kg, 抑制率分别为 52%和 82%). 【来源】近琴状巴豆 *Croton sublyratus*. 【文献】172.

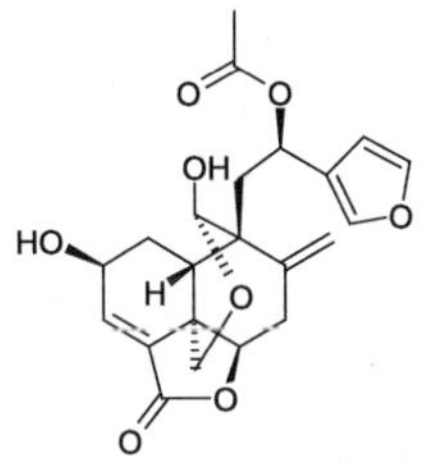

松香烷型二萜

319 Abietic acid 松香酸

7,13-Abietadien-18-oil acid; Sylvic acid [514-10-3] $C_{20}H_{30}O_2$ (302.46). 片状晶体 (乙醇), mp 171~173℃, $[\alpha]_D^{15} = -102°$ (乙醇); mp (−) 171~173℃, (±) 148~150℃. 【类型】松香烷型二萜. 【活性】抗肿瘤 (S_{180}); 抗菌 (链球菌变种, MIC = 25mg/L; 金黄色葡萄球菌, MIC = 100mg/L; 痤疮棒状杆菌, MIC = 25μg/mL); 抗血栓形成; Na^+, K^+-ATP 酶抑制剂; 抗溃疡; 促进产生酪酸和乳酸细菌生长; 局部保护剂; 毒素 (肺毒性). 【来源】松香 *Pinus massoniana*. 【文献】6, 162, 184.

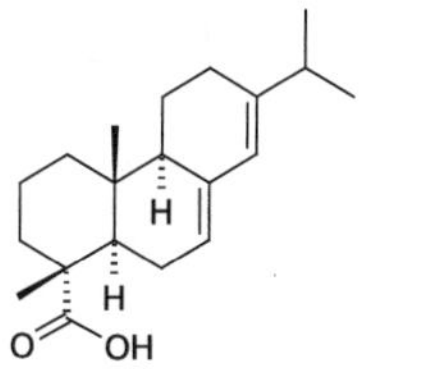

320 Candelabrone 烛台鼠尾草三环酮

$C_{20}H_{26}O_5$ (346.43). 黄色固体, $[\alpha]_D^{24.5} = +120°$ (c = 0.2, 三氯甲烷). 【类型】松香烷型二萜. 【活性】抗氧化剂 (不依赖酶的脂类过氧化实验, IC_{50} = 1.56μmol/L, 迷迭香酸, IC_{50} = 4.40μmol/L; 依赖酶的脂类过氧化实验, IC_{50} = 5.22μmol/L, 迷迭香酸, IC_{50} = 0.39 μmol/L)[1017]. 【来源】烛台鼠尾草* *Salvia candelabrum* (地上部分). 【文献】961, 1017.

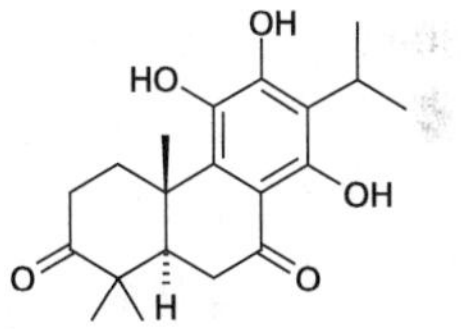

321 Candelabroquinone 烛台鼠尾草三环醌

$C_{20}H_{24}O_5$ (344.41). 橙色固体, $[\alpha]_D^{24.5} = +28°$ (c = 0.2, 三氯甲烷). 【类型】松香烷型二萜. 【活性】抗氧化剂 (不依赖酶的脂类过氧化实验, IC_{50} = 3.49μmol/L, 迷迭香酸, IC_{50} = 4.40μmol/L; 依赖酶的脂类过氧化实验, IC_{50} = 3.49μmol/L, 迷迭香酸, IC_{50} = 0.39 μmol/L)[1017]. 【来源】烛台鼠尾草* *Salvia candelabrum* (地上部分). 【文献】961, 1017.

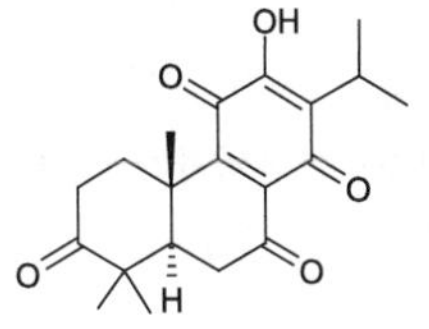

322 Cryptojaponol 柳杉树脂酚

[16755-52-5] $C_{21}H_{30}O_3$ (330.47). mp 204~205℃, $[\alpha]_D^{25} = +49°$ (c = 1.0, 三氯甲烷). 【类型】松香烷型二萜. 【活性】细胞毒 (A2780, IC_{50} = 34.2μg/mL, 对照放线菌素 D, IC_{50} = 0.001μg/mL; P_{388}, IC_{50} > 20μg/mL; LNCaP, IC_{50} > 20μg/mL; KB, IC_{50} > 20μg/mL; Col2, IC_{50} > 20μg/mL; LU1, IC_{50} > 20μg/mL)[977]; 12(*S*)-脂加氧酶抑制剂 (人血小板, 12(*S*)-HETE 生成抑制剂,

IC_{50} = 85.08μmol/L, 对照黄芩素, IC_{50} = 24.6 μmol/L)[870]. 【来源】杜松实 *Juniperus rigida*, 柳杉 *Cryptomeria fortunei*, 欧洲刺柏 *Juniperus communis* (木质部), 雄蕊状鼠尾草* *Salvia staminea*. 【文献】6, 870, 977.

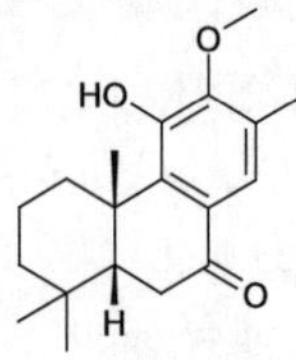

323　Dehydroabietic acid 去氢松香酸

8,11,13-Abietatrien-18-oic acid [1740-19-8] $C_{20}H_{28}O_2$ (300.44). 无色针状晶体, mp 174℃, $[\alpha]_D^{20}$ = +66° (*c* = 0.60, 乙醚). 【类型】松香烷型二萜. 【活性】抗真菌 (*in vitro*, *Pyricularia oryzae*, 抑制率 = 100%); 活化神经 (刺激抑制性神经传递物质γ-氨基丁酸和神经兴奋物质的释放); 抗溃疡; 血管扩张剂; 用于治疗吸烟引起的高血压和心动过速. 【来源】显脉香茶菜 *Rabdosia nervosa*, 雷公藤 *Tripterygium wilfordii*. 【文献】184.

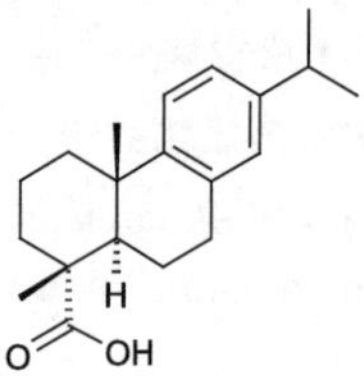

324　5β-Hydro-8,11,13-abietatrien-6α-ol 5β-氢-8,11,13-松香三烯-6α-醇

[136378-62-6] $C_{20}H_{30}O$ (286.46). 针状晶体 (石油醚), mp 129~130℃, $[\alpha]_D^{26}$ = +30.8° (*c* = 0.003, 三氯甲烷). 【类型】松香烷型二萜. 【活性】抗炎 (大鼠, 角叉菜胶引起的足肿胀模型, 50mg/kg, 抑制率 = 18.1%). 【来源】槲寄生 *Viscum coloratum*. 【文献】225.

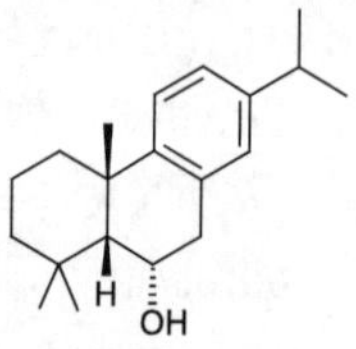

325　Pisiferal 日本花柏醛

[24035-37-8] $C_{20}H_{28}O_2$ (300.44). 无色针晶 (苯–乙醚), mp 80~82℃, $[\alpha]_D^{25}$ = 164.1° (*c* = 0.61, 甲醇). 【类型】松香烷型二萜. 【活性】抗菌 (金黄色葡萄球菌, MIC = 25μg/mL; 枯草杆菌, MIC = 25μg/mL)[665]; 用于治疗皮肤病 (痤疮、头皮屑)[184]; 除臭剂 (口臭、脚臭、狐臭)[184]; 抗氧化剂[184]. 【来源】毒鱼鼠尾草 *Salvia pisidica*, 具蜜鼠尾草 *Salvia mellifera*, 日本花柏 *Chamaecyparis pisifera*, 威氏鼠尾草 *Salvia wiedemannii*, 小盖鼠尾草 *Salvia microstegia*. 【文献】184, 665.

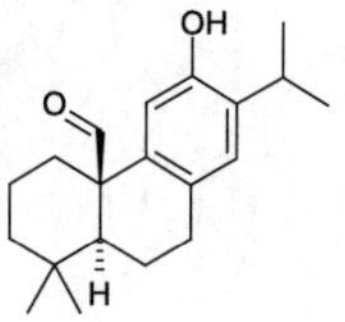

326　Pisiferol 日本花柏醇

[24035-36-7] $C_{20}H_{30}O_2$ (302.46). 针晶 (苯–乙醚), mp 95~97℃ (乙醚/乙烷), $[\alpha]_D^{26}$ = +80.6° (*c* = 0.85, 甲醇). 【类型】松香烷型二萜. 【活性】抗菌 (金黄色葡萄球菌, MIC = 25μg/mL; 枯草杆菌, MIC = 25 μg/mL)[665]; 用于治疗皮肤病 (痤疮、头皮屑)[184]; 除臭剂 (口臭、脚臭、狐臭)[184]; 抗氧化剂 (强于 VE)[184]. 【来源】日本花柏 *Chamaecyparis pisifera*. 【文献】184, 665.

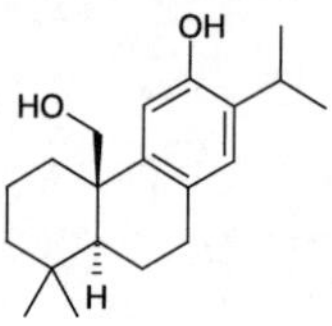

开环松香烷型二萜

327　Candesalvolactone 烛台鼠尾草内酯

$C_{20}H_{24}O_6$ (360.41). 黄色无定形固体, $[\alpha]_D^{38}$ = +85° (*c* = 0.1, 甲醇). 【类型】开环松香烷型二萜. 【活性】抗氧化剂 (不依赖酶的脂类过氧化实验, IC_{50} = 4.64 μmol/L, 迷迭香酸, IC_{50} = 4.40μmol/L; 依赖酶的脂类过氧化实验, IC_{50} = 5.91μmol/L, 迷迭香酸, IC_{50} = 0.39μmol/L)[1017]. 【来源】烛台鼠尾草* *Salvia candelabrum* (地上部分). 【文献】1017.

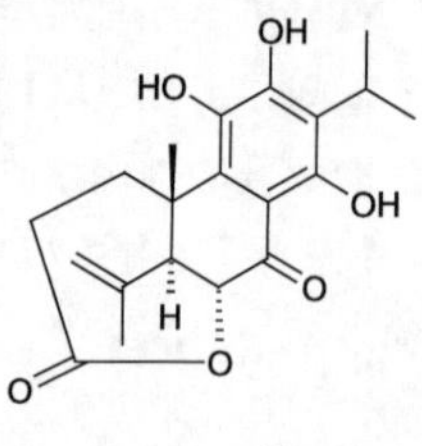

328 Candesalvone B 烛台鼠尾草烯酮 B

$C_{20}H_{26}O_6$ (362.43). 黄色无定形固体, $[\alpha]_D^{38}$ = +130° (c = 0.1, 甲醇). 【类型】开环松香烷型二萜. 【活性】抗氧化剂 (不依赖酶的脂类过氧化实验, IC_{50} = 4.76μmol/L, 迷迭香酸, IC_{50} = 4.40μmol/L; 依赖酶的脂类过氧化实验, IC_{50} = 4.55μmol/L, 迷迭香酸, IC_{50} = 0.39μmol/L)[1017]. 【来源】烛台鼠尾草* *Salvia candelabrum* (地上部分). 【文献】1017.

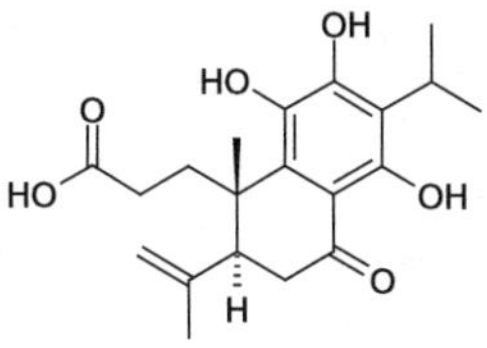

329 Candesalvone B methyl ester 烛台鼠尾草烯酮 B 甲酯

$C_{21}H_{28}O_6$ (376.45). 黄色固体, $[\alpha]_D^{24.5}$ = +47° (c = 0.2, 三氯甲烷). 【类型】开环松香烷型二萜. 【活性】抗氧化剂 (不依赖酶的脂类过氧化实验, IC_{50} = 1.40 μmol/L, 迷迭香酸, IC_{50} = 4.40μmol/L; 依赖酶的脂类过氧化实验, IC_{50} = 6.17μmol/L, 迷迭香酸, IC_{50} = 0.39μmol/L)[1017]. 【来源】烛台鼠尾草* *Salvia candelabrum* (地上部分). 【文献】961, 1017.

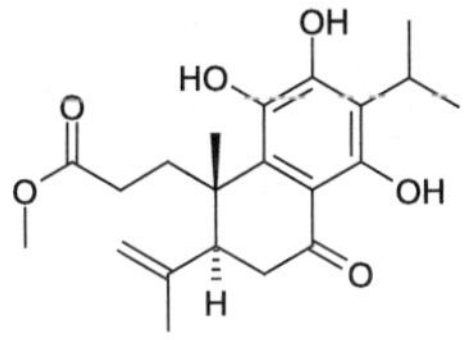

330 Candesalvoquinone 烛台鼠尾草烯酮醌

$C_{21}H_{26}O_6$ (374.44). 淡棕色油状物, $[\alpha]_D^{24.5}$ = −2° (c = 0.05, 三氯甲烷). 【类型】开环松香烷型二萜. 【活性】抗氧化剂 (不依赖酶的脂类过氧化实验, IC_{50} = 3.66μmol/L, 迷迭香酸, IC_{50} = 4.40μmol/L; 依赖酶的脂类过氧化实验, IC_{50} = 3.52μmol/L, 迷迭香酸, IC_{50} = 0.39μmol/L)[1017]. 【来源】烛台鼠尾草* *Salvia candelabrum* (地上部分). 【文献】961, 1017.

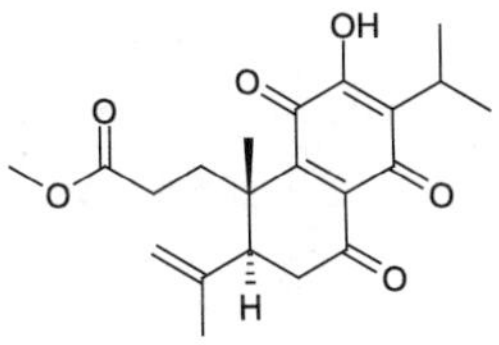

331 12-*O*-Methylcandesalvone B 12-*O*-甲基烛台鼠尾草酮*

$C_{21}H_{28}O_6$ (376.45). 暗黄色固体, $[\alpha]_D^{24.5}$ = +45° (c = 0.08, C 三氯甲烷). 【类型】开环松香烷型二萜. 【活性】抗氧化剂 (不依赖酶的脂类过氧化实验, IC_{50} = 13.40μmol/L, 迷迭香酸, IC_{50} = 4.40μmol/L; 依赖酶的脂类过氧化实验, IC_{50} = 10.42μmol/L, 迷迭香酸, IC_{50} = 0.39μmol/L)[1017]. 【来源】烛台鼠尾草* *Salvia candelabrum* (地上部分). 【文献】961, 1017.

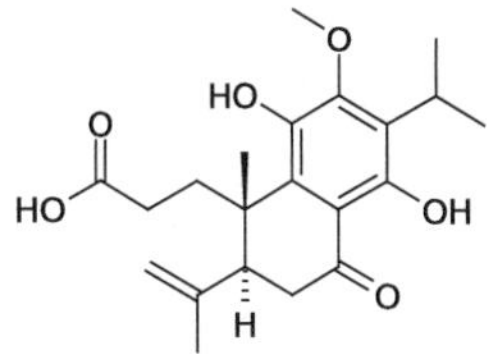

降、高松香烷型二萜

332 Cryptotanshinone 隐丹参酮 (15,17-二氢丹参酮Ⅱa)

15,17-Dihydrotanshinone Ⅱa [35825-57-1] $C_{19}H_{20}O_3$ (296.37). mp 191℃. 【类型】降、高松香烷型二萜. 【活性】抗菌 (金黄色葡萄球菌及其耐药性菌株, 人结核分枝杆菌 H37Rv, *in vitro*); AChE 抑制剂 (IC_{50} = 7.0μmol/L, Argentatin A, IC_{50} = 42.8μmol/L)[861]; 单胺氧化酶 A 抑制剂 (人重组 MAO-A, IC_{50} = 80μmol/L)[891]; iNOS 抑制剂 (RAW267.4 细胞, 脂多糖诱导的, IC_{50} = 8.4μmol/L)[891]; 免疫抑制剂 (淋巴细胞转换实验, 对照组 concanavalin A, 5μg/mL, 抑制率 = 17%, 20μg/mL, 抑制率 = 36%, 80μg/mL, 抑制率 = 42%, 对照地塞米松, 50μg/mL, 抑制率 = 63%)[696]. 【来源】丹参 *Salvia miltiorrhiza* (干燥根: 含量范围 = 0.040%~1.141%, 平均含量 = 0.399%[1025]), 甘西鼠尾草 *Salvia przewalskii* (干燥根: 平均含量 = 0.33%)[1025], 红根草 *Salvia prionitis* (干燥根: 含量 = 0.034%)[1025], 黄花鼠尾草 *Salvia flava* (干燥根: 含量 = 0.004%)[1025], 戟叶鼠尾草 *Salvia bulleyana* (干燥根: 含量 = 0.002%)[1025], 栗色鼠尾草 *Salvia castanea* (干燥根: 含量 = 0.126%)[1025], 毛地黄鼠尾草 *Salvia digitaloides* (干燥根: 含量 = 痕量)[1025], 南丹参 *Salvia bowleyana* (干燥根: 含量 = 0.015%)[1025],

拟丹参 *Salvia sinica* (干燥根: 含量 = 0.006%)[1025], 三叶鼠尾草 *Salvia trijuga* (干燥根: 含量 = 0.145%)[1025], 云南鼠尾草 *Salvia yunnanensis* (干燥根: 含量范围 = 0.026%~0.36%, 平均含量 = 0.193%)[1025], 斩龙剑 *Veronicastrum sibiricum* (地上部分), 紫丹参 *Salvia przewalskii* var. *mandarinorum* (干燥根: 含量 = 0.498%)[1025]. 【文献】2, 170, 696, 861, 891, 1025.

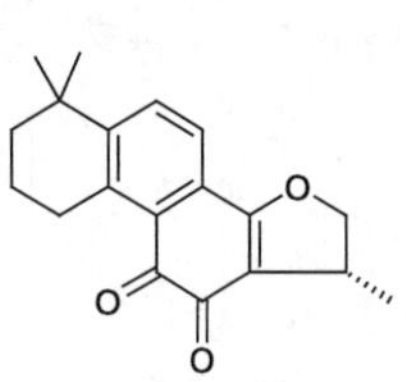

333 15,17-Dihydrotanshinone Ⅰ 15,17-二氢丹参酮Ⅰ

$C_{18}H_{14}O_3$ (278.31). 【类型】降、高松香烷型二萜. 【活性】免疫抑制剂 (淋巴细胞转换实验, 对照组 concanavalin A, 5μg/mL, 抑制率 = −28%; 20μg/mL, 抑制率 = 28%; 80μg/mL, 抑制率 = 49%, 对照地塞米松, 50μg/mL, 抑制率 = 63%)[696]. 【来源】斩龙剑 *Veronicastrum sibiricum* (地上部分). 【文献】696.

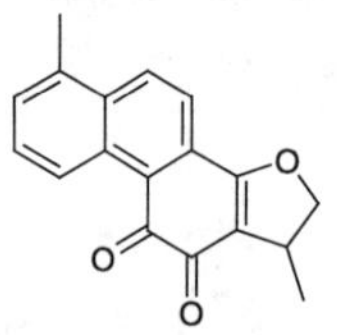

334 Dihydrotanshinone Ⅰ 二氢丹参酮Ⅰ

15,16-Dihydrotanshinone Ⅰ $C_{18}H_{14}O_3$ (278.31). 【类型】降、高松香烷型二萜. 【活性】抗菌 (金黄色葡萄球菌、人结核分枝杆菌 H37Rv, MIC = 1.5μg/mL); 抗过敏 [抑制肥大细胞 RBL-2H3 的去粒过程, 剂量依赖方式, IC_{50} = (14.3±2.1)μmol/L][859]; 单胺氧化酶 A 抑制剂 (人重组 MAO-A, IC_{50} = 23μmol/L); iNOS 抑制剂 (RAW267.4 细胞, 脂多糖诱导的, IC_{50} = 2.4μmol/L)[891]; AChE 抑制剂 (IC_{50} = 1.0μmol/L, Argentatin A, IC_{50} = 42.8μmol/L)[861]. 【来源】丹参 *Salvia miltiorrhiza* (干燥根: 平均含量 = 0.079%)[1025], 甘西鼠尾草 *Salvia przewalskii* (干燥根: 含量 = 0.067%)[1025], 红根草 *Salvia prionitis* (干燥根: 含量 = 0.067%)[1025], 黄花鼠尾草 *Salvia flava* (干燥根: 含量 = 0.001%)[1025], 戟叶鼠尾草 *Salvia bulleyana* (干燥根: 含量 = 0.002%)[1025], 栗色鼠尾草 *Salvia castanea* (干燥根: 含量 = 0.031%)[1025], 毛地黄鼠尾草 *Salvia digitaloides* (干燥根: 含量 = 0.001%)[1025], 南丹参 *Salvia bowleyana* (干燥根: 含量 = 0.004%)[1025], 拟丹参 *Salvia sinica* (干燥根: 含量 = 0.006%)[1025], 三叶鼠尾草 *Salvia trijuga* (干燥根: 含量 = 0.031%)[1025], 云南鼠尾草 *Salvia yunnanensis* (干燥根: 含量 = 0.019%)[1025], 紫丹参 *Salvia przewalskii* var. *mandarinorum* (干燥根: 含量 = 0.120%)[1025]. 【文献】2, 170, 859, 861, 891, 1025.

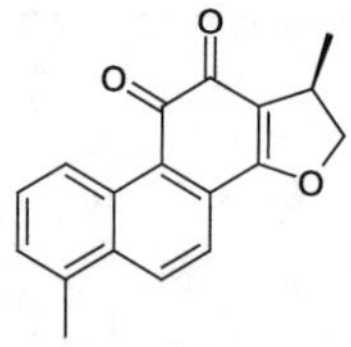

335 Sibiriquinone A 斩龙剑醌 A*

$C_{19}H_{20}O_2$ (280.37). 红色固体, $[\alpha]_D^{25}$ = +16.6° (*c* = 0.2, 甲醇). 【类型】降、高松香烷型二萜. 【活性】免疫抑制剂 (淋巴细胞转换实验, 对照伴刀豆球蛋白 A, 5μg/mL, 抑制率 = −12%, 20μg/mL, 抑制率 = 32%, 80μg/mL, 抑制率 = 41%; 对照地塞米松, 50μg/mL, 抑制率 = 63%)[696]. 【来源】斩龙剑 *Veronicastrum sibiricum* (地上部分). 【文献】696.

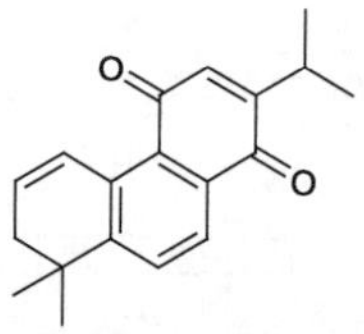

336 Sibiriquinone B 斩龙剑醌 B*

$C_{19}H_{22}O_2$ (282.39). 红色固体, $[\alpha]_D^{25}$ = +7.8° (*c* = 0.2, 甲醇). 【类型】降、高松香烷型二萜. 【活性】免疫抑制剂 (淋巴细胞转换实验, 对照伴刀豆球蛋白 A, 5μg/mL, 抑制率 = 12%, 20μg/mL, 抑制率 = 35%, 80μg/mL, 抑制率 = 52%; 对照地塞米松, 50μg/mL, 抑制率 = 63%)[696]. 【来源】斩龙剑 *Veronicastrum sibiricum* (地上部分). 【文献】696.

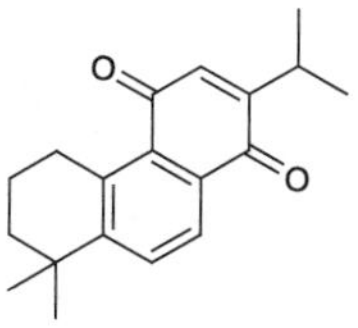

337 Tanshinone Ⅰ 丹参酮Ⅰ

[568-73-0] $C_{18}H_{12}O_3$ (276.29). mp 233~234℃.【类型】降、高松香烷型二萜.【活性】抗菌; 雌激素样活性; AChE 抑制剂 (IC_{50} > 50μmol/L, 杂交银胶菊亭 A, IC_{50} = 42.8μmol/L)[861]; 单胺氧化酶 A 抑制剂 (人重组 MAO-A, IC_{50} = 84μmol/L)[891]; iNOS 抑制剂 (RAW 267.4 细胞, 脂多糖诱导的, IC_{50} = 13.5 μmol/L)[891]; 免疫抑制剂 (淋巴细胞转换实验, 对照组伴刀豆球蛋白 A, 5μg/mL, 抑制率 = 6%, 20μg/mL, 抑制率 = 22%, 80μg/mL, 抑制率 = 37%, 对照地塞米松, 50μg/mL, 抑制率 = 63%)[696].【来源】丹参 *Salvia miltiorrhiza* (干燥根: 平均含量 = 0.123%[1025]; 1941 年中尾万三等从该植物中分离[1023]), 甘西鼠尾草 *Salvia przewalskii* (干燥根: 含量 = 0.16%)[1025], 红根草 *Salvia prionitis* (干燥根: 含量 = 0.035%)[1025], 黄花鼠尾草 *Salvia flava* (干燥根: 含量 = 0.002%)[1025], 戟叶鼠尾草 *Salvia bulleyana* (干燥根: 含量 = 0.002%)[1025], 卡拉巴丹参 *Salvia karabachensis*, 栗色鼠尾草 *Salvia castanea* (干燥根: 含量 = 0.021%)[1025], 毛地黄鼠尾草 *Salvia digitaloides* (干燥根: 含量 = 0.007%)[1025], 南丹参 *Salvia bowleyana* (干燥根: 含量 = 0.024%)[1025], 拟丹参 *Salvia sinica* (干燥根: 含量 = 0.009%)[1025], 三叶鼠尾草 *Salvia trijuga* (干燥根: 含量 = 0.154%)[1025], 云南鼠尾草 *Salvia yunnanensis* (干燥根: 平均含量 = 0.12%)[1025], 斩龙剑 *Veronicastrum sibiricum* (地上部分), 紫丹参 *Salvia przewalskii* var. *mandarinorum* (干燥根: 含量 = 0.090%)[1025].【文献】4, 170, 696, 765, 861, 891, 1023, 1025.

338 Tanshinone Ⅱa 丹参酮Ⅱa

[568-72-9] $C_{19}H_{18}O_3$ (294.35). mp 198~200℃.【类型】降、高松香烷型二萜.【活性】抗菌 (大肠杆菌 MIC = 50μg/mL; 金黄色葡萄球菌 ATCC-25923, MIC = 100μg/mL; 铜绿假单胞菌 ATCC-27853, MIC = 50μg/mL; 溶血性链球菌, MIC = 12.5μg/mL); 抗血栓形成; 用于治疗心肌局部缺血和心肌梗死; AChE 抑制剂 (IC_{50} > 140μmol/L, 杂交银胶菊亭 A, IC_{50} = 42.8μmol/L)[861]; iNOS 抑制剂 (RAW267.4 细胞, 脂多糖诱导的, IC_{50} > 50μmol/L)[891]; 抗炎 (NO、IL-1β、IL-6 和 TNF-α 生成抑制剂, 抑制 iNOS 表达)[1008]; 免疫抑制剂 (淋巴细胞转换实验, 对照组伴刀豆球蛋白 A, 5μg/mL, 抑制率 = −24%, 20 μg/mL, 抑制率 = 35%, 80μg/mL, 抑制率 = 46%, 对照地塞米松, 50μg/mL, 抑制率 = 63%)[696].【来源】丹参 *Salvia miltiorrhiza* (干燥根: 含量范围 = 0.068%~1.52%, 平均含量 = 0.609%)[1025], 甘西鼠尾草 *Salvia przewalskii* (干燥根: 平均含量 = 0.942%)[1025], 红根草 *Salvia prionitis* (干燥根: 含量 = 0.019%)[1025], 黄花鼠尾草 *Salvia flava* (干燥根: 含量 = 痕量)[1025], 戟叶鼠尾草 *Salvia bulleyana* (干燥根: 含量 = 0.004%)[1025], 栗色鼠尾草 *Salvia castanea* (干燥根: 含量 = 0.168%)[1025], 毛地黄鼠尾草 *Salvia digitaloides* (干燥根: 含量 = 0.118%)[1025], 南丹参 *Salvia bowleyana* (干燥根: 含量 = 0.095%)[1025], 南欧丹参 *Salvia sclarea*, 拟丹参 *Salvia sinica* (干燥根: 含量 = 0.002%)[1025], 三叶鼠尾草 *Salvia trijuga* (干燥根: 含量 =0.462%)[1025], 云南鼠尾草 *Salvia yunnanensis* (干燥根: 含量 = 0.193%)[1025], 斩龙剑 *Veronicastrum sibiricum* (地上部分), 紫丹参 *Salvia przewalskii* var. *mandarinorum* (干燥根: 含量 = 0.398%)[1025].【文献】2, 4, 170, 696, 765, 849, 861, 891, 1008, 1022, 1025.

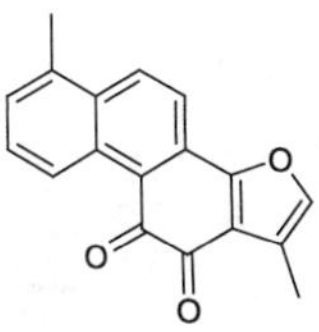

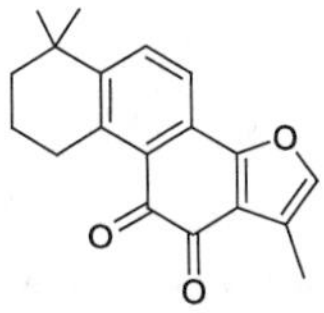

移松香烷型二萜

339　16-Hydroxytriptolide 16-羟基雷公藤内酯

[139713-80-7] $C_{20}H_{24}O_7$ (376.41). 白色晶体, mp 232.0~233.5℃. 【类型】移松香烷型二萜. 【活性】抗炎 (小鼠, 巴豆油引起的耳肿, ED_{50} = 0.12mg/kg, ED_{99} = 0.39mg/kg); 免疫抑制剂 (小鼠溶血素抗体生成试验, ED_{50} = 0.05mg/kg, ED_{99} = 0.14mg/kg, 刀豆球蛋白 ConA 诱导的小鼠脾细胞增殖, IC_{50} = 2.4pg/mL, 脂多糖诱导的小鼠脾细胞增殖, IC_{50} = 3.9 pg/mL); 抗生育药 (雄性小鼠, orl, 最低有效剂量 MED = 0.027mg/kg, 33d); LD_{50} (小鼠, ip) = (0.79± 0.10)mg/kg. 【来源】雷公藤 *Tripterygium wilfordii*. 【文献】23, 290, 291.

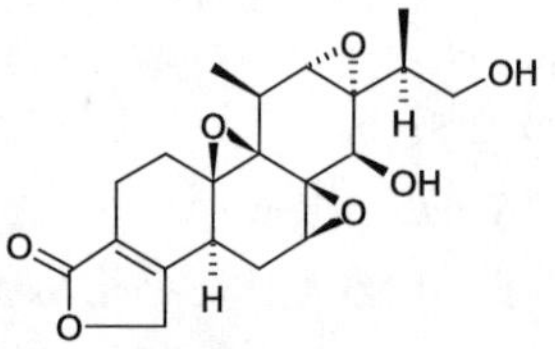

340　Triptinin A 雷公藤宁 A

Triptoditerpenic acid B [189389-02-4] $C_{21}H_{28}O_3$ (328.45). 无定形粉末, $[\alpha]_D$ = +26° (*c* = 0.42, 甲醇); 白色针状晶体, mp 209~211℃. 【类型】移松香烷型二萜. 【活性】抗过敏 (50μg/mL, 拮抗白三烯 D_4, 分解常数 K_D 0.000124). 【来源】昆明山海棠 *Tripterygium hypoglaucum*, 雷公藤 *Tripterygium wilfordii*. 【文献】30, 233.

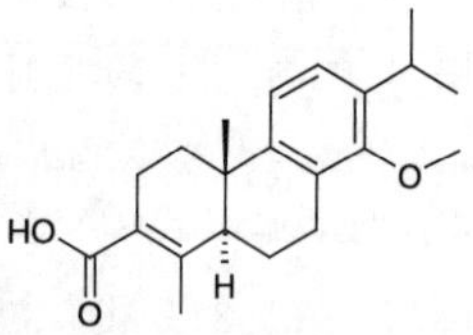

341　Triptinin B 雷公藤宁 B

[189389-05-7] $C_{20}H_{26}O_3$ (314.43). 无定形粉末, $[\alpha]_D$ = +17.1° (*c* = 0.49, 甲醇). 【类型】移松香烷型二萜. 【活性】抗过敏 (50μg/mL, 拮抗白三烯 D_4, 分解常数 K_D = 0.000034). 【来源】雷公藤 *Tripterygium wilfordii*. 【文献】233.

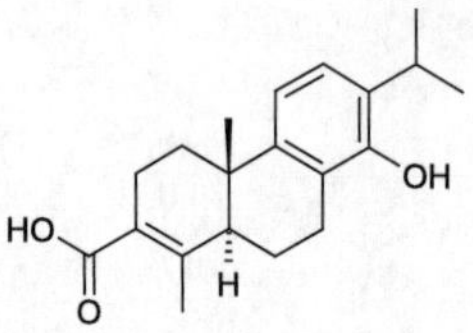

342　Triptolide 雷公藤内酯(雷公藤内酯醇;雷公藤甲素)

$C_{20}H_{24}O_6$ (360.41). mp 227~228℃. 【类型】移松香烷型二萜. 【活性】抗肿瘤 (鼠 L_{1210}, 0.1mg/kg, 生命延长率 > 159%; 鼠 P_{388}, 0.25mg/kg, 生命延长率 > 159%; 鼠 KB, *in vitro*, ED_{50} = 0.0017μg/mL; 鼠 S37 肝癌; 大鼠 W_{256}); 抗生育药; 诱变剂; 用于治疗银屑病 (牛皮癣)、风湿性关节炎和白血病; 细胞毒 (Bel7402 细胞株, IC_{50} > 100μmol/L, 对照紫杉醇, IC_{50} = 0.52μmol/L; BGC-823, IC_{50} = 0.09μmol/L, 紫杉醇, IC_{50} > 500μmol/L; HeLa, IC_{50} = 0.04μmol/L, 紫杉醇, IC_{50} = 34.25μmol/L; HL-60, IC_{50} = 0.03μmol/L, 紫杉醇, IC_{50} = 3.5×10^{-4}μmol/L; KB, IC_{50} = 0.03μmol/L, 紫杉醇, 未测定; MCF7, IC_{50} = 0.07μmol/L, 紫杉醇, IC_{50} = 12.64 μmol/L)[998]; LD_{50} (大鼠, orl) = 1195μg/kg, (大鼠, sc) = 1136μg/kg. 【来源】雷公藤 *Tripterygium wilfordii* (根: 3 产地平均含量 = 0.0013%(薄层扫描)[1025]), 雷公藤 *Tripterygium wilfordii* (雷公藤内酯经 *Aspergillus niger* 结构修饰), 昆明山海棠 *Tripterygium hypoglaucum*. 【文献】4, 170, 998, 1025.

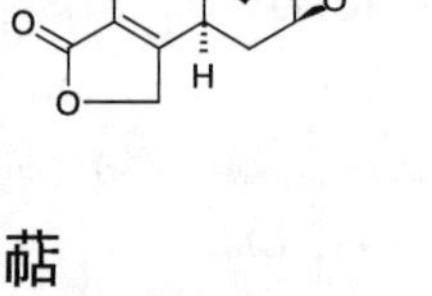

海松烷型二萜

343　Acanthoic acid 五加酸

$C_{20}H_{30}O_2$ (302.46). 无定形粉末, mp 135~136℃, $[\alpha]_D^{20}$ = −55.7° (*c* = 1.0, 甲醇). 【类型】海松烷型二萜. 【活性】白介素-8 分泌抑制剂 (肿瘤坏死因子 TNF-*α* 刺激的人结肠腺癌细胞 HT29, 当浓度为 1、10 和 100μmol/L 时, 抑制率分别为 23.9%、37.1% 和 72.1%)[715]; 肿瘤坏死因子 TNF-*α* 分泌抑制剂 (trypsin 刺激的人白血病肥大细胞 HMC-1, 当浓度为

1、10 和 100μmol/L 时, 抑制率分别为 3.1%、65.0% 和 74.1%)[715]. 【来源】朝鲜五加 *Acanthopanax koreanum* (根). 【文献】715.

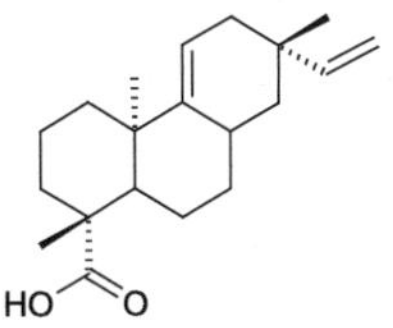

344 Acanthokoreoic acid A 朝鲜五加酸 A

$C_{20}H_{30}O_4$ (334.46). 白色粉末, mp 60~62℃, $[\alpha]_D^{20}$ = +3.5° (*c* = 1.0, 甲醇).【类型】海松烷型二萜.【活性】白介素-8 分泌抑制剂 (肿瘤坏死因子 TNF-*α* 刺激的人结肠腺癌细胞 HT29, 当浓度为 1、10 和 100μmol/L 时, 抑制率分别为 12.7%、18.6%和 3.9%)[715]; 肿瘤坏死因子 TNF-*α* 分泌抑制剂 (trypsin 刺激的人白血病肥大细胞 HMC-1, 当浓度为 1、10 和 100μmol/L 时, 抑制率分别为 0.6%、2.1%和 9.2%)[715]. 【来源】朝鲜五加 *Acanthopanax koreanum* (根). 【文献】715.

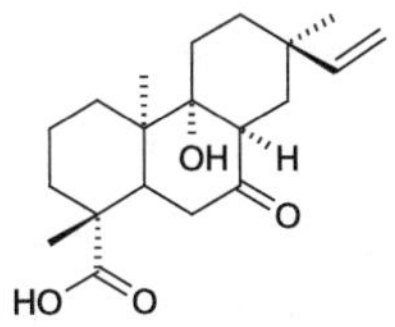

345 Acanthol 五加醇

$C_{20}H_{32}O$ (288.48). 白色粉末, mp 73~74℃, $[\alpha]_D^{20}$ = −14.9° (*c* = 0.2, 甲醇). 【类型】海松烷型二萜. 【活性】白介素-8 分泌抑制剂 (肿瘤坏死因子 TNF-*α* 刺激的人结肠腺癌细胞 HT29, 当浓度为 1、10 和 100μmol/L 时, 抑制率分别为 0.4%、0.6%和 1.1%)[715]; 肿瘤坏死因子 TNF-*α* 分泌抑制剂 (trypsin 刺激的人白血病肥大细胞 HMC-1, 当浓度为 1、10 和 100μmol/L 时, 抑制率分别为 0.9%、12.1%和 18.2%)[715]. 【来源】朝鲜五加 *Acanthopanax koreanum* (根). 【文献】715.

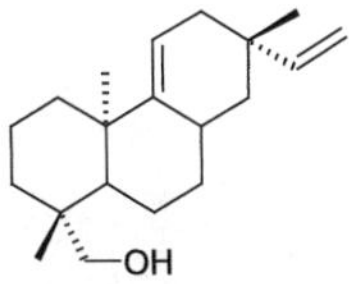

346 Cryptopimaric acid 隐海松酸

[471-74-9] $C_{20}H_{30}O_2$ (302.46). 无色针状晶体 (石油醚), mp 166~168℃, $[\alpha]_D^{24}$ = −16° (*c* = 0.43, 乙醇). 【类型】海松烷型二萜. 【活性】抗肿瘤 (P_{388}, IC_{50} = 12.5μg/mL); 15-脂加氧酶抑制剂 (soy, IC_{50} = 0.65 mmol/L). 【来源】慈菇 *Sagittaria sagittifolia*, 臭柏 *Sabina vulgaris*, 鸡毛松 *Podocarpus imbricatus*, 柳杉 *Cryptomeria fortunei*. 【文献】6, 97, 106, 170.

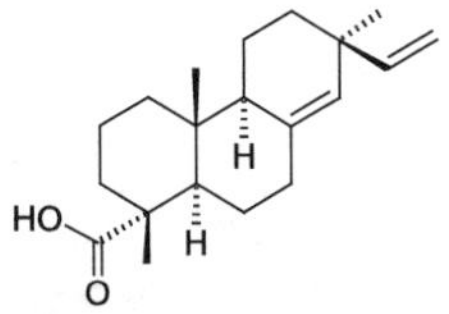

347 7-*O*-Deacetylorthosiphol B 7-*O*-去乙酰基鸡脚参醇 B*

$C_{36}H_{42}O_{10}$ (634.73). 无色无定形固体, $[\alpha]_D^{25}$ = −94.4° (*c* = 0.033, 三氯甲烷).【类型】海松烷型二萜.【活性】NO 生成抑制剂 (脂多糖活化的类巨噬细胞 J774.1, IC_{50} = 102μmol/L; 对照 *L*-NMMA, IC_{50} = 26.0μmol/L, Polymixin B, IC_{50} = 27.8μg/mL, 地塞米松 IC_{50} = 170μmol/L)[708]. 【来源】雄蕊状直管草 *Orthosiphon stamineus* [Syn: *Orthosiphon aristatus*; *Orthosiphon grandiflorus*; *Orthosiphon spicatus*] (地上部分). 【文献】708.

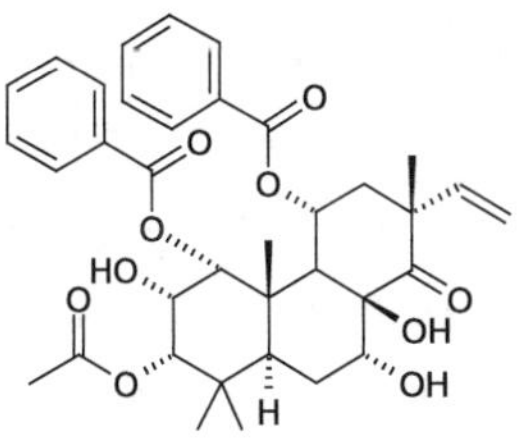

348 3-*O*-Deacetylorthosiphol I 3-*O*-去乙酰基鸡脚参醇 I*

$C_{29}H_{36}O_9$ (528.60). 无色无定形固体, $[\alpha]_D^{25}$ = −47.8° (*c* = 0.04, 三氯甲烷).【类型】海松烷型二萜.【活性】NO 生成抑制剂 (脂多糖活化的类巨噬细胞 J774.1, IC_{50} = 66.3μmol/L; 对照 *L*-NMMA, IC_{50} = 26.0μmol/L, Polymixin B, IC_{50} = 27.8μg/mL, 地塞米松 IC_{50} = 170μmol/L)[708]. 【来源】雄蕊状直管草 *Orthosiphon stamineus* [Syn: *Orthosiphon aristatus*; *Orthosiphon grandiflorus*; *Orthosiphon spicatus*] (地上部分: 产率 = 0.000045%干重). 【文献】708, 821.

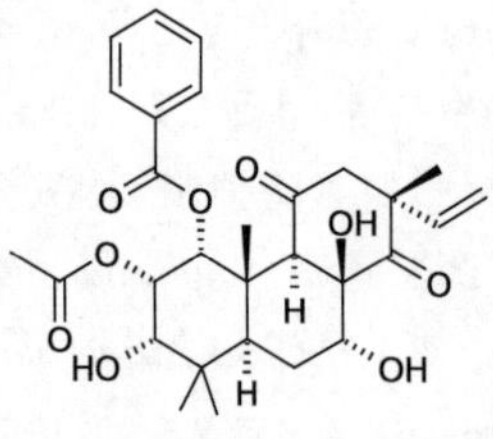

349 2-*O*-Deacetylorthosiphol J 2-*O*-去乙酰基鸡脚参醇 J*

$C_{31}H_{38}O_{10}$ (570.64). 无色无定形固体, $[\alpha]_D^{25}$ = −48.6° (*c* = 0.044, 三氯甲烷). 【类型】海松烷型二萜. 【活性】NO 生成抑制剂 (脂多糖活化的类巨噬细胞 J774.1, IC_{50} = 24.1μmol/L; 对照 *L*-NMMA, IC_{50} = 26.0μmol/L, Polymixin B, IC_{50} = 27.8μg/mL, 地塞米松 IC_{50} = 170 μmol/L)[708]. 【来源】雄蕊状直管草 *Orthosiphon stamineus* [Syn: *Orthosiphon aristatus*; *Orthosiphon grandiflorus*; *Orthosiphon spicatus*] (地上部分). 【文献】708.

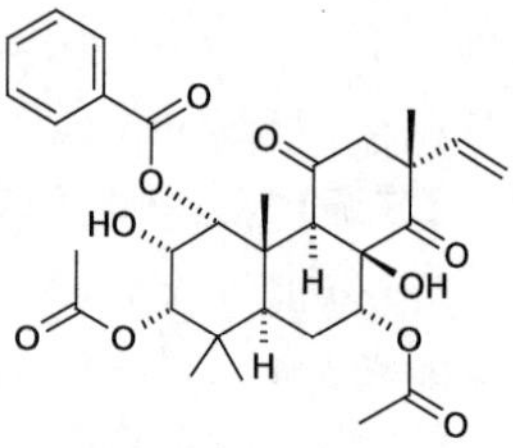

350 14-Deoxo-14-*O*-acetylorthosiphol Y 14-去氧-14-*O*-乙酰基鸡脚参醇 Y*

$C_{26}H_{36}O_9$ (492.57). 无色无定形固体, $[\alpha]_D^{25}$ = −29.1° (*c* = 0.340, 三氯甲烷). 【类型】海松烷型二萜. 【活性】NO 生成抑制剂 (脂多糖活化的类巨噬细胞 J774.1, IC_{50} = 118.7μmol/L; 对照 *L*-NMMA, IC_{50} = 35.7 μmol/L)[821]. 【来源】雄蕊状直管草 *Orthosiphon stamineus* [Syn: *Orthosiphon aristatus*; *Orthosiphon grandiflorus*; *Orthosiphon spicatus*] (地上部分: 产率 = 0.00038%干重). 【文献】821.

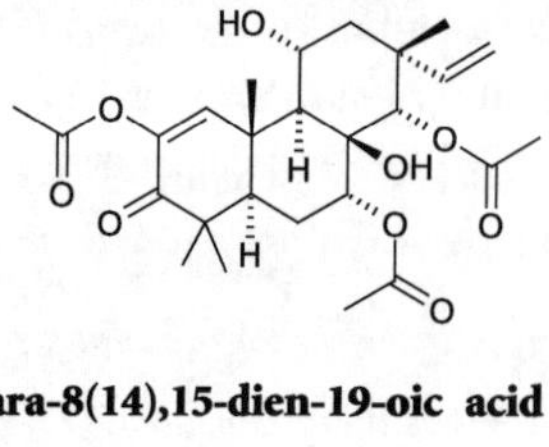

351 *L*-Pimara-8(14),15-dien-19-oic acid *L*-8(14),15-海松二烯-19-羧酸

ent-Pimara-8(14),15-dien-19-oic acid $C_{20}H_{30}O_2$ (302.46). mp (−) 163~164℃; 白色晶体, mp 163~165℃, $[\alpha]_D^{25}$ = −120.0° (*c* = 0.50, 三氯甲烷). 【类型】海松烷型二萜. 【活性】抗菌 (金黄色葡萄球菌, MIC > 100μg/mL; 枯草杆菌, MIC = 50μg/mL)[665]; COX-1 抑制剂 (*in vitro*, IC_{50} = 0.19mmol/L)[865]. 【来源】日本花柏 *Chamaecyparis pisifera* (叶), 土当归 *Aralia cordata*, 刺三甲 *Acanthopanax trifoliatus* (茎皮). 【文献】6, 665, 865.

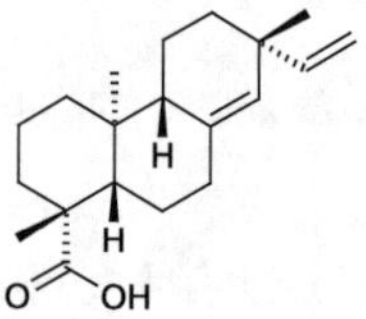

重排海松烷型二萜

352 Neoorthosiphol A 新鸡脚参醇 A*

$C_{38}H_{44}O_{12}$ (692.77). 【类型】重排海松烷型二萜. 【活性】NO 生成抑制剂 (脂多糖活化的类巨噬细胞 J774.1, IC_{50} = 40.7μmol/L; 对照 *L*-NMMA, IC_{50}= 26.0 μmol/L, Polymixin B, IC_{50} = 27.8μg/mL, 地塞米松 IC_{50} = 170μmol/L)[708]; 细胞毒 (抗细胞增殖, Colon26-L5, ED_{50} = 38.3μg/mL, 对照氟尿嘧啶, ED_{50} = 0.015μg/mL; HT1080, ED_{50} = 96.3μg/mL, 氟尿嘧啶, ED_{50} = 0.48μg/mL) [511]. 【来源】雄蕊状直管草 *Orthosiphon stamineus* [Syn: *Orthosiphon aristatus*; *Orthosiphon grandiflorus*; *Orthosiphon spicatus*] (地上部分: 产率 = 0.0133%干重). 【文献】511, 708.

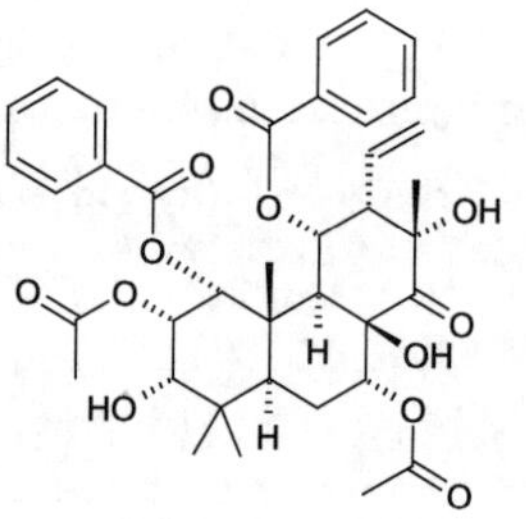

353 Neoorthosiphol B 新鸡脚参醇 B*

$C_{38}H_{44}O_{12}$ (692.77). 【类型】重排海松烷型二萜. 【活性】NO 生成抑制剂 (脂多糖活化的类巨噬细胞 J774.1, IC_{50} = 14.0μmol/L; 对照 *L*-NMMA, IC_{50} = 26.0μmol/L, Polymixin B, IC_{50} = 27.8μg/mL, 地塞米

松 IC_{50} = 170μmol/L)[708]. 【来源】雄蕊状直管草 *Orthosiphon stamineus* [Syn: *Orthosiphon aristatus*; *Orthosiphon grandiflorus*; *Orthosiphon spicatus*] (地上部分: 产率 = 0.0023%干重). 【文献】708, 821.

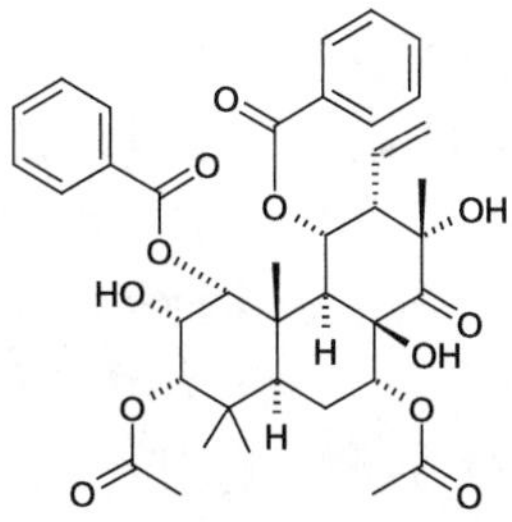

354　Norstaminol A 新雄蕊状直管草醇 A*

$C_{37}H_{42}O_{12}$ (678.74). 【类型】重排海松烷型二萜. 【活性】NO 生成抑制剂 (脂多糖活化的类巨噬细胞 J774.1, IC_{50} = 44.4μmol/L; 对照 *L*-NMMA, IC_{50}= 26.0μmol/L, Polymixin B, IC_{50} = 27.8μg/mL, 地塞米松 IC_{50} = 170μmol/L)[708]. 【来源】雄蕊状直管草 *Orthosiphon stamineus* [Syn: *Orthosiphon aristatus*; *Orthosiphon grandiflorus*; *Orthosiphon spicatus*] (地上部分). 【文献】708.

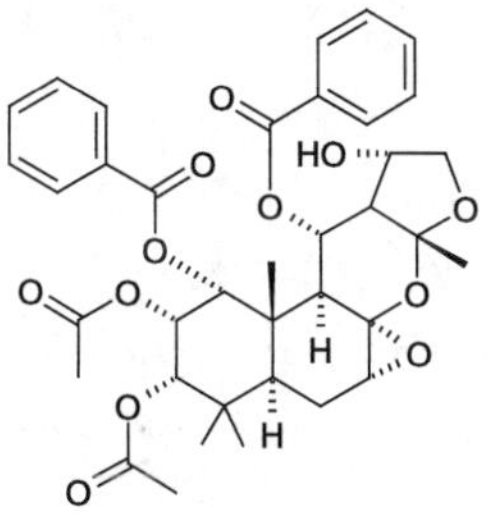

355　Staminol A 雄蕊状直管草醇 A*

$C_{40}H_{46}O_{13}$ (734.80). 【类型】重排海松烷型二萜. 【活性】NO 生成抑制剂 (脂多糖活化的类巨噬细胞 J774.1, IC_{50} = 25.5μmol/L; 对照 *L*-NMMA, IC_{50} = 26.0μmol/L, 多黏菌素 B, IC_{50} = 27.8μg/mL, 地塞米松 IC_{50} = 170 μmol/L)[708]. 【来源】雄蕊状直管草 *Orthosiphon stamineus* [Syn: *Orthosiphon aristatus*; *Orthosiphon grandiflorus*; *Orthosiphon spicatus*] (地上部分). 【文献】708.

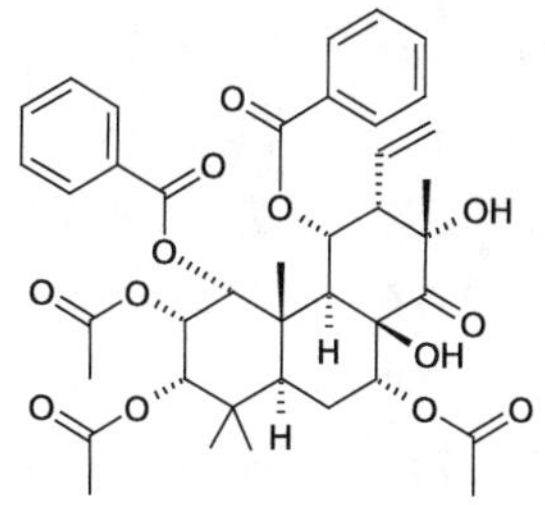

356　Staminol B 雄蕊状直管草醇 B*

$C_{38}H_{44}O_{12}$ (692.77). 【类型】重排海松烷型二萜. 【活性】NO 生成抑制剂 (脂多糖活化的类巨噬细胞 J774.1, IC_{50} = 67.9μmol/L; 对照 *L*-NMMA, IC_{50} = 26.0μmol/L, 多黏菌素 B, IC_{50} = 27.8μg/mL, 地塞米松 IC_{50} = 170 μmol/L)[708]. 【来源】雄蕊状直管草 *Orthosiphon stamineus* [Syn: *Orthosiphon aristatus*; *Orthosiphon grandiflorus*; *Orthosiphon spicatus*] (地上部分). 【文献】708.

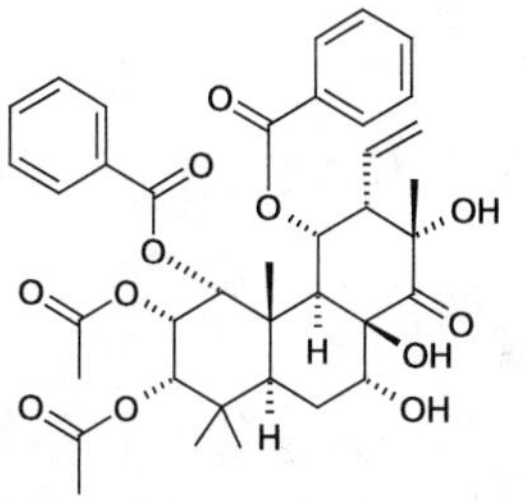

357　Staminol C 雄蕊状直管草醇 C*

$C_{38}H_{44}O_{12}$ (692.77). 无色无定形固体, $[\alpha]_D^{25}$ = −81.7° (*c* = 0.067, 三氯甲烷). 【类型】重排海松烷型二萜. 【活性】NO 生成抑制剂 (脂多糖活化的类巨噬细胞 J774.1, IC_{50} = 61.1μmol/L; 对照 *L*-NMMA, IC_{50} = 35.7μmol/L)[821]. 【来源】雄蕊状直管草 *Orthosiphon stamineus* [Syn: *Orthosiphon aristatus*; *Orthosiphon grandiflorus*; *Orthosiphon spicatus*] (地上部分: 产率 = 0.00005%干重). 【文献】821.

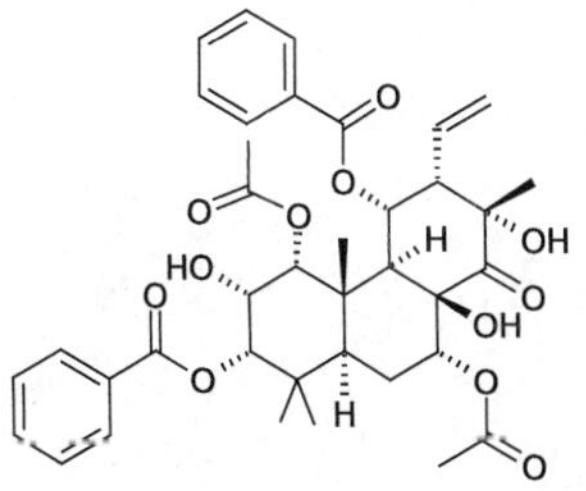

358　Staminol D 雄蕊状直管草醇 D*

$C_{31}H_{36}O_{10}$ (568.63). 无色无定形固体, $[\alpha]_D^{25} = -18.8°$ (c = 0.293, 三氯甲烷). 【类型】重排海松烷型二萜. 【活性】NO 生成抑制剂 (脂多糖活化的类巨噬细胞 J774.1, IC_{50} = 92μmol/L; 对照 *L*-NMMA, IC_{50} = 35.7μmol/L)[821]. 【来源】雄蕊状直管草 *Orthosiphon stamineus* [Syn: *Orthosiphon aristatus*; *Orthosiphon grandiflorus*; *Orthosiphon spicatus*] (地上部分: 产率 = 0.00018%干重). 【文献】821.

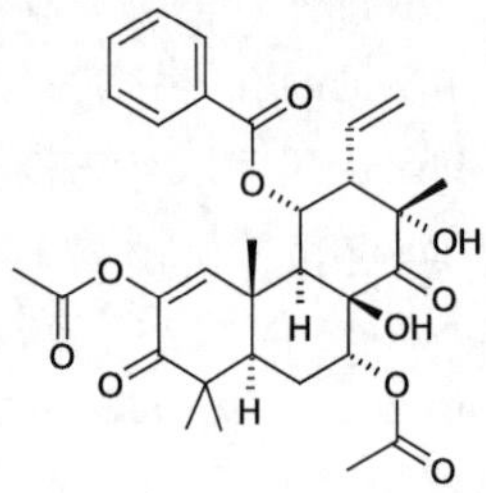

异海松烷型二萜

359　Orthosiphol A 鸡脚参醇 A*

[142741-25-1] $C_{38}H_{44}O_{11}$ (676.77). 无色片晶 (乙醚), mp 210℃, $[\alpha]_D^{26} = -127°$ (c = 1.0, 三氯甲烷). 【类型】异海松烷型二萜. 【活性】抗炎 (抑制肿瘤促进剂 TPA 诱导的炎症); 细胞毒 (抗增殖活性, Colon26-L5, ED_{50} = 63.8μg/mL, 对照氟尿嘧啶, ED_{50} = 0.015 μg/mL; HT1080, ED_{50} > 100μg/mL, 氟尿嘧啶, ED_{50} = 0.48μg/mL)[511]; NO 生成抑制剂 (脂多糖活化的类巨噬细胞 J774.1, IC_{50} = 11.5μmol/L; 对照 *L*-NMMA, IC_{50} = 26.0μmol/L; 多黏菌素 B, IC_{50} = 27.8 μg/mL)[795]. 【来源】雄蕊状直管草 *Orthosiphon stamineus* [Syn: *Orthosiphon aristatus*; *Orthosiphon grandiflorus*; *Orthosiphon spicatus*] (aerial parts: 产率 = 0.002%干重). 【文献】482, 483, 511, 795, 821.

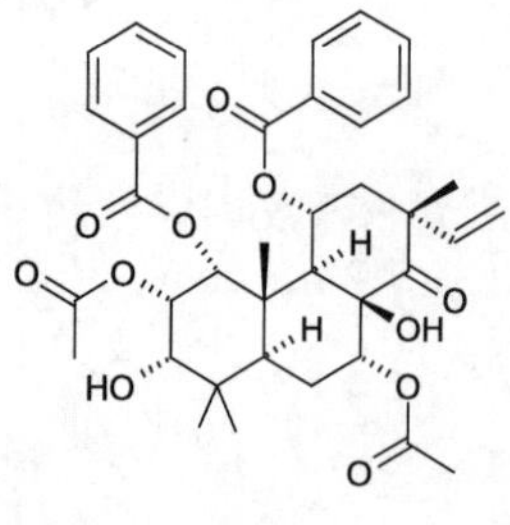

360　Orthosiphol B 鸡脚参醇 B*

[144078-08-0] $C_{38}H_{44}O_{11}$ (676.77). 无色片晶 (乙醚), mp 240℃, $[\alpha]_D^{11} = -82°$ (c = 1.0, 三氯甲烷). 【类型】异海松烷型二萜. 【活性】抗炎 (抑制肿瘤促进剂 TPA 诱导的炎症); 细胞毒 (抗增殖活性, Colon26-L5, ED_{50} = 28.1μg/mL, 对照氟尿嘧啶, ED_{50} = 0.015 μg/mL; HT1080, ED_{50} = 57.9μg/mL, 氟尿嘧啶, ED_{50} = 0.48μg/mL)[511]; NO 生成抑制剂 (脂多糖活化的类巨噬细胞 J774.1, IC_{50} = 20.5μmol/L; 对照 *L*-NMMA, IC_{50} = 26.0μmol/L; 多黏菌素 B, IC_{50} = 27.8 μg/mL)[795]. 【来源】雄蕊状直管草 *Orthosiphon stamineus* [Syn: *Orthosiphon aristatus*; *Orthosiphon grandiflorus*; *Orthosiphon spicatus*] (地上部分: 产率 = 0.0014%~0.0033%干重). 【文献】482, 483, 511, 795, 821.

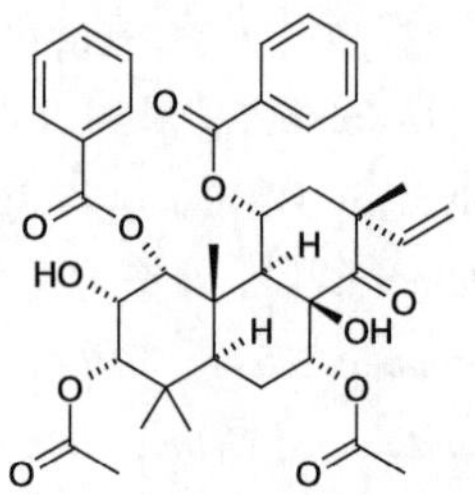

361　Orthosiphol D 鸡脚参醇 D*

$C_{31}H_{36}O_9$ (552.63). 【类型】异海松烷型二萜. 【活性】NO 生成抑制剂 (脂多糖活化的类巨噬细胞 J774.1, IC_{50} = 14.4μmol/L; 对照 *L*-NMMA, IC_{50} = 26.0μmol/L; 多黏菌素 B, IC_{50} = 27.8μg/mL)[795]. 【来源】雄蕊状直管草 *Orthosiphon stamineus* [Syn: *Orthosiphon aristatus*; *Orthosiphon grandiflorus*; *Orthosiphon spicatus*] (地上部分: 产率 = 0.00032%干重[795]; 产率 = 0.00019%干重[821]). 【文献】795, 821.

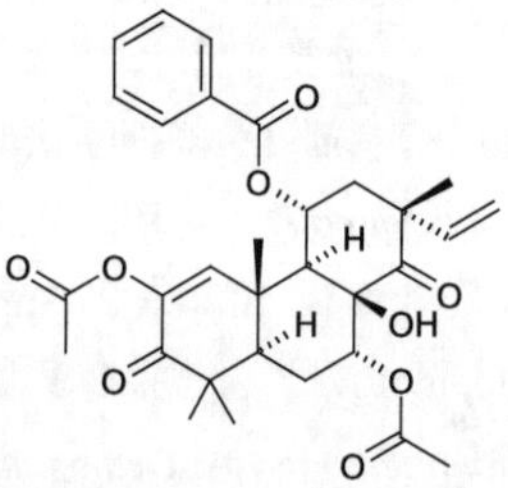

362　Orthosiphol F 鸡脚参醇 F*

$C_{38}H_{44}O_{11}$ (676.77). 【类型】异海松烷型二萜. 【活性】

NO 生成抑制剂 (脂多糖活化的类巨噬细胞 J774.1, IC_{50} = 34.5μmol/L; 对照 *L*-NMMA, IC_{50} = 26.0μmol/L; 多黏菌素 B, IC_{50} = 27.8μg/mL)[795]. 【来源】雄蕊状直管草 *Orthosiphon stamineus* [Syn: *Orthosiphon aristatus*; *Orthosiphon grandiflorus*; *Orthosiphon spicatus*] (地上部分: 产率 = 0.0106%干重). 【文献】795.

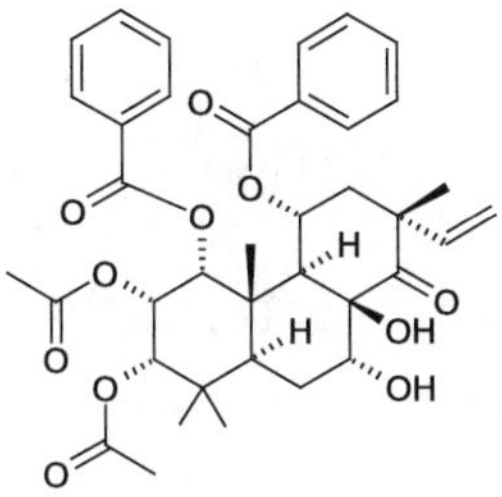

363 Orthosiphol G 鸡脚参醇 G*

$C_{31}H_{40}O_{10}$ (572.66). 【类型】异海松烷型二萜. 【活性】NO 生成抑制剂 (脂多糖活化的类巨噬细胞 J774.1, IC_{50} = 145μmol/L; 对照 *L*-NMMA, IC_{50} = 26.0μmol/L; 多黏菌素 B, IC_{50} = 27.8μg/mL)[795]. 【来源】雄蕊状直管草 *Orthosiphon stamineus* [Syn: *Orthosiphon aristatus*; *Orthosiphon grandiflorus*; *Orthosiphon spicatus*] (地上部分: 产率 = 0.0010%干重). 【文献】795.

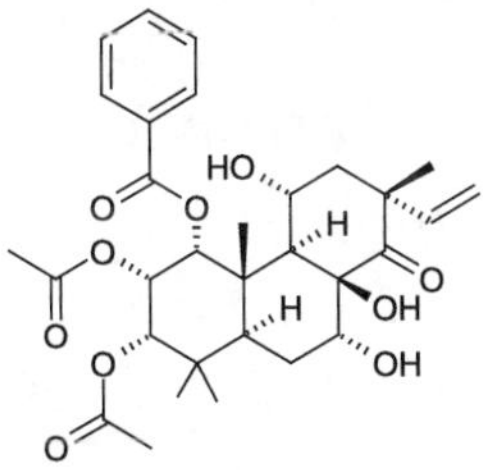

364 Orthosiphol H 鸡脚参醇 H*

$C_{40}H_{46}O_{12}$ (718.81). 【类型】异海松烷型二萜. 【活性】NO 生成抑制剂 (脂多糖活化的类巨噬细胞 J774.1, IC_{50} = 24.1μmol/L; 对照 *L*-NMMA, IC_{50} = 26.0μmol/L, Polymixin B, IC_{50} = 27.8μg/mL, 地塞米松 IC_{50} = 170 μmol/L)[708]. 【来源】雄蕊状直管草 *Orthosiphon stamineus* [Syn: *Orthosiphon aristatus*; *Orthosiphon grandiflorus*; *Orthosiphon spicatus*] (地上部分). 【文献】708.

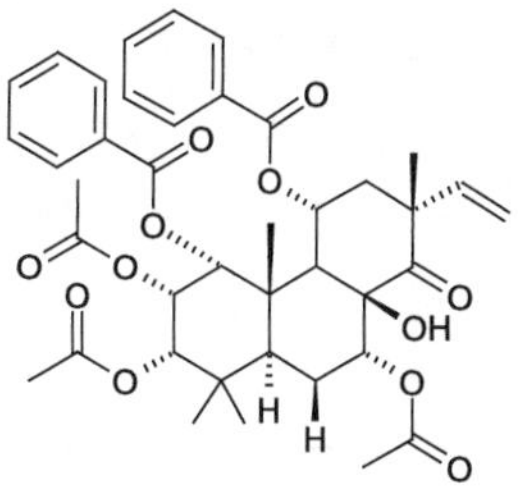

365 Orthosiphol I 鸡脚参醇 I*

$C_{31}H_{38}O_{10}$ (570.64). 【类型】异海松烷型二萜. 【活性】NO 生成抑制剂 (脂多糖活化的类巨噬细胞 J774.1, IC_{50} = 102μmol/L; 对照 *L*-NMMA, IC_{50} = 26.0μmol/L; 多黏菌素 B, IC_{50} = 27.8μg/mL)[795]. 【来源】雄蕊状直管草 *Orthosiphon stamineus* [Syn: *Orthosiphon aristatus*; *Orthosiphon grandiflorus*; *Orthosiphon spicatus*] (地上部分: 产率 = 0.00036%干重). 【文献】795.

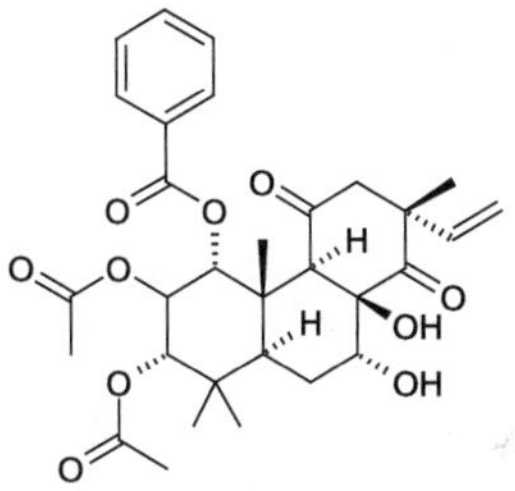

366 Orthosiphol J 鸡脚参醇 J*

$C_{33}H_{40}O_{11}$ (612.68). 【类型】异海松烷型二萜. 【活性】NO 生成抑制剂 (脂多糖活化的类巨噬细胞 J774.1, IC_{50} = 66.3μmol/L; 对照 *L*-NMMA, IC_{50} = 26.0μmol/L; 多黏菌素 B, IC_{50} = 27.8μg/mL)[795]. 【来源】雄蕊状直管草 *Orthosiphon stamineus* [Syn: *Orthosiphon aristatus*; *Orthosiphon grandiflorus*; *Orthosiphon spicatus*] (地上部分: 产率 = 0.00014%干重). 【文献】795.

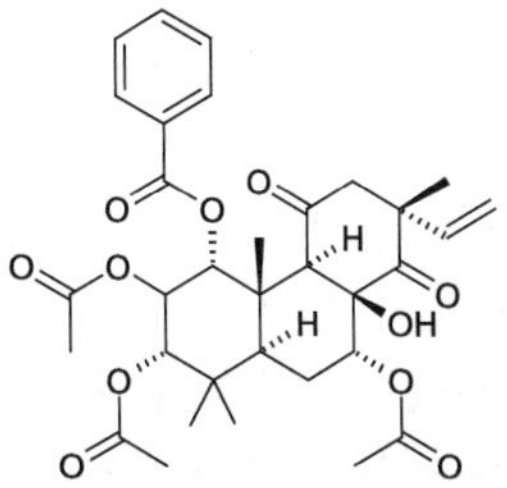

367　Orthosiphol K 鸡脚参醇 K*

2-*O*-Deacetylorthosiphol A; 3-*O*-Deacetylorthosiphol B $C_{36}H_{42}O_{10}$ (634.73). 无色无定形固体, $[\alpha]_D^{25}$ = −18.8° (*c* = 0.08, 三氯甲烷). 【类型】异海松烷型二萜. 【活性】NO 生成抑制剂 (脂多糖活化的类巨噬细胞 J774.1, IC_{50} = 27.3μmol/L; 对照 *L*-NMMA, IC_{50} = 26.0μmol/L, Polymixin B, IC_{50} = 27.8μg/mL, 地塞米松 IC_{50} = 170 μmol/L)[708]; 细胞毒 (抗细胞增殖, Colon26-L5, ED_{50} = 13.8μg/mL, 对照氟尿嘧啶, ED_{50} = 0.015 μg/mL; HT1080, ED_{50} = 21.8μg/mL, 氟尿嘧啶, ED_{50} = 0.48μg/mL) [511]. 【来源】雄蕊状直管草 *Orthosiphon stamineus* [Syn: *Orthosiphon aristatus*; *Orthosiphon grandiflorus*; *Orthosiphon spicatus*] (地上部分: 产率 ＝0.0016%干重[511]; 产率 ＝0.00032%干重[821]). 【文献】511, 708, 821.

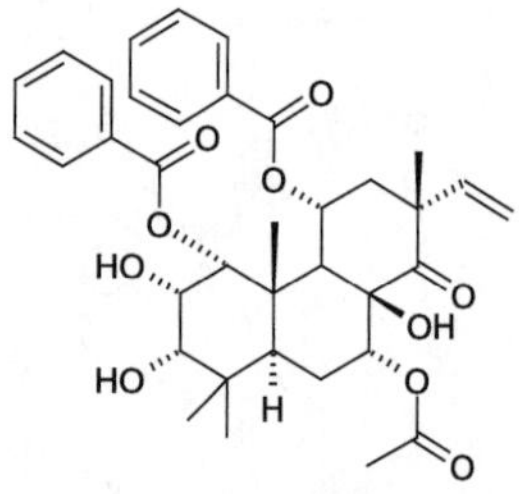

368　Orthosiphol N 鸡脚参醇 N*

3-*O*-Benzoyl-7-*O*-deacetylorthosiphol M $C_{36}H_{40}O_{10}$ (632.71). 无色无定形固体, $[\alpha]_D^{25}$ = −67.3° (*c* = 0.38, 三氯甲烷). 【类型】异海松烷型二萜. 【活性】NO 生成抑制剂 (脂多糖活化的类巨噬细胞 J774.1, IC_{50} = 35.9μmol/L; 对照 *L*-NMMA, IC_{50} = 26.0 μmol/L, Polymixin B, IC_{50} = 27.8μg/mL, 地塞米松 IC_{50} = 170 μmol/ L)[708]; 细胞毒 (抗细胞增殖, Colon26-L5, ED_{50} = 35.1μg/mL, 对照氟尿嘧啶, ED_{50} = 0.015 μg/mL; HT1080, ED_{50} = 18.6μg/mL, 氟尿嘧啶, ED_{50} = 0.48μg/mL) [511]. 【来源】雄蕊状直管草 *Orthosiphon stamineus* [Syn: *Orthosiphon aristatus*; *Orthosiphon grandiflorus*; *Orthosiphon spicatus*] (地上部分: 产率 ＝ 0.0073%干重[511]; : 产率 ＝ 0.0020%干重[821]). 【文献】511, 708, 821.

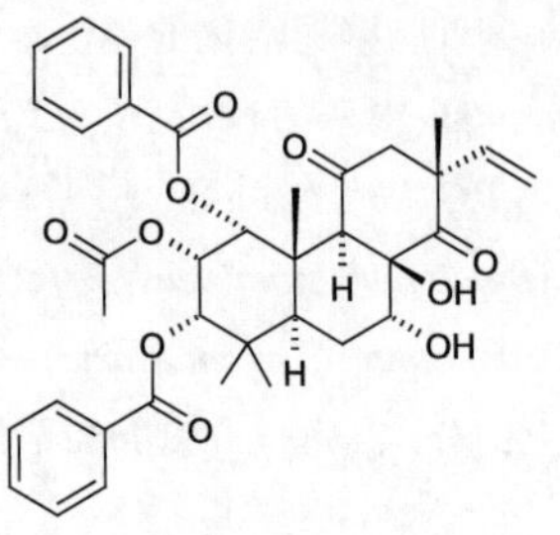

369　Orthosiphol O 鸡脚参醇 O*

$C_{38}H_{44}O_{11}$ (676.77).【类型】异海松烷型二萜.【活性】NO 生成抑制剂 (脂多糖活化的类巨噬细胞 J774.1, IC_{50} = 27.7μmol/L; 对照 *L*-NMMA, IC_{50} = 26.0μmol/L; 多黏菌素 B, IC_{50} = 27.8μg/mL)[795]. 【来源】雄蕊状直管草 *Orthosiphon stamineus* [Syn: *Orthosiphon aristatus*; *Orthosiphon grandiflorus*; *Orthosiphon spicatus*] (地上部分: 产率 ＝ 0.0028%干重[795]; 产率 ＝0.00036%干重[821]). 【文献】795, 821.

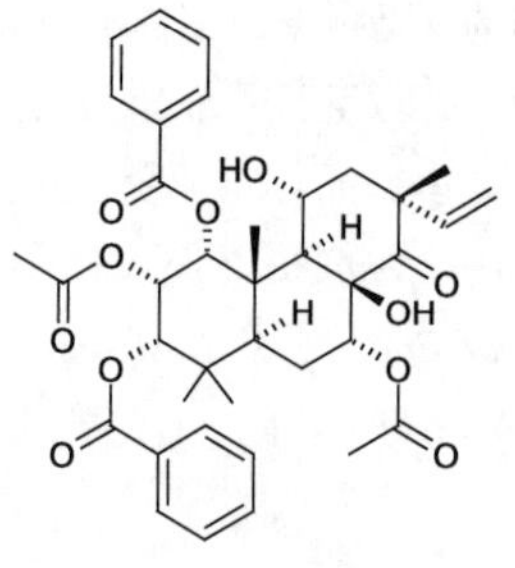

370　Orthosiphol R 鸡脚参醇 R*

$C_{38}H_{44}O_{12}$ (692.77).【类型】异海松烷型二萜.【活性】NO 生成抑制剂 (脂多糖活化的类巨噬细胞 J774.1, IC_{50} = 35.7μmol/L; 对照 *L*-NMMA, IC_{50} = 26.0μmol/L; 多黏菌素 B, IC_{50} = 27.8μg/mL)[795]. 【来源】雄蕊状直管草 *Orthosiphon stamineus* [Syn: *Orthosiphon aristatus*; *Orthosiphon grandiflorus*; *Orthosiphon spicatus*] (地上部分: 产率 ＝0.00008%干重). 【文献】795.

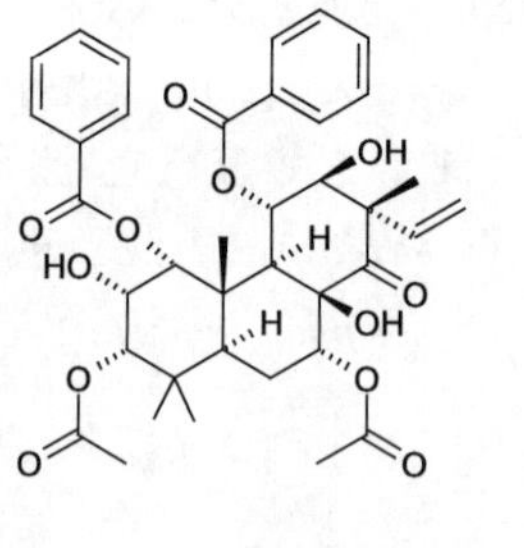

371 Orthosiphol T 鸡脚参醇 T*

$C_{36}H_{42}O_{10}$ (634.73). 【类型】异海松烷型二萜. 【活性】NO 生成抑制剂 (脂多糖活化的类巨噬细胞 J774.1, IC_{50} = 35.9μmol/L; 对照 *L*-NMMA, IC_{50} = 26.0μmol/L; 多黏菌素 B, IC_{50} = 27.8μg/mL)[795]. 【来源】雄蕊状直管草 *Orthosiphon stamineus* [Syn: *Orthosiphon aristatus*; *Orthosiphon grandiflorus*; *Orthosiphon spicatus*] (地上部分: 产率 = 0.00039%干重). 【文献】795.

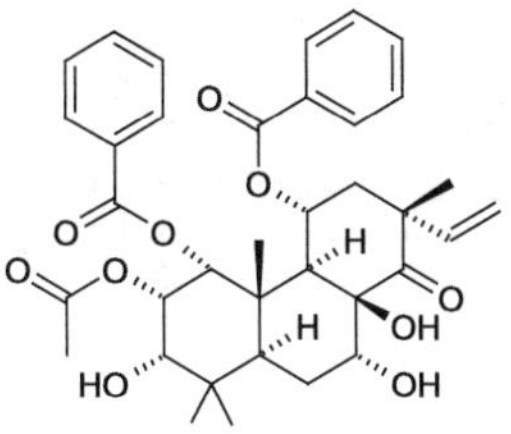

372 Orthosiphol U 鸡脚参醇 U*

$C_{33}H_{42}O_{11}$ (614.7). 无色无定形固体, $[\alpha]_D^{25}$ = −170.0° (*c* = 0.161, 三氯甲烷). 【类型】异海松烷型二萜. 【活性】NO 生成抑制剂 (脂多糖活化的类巨噬细胞 J774.1, IC_{50} = 59.7μmol/L; 对照 *L*-NMMA, IC_{50} = 26.0μmol/L; 多黏菌素 B, IC_{50} = 27.8μg/mL)[795]. 【来源】雄蕊状直管草 *Orthosiphon stamineus* [Syn: *Orthosiphon aristatus*; *Orthosiphon grandiflorus*; *Orthosiphon spicatus*] (aerial parts: 产率 = 0.00079%干重). 【文献】795.

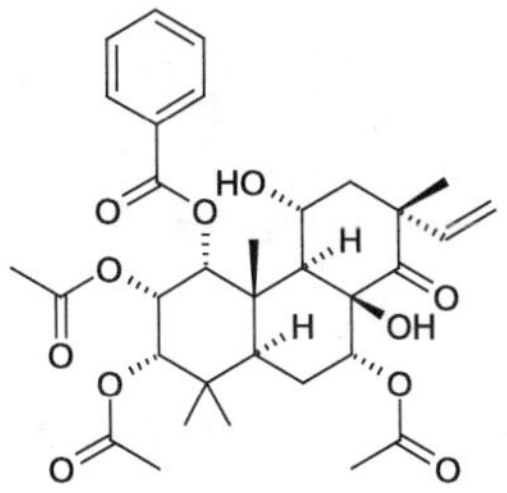

373 Orthosiphol V 鸡脚参醇 V*

$C_{31}H_{40}O_{10}$ (572.66). 无色无定形固体, $[\alpha]_D^{25}$ = −63.4° (*c* = 0.028, 三氯甲烷). 【类型】异海松烷型二萜. 【活性】NO 生成抑制剂 (脂多糖活化的类巨噬细胞 J774.1, IC_{50} = 54.5μmol/L; 对照 *L*-NMMA, IC_{50} = 26.0μmol/L; 多黏菌素 B, IC_{50} = 27.8μg/mL)[795]. 【来源】雄蕊状直管草 *Orthosiphon stamineus* [Syn: *Orthosiphon aristatus*; *Orthosiphon grandiflorus*; *Orthosiphon spicatus*] (地上部分: 产率 = 0.00004%干重). 【文献】795.

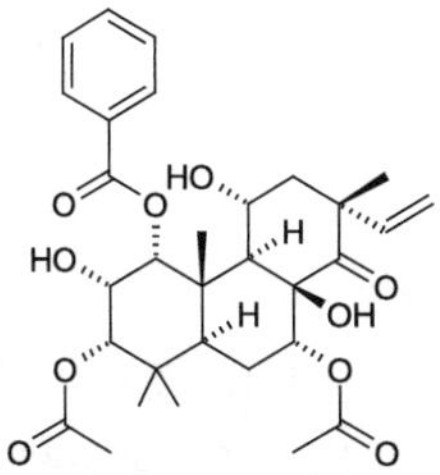

374 Orthosiphol W 鸡脚参醇 W*

$C_{31}H_{40}O_{10}$ (572.66). 无色无定形固体, $[\alpha]_D^{25}$ = −99.2° (*c* = 0.025, 三氯甲烷). 【类型】异海松烷型二萜. 【活性】NO 生成抑制剂 (脂多糖活化的类巨噬细胞 J774.1, IC_{50} = 57.6μmol/L; 对照 *L*-NMMA, IC_{50} = 26.0μmol/L; 多黏菌素 B, IC_{50} = 27.8μg/mL)[795]. 【来源】雄蕊状直管草 *Orthosiphon stamineus* [Syn: *Orthosiphon aristatus*; *Orthosiphon grandiflorus*; *Orthosiphon spicatus*] (地上部分: 产率 = 0.00010%干重). 【文献】795.

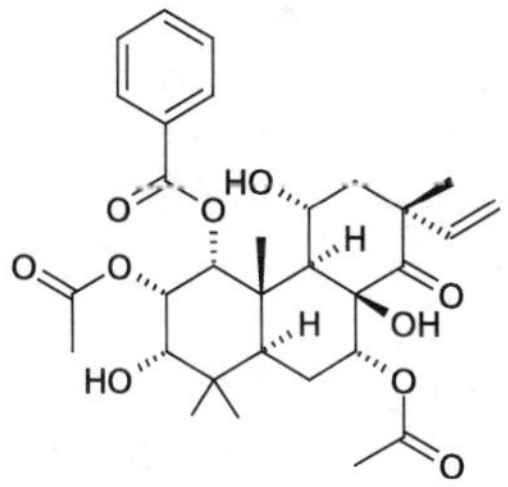

375 Orthosiphol X 鸡脚参醇 X*

$C_{36}H_{42}O_{10}$ (634.73). 无色无定形固体, $[\alpha]_D^{25}$ = −376.8° (*c* = 0.029, 三氯甲烷). 【类型】异海松烷型二萜. 【活性】NO 生成抑制剂 (脂多糖活化的类巨噬细胞 J774.1, IC_{50} = 6.4μmol/L; 对照 *L*-NMMA, IC_{50} = 26.0 μmol/L; 多黏菌素 B, IC_{50} = 27.8 μg/mL)[795]. 【来源】雄蕊状直管草 *Orthosiphon stamineus* [Syn: *Orthosiphon aristatus*; *Orthosiphon grandiflorus*; *Orthosiphon spicatus*] (地上部分: 产率 = 0.00054%干重[795]; 产率 = 0.0015%干重[821]). 【文献】795, 821.

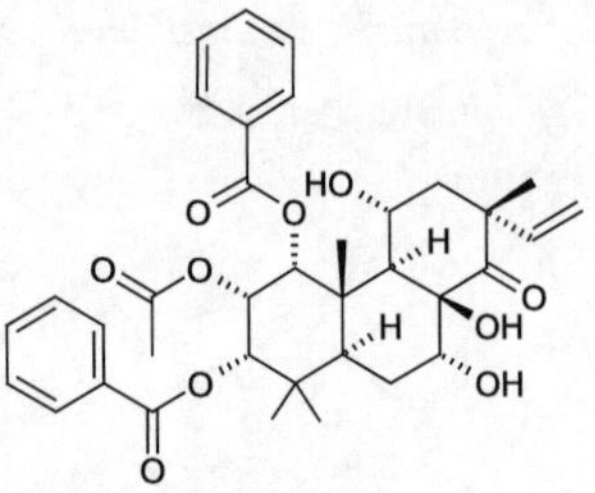

376 Orthosiphol Y 鸡脚参醇 Y*

$C_{24}H_{32}O_8$ (448.52). 无色无定形固体, $[\alpha]_D^{25}$ = −55.54° (*c* = 0.033, 三氯甲烷). 【类型】异海松烷型二萜. 【活性】NO 生成抑制剂 (脂多糖活化的类巨噬细胞 J774.1, IC_{50} = 37.9μmol/L; 对照 *L*-NMMA, IC_{50} = 26.0μmol/L; 多黏菌素 B, IC_{50} = 27.8μg/mL)[795]. 【来源】雄蕊状直管草 *Orthosiphon stamineus* [Syn: *Orthosiphon aristatus*; *Orthosiphon grandiflorus*; *Orthosiphon spicatus*] (地上部分: 产率 = 0.00005%干重[795]; 产率 = 0.000068%干重[821]). 【文献】795, 821.

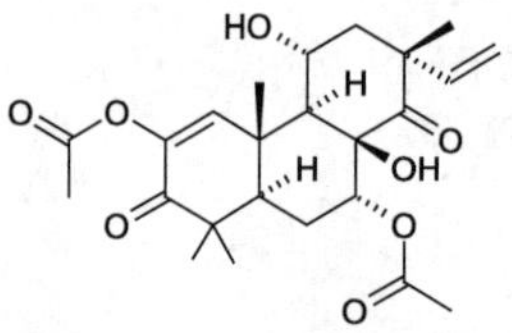

377 Orthosiphonone A 鸡脚参酮 A*

$C_{38}H_{42}O_{11}$ (674.75). 【类型】异海松烷型二萜. 【活性】NO 生成抑制剂 (脂多糖活化的类巨噬细胞 J774.1, IC_{50} = 32.1μmol/L; 对照 *L*-NMMA, IC_{50} = 26.0μmol/L; 多黏菌素 B, IC_{50} = 27.8μg/mL). 【来源】雄蕊状直管草 *Orthosiphon stamineus* [Syn: *Orthosiphon aristatus*; *Orthosiphon grandiflorus*; *Orthosiphon spicatus*] (地上部分: 产率 = 0.0018%干重[795]; 产率 = 0.00038%干重[821]). 【文献】795, 821.

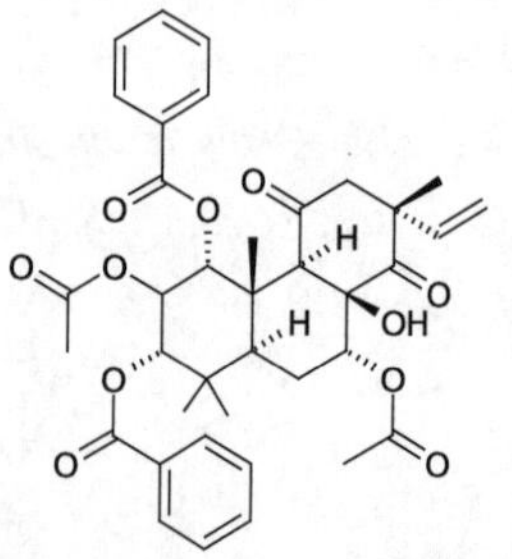

378 Orthosiphonone C 直管草醌 C*

$C_{29}H_{36}O_9$ (528.6). 无色无定形固体, $[\alpha]_D^{25}$ = −117.7° (*c* = 0.093, 三氯甲烷). 【类型】异海松烷型二萜. 【活性】NO 生成抑制剂 (脂多糖活化的类巨噬细胞 J774.1, IC_{50} = 81.8μmol/L; 对照 *L*-NMMA, IC_{50} = 35.7 μmol/L)[821]. 【来源】雄蕊状直管草 *Orthosiphon stamineus* [Syn: *Orthosiphon aristatus*; *Orthosiphon grandiflorus*; *Orthosiphon spicatus*] (地上部分: 产率 = 0.00011%干重). 【文献】821.

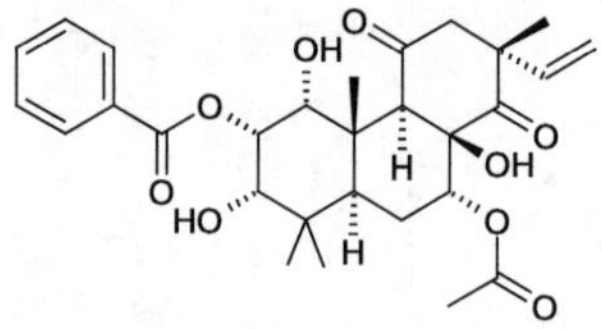

379 Orthosiphonone D 直管草醌 D*

$C_{36}H_{40}O_{10}$ (632.71). 无色无定形固体, $[\alpha]_D^{25}$ = −105.3° (*c* = 0.393, 三氯甲烷). 【类型】异海松烷型二萜. 【活性】NO 生成抑制剂 (脂多糖活化的类巨噬细胞 J774.1, IC_{50} = 35.0μmol/L; 对照 *L*-NMMA, IC_{50} = 35.7 μmol/L)[821]. 【来源】雄蕊状直管草 *Orthosiphon stamineus* [Syn: *Orthosiphon aristatus*; *Orthosiphon grandiflorus*; *Orthosiphon spicatus*] (地上部分: 产率 = 0.00018%干重). 【文献】821.

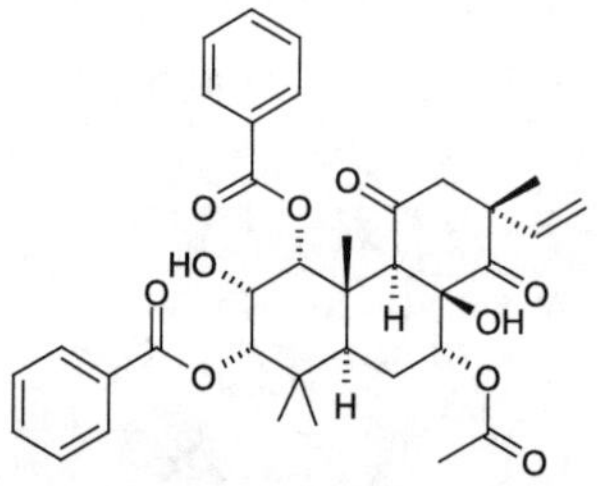

380 Secoorthosiphol B 开环鸡脚参醇 B*

$C_{30}H_{38}O_{10}$ (558.63). 【类型】异海松烷型二萜. 【活性】NO 生成抑制剂 (脂多糖活化的类巨噬细胞 J774.1, IC_{50} = 127μmol/L; 对照 *L*-NMMA, IC_{50} = 26.0μmol/L; 多黏菌素 B, IC_{50} = 27.8μg/mL)[795]. 【来源】雄蕊状直管草 *Orthosiphon stamineus* [Syn: *Orthosiphon aristatus*; *Orthosiphon grandiflorus*; *Orthosiphon spicatus*] (地上部分: 产率 = 0.00018%干重[795]; 产率 = 0.00094%干重[821]). 【文献】795, 821.

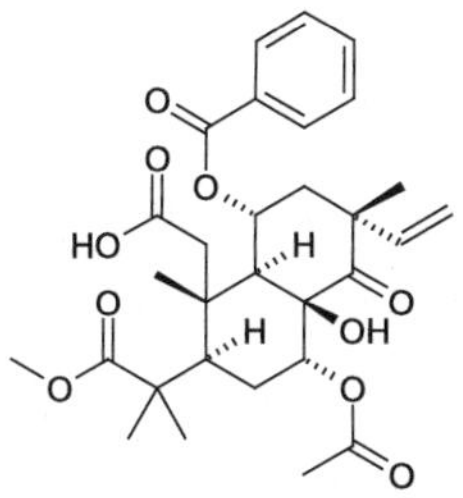

381 Siphonol A 羟基鸡脚参醇 A*

$C_{40}H_{46}O_{13}$ (734.80). 无色无定形固体, $[\alpha]_D^{25}$ = −146.5° (c = 0.07, 三氯甲烷). 【类型】异海松烷型二萜. 【活性】NO 生成抑制剂 (脂多糖活化的类巨噬细胞 J774.1, IC_{50} = 10.8μmol/L; 对照 *L*-NMMA, IC_{50} = 26.0μmol/L, Polymixin B, IC_{50} = 27.8μg/mL, 地塞米松 IC_{50} = 170μmol/L)[708]. 【来源】雄蕊状直管草 *Orthosiphon stamineus* [Syn: *Orthosiphon aristatus*; *Orthosiphon grandiflorus*; *Orthosiphon spicatus*] (地上部分). 【文献】708.

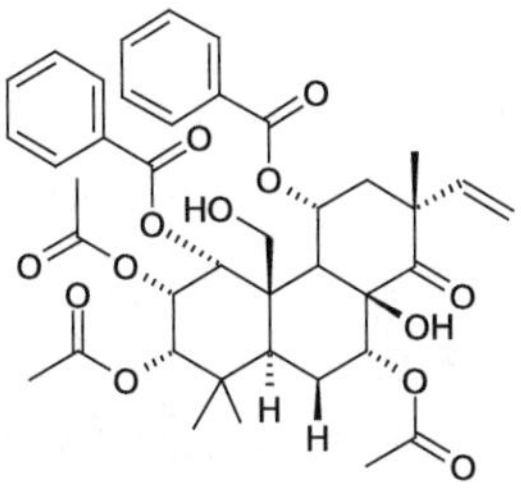

382 Siphonol B 羟基鸡脚参醇 B*

$C_{38}H_{44}O_{12}$ (692.77). 无色无定形固体, $[\alpha]_D^{25}$ = −103.4° (c = 0.08, 三氯甲烷). 【类型】异海松烷型二萜. 【活性】NO 生成抑制剂 (脂多糖活化的类巨噬细胞 J774.1, IC_{50} = 17.3μmol/L; 对照 *L*-NMMA, IC_{50} = 26.0μmol/L, Polymixin B, IC_{50} = 27.8μg/mL, 地塞米松 IC_{50} = 170μmol/L)[708]. 【来源】雄蕊状直管草 *Orthosiphon stamineus* [Syn: *Orthosiphon aristatus*; *Orthosiphon grandiflorus*; *Orthosiphon spicatus*] (地上部分). 【文献】708.

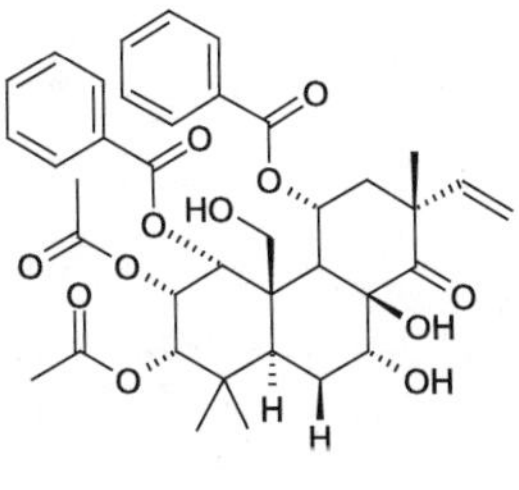

383 Siphonol C 羟基鸡脚参醇 C*

$C_{38}H_{44}O_{12}$ (692.77). 无色无定形固体, $[\alpha]_D^{25}$ = −49.9° (c = 0.06, 三氯甲烷). 【类型】异海松烷型二萜. 【活性】NO 生成抑制剂 (脂多糖活化的类巨噬细胞 J774.1, IC_{50} = 22.9μmol/L; 对照 *L*-NMMA, IC_{50} = 26.0μmol/L, Polymixin B, IC_{50} = 27.8μg/mL, 地塞米松 IC_{50} = 170μmol/L)[708]. 【来源】雄蕊状直管草 *Orthosiphon stamineus* [Syn: *Orthosiphon aristatus*; *Orthosiphon grandiflorus*; *Orthosiphon spicatus*] (地上部分). 【文献】708.

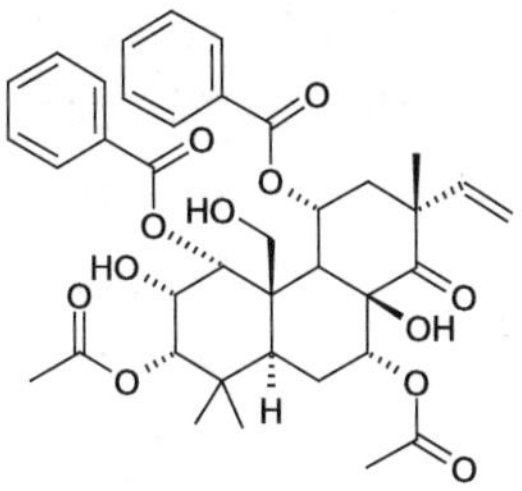

384 Siphonol D 羟基鸡脚参醇 D*

$C_{40}H_{46}O_{13}$ (734.80). 无色无定形固体, $[\alpha]_D^{25}$ = −92.8° (c = 0.09, 三氯甲烷). 【类型】异海松烷型二萜. 【活性】NO 生成抑制剂 (脂多糖活化的类巨噬细胞 J774.1, IC_{50} = 46.5μmol/L; 对照 *L*-NMMA, IC_{50} = 26.0μmol/L, Polymixin B, IC_{50} = 27.8μg/mL, 地塞米松 IC_{50} = 170 μmol/L)[708]. 【来源】雄蕊状直管草 *Orthosiphon stamineus* [Syn: *Orthosiphon aristatus*; *Orthosiphon grandiflorus*; *Orthosiphon spicatus*] (地上部分). 【文献】708.

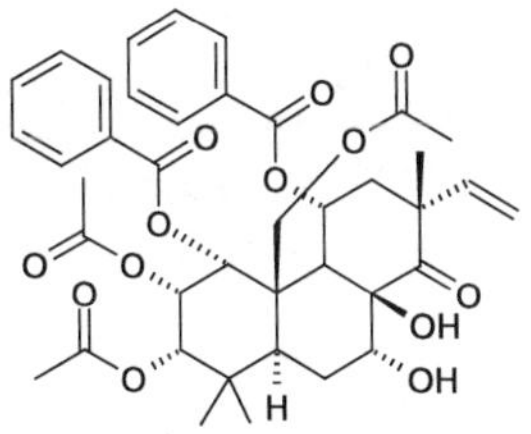

385 Siphonol E 羟基鸡脚参醇 E*

$C_{39}H_{44}O_{14}$ (736.78). 无色无定形固体, $[\alpha]_D^{25}$ = −135.7° (c=0.06, 三氯甲烷). 【类型】异海松烷型二萜. 【活性】NO 生成抑制剂 (脂多糖活化的类巨噬细胞 J774.1, IC_{50} = 23.0μmol/L; 对照 *L*-NMMA, IC_{50}= 26.0μmol/L, Polymixin B, IC_{50} = 27.8μg/mL, 地塞米松 IC_{50} = 170 μmol/L)[708]. 【来源】雄蕊状直管草 *Orthosiphon stamineus* [Syn:

Orthosiphon aristatus; *Orthosiphon grandiflorus*; *Orthosiphon spicatus*] (地上部分). 【文献】708.

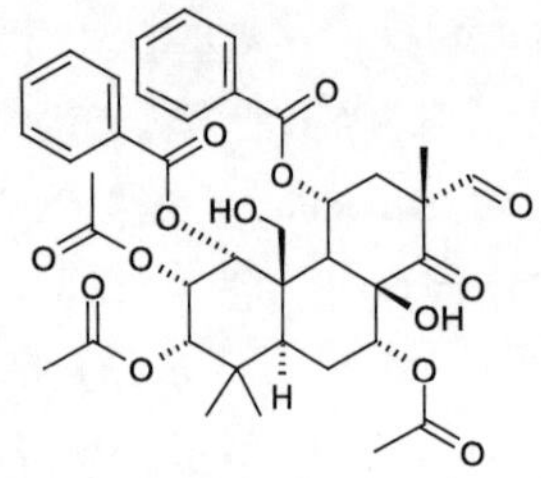

386 Sumogaside 苏莫咖苷*

[132210-61-8] $C_{26}H_{42}O_9$ (498.62). 白色晶体, mp 210~214℃. 【类型】异海松烷型二萜. 【活性】白介素-8 分泌抑制剂 (TNF-*α* 刺激的人结肠腺癌细胞 HT29, 当浓度为 1、10 和 100μmol/L 时, 抑制率分别为 14 0%、34.7% 和 42.5%)[715]; TNF-*α* 分泌抑制剂 (trypsin 刺激的人白血病肥大细胞 HMC-1, 当浓度为 1、10 和 100μmol/L 时, 抑制率分别为 0.2%、7.9%和 10.2%)[715]. 【来源】朝鲜五加 *Acanthopanax koreanum* (根). 【文献】715.

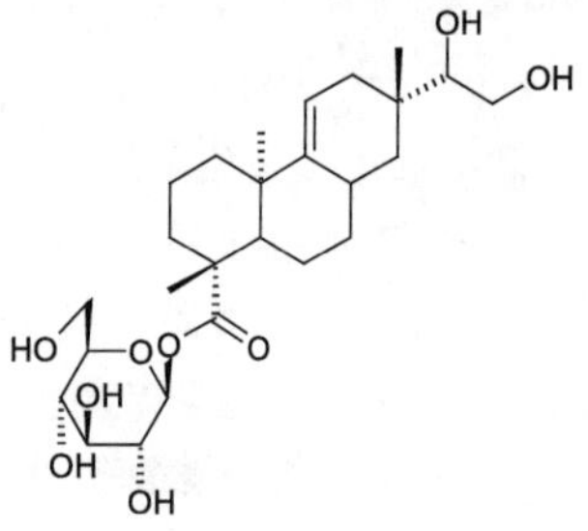

罗汉松烷型二萜

387 Celaphanol A 南蛇藤酚 A

$C_{17}H_{20}O_4$ (288.35). 红色无定形粉末, $[\alpha]_D^{25} = +13°$ (*c* = 0.9, 氘三氯甲烷). 【类型】罗汉松烷型二萜. 【活性】抗炎 [*in vitro*, NF-*κ*B 抑制剂, IC_{50} = (18.2± 1.0) μmol/L; NO 生成抑制剂, IC_{50} = (32.6±1.4)μmol/L; 对照氨基胍, IC_{50} = (16.3±0.4)μmol/L][772]. 【来源】南蛇藤根 *Celastrus orbiculatus* [Syn. *Celastrus articulatus*] (根: 产率 = 0.0047%干重)[772], 南蛇藤属 *Celastrus stephanotifolius*. 【文献】425, 436, 772.

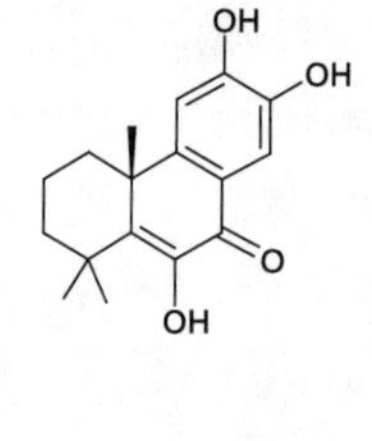

贝壳杉烷型二萜

388 1*β*-Acetoxy-7*α*,14*β*-dihydroxykaur-16-en-15-one 1*β*-乙酰氧基-7*α*,14*β*-二羟基贝壳杉-16-烯-15-酮

$C_{22}H_{32}O_5$ (376.5). 白色无定形粉末, mp 110~111℃, $[\alpha]_D^{18} = -36.7°$ (*c* = 1.1, 三氯甲烷). 【类型】贝壳杉烷型二萜. 【活性】抗炎 (抑制小鼠 RAW264.7 巨噬细胞中脂多糖诱导的 NF-*κ*B 活化, IC_{50} = 0.42μmol/L; 对照小白菊内酯, IC_{50} = 2.34μmol/L)[818]; NO 生成抑制剂 (IC_{50} = 0.47μmol/L; 对照小白菊内酯, IC_{50} = 2.01 μmol/L)[818]. 【来源】东京巴豆* *Croton tonkinensis* (叶: 产率 = 0.00062%干重)[818]. 【文献】818.

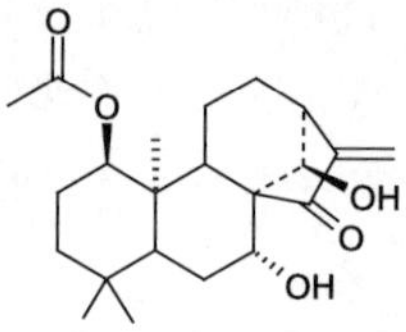

389 18-Acetoxy-7*α*,14*β*-dihydroxykaur-16-en-15-one 18-乙酰氧基-7*α*,14*β*-二羟基贝壳杉-16-烯-15-酮

$C_{22}H_{32}O_5$ (376.50). 白色无定形粉末, mp 173~175℃, $[\alpha]_D^{18} = -20°$ (*c* = 0.6, 三氯甲烷). 【类型】贝壳杉烷型二萜. 【活性】抗炎 (抑制小鼠 RAW264.7 巨噬细胞中脂多糖诱导的 NF-*κ*B 活化, IC_{50} = 0.07 μmol/L; 对照小白菊内酯, IC_{50} = 2.34μmol/L)[818]; NO 生成抑制剂 (IC_{50} = 015μmol/L; 对照小白菊内酯, IC_{50} = 2.01 μmol/L)[818]. 【来源】东京巴豆* *Croton tonkinensis* (叶: 产率 = 0.0014%干重)[818]. 【文献】818.

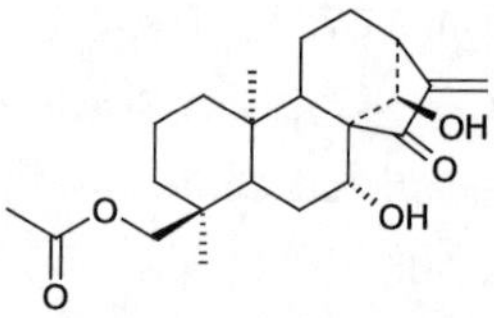

390 18-Acetoxy-7*α*-hydroxykaur-16-en-15-one 18-乙酰氧基-7*α*-羟基贝壳杉-16-烯-15-酮

$C_{22}H_{32}O_4$ (360.5). 白色无定形粉末, mp 119~120℃, $[\alpha]_D^{18} = -10°$ (*c* = 0.3, 三氯甲烷). 【类型】贝壳杉烷型二萜. 【活性】抗炎 (抑制小鼠 RAW264.7 巨噬

细胞中脂多糖诱导的 NF-KB 活化, IC_{50} = 0.10μmol/L; 对照小白菊内酯, IC_{50} = 2.34μmol/L)[818]; NO 生成抑制剂 (IC_{50} = 0.21μmol/L; 对照小白菊内酯, IC_{50} = 2.01 μmol/L)[818]. 【来源】东京巴豆* *Croton tonkinensis* (叶: 产率 =0.060%干重)[818]. 【文献】818.

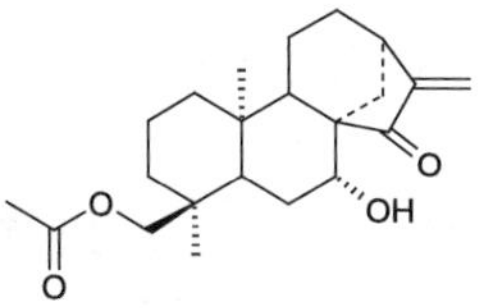

391 (−)-16,17-Dihydroxy-16β-kauran-19-oic acid (−)-16,17-二羟基-16β-贝壳杉-19-酸

Diterpenoid SP Ⅱ $C_{20}H_{32}O_4$ (336.48). mp 260~262℃. 【类型】贝壳杉烷型二萜. 【活性】抗高血压 (大鼠, orl, 50mg/(kg·d)); 抗炎 (福尔马林引起的, 300mg/kg orl, 由蛋白质引起的水肿消退 38%, 300mg/kg orl, 水肿消退 53%); 抗氧化剂 [抑制超氧化物阴离子的产生, fMLP/CB, IC_{50} = (3.07±0.33)μg/mL, P<0.001, 对照 DPI, IC_{50} = (0.13±0.06)μg/mL, P<0.001][862]; 血小板聚集抑制实验无活性 (洗涤的兔血小板, 200μmol/L: 100μmol/L 花生四烯酸诱导的, 抑制率 = 7.2%; 10μg/mL 胶原诱导的, 抑制率 = 2.3%; 1ng/mL PAF 诱导的, 抑制率 = 8.9%; 0.05U/mL 凝血酶诱导的, 抑制率 = 0.4%)[786]. 【来源】胶豨莶 *Siegesbeckia gummifer*, 土当归 *Aralia cordata*, 腺梗豨莶 *Siegesbeckia orientalis* var. *pubescens* [Syn. *Siegesbeckia pubescens*], 番荔枝 *Annona squamosa* (茎: 产率 = 0.00047%鲜重)[786]. 【文献】2, 6, 170, 171, 172, 786, 862.

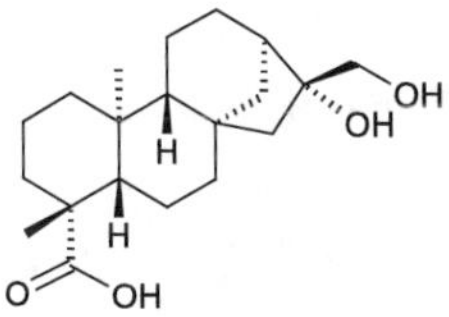

392 7α,14β-Dihydroxykaur-16-en-15-one 7α,14β-二羟基贝壳杉-16-烯-15-酮*

$C_{20}H_{30}O_3$ (318.46). 白色无定形粉末, mp 200~201℃, $[\alpha]_D^{18}$ = −10° (c = 0.3, 三氯甲烷). 【类型】贝壳杉烷型二萜. 【活性】抗炎 (抑制小鼠 RAW264.7 巨噬细胞中脂多糖诱导的 NF-KB 活化, IC_{50} = 0.11μmol/L; 对照小白菊内酯, IC_{50} = 2.34μmol/L)[818]; NO 生成抑制剂 (IC_{50} = 0.26μmol/L; 对照小白菊内酯, IC_{50} = 2.01 μmol/L)[818]. 【来源】东京巴豆* *Croton tonkinensis* (叶: 产率 =0.00054%干重). 【文献】818.

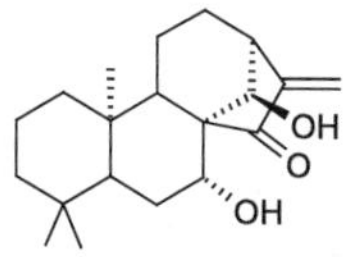

393 16αH,17-Isovalerate-*ent*-kauran-19-oic acid 16αH,17-异戊酸酯-对映-贝壳杉烷-19-酸*

$C_{25}H_{40}O_4$ (404.60). 白色晶体, mp 168~171℃, $[\alpha]_D^{20}$ = −32° (c = 0.50, 三氯甲烷). 【类型】贝壳杉烷型二萜. 【活性】COX-1 抑制剂 (*in vitro*, IC_{50} = 0.21mmol/L)[865]. 【来源】刺三甲 *Acanthopanax trifoliatus* (茎皮). 【文献】865.

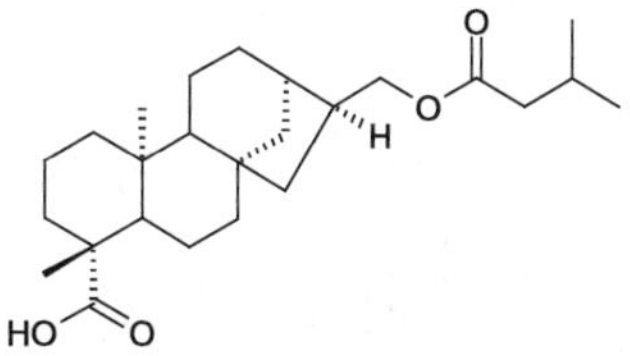

394 *L*-Kaur-16-en-19-oic acid 贝壳杉烯酸

Kaurenoic acid; Cunabic acid [6730-83-2] $C_{20}H_{30}O_2$ (302.46). 无色晶体, mp 171~172°C, $[\alpha]_D^{20}$ = −109.6° (c = 1.0, 三氯甲烷); mp 179~181℃; 白色立方晶体, mp 176~178 ℃, $[\alpha]_D^{25}$ = −97.0° (c = 0.55, 三氯甲烷). 【类型】贝壳杉烷型二萜. 【活性】血小板聚集选择性抑制剂 (洗涤的兔血小板, 200μmol/L: 100μmol/L 花生四烯酸诱导的, 抑制率 = 24.8%; 10μg/mL 胶原诱导的, 抑制率 = 100%; 1ng/mL PAF 诱导的, 抑制率 = 12.6%; 0.05U/mL 凝血酶诱导的, 抑制率 = 5.6%)[786]; 抗氧化剂 [抑制超氧化物阴离子的产生, fMLP/CB, IC_{50} = (96.28±4.32)μg/mL, P<0.001, 对照 DPI, IC_{50} = (0.13±0.06)μg/mL, P<0.001][862]; COX-1 抑制剂 (*in vitro*, IC_{50} = 0.15 mmol/L)[865]; Na^+,K^+-ATP 酶抑制剂 (从大鼠脑提取的粗酶, IC_{50} = 22μmol/L)[978]. 【来源】土当归 *Aralia cordata*, 番荔枝 *Annona squamosa* (茎: 2.00%鲜重)[786], 刺三甲 *Acanthopanax trifoliatus* (茎皮), 高山火绒草 *Leontopodium alpinum* (根), 光叶巴豆 *Croton oblongifolius* [Syn.

Croton laevigatus]. 【文献】6, 786, 862, 865, 894, 978.

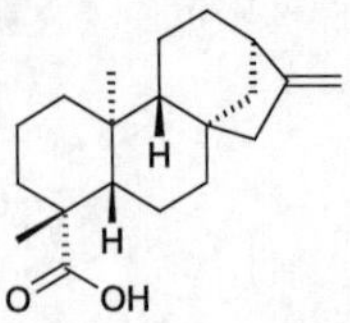

395　Methyl *ent*-7α,9α-dihydroxy-15β-[(2*Z*)-2-methylbut-2-enoyloxy]kaur-16-en-19-oate 对映-7α,9α-二羟基-15β-[(2*Z*)-2-甲基-丁-2-烯酰氧基]贝壳杉-16-烯-19-酸甲酯*

$C_{26}H_{38}O_6$ (446.59). 无色针晶, mp 108℃, $[\alpha]_D^{20} = -1.67°$, ($c = 2.271$, 甲醇). 【类型】贝壳杉烷型二萜. 【活性】白三烯生物合成抑制剂 (*in vitro*, IC_{50} = 10.4μmol/L, $P<0.05$, 对照 Zileuton, IC_{50} = 10.4μmol/L, $P<0.05$)[894]. 【来源】高山火绒草 *Leontopodium alpinum* (根). 【文献】894.

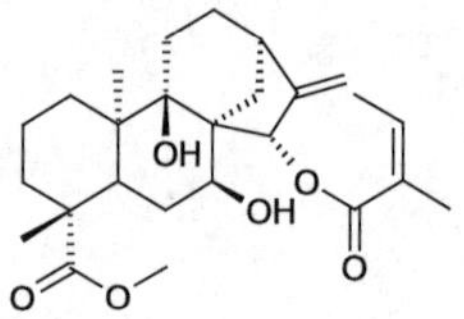

瑞香烷型二萜

396　Pimelea factor P₂ 匹米立因子 P₂

$C_{37}H_{50}O_9$ (638.81). 【类型】瑞香烷型二萜. 【活性】刺激剂. 【来源】瑞香科多种植物 family Thymelaeaceae spp. 【文献】170.

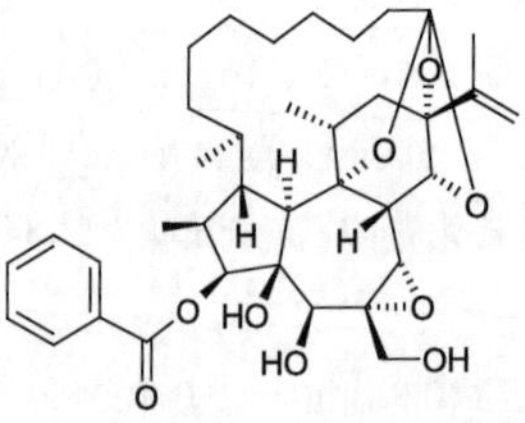

397　Resiniferatoxin 树脂大戟毒素

[57444-62-9] $C_{37}H_{40}O_9$ (628.73). 【类型】瑞香烷型二萜. 【活性】刺激剂 (对皮肤). 【来源】树脂大戟 *Euphorbia resinifera*, 泊森大戟* *Euphorbia poisonii*. 【文献】170.

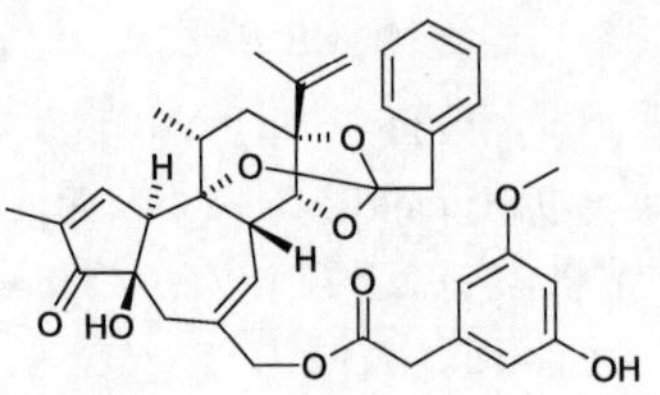

398　Resiniferonol 树脂大戟醇

[57444-60-7] $C_{20}H_{28}O_6$ (364.44). 【类型】瑞香烷型二萜. 【活性】致癌助剂 (酯衍生物); 刺激剂 (酯衍生物, 刺激皮肤). 【来源】树脂大戟 *Euphorbia resinifera*. 【文献】170.

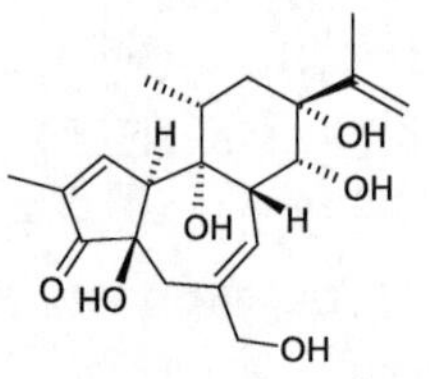

399　Synaptolepis factor K₁ 萨那套莱斯因子 K₁

$C_{36}H_{54}O_8$ (614.83). 【类型】瑞香烷型二萜. 【活性】刺激剂. 【来源】瑞香科多种植物 family Thymelaeaceae spp. 【文献】170.

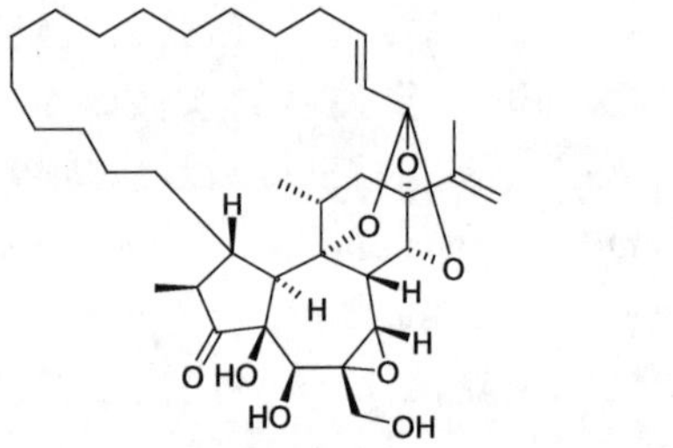

400　Tinyatoxin 惕压酚毒素

$C_{36}H_{38}O_8$ (598.70). 【类型】瑞香烷型二萜. 【活性】毒素 (引起皮炎). 【来源】泊森大戟* *Euphorbia poisonii*. 【文献】170.

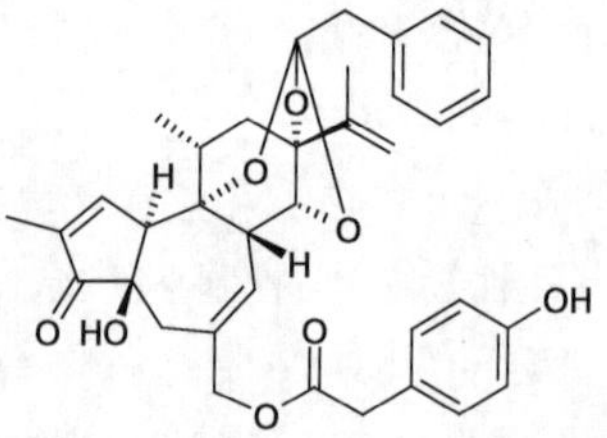

巴豆烷型二萜

401 Diterpenoid EF-D 二萜化合物 EF-D

$C_{27}H_{38}O_7$ (474.60). 【类型】巴豆烷型二萜. 【活性】刺激剂 (对皮肤). 【来源】浓大戟* *Euphorbia fortissima*. 【文献】170.

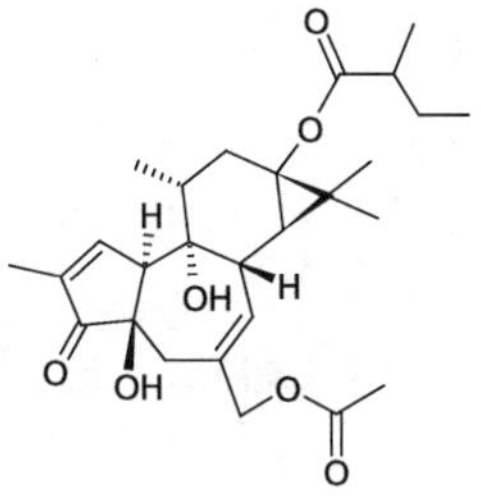

402 Euphorbia factor Ti₂ 绿玉树因子 Ti₂

$C_{32}H_{42}O_7$ (538.69). 【类型】巴豆烷型二萜. 【活性】刺激剂. 【来源】绿玉树 *Euphorbia tirucalli*. 【文献】170.

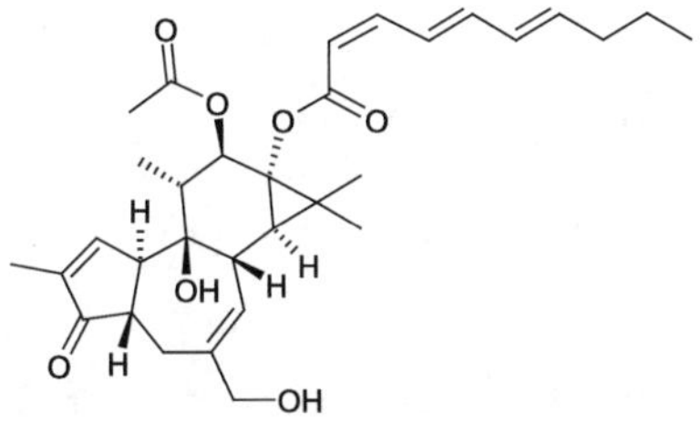

403 Mancinellin 马疯木毒素

[57672-76-1] $C_{36}H_{52}O_8$ (612.81). 【类型】巴豆烷型二萜. 【活性】致癌促进剂; 刺激剂; 剧毒剂. 【来源】马疯木 *Hippomane mancinella*. 【文献】170.

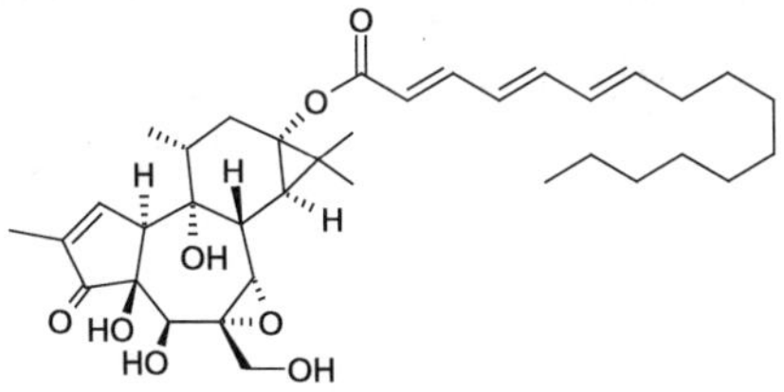

404 12-*O*-2*Z*,4*E*-Octadienoyl-4-deoxyphorbol-13-acetate 12-*O*-2*Z*,4*E*-辛二烯酰基-4-去氧巴豆醇-13-醋酸酯

$C_{30}H_{40}O_7$ (512.65). 【类型】巴豆烷型二萜. 【活性】刺激剂. 【来源】绿玉树 *Euphorbia tirucalli*. 【文献】170.

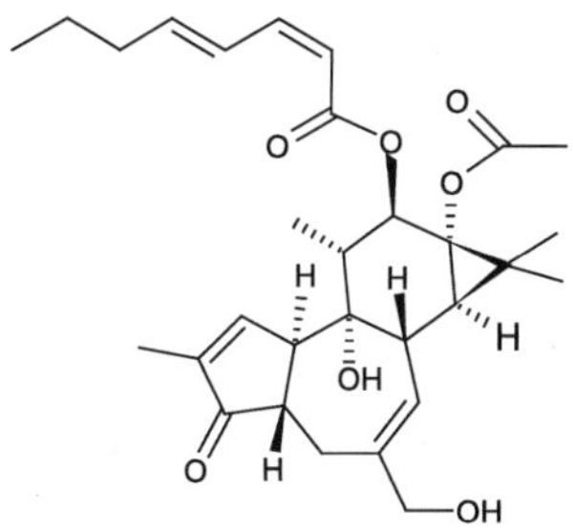

405 Phorbol 巴豆醇

4*β*,9*α*,12*β*,13*α*,20-Pentahydroxy-1,6-tigliadien-3-one [17673-25-5] $C_{20}H_{28}O_6$ (364.44). 晶体 +1 分子结晶甲醇 (甲醇), mp 240~250℃, 250~251℃ (分解, 无溶剂), $[\alpha]_D^{20}$ = +118° (*c* = 0.4, 二氧六环). 【类型】巴豆烷型二萜. 【活性】刺激剂 (皮肤); 巴豆醇酯是有力的肿瘤促进剂. 【来源】巴豆 *Croton tiglium*, 北美红杉 *Sequoia sempervirens*, 红剪秋罗 *Lychnis dioica*, 巨杉 *Sequoia gigantea*, 洋葱 *Allium cepa*, 大戟属 *Euphorbia* spp., 乌桕属 *Sapium* spp. 【文献】2, 273.

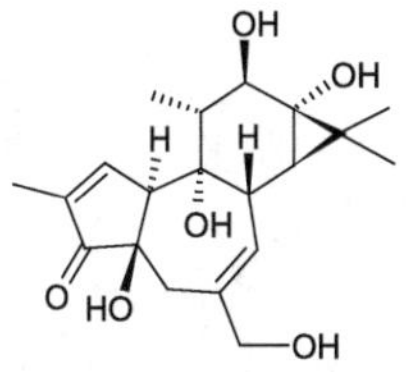

406 Phorbol-4-methoxy-12-myristate-13-acetate 巴豆醇-4-甲氧基-12-十四酸酯-13-乙酸酯(12-四癸酰基佛波醇 13-乙酸酯)

12-Tetradecanoylphorbol 13-acetate $C_{36}H_{56}O_8$ (616.84). 【类型】巴豆烷型二萜. 【活性】致癌助剂; 刺激剂; 抗 HIV-1 (MT-4 细胞, HIV-1 诱导的细胞病变效应抑制剂, IC_{100} = 0.00048μg/mL, CC_0 = 31.3μg/mL, 对照 DS8000, IC_{100} = 3.9μg/mL, CC_0 > 1000μg/mL)[623]; 蛋白激酶 C 活化剂 (10ng/mL, 活化率 = 96%)[623]. 【来源】巴豆 *Croton tiglium*. 【文献】170, 171, 623.

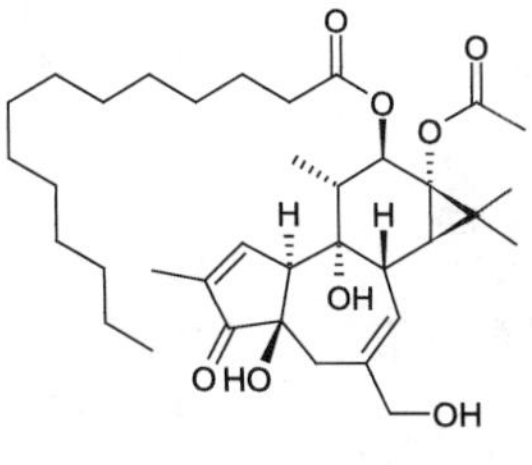

407 Phorbol 12-tiglate 13-decanonate 巴豆醇-12-巴豆酸酯-13-葵酸酯

Phorbol-12-tiglate-13-caprate $C_{35}H_{52}O_8$ (600.80). 树脂状物质, $[\alpha]_D^{27}$ = +39° (*c* = 0.78, 二氧六环). 【类型】巴豆烷型二萜. 【活性】活化纤溶酶原; 抗肿瘤 (鼠 P_{388}, 60~250mg/kg). 【来源】巴豆 *Croton tiglium*. 【文献】170, 171, 172.

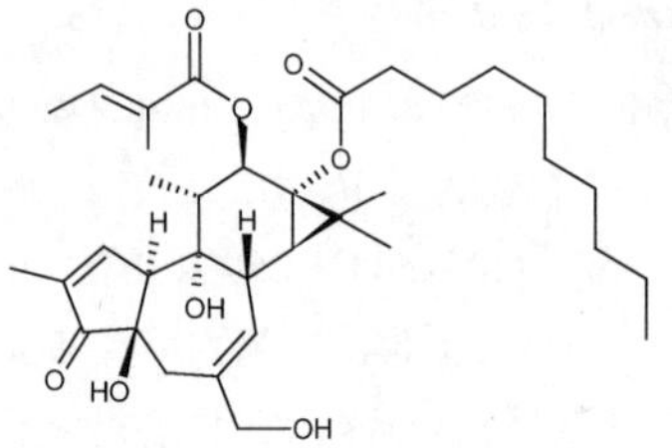

408 Prostratin 平卧稻花素

[60857-08-1] $C_{22}H_{30}O_6$ (390.48). 晶体 (丙酮), mp 225℃, 217~218℃, $[\alpha]_D$ = +64° (*c* = 0.13, 甲醇). 【类型】巴豆烷型二萜. 【活性】抗 HIV (HIV-1 感染的 CEM-SS 细胞, 有抗 HIV-1 活性, 抑制病毒抗原 P24 的产生和合胞体的形成); 用于治疗艾滋病; 镇静 (鼠, 20mg/kg orl, 抑制率= 92%; 1 mg/kg sc, 抑制率 = 62%); 止痛 (鼠, 20mg/kg orl, 抑制率 = 96%, 1 mg/kg sc, 抑制率 = 48%); 抑制 PMA 诱导的增生 (鼠); 鸟氨酸脱羧酶抑制剂; 抗炎 (抑制 PMA 诱导的水肿和炎症). 【来源】草乌桕 *Stillingia sylvatica* [Syn. *Sapium sylvatica*], 渐尖澳杨 *Homalanthus acuminatus*, 狼毒大戟 *Euphorbia fischeriana*, 平卧稻花 *Pimelea prostrata*, 下垂澳杨 *Homalanthus nutans*, 总状假瑞香 *Daphnopsis racemosa*. 【文献】184.

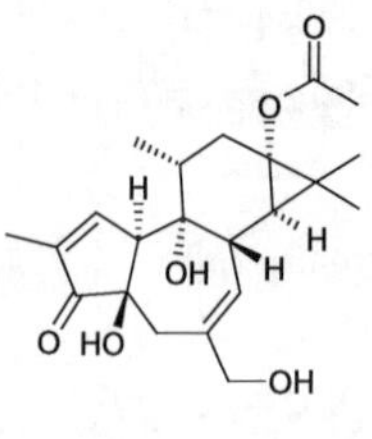

二环杂类二萜

409 Ginkgolide B 白果苦内酯 B

[15291-77-7] $C_{20}H_{24}O_{10}$ (424.41). 晶体 (乙醇), mp 300℃, $[\alpha]_D^{24}$ = −52.6° (*c* = 1, 乙醇).[1024] 【类型】二环杂类二萜. 【活性】提高抗癌转移的细胞毒药物的作用; 抗菌 (梭状杆菌); 提高生育力; 血小板聚集抑制剂 (兔, 鼠和猪, PAF 导致的血小板聚集, *in vitro*); PAF 受体拮抗剂; 神经保护剂; 减少环孢霉素肾中毒; 昆虫拒食剂; 抗低血压 [PAF 诱导的, ID_{50} = (38.5±2.7)μmol/kg, 对照 CV-3988, ID_{50} = (2.4±1.2) μmol/kg][900]; 抗炎 (测定 PAF 诱导的大鼠分叶核白细胞溶酶体酶的释放, 10μmol/L, 抑制率 = 58.9%)[622, 881]. 【来源】白果 *Ginkgo biloba*,白果根 *Ginkgo biloba*, 白果叶(银杏叶) *Ginkgo biloba* (叶: 12 批样本平均含量 = 1.40%[1025]). 【文献】6, 184, 622, 881, 900, 1024, 1025.

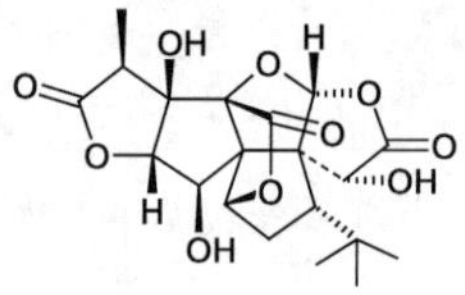

杂类二萜

410 Scopadulcic acid C 野甘草酸 C*

$C_{27}H_{36}O_5$ (440.58). 无定形粉末, $[\alpha]_D^{25}$ = −21.7° (*c* = 0.23, 三氯甲烷). 【类型】杂类二萜. 【活性】细胞毒 (MTT 实验, KB 细胞, IC_{50} = 50μg/mL); NO 生成抑制剂 (鼠巨噬细胞, 脂多糖/IFN-*γ* 诱导的 NO 生成, IC_{50} = 900μg/mL, 注: 无机自由基 NO 是由 NO 合成酶使 *L*-精氨酸氧化产生的, 它的过量产生促进肿瘤细胞迁移, 入侵和血管生成的潜能, 从而能刺激肿瘤细胞生长和代谢); 多重抗药性蛋白(MRP)抑制剂 (IC_{50} = 20μg/mL). 【来源】野甘草 *Scoparia dulcis* (地上部分: 产率 = 0.00023%干重). 【文献】410.

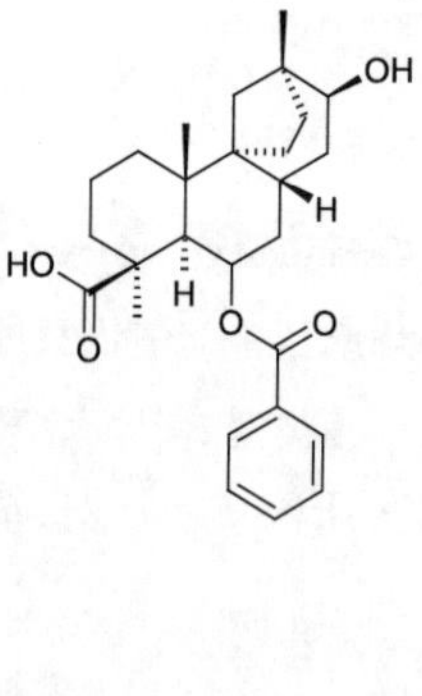

木藜芦毒烷型二萜

411 Lyoniol A 南烛醇 A

[31136-61-5] $C_{22}H_{34}O_7$ (410.51). mp 250~253℃. 【类型】木藜芦毒烷型二萜. 【活性】抗高血压 (大鼠, 2mg/kg iv); 致痉 (兔产生痉挛 iv, 导致羊的 Parkinson's 病 orl, 引起鼠肌肉震颤 ip, 引起豚鼠回肠收缩 iv *in vivo*); 用于治疗癣和疥 (楤木的主要有效成分); LD_{50} (鼠, ip) = 3.01mg/kg. 【来源】小果南烛 *Lyonia ovalifolia* var. *elliptica*, 楤木 *Lyonia ovalifolia*. 【文献】6, 170.

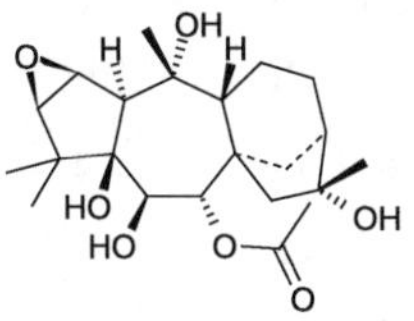

412 Lyoniol B 南烛醇 B

[28894-74-8] $C_{20}H_{32}O_6$ (368.47). mp 280~283℃. 【类型】木藜芦毒烷型二萜. 【活性】用于治疗癣和疥 (楤木的主要有效成分); LD_{50} (鼠, ip) = 0.61mg/kg. 【来源】小果南烛 *Lyonia ovalifolia* var. *elliptica*, 楤木 *Lyonia ovalifolia*. 【文献】6, 170.

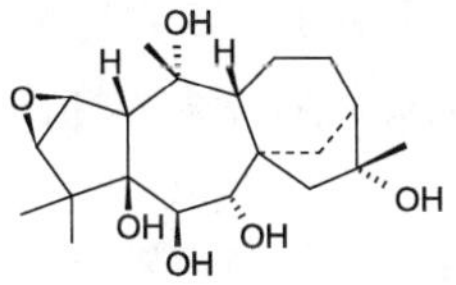

10,15-环植烷型二萜

413 Retinol 视黄醇 (维生素 A)

Vitamin A; Afaxin; Oleovitamin A [68-26-8] $C_{20}H_{30}O$ (286.46). 【类型】10,15-环植烷型二萜. 【活性】生长必需要素 (生长, 提高弱光下的视力和养护柔滑黏液组织的必需要素). 【来源】川芎 *Ligusticum chuanxiong* [Syn. *Ligusticum wallichii*], 醋柳果 *Hippophae rhamnoides*, 单叶蔓荆子 *Vitex rotundifolia* [Syn. *Vitex trifollia* var. *simplicifolia*], 当归 *Angelica sinensis*, 鸡冠子 *Celosia cristada* (种子), 鹿茸 *Cervus nippon*; *Cervus elaphus*, 山茱萸 *Cornus officinalis* [Syn. *Macrocarpium officinale*], 野菰 *Aeginetia indica*. 【文献】2, 170, 171, 273.

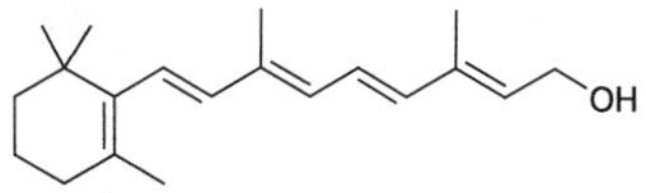

Cyathane 烷型二萜

414 Glaucopine A 苍白柄肉齿菌素 A*

14-Hydroxy-13-methoxy-8-oxocyatha-3,11-diene-12-carbaldehyde $C_{21}H_{30}O_4$ (346.47). 无色树脂, $[\alpha]_D^{31}$ = −30.8° (*c* = 0.42, 三氯甲烷). 【类型】Cyathane 烷型二萜. 【活性】抗炎 [*in vivo*, 巴豆油造成的鼠耳水肿, 1.0μmol/cm^2, 肿块缩小 62%, 对照消炎痛(茚甲新), 0.3μmol/cm^2, 肿块缩小 61%][903]. 【来源】苍白柄肉齿菌* *Sarcodon glaucopus*. 【文献】903.

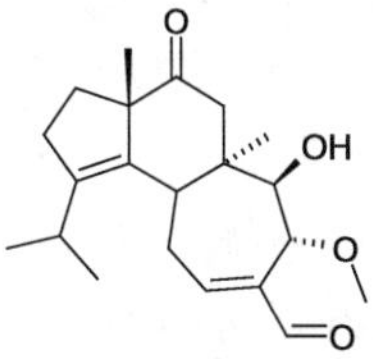

415 Glaucopine B 苍白柄肉齿菌素 B*

14-Hydroxy-11-methoxy-8-oxocyatha-3,12-diene-12-carbaldehyde $C_{21}H_{30}O_4$ (346.47). 无色树脂, $[\alpha]_D^{31}$ = −98.0° (*c* = 0.73, 三氯甲烷). 【类型】Cyathane 烷型二萜. 【活性】抗炎 [*in vivo*, 巴豆油造成的鼠耳水肿, 1.0μmol/cm^2, 肿块缩小 55%, 对照消炎痛(茚甲新), 0.3μmol/cm^2, 肿块缩小 61%][903]. 【来源】苍白柄肉齿菌* *Sarcodon glaucopus*. 【文献】903.

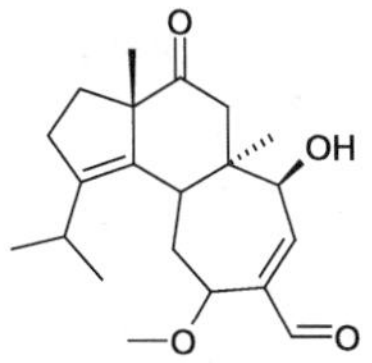

香豌豆烷型二萜

416 Lathyrol 续随子醇

[34420-19-4] $C_{20}H_{30}O_4$ (334.46). 【类型】香豌豆烷型二

萜.【活性】致癌物质; 刺激剂.【来源】千金子 *Euphorbia lathyris*.【文献】170.

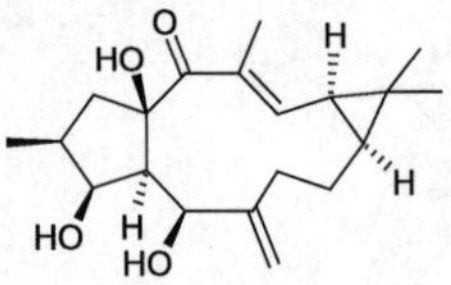

2.4 三　萜

羊毛甾烷型三萜

417　Fomitopinic acid A 红缘层孔菌酸 A*

24*S*,25-Dihydroxy-3-oxolanost-8-en-21-oic acid C30$H_{48}O_5$ (488.71). 无色针状结晶 (三氯甲烷), mp 182~184℃, $[\alpha]_D^{25}$ = +33.8° (*c* = 1.1, 甲醇).【类型】羊毛甾烷型三萜.【活性】抗炎 [*in vitro*, COX-1 抑制剂, 10μg/mL, 抑制率 = 18.1%, COX-2 抑制剂, IC_{50} = 1.15μmol/L; 对照吲哚美辛(消炎痛), COX-1 抑制剂, IC_{50} = 0.10μmol/L; COX-2 抑制剂, IC_{50} = 0.60 μmol/L][845]【来源】红缘层孔菌 *Fomitopsis pinicola* [Syn. *Fomes pinicola*; *Polyporus pinicola*] (子实体: 产率 = 0.0036%鲜重).【文献】845.

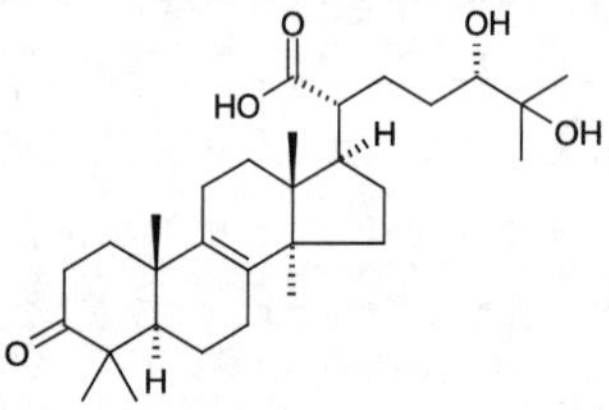

418　Fomitoside C 层孔菌苷 C*

3-Oxolanosta-8,24-dien-21-oic acid 21-*O*-*β*-*D*-xylopyranoside $C_{35}H_{54}O_7$ (586.82). 无定形粉末, $[\alpha]_D^{25}$ = +31.4° (*c* = 2.4, 甲醇).【类型】羊毛甾烷型三萜.【活性】抗炎 [*in vitro*, COX-1 抑制剂, IC_{50} = 1.91mmol/L, COX-2 抑制剂, IC_{50} = 5.11mmol/L; 对照消炎痛(茚甲新), COX-1 抑制剂, IC_{50} = 0.10μmol/L; COX-2 抑制剂, IC_{50} = 0.60μmol/L][845].【来源】红缘层孔菌 *Fomitopsis pinicola* [Syn. *Fomes pinicola*; *Polyporus pinicola*] (子实体: 产率 = 0.0044%鲜重).【文献】845.

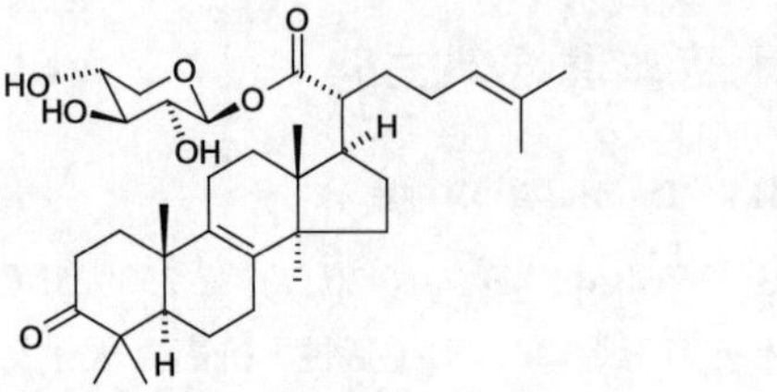

419　Fomitoside D 层孔菌苷 D*

3-Oxolanosta-8,24(31)-dien-21-oic acid 21-*O*-*β*-*D*-xylopyranoside $C_{36}H_{56}O_7$ (600.84). 无定形粉末, $[\alpha]_D^{25}$ = +36.6° (*c* = 0.6, 甲醇).【类型】羊毛甾烷型三萜.【活性】抗炎 [*in vitro*, COX-1 抑制剂, IC_{50} = 3.33mmol/L, COX-2 抑制剂, IC_{50} = 2.39mmol/L; 对照吲哚美辛(消炎痛), COX-1 抑制剂, IC_{50} = 0.10 μmol/L; COX-2 抑制剂, IC_{50} = 0.60μmol/L][845]【来源】红缘层孔菌 *Fomitopsis pinicola* [Syn. *Fomes pinicola*; *Polyporus pinicola*] (子实体: 产率 = 0.0054%鲜重).【文献】845.

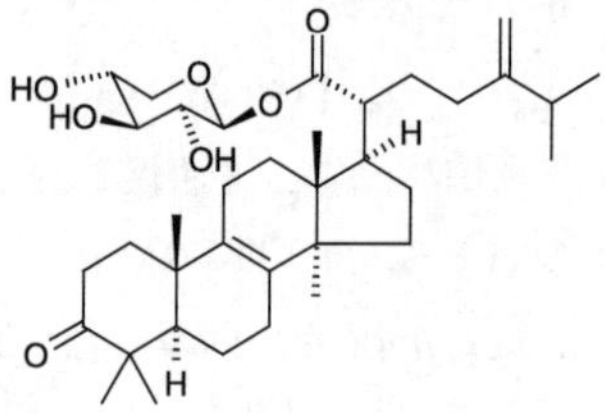

420　Fomitoside E 层孔菌苷 E*

25-Hydroxy-3*α*-acetoxylanost-8-en-21-oic acid 21-*O*-*β*-*D*-xylopyranoside $C_{37}H_{58}O_9$ (646.87). 无定形粉末, $[\alpha]_D^{25}$ = +1.6° (*c* = 0.7, 甲醇).【类型】羊毛甾烷型三萜.【活性】抗炎 [*in vitro*, COX-1 抑制剂, 10μg/mL, 抑制率 = 57.2%, COX-2 抑制剂, IC_{50} = 0.15μmol/L; 对照吲哚美辛(消炎痛), COX-1 抑制剂, IC_{50} = 0.10 μmol/L; COX-2 抑制剂, IC_{50} = 0.60μmol/L][845]【来源】红缘层孔菌 *Fomitopsis pinicola* [Syn. *Fomes pinicola*; *Polyporus pinicola*] (子实体: 产率 = 0.0018%鲜重).【文献】845.

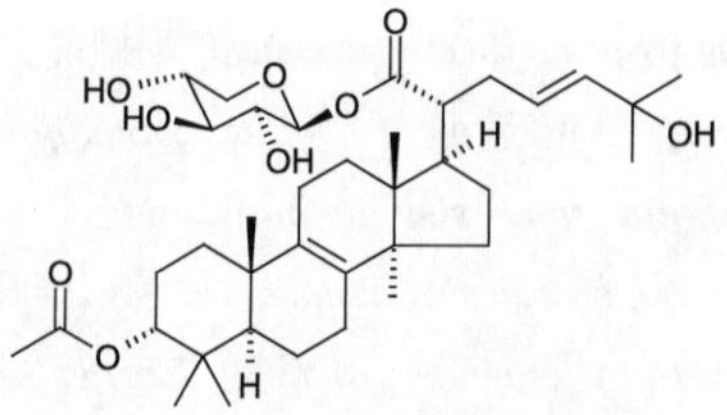

421 Fomitoside F 层孔菌苷 F*

$C_{37}H_{58}O_8$ (630.87). 无色针状结晶 (甲醇), mp 185~186.6℃, $[\alpha]_D^{25} = -3.4°$ ($c = 2.6$, 甲醇). 【类型】羊毛甾烷型三萜. 【活性】抗炎 [*in vitro*, COX-1 抑制剂, 10μg/mL, 抑制率 = 27.5%, COX-2 抑制剂, IC_{50} = 1.13 μmol/L; 对照吲哚美辛(消炎痛), COX-1 抑制剂, IC_{50} = 0.10μmol/L; COX-2 抑制剂, IC_{50} = 0.60 μmol/L][845] 【来源】红缘层孔菌 *Fomitopsis pinicola* [Syn. *Fomes pinicola*; *Polyporus pinicola*] (子实体: 产率 = 0.010%鲜重). 【文献】845.

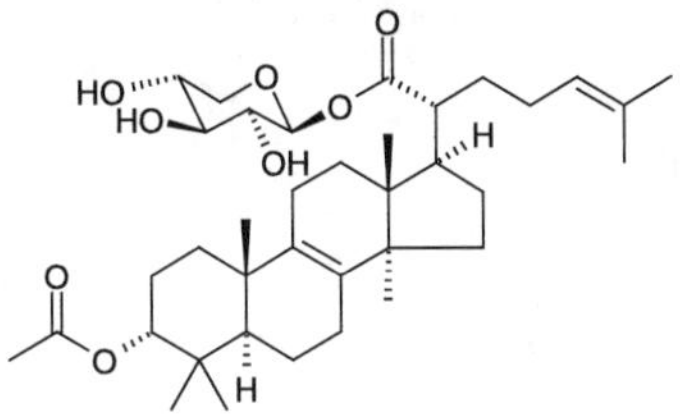

422 Fomitoside G 层孔菌苷 G*

3*α*-Acetoxylanosta-8,24(31)-dien-21-oic acid 21-*O*-*β*-*D*-xylopyranoside $C_{38}H_{60}O_8$ (644.9). 无定形粉末, $[\alpha]_D^{25} = +5.0°$ (c = 0.7, 甲醇). 【类型】羊毛甾烷型三萜. 【活性】抗炎 [*in vitro*, COX-1 抑制剂, 10μg/mL, 抑制率 = 21.7%, COX-2 抑制剂, IC_{50} = 18.5μmol/L; 对照吲哚美辛(消炎痛), COX-1 抑制剂, IC_{50} = 0.10 μmol/L; COX-2 抑制剂, IC_{50} = 0.60 μmol/L][845] 【来源】红缘层孔菌 *Fomitopsis pinicola* [Syn. *Fomes pinicola*; *Polyporus pinicola*] (子实体: 产率 = 0.0018%鲜重). 【文献】845.

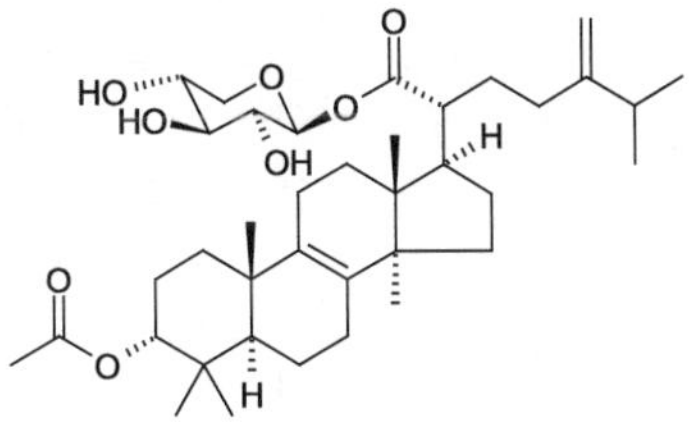

423 Fomitoside H 层孔菌苷 H*

$C_{42}H_{66}O_{11}$ (746.99). 无定形粉末, $[\alpha]_D^{25} = -67.4°$ (c = 0.2, 甲醇). 【类型】羊毛甾烷型三萜. 【活性】抗炎 [*in vitro*, COX-1 抑制剂, IC_{50} = 73.9μmol/L, COX-2 抑制剂, 10μmol/L, 抑制率 = 70.1%; 对照吲哚美辛(消炎痛), COX-1 抑制剂, IC_{50} = 0.10μmol/L; COX-2 抑制剂, IC_{50} = 0.60μmol/L][845] 【来源】红缘层孔菌 *Fomitopsis pinicola* [Syn. *Fomes pinicola*; *Polyporus pinicola*] (子实体: 产率 = 0.0025%鲜重). 【文献】845.

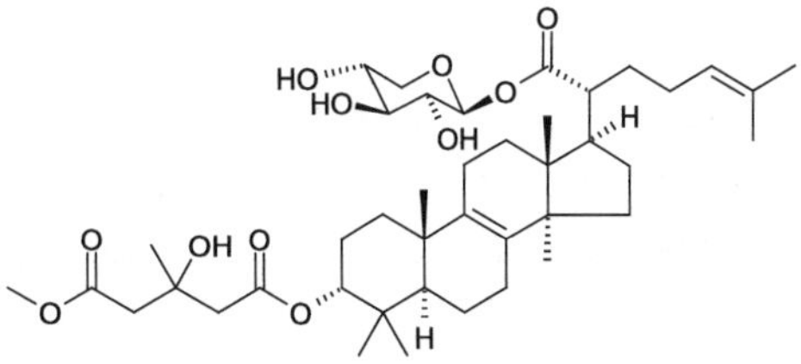

424 Ganode-8-en-ric acid D 灵芝-8-烯酸 D

Ganoderic acid D [97653-94-6] $C_{30}H_{42}O_8$ (530.66). 晶体 (乙酸乙酯), mp 201~203℃, $[\alpha]_D^{22} = +185°$ ($c = 0.1$, 乙醇). 【类型】羊毛甾烷型三萜. 【活性】抗组胺 (抑制组胺释放, *in vitro*, ConA 诱导的大鼠肥大细胞, 药物浓度为 0.4μg/mL 时, 抑制率为 15%). 【来源】灵芝(赤芝) *Ganoderma lucidum* (干燥子实体: 6 产地含量范围 = 0.024%~0.686%, 平均含量 = 0.334%[1025]). 【文献】422, 1025.

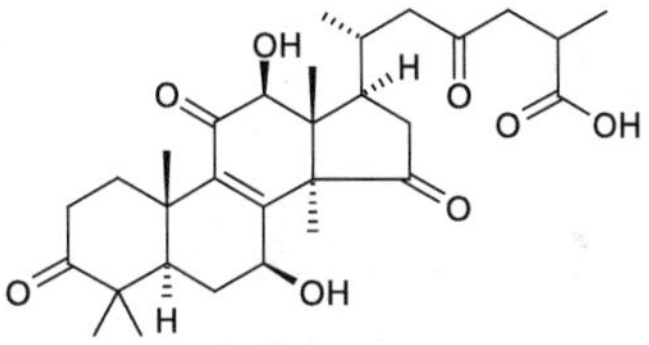

425 Ganodcric acid C 灵芝酸 C

[98296-48-1] $C_{30}H_{46}O_7$ (518.70). 【类型】羊毛甾烷型三萜. 【活性】抗组胺 (抑制组胺释放, 大鼠肥大细胞 *in vitro*, 抑制 ConA 诱导的组胺释放, 0.4μg/mL, 抑制率 = 15%); 细胞毒 (*in vitro*, HepG2, IC_{50} = 0.144 nmol/L; Hep2.2.15, IC_{50} = 0.105nmol/L; CCM2, IC_{50} = 31.3μmol/L; P_{388}, IC_{50} = 5μmol/L)[525]. 【来源】灵芝(赤芝) *Ganoderma lucidum* (干燥子实体: 6 产地含量范围 = 0.106%~0.901%, 平均含量 = 0.472%[1025]). 【文献】53, 273, 525, 1025.

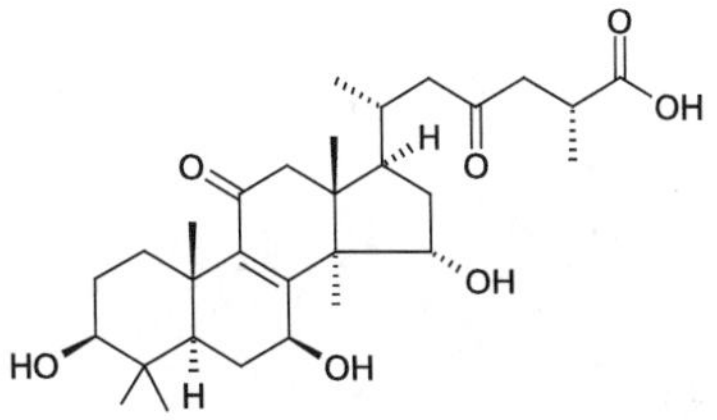

环羊毛甾烷型三萜

426 Aquilegioside C 耧斗菜苷 C

26-*O*-*β*-*D*-Allopyranosyl-(16*S*,20*S*,22*S*)-16*β*,22-epoxy-16*α*-methoxy-3*β*,26-dihydroxy-cycloartan-24-one-3-*O*-*β*-*D*-glucopyranosyl-(1→2)-*β*-*D*-glucopyranoside $C_{49}H_{80}O_{20}$ (989.17). 白色粉末, $[\alpha]_D^{25}$ = −28.3° (*c* = 1.08, 吡啶). 【类型】环羊毛甾烷型三萜. 【活性】免疫抑制剂 (小鼠, 抑制同种混合淋巴细胞反应中的淋巴细胞增生, IC_{50} = 225μg/mL = 227μmol/L, 对照环孢素 A, IC_{50} = 0.05 μg/mL = 0.04μmol/L)[718]. 【来源】欧洲耧斗菜 *Aquilegia vulgaris* (地上部分). 【文献】718.

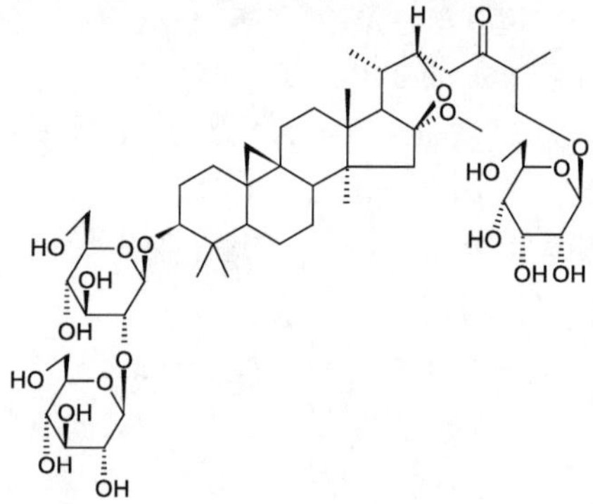

427 Aquilegioside D 耧斗菜苷 D

26-*O*-*β*-*D*-Glucopyranosyl-(16*S*,20*S*,22*S*)-16*β*,22-epoxy-16*α*-methoxy-3*β*,26-dihydroxy-cycloartan-24-one-3-*O*-*β*-*D*-glucopyranosyl-(1→2)-*β*-*D*-glucopyranoside $C_{49}H_{80}O_{20}$ (989.17). 白色粉末, $[\alpha]_D^{25}$ = −31.7° (*c* = 1.07, 吡啶). 【类型】环羊毛甾烷型三萜. 【活性】免疫抑制剂 (小鼠, 抑制同种混合淋巴细胞反应中的淋巴细胞增生, IC_{50} = 154μg/mL = 155μmol/L, 对照环孢素 A, IC_{50} = 0.05 μg/mL = 0.04μmol/L)[718]. 【来源】欧洲耧斗菜 *Aquilegia vulgaris* (地上部分). 【文献】718.

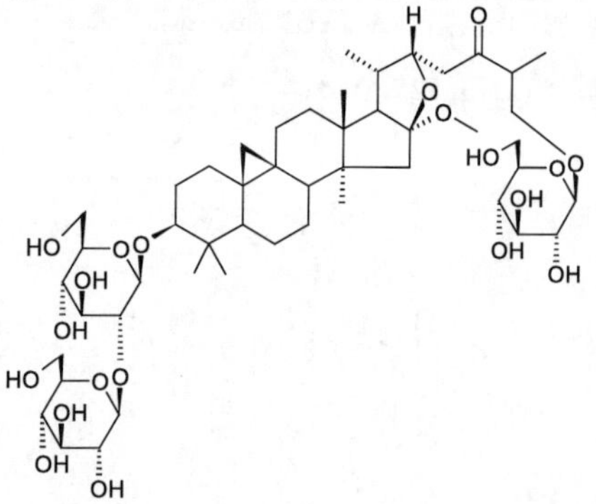

428 Aquilegioside E 耧斗菜苷 E

26-*O*-*β*-*D*-Glucopyranosyl (16*S*,20*S*,22*S*)-16*β*,22-epoxy-16*α*-methoxy-3*β*,25,26-trihydroxy-cycloartan-24-one 3-*O*-*β*-*D*-glucopyranosyl-(1→2)-*β*-*D*-glucopyranoside $C_{49}H_{80}O_{21}$ (1005.17). 白色粉末, $[\alpha]_D^{25}$ = −8.6° (*c* = 0.43, 吡啶). 【类型】环羊毛甾烷型三萜. 【活性】免疫抑制剂 (小鼠, 抑制同种混合淋巴细胞反应中的淋巴细胞增生, IC_{50} = 73μg/mL = 72μmol/L, 对照环孢素 A, IC_{50} = 0.05μg/mL = 0.04μmol/L)[718]. 【来源】欧洲耧斗菜 *Aquilegia vulgaris* (地上部分). 【文献】718.

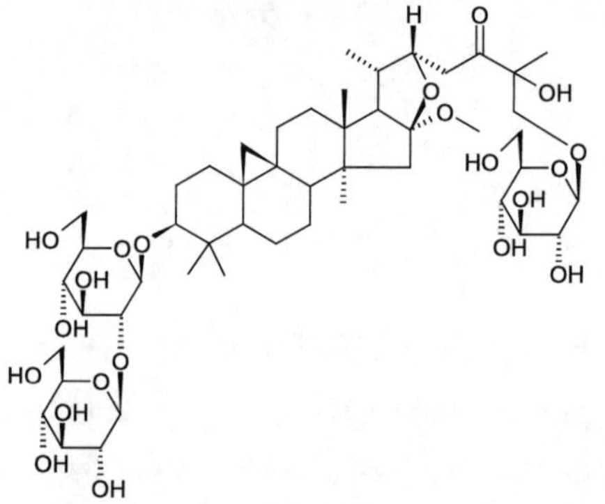

429 Aquilegioside F 耧斗菜苷 F

(16*S*,20*S*,22*S*)-16*β*,22-Epoxy-16*α*-methoxy-3*β*,25,26-trihydroxy-cycloartan-24-one 3-*O*-*β*-*D*-glucopyranosyl-(1→2)-*β*-*D*-glucopyranoside $C_{43}H_{70}O_{16}$ (843.03). 白色粉末, $[\alpha]_D^{25}$ = −2.5° (*c* = 0.35, 吡啶). 【类型】环羊毛甾烷型三萜. 【活性】免疫抑制剂 (小鼠, 抑制同种混合淋巴细胞反应中的淋巴细胞增生, IC_{50} = 31 μg/mL = 37μmol/L, 对照环孢素 A, IC_{50} = 0.05 μg/mL = 0.04μmol/L)[718]. 【来源】欧洲耧斗菜 *Aquilegia vulgaris* (地上部分). 【文献】718.

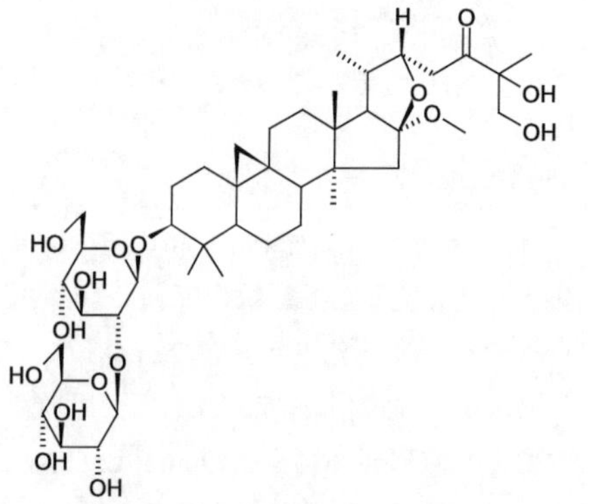

430 Astragaloside Ⅰ 黄芪皂苷Ⅰ

[84680-75-1] $C_{45}H_{72}O_{16}$ (869.07).【类型】环羊毛甾烷型三萜.【活性】免疫增强 (刺激小鼠 T 淋巴细胞增生, 10μmol/L, $P<0.05$; 刺激小鼠B淋巴细胞增生, 1.0μmol/L, $P<0.05$)[526].【来源】黄芪 *Astragalus membranaceus*, 蒙古黄芪 *Astragalus mongholicus*.【文献】2, 171, 526.

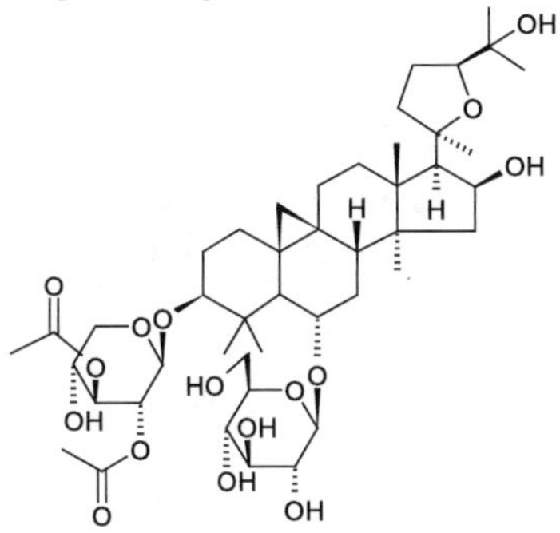

431 Astragaloside Ⅱ 黄芪皂苷Ⅱ

Astrasieversianin Ⅷ [84676-89-1] $C_{43}H_{70}O_{15}$ (827.03). 无色晶体 (甲醇), mp 249~250℃, $[\alpha]_D^{31}$ = +30.4° (c = 0.46, 甲醇).【类型】环羊毛甾烷型三萜.【活性】改善红细胞的变形能力; 抗氧化剂 (强烈抑制脂类过氧化作用, 大鼠, ip, 阿霉素引起的); 抗锥虫 (锥虫属 *Trypanosoma brucei rhodesiense*, IC_{50} > 66.6μg/mL, 对照米拉索普, IC_{50} = 0.0032μg/mL; 锥虫属 *Trypanosoma cruzi*, IC_{50} > 30μg/mL, 苄硝唑, IC_{50} = 0.50μg/mL)[928]; 抗利什曼原虫 (杜氏利什曼原虫, IC_{50} = 21.3μg/mL, 对照米替福新, IC_{50} = 0.087 μg/mL)[928]; 抗疟疾 (恶性疟原虫, IC_{50} > 5μg/mL, 氯喹, IC_{50} = 0.086μg/mL)[928]; 细胞毒 (L6细胞, IC_{50} > 90μg/mL, 对照鬼臼毒素, IC_{50} = 0.008μg/mL)[928].【来源】黄芪 *Astragalus membranaceus*, 蒙古黄芪 *Astragalus mongholicus*, 油叶黄芪* *Astragalus oleifolius* (较低的茎部).【文献】2, 171, 201, 222, 229, 234, 236, 237, 928.

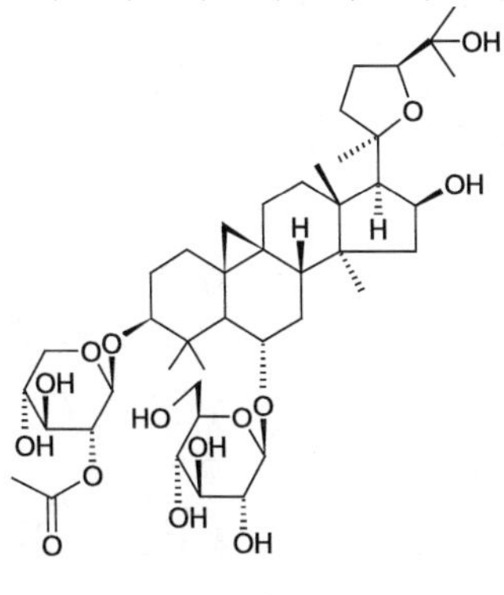

432 Astragaloside Ⅲ 黄芪皂苷Ⅲ

[84687-42-3] $C_{41}H_{68}O_{14}$ (784.99). 无色菱形晶体 (甲醇), mp 245~247℃, $[\alpha]_D^{18}$ = +21.4° (c = 0.83, 甲醇).【类型】环羊毛甾烷型三萜.【活性】抗氧化剂 (强烈抑制脂类过氧化作用, 大鼠, ip, 阿霉素引起的脂类过氧化); 氧自由基清除剂; LD_{50} (大鼠, ip) = 80 μg/mL.【来源】黄芪 *Astragalus membranaceus*, 蒙古黄芪 *Astragalus mongholicus*.【文献】170, 202, 228.

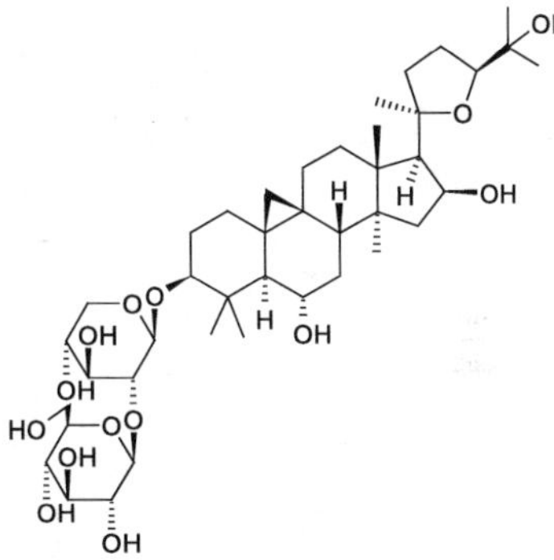

433 Astragaloside Ⅳ 黄芪皂苷Ⅳ(黄芪甲苷)

[84687-43-4] $C_{41}H_{68}O_{14}$ (784.99).【类型】环羊毛甾烷型三萜.【活性】抗氧化剂 (超氧阴离子清除剂, 药物抑制发光强度 50%的浓度 LC_{50} = 50μg/mL, 显著抑制腹腔给阿霉素引起的大鼠脂质过氧化); 抑制内毒素, 促进纤维蛋白溶解 (防治内毒素休克,冠心病等); 明显改善孵化红细胞的变形能力; 抗锥虫 (锥虫属 *Trypanosoma brucei rhodesiense*, IC_{50} > 90μg/mL, 对照米拉索普, IC_{50} = 0.0032μg/mL; 锥虫属 *Trypanosoma cruzi*, IC_{50} > 30μg/mL, 苄硝唑, IC_{50} = 0.50μg/mL)[928]; 抗利什曼原虫 (杜氏利什曼原虫, IC_{50} > 30μg/mL, 对照米替福新, IC_{50} = 0.087 μg/mL)[928]; 抗疟疾 (恶性疟原虫, IC_{50} > 5μg/mL, 氯喹, IC_{50} = 0.086μg/mL)[928]; 细胞毒 (L6 细胞, IC_{50} > 90μg/mL, 对照鬼臼毒素, IC_{50} = 0.008μg/mL)[928].【来源】黄芪(膜荚黄芪) *Astragalus membranaceus* (干燥根: 含量范围 = 0.056%~0.223%[1022]; 4 产地平均含量 = 0.111%[1025]), 蒙古黄芪 *Astragalus mongholicus* (干燥根: 5 产地平均含量 = 0.141%[1025]), 油叶黄芪* *Astragalus oleifolius* (较低的茎部).【文献】2, 171, 228, 229, 293, 294, 928, 1022, 1025.

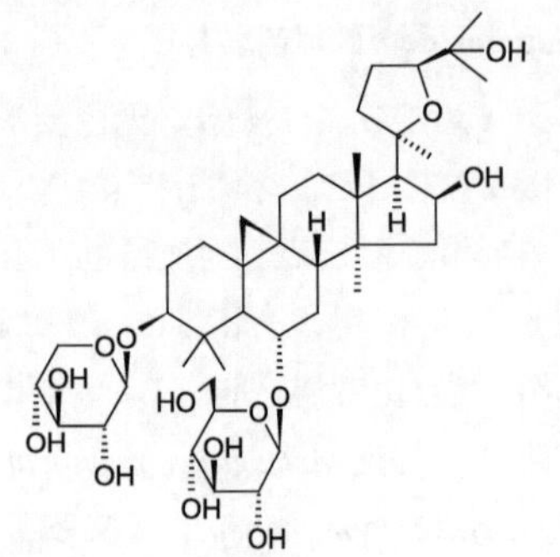

434 Astragaloside Ⅴ 黄芪皂苷Ⅴ

[84687-44-5] $C_{47}H_{78}O_{19}$ (947.12). 无色细晶 (甲醇), mp 202~204℃, $[\alpha]_D^{14}$ = +7.2° (*c* = 1.0, 甲醇). 【类型】环羊毛甾烷型三萜. 【活性】抗氧化剂 (脂类过氧化抑制剂, 大鼠, ip, 阿霉素引起的脂类过氧化). 【来源】黄芪 *Astragalus membranaceus*. 【文献】202.

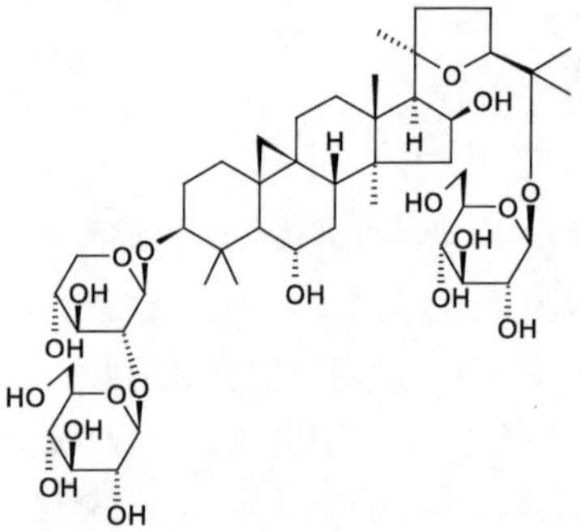

435 Astragaloside Ⅵ 黄芪皂苷Ⅵ

[84687-45-6] $C_{47}H_{78}O_{19}$ (947.12). 无色细晶 (甲醇), mp 290~291℃, $[\alpha]_D^{14}$ = +17.3° (*c* = 1.0, 甲醇). 【类型】环羊毛甾烷型三萜. 【活性】抗氧化剂 (抑制脂类过氧化作用, 大鼠, ip, 阿霉素引起的脂类过氧化); 抗氧化剂 (超氧化物阴离子清除剂). 【来源】黄芪 *Astragalus membranaceus*. 【文献】202.

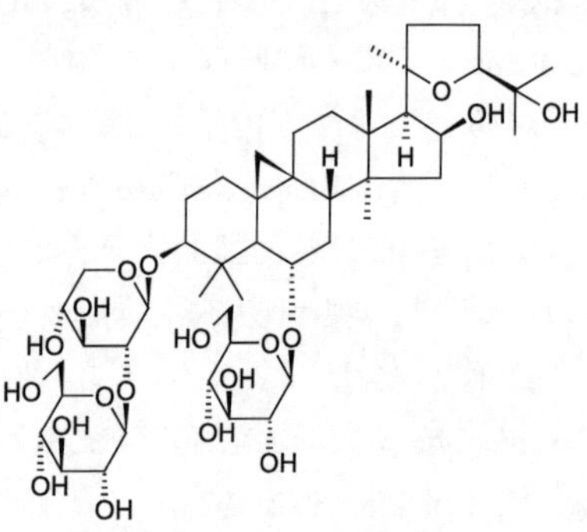

436 Astragaloside Ⅶ 黄芪皂苷Ⅶ

[84687-46-7] $C_{47}H_{78}O_{19}$ (947.12). 无色菱形晶体 (甲醇), mp 292~293℃, $[\alpha]_D^{18}$ = +10.3° (*c* = 0.6, 甲醇). 【类型】环羊毛甾烷型三萜. 【活性】抗氧化剂 (抑制脂类过氧化作用, 大鼠, ip, 阿霉素引起的脂类过氧化). 【来源】黄芪 *Astragalus membranaceus*. 【文献】202.

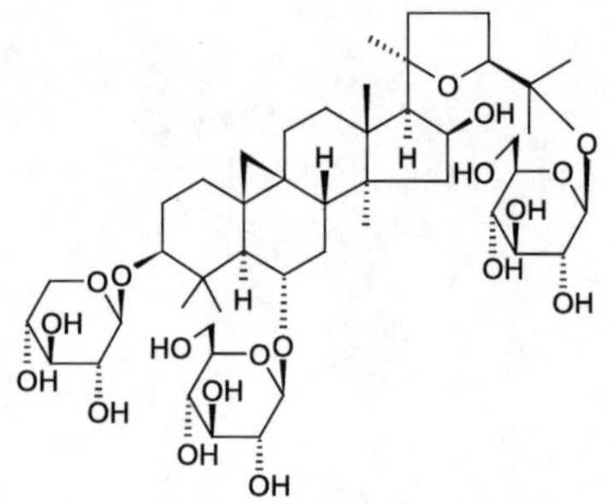

437 Astragaloside Ⅷ 黄芪皂苷Ⅷ

[86361-64-0] $C_{47}H_{76}O_{17}$ (913.11). 无色细晶 (甲醇), mp 223~224℃, $[\alpha]_D^{18}$ = −12.1° (*c* = 1.0, 甲醇). 【类型】环羊毛甾烷型三萜. 【活性】抗氧化剂 (抑制脂类过氧化作用, 大鼠, ip, 阿霉素引起的脂类过氧化). 【来源】黄芪 *Astragalus membranaceus*. 【文献】202, 203.

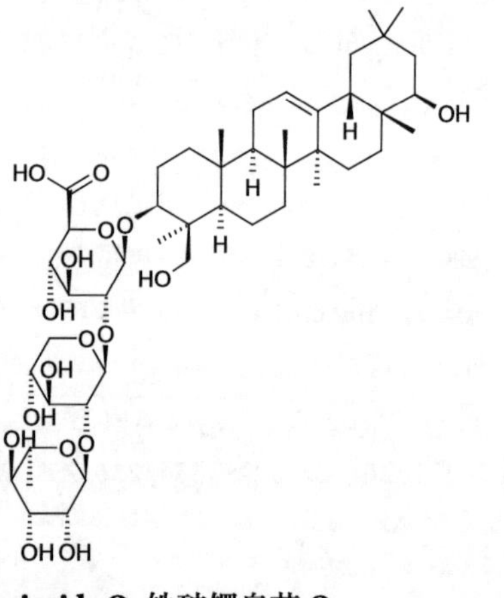

438 Beesioside O 铁破锣皂苷 O

$C_{37}H_{58}O_{10}$ (662.87). 白色无定形粉末, mp 196~ 200℃ (三氯甲烷–甲醇), $[\alpha]_D^{20}$ = −11.3° (*c* = 0.12, 三氯甲烷：甲醇 = 1：1). 【类型】环羊毛甾烷型三萜. 【活性】免疫抑制剂 (小鼠, *in vivo*, 抑制由 ConA 诱导的 T 细胞增殖); 抑制微血管生成 (鸡胚尿囊膜 CAM 实验); 抑制成骨细胞 (IC_{50} = 32.78μg/mL);

碱性磷酸酶抑制剂 【来源】铁破锣 *Beesia calthaefolia*. 【文献】423.

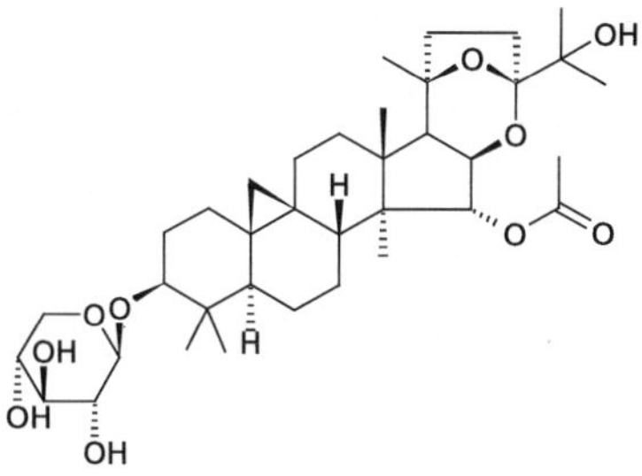

439 Cimiaceroside B 三面刀升麻苷 B

[210643-84-8] $C_{35}H_{56}O_9$ (620.83). 白色无定形粉末, mp 239~241℃ (甲醇). 【类型】环羊毛甾烷型三萜. 【活性】免疫抑制剂 (小鼠免疫混合淋巴细胞反应, 抑制淋巴细胞增生, IC_{50} = 103μmol/L)[712]. 【来源】黄三七 *Souliea vaginata* (根茎), 三面刀 *Cimicifuga acerina*, 野升麻 *Cimicifuga simplex*, 升麻属 *Cimicifuga* sp. (根茎). 【文献】273, 701, 712.

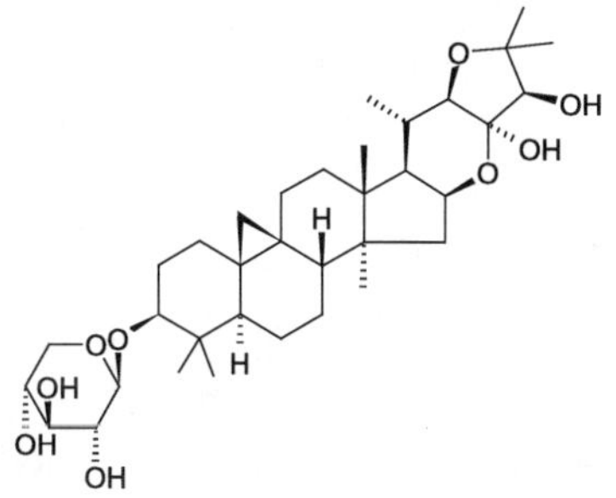

440 Curculigosaponin G 仙茅皂苷 G

[142998-33-2] $C_{42}H_{70}O_{13}$ (783.01). 白色粉末, mp 154~157℃, $[\alpha]_D$= +4.23° (*c* = 0.10, 甲醇). 【类型】环羊毛甾烷型三萜. 【活性】改善脾淋巴细胞增生 (增加鼠胸腺的重量). 【来源】仙茅 *Curculigo orchioides*. 【文献】245.

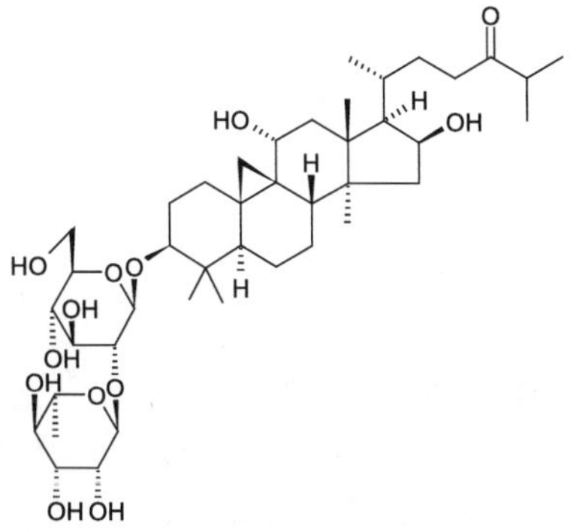

441 20*S*,22*R*,23*S*,24*R*-16β,23;22,25-Diepoxy-cycloartane-3β,23,24-triol 3-*O*-(6-*O*-*trans*-isoferuloyl-β-*D*-glucopyranosyl)-(1→2)-β-*D*-glucopyranosyl-(1→2)-β-*D*-xylopyranoside 20*S*,22*R*,23*S*,24*R*-16β,23;22, 25-二环氧-环木菠萝烷-3β,23,24-三醇 3-*O*-(6-*O*-*trans*-异阿魏酰基-β-*D*-吡喃葡萄糖基)-(1→2)-β-*D*-吡喃葡萄糖基-(1→2)-β-*D*-吡喃木糖苷*

$C_{57}H_{84}O_{22}$ (1121.29). 白色粉末, $[\alpha]_D^{25}$ = −35.4° (*c* = 0.3, 甲醇). 【类型】环羊毛甾烷型三萜. 【活性】免疫抑制剂 (小鼠免疫混合淋巴细胞反应, 抑制淋巴细胞增生, IC_{50} = 99.6μmol/L)[712]. 【来源】升麻属 *Cimicifuga* sp. (根茎). 【文献】712.

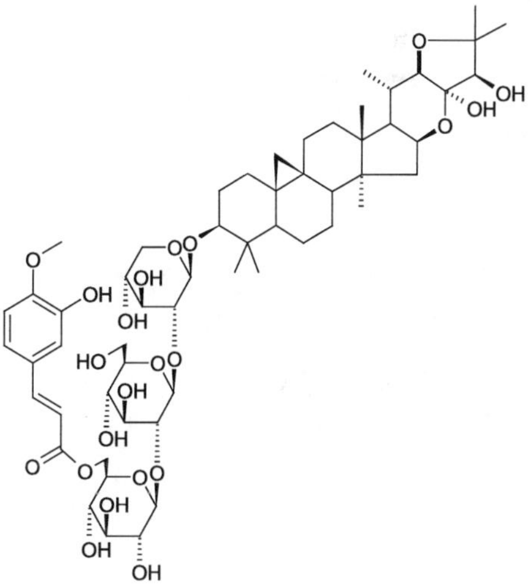

442 20*S*,22*R*,23*S*,24*R*-16β,23;22,25-Diepoxy- cycloartane-3β,23,24-triol 3-*O*-β-*D*-glucopyranosyl-(1→2)-β-*D*-glucopyranosyl-(1→2)-β-*D*-xylopyranoside 20*S*,22*R*,23*S*,24*R*-16β,23;22,25-二环氧-环木菠萝烷-3β,23,24-三醇 3-*O*-β-*D*-吡喃葡萄糖基-(1→2)-β-*D*-吡喃葡萄糖基-(1→2)-β-*D*-吡喃木糖苷*

$C_{47}H_{76}O_{19}$ (945.12). 白色粉末, $[\alpha]_D^{25}$ = −8.5° (*c* = 0.3, 甲醇). 【类型】环羊毛甾烷型三萜. 【活性】免疫抑制剂 (小鼠免疫混合淋巴细胞反应, 抑制淋巴细胞增生, IC_{50} = 55.6μmol/L)[712]. 【来源】升麻属 *Cimicifuga* sp. (根茎). 【文献】712.

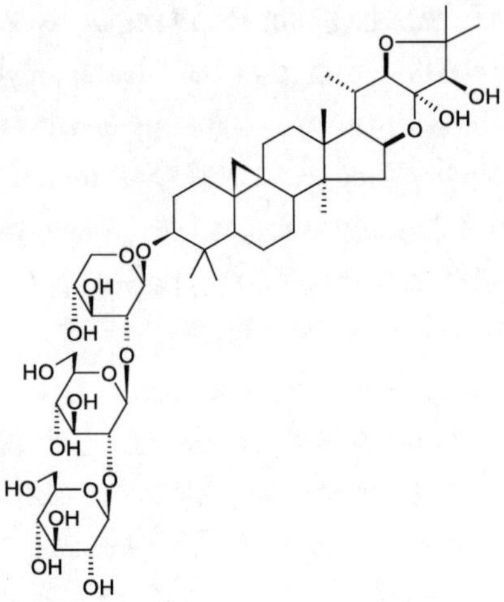

甘遂烷型三萜

443　3-Epi-isomasticadienolalic acid

$C_{30}H_{46}O_5$ (486.70). $[\alpha]_D^{25}$ = +23.6° (*c* = 0.5, 三氯甲烷).【类型】甘遂烷型三萜.【活性】抗炎 (慢性发炎模型, 重复使用 TPA 造成鼠耳湿疹, 抑制率 = 39%, 对照氟美松, 抑制率 = 85%; 减少白细胞渗透, 测量过氧化物酶的活性, 抑制率 = 57%, 氟美松, 抑制率 = 55%)[1000]; 毒性 (大鼠腹膜分叶核白细胞, 100μmol/L)[1000].【来源】柔毛肖乳香 *Schinus molle* (果实).【文献】1000.

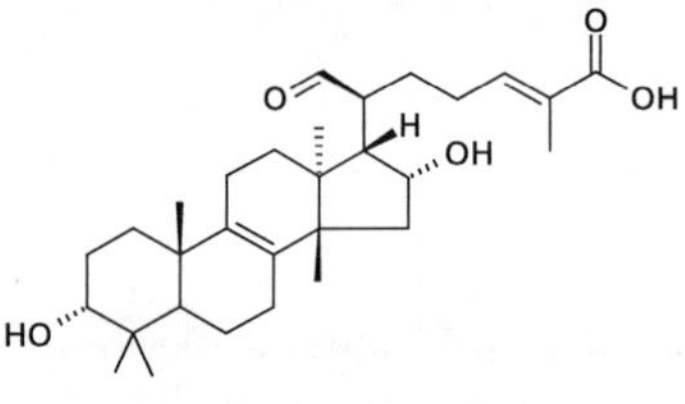

444　3*β*-Hydroxy-masticadienolic acid

Masticadienolic acid $C_{30}H_{48}O_3$ (456.72).【类型】甘遂烷型三萜.【活性】抗炎 (*in vivo*, 防止 PMA 引起的耳水肿和脂加氧酶产物的合成, 特别是花生四烯酸诱导的 LTC_4 和 COX 代谢物)[724].【来源】薜笃香 *Pistacia terebinthus*, *Juliania adstringens* (树皮).【文献】602, 724.

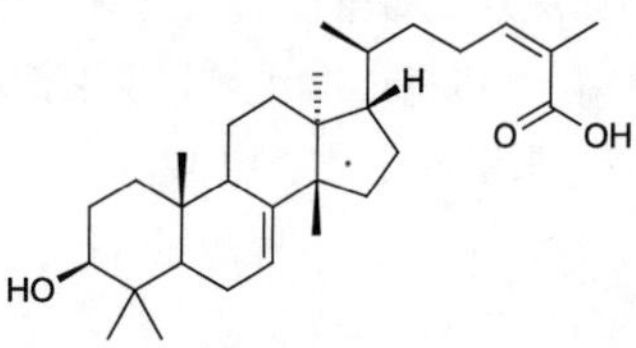

445　Masticadienonic acid

[514-49-8] $C_{30}H_{46}O_3$ (454.70).【类型】甘遂烷型三萜.【活性】细胞毒 (白血病细胞 L_{1210}, IC_{50} = 20 μg/mL)[602]; 抗炎 (*in vivo*, 防止 PMA 引起的耳水肿和 LO 酶产物的合成, 特别是花生四烯酸诱导的 LTC_4 和 COX 代谢物)[724].【来源】薜笃香 *Pistacia terebinthus*, *Juliania adstringens* (树皮).【文献】602, 724.

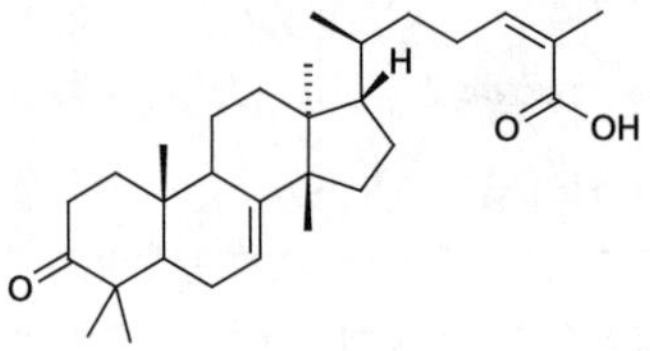

葫芦烷型三萜

446　Cucurbitacin E 葫芦素 E

[18444-66-1] $C_{32}H_{44}O_8$ (556.70). mp 234℃ (三氯甲烷–甲醇), $[\alpha]_D^{20}$ = −64.3° (*c* = 1.64, 三氯甲烷).【类型】葫芦烷型三萜.【活性】抗肿瘤 (S_{180} *in vivo*, 5~15mg/kg, 抑制率 = 40%~42%, EAC *in vivo*, 2.5~7.5mg/kg, 抑制率 = 29%~73%); 抗赤霉素; 抗肝炎; 细胞毒 (KB *in vitro*, ED_{50} = 0.01μg/mL, HeLa *in vitro*, ED_{50} = 0.01~0.05μg/mL); 细胞毒 (人癌细胞株 NUGC-3, IC_{50} = 0.34μg/mL; 人癌细胞株 HONE-1, IC_{50} = 0.08 μg/mL, 人癌细胞株 A549, EC_{50} < 2.5 μg/mL, 人癌细胞株 MCF7, EC_{50} < 2.5μg/mL)[697]; LD_{50} (鼠, orl) = 340mg/kg.【来源】白泻根 *Bryonia alba*, 瓜蒂 *Cucumis melo*, 喷瓜 *Ecballium elaterium*, 伞形屈曲花 *Iberis umbellata*, 药水八角 *Gratiola officinalis*, 南投秋海棠 *Begonia nantoensis* (根茎).【文献】170, 697.

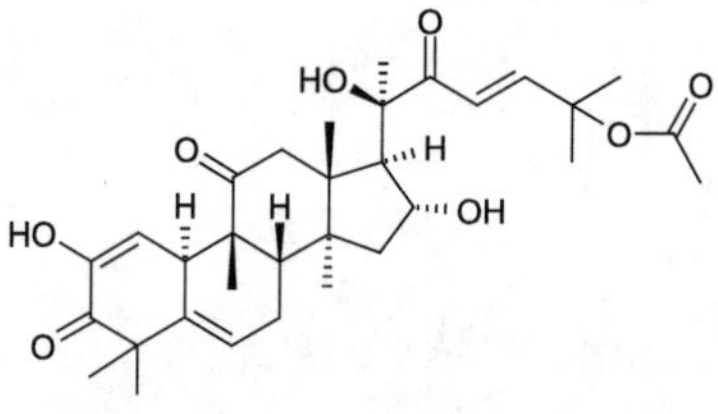

447　Cucurbitacin Ⅰ 葫芦素Ⅰ

[2222-07-3] $C_{30}H_{42}O_7$ (514.67). 针状晶体 (乙酸乙酯–苯), mp 148~149℃ (分解), $[\alpha]_D$ = −52° (*c* = 1.56, 三氯

甲烷); 白色晶体 (乙酸乙酯–苯), mp 146~148℃, $[\alpha]_D^{22} = -56°$ (c = 1.0, 乙醇). 【类型】葫芦烷型三萜. 【活性】抗肿瘤 (S_{180}, *in vivo*, 0.25~1.00mg/kg, 抑制率 = 5%~44%, EAC, *in vivo*, 0.25~1.00mg/kg, 抑制率 = 0~30%, EAC, 0.25~0.50mg/kg, 生命延长率 = 36%~61%); 抗赤霉素; 细胞毒 (KB, *in vitro*, ED_{50} = 0.005~0.010μg/mL, HeLa, *in vitro*, ED_{50} = 0.01 μg/mL); 细胞毒 (人胃癌细胞 NUGC-3, IC_{50} = 2.14 μg/mL, 人鼻咽癌细胞 HONE-1, IC_{50} = 0.89μg/mL, 人肺癌细胞株 A549, EC_{50} < 2.5μg/mL, 人乳腺癌细胞株 MCF7, EC_{50} < 2.5μg/mL)[697]. 【来源】喷瓜 *Ecballium elaterium*, 白泻根 *Bryonia alba*, 屈曲花 *Iberis amara*, 药水八角 *Gratiola officinalis*, 南投秋海棠 *Begonia nantoensis* (根茎). 【文献】172, 697.

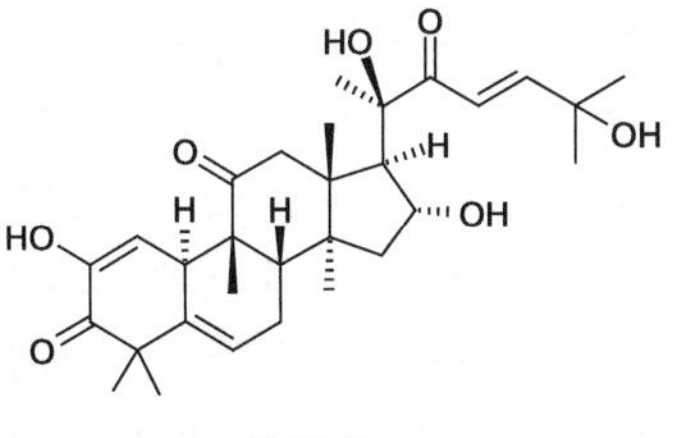

448 Cucurbitacin J 葫芦素 J

[5979-41-9] $C_{30}H_{44}O_8$ (532.68). 晶体 (乙酸乙酯), mp 200~202℃, $[\alpha]_D = -36°$ (三氯甲烷); 白色晶体 (50% 甲醇), mp 198℃ (分解), $[\alpha]_D^{22} = -30.4°$ (c = 1.0, 三氯甲烷). 【类型】葫芦烷型三萜. 【活性】抗肿瘤; 抗赤霉素; 细胞毒 (KB, *in vitro*, ED_{50} = 0.1~1.0μg/mL, HeLa, *in vitro*, ED_{50} = 1μg/mL). 【来源】无卷须西瓜 *Citrullus ecirrhosus*, 纳氏西瓜* *Citrullus naudinianus*, 白泻根 *Bryonia alba*. 【文献】172.

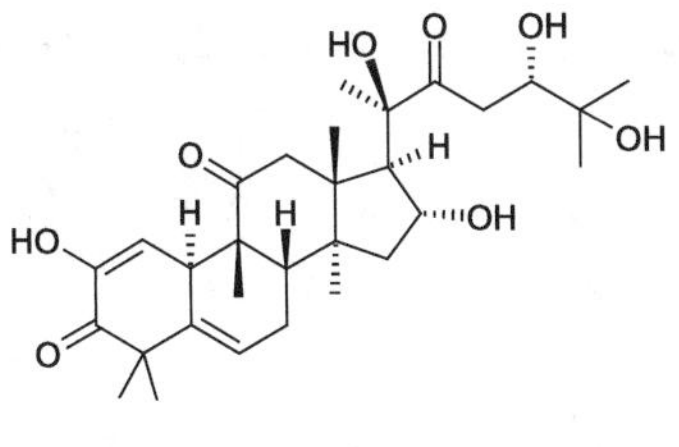

449 Cucurbitacin R 葫芦素 R*

$C_{30}H_{46}O_7$ (518.70). 【类型】葫芦烷型三萜. 【活性】抗炎 (角叉菜胶诱导的鼠足趾水肿, 4mg/kg, 5h 抑制率 = 27%)[868]. 【来源】塔尤泻瓜 *Cayaponia tayuya* (根). 【文献】868.

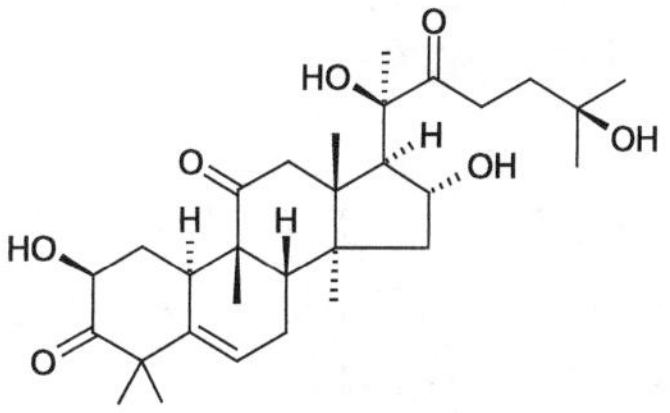

450 Dihydrocucurbitacin B 二氢葫芦素 B

23,24-Dihydrocucurbitacin B $C_{32}H_{48}O_8$ (560.73). 【类型】葫芦烷型三萜. 【活性】细胞毒 (人 NUGC-3 癌细胞, IC_{50} = 3.26μg/mL, 人 HONE-1 癌细胞, IC_{50} = 1.55μg/mL)[697]; 抗炎 (角叉菜胶诱导的鼠足趾水肿, 4mg/kg, 3h 抑制率 = 46%, 5h 抑制率 = 36%)[868]. 【来源】塔尤泻瓜 *Cayaponia tayuya* (根), 南投秋海棠 *Begonia nantoensis* (根茎). 【文献】697, 868.

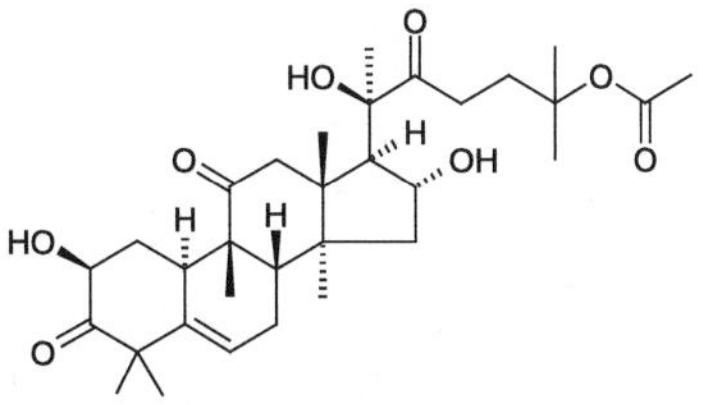

达玛烷型三萜

451 Acetyljujuboside B 乙酰基酸枣仁皂苷 B

[194737-13-8] $C_{54}H_{86}O_{22}$ (1087.27). 无色针状晶体 (甲醇–水), mp 207~210℃, $[\alpha]_D^{28} = -42.8°$ (c = 0.3, 甲醇). 【类型】达玛烷型三萜. 【活性】抗组胺 (抑制组胺释放, 大鼠腹膜细胞 *in vitro*, 抗原-抗体反应引起的组胺释放, 100μmol/L 抑制率 = 14.5 %). 【来源】酸枣仁 *Ziziphus jujuba* var. *spinosa*. 【文献】204.

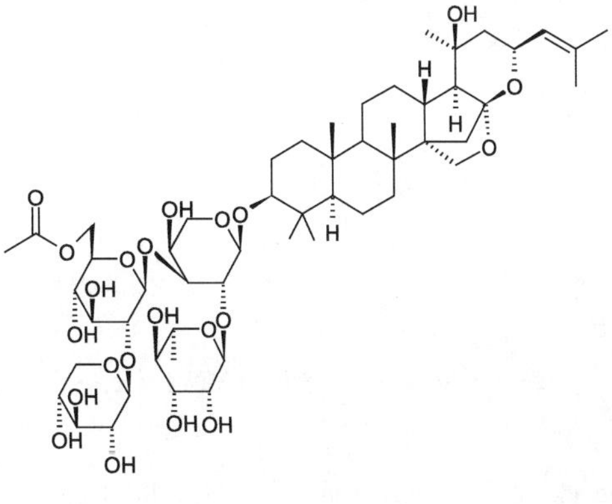

452　Alisol A monoacetate 泽泻醇 A 单乙酸酯

[18674-16-3] $C_{32}H_{52}O_6$ (532.77). mp 194~196℃. 【类型】达玛烷型三萜. 【活性】降血脂 (喂食胆固醇的高胆固醇血大鼠, 降低血脂 61%); 抗过敏 (大鼠, orl, 注射抗原引起的足肿胀模型, 0.05mmol/kg 和 0.20mmol/kg); 抗肝毒 (小鼠, 四氯化碳引起的肝损伤); 利尿剂 (小鼠, sc, 100mg/kg, 增加钾排泄). 【来源】泽泻 *Alisma orientale* [Syn. *Alisma plantago-aquatica* var. *orientale*] (块茎: 含量 = 0.15%[1022]). 【文献】6, 327, 328, 329, 330, 1022.

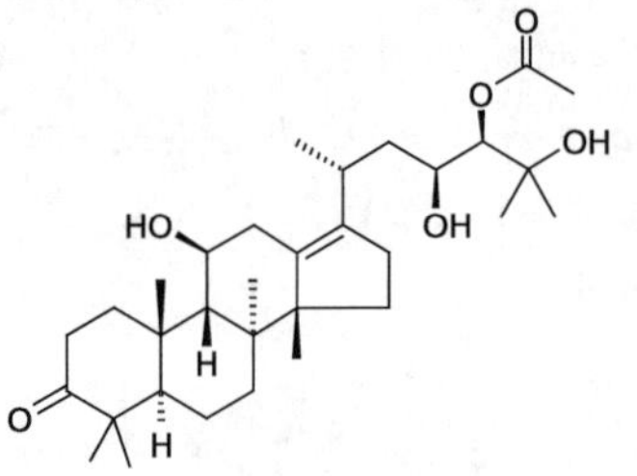

453　Alisol B 泽泻醇 B

[18649-92-9] $C_{30}H_{48}O_4$ (472.71). mp 166~168℃. 【类型】达玛烷型三萜. 【活性】抗过敏 (大鼠 orl, 注射抗原引起的足肿胀模型, 0.05mmol/kg 和 0.20 mmol/kg); 利尿剂 (大鼠, orl, 30mg/kg,增加尿量和钠排泄); 乙酰胆碱转移酶活化剂 (*in vitro*); 抑制回肠收缩 (大鼠回肠 *in vitro*, 异亮氨酸及血管紧张素 Ⅰ、缓激肽、乙酰胆碱引起的收缩, 10μg 的抑制率分别为 65%、63%和 50%); 抑制血管收缩 (高浓度氯化钾引起的血管收缩模型, 作用弱但明显). 【来源】泽泻 *Alisma orientale* [Syn. *Alisma plantago-aquatica* var. *orientale*] (块茎: 含量 = 0.030%[1022]). 【文献】6, 328, 330, 331, 332, 370, 1022.

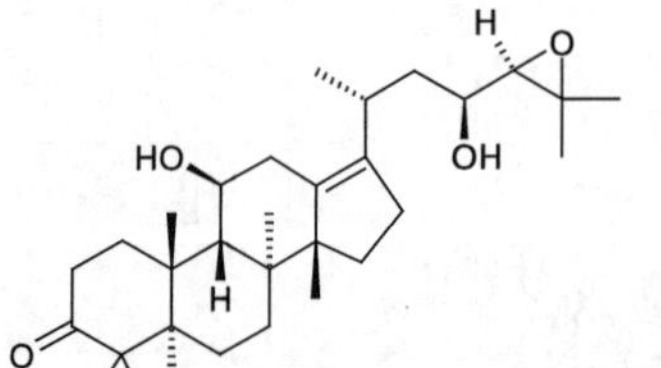

454　Ginsenoside Rb₁ 人参皂苷 Rb₁ (三七皂苷 E₁;绞股蓝皂苷Ⅲ)

Sanchinoside E_1; Gypenoside Ⅲ [41753-43-9] $C_{54}H_{92}O_{23}$ (1109.32). 白色粉末 (乙醇∶正丁醇 = 1∶1), mp 197~198℃, $[\alpha]_D^{22}$ = +12.42° (*c* = 0.91, 甲醇). 【类型】达玛烷型三萜. 【活性】抗心律失常 (氯化钡引起的大鼠心律不齐); 抗疲劳; 抗病毒; 抑制 HSV-1 复制; 对血压有双向作用 (鼠, 当心率减慢同时, 先升压后降压); 钙拮抗; 血管扩张剂 (犬); 升高血压 (注射 0.3μL 到大鼠丘脑外侧, 平均动脉血压显著升高); 抗氧化剂 (大鼠肝匀浆, 由过氧化氢引起的, IC_{50} = 644.8μg/mL); cAMP 磷酸二酯酶抑制剂 (*in vitro*, IC_{50} = 137μmol/L); 降血脂 (减少血清中的胆固醇); 促进 DNA、蛋白质和脂类的生物合成 (鼠骨髓细胞); 提高柔红霉素和长春碱的细胞毒作用; 促进皮质酮血浆分泌 (ED_{50} = 112μmol/kg); 肝和神经保护剂; 减少子宫收缩 (豚鼠, *in vitro*, 乙酰胆碱引起的子宫收缩); 抗炎 (细胞因子网络调节器: 抑制 RAW264.7 和 U937 细胞由脂多糖诱导的 TNF-*α* 的生成, 平均 IC_{50} 分别为 56.5 和 51.3μmol/L)[725]; 抗痛觉活性 (i.t. 0.7μg 物质-P 诱导的疼痛模型, EC = 50μg i.t.)[1006]; 神经突生长增强剂 (人成神经细胞瘤 SK-N-SH 细胞, 100μmol/L, 神经突总长度 = 149.3μm, 每个细胞的曲张数 = 0.93, $P<0.05$; 对照, 神经突总长度 = 45.3μm, 每个细胞的曲张数 = 0.10)[783]; 保肝 (抑制巨噬细胞活化, 抑制 sALT 和 sAST 水平的升高, *in vivo*, D-GalN/脂多糖诱导的小鼠肝损伤, 100mg/kg ip 对 sALT, 抑制率 = 33%; 100mg/kg ip 对 sAST, 抑制率 = 40%; 对照氢化可的松, 20mg/kg ip 对 sALT, 抑制率 = 99%; 20mg/kg ip 对 sAST, 抑制率 = 97%)[802]. 【来源】喙果绞股蓝 *Gynostemma yixingense*, 绞股蓝 *Gynostemma pentaphyllum*, 人参 *Panax ginseng* [Syn. *Panax schinseng*] (根茎: 含量 = 0.88%[1025]; 含量 = 0.56%[1022]), 三七 *Panax pseudo-ginseng* var. *notoginseng* [Syn. *Panax notoginseng*] (花: 8 产地平均含量 = 1.60%)[1035], 三七 *Panax pseudo-ginseng* var. *notoginseng* [Syn. *Panax notoginseng*] (根茎: 含量 = 4.1%)[1025], 三七花蕾 *Panax pseudo-ginseng* var. *notoginseng* [Syn. *Panax notoginseng*] (花蕾: 产率 = 0.24%干重)[802], 西洋参 *Panax quinquefolium* (根茎: 含量 = 1.9%)[1025], 羽叶三七 *Panax japonicus* var. *bipinnatifidus*, 竹节三七 (大叶三七) *Panax pseudo-ginseng* var. *japonicus* (根

茎: 含量 = 1.7%[1025], 产率 = 0.025%干重[783]).
【文献】2, 4, 16, 19, 42, 148, 184, 662, 725, 783, 802, 1006, 1022, 1025, 1035.

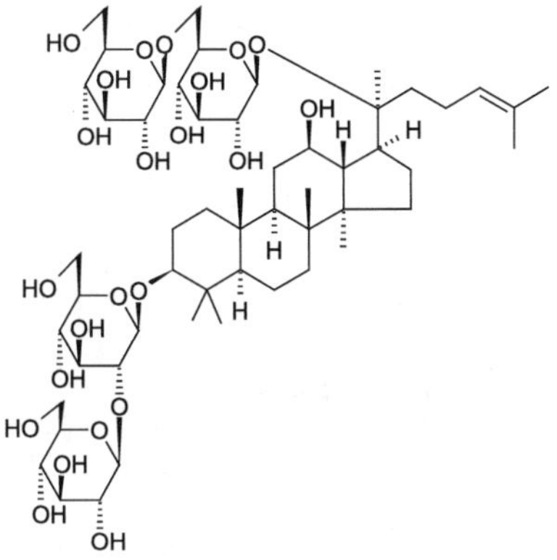

455 Ginsenoside Rb₂ 人参皂苷 Rb₂

[11021-13-9] $C_{53}H_{90}O_{22}$ (1079.30). 白色粉末 (乙醇∶正丁醇 = 1∶5), mp 200~203℃, $[\alpha]_D^{22}$ = +3.05° (*c* = 0.98, 甲醇), $[\alpha]_D^{20}$ = +12.3° (*c* = 0.92, 甲醇). 【类型】达玛烷型三萜. 【活性】抗肿瘤 (抑制鼠肺部的黑素转移瘤和预防新脉管形成); 抗疲劳; 抗心律失常 (氯化钡引起的大鼠心律不齐); 抗病毒; 抑制 HSV-1 复制; 对血压有双向作用 (鼠, 心率减慢同时, 先升压后降压); 钙拮抗; 溶血; 抑制糖尿病大鼠的肾损害; 血小板聚集抑制剂; 抑制心肌细胞中游离基的含量 (黄嘌呤氧化酶诱导的); cAMP 磷酸二酯酶抑制剂 (*in vitro*, IC_{50} = 199μmol/L); 降血脂 (减少血清中的胆固醇); 促进 DNA, 蛋白质和脂肪的生物合成 (鼠骨髓细胞); 提高 RNA 聚合酶的活性 (促进患糖尿病大鼠的 rRNA 和 mRNA 的合成); 血管扩张剂 (犬); 抗炎 (细胞因子网络调节器: 抑制 RAW264.7 和 U937 细胞由脂多糖诱导的 TNF-*α* 的生成, 平均 IC_{50} 分别为 27.5 和 26.8μmol/L)[725]; 抗痛觉活性 (*i.t.*注射 0.7μg 物质-P 诱导的疼痛模型, EC = 50μg *i.t.*)[1006]. 【来源】人参 *Panax ginseng* [Syn. *Panax schinseng*] (根茎: 含量 = 0.57%)[1025], 三七 *Panax pseudo- ginseng* var. *notoginseng* [Syn. *Panax notoginseng*] (根茎: 含量 = 0.17%)[1025], 三七花蕾 *Panax pseudo- ginseng* var. *notoginseng* [Syn. *Panax notoginseng*] (花蕾: 产率 = 0.29%干重)[802], 西洋参 *Panax quinquefolium* (根茎: 含量 = 0.10%)[1025].
【文献】4, 16, 73, 184, 725, 802, 1006, 1025.

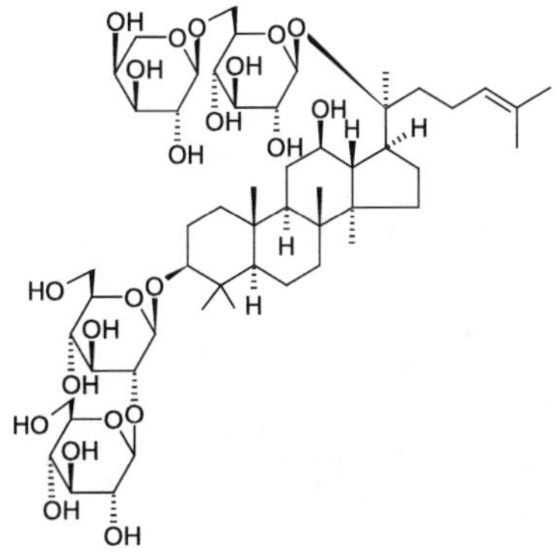

456 Ginsenoside Rd 人参皂苷 Rd

Gypenoside Ⅷ [52705-93-8] $C_{48}H_{82}O_{18}$ (947.18). 白色粉末 (乙醇∶正丁醇 = 1∶1), mp 206~209℃, $[\alpha]_D^{22}$ = +19.38° (*c* = 1.03, 甲醇). 【类型】达玛烷型三萜. 【活性】抗心律失常 (氯化钡引起的大鼠心律不齐); 抗病毒; 抑制 HSV-1 复制; 抗氧化剂 [大鼠肝匀浆, 过氧化氢所致, IC_{50} = (12.0±0.8)μg/mL, $FeSO_4$ 所致, IC_{50} = (457.5±15.4)μg/mL]; 11-*β*-羟甾类脱氢酶抑制剂; cAMP 磷酸二酯酶抑制剂 (*in vitro*, IC_{50} = 84μmol/L); 促进柔红霉素和长春花碱的细胞毒作用; 促进皮质酮血浆分泌 (ED_{50} = 112μmol/kg); 调节肾功能和抑制肾小球再生; 血管扩张剂; 抗痛觉活性 (i.t.注射 0.7μg 物质-P 诱导的疼痛模型, EC = 50μg i.t.)[1006]; 保肝 (抑制巨噬细胞活化, 抑制 sALT 和 sAST 水平的升高, *in vivo*, *D*-GalN/脂多糖诱导的小鼠肝损伤, 100mg/kg ip 对 sALT, 抑制率 = 97%; 100mg/kg ip 对 sAST, 抑制率 = 93%; 对照氢化可的松, 20mg/kg ip 对 sALT, 抑制率 = 99%; 20mg/kg ip 对 sAST, 抑制率 = 97%)[802]. 【来源】绞股蓝 *Gynostemma pentaphyllum* (叶: 产率 = 0.009%干重)[828], 秦岭珠子参 *Panax japonicus* var. *major*, 人参 *Panax ginseng* [Syn. *Panax schinseng*] (根茎: 含量 = 0.16%)[1025], 三七 *Panax pseudo-ginseng* var. *notoginseng* [Syn. *Panax notoginseng*] (根茎: 含量 = 1.3%)[1025], 三七花蕾 *Panax pseudo-ginseng* var. *notoginseng* [Syn. *Panax notoginseng*] (花蕾: 产率 =

0.010%干重)[802], 西洋参 *Panax quinquefolium* (根茎: 含量 = 0.78%)[1025], 竹节三七 *Panax pseudo-ginseng* var. *japonicus* (地下部分: 产率 = 0.0018%干重)[783]. 【文献】4, 16, 73, 184, 783, 802, 828, 1006, 1025.

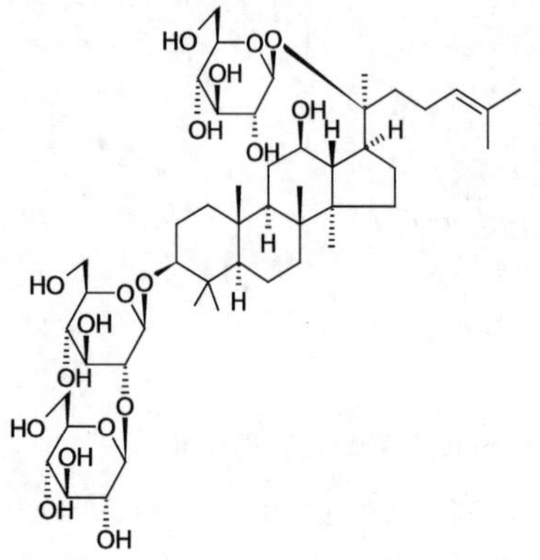

457　Jujuboside A₁ 酸枣仁皂苷 A₁

3-*O*-[*β*-*D*-Glucopyranosyl-(1→6)-[*β*-*D*-xylopyranosyl-(1→2)]-*β*-*D*-glucopyranosyl-(1→3)-[*α*-*D*-fucopyranosyl-(1→2)]-*α*-*L*-arabinopyranoside] [194851-84-8] $C_{58}H_{94}O_{26}$ (1207.38). 无定形粉末 (水−甲醇), mp 223~225℃, $[\alpha]_D^{29} = -47.6°$ ($c = 0.3$, 甲醇). 【类型】达玛烷型三萜. 【活性】抗组胺 (抑制组胺释放, 大鼠腹膜渗出细胞, 抗原-抗体反应引起的组胺释放, 100μmol/L, 抑制率 = 30.3%). 【来源】酸枣仁 *Ziziphus jujuba* var. *spinosa*. 【文献】204.

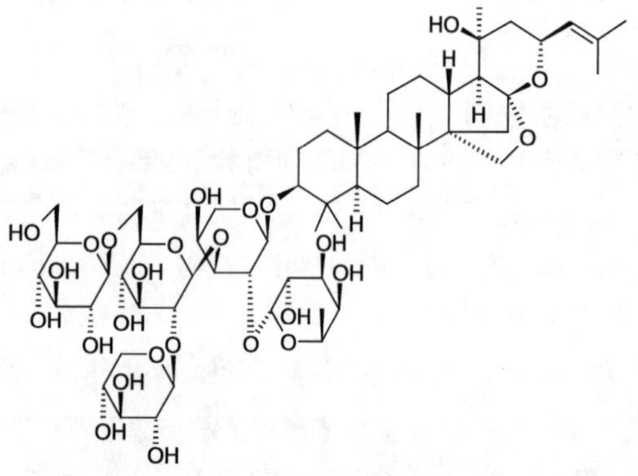

458　Jujuboside C 酸枣仁皂苷 C

[194852-14-7] $C_{59}H_{96}O_{27}$ (1237.41). 无色细晶 (水−甲醇), mp 229~231℃, $[\alpha]_D^{29} = -32.8°$ ($c = 0.3$, 甲醇). 【类型】达玛烷型三萜. 【活性】抗组胺 (抑制组胺释放, 大鼠腹膜渗出细胞, 抗原-抗体反应引起的组胺释放, 100μmol/L, 抑制率 = 71.4%). 【来源】酸枣仁 *Ziziphus jujuba* var. *spinosa*. 【文献】204.

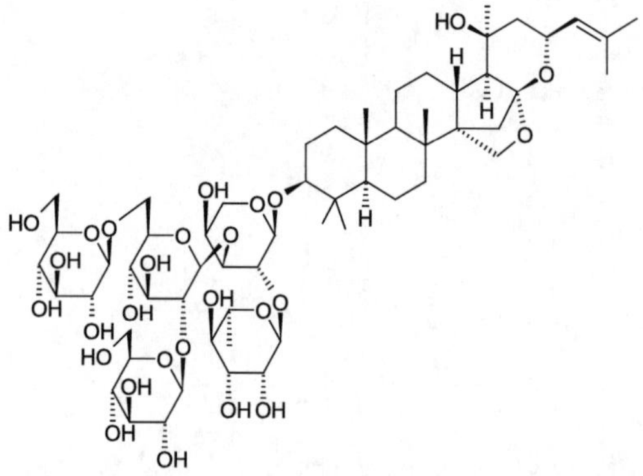

459　Notoginsenoside A 三七皂苷 A

$C_{54}H_{92}O_{24}$ (1125.32). 【类型】达玛烷型三萜. 【活性】免疫辅助活性 (卵清蛋白免疫小鼠, 酶联免疫吸附试验, 提高血清中免疫球蛋白的水平)[662]. 【来源】三七 *Panax pseudo-ginseng* var. *notoginseng* [Syn. *Panax notoginseng*]. 【文献】662.

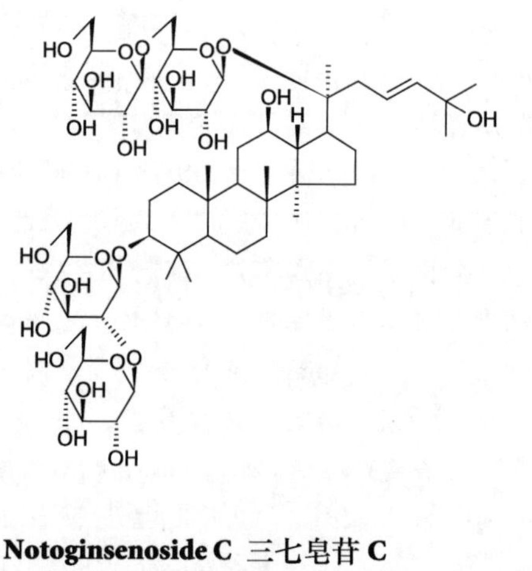

460　Notoginsenoside C 三七皂苷 C

$C_{54}H_{92}O_{25}$ (1141.32). 【类型】达玛烷型三萜. 【活性】免疫辅助活性 (卵清蛋白免疫小鼠, 酶联免疫吸附试验, 提高血清中免疫球蛋白的水平)[662]. 【来源】三

七 *Panax pseudo-ginseng* var. *notoginseng* [Syn. *Panax notoginseng*]. 【文献】662.

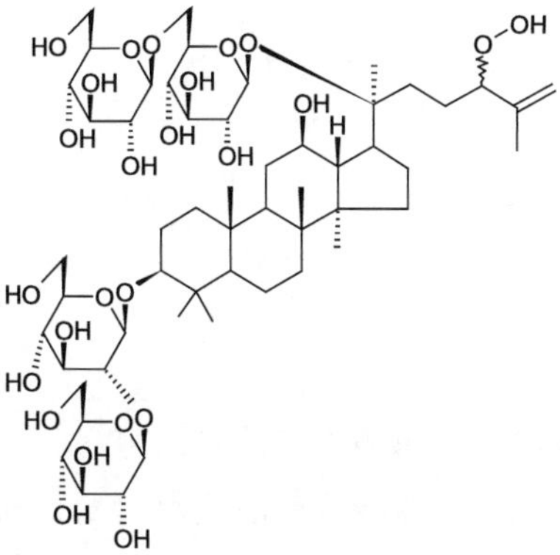

461 Notoginsenoside D 三七皂苷 D

$C_{64}H_{108}O_{31}$ (1373.56). 【类型】达玛烷型三萜. 【活性】免疫辅助活性 (卵清蛋白免疫小鼠, 酶联免疫吸附试验, 提高血清中免疫球蛋白的水平)[662]. 【来源】三七 *Panax pseudo-ginseng* var. *notoginseng* [Syn. *Panax notoginseng*], 三七花蕾 *Panax pseudo-ginseng* var. *notoginseng* [Syn. *Panax notoginseng*] (花蕾: 产率 = 0.009%干重)[802]. 【文献】662, 802.

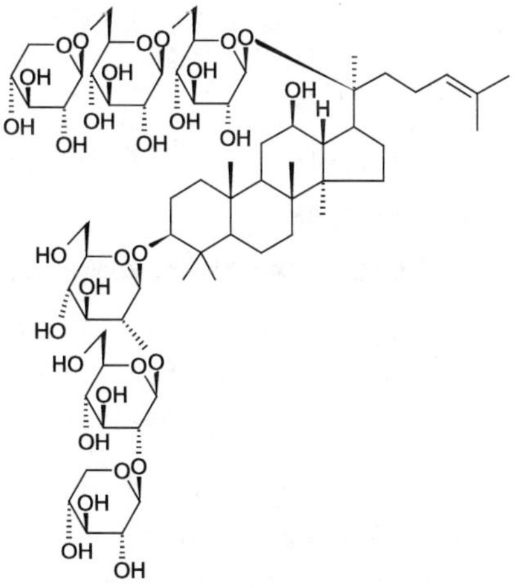

462 Notoginsenoside G 三七皂苷 G

$C_{48}H_{80}O_{19}$ (961.16). 【类型】达玛烷型三萜. 【活性】免疫辅助活性 (卵清蛋白免疫小鼠, 酶联免疫吸附试验, 提高血清中免疫球蛋白的水平)[662]. 【来源】三七 *Panax pseudo-ginseng* var. *notoginseng* [Syn. *Panax notoginseng*], 竹节三七 *Panax pseudo-ginseng* var. *japonicus* (地下部分: 产率 = 0.0008%干重)[783]. 【文献】662, 783.

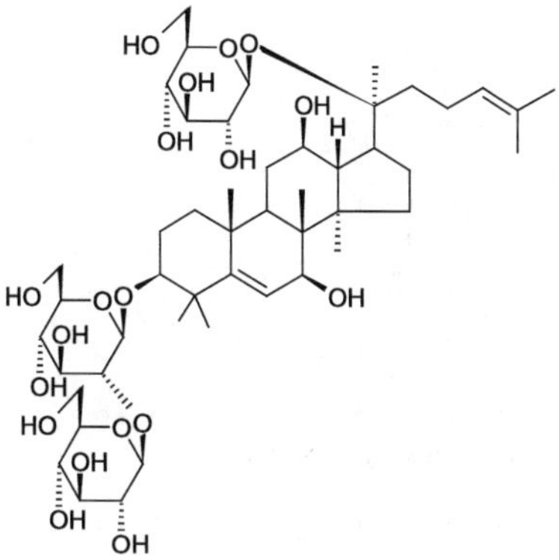

463 Notoginsenoside H 三七皂苷 H

$C_{47}H_{80}O_{19}$ (949.15). 【类型】达玛烷型三萜. 【活性】免疫辅助活性 (卵清蛋白免疫小鼠, 酶联免疫吸附试验, 提高血清中免疫球蛋白的水平)[662]. 【来源】三七 *Panax pseudo-ginseng* var. *notoginseng* [Syn. *Panax notoginseng*]. 【文献】662.

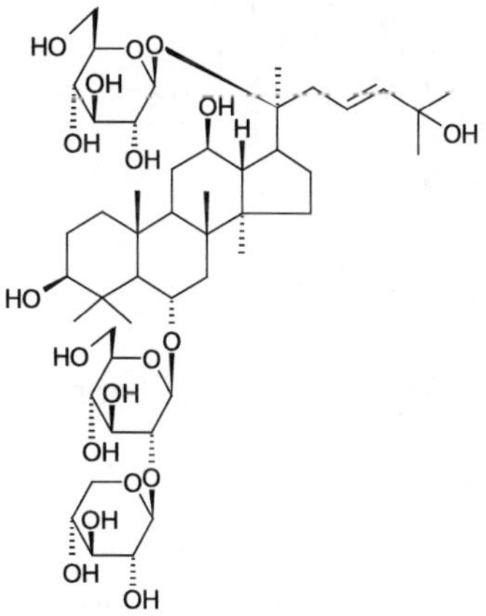

464 Notoginsenoside I 三七皂苷 I

$C_{54}H_{92}O_{22}$ (1093.32). 【类型】达玛烷型三萜. 【活性】免疫辅助活性 (卵清蛋白免疫小鼠, 酶联免疫吸附试验, 提高血清中免疫球蛋白的水平)[662]. 【来源】三七 *Panax pseudo-ginseng* var. *notoginseng* [Syn. *Panax notoginseng*]. 【文献】662.

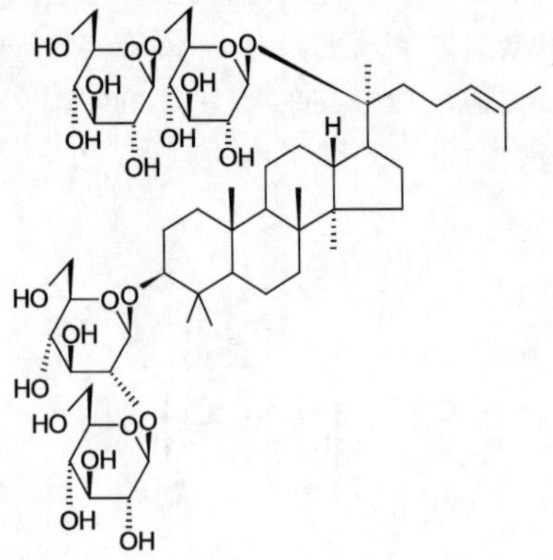

465 Notoginsenoside K 三七皂苷 K

$C_{54}H_{92}O_{25}$ (1141.32). 【类型】达玛烷型三萜.【活性】免疫辅助活性 (卵清蛋白免疫小鼠, 酶联免疫吸附试验, 提高血清中免疫球蛋白的水平)[662].【来源】三七 *Panax pseudo-ginseng* var. *notoginseng* [Syn. *Panax notoginseng*].【文献】662.

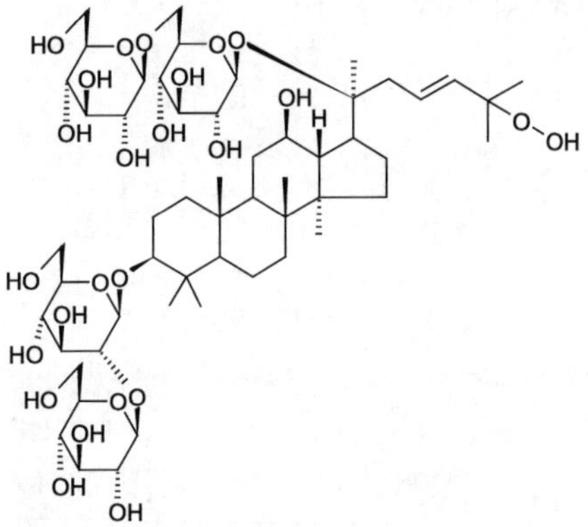

466 Notoginsenoside L 三七皂苷 L

$C_{53}H_{90}O_{22}$ (1079.30). 无色细晶 (含水甲醇), mp 195~197℃, $[\alpha]_D^{28}$ = +20.4° (*c* = 0.1, 甲醇).【类型】达玛烷型三萜.【活性】免疫辅助活性 (卵清蛋白免疫小鼠, 酶联免疫吸附试验, 提高血清中免疫球蛋白的水平)[662].【来源】三七 *Panax pseudo-ginseng* var. *notoginseng* [Syn. *Panax notoginseng*].【文献】662.

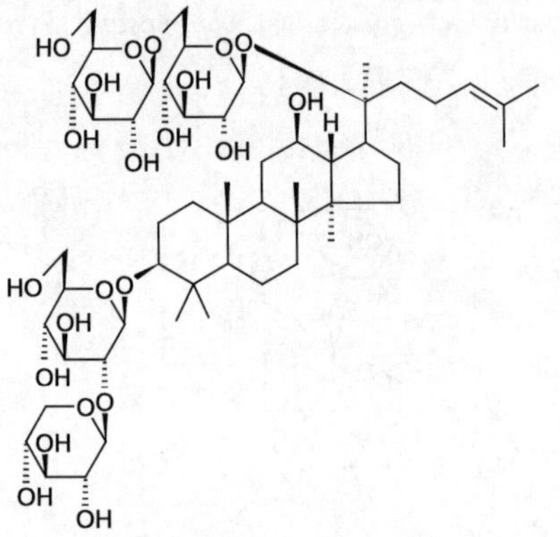

467 Notoginsenoside N 三七皂苷 N

$C_{48}H_{82}O_{19}$ (936.18). 无色细晶 (含水甲醇), mp 186~188℃, $[\alpha]_D^{28}$ = +50.0° (*c* = 0.3, 甲醇).【类型】达玛烷型三萜.【活性】免疫辅助活性 (卵清蛋白免疫小鼠, 酶联免疫吸附试验, 提高血清中免疫球蛋白的水平)[662].【来源】三七 *Panax pseudo- ginseng* var. *notoginseng* [Syn. *Panax notoginseng*].【文献】662.

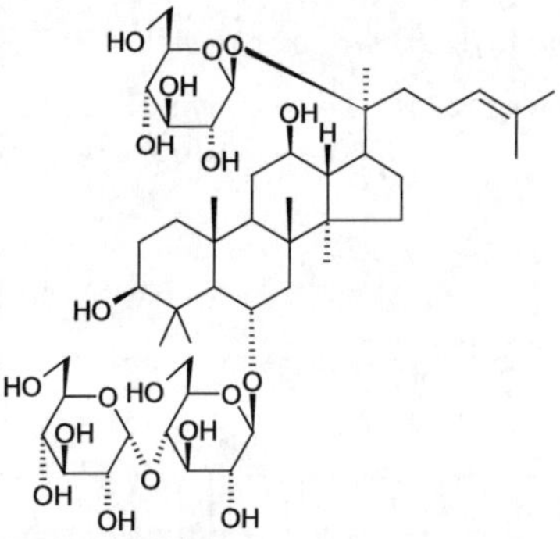

468 Palbinone 白芍酮

[139954-00-0] $C_{22}H_{30}O_4$ (358.48). 红色针晶 (乙醚–己烷), mp 254~255℃, $[\alpha]_D$ = −223.8° (三氯甲烷).【类型】达玛烷型三萜.【活性】3*α*-羟类固醇脱氢酶抑制剂 [抑制其还原型, IC_{50} = 0.046μmol/L, 吲哚美辛(消炎痛)IC_{50} = 3.2μmol/L]; 抗炎 (抑制人型单核细胞白介素-1*β*).【来源】白芍 *Paeonia albiflora* [Syn. *Paeonia lactiflora*].【文献】259, 560.

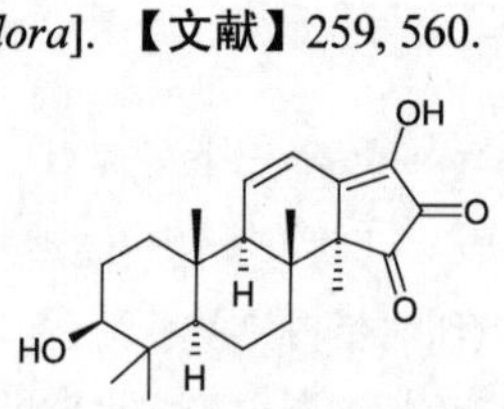

469 Quinquenoside Ⅲ 西洋参皂苷Ⅲ

$C_{50}H_{84}O_{19}$ (989.22). 【类型】达玛烷型三萜. 【活性】免疫辅助活性 (卵清蛋白免疫小鼠, 酶联免疫吸附试验, 提高血清中免疫球蛋白的水平)[662]. 【来源】三七 *Panax pseudo-ginseng* var. *notoginseng* [Syn. *Panax notoginseng*]. 【文献】662.

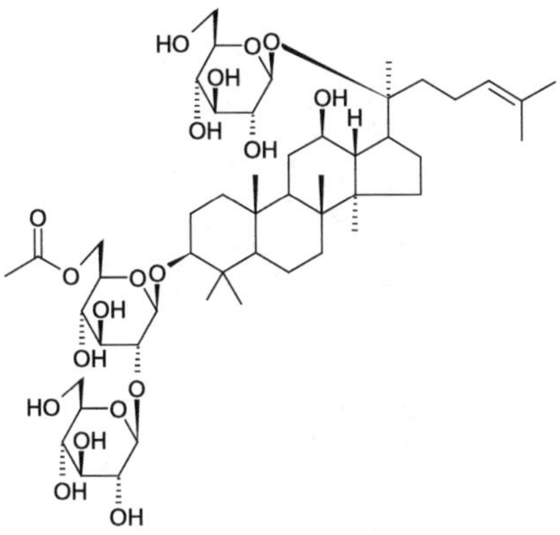

470 Quinquenoside Ⅳ 西洋参皂苷Ⅳ

$C_{54}H_{90}O_{24}$ (1123.31). 【类型】达玛烷型三萜. 【活性】免疫辅助活性 (卵清蛋白免疫小鼠, 酶联免疫吸附试验, 提高血清中免疫球蛋白的水平)[662]. 【来源】三七 *Panax pseudo-ginseng* var. *notoginseng* [Syn. *Panax notoginseng*]. 【文献】662.

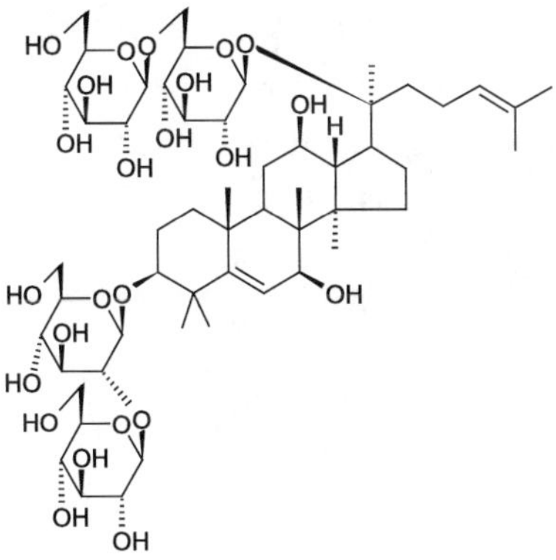

471 Quinquenoside Ⅴ 西洋参皂苷Ⅴ

$C_{60}H_{102}O_{28}$ (1271.47). 【类型】达玛烷型三萜. 【活性】免疫辅助活性 (卵清蛋白免疫小鼠, 酶联免疫吸附试验, 提高血清中免疫球蛋白的水平)[662]. 【来源】三七 *Panax pseudo-ginseng* var. *notoginseng* [Syn. *Panax notoginseng*]. 【文献】662.

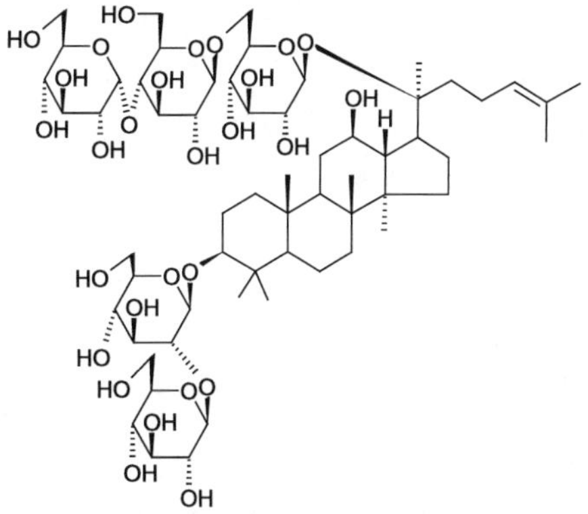

472 Styraxoside A 安息香苷 A*

3*β*,7*β*-Dihydroxy-4*α*-4*β*,8*β*,10*β*,14*α*-pentamethyl-5*α*-gon-16-en-2-one 3-*O*-[*β*-*D*-glucopyranoside- (1→2)-*β*-*D*-glucopyranoside] $C_{34}H_{54}O_{13}$ (670.80). 白色无定形粉末, $[\alpha]_D^{26} = -11.0°$ (c = 0.1, 甲醇). 【类型】达玛烷型三萜. 【活性】抗补体活性 ($IC_{50} > 200\mu mol/L$, 无活性, 对照迷迭香酸, IC_{50} = 182μmol/L)[653]. 【来源】日本安息香茎皮* *Styrax japonica*. 【文献】653.

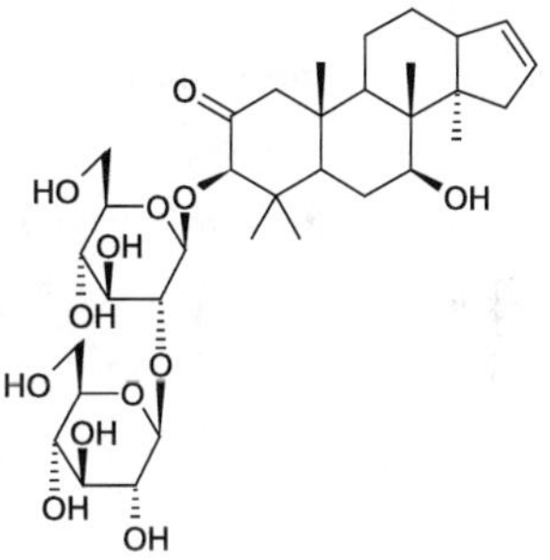

大戟烷型三萜

473 Isomasticadienonalic acid

$C_{30}H_{44}O_5$ (484.68). $[\alpha]_D^{25} = +29.9°$ (c = 0.5, 三氯甲烷). 【类型】大戟烷型三萜. 【活性】抗炎 (急性发炎模型, PLA_2 诱导的鼠脚趾肿, 30mg/kg, 60min 时抑制率 = 66%)[1000]; 抗炎 (慢性发炎模型, 重复使用 TPA 造成鼠耳湿疹, 抑制率 = 48%, 对照氟美松, 抑制率 = 85%; 减少白细胞渗透, 测量过氧化物酶的活性, 抑制率 = 50%, 氟美松, 抑制率 = 55%)[1000]; 毒性 (大鼠腹膜分叶核白细胞, 100μmol/L)[1000]. 【来源】柔毛肖乳香 *Schinus molle* (果实). 【文献】1000.

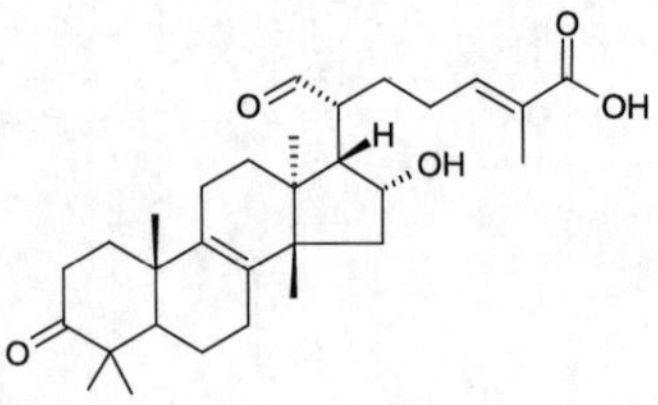

裂环四去甲三萜

474 Limonin 柠檬苦素

[1180-71-8] $C_{26}H_{30}O_8$ (470.52). 白色针晶 (乙酸乙酯), mp 272~274℃. 【类型】裂环四去甲三萜. 【活性】酪氨酸酶抑制剂 (333μmol/L, 抑制率 = 3.6%; 对照麹酸, IC_{50} = 125μmol/L)[816]; 抗 HIV-1 [40 μmol/L, 抑制率 = (61±9)%, 对照 Indinavir, 100 nmol/L, 抑制率 = 100%][1003]. 【来源】北苍术 *Atractylodes chinensis*, 苏打其柑橘 *Citrus sudachii* (种子), 台湾黄檗 *Phellodendron amurense* var. *wilsonii* (叶: 产率 = 0.00039%干重)[816], 印度楝 *Azadiractica indica*, 橙子 *Citrus junos*, 橙子核 *Citrus junos*, 黄连 *Coptis chinensis*, 橘皮 *Citrus reticulata*, 枳实 *Citrus aurantium*, 柑橘属 *Citrus* spp., 白鲜属 *Dictamnus* spp., 吴茱萸属 *Evodia* spp., 三叶藤橘属 *Luvunga* spp. 【文献】171, 273, 435, 555, 816, 1003.

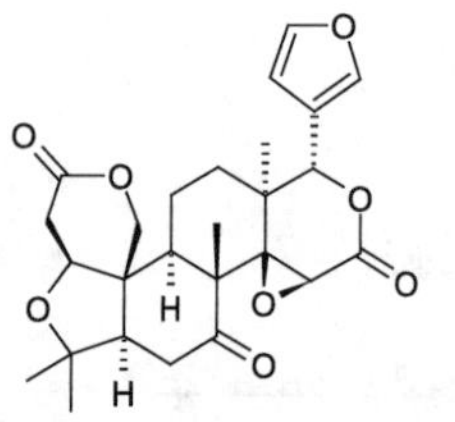

475 Obaculactone 黄柏内酯

Dictamnolactone [1180-71-8] $C_{26}H_{30}O_8$ (470.52). mp 297~298℃ (分解). 【类型】裂环四去甲三萜. 【活性】驱肠虫剂; 抗溃疡 (大鼠, 阿司匹林致溃疡, *in vivo*); 降血糖 (兔, *in vivo*); 抑制肠运动 (兔, *in vivo*). 【来源】白色白鲜* *Dictamnus albus*, 白鲜皮 *Dictamnus dasycarpus*, 橙子 *Citrus junos*, 橙子核 *Citrus junos*, 福橘 *Citrus tangemna*, 枸橘 *Poncirus trifoliata*, 黄柏 *Phellodendron amurense*, 黄连 *Coptis chinensis*, 橘核 *Citrus reticulata*, 枸橼 *Citrus medica*, 楝叶吴茱萸 *Evodia meliifolia*, 苏打其柑橘 *Citrus sudachii*, 甜橙 *Citrus sinensis*, 吴茱萸 *Evodia rutaecarpa*, 香橼 *Citrus wilsonii*, 柚 *Citrus grandis*, 柚核 *Citrus grandis*, 玉克柑橘 *Citrus yuko*, 枳壳 *Citrus aurantium*. 【文献】2, 6, 170.

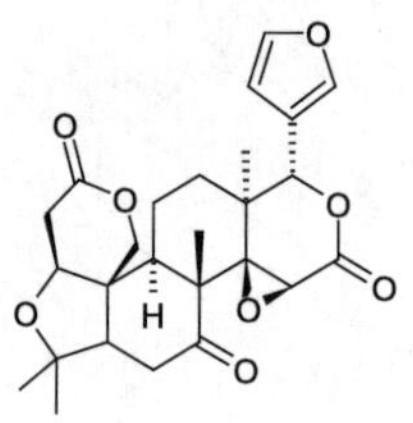

苦木素类去甲三萜

476 Ailanthone 臭椿酮

[981-15-7] $C_{20}H_{24}O_7$ (376.41). mp 234~238℃ (乙醇), $[\alpha]_D$ = +12.5° (乙醇). 【类型】苦木素类去甲三萜. 【活性】抗肿瘤 (P_{388}, 0.12~4.00mg/kg); 抗阿米巴药 (阿米巴痢疾, IC_{50} = 0.14μg/mL); 抗疟疾 (恶性疟原虫 *in vitro*, IC_{50} = 0.015μg/mL, 鼠疟原虫 *in vivo*, ED_{50} = 0.76mg/(kg·d)); 抗溃疡 (大鼠, 水浸所致溃疡, 1.0mg/kg orl, 抑制率 = 89.7%, 1.0mg/kg 消炎痛所致, 抑制率 = 95.8%, ED_{50} = 0.36mg/kg); 细胞毒 (KB, ED_{50} = 0.001~0.01μg/mL); 胃分泌液抑制剂 (大鼠, ED_{50} = 0.04mg/kg, 1.0mg/kg, 抑制率 = 96.6%); 植物生长调节剂. 【来源】樗白皮 *Ailanthus altissima*, 高樗 *Ailanthus excelsa*. 【文献】6, 184.

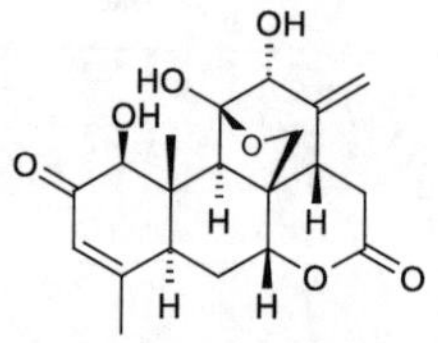

477 Bruceoside B 鸦胆子属苷 B

[69687-69-0] $C_{32}H_{42}O_{16}$ (682.66). 白色粉末 (甲醇), mp 220.0~223.5℃ (分解). 【类型】苦木素类去甲三萜. 【活性】抗肿瘤 [P_{388} *in vivo*, 1.5mg/(kg·d), 生命延长率 = 132%]; 细胞毒 (HL-60 细胞分化)[895]; 退热剂 (降低小鼠的正常体温); 杀虫剂; 毒素 (使鼠死

亡).【来源】鸦胆子 *Brucea javanica* [Syn. *Brucea sumatrana*; *Rhus javanica*] (种子: 产率 = 0.0025%干重)[825].【文献】2, 184, 825, 895.

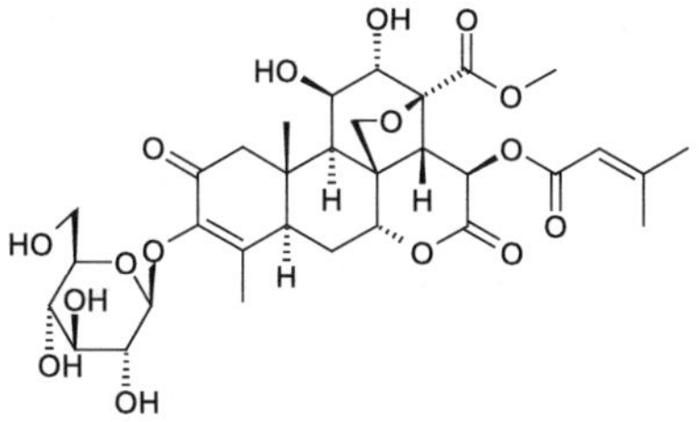

478 Pasakbumin A 帕萨克布明 A*

Eurycomanone $C_{20}H_{24}O_9$ (408.41).【类型】苦木素类去甲三萜.【活性】细胞毒 (KB 癌细胞, IC_{50} = 0.40 μg/mL, MCF7 癌细胞, IC_{50} < 2.5μg/mL, A549 癌细胞, 有显著活性)[770]; 抗利什曼原虫 (利什曼原虫, IC_{50} = 0.11μg/mL, 对照氯喹, IC_{50} = 0.21μg/mL)[770]; 抗溃疡 [消炎痛(茚甲新)诱发的溃疡, ED_{50} = 0.27 μg/mL][770]; LD_{50} = 18.9μg/kg[770].【来源】宽木属 *Eurycoma* sp.【文献】770.

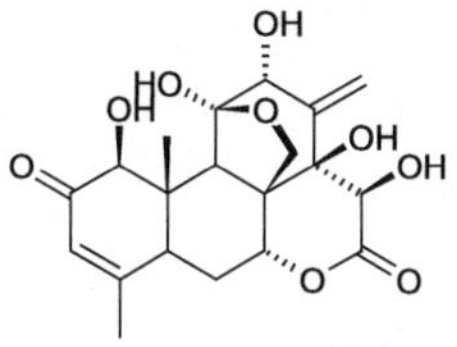

479 Pasakbumin B 帕萨克布明 B*

13*α*(21)-Epoxyeurycomanone $C_{20}H_{24}O_{10}$ (424.41).【类型】苦木素类去甲三萜.【活性】细胞毒 (MCF7 肿瘤细胞, IC_{50} < 2.5μg/mL)[770]; 抗溃疡 [消炎痛(茚甲新)诱发的溃疡, ED_{50} = 0.19μg/mL][770]; LD_{50} = 5.1 μg/kg[770].【来源】宽木属 *Eurycoma* sp.【文献】770.

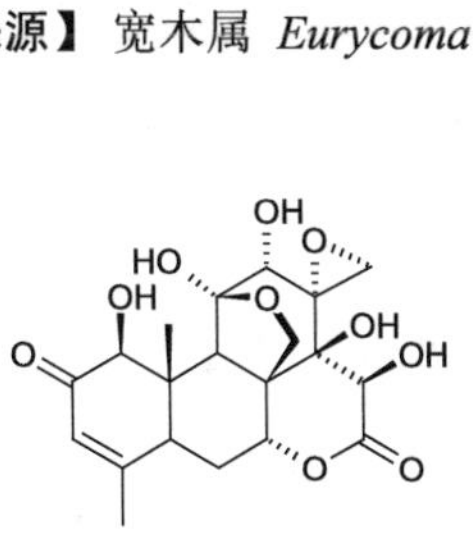

羽扇豆烷型三萜

480 Lupenone 羽扇烯酮

$C_{30}H_{48}O$ (424.72). mp 170℃; $[\alpha]_D^{20}$ = +60.6° (*c* = 0.5, 三氯甲烷).【类型】羽扇豆烷型三萜.【活性】细胞毒实验无活性 (NSCLC-N6 细胞株)[606]; 细胞毒实验无活性 (A2780 卵巢癌细胞株, IC_{50} = 30.8mg/mL)[962]; 15-脂加氧酶抑制剂 [IC_{50} = (22±3)μmol/L][864]; 酪氨酸酶抑制剂 (333μmol/L, 抑制率 = −2.4%; 对照麹酸, IC_{50} = 125μmol/L)[816].【来源】赤杨 *Alnus japonica*, 毒灰毛豆 *Tephrosia toxicaria* (茎: 产率 = 0.00074%干重)[812], 具蜜金合欢 *Acacia mellifera* (茎皮), 木薯地上部分 *Manihot esculenta*, 日本黄柏 *Phellodendron japonicum* (叶), 水流豆 *Pongamia pinnata* (茎皮: 产率 = 0.00053%)[815], 台湾黄檗 *Phellodendron amurense* var. *wilsonii* (叶: 产率 = 0.055%干重)[816], 梧桐白皮 *Firmiana simplex*, 小花木榄果 * *Bruguiera parviflora*, 细长南美豆 *Anadenanthera colubrine* (地上部分).【文献】6, 440, 606, 754, 812, 815, 816, 864, 962.

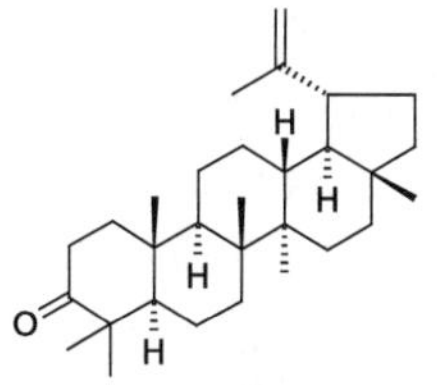

481 Lupeol 羽扇豆醇

[545-47-1] $C_{30}H_{50}O$ (426.73). 无色针状晶体, mp 214~216℃, $[\alpha]_D^{18}$ = +20° (*c* = 0.101, 三氯甲烷); 白色无定形粉末, $[\alpha]_D^{23}$ = +23° (*c* = 0.1, 三氯甲烷) $[\alpha]_D^{20}$ = +26.4° (*c* = 1, 三氯甲烷); mp 212~214℃, $[\alpha]_D^{23}$ = +28° (*c* = 0.55, 三氯甲烷); mp 199~200℃ (乙醇), $[\alpha]_D^{20}$ = +14.2° (*c* = 0.08g/mL, 三氯甲烷).【类型】羽扇豆烷型三萜.【活性】抗肿瘤 (大鼠 W_{256}); 细胞毒 (人纤维肉瘤细胞 HT1080, ED_{50} = 16.7μg/mL; 对照阿霉素, ED_{50} = 0.1μg/mL)[731]; 抗高血压; 降血糖; 抗 HSV-1 (EC_{50} = 11.7μmol/L, IC_{50} = 49.3μmol/L, SI = 4.20, 对照无环鸟苷, EC_{50} = 1.72μmol/L, IC_{50} = 15860μmol/L, SI = 9220)[455]; 15-脂加氧酶抑制剂 [IC_{50} = (35±9)μmol/L][864]; 抗肿瘤 [TPA 诱导的 EBV-EA, IC_{50} = 380(mol ratio/32pmol TPA), 对照 Curcumin IC_{50} = 343(mol ratio/32pmol TPA)][655]; 抗炎 (鼠, 抑制 TPA 诱导的耳水肿; 髓过氧化物酶抑制剂)[724]; 细胞毒 [抑制人癌细胞生长, MCF7 乳腺

癌, GI_{50} = (75.6±11.7)μmol/L, 对照阿霉素, GI_{50} = (42.8±8.2)μmol/L; NCI-H460 肺癌, GI_{50} = (86.1±12.4)μmol/L, 阿霉素, GI_{50} = (94.0± 8.7)μmol/L; SF268 脑癌, GI_{50} = (80.9±2.6)μmol/L, 阿霉素, GI_{50} = (93.0±7.0)μmol/L][904]; 血小板聚集抑制剂[100μmol/L 花生四烯酸诱导的, 20μg/mL, 抑制率 = (12.2±4.5)%, 对照阿司匹林, 50μg/mL, 抑制率 = (100±0.0)%; 10μg/mL Col 诱导的, 100μg/mL, 抑制率 = (10.3±3.0)%, *P*<0.001, 阿司匹林, 50μg/mL, 抑制率 = (12.2±1.7)%; 2nmol/L PAF 诱导的, 20μg/mL, 抑制率 = (3.1±2.1)%, *P*<0.001, 阿司匹林, 50μg/mL, 抑制率 = (9.6±1.2)%; 0.1μg/mL 凝血酶诱导的, 20μg/mL, 抑制率 = (0.5±0.3)%]; 细胞毒 (NSCLC-N6 细胞株, IC_{50} > 30μg/mL)[606]; 细胞毒实验无活性 (*in vitro*, HeLa、Vero、K562、Raji、Wish 和 Calu1 癌细胞株, IC_{50} > 100μmol/L)[513]. 【来源】庵摩勒 *Phyllanthus emblica*, 白僵蚕 *Bombyx mori*, 波特兰大戟* *Euphorbia portlandica* (全株), 蚕茧 *Bombyx mori*, 大叶冬青 *Ilex latifolia*, 枸骨树皮 *Ilex cornuta*, 枸杞子 *Lycium chinense*, 鬼盖 *Coprinus atramentarius*, 黄龙胆 *Gentiana lutea* (根茎和根), 火焰花 *Phlogacanthus curviflorus* (根: 产率 = 0.0231%干重)[846], 箭叶橐吾根 *Ligularia sagitta*, 具蜜金合欢 *Acacia mellifera* (茎皮), 君迁子 *Diospyros lotus*, 苦地胆 *Elephantopus scaber*, 烈味裂榄 *Bursera graveolens* (茎), 落萼叶下珠 *Phyllanthus flexuosus* (根皮), 马蓝根 *Baphicacanthus cusia* [Syn. *Strobilanthes cusia*], 毛果算盘子 *Glochidion eriocarpum* (根和茎木), 枪刀药 *Hypoestes purpurea* [Syn. *Justicia purpurea*; *Hypoestes sinica*] (地上部分: 产率 = 0.00069% 干重)[1045], 桑寄生 *Loranthus parasiticus* [Syn. *Loranthus chinenis*; *Taxillus chinensis*], 桑叶 *Morus alba*, 山豆根 *Sophora subprostrata* [Syn. *Sophora tonkinensis*], 山稔叶 *Rhodomyrtus tomentosa*, 水流豆 *Pongamia pinnata* (茎皮: 产率 = 0.0028%)[815], 台湾蜂斗菜* *Petasites formosanus*, 无花果 *Ficus carica*, 无花果叶 *Ficus carica*, 细长南美豆 *Anadenanthera colubrine* (地上部分), 小花木榄果* *Bruguiera parviflora*, 崖椒属 *Fagara xanthoxyloides*, 杨梅 *Myrica rubra*, 翼核果 *Ventilago leiocarpa* (茎)[513], 油柑根 *Phyllanthus emblica*, 油柑木皮 *Phyllanthus emblica*, 油柑叶 *Phyllanthus emblica*, 原蚕沙 *Bombyx mori*, 云实 *Caesalpinia decapetala* (叶), 存在于许多植物中 (榕属 *Ficus* spp., *Achras* spp., *Raucheria* spp.). 【文献】6, 74, 170, 171, 430, 440, 455, 606, 655, 704, 724, 731, 736, 815, 864, 885, 904, 963, 966, 1045.

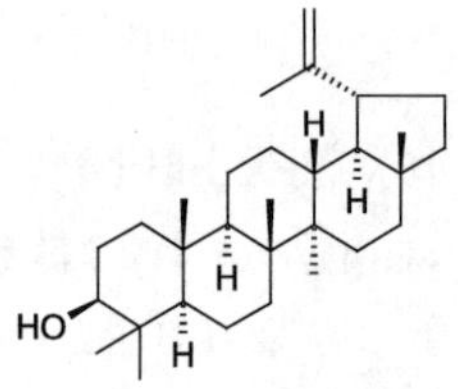

482 Lupeol acetate 乙酸羽扇豆醇酯

Lupenyl acetate $C_{32}H_{52}O_2$ (468.77). 晶体, mp 206~209℃, mp 217~218℃. 【类型】羽扇豆烷型三萜.【活性】抗肿瘤; 降血糖; 抑制 T 细胞细胞核因子 NFAT 的转录 [IC_{50} > 100μmol/L, 阳性对照环孢菌素 A, IC_{50} = (0.29±0.01)μmol/L][441]. 【来源】华茶藨 *Ribes fasciculatum* var. *chinense*, 黄花夹竹桃 *Thevetia neriifolia* [Syn. *Thevetia peruviana*], 苦地胆 *Elephantopus scaber*, 杧果树皮 *Mangifera indica*, 苏库巴斗花 *Himatanthus sucuuba*, 无漏子 *Phoenix dactylifera*, 象皮木 *Alstonia scholaris*. 【文献】6, 170, 441, 664.

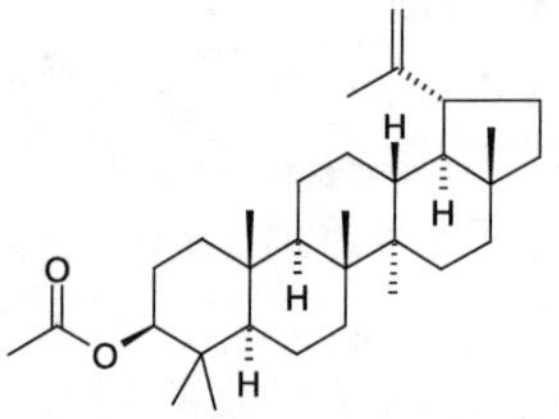

齐墩果烷型三萜

483 3β-Acetoxyolean-12-en-28-oic acid 3β-乙酰氧基齐墩果-12-烯-28-酸

3β-Acetyloleanolic acid [4339-72-4] $C_{32}H_{50}O_4$ (498.75). 无色针状晶体, mp 258~268℃, $[\alpha]_D^{25}$ = +74° (*c* = 1.0, 三氯甲烷). 【类型】齐墩果烷型三萜. 【活性】细胞毒 (Col2, IC_{50} = 10.4μg/mL, 对照椭圆玫瑰树碱,

IC_{50} = 0.3μg/mL; LNCaP, IC_{50} > 20μg/mL; KB, IC_{50} > 20μg/mL; LU1, IC_{50} > 20μg/mL)[977]; 抑制癌症的促进剂 (皮肤肿瘤); 免疫增强; 抗疟疾 [恶性疟原虫 FcB1, IC_{50} = (7.65±0.49)μg/mL; 对照氯喹, IC_{50} = (0.05±0.002)μg/mL][727].【来源】白头翁 *Pulsatilla chinensis*, 桦木皮 *Betula platyphylla*, 昆明山海棠 *Tripterygium hypoglaucum*, 龙脑膏香 *Dryobalanops aromatica*, 美商陆 *Phytolacca americana* [Syn. *Phytolacca decandra*], 女贞子 *Ligustrum lucidum*, 茜草根 *Rubia cordifolia*, 雄蕊状鼠尾草* *Salvia staminea*, 姊妹树 *Millingtonia hortensis*, 核果木属 *Drypetes molunduana* (茎), *Nuxia sphaerocephala* (叶).【文献】6, 171, 333, 334, 632, 727, 977.

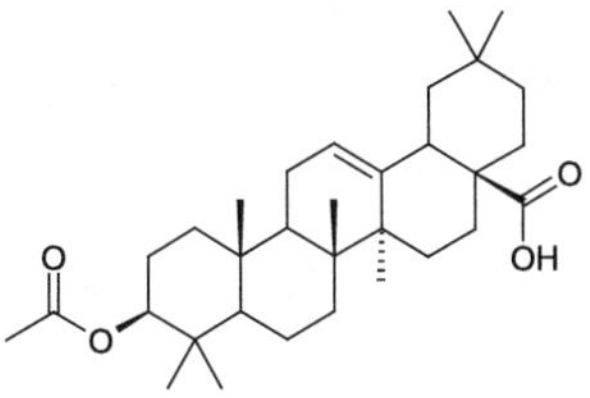

484 Acinospesigenin B 商陆苷元 B

Olean-12-en-23-al-2*β*,3*β*-dihydroxy-30-methoxycarbonyl-28-oic acid $C_{31}H_{46}O_7$ (530.71). 无色晶体, mp 224~225℃ (甲醇–三氯甲烷), $[\alpha]_D^{25}$ = +36.2° (*c* = 0.01, 吡啶).【类型】齐墩果烷型三萜.【活性】抗炎 (注射 2mL 二甲亚砜引起的大鼠后爪水肿, ED_{50} = 10~15mg/kg; 对照可的松, ED_{50} = 30mg/kg; 泼尼松龙, ED_{50} = 60mg/kg)[809].【来源】商陆 *Phytolacca esculenta* [Syn. *Phytolacca acinosa*] (浆果: 产率 = 0.0018%干重)[809].【文献】809.

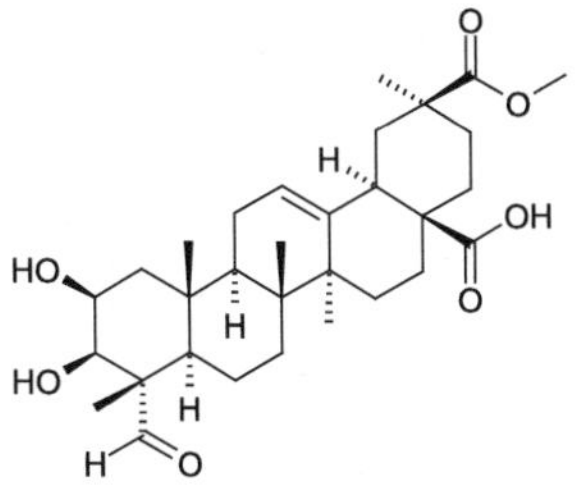

485 Acinospesigenin C 商陆苷元 C

Olean-12-en-23-al-2*β*,3*β*,11*α*-trihydroxy-30-methoxycarbonyl-28-oic acid $C_{31}H_{46}O_8$ (546.71). 无色晶体, mp 236~237℃ (甲醇–三氯甲烷), $[\alpha]_D^{25}$ = +48.9° (*c* = 0.01, 吡啶).【类型】齐墩果烷型三萜.【活性】抗炎 (注射 2mL 二甲亚砜引起的大鼠后爪水肿, ED_{50} = 10~15mg/kg; 对照可的松, ED_{50} = 30mg/kg; 泼尼松龙, ED_{50} = 60mg/kg)[809].【来源】商陆 *Phytolacca esculenta* [Syn. *Phytolacca acinosa*] (浆果: 产率 = 0.0013%干重)[809].【文献】809.

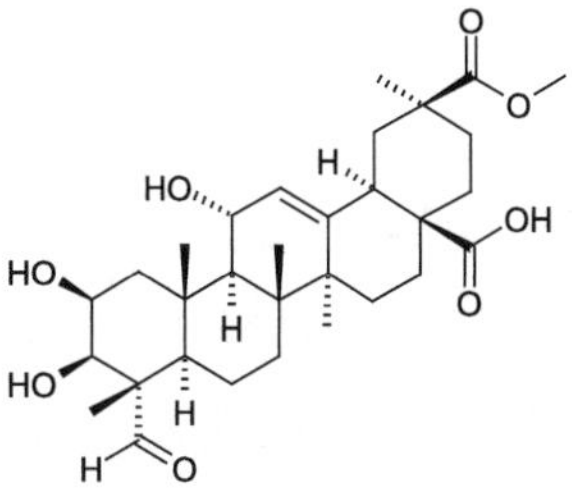

486 Aescin 七叶皂苷

21-*O*-Angeloyl-22-*O*acetylprotoaescigenin-3-*O*-[*β*-*D*-glucopyranosyl(1→2)][*β*-*D*-glucopyranosyl(1→4)]-*β*-*D*-glucopyranosiduronic acid $C_{55}H_{86}O_{24}$ (1131.29).【类型】齐墩果烷型三萜.【活性】抗肿瘤; 抗真菌; 抗炎 (鼠, 二甲苯诱导的炎症模型, 剂量 30mg/kg, 抑制率 = 71.5%; 对照地塞米松, 剂量 1mg/kg, 抑制率 = 55.6%); 收敛剂; 溶血.【来源】欧洲七叶树 *Aesculus hippocastanum*, 七叶树 *Aesculus chinensis* (种子), 娑罗子 *Aesculus wilsonii*.【文献】170, 456.

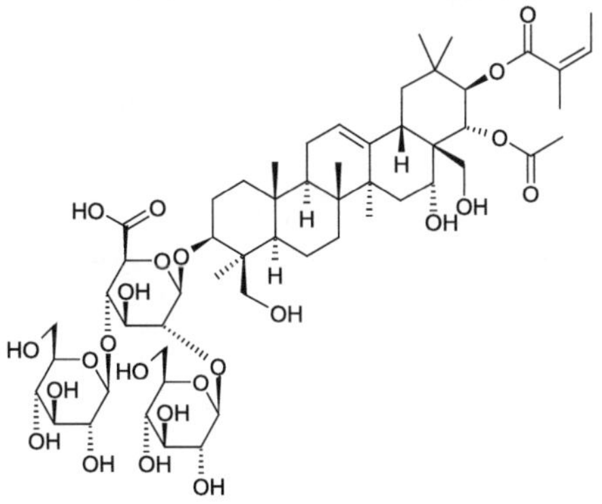

487 Ardipusilloside Ⅰ 九节龙皂苷Ⅰ

3-*O*-[*α*-*L*-Rhamnopyranosyl-(1→2)-*β*-*D*-gluco-pyranosyl-(1→3)][*β*-*D*-glucopyranosyl-(1→2)]-*α*-*L*-arabinopyranosyl cyclamiretin A [153127-34-5] $C_{53}H_{86}O_{22}$ (1075.26). 白色针状晶体, mp 239~241℃, $[\alpha]_D^{22.8}$ = −26.6° (*c* = 0.93, 甲醇).【类型】齐墩果烷型三萜.【活性】抗肿瘤

(S_{180}、ESC 和 B16); 免疫增强. 【来源】川产九节龙 *Ardisia pusilla*. 【文献】35.

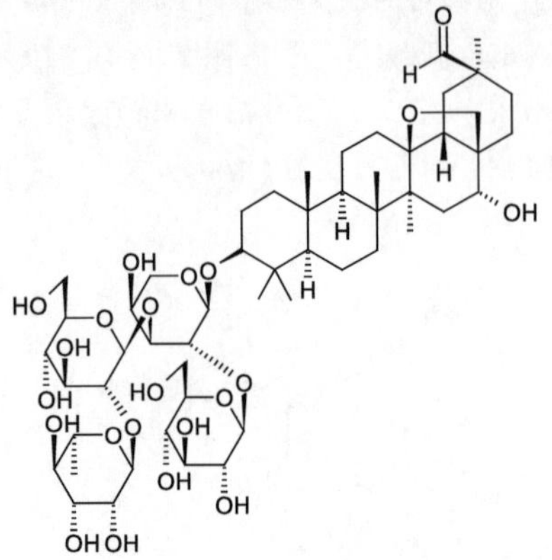

488　Ardipusilloside Ⅱ 九节龙皂苷Ⅱ

3-*O*-[*α*-*L*-Xylopyranosyl-(1→2)-*β*-*D*-glucopyranosyl-(1→4)][*β*-*D*-glucopyranosyl-(1→2)-*β*-*D*-glucopyranosyl-(1→2)]-*α*-*L*-rhamnopyranosyl cyclamiretin A [153127- 35-6] $C_{58}H_{94}O_{27}$ (1223.38). 白色粉末, mp 279~281℃, $[\alpha]_D^{22.5}$ = −21.91° (*c* = 0.79, C_5H_5N). 【类型】齐墩果烷型三萜. 【活性】抗肿瘤 (S_{180}、ESC 和 B16); 免疫增强. 【来源】川产九节龙 *Ardisia pusilla*. 【文献】35.

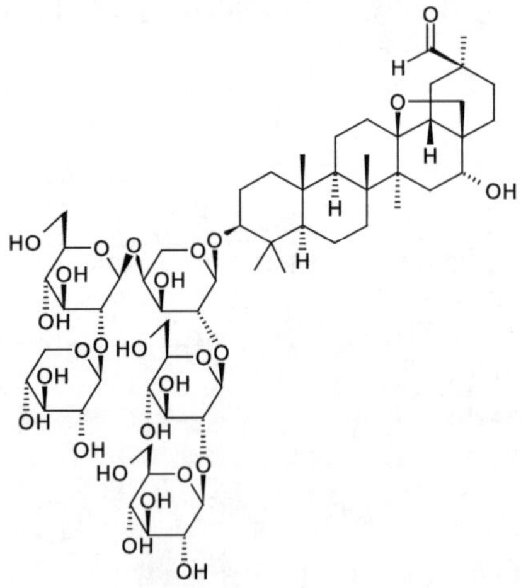

489　Avicin D 阿维新 D

$C_{98}H_{155}NO_{47}$ (2099.31). 【类型】齐墩果烷型三萜. 【活性】抗炎 (通过抑制 NF-*κ*B 来抑制 COX-2 的表达)[724]; 抗炎 (NO 生成抑制剂)[724]. 【来源】维多利亚金合欢* *Acacia Victoria*. 【文献】724.

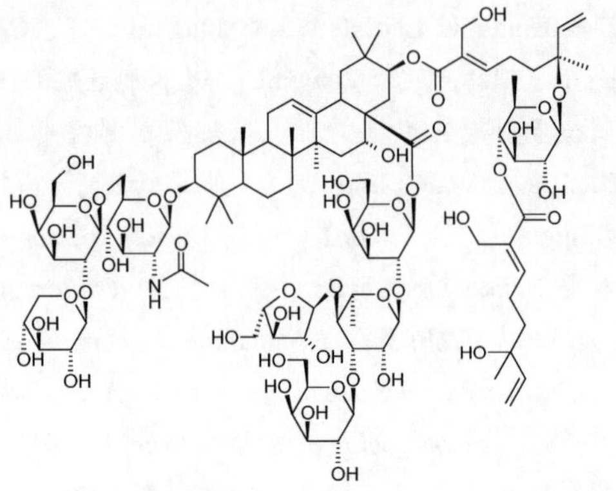

490　Avicin G 阿维新 G

$C_{98}H_{155}NO_{46}$ (2083.31). 【类型】齐墩果烷型三萜. 【活性】抗炎 (通过抑制 NF-*κ*B 来抑制 COX-2 的表达)[724]; 抗炎 (NO 生成抑制剂)[724]. 【来源】维多利亚金合欢* *Acacia Victoria*. 【文献】724.

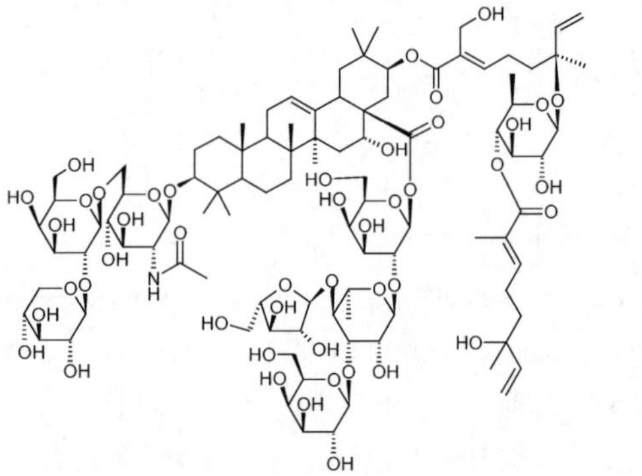

491　Ciwujianoside D_1 刺五加叶苷 D_1

[114912-35-5] $C_{55}H_{88}O_{22}$ (1101.29). 白色粉末, $[\alpha]_D^{18}$ = −9.8° (*c* = 0.41, 甲醇). 【类型】齐墩果烷型三萜. 【活性】抗组胺 (抑制组胺释放, 大鼠腹膜巨大细胞, 抗 IgE 引起的组胺释放). 【来源】刺五加 *Acanthopanax senticosus* [Syn. *Eleutherococcus senticosus*]. 【文献】194, 220.

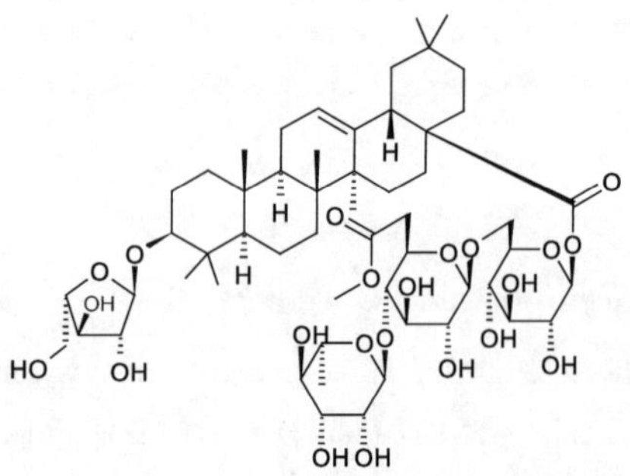

492 Escin Ⅰa 七叶皂苷Ⅰa*

21-*O*-Tigloyl-22-*O*-acetylprotoaescigenin-3-*O*-[*β*-*D*-glucopyranosyl(1→2)][*β*-*D*-glucopyranosyl(1→4)]-*β*-*D*-glucopyranosiduronic acid $C_{55}H_{86}O_{24}$ (1131.28).【类型】齐墩果烷型三萜.【活性】抗炎 (鼠, 二甲苯诱导的炎症模型, 30mg/kg, 抑制率 = 79.3%, 对照地塞米松, 1mg/kg, 抑制率 = 55.6%)[456].【来源】七叶树 *Aesculus chinensis* (种子).【文献】456.

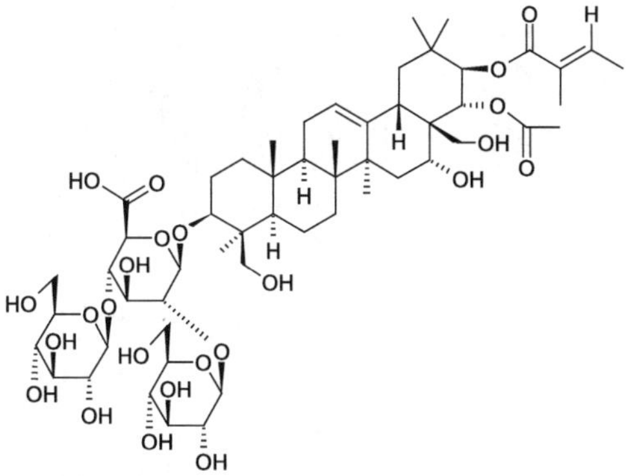

493 28-*O*-*β*-*D*-Glucopyranosyl-2*α*-3*β*-dihydroxyolean-12-ene-24,28-dioic acid 28-*O*-*β*-*D*-吡喃葡萄糖基-2*α*-3*β*-二羟基齐墩果-12-烯-24,28-二酸*

$C_{36}H_{56}O_{11}$ (664.84).【类型】齐墩果烷型三萜.【活性】组织因子抑制剂 (IC_{50} =0.036mmol/L/单位组织因子)[968].【来源】木瓜 *Chaenomeles sinensis*.【文献】968.

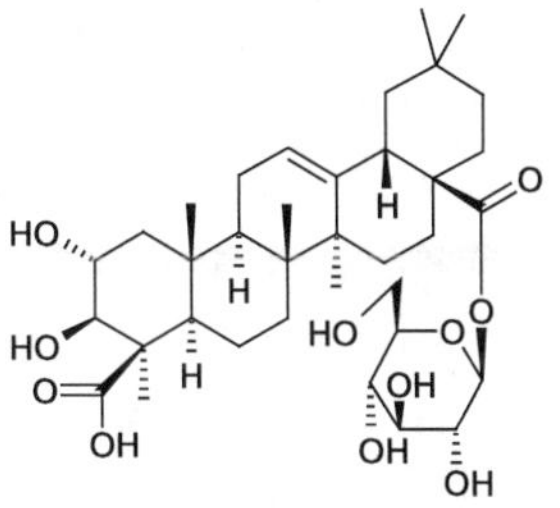

494 Glycyrrhetinic acid 甘草次酸

[471-53-4] $C_{30}H_{46}O_4$ (470.70). mp 297~298℃.【类型】齐墩果烷型三萜.【活性】抗肿瘤 (大鼠, 移植 Oberling-Guerin 骨髓瘤); 肾上腺皮质激素样作用 (去氧皮质酮样作用); 抗过敏; 抗菌 (与小檗碱配合抑制金黄色葡萄球菌, *in vitro*); 抗炎 (大鼠, 棉塞肉芽肿模型, 甲醛致炎模型, 结核菌素反应模型, 皮下肉芽肿模型和角叉菜胶引起的足肿胀模型); 抗溃疡 (结扎幽门的大鼠); 减少血清胆红素和提高尿中胆红素的排出量 (结扎胆总管的大鼠和兔); 毒素 (豚鼠, 抑制甲状腺功能和减少基础新陈代谢).【来源】粗毛甘草 *Glycyrrhiza aspera* (根和根茎: 含量 = 0.72%)[9], 甘草 *Glycyrrhiza uralensis* (根和根茎: 3 产地平均含量 = 4.93%)[9], 光果甘草 *Glycyrrhiza glabra* (根和根茎: 含量 = 3.40%)[9], 黄甘草 *Glycyrrhiza kansuensis* (根和根茎: 含量 = 4.16%)[9], 云南甘草 *Glycyrrhiza yunnanensis* (根和根茎: 含量 = 2.52%)[9], 胀果甘草 *Glycyrrhiza inflata* (根和根茎: 含量 = 3.72%)[9].【文献】4, 9, 170, 1022.

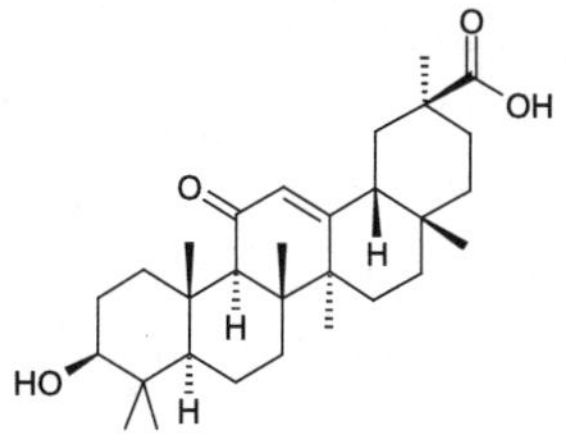

495 Glycyrrhizic acid 甘草酸 (甘草甜素; 甘草皂苷)

Glycyrrhizin; Glycyrrhetinic acid glycyside; Glycyrrhizinic acid [1405-86-3] $C_{42}H_{62}O_{16}$ (822.95). 白色针状晶体, mp 220℃ (分解), $[\alpha]_D^{17}$ = +46.2° (乙醇), 易溶于水、乙醇, 不溶于乙醚[1024].【类型】齐墩果烷型三萜.【活性】抗肿瘤; 抗 HIV (0.5mg/mL 抑制率 = 98%, 0.125mg/mL 抑制率 = 50%); 抗病毒 (水痘病毒, 带状疱疹病毒); 肾上腺皮质激素样作用; 抗过敏; 抗炎; 抗肝毒 (四氯化碳中毒的大鼠, 减少过量的 SGPT); 减少三酰甘油在肝中的沉积; 减少血清胆红素和提高尿中胆红素的排出量 (兔和大鼠, 结扎胆管); 降血脂 (减少血清中的胆固醇); 抗高血压; 平滑肌松弛剂 (*in vitro* 兔的回肠和豚鼠的气管, 由组胺、乙酰胆碱和 SRSA 引起的平滑肌收缩).【来源】粗毛甘草 *Glycyrrhiza aspera*, 甘草 *Glycyrrhiza uralensis* (根和根茎: 14 产地含量范围 = 2.60%~8.44%, 平均含量 = 5.92%)[15, 5508], 光果甘草 *Glycyrrhiza glabra* (根和根茎: 平均含量 = 4.22%)[1025], 黄甘草 *Glycyrrhiza kansuensis*, 相思子 *Abrus precatorius*, 胀果甘草 *Glycyrrhiza inflata* (根和根茎: 平均含量 = 4.59%)[9, 1025].【文献】4, 9, 170, 171, 1022, 1024, 1025.

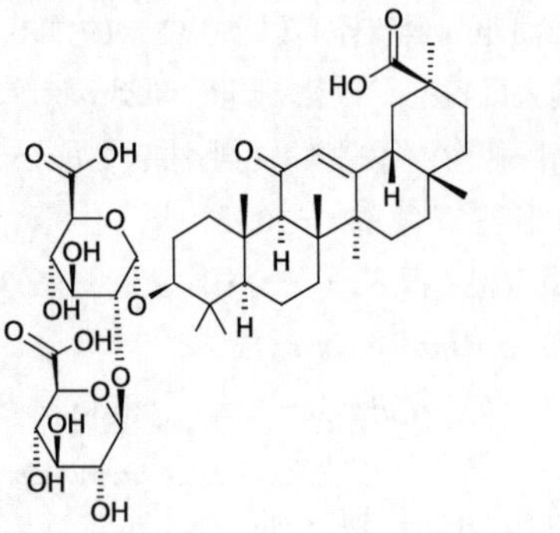

496 Hederacolchiside E 秋水仙常春藤苷 E*

$C_{65}H_{106}O_{30}$ (1367.55). 【类型】齐墩果烷型三萜. 【活性】抗氧化剂 [75μg/mL, 总抗氧化活性 (亚麻酸乳状液的脂类过氧化) = 88%, 对照维生素 E, 总抗氧化活性 = 67%; 还原能力 = 0.508, 维生素 E, 还原能力 = 1.929; DPPH 清除, IC_{50} = 73.5μg/mL, 维生素 E, IC_{50} = 48.1μg/mL; 超氧化物自由基清除, IC_{50} = 46.3μg/mL, 维生素 E, IC_{50} = 50.0μg/mL; 铁螯合, IC_{50} = 70.8μg/mL, 维生素 E, IC_{50} = 50.0μg/mL; 过氧化氢清除, IC_{50} = 41.2μg/mL, 维生素 E, IC_{50} = 40.3μg/mL][875]. 【来源】秋水仙常春藤* *Hedera colchica*. 【文献】875.

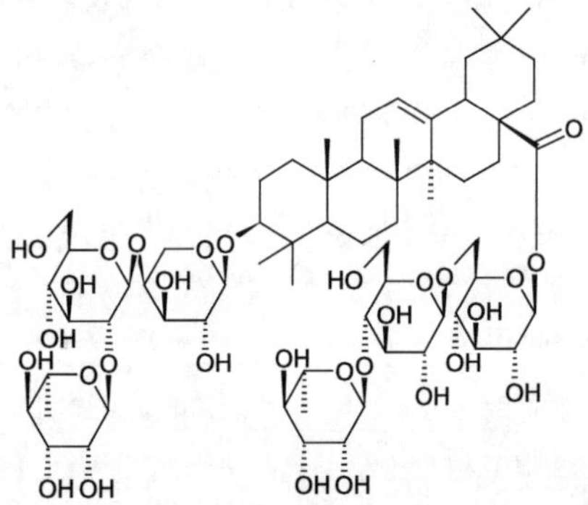

497 Hederacolchiside F 秋水仙常春藤苷 F*

$C_{65}H_{106}O_{31}$ (1383.55). 【类型】齐墩果烷型三萜. 【活性】抗氧化剂 [75μg/mL, 总抗氧化活性 (亚麻酸乳状液的脂类过氧化) = 75%, 对照维生素 E, 总抗氧化活性 = 67%; 还原能力 = 0.282, 维生素 E, 还原能力 = 1.929; DPPH 清除, IC_{50} = 96.2μg/mL, 维生素 E, IC_{50} = 48.1μg/mL; 超氧化物自由基清除, IC_{50} = 45.8 μg/mL, 维生素 E, IC_{50} = 50.0μg/mL; 铁螯合, IC_{50} = 60.5μg/mL, 维生素 E, IC_{50} = 50.0μg/mL; 过氧化氢清除, IC_{50} = 67.0μg/mL, 维生素 E, IC_{50} = 40.3 μg/mL][875]. 【来源】秋水仙常春藤* *Hedera colchica*. 【文献】875.

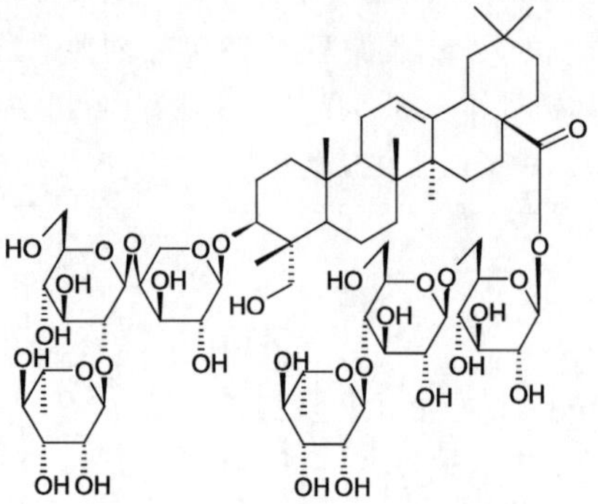

498 Hederasaponin C 常春藤皂苷 C

Pericarsaponin Pk $C_{59}H_{96}O_{26}$ (1221.41). 无定形粉末, $[\alpha]_D^{20}$ = +16.2° (c = 0.10, 甲醇). 【类型】齐墩果烷型三萜. 【活性】抗氧化剂 [75μg/mL, 总抗氧化活性 (亚麻酸乳状液的脂类过氧化) = 86%, 对照维生素 E, 总抗氧化活性 = 67%; 还原能力 = 0.696, 维生素 E, 还原能力 = 1.929; DPPH 清除, IC_{50} = 82.4μg/mL, 维生素 E, IC_{50} = 48.1μg/mL; 超氧化物自由基清除, IC_{50} = 45.8μg/mL, 维生素 E, IC_{50} = 50.0μg/mL; 铁螯合, IC_{50} = 52.9μg/mL, 维生素 E, IC_{50} = 50.0μg/mL; 过氧化氢清除, IC_{50} = 59.5μg/mL, 维生素 E, IC_{50} = 40.3 μg/mL][875]. 【来源】多叶棘豆 *Oxytropis myriophylla* (全株), 三叶木通 *Akebia trifoliata* (茎), 西藏铁线莲* *Clematis tibetana* (地上部分), 洋常春藤 *Hedera helix*. 【文献】554, 686, 768, 875.

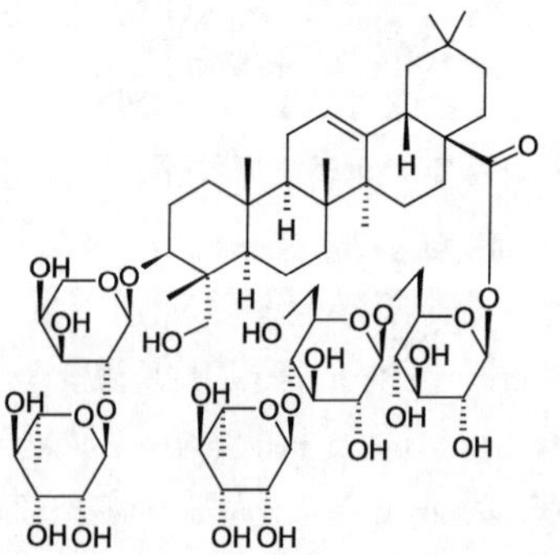

499 α-Hederin α-常春藤皂苷 (刺楸皂苷 A*; 威灵仙二糖皂苷 CP_{3b})

Kalopanasaponin A; Kalopanax septemlobus asponin A; Prosapogenin CP_{3b}; Hederagenin-3-*O*-*α*-*L*- rhamnopyranosyl-(1→2)-*α*-*L*-arabinopyranoside $C_{41}H_{66}O_{12}$ (750.98). mp 228~230℃. 【类型】齐墩果烷型三萜. 【活性】抗炎 (雄性 ICR 鼠, orl, 剂量 = 50mg/kg)[683]; 抗炎 (细胞因子网络调节器: 防止脂多糖刺激的 RAW264.7 巨噬细胞中 TNF-*α* 的产生, IC_{50} = 5μmol/L)[725]; 抗氧化剂 [75μg/mL, 总抗氧化活性 (亚麻酸乳状液的脂类过氧化) = 94%, 对照维生素E, 总抗氧化活性 = 67%; 还原能力 = 1.412, 维生素 E, 还原能力 = 1.929; DPPH 清除, IC_{50} = 69.4μg/mL, 维生素 E, IC_{50} = 48.1 μg/mL; 超氧化物自由基清除, IC_{50} = 50.7μg/mL, 维生素 E, IC_{50} = 50.0μg/mL; 铁螯合, IC_{50} = 51.4μg/mL, 维生素 E, IC_{50} = 50.0μg/mL; 过氧化氢清除, IC_{50} = 45.2μg/mL, 维生素 E, IC_{50} = 40.3μg/mL][875]. 【来源】常春藤 *Hedera nepalensis* var. *sinensis*, 着色刺楸* *Kalopanax pictum*, 刺楸树皮 *Kalopanax septemlobus*, 红毛五加皮 *Acanthopanax giraldii* [Syn. *Acanthopanax giraldii* var. *inermis*; *Eleutherococcus giraldii*], 黄褐毛忍冬 *Lonicera fulvotomentosa*, 黄花败酱 *Patrinia scabiosaefolia*, 马蹄叶 *Caltha palustris*, 忍冬藤 *Lonicera japonica*, 威灵仙 *Clematis chinensis*, 西藏铁线莲* *Clematis tibetana* (地上部分), 洋常春藤 *Hedera helix*, 预知子 *Akebia quinata*. 【文献】6, 171, 554, 683, 725, 875.

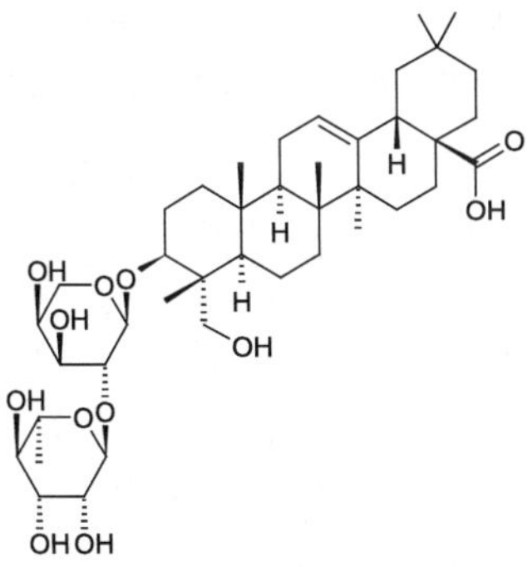

500 Ionicerosidc C 金银花苷 C*

3-*O*-*β*-*D*-Glucopyranosyl hederagenin 28-*O*-*α*-*L*-rhamnopyranosyl (1→2)-[*β*-*D*-xylopyranosyl(1→6)]- *β*-*D*-glucopyranosyl ester $C_{53}H_{86}O_{22}$ (1075.26). 【类型】齐墩果烷型三萜. 【活性】抗炎 (*in vivo*, 巴豆油引起的小鼠耳肿, 100mg/kg, orl, 抑制率 = 31%)[710]. 【来源】金银花 *Lonicera japonica* (地上部分). 【文献】710.

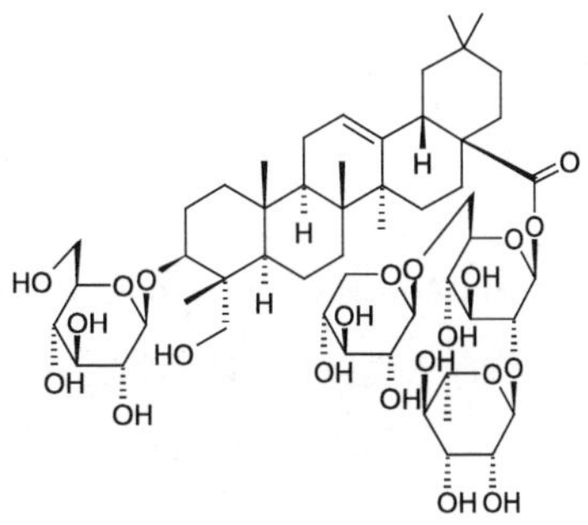

501 Isoescin Ⅰa 异七叶皂苷Ⅰa*

21-*O*-Tigloyl-28-*O*-acetylprotoaescigenin-3-*O*-[*β*-*D*-glucopyranosyl(1→2)][*β*-*D*-glucopyranosyl(1→4)]-*β*-*D*-glucopyranosiduronic acid $C_{55}H_{86}O_{24}$ (1131.28). 【类型】齐墩果烷型三萜. 【活性】抗炎 (鼠, 二甲苯诱导的炎症模型, 30mg/kg, 抑制率 = 78.8%, 对照地塞米松, 1mg/kg, 抑制率 =55.6%)[456]. 【来源】七叶树 *Aesculus chinensis* (种子). 【文献】456.

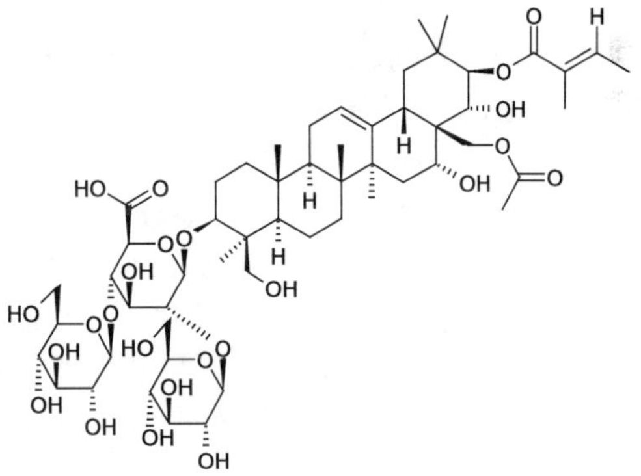

502 Isoescin Ⅰb 异七叶皂苷Ⅰb*

21-*O*-Angeloyl-28-*O*-acetylprotoaescigenin-3-*O*-[*β*-*D*-glucopyranosyl(1→2)][*β*-*D*-glucopyranosyl(1→4)]-*β*-*D*-glucopyranosiduronic acid $C_{55}H_{86}O_{24}$ (1131.28). 【类型】齐墩果烷型三萜. 【活性】抗炎 (鼠, 二甲苯诱导的炎症模型, 30mg/kg, 抑制率 = 67.3%, 对照地塞米松, 1mg/kg, 抑制率 = 55.6%)[456]. 【来源】七叶树 *Aesculus chinensis* (种子). 【文献】456.

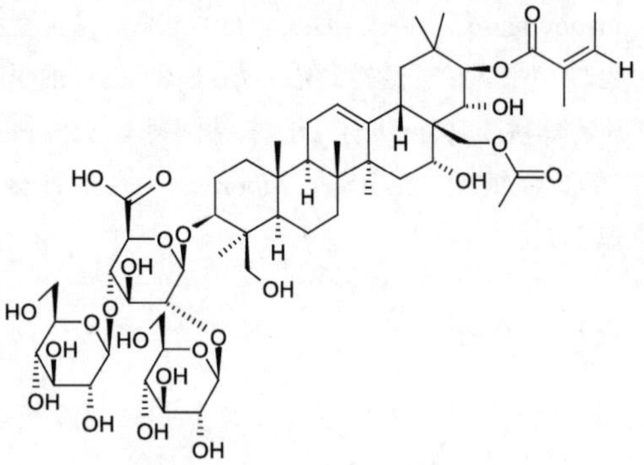

503　(2β,3β)-Maslinic acid　(2β,3β)-马斯里酸

$C_{30}H_{48}O_4$ (472.71).【类型】齐墩果烷型三萜.【活性】抗氧化剂 [抗脂类过氧化, 对基态和 Fe^{2+}/H_2O_2 处理后血浆氧化的效应: 空白, 脂类过氧化(基态) = (2.88± 0.71)μmol/L, 脂类过氧化(Fe^{2+}/H_2O_2) = (22.23±2.41) μmol/L; 对照(1ml/kg 四氯化碳用于产生 $CCl_3^{\bullet-}$ 自由基), 脂类过氧化(基态) = (9.83± 1.37)μmol/L, 脂类过氧化(Fe^{2+}/H_2O_2) = (34.09± 8.36)μmol/L; MA(100mg/ kg)+四氯化碳, 脂类过氧化(基态) = (8.05±0.27)μmol/ L, 脂类过氧化(Fe^{2+}/H_2O_2) = (27.51±2.10)μmol/L; MA(50mg/kg)+四氯化碳, 脂类过氧化(基态) = (8.15±0.61)μmol/L, 脂类过氧化(Fe^{2+}/H_2O_2) = (31.86± 1.81)μmol/L; MA(100mg/ kg), 脂类过氧化(基态) = (2.47±0.30)μmol/L, 脂类过氧化(Fe^{2+}/H_2O_2) = (23.71± 2.58)μmol/L; MA(50mg/ kg), 脂类过氧化(基态) = (2.51±0.16)μmol/L, 脂类过氧化(Fe^{2+}/H_2O_2) = (22.91± 1.89)μmol/L; 对照水飞蓟素(35mg/kg)+四氯化碳, 脂类过氧化(基态) = (6.46± 0.95)μmol/L, 脂类过氧化(Fe^{2+}/H_2O_2) = (27.06± 2.37) μmol/L][970]; 抗氧化剂 [抗脂类过氧化, 对大鼠肝细胞膜 Fe^{3+}/抗坏血酸盐诱导过氧化体系的效应: MA (10mg/mL), 抑制率 = 51%; 水飞蓟素(0.7mg/ mL), 抑制率 = 53%][970].【来源】油橄榄 *Olea europaea*.【文献】970.

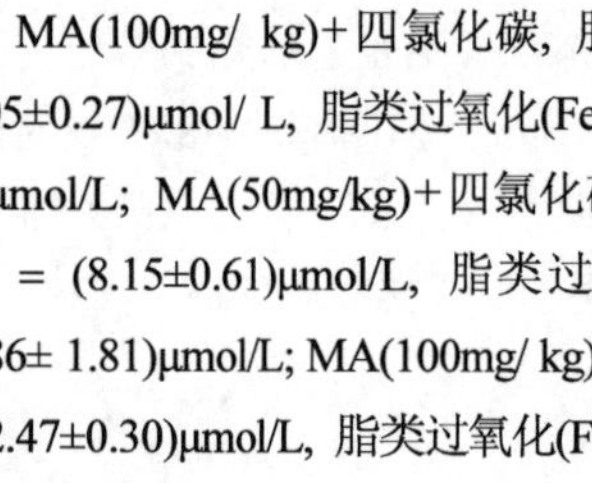

504　Morolic acid　模绕酸

[559-68-2] $C_{30}H_{48}O_3$ (456.72). mp 273℃ (分解).【类型】齐墩果烷型三萜.【活性】抗炎 (*in vivo*, 防止PMA引起的耳水肿和LO酶产物的合成, 特别是花生四烯酸诱导的 LTC_4 和 COX 代谢物)[724].【来源】水团花 *Adina pilulifera* [Syn. *Cephalanthus pilulifera*], 蒒笃香 *Pistacia terebinthus*.【文献】6, 724.

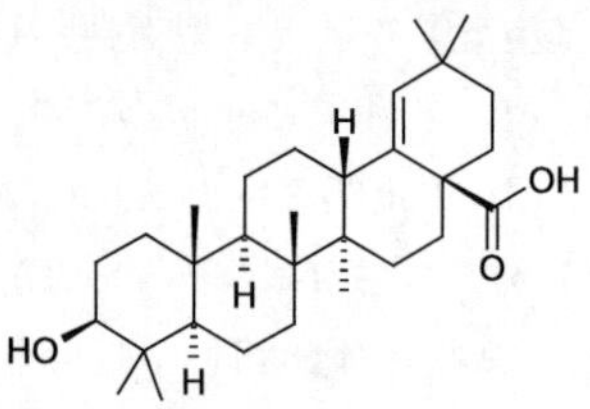

505　Oleanolic acid　齐墩果酸

3-Hydroxy-12-oleanen-28-oic acid [508-02-1] $C_{30}H_{48}O_3$ (456.72). 白色针状晶体 (乙醇), mp 306~310℃; 白色针晶 (甲醇), mp 306~308℃, $[\alpha]_D^{20}$ = +75.2° (c = 1.0, 吡啶).【类型】齐墩果烷型三萜.【活性】细胞毒 [A2780, IC_{50} = (20.4±0.4)μg/mL; 对照放线菌素 D, IC_{50} = 2~5ng/mL][974]; 细胞毒 [K562, ED_{50} > 20μmol/L, 对照阿霉素, ED_{50} = (0.09±0.03)μmol/L; B16(F-10), ED_{50} > 20μmol/L, 阿霉素, ED_{50} = (0.06±0.10)μmol/L; SK-MEL-2, ED_{50} > 20μmol/L, 阿霉素, ED_{50} = (0.09± 0.30)μmol/L; PC3, ED_{50} = (15±2)μmol/L, 阿霉素, ED_{50} = (0.83±0.18)μmol/L; LOX-IMVI, ED_{50} > 20μmol/L, 阿霉素, ED_{50} = (0.38±0.33)μmol/L; A549, ED_{50} > 20μmol/L, 阿霉素, ED_{50} = (0.67±0.21)μmol/L][1007]; 抗肿瘤 (S_{180}); 抗炎 (大鼠, 角叉莱胶引起的足肿胀模型, 实验性慢性关节炎); 强心剂; 利尿剂; 降血糖; 丙氨酸氨基转移酶抑制剂 (血清); 减少毛细血管渗透性 (鼠); 促进肝细胞修复和再生 (动物肝损伤模型); 抗锥虫 (锥虫 *Trypanosoma cruzi* 的表鞭毛体, MLC = 6.2μmol/L, 对照结晶紫, MLC = 6.2 μmol/L)[457]; 抗氧化剂 (超氧化物阴离子清除剂, fMLP/CB 或 PMA 激活的人中性粒细胞); 组织因子抑制实验无活性[968]; 抗结核 [结核分枝杆菌, MIC = 28.7μg/mL, 细胞毒, Vero 细胞, IC_{50} = 82.9μg/ mL, 选择性指数(IC_{50}/MIC) = 2.89, 阳性对照利福平, MIC = 0.03μg/mL, IC_{50} = 98.3μg/mL, 选择性指数 = 3277][873]; 血小板聚集抑制剂 [2~5mg/mL 胶原质诱导的, IC_{50} > 1000μmol/L, 对照 ASA, IC_{50} = (420± 3)μmol/L; 带0.8~1.0mg/mL 胶原质的1~4μmol/L 肾上腺素诱导的, IC_{50} = (45.3±51)μmol/L, ASA, IC_{50} = (53.0±

4.5)μmol/L; 带 0.8~1.0mg/mL 胶原质的 10~40μmol/L 花生四烯酸钠盐诱导的, IC_{50} > 1000μmol/L, ASA, IC_{50} = (66.0±2.1)μmol/L; 带 0.8~1.0mg/mL 胶原质的 1~5μmol/L PGH_2/TXA_2 受体激动剂 U46619 诱导的, IC_{50} > 1000μmol/L, ASA, IC_{50} = (340±12)μmol/L][876]; 细胞毒 [HL-60, IC_{50} > 100μmol/L, 对照紫杉醇, IC_{50} = $(4.1\times10^{-4}\pm1.1\times10^{-4})$μmol/L; MCF7, IC_{50} > 100μmol/L, 紫杉醇, IC_{50} = (15.3±2.6)μmol/L; Bel7402, IC_{50} > 100μmol/L, 紫杉醇, IC_{50} = (0.3±0.1)μmol/L; BGC823, IC_{50} = (30.7±1.8)μmol/L; HeLa, IC_{50} > 100 μmol/L, 紫杉醇, IC_{50} = (33.0±6.1)μmol/L; KB, IC_{50} > 100μmol/L, 紫杉醇, IC_{50} > 100μmol/L][882]; 细胞凋亡引导剂 [HL-60 cells, 15μmol/L, sub-G1 population = (8.7±4.7)%, 空白 sub-G1 population = (5.6± 0.2)%, 阳性对照 Taxol, sub-G1 population = (40.5± 0.2)%][882]; COX-2 选择性抑制剂 (其异构体的平均 IC_{50} = 295μmol/L)[724]; TGF-β_1 拮抗剂 (抑制 Balb/*c* 3T3 细胞中 ^{125}I-TGF-β_1 对其受体的结合, IC_{50} = (21.0± 2.3) μmol/L, 此结果显示 TGF-β_1 拮抗活性至少部分地是猫须草治疗肾病的原因)[1018]; 抗疟原虫 (*in vitro* 中等活性, 引起红细胞变化成为裂口红细胞)[995]; 细胞毒 (白血病细胞 L_{1210}, IC_{50} = 40μg/mL)[602]; 抗疟疾 [恶性疟原虫 FcB1, IC_{50} = (9.8±3.1)μg/mL, 对照氯喹, IC_{50} = (0.05±0.002)μg/mL][727]; 低毒. **【来源】**白花蛇舌草 *Oldenlandia diffusa* [Syn. *Hedyotis diffusa*] (全株: 9 批样本平均含量 = 1.68%)[1025], 扁枝槲寄生 *Viscum articulactum*, 冰片 *Dryobalanops aromatica*, 车前 *Plantago asiatica* (全株: 平均含量 = 0.227%)[1025], 川西獐牙菜 *Swertia mussotii*, 刺五加叶 *Acanthopanax senticosus* [Syn. *Eleutherococcus senticosus*], 楤木 *Aralia chinensis* (根: 含量 = 3.31%)[1025], 大车前 *Plantago major*, 大星芹 *Astrantia major*, 大枣 *Ziziphus jujuba* (成熟果实: 平均含量 = 0.021%)[1025], 丁香 *Syzygium aromaticum* [Syn. *Eugenia caryophyllata*], 冬凌草(碎米桠) *Rabdosia rubescens* (全株: 平均含量 = 0.466%[1025]; 叶: 平均含量 = 0.613%)[1025], 短葶山麦冬 *Liriope muscari* (块茎)[833], 枫香寄生 *Viscum articulatum*, 关木通 *Aristolochia manshuriensis*, 黑忍冬 *Lonicera nigra*, 红筷子 *Chamaenerion angustifolium* [Syn. *Epilobium angustifolium*], 槲寄生 *Viscum coloratum* (茎叶: 含量 = 1.49%)[1025], 黄花败酱 *Patrinia scabiosaefolia*, 黄杞 *Engelhardia roxburghiana* (根), 藿香 *Agastache rugosus*, 鸡屎藤果 *Paederia scandens*, 连翘 *Forsythia suspensa* (2.28%), 辽东楤木 *Aralia elata* (根: 含量 = 4.98%, 根皮: 含量 = 5.59%, 茎皮: 含量 = 3.69%)[1025], 麦冬 *Ophiopogon japonicus* (块茎: 产率 = 0.000016%)[833], 猫须草 *Clerodendranthus spicatus*, 毛草龙 *Ludwigia octovalvis* (全株: 产率 = 0.00016%干重), 美商陆 *Phytolacca americana* [Syn. *Phytolacca decandra*], 木鳖子 *Momordica cochinchinensis*, 木瓜 *Chaenomeles sinensis*, 木通 *Akebia quinata*, 牛膝 *Achyranthes bidentata* (根: 含量范围 = 0.186%~2.190%[1022], 平均含量 = 1.23%[1025]), 女贞子 *Ligustrum lucidum* (成熟果实: 6 产地含量范围 = 8.83%~15.16%; 平均含量 = 10.79%), 平车前 *Plantago depressa* (全株: 平均含量 = 0.204%)[1025], 青叶胆 *Swertia mileensis*, 秋木瓜(皱皮木瓜) *Chaenomeles lagenaria* [Syn. *Chaenomeles speciosa*] (果实: 3 产地含量范围 = 0.46%~1.72%, 平均含量 = 1.03%)[1025], 日本鹿蹄草 *Pyrola japonica*, 桑寄生 *Loranthus parasiticus* [Syn. *Loranthus chinenis*; *Taxillus chinensis*], 沙枣 *Elaeagnus angustifolia* (果实: 含量 = 0.014%)[1025], 山茱萸 *Cornus officinalis* [Syn. *Macrocarpium officinale*] (干燥成熟果实: 3 产地平均含量 = 0.066%)[1025], 石楠 *Photinia serrulata* (叶: 平均含量 = 0.653%)[1025], 柿蒂 *Diospyros kaki*, 柿叶 *Diospyros kaki* (干燥叶: 平均含量 = 0.430%)[1025], 疏花缬草* *Valeriana laxiflora* (地上部分和根), 酸枣 *Ziziphus jujuba* var. *spinosa* (成熟果实: 含量 = 0.038%)[1025], 甜菜 *Beta vulgaris*, 土当归 *Aralia cordata* (根: 含量 = 0.42%)[1025], 无梗五加皮 *Acanthopanax sessiliflorus* (果实), 夏枯草 *Prunella vulgaris* (干燥果穗: 含量 = 0.233%)[1025], 绣球鼠尾草* *Salvia hydrangea* (花), 伊朗青兰* *Dracocephalum kotschyi*, 油橄榄 *Olea europaea*, 预知子 *Akebia quinata*, 皂荚 *Gleditsia sinensis* [Syn. *Gleditsia horrida*] (果实), 紫葳(凌霄花) *Campsis grandiflora* (干燥花: 平均含量 = 0.176%)[1022, 1025], *Juliania adstringens* (树皮)[602], *Nuxia sphaerocephala* (叶)[727], 存在于许多植物中 (分布非常广泛的糖苷配基). **【文献】**4, 6, 67, 74, 76, 78, 82, 83, 133, 140, 153, 170,

171, 457, 498, 602, 724, 726, 727, 833, 873, 876, 882, 902, 968, 974, 995, 1007, 1018, 1022, 1025.

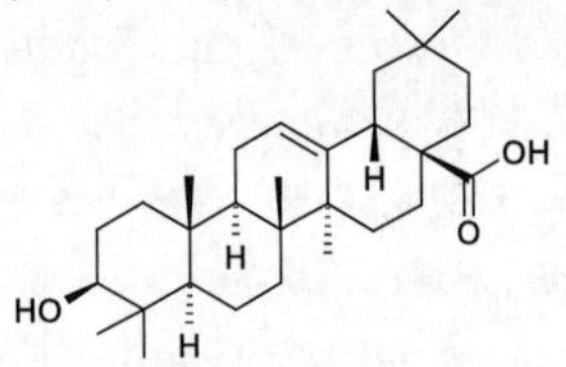

506 Pictoside A 刺楸苷 A*

Caulophyllogenin 3-*O*-*α*-*L*-rhamnopyranosyl(1→2)-*α*-*L*-arabinopyranoside $C_{41}H_{66}O_{13}$ (766.98). 无色粉末, mp 224~226℃ (甲醇), $[\alpha]_D^{20}$ = −1.8° (*c* = 0.23, 甲醇). 【类型】齐墩果烷型三萜. 【活性】抗炎 (雄性 ICR 鼠, orl, 剂量 = 50mg/kg)[683]. 【来源】着色刺楸* *Kalopanax pictum* (茎皮). 【文献】683.

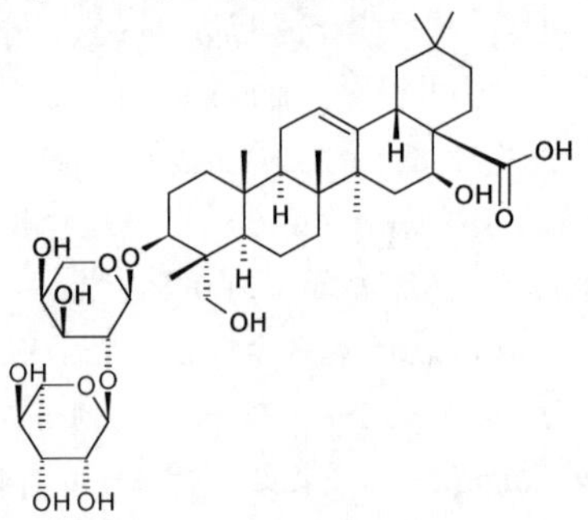

507 Platycodin D 桔梗皂苷 D

[58479-68-8] $C_{57}H_{92}O_{28}$ (1225.35). mp 228~237℃, $[\alpha]_D^{23}$ = −30.5° (甲醇). 【类型】齐墩果烷型三萜. 【活性】抗炎 (大鼠腹膜巨噬细胞, 抑制 PGE_2 的生成, 抑制 COX-2 的生成, 但不抑制 COX-1 的生成)[724]. 【来源】桔梗 *Platycodon grandiflorum* (干燥根: 10 产地含量范围 = 0.28%~0.88%, 平均含量 = 0.50%[1025]). 【文献】273, 540, 724, 1025.

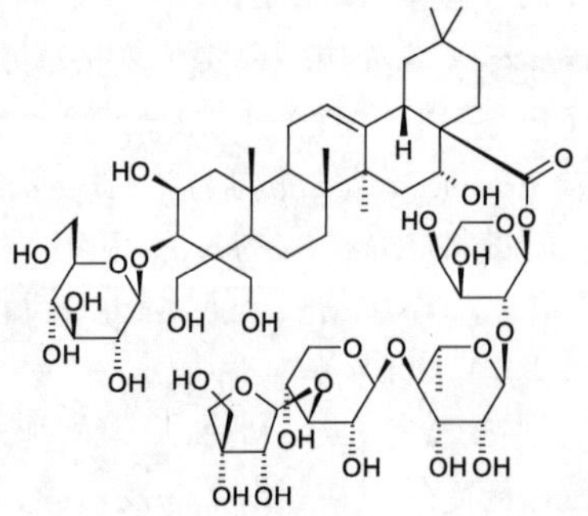

508 Randianin 山黄皮宁

[72786-31-3] $C_{42}H_{68}O_{13}$ (780.79). 无定形粉末, mp 290~295℃ (分解), $[\alpha]_D^{25}$ = +0.22° (*c* = 0.036, 甲醇). 【类型】齐墩果烷型三萜. 【活性】免疫增强 (*in vitro*, 促进 T 淋巴细胞增生, 其浓度为 10ng/mL~10pg/mL); 溶血 (牛的红细胞, HC_{50} = 2mg/L); 灭螺剂 (扁卷螺实验, LC_{50} = 3mg/L). 【来源】辽东楤木 *Aralia elata*. 【文献】184.

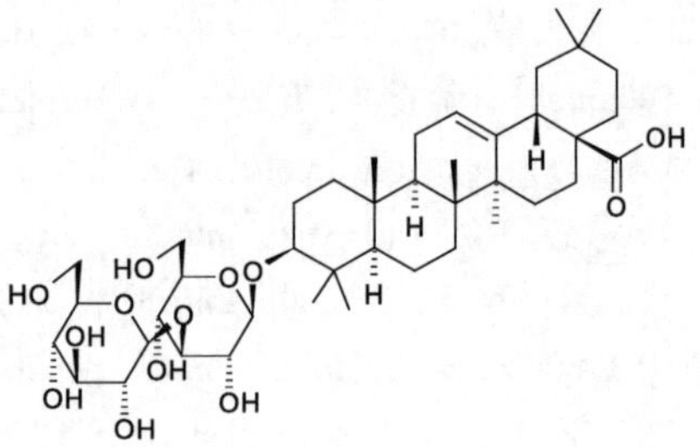

509 Saikosaponin B₂ 柴胡皂苷 B₂

[58316-41-9] $C_{42}H_{68}O_{13}$ (781.00). 白色粉末 (甲醇–乙醚), mp 235~240℃, $[\alpha]_D^{25}$ = −32.1° (*c* = 0.518). 【类型】齐墩果烷型三萜. 【活性】抗炎; 细胞毒 (P_{388}, ED_{50} = 0.3μg/mL, 抑制 B16, MH_1C_1 和 EL_4 细胞生长, 诱导 B16 细胞凋亡); 免疫增强 (延长免疫损伤小鼠的存活时间); 抑制脂肪分解 (选择性的); 刺激 PGE_2 的合成. 【来源】多枝柴胡 *Bupleurum polyclonum*, 黑柴胡 *Bupleurum smithii*, 丽江柴胡 *Bupleurum rockii*, 银洲柴胡 *Bupleurum yinchowense*, 紫胡 *Bupleurum falcatum*. 【文献】171, 184.

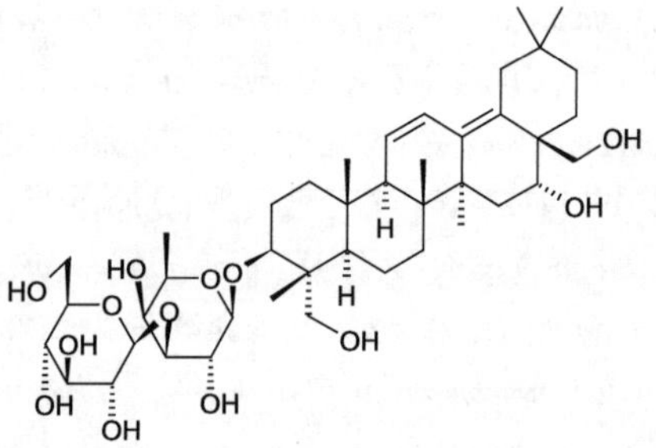

510 Saikosaponin D 柴胡皂苷 D

[20874-52-6] $C_{42}H_{68}O_{13}$ (781.00). 白色粉末, mp 212~218℃, $[\alpha]_D^{23}$ = +37° (乙醇), +36.8° (*c* = 1.9, 乙醇). 【类型】齐墩果烷型三萜. 【活性】抗肿瘤 (EAC); 抗肝毒 (由四氯化碳和半乳糖胺引起的肝损伤); 细

胞毒 (KB, ED_{50} = 9.2μg/mL; P_{388}, ED_{50} = 1.1 μg/mL); 细胞毒 (人肝癌细胞 $HepG_2$, 10μg/mL)[989]; 免疫增强 (延长免疫损害动物的生存时间); 抗菌 (铜绿假单胞菌); 抗炎 (P<0.001); 抗病毒 (麻疹病毒和单纯疱疹病毒 *in vitro*, >5μmol/L); 溶血 (*in vivo*); 降血脂; 刺激 CRF 和 CRF 基因表达 (大鼠丘脑下部); 刺激 PGE_2 的合成.【来源】柴胡(北柴胡) *Bupleurum chinense* (干燥根: 含量范围 = 0.12%~ 0.35%, 平均含量 = 0.217%)[1025], 大叶柴胡 *Bupleurum longiradiatum*, 黑柴胡 *Bupleurum smithii* (干燥根: 平均含量 = 0.227%)[1025], 红柴胡(狭叶柴胡) *Bupleurum scorzonerifolium* (干燥根: 含量范围 = 0.05%~0.16%, 平均含量 = 0.09%)[1025], 线叶柴胡 *Bupleurum angustissimum* (干燥根: 含量 = 1.42%)[1025], 小叶黑柴胡 *Bupleurum smithii* var. *parvifolium* (干燥根: 含量范围 = 0.15%~0.26%, 平均含量 = 0.21%)[1025], 银洲柴胡 *Bupleurum yinchowense* (干燥根: 含量范围 = 0.14%~0.23%, 平均含量 = 0.185%)[1025], 竹叶柴胡 *Bupleurum marginatum* (干燥根: 含量 = 0.44%)[1025], 锥叶柴胡 *Bupleurum bicaule* (干燥根: 含量范围 = 1.74%~2.36%, 平均含量 = 2.05%)[1025], 紫胡(三岛柴胡) *Bupleurum falcatum* (干燥根: 含量 = 0.16%)[1025], 柴胡属 *Bupleurum* spp.【文献】5, 56, 139, 171, 184, 989, 1022, 1025.

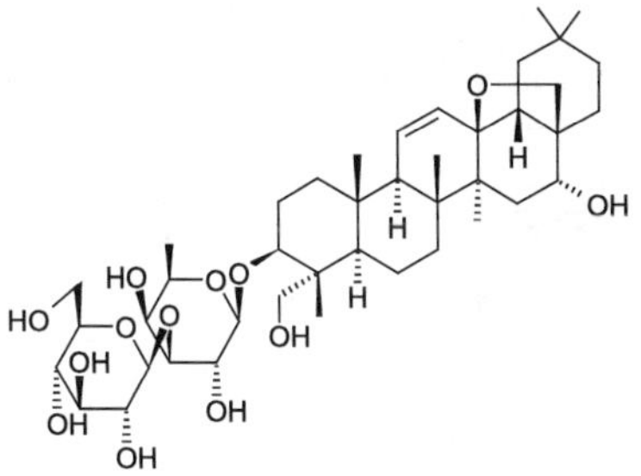

511　Sandosaponin A　山达皂苷 A

Soyasaponin Bd $C_{48}H_{76}O_{19}$ (957.12). 无色晶体 (水-甲醇), mp 200~201℃, $[\alpha]_D^{23}$ = −5.8° (c = 0.8, 甲醇).【类型】齐墩果烷型三萜.【活性】抗组胺 (抑制组胺释放, 大鼠腹膜渗出细胞, 抗原-抗体反应引起的组胺释放, 10μmol/L, 抑制率 = 58.2%).【来源】白饭豆 *Phaseolus vulgaris*.【文献】210.

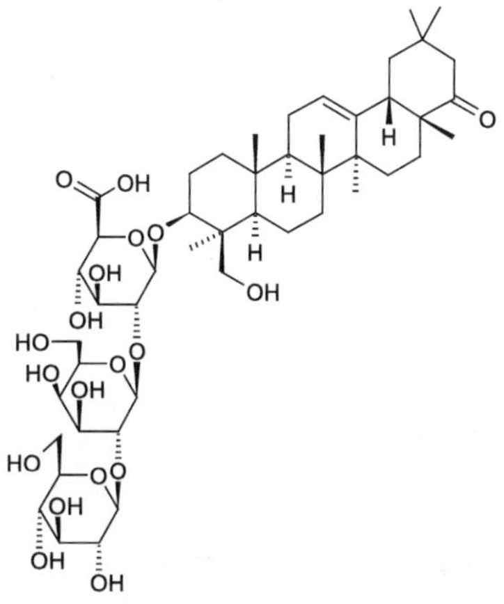

512　Sandosaponin B　山达皂苷 B

$C_{48}H_{76}O_{19}$ (957.12). 无色细晶 (水-甲醇), mp 212~213℃, $[\alpha]_D^{28}$ = +34.8° (c = 0.3, 甲醇).【类型】齐墩果烷型三萜.【活性】抗组胺 (抑制组胺释放, 大鼠腹膜渗出细胞, 抗原-抗体反应引起的组胺释放, 10 μmol/L, 抑制率 = 59.4%).【来源】白饭豆 *Phaseolus vulgaris*.【文献】210.

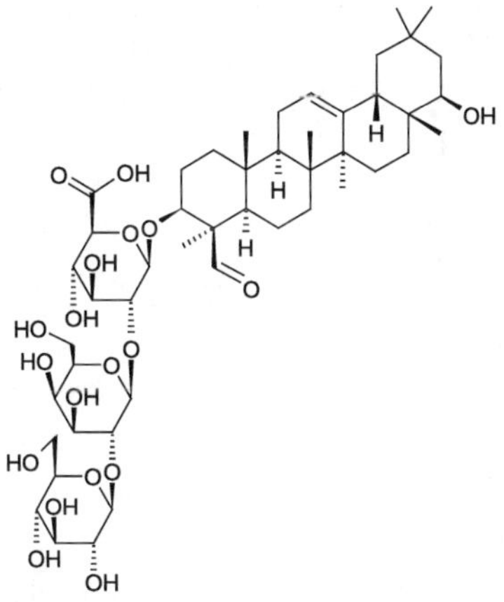

513　*Spartium junceum* saponin　鹰爪豆皂苷*

3-*O*-[*α*-*L*-Rhamnopyranosyl-(1→2)-*O*-*β*-*D*-glucopyranosyl-(1→2)-*β*-*D*-glucuronopyranosyl]-3*β*,16*β*,22*β*,24-tetrahydroxy-olean-12-ene $C_{48}H_{78}O_{19}$ (959.15). 白色粉末.【类型】齐墩果烷型三萜.【活性】抗溃疡[426].【来源】鹰爪豆 *Spartium junceum*.【文献】426.

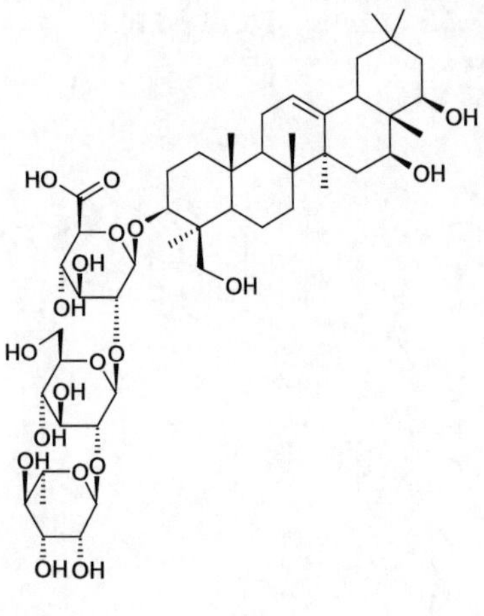

514 Soyasaponin A₁ 大豆皂苷 A₁

[78693-94-4] $C_{59}H_{96}O_{29}$ (1269.41). 无色针状晶体 (水−甲醇), mp 240~242℃, $[\alpha]_D^{26}$ = +23.2° (*c* = 0.91, 甲醇). 【类型】齐墩果烷型三萜. 【活性】降血脂; 抗血栓形成; 钙拮抗; 细胞毒; 抗氧化剂 (鼠心脏, 抑制阿霉素所致的脂类过氧化作用); 抑制肝损害. 【来源】黑大豆 *Glycine max*. 【文献】170, 184.

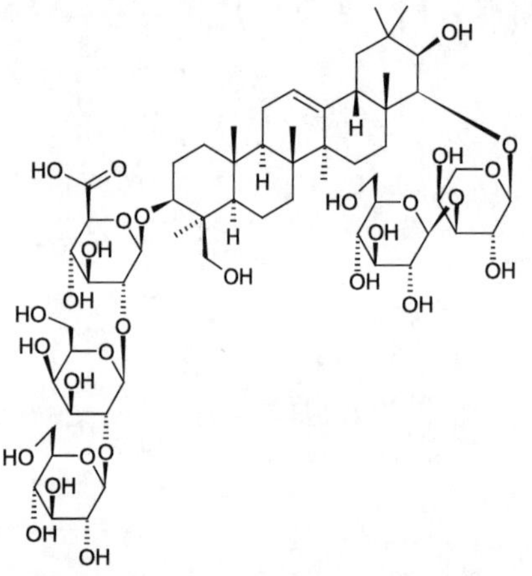

515 Soyasaponin A₂ 大豆皂苷 A₂

3-*O*-{[*β*-*D*-Galactopyranosyl-(1→2)-*β*-*D*-glucuronopyranosyl]}-22-*O*-[*β*-*D*-glucopyranosyl(1→3)-*α*-*L*-arabinopyranosyl] soyasapogenol A [78693-93-3] $C_{53}H_{86}O_{24}$ (1107.26). 无色细针状晶体 (水−甲醇), mp 231~232℃, $[\alpha]_D^{26}$ = +25.3° (*c* = 1.0, 甲醇). 【类型】齐墩果烷型三萜. 【活性】钙拮抗; 抗高血脂; 抗氧化剂 (鼠心脏, 抑制阿霉素所致的脂类过氧化作用, ED_{50} = 17.8mg/kg); 抑制肝损害; 细胞毒 (*in vitro*, Hs740T, ED_{50} = 3.15μg/mL; Hs756T, ED_{50} = 3.22 μg/mL; Hs578T, ED_{50} = 4.84μg/mL; Hs742T, ED_{50} = 30.1 μg/mL; DU145, ED_{50} = 2.11μg/mL; LNCaP-FGC, ED_{50} = 30.7μg/mL)[778]. 【来源】大豆 *Glycine max* (大豆植物化学浓缩物: 产率 = 0.0048%干重), 黑大豆 *Glycine max*. 【文献】184, 273, 778.

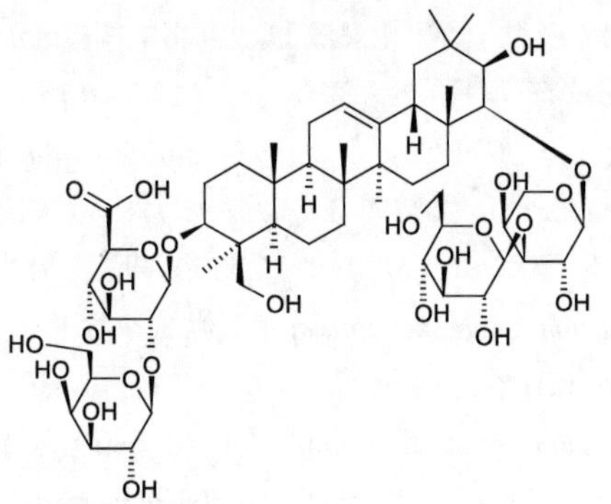

516 Soyasaponin A₃ 大豆皂苷 A₃

[114077-04-2] $C_{48}H_{78}O_{19}$ (959.15). 白色无定形粉末, $[\alpha]_D^{27}$ = −14.2° (*c* = 0.55, 吡啶). 【类型】齐墩果烷型三萜. 【活性】脂加氧酶抑制剂. 【来源】黑大豆 *Glycine max*, 山豆根 *Sophora subprostrata* [Syn. *Sophora tonkinensis*]. 【文献】200, 226, 238.

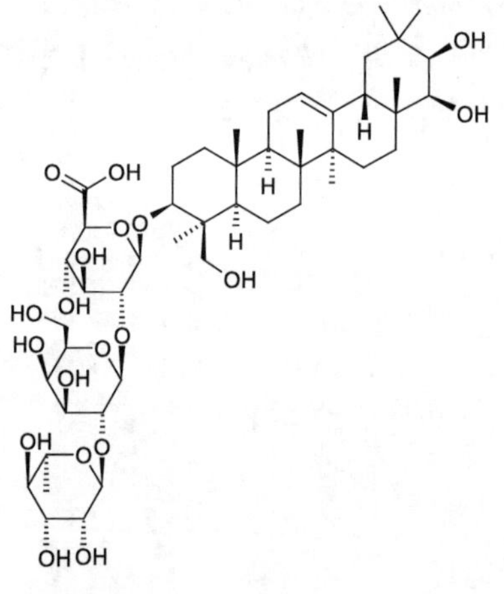

517 Soyasaponin A₄ 大豆皂苷 A₄

[117210-06-7] $C_{58}H_{94}O_{28}$ (1239.38). 无色细晶, mp 281~285℃, $[\alpha]_D^{16}$ = +21.3° (*c* = 0.3, 甲醇). 【类型】齐墩果烷型三萜. 【活性】脂加氧酶抑制剂; 预防 AIDS. 【来源】黑大豆 *Glycine max*. 【文献】184.

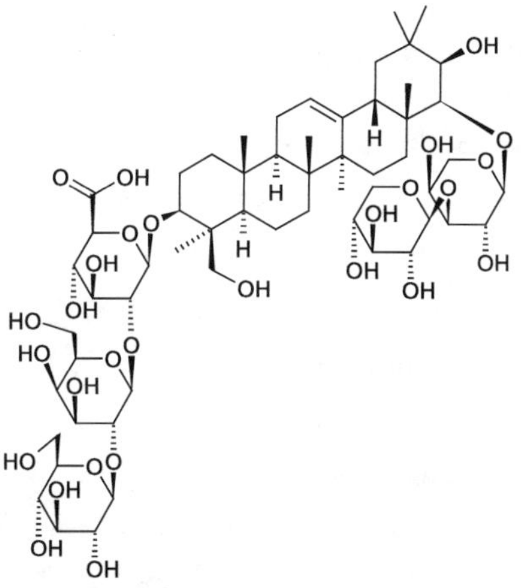

518 Soyasaponin A₅ 大豆皂苷 A₅

[117226-04-7] $C_{52}H_{84}O_{23}$ (1077.24). 无色细晶, mp 276~279℃, $[\alpha]_D^{16}$ = +19.6° (*c* = 0.4, 甲醇). 【类型】齐墩果烷型三萜. 【活性】脂加氧酶抑制剂; 预防 AIDS. 【来源】黑大豆 *Glycine max*. 【文献】184.

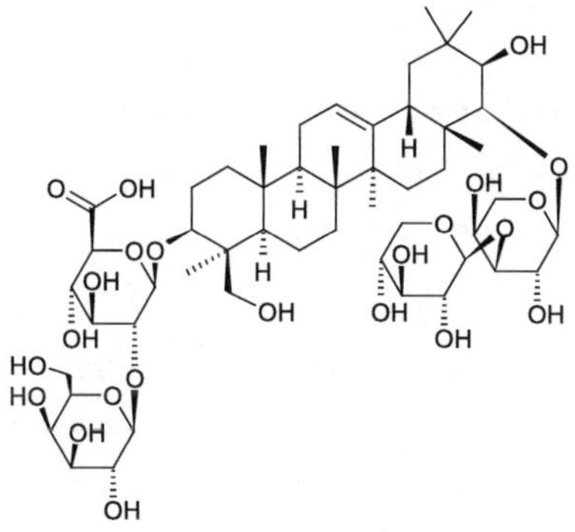

519 Soyasaponin A₆ 大豆皂苷 A₆

[117210-07-8] $C_{51}H_{82}O_{22}$ (1047.21). 无色细晶, mp 282~285℃, $[\alpha]_D^{16}$ = +20.2° (*c* = 0.3, 甲醇). 【类型】齐墩果烷型三萜. 【活性】脂加氧酶抑制剂; 预防 AIDS. 【来源】黑大豆 *Glycine max*. 【文献】215.

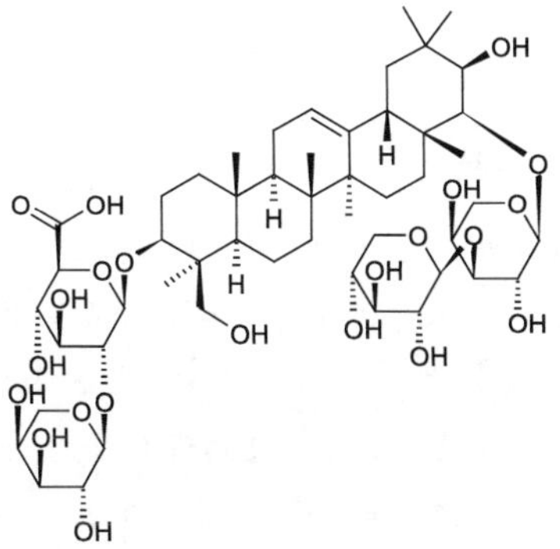

520 Soyasaponin V 大豆皂苷 V

3-*O*-[*β*-*D*-Glucopyranosyl-(1→2)-*β*-*D*-galactopyranosyl (1→2)-*β*-*D*-glucuronopyranosyl]soyasapogenol B [114590-20-4] $C_{48}H_{78}O_{19}$ (959.15). 无色针状晶体, mp 217~219℃ (乙醇-水), $[\alpha]_D^{22}$ = +17.8° (*c* = 0.5, 甲醇). 【类型】齐墩果烷型三萜. 【活性】脂加氧酶抑制剂; 细胞毒 (*in vitro*, Hs740.T, ED_{50} = 8.97μg/mL; Hs756T, ED_{50} = 7.36μg/mL; Hs578T, ED_{50} = 9.87μg/mL; Hs742.T, ED_{50} = 31.55μg/mL; DU145, ED_{50} = 5.75μg/mL; LNCaP-FGC, ED_{50} = 40.68μg/mL)[778]. 【来源】白饭豆 *Phaseolus vulgaris*, 大豆 *Glycine max* (大豆植物化学浓缩物: 产率 = 0.0036%干重)[778], 黑大豆 *Glycine max*. 【文献】184, 778.

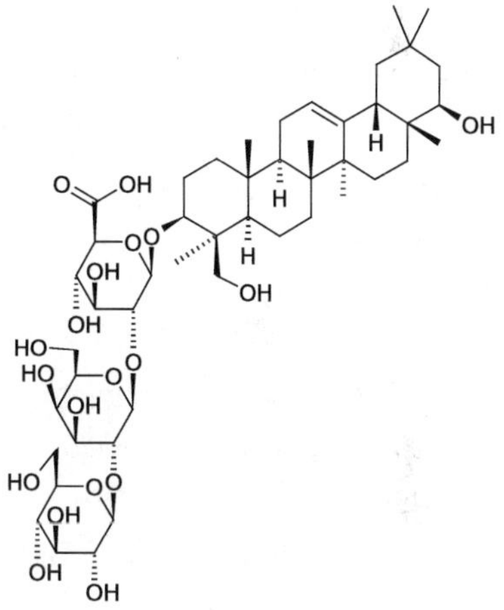

521 Triptotriterpenic acid A' 雷公藤三萜酸 A'

$C_{30}H_{48}O_4$ (472.71). 白色针状晶体, mp 249~251℃, 304~308℃ (分解), (双熔点), $[\alpha]_D^{13}$ = +61.5° (*c* = 0.2, 无水乙醇). 【类型】齐墩果烷型三萜. 【活性】抗炎 (鼠, 巴豆油引起的耳肿, 琼脂引起的大鼠关节水肿); 回肠平滑肌松弛剂 (豚鼠, 组胺所致). 【来源】昆明山海棠 *Tripterygium hypoglaucum*, 雷公藤 *Tripterygium wilfordii*. 【文献】185, 186.

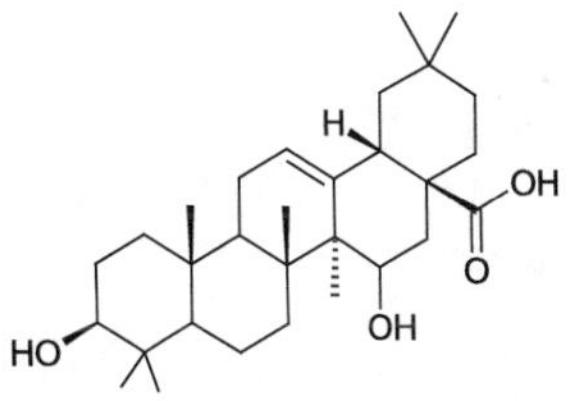

去甲齐墩果烷型三萜

522 Ciwujianoside C₁ 刺五加叶苷 C₁

Yemuoside YM14 [114906-73-9] $C_{52}H_{82}O_{21}$ (1043.21). 白色粉末, $[\alpha]_D^{18}$ = +14.6° (*c* = 1.03, 甲醇). 【类型】去甲齐墩果烷型三萜. 【活性】抗组胺 (抑制组胺释放, 大鼠腹膜巨大细胞, 抗 IgE 引起的组胺释放). 【来源】刺五加 *Acanthopanax senticosus* [Syn. *Eleutherococcus senticosus*]. 【文献】194, 220.

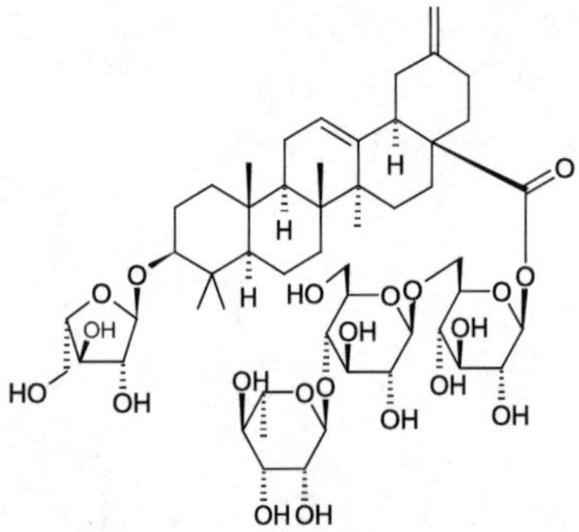

523 Styraxoside B 安息香苷 B*

3*β*,17*β*-Dihydroxy-28-norolean-12-en-16-one 3-*O*-[*α*-*L*-rhamopyranoside-(1→2)-*β*-*D*-glucuronopyranoside] $C_{41}H_{64}O_{13}$ (764.96). 白色无定形粉末, $[\alpha]_D^{26}$ = −43.7° (*c* = 0.9, 甲醇). 【类型】去甲齐墩果烷型三萜. 【活性】抗补体活性 (IC_{50} = 65μmol/L, 只有配基无活性, 对照迷迭香酸, IC_{50} = 182μmol/L)[653]. 【来源】日本安息香茎皮* *Styrax japonica*. 【文献】653.

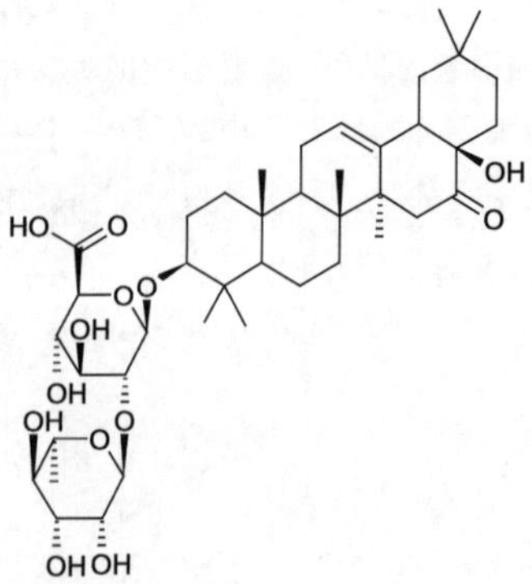

Multiflorane 烷型三萜

524 Bryonolic acid 泻根醇酸

[24480-45-3] $C_{30}H_{48}O_3$ (456.72). 无色菱形晶体 (甲醇), mp 299~302℃, $[\alpha]_D^{20}$ = +25.0° (*c* = 1.0, 吡啶). 【类型】Multiflorane 烷型三萜. 【活性】抗肿瘤 (L_{1210}, IC_{50} = 0.024μg/mL); 抗过敏 (小鼠和大鼠); 抗炎. 【来源】白蔹 *Ampelopsis japonica* [Syn. *Paullinia japonica*], 栝楼 *Trichosanthes kirilowii*, 湖北栝楼 *Trichosanthes hupehensis*, 丝瓜 *Luffa cylindrica*, 天花粉 *Trichosanthes kirilowii*. 【文献】2, 184.

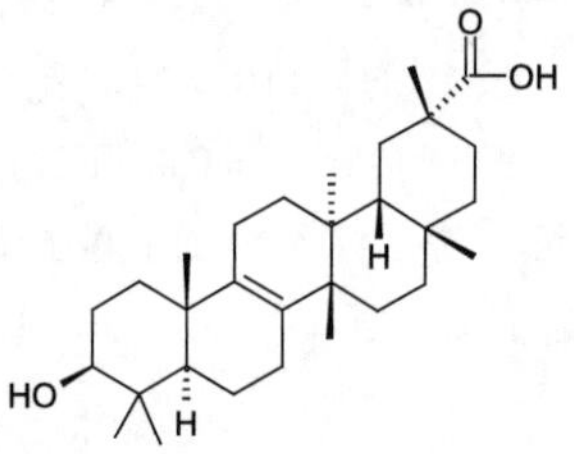

525 7-Oxoisomultiflorenol 7-氧代异多花白树醇

[142449-68-1] $C_{30}H_{48}O_2$ (440.72). mp 214~216℃, mp 202~205℃ (甲醇–三氯甲烷), $[\alpha]_D^{23}$ = +35° (*c* = 0.26). 【类型】Multiflorane 烷型三萜. 【活性】抗炎 (鼠, TPA 引起的炎症, 0.5mg/耳, 抑制率 = 96%, ID_{50} = 0.2mg/耳). 【来源】斑叶地锦 *Euphorbia supina*, 栝楼 *Trichosanthes kirilowii*, 毛果地锦 *Euphorbia chamaesyce*. 【文献】477, 478, 479.

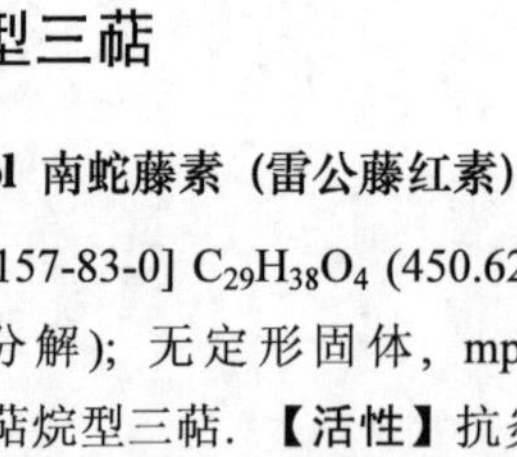

无羁萜烷型三萜

526 Celastrol 南蛇藤素 (雷公藤红素)

Tripterine [34157-83-0] $C_{29}H_{38}O_4$ (450.62). 红色晶体, mp 205℃ (分解); 无定形固体, mp 198~200℃. 【类型】无羁萜烷型三萜. 【活性】抗炎 (大鼠, 0.5 mg/kg, 强烈抑制棉塞肉芽肿, 0.1~1.0μg/mL, 抑制酵母

引起的前列腺素 E_2, 1.0μg/mL, 抑制巨噬细胞吞噬细胞的功能); 抗关节炎药 (抑制鼠腹腔巨噬细胞内白介素-1的活性, 抑制鼠脾细胞产生白介素-2, 减少兔滑膜细胞释放前列腺素 E_2); 抗氧化剂 (IC_{50} = 7μmol/L); 免疫调节剂 (强烈抑制小鼠脾生成血小板细胞, 有效抑制鼠过敏反应延迟); 免疫抑制剂 (抑制 PHA, ConA 和脂多糖引起的鼠脾细胞复制, 抑制淋巴细胞增殖); 杀精子 (豚鼠, *in vitro*); 催眠 (延长由戊巴比妥诱导的小鼠的睡眠时间); 抗炎 (细胞因子网络调节器: 抑制人单核细胞中脂多糖刺激的 IL-1β 生成, 平均 IC_{50} = 56nmol/L)[725]; 抗炎 (细胞因子网络调节器: 降低人单核细胞和巨噬细胞中发炎早期细胞因子 TNF-α 和 IL-1β 的生成, IC_{50} = 30~100nmol/L)[725]; 抗炎 (NO 生成抑制剂)[724]; 抗炎 [*in vitro*, NF-KB 抑制剂, IC_{50} = (0.27±0.01)μmol/L; NO 生成抑制剂, IC_{50} = (0.23±0.02)μmol/L; 对照氨基胍, IC_{50} = (16.3±0.4)μmol/L][772]; 细胞毒 [KB, IC_{50} = (1.6± 0.14) μmol/L, 对照鬼臼毒素, IC_{50} =0.014μmol/L][630]; 抗菌 (蜡样芽孢杆菌, MIC = 4.44μmol/L, 对照氯霉素, MIC = 6.19μmol/L; 表皮葡萄球菌, MIC = 1.11μmol/L, 氯霉素, MIC = 12.38μmol/L; 藤黄微球菌, MIC = 4.44 μmol/L, 氯霉素, MIC = 6.19μmol/L)[630]. 【来源】粗毛南蛇藤 *Celastrus strigillosus*, 高梅缨瓣 *Crossopetalum gaumeri* (根), 黑蔓 *Tripterygium regelii*, 雷公藤 *Tripterygium wilfordii*, 美洲南蛇藤 *Celastrus scandens*, 南蛇藤根 *Celastrus orbiculatus* [Syn. *Celastrus articulatus*] (根: 产率 = 0.13%干重)[772]. 【文献】1, 6, 184, 630, 724, 725, 772.

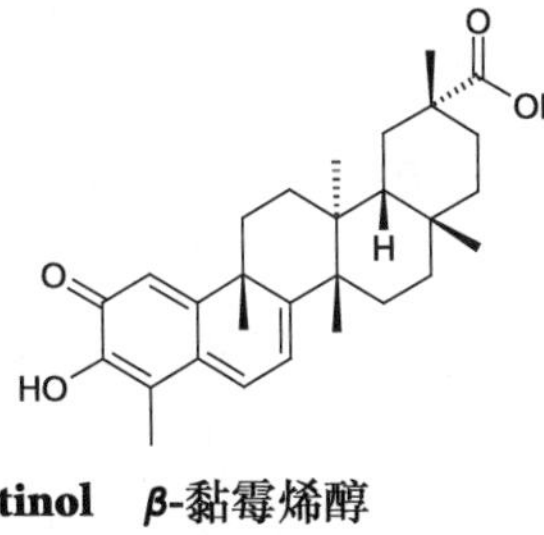

527 β-Glutinol β-黏霉烯醇

Glutin-5-en-3β-ol $C_{30}H_{50}O$ (426.73). 白色无定形物, mp 211℃, mp 212℃, $[\alpha]_D^{25}$ = 63.3° (*c* = 0.71, 三氯甲烷). 【类型】无羁萜烷型三萜. 【活性】抗炎 (改进的 Tan 和 Berridge 方法, 400μg/mL, 抑制率 = 11.44%, 对照阿司匹林, 抑制率 = 70.45%)[933]; 细胞生存能力 (人中性粒细胞, 12.5μg/mL, 细胞生存能力 = 100%, 100μg/mL, 细胞生存能力 = 100%, 200 μg/mL, 细胞生存能力 = 72.29%)[933]. 【来源】霸王鞭 *Euphorbia royleana*, 赤杨 *Alnus japonica*, 蒙古栎 *Quercus mongolica*, 松萝 *Usnea longissima*, 台湾绣线菊 *Spiraea formosana*. 【文献】6, 146, 453, 933.

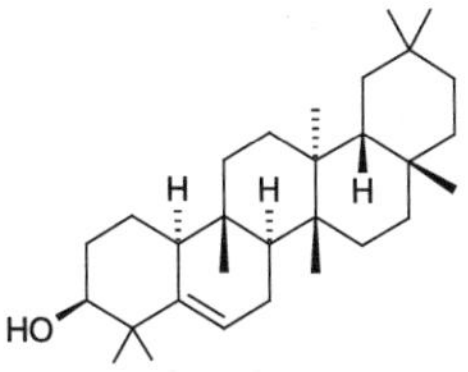

528 Pristimerin 扁蒴藤素

[1258-84-0] $C_{30}H_{40}O_4$ (464.65). 橙色晶体 (甲醇), mp 214~217℃. 【类型】无羁萜烷型三萜. 【活性】抗肿瘤; 细胞毒 (KB, IC_{50} = (0.60±0.01)μmol/L, 对照鬼臼毒素, IC_{50} =0.014μmol/L)[630]; 细胞毒 (HeLa, ID_{50} = 0.6 μg/mL); 抗阿米巴药 (用于治疗痢疾); 抗菌 (金黄色葡萄球菌、肺炎链球菌、酿脓链球菌和易变链球菌, 5~8μg/mL); 抗菌 (蜡样芽孢杆菌, MIC = 8.62μmol/L, 对照氯霉素, MIC = 6.19μmol/L; 表皮葡萄球菌, MIC = 0.54μmol/L, 氯霉素, MIC = 12.38μmol/L; 藤黄微球菌, MIC = 8.62μmol/L, 氯霉素, MIC = 6.19 μmol/L)[630]; 抗炎 (细胞因子网络调节器: 抑制人单核细胞中脂多糖刺激的 IL-1β 生成, 平均 IC_{50} = 56 nmol/L)[725]; 抗炎 (核转录因子-KB 途径)[724]; 抗炎 (NO 生成抑制剂)[724]. 【来源】扁蒴藤 *Pristimera indica*, 高梅缨瓣 *Crossopetalum gaumeri* (根), 加那利美登木 *Maytenus canariensis*, 巧茶 *Catha edulis*, *Prinostemma aspera*. 【文献】5, 172, 630, 724, 725.

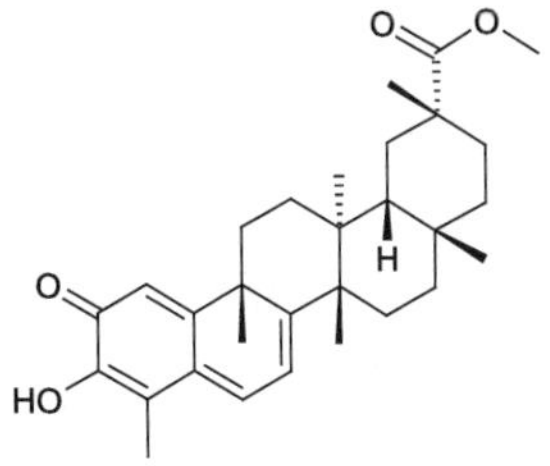

529 Tingenone 着色酮

[50802-21-6] $C_{28}H_{36}O_3$ (420.60). 晶体, mp 203~204℃. 【类型】无羁萜烷型三萜. 【活性】抗锥虫; 发芽抑制剂 (菜豆种子); 抑制 DNA, RNA 和蛋白质的生物合成; 抗肿瘤; 抗氧化剂 (DPPH 清除剂, SC_{50} =

13μmol/L, SC_{50}为对40μmol/L DPPH自由基降低50%所需的浓度)[722]; 抗炎 (细胞因子网络调节器: 抑制人单核细胞中脂多糖刺激的IL-1β生成, 平均IC_{50} = 58nmol/L)[725]. 【来源】桫拉木 *Salacia prinoides* [Syn. *Salacia chinensis*], 加那利美登木 *Maytenus canariensis*, 美登木属 *Maytenus* sp., 五层龙属 *Salacia* sp. 【文献】170, 273, 722, 725.

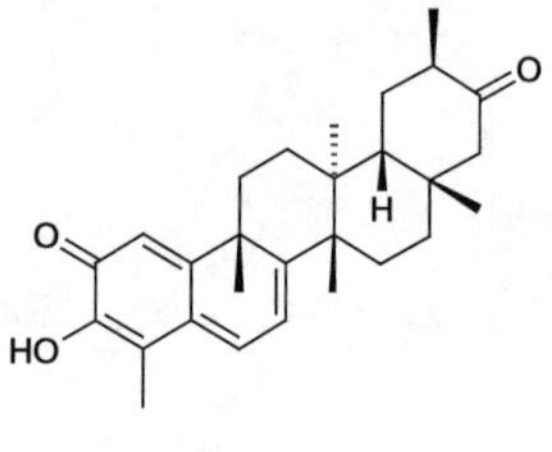

乌苏烷型三萜

530　Acetyl-11-keto-β-boswellic acid　乙酰基-11-酮-β-乳香脂酸

$C_{32}H_{48}O_5$ (512.74). 【类型】乌苏烷型三萜. 【活性】5-脂加氧酶抑制剂 (大鼠中性粒细胞, 非竞争性特异性方式, IC_{50}=1.5μmol/L)[724]. 【来源】乳香 *Boswellia carterii*. 【文献】724.

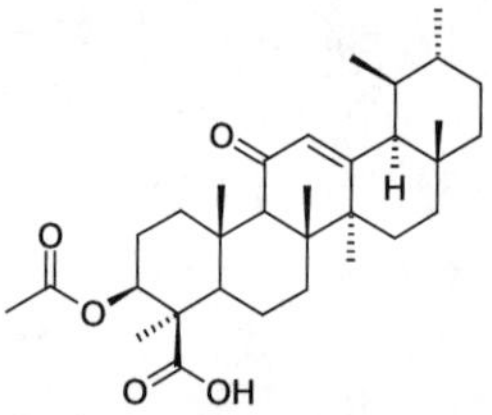

531　α-Amyrin　α-香树脂醇

Urs-12-en-3β-ol [638-95-9] $C_{30}H_{50}O$ (426.73). 白色针状晶体 (三氯甲烷−甲醇), mp 180~186℃. 【类型】乌苏烷型三萜. 【活性】15-脂加氧酶抑制剂 [IC_{50} = (15±3)μmol/L][864]. 【来源】艾叶 *Artemisia argyi*, 赤杨 *Alnus japonica*, 大蓟 *Cirsium japonicum*, 黄龙胆 *Gentiana lutea* (根茎和根), 灰苞蒿 *Artemisia roxbugiana*, 菊苣 *Cichorium intybus*, 落地生根 *Bryophyllum pinnatum*, 马钱子 *Strychnos nux-vomica*, 毛莲蒿 *Artemisia vestita*, 迷迭香 *Rosmarinus officinalis*, 排钱草根 *Desmodium pulchellum* [Syn. *Phyllodium pulchellum*], 青果 *Canarium album*, 球花牛奶菜 *Marsdenia globifera*, 塞尔维亚蓍草 *Achillea alexandri-regis*, 山里红 *Crataegus pinnatifida* var. *major*, 细长南美豆 *Anadenanthera colubrine* (地上部分), 香加皮 *Periploca sepium*, 象皮木 *Alstonia scholaris*, 小乔木紫金牛 *Ardisia arborescens* (全株)[832], 新疆蓝刺头 *Echinops ritro*, 杨梅 *Myrica rubra*, 赞比西巴豆 *Croton zambesicus* (叶), 存在于许多植物中. 【文献】6, 80, 84, 90, 151, 171, 445, 607, 704, 832, 864.

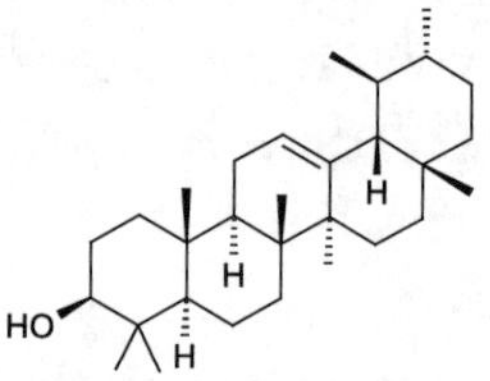

532　3-*O*-α-*L*-Arabinopyranosyl-23-hydroxyursolic acid　3-*O*-α-*L*-吡喃阿拉伯糖基-23-羟基熊果酸

$C_{35}H_{56}O_8$ (604.83). 白色无定形粉末 (甲醇−二氯甲烷), 280~281℃, $[\alpha]_D^{31}$ = +65.2° (c = 0.046, 甲醇). 【类型】乌苏烷型三萜. 【活性】抗炎 (*in vitro*, 鼠RAW264.7巨噬细胞, 抑制脂多糖诱导的NO生成和前列腺素E_2生成)[883]. 【来源】库松木属 *Cussonia bancoensis*. 【文献】883.

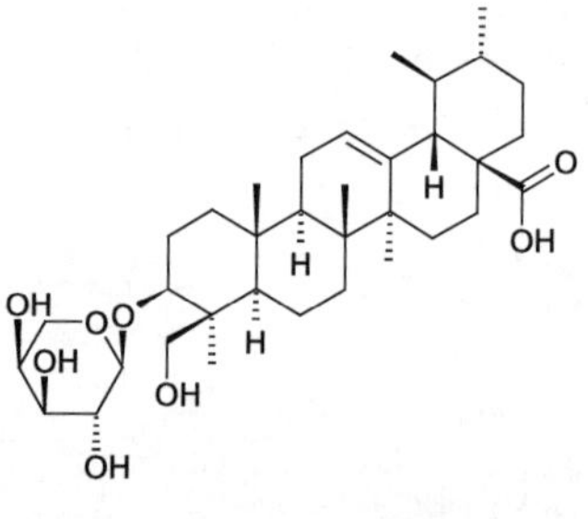

533　Asiatic acid　亚洲积雪草酸(积雪草酸)

[464-92-6] $C_{30}H_{48}O_5$ (488.71). 【类型】乌苏烷型三萜. 【活性】有助于产生新的结缔组织; 促进伤口愈合 (外用); 促进表皮角质化; 刺激肉芽发生; 诱导基因表达变化 [人纤维原细胞, IC_{90} = (60±5)μg/mL][991]. 【来源】冰片 *Dryobalanops aromatica*, 积雪草 *Centella asiatica* (干燥全株: 3产地含量范围 = 0.09%~0.14%, 平均含量 = 0.114%[1025]). 【文献】2, 991, 1025.

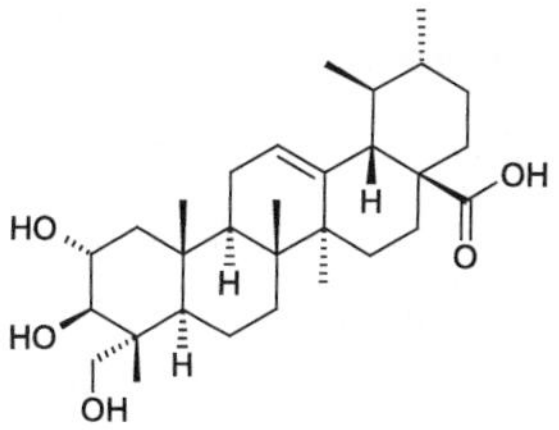

534 Asiaticoside 积雪草种苷(积雪草苷)

2*α*,3*β*,23-Trihydroxyurs-12-en-28-oic acid *O-α-L*-rhamnopyranosyl-(1→4)-*O-β-D*-glucopyranosyl-(1→6)-*β-D*-glucopyranosyl ester; Centellasaponin A [16830-15-2] $C_{48}H_{78}O_{19}$ (959.15). mp 230~233℃, $[\alpha]_D^{20} = -14°$ (乙醇). 【类型】乌苏烷型三萜. 【活性】抗炎 (iNOS 抑制剂, 大鼠, 胃溃疡康复期, orl, 5mg/kg 和 10mg/kg, 在 1d、3d 和 7d 减小乙酸诱导的溃疡面积)[649]; 诱导基因表达变化 (人纤维原细胞, IC_{90} > 400μg/mL)[991]. 【来源】积雪草 *Centella asiatica* (干燥全株: 9 产地含量范围 = 痕量~1.14%, 平均含量 = 0.539%[1025]), 三叶木通 *Akebia trifoliata* (茎). 【文献】6, 649, 661, 768, 991, 1025.

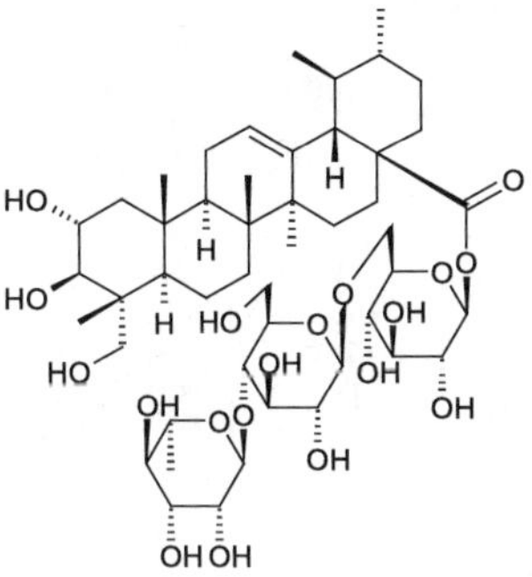

535 2*α*,19*α*-Dihydroxy-3-oxo-12-ursen-28-oic acid 2*α*,19*α*-二羟基-3-酮-12-熊果烯-28-酸*

$C_{30}H_{46}O_6$ (502.70). 【类型】乌苏烷型三萜. 【活性】免疫抑制剂 (抑制人外周血单核细胞的增生, 涉及 T 淋巴细胞, B 淋巴细胞和巨噬细胞, IC_{50} = 40.0μmol/L; 对照环孢素 A, IC_{50} = 0.012μmol/L) [516]. 【来源】台湾枇杷 *Eriobotrya deflexa* (叶). 【文献】516.

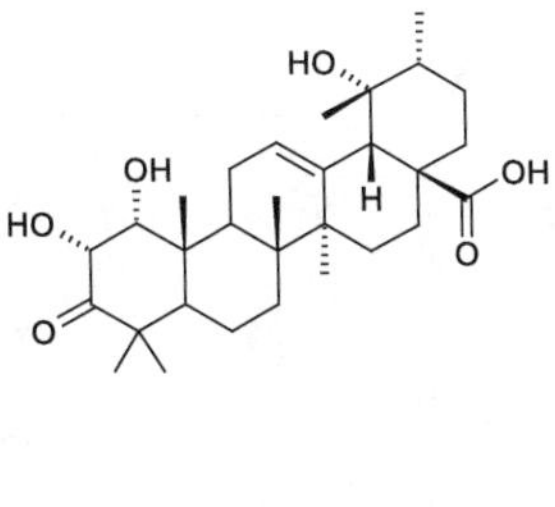

536 Euscaphic acid 野鸦椿酸(2*α*,3*α*,19*α*-三羟基熊果-12-烯-28-酸)

2*α*,3*α*,19*α*-Trihydroxyurs-12-en-28-oic acid [53155-25-2] $C_{30}H_{48}O_5$ (488.71). 无色粉末状晶体, mp 269~271℃, $[\alpha]_D^{18} = -22.4°$ (*c* = 0.05, 吡啶). 【类型】乌苏烷型三萜. 【活性】免疫抑制剂 (抑制人外周血单核细胞的增生, 涉及 T 淋巴细胞、B 淋巴细胞和巨噬细胞, IC_{50} = 28.8μmol/L; 对照环孢素 A, IC_{50} = 0.012 μmol/L)[516]; 细胞毒实验无活性 (HSC-2, IC_{50} > 200μg/mL; HGF, IC_{50} > 200μg/mL)[913]. 【来源】地榆 *Sanguisorba officinalis*, 金樱子 *Rosa laevigata*, 绢毛蔷薇 *Rosa sericea*, 枇杷核 *Eriobotrya japonica*, 三叶鼠尾草 *Salvia trijuga*, 台湾枇杷 *Eriobotrya deflexa* (叶)[516], 臀形果 *Pygeum topengii*. 【文献】70, 121, 133, 167, 516, 913.

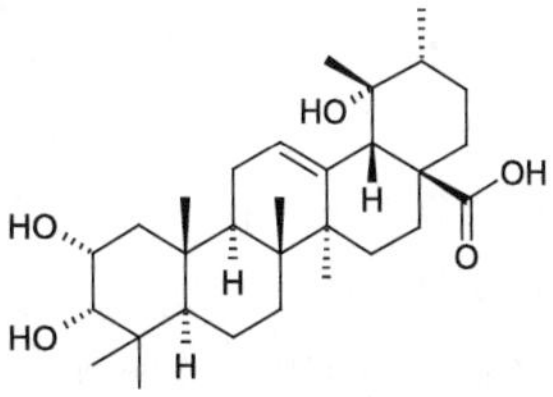

537 3-*O*-*β*-*D*-Glucopyranosyl-23-hydroxyursolic acid 3-*O*-*β*-*D*-吡喃葡萄糖基-23-羟基熊果酸*

$C_{36}H_{58}O_9$ (634.86). 白色无定形粉末 (甲醇/二氯甲烷), 280~281℃, $[\alpha]_D^{31}$ = +43.4° (*c* = 0.046, 甲醇). 【类型】乌苏烷型三萜. 【活性】抗炎 (*in vitro*, 鼠 RAW264.7 巨噬细胞, 抑制脂多糖诱导的 NO 生成和 PGE_2 产生)[883]. 【来源】库松木属 *Cussonia bancoensis*. 【文献】883.

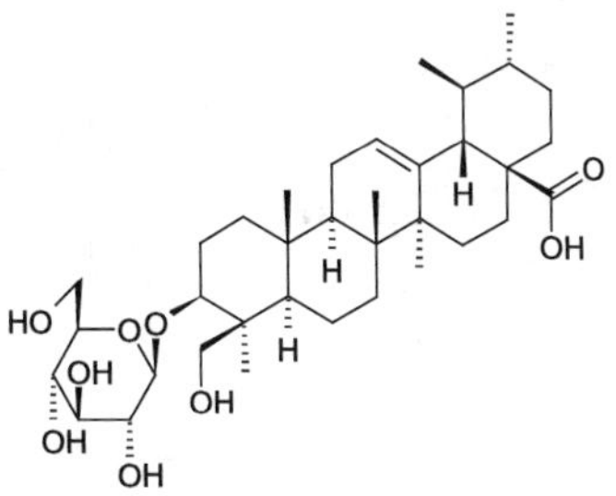

538 1*α*-Hydroxy-2-oxopomolic acid 1*α*-羟基-2-酮坡模醇酸*

$C_{30}H_{46}O_6$ (502.70). 【类型】乌苏烷型三萜. 【活性】免疫抑制剂 (抑制人外周血单核细胞的增生, 涉及 T

淋巴细胞, B 淋巴细胞和巨噬细胞, IC_{50} = 32.5μmol/L; 对照环孢素 A, IC_{50} = 0.012μmol/L) [516]. 【来源】台湾枇杷 *Eriobotrya deflexa* (叶). 【文献】516.

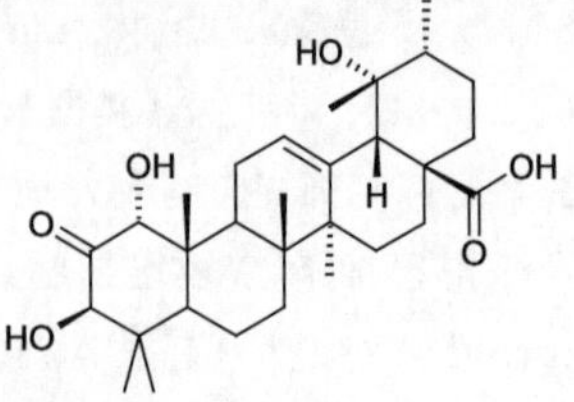

539　23-Hydroxyursolic acid　23-羟基熊果酸

$C_{30}H_{48}O_4$ (472.71). mp 280~281℃ $[\alpha]_D^{25}$ = +64° (*c* = 0.27, 甲醇). 【类型】乌苏烷型三萜. 【活性】抗结核 [结核分枝杆菌, MIC = 15.5μg/mL, 细胞毒, Vero 细胞, IC_{50} = 33.7μg/mL, 选择性指数(IC_{50}/MIC) = 2.17, 阳性对照利福平, MIC = 0.03 μg/mL, IC_{50} = 98.3μg/mL, 选择性指数 = 3300][873]; 抗炎(*in vitro*, 鼠 RAW264.7 巨噬细胞, 抑制脂多糖诱导的 NO 生成 (IC_{50} = 2.4μmol/L)和 PGE_2 产生; 抑制 iNOS 和 COX-2 酶的蛋白和 mRNA 表达水平; 抑制脂多糖诱导的 NF-KB 的 DNA 结合活性, 和核中的蛋白水平降低有关)[883]. 【来源】疏花缬草* *Valeriana laxiflora* (地上部分和根), 库松木属 *Cussonia bancoensis*. 【文献】873, 883.

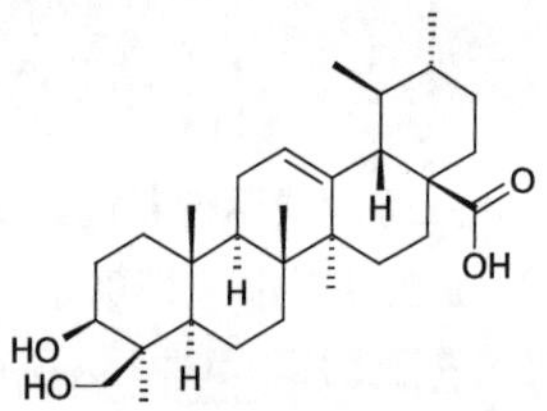

540　Madecassic acid　羟基积雪草酸

$C_{30}H_{48}O_6$ (504.71). 【类型】乌苏烷型三萜. 【活性】诱导基因表达变化 (人纤维原细胞, IC_{90} = (175±20)μg/mL)[991]. 【来源】积雪草 *Centella asiatica* (干燥全株: 3 产地含量范围 = 0.26%~0.72%, 平均含量 = 0.454%[1025]). 【文献】991, 1025.

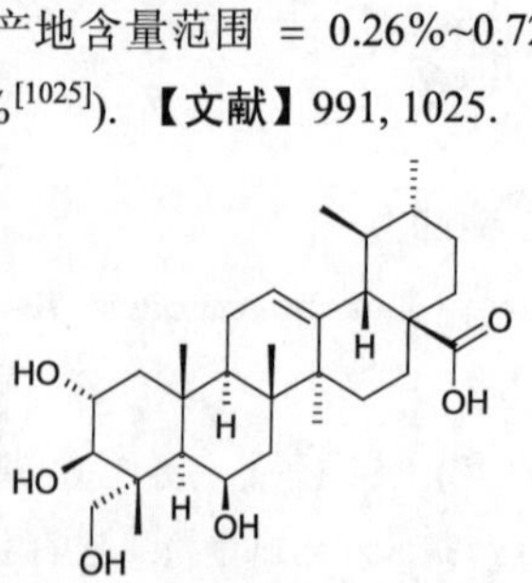

541　Madecassoside　羟基积雪草苷

$C_{48}H_{78}O_{20}$ (975.14). 【类型】乌苏烷型三萜. 【活性】诱导基因表达变化 (人纤维原细胞, IC_{90} > 400 μg/mL)[991]. 【来源】积雪草 *Centella asiatica* (干燥全株: 9 产地含量范围 = 痕量~1.59%, 平均含量 = 0.603%[1025]). 【文献】6, 661, 991, 1025.

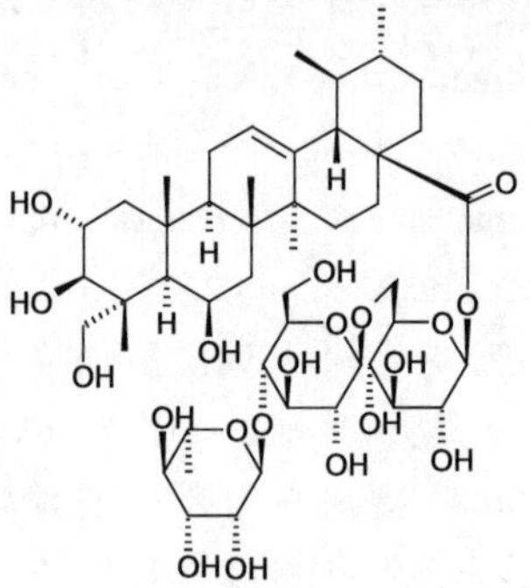

542　2-Oxopomolic acid　2-酮坡模醇酸*

3*α*,19*α*-Dihydroxy-2-oxo-12-ursen-28-oic acid $C_{30}H_{46}O_5$ (486.70). 【类型】乌苏烷型三萜. 【活性】免疫抑制剂 (抑制人外周血单核细胞的增生, 涉及 T 淋巴细胞, B 淋巴细胞和巨噬细胞, IC_{50} = 38.1μmol/L; 对照环孢素 A, IC_{50} = 0.012μmol/L) [516]. 【来源】台湾枇杷 *Eriobotrya deflexa* (叶). 【文献】516.

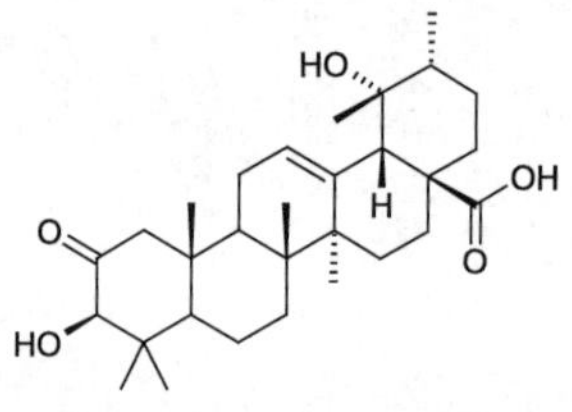

543　Pomolic acid-3*β*-*O*-*α*-*L*-2-acetoxyarabinopyranosyl-28-*O*-*β*-*D*-glucopyranoside　坡模醇酸-3*β*-*O*-*α*-*L*-2-乙酰氧基吡喃阿拉伯糖基-28-*O*-*β*-*D*-吡喃葡萄糖苷

$C_{43}H_{68}O_{14}$ (809.01). 【类型】乌苏烷型三萜. 【活性】促进前列腺环素 PGI_2 生物合成. 【来源】枸骨叶 *Ilex cornuta*. 【文献】171.

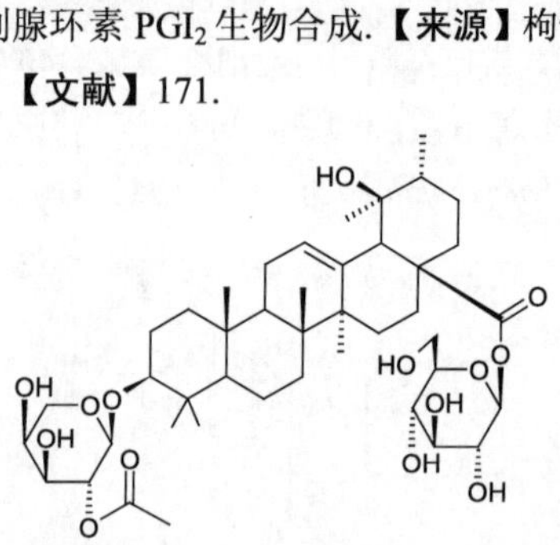

544 1β,2α,19α-Trihydroxy-3-oxo-12-ursen-28-oic acid 1β,2α,19α-三羟基-3-酮-熊果-12-烯-28-酸

$C_{30}H_{46}O_6$ (502.7). 白色无定形粉末, mp 218~220℃, $[\alpha]_D^{25}$ = +29.7° (*c* = 0.59, 甲醇). 【类型】乌苏烷型三萜. 【活性】免疫抑制剂 (抑制人外周血单核细胞的增生, 涉及 T 淋巴细胞, B 淋巴细胞和巨噬细胞, IC_{50} = 26.9μmol/L; 对照环孢素 A, IC_{50} = 0.012μmol/L)[516]. 【来源】台湾枇杷 *Eriobotrya deflexa* (叶). 【文献】516.

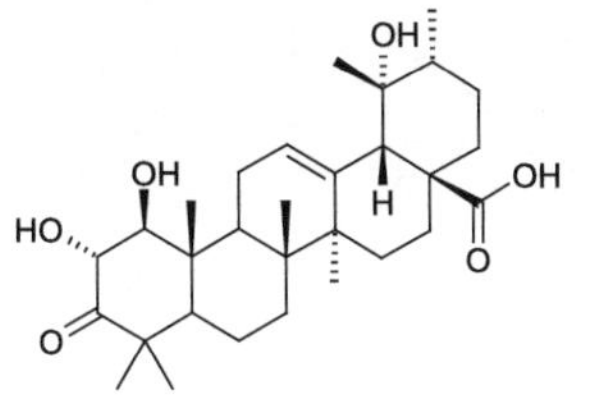

545 Ursolic acid 熊果酸

β-Ursolic acid [77-52-1] $C_{30}H_{48}O_3$ (456.72). 白色粉末 (三氯甲烷-甲醇), mp 298~294℃, 265~267℃. 【类型】乌苏烷型三萜. 【活性】细胞毒 (KB, ED_{50} > 25μg/mL, 对照阿霉素, ED_{50} = 0.12μg/mL; Hep3B, ED_{50} > 25μg/mL, 对照阿霉素, ED_{50} = 0.14μg/mL; Colon205, ED_{50} > 25μg/mL, 对照阿霉素, ED_{50} = 0.10μg/mL; HeLa, ED_{50} > 25μg/mL, 对照阿霉素, ED_{50} = 0.11 μg/mL)[720]; 细胞毒 [*in vitro*, HONE-1 细胞, IC_{50} = (8.8±1.5)μmol/L, 对照依托泊苷, IC_{50} = (0.5±0.2)μmol/L, 顺铂, IC_{50} = (3.2±0.5)μmol/L; KB 细胞, IC_{50} = (8.2±2.7)μmol/L, 依托泊苷, IC_{50} = (0.9±0.3)μmol/L, 顺铂, IC_{50} = (4.4±0.9)μmol/L; HT29 细胞, IC_{50} = (4.7±1.5) μmol/L, 依托泊苷, IC_{50} = (2.4±0.5)μmol/L, 顺铂, IC_{50} = (5.7±1.1)μmol/L][926]; 抗肿瘤 (肝癌细胞 *in vitro*, 鼠腹水癌 *in vivo*, 延长生命); 抗菌 [大肠杆菌, IZD = 13~15mm, 对照氯霉素, IZD = 16~20mm, 对照二甲亚砜 (4%), IZD < 10mm; 金黄色葡萄球菌, IZD = 10~12mm, 对照氯霉素, IZD = 16~20mm, 对照二甲亚砜 (4%), IZD < 10mm; 枯草杆菌, IZD = 13~15mm; 对照氯霉素, IZD = 16~20mm, 对照二甲亚砜 (4%), IZD < 10mm][932]; 抗菌 (多种葡萄球菌 *in vitro*, MIC = 300μg/mL, 革兰阳性菌 *in vitro*, MIC = 50~ 400μg/mL, 革兰阴性菌 *in vitro*, MIC = 200~800 μg/mL, 酵母菌 *in vitro*, MIC = 100~700μg/mL); 抗结核 [结核分枝杆菌, MIC = 41.9μg/mL, 细胞毒, Vero 细胞, IC_{50} = 46.5μg/mL, 选择性指数(IC_{50}/MIC) = 1.11, 阳性对照利福平, MIC = 0.03μg/mL, IC_{50} = 98.3μg/mL, 选择性指数 = 3277][873]; 抗惊厥 (戊四唑引起的惊厥); 抗炎 [大鼠, 植入羊毛球所引起的炎症, 12.5mg/ (kg·d) ip, 7d 有效]; 抗炎 (*in vitro* 鼠 RAW264.7 巨噬细胞, 抑制脂多糖诱导的 NO 生成和 PGE_2 产生)[883]; COX-2 选择性抑制剂 (其异构体的平均 IC_{50} = 130μmol/L)[724]; COX-2 抑制剂 (PMA 处理的人乳腺和口腔上皮细胞, 其分子机制是由 COX-2 促进剂的 cAMP 响应元素介导的, 和抑制激酶有联系)[724]; 退热剂 (显著降低大鼠正常体温); 减少血清转氨酶 (动物, 100mg/kg); 抗锥虫 (锥虫 *Trypanosoma cruzi* 的表鞭毛体, MLC = 6.2μmol/L, 对照 Gentian violet, MLC = 6.2μmol/L)[457]; 黏液素释放刺激剂 (直接作用于气管分泌黏液素的细胞, 在浓度 0.00001~0.001mol/L, 黏液素释放量比对照提高 40%~50%, 可能用于治疗慢性气管病)[645]; 血小板聚集抑制剂 [2~5mg/mL 胶原质诱导的, IC_{50} = (511±4) μmol/L, 对照 ASA, IC_{50} = (420±3)μmol/L; 带 0.8~1.0 mg/mL 胶原质的 1~4μmol/L 肾上腺素诱导的, IC_{50} = (82.6±2.8)μmol/L, ASA, IC_{50} = (53.0±4.5)μmol/L; 带 0.8~1.0mg/mL 胶原质的 0~40μmol/L 花生四烯酸钠盐诱导的, IC_{50} = (669±12)μmol/L, ASA, IC_{50} = (66.0±2.1)μmol/L; 带 0.8~1.0mg/mL 胶原质的 1~5 μmol/L PGH_2/TXA_2受体激动剂U46619 诱导的, IC_{50} > 1000μmol/L, ASA, IC_{50} = (340±12)μmol/L][876]; 组织因子抑制实验无活性[968]; 抗风湿剂[940]; 降血糖[940]; 抗溃疡[940]; 降血脂[940]; 抗动脉粥样硬化[940]; 抗 HIV[940]; TGF-β_1 拮抗剂 [抑制 Balb/c 3T3 细胞中 ^{125}I-TGF-β_1 对其受体的结合, IC_{50} = (6.9±0.8)μmol/L, 此结果表明 TGF-β_1 拮抗活性至少部分地是猫须草治疗肾病的原因][1018]; 糖皮质激素样作用 (增加肝糖原, 降低心肌和横纹肌糖原); LD_{50} (鼠, ip) = 680 mg/kg. 【来源】白花蛇舌草 *Oldenlandia diffusa* [Syn. *Hedyotis diffusa*] (全株: 16 产地平均含量 = 0.211%)[1025], 秘鲁钩藤* *Uncaria tomentosa*, 车前 *Plantago asiatica* (全株: 含量范围 = 0.28%~2.32%, 平均含量 = 0.97%)[1025], 赤楠 *Syzygium buxifolium*, 虫牙药 *Isodon ternifolius*, 刺五加叶 *Acanthopanax* *senticosus* [Syn. *Eleutherococcus senticosus*], 大车前 *Plantago major*, 大枣 *Ziziphus jujuba* (成熟果实: 平均含量 = 0.016%)[1025], 丹参 *Salvia miltiorrhiza*, 滇南红厚壳 *Calophyllum polyanthum* (种子: 产率=0.0064%干重), 冬凌草(碎米桠) *Rabdosia rubescens* (全株: 平均含量 = 0.414%[1025]; 叶: 平均含量 = 0.573%[1025]), 杜仲 *Eucommia ulmoides*, 枸骨叶 *Ilex cornuta* (叶: 平均含量 = 0.96%)[1025], 光茎茜草 *Rubia wallichiana* (茎), 红花鹿蹄草 *Pyrola incarnata* (全株: 含量 = 2.06%)[1025], 湖北山楂 *Crataegus hupehensis* (干燥成熟果实: 平均含量 = 0.455%), 箭叶橐吾根 *Ligularia sagitta*, 连钱草 *Glechoma lungituba*, 连翘 *Forsythia suspensa*, 硫球蛇根草 *Ophiorrhiza liukiuensis* (全株), 马鞭草 *Verbena officinalis* (全株: 5 批样本平均含量 = 0.227%)[1025], 猫须草 *Clerodendranthus spicatus*, 毛草龙 *Ludwigia octovalvis* (全株: 产率=0.00012%干重), 毛泡桐 *Paulownia tomentosa*, 木瓜 *Chaenomeles sinensis*, 女贞子 *Ligustrum lucidum*, 枇杷叶 *Eriobotrya japonica* (干燥叶: 平均含量 = 0.677%)[1025], 枇杷叶 *Eriobotrya japonica* (枝叶), 平车前 *Plantago depressa* (全株: 平均含量 = 0.276%)[1025], 日本鹿蹄草 *Pyrola japonica*, 榕树 *Ficus microcarpa* (气生根), 山地香茶菜 *Isodon oresbia*, 山里红 *Crataegus pinnatifida* var. *major*, 山楂 *Crataegus pinnatifida* (果实: 含量范围 = 0.31%~0.56%)[1022], 山茱萸 *Cornus officinalis* [Syn. *Macrocarpium officinale*] (干燥成熟果实: 含量范围 = 0.24%~0.32%[1022], 平均含量 = 0.263%[1025]), 湿生扁蕾 *Gentianopsis paludosa*, 石楠 *Photinia serrulata* (叶: 平均含量 = 1.50%)[1025], 柿叶 *Diospyros kaki* (干燥叶: 平均含量 = 0.784%)[1025], 疏花缬草* *Valeriana laxiflora* (地上部分和根), 酸枣 *Ziziphus jujuba* var. *spinosa* (成熟果实: 含量 = 0.030%)[1025], 锁阳 *Cynomorium songaricum* (肉质茎: 含量 = 0.78%)[1025], 委陵菜 *Potentilla chinensis*, 无梗五加皮 *Acanthopanax sessiliflorus* (果实), 夏枯草 *Prunella vulgaris* (干燥果穗: 含量 = 0.780%)[1025], 杨梅树皮 *Myrica rubra* (树皮: 含量 = 0.027%), 野山楂 *Crataegus cuneata* (干燥成熟果实: 3 产地平均含量 = 0.399%[1025]), 伊朗青兰* *Dracocephalum kotschyi*, 栀子 *Gardenia jasminoides* [Syn. *Gardenia florida*] (干燥成熟果实: 平均含量 = 0.041%[1025]), 皱叶鹿蹄草 *Pyrola rugosa* (全株: 含量 = 3.00%)[1025], 库松木属 *Cussonia bancoensis*, 存在于许多植物中. 【文献】4, 50, 62, 75, 88, 133, 136, 140, 170, 171, 457, 498, 515, 645, 670, 720, 724, 760, 831, 833, 873, 876, 883, 926, 932, 940, 963, 968, 1018, 1022, 1025.

杂类三萜

546 Belamcandal 射干醛

$C_{32}H_{48}O_6$ (528.73). 黏性油状物, $[\alpha]_D^{24} = +146.8°$ (c = 1.0, 甲醇). 【类型】杂类三萜. 【活性】刺激剂 (咽喉黏膜). 【来源】射干 *Belamcanda chinensis*, 蝴蝶花 *Iris japonica*. 【文献】230.

山柑子烷型三萜

547 Rubiarbonol A 小红参波醇 A

$C_{30}H_{50}O_4$ (474.73). 【类型】山柑子烷型三萜. 【活性】NO 生成抑制剂 (*in vitro*, 脂多糖活化的大鼠腹膜巨噬细胞, 3、10、30、100μmol/L, 抑制率分别为 4.2%、−4.2%、2.9%、86.3%; 对照 *L*-NMMA, 3、10、30、100μmol/L, 抑制率分别为 10.3%、15%、34.1%、63.1%)[798]; *β*-己糖胺酶抑制实验无活性 [RBL-2H3 细胞, 抑制 *β*-己糖胺酶的释放, 100μmol/L, 抑制率 = (1.2±2.3)%][716]; 血小板聚集促进剂或抑制剂 (30.9μg/mL 低浓度时为促进剂; 高浓度时为抑制剂, 100μmol/L 花生四烯酸诱导的: 对照聚集率 = 87.1%, 100μmol/L, 聚集率 = 83.8%; 10μg/mL

胶原诱导的: 对照聚集率 =91.0%, 100μmol/L, 聚集率 = 89.6%; 0.1U/mL 凝血酶诱导的: 对照聚集率 = 91.7%, 100μmol/L, 聚集率 = 90.7%; 2ng/mL PAF 诱导的: 对照聚集率 = 92.6%, 100μmol/L, 聚集率 = 91.3%)[782]. 【来源】小红参 *Rubia yunnanensis* (根: 产率 = 0.011%干重)[798]. 【文献】716, 782, 798.

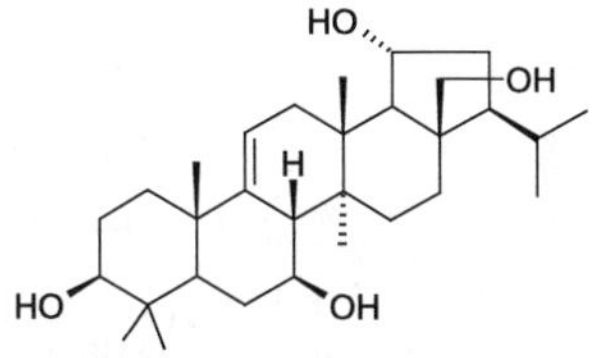

548　Rubiarbonol F 小红参波醇 F

$C_{30}H_{50}O_5$ (490.73). 【类型】山柑子烷型三萜. 【活性】NO 生成抑制剂 (*in vitro*, 脂多糖活化的大鼠腹膜巨噬细胞, 3、10、30、100μmol/L, 抑制率分别为 7.9%、15.4%、22%、60%; 对照 *L*-NMMA, 3、10、30、100μmol/L, 抑制率分别为 10.3%、15%、34.1%、63.1%)[798]; *β*-己糖胺酶抑制剂 [RBL-2H3 细胞, 抑制*β*-己糖胺酶的释放, 100μmol/L, 抑制率 = (42.5±2.9)%, *P*<0.01][716]. 【来源】小红参 *Rubia yunnanensis* (根: 产率 = 0.0020%干重)[798]. 【文献】716, 782, 798.

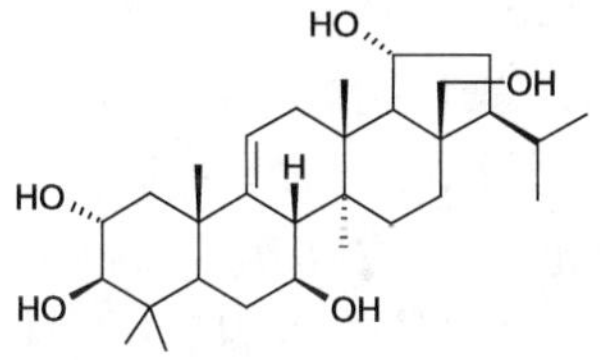

549　Rubiarbonone C' 小红参波酮 C'*

$C_{32}H_{50}O_5$ (514.75). 【类型】山柑子烷型三萜. 【活性】*β*-己糖胺酶抑制剂 [RBL-2H3 细胞, 抑制 *β*-己糖胺酶的释放, 100μmol/L, 抑制率 = (15.1±4.5)%][716]. 【来源】小红参 *Rubia yunnanensis* (根). 【文献】716.

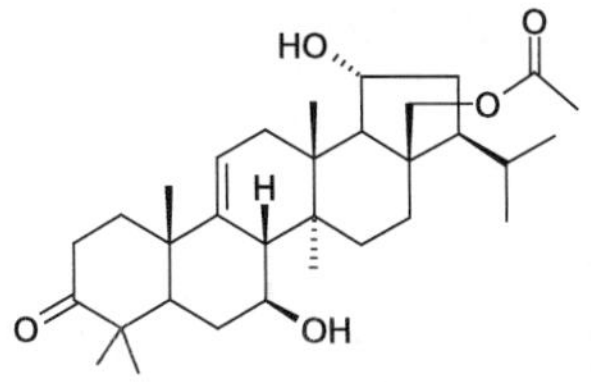

550　Rubianol A 小红参醇 A*

$C_{30}H_{48}O_5$ (488.71). 白色粉末, $[\alpha]_D^{25}$ = +10.0° (*c* = 0.30, 甲醇). 【类型】山柑子烷型三萜. 【活性】*β*-己糖胺酶抑制实验无活性 [RBL-2H3 细胞, 抑制*β*-己糖胺酶的释放, 100μmol/L, 抑制率 = (5.8±5.2)%][716]; NO 生成抑制剂 (*in vitro*, 脂多糖活化的大鼠腹膜巨噬细胞, 3、10、30、100μmol/L, 抑制率分别为−10.3%、2.1%、1.8%、40.3%; 对照 *L*-NMMA, 3、10、30、100μmol/L, 抑制率分别为 10.3%、15%、34.1%、63.1%)[798]. 【来源】小红参 *Rubia yunnanensis* (根: 产率 = 0.0039%干重). 【文献】716, 798.

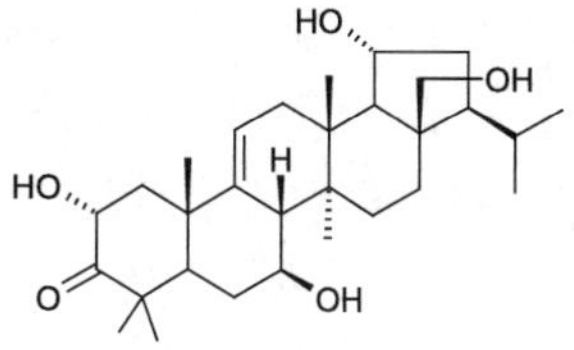

551　Rubianol B 小红参醇 B*

$C_{32}H_{50}O_6$ (530.75). 【类型】山柑子烷型三萜. 【活性】*β*-己糖胺酶抑制实验无活性 [RBL-2H3 细胞, 抑制 *β*-己糖胺酶的释放, 100μmol/L, 抑制率 = (1.9±7.3)%][716]; NO 生成抑制剂 (*in vitro*, 脂多糖活化的大鼠腹膜巨噬细胞, 3、10、30、100μmol/L, 抑制率分别为−1.5%、0、−5.8%、15.4%; 对照 *L*-NMMA, 3、10、30、100μmol/L, 抑制率分别为 10.3%、15%、34.1%、63.1%)[798]. 【来源】小红参 *Rubia yunnanensis* (根: 产率 = 0.0011%干重). 【文献】716, 798.

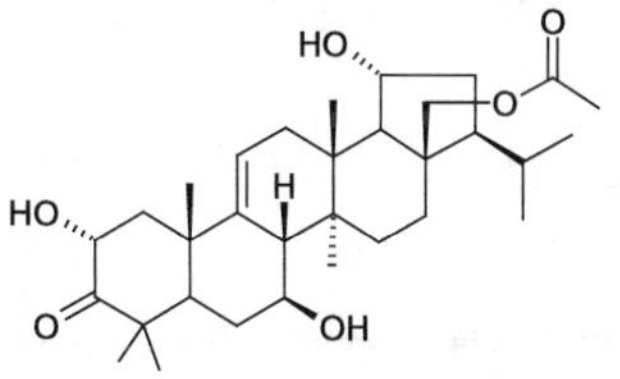

552　Rubianol C 小红参醇 C*

$C_{32}H_{52}O_5$ (516.77). 白色粉末, $[\alpha]_D^{25}$ = +36.4° (*c* = 0.10, 甲醇). 【类型】山柑子烷型三萜. 【活性】NO 生成抑制剂 (*in vitro*, 脂多糖活化的大鼠腹膜巨噬细胞, 3、10、30、100μmol/L, 抑制率分别为 11.1%、4.7%、−7.4%、25.5%; 对照 *L*-NMMA, 3、10、30、100μmol/L, 抑制率分别为 10.3%、15%、34.1%、63.1%)[798]; *β*-己糖胺酶抑制实验无活性 [RBL-2H3 细胞, 抑制 *β*-己糖胺酶的释放, 100μmol/L, 抑制率 = (0.3±5.9)%][716]. 【来源】小红参 *Rubia yunnanensis* (根:

产率 = 0.0092%干重)[798]. 【文献】716, 798.

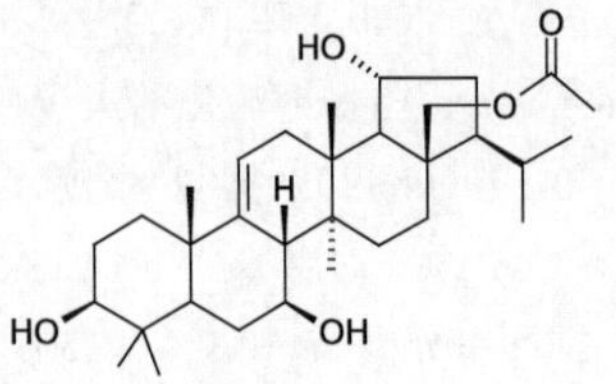

553　Rubianol D 小红参醇 D*

$C_{32}H_{52}O_6$ (532.77). 白色粉末, $[\alpha]_D^{25}$ = +63.6° (*c* = 0.10, 甲醇). 【类型】山柑子烷型三萜. 【活性】NO 生成抑制剂 (*in vitro*, 脂多糖活化的大鼠腹膜巨噬细胞, 3、10、30、100μmol/L, 抑制率分别为 5.3%、4.3%、−11.1%、76.5%; 对照 *L*-NMMA, 3、10、30、100μmol/L, 抑制率分别为 10.3%、15%、34.1%、63.1%)[798]; *β*-己糖胺酶抑制剂 [RBL-2H3 细胞, 抑制 *β*-己糖胺酶的释放, 100μmol/L, 抑制率 = (39.7±2.4)%, *P*<0.01][716]. 【来源】小红参 *Rubia yunnanensis* (根: 产率 = 0.0041%干重)[798]. 【文献】716, 798.

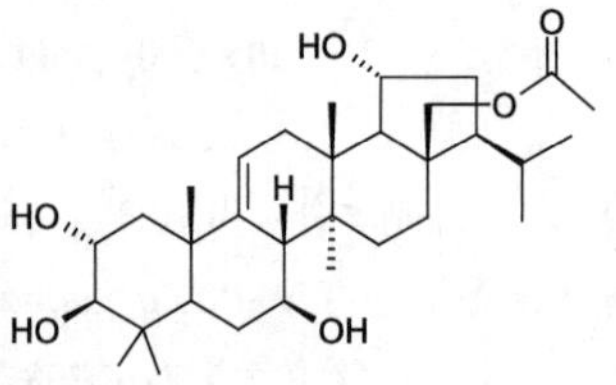

554　Rubianol E 小红参醇 E*

$C_{34}H_{54}O_7$ (574.81). 白色粉末, $[\alpha]_D^{25}$ = +18.1° (*c* = 0.10, 甲醇). 【类型】山柑子烷型三萜. 【活性】NO 生成抑制剂 (*in vitro*, 脂多糖活化的大鼠腹膜巨噬细胞, 3、10、30、100μmol/L, 抑制率分别为 21.3%、−12%、−7.9%、77.1%; 对照 *L*-NMMA, 3、10、30、100μmol/L, 抑制率分别为 10.3%、15%、34.1%、63.1%)[798]; *β*-己糖胺酶抑制剂 [RBL-2H3 细胞, 抑制 *β*-己糖胺酶的释放, 100μmol/L, 抑制率 = (17.5±4.7)%][716]. 【来源】小红参 *Rubia yunnanensis* (根: 产率 = 0.0053%干重)[798]. 【文献】716, 798.

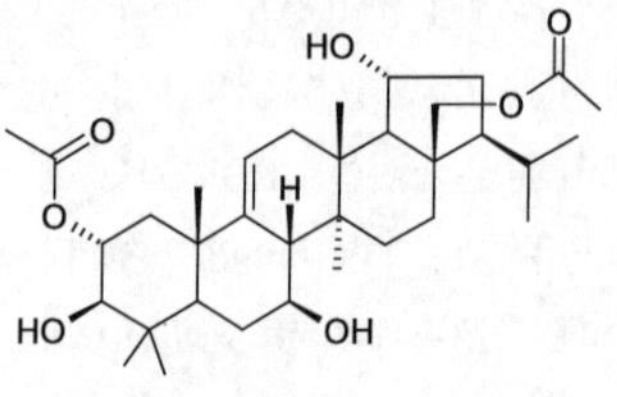

555　Rubianol G 小红参醇 G*

$C_{30}H_{46}O_4$ (470.70). 白色粉末, $[\alpha]_D^{25}$ = +206.1° (*c* = 0.10, 甲醇). 【类型】山柑子烷型三萜. 【活性】抗炎 [抑制 NO 的生成, 脂多糖活化的鼠腹膜巨噬细胞, 100μmol/L, 抑制率 = (70.5±3.4)%, IC_{50} = 70μmol/L, 对照 L-NMMA, IC_{50} = 57μmol/L][716]; *β*-己糖胺酶抑制剂 [RBL-2H3 细胞, 抑制 *β*-己糖胺酶的释放, 100μmol/L, 抑制率 = (21.4±3.4)%, *P*<0.01][716]. 【来源】小红参 *Rubia yunnanensis* (根). 【文献】716.

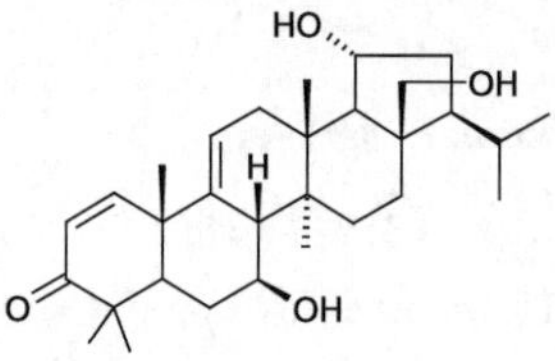

556　Rubianoside Ⅰ 小红参苷Ⅰ*

$C_{38}H_{60}O_{10}$ (676.90). 白色粉末, $[\alpha]_D^{25}$ = +10.9° (*c* = 0.10, 甲醇). 【类型】山柑子烷型三萜. 【活性】NO 生成抑制剂 (*in vitro*, 脂多糖活化的大鼠腹膜巨噬细胞, 3、10、30、100μmol/L, 抑制率分别为−0.3%、−8%、1.5%、−3.2%; 对照 *L*-NMMA, 3、10、30、100μmol/L, 抑制率分别为 10.3%、15%、34.1%、63.1%)[798]; *β*-己糖胺酶抑制实验无活性 [RBL-2H3 细胞, 抑制 *β*-己糖胺酶的释放, 100μmol/L, 抑制率 = (4.4± 1.6)%][716]. 【来源】小红参 *Rubia yunnanensis* (根: 产率 = 0.0018%干重)[798]. 【文献】716, 798.

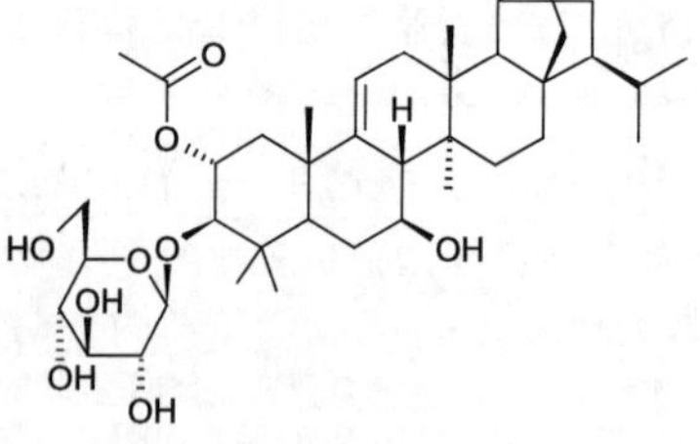

557　Rubianoside Ⅲ 小红参苷Ⅲ*

$C_{36}H_{60}O_9$ (636.87). 白色粉末, $[\alpha]_D^{25}$ = +3.5° (*c* = 0.10, 甲醇). 【类型】山柑子烷型三萜. 【活性】抗炎 [抑制 NO 的生成, 脂多糖活化的鼠腹膜巨噬细胞, 3μmol/L, 抑制率 = (10.3±9.4)%, 对照 *L*-NMMA, IC_{50} = 57μmol/L][716]; *β*-己糖胺酶抑制实验无活性 [RBL-2H3 细胞, 抑制 *β*-己糖胺酶的释放,

100μmol/L, 抑制率 = (−2.9±3.5)%][716].【来源】小红参 *Rubia yunnanensis* (根).【文献】716.

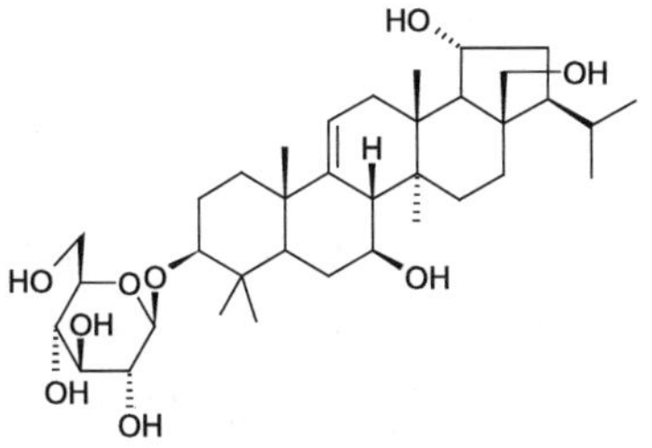

558 Rubianoside Ⅳ 小红参苷Ⅳ*

Rubiarboside F $C_{36}H_{60}O_{10}$ (652.87). 无色粉末 (甲醇), mp 294~295℃, $[\alpha]_D = +98.1°$ (c = 0.05, 甲醇); 白色粉末, $[\alpha]_D^{25} = +90.5°$ (c = 0.10, 甲醇).【类型】山柑子烷型三萜.【活性】抗炎 [抑制 NO 的生成, 脂多糖活化的鼠腹膜巨噬细胞, 3μmol/L, 抑制率 = (10.2±5.3)%, 对照 *L*-NMMA, IC_{50} = 57μmol/L][716]; *β*-己糖胺酶抑制实验无活性 [RBL-2H3 细胞, 抑制*β*-己糖胺酶的释放, 100μmol/L, 抑制率 = (−3.4±3.6)%][716].【来源】小红参 *Rubia yunnanensis* (根: 产率 = 0.00013%干重).【文献】716, 782.

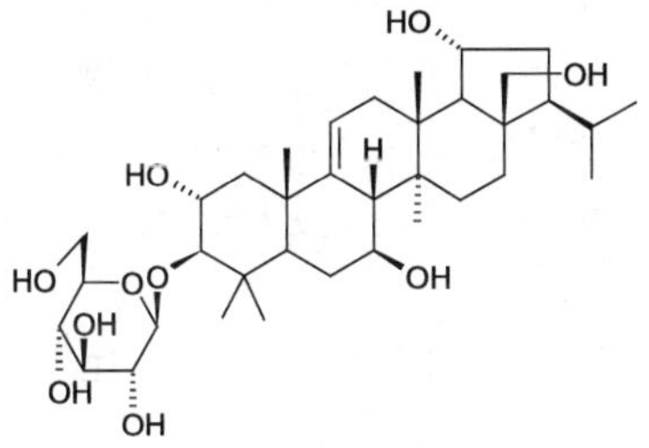

559 Rubiarbonone B 小红参波酮 B*

$C_{30}H_{48}O_4$ (472.71).【类型】山柑子烷型三萜.【活性】NO 生成抑制剂 (*in vitro*, 脂多糖活化的大鼠腹膜巨噬细胞, 3、10、30、100μmol/L, 抑制率分别为−9.7%、−13.7%、16.9%、19.7%; 对照 *L*-NMMA, 3、10、30、100μmol/L, 抑制率分别为 10.3%、15%、34.1%、63.1%)[798]; *β*-己糖胺酶抑制实验无活性 [RBL-2H3 细胞, 抑制*β*-己糖胺酶的释放, 100μmol/L, 抑制率 = (5.2±11.2)%][716].【来源】小红参 *Rubia yunnanensis* (根: 产率 = 0.00024%~0.0041%干重).【文献】716, 782, 798.

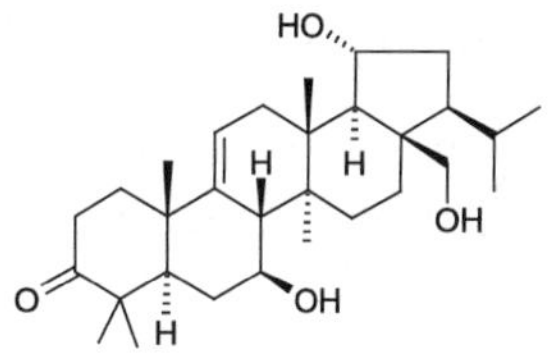

560 Rubiarbonone C 小红参波酮 C*

$C_{32}H_{55}O_5$ (514.75).【类型】山柑子烷型三萜.【活性】NO 生成抑制剂 (*in vitro*, 脂多糖活化的大鼠腹膜巨噬细胞, 3、10、30、100μmol/L, 抑制率分别为 3.7%、−2.3%、8%、90.3%; 对照 *L*-NMMA, 3、10、30、100μmol/L, 抑制率分别为 10.3%、15%、34.1%、63.1%)[798].【来源】小红参 *Rubia yunnanensis* (根: 产率 = 0.012%干重).【文献】798.

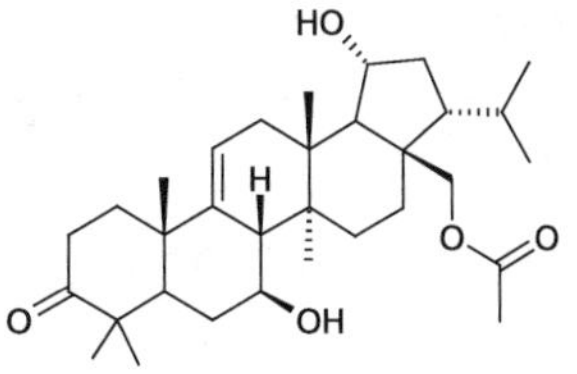

蒲公英赛烷型三萜

561 Acinospesigenin A 商陆苷元 A

3*β*-Acetoxy-11*α*,23-dihydroxytaraxer-14-en-28-oic acid $C_{32}H_{50}O_6$ (530.75). 无色晶体, mp 189~190℃ (丙酮−石油醚), $[\alpha]_D^{20} = +47.1°$ (c = 0.01, 甲醇).【类型】蒲公英赛烷型三萜.【活性】抗炎 (注射 2mL 二甲亚砜引起的大鼠后爪水肿, ED_{50} = 25mg/kg; 对照可的松, ED_{50} = 30mg/kg; 泼尼松龙, ED_{50} = 60mg/kg)[809].【来源】商陆 *Phytolacca esculenta* [Syn. *Phytolacca acinosa*] (浆果: 产率 = 0.002%干重)[809].【文献】809.

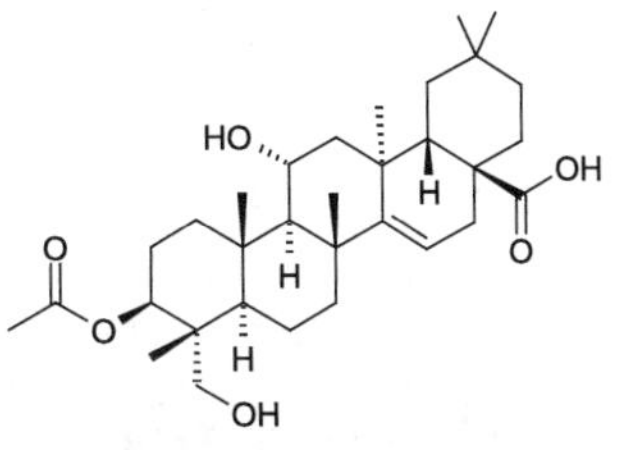

562 Taraxer-14-en-3*β*-ol 蒲公英赛-14-烯-3*β*-醇*

$C_{30}H_{50}O$ (426.73). mp 278~280℃, $[\alpha]_D^{20} = +2°$.【类型】

蒲公英赛烷型三萜. 【活性】抗炎 (*in vivo*, TPA 诱导的鼠耳水肿, 0.5mg/耳, orl, 抑制率 = 57.06%)[853]. 【来源】家麻树 *Sterculia foetida* (叶). 【文献】853.

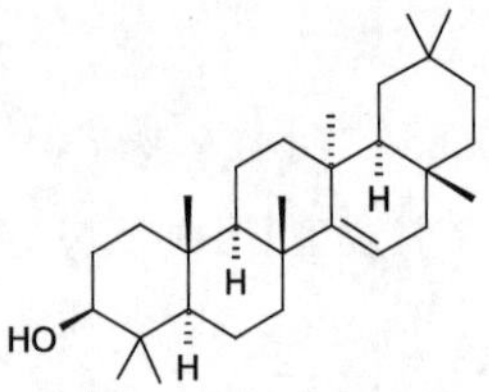

563　Taraxerol 蒲公英赛醇 (蒲公英萜醇)

[127-22-0] $C_{30}H_{50}O$ (426.73). mp 282~283℃. 【类型】蒲公英赛烷型三萜. 【活性】抗溃疡; 抑制胃酸分泌; 细胞毒实验无活性 (*in vitro*, HeLa、Vero、K562、Raji、Wish 和 Calu1 癌细胞株, IC_{50} > 100μmol/L)[513]; 细胞毒实验无活性 A2780 卵巢癌细胞株, IC_{50} = 16.6mg/mL[962]; 抑制 *β*-氨基己糖苷酶的脱粒和释放 [RBL-2H3 细胞, 100μmol/L, InRt = (−3.0±0.9)%, 对照姜黄素, 100μmol/L, InRt = (62.6±1.0)%, 不影响该酶的活性][670]; 抗氧化实验无活性 (*in vitro*, DPPH 清除剂, IC_{50} > 500μmol/L; 对照维生素 E, IC_{50} = 20.1μmol/L)[839]. 【来源】扁桃 *Mangifera persiciformis*, 川党参 *Codonopsis tangshen* (干燥根: 含量 = 0.0117%[1025]), 党参 *Codonopsis pilosula* (干燥根: 平均含量 = 0.0100%[1025]), 金草 *Hedyotis acutangula*, 木薯地上部分 *Manihot esculenta*, 球花党参 *Codonopsis subglobosa* (干燥根: 含量 = 0.0050%[1025]), 雀梅藤 *Sageretia theezans* [Syn. *Sageretia thea*], 日本安息香茎皮* *Styrax japonica* (茎皮: 产率 = 0.00073%干重)[839], 素花党参 *Codonopsis pilosula* var. *modesta* [Syn. *Codonopsis modesta*] (干燥根: 平均含量 = 0.0276%)[1025], 杨梅树皮 *Myrica rubra* (树皮: 产率 = 0.014%), 药用蒲公英 *Taraxacum officinale*, 翼核果 *Ventilago leiocarpa* (茎)[513], 柿属 *Diospyros* sp., 柯属 *Lithocarpus* sp., 橄榄属 *Canarium* sp. 【文献】2, 93, 110, 170, 171, 513, 670, 839, 962, 1025.

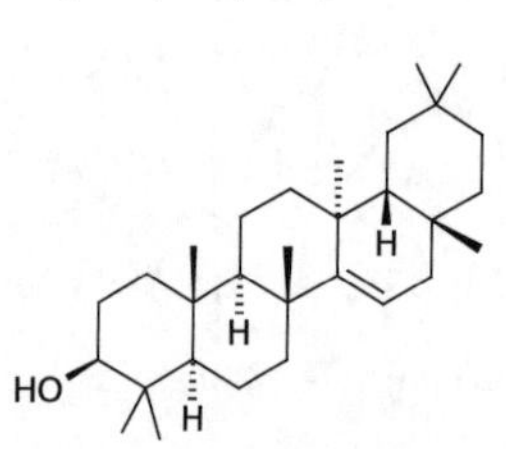

2.5　局　部　萜

局部萜

564　Grifolin 奇果菌素

$C_{22}H_{30}O_2$ (326.5). 【类型】局部萜. 【活性】抗组胺 (抑制组胺释放, 大鼠腹膜肥大细胞, 化合物 48/80 诱导的组胺释放)[827]. 【来源】满山红(兴安杜鹃) *Rhododendron dauricum* (枝和叶: 产率 = 0.0031%). 【文献】827.

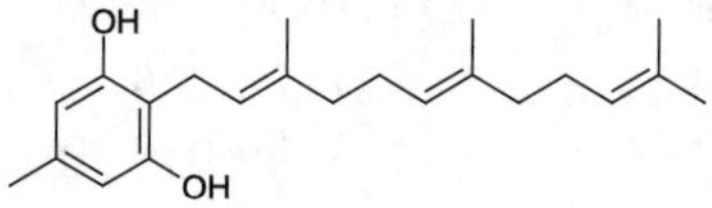

565　*α*-Tocopherol *α*-生育酚 (维生素 E; 产妊酚; 5,7,8-三甲基母育酚)

Vitamin E; 5,7,8-Trimethyltocal; Covitol; Viteolin [59-02-9] $C_{29}H_{50}O_2$ (430.72). 褐色油状液体, bp (+) 140℃(0.000001mmHg), 不溶于水, 易溶于乙醚、丙酮、苯、三氯甲烷[1024]. 【类型】局部萜. 【活性】抗氧化剂 (防止组成稳定细胞膜的不饱和脂肪酸的氧化); 抗氧化剂 (DPPH 清除剂, EC_{50} = 0.134mmol/L[659], IC_{50} = 0.48mmol/L[682], SC_{50} = 5.2mmol/L[740], IC_{50} = 20.7 μmol/L[544], IC_{50} = 22.8μmol/L[1009], IC_{50} = 20.1μmol/L[839], EC_{50} = 0.138μg/mL[619], IC_{50} = 0.15mg/mL[461]); 抗氧化剂 (DPPH 清除剂, DPPH 15μmol/L, 维生素 E, 10μmol/L, 清除率 = 41.1%)[613]; 抗氧化剂 (DPPH 清除剂, TLC 生物自显影法, 1μg/spot)[609]; 抗氧化剂 (脂类过氧化抑制剂, IC_{50} = 5.3μmol/L)[544]; 抗氧化剂 (脂类过氧化抑制剂, IC_{50} = 40.4μg/mL)[755]; 抗氧化剂 (脂类过氧化抑制剂, Fe^{2+}-半胱氨酸诱发的微粒体的脂质过氧化, *in vitro*, 由丙二醛含量决定, 10μmol/L, 抑制率 = 18.2%)[450]; 抗氧化剂 (脂类过氧化抑制剂, ADP/Fe^{2+} 诱导的, IC_{50} = 235μmol/L[547], IC_{50} = 250 μmol/L[808]); 抗氧化剂 (测定 malondialdehyde (MDA) 的抑制率 (Lu and Liu, 1991), 10μmol/L, 抑制率 = 33.4%)[622]; 抗氧化剂 (超氧化物阴离子清除剂, 100μmol/L, 抑制率< 50%)[544]; 抗氧化剂 (0.5mmol/L,

过氧化值 = 14.7%)[756]; 抗氧化剂 (100μmol/L, 对丙二醛抑制率 = 81.5%; 10μmol/L, 对丙二醛抑制率 = 33.9%)[881]. 【来源】菠菜 *Spinacia oleracea*, 醋柳果 (沙棘) *Hippophae rhamnoides* (果油: 含量 = 0.17%)[1025], 红花 *Carthamus tinctorius* (红花油: 4 产地含量范围 = 0.0718%~0.1051%, 平均含量 = 0.0865%)[1025], 落花生 *Arachis hypogaea*, 毛剪秋罗 *Lychnis coronaria*, 木槿子 *Hibiscus syriacus*, 五味子 *Schisandra chinensis*, 小麦 *Triticum aestivum* [Syn. *Triticum vulgare*], 椰子瓤 *Cocos nucifera*, 存在于许多植物中 (多种蔬菜油). 【文献】2, 6, 170, 171, 273, 415, 450, 461, 544, 547, 609, 613, 619, 622, 659, 682, 740, 755, 756, 808, 839, 881, 1009, 1024, 1025.

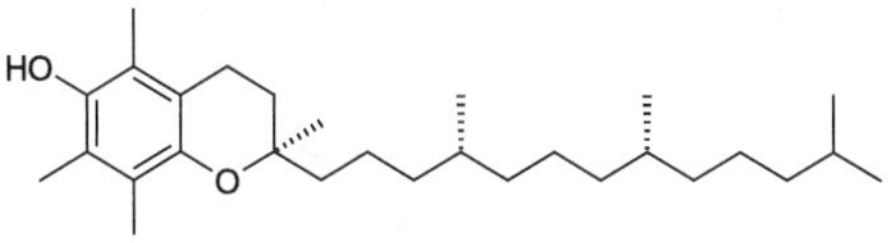

阿朴类胡萝卜素

566 Crocin 藏红花素

Crocin-1 [42553-65-1] $C_{44}H_{64}O_{24}$ (976.99). 【类型】阿朴类胡萝卜素. 【活性】利胆剂 (结扎总胆管家兔, 抑制血液中胆红素和增加胆汁分泌); 酪氨酸酶抑制剂 (蘑菇酪氨酸, Mason/Peterson 分光光度法, IC_{50} = 140μmol/L, 对照麹酸, IC_{50} = 235μmol/L)[785]. 【来源】橘色毛蕊花* *Verbascum phlomoides*, 美丽番红花 *Crocus speciosus* (1960 年 R. Entsche 等从该植物中分离)[1023], 水栀 *Gardenia jasminoides* var. *grandiflora*, 栀子 *Gardenia jasminoides* [Syn. *Gardenia florida*] (干燥成熟果实: 含量范围 = 0.105%~1.101%[1022], 平均含量 = 0.202%[1025]), 夜花 *Nyctanthes arbor-tristis*. 【文献】2, 170, 785, 1022, 1023, 1025.

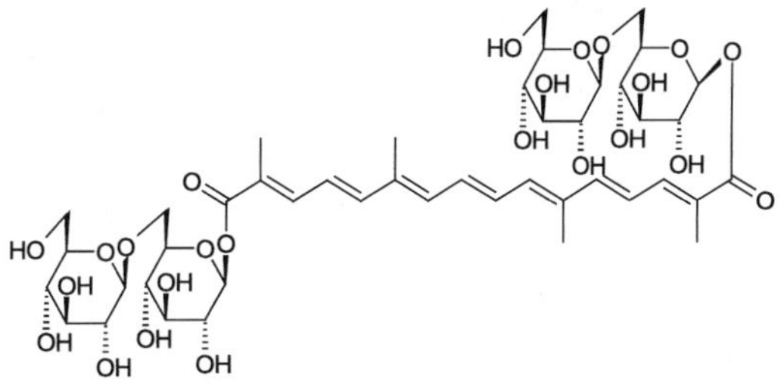

567 Crocin 3 藏红花素 3*

$C_{32}H_{44}O_{14}$ (652.70). 【类型】阿朴类胡萝卜素. 【活性】酪氨酸酶抑制剂 (蘑菇酪氨酸, Mason/Peterson 分光光度法, IC_{50} = 0.96mmol/L, 对照熊果苷, IC_{50} = 24mmol/L, 对苯二酚, IC_{50} = 4.5mmol/L, 麹酸, IC_{50} = 235μmol/L) [785]. 【来源】藏红花 *Crocus sativus* (花的红柱头: 产率 = 0.174%干重). 【文献】785.

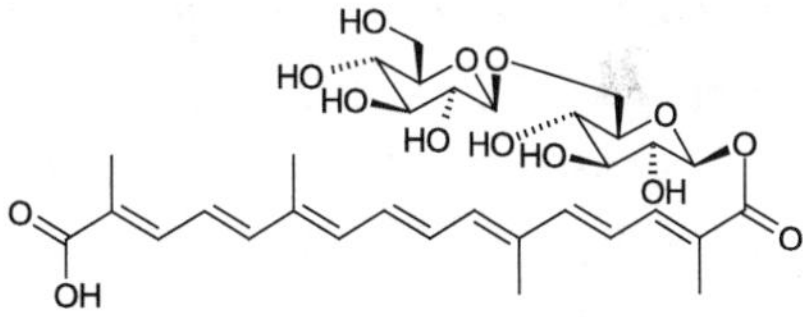

568 Crocusatin H 藏红花亭 H*

$C_{12}H_{20}O_4$ (228.29). 无色针状结晶, $[\alpha]_D^{25}$ = +43° (c = 0.02, 甲醇). 【类型】阿朴类胡萝卜素. 【活性】酪氨酸酶抑制剂 (蘑菇酪氨酸, Mason/Peterson 分光光度法, IC_{50} = 0.87mmol/L, 对照熊果苷, IC_{50} = 24 mmol/L, 对苯二酚, IC_{50} = 4.5mmol/L, 麹酸, IC_{50} = 235μmol/L)[785]. 【来源】藏红花 *Crocus sativus* (花的红柱头: 产率 = 0.00035%干重). 【文献】785.

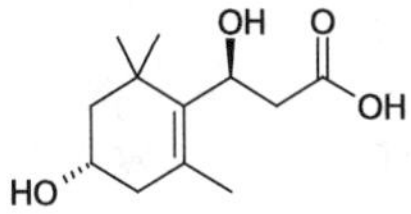

3. 黄 酮 类

3.1 黄 酮 类

569 Acacetin 刺槐素

5,7-Dihydroxy-4'-methoxyflavone [480-44-4] $C_{16}H_{12}O_5$ (284.27). 黄色针状晶体 (95%乙醇), mp 263℃, 溶于乙醇. 【类型】黄酮类. 【活性】抗炎 (鼠, orl, 25~100mg/kg, 减少甲醛致炎; 鼠, orl, 50~100mg/kg, 减少肠血管渗透性和脆性); 解痉; 类似维生素 P 样作用 (似槲皮黄酮样作用); LD_{50} (鼠) = 933mg/kg. 【来源】刺槐花 *Robinia pseudoacacia*, 蜂胶 *Apis mellifera ligustica*, 藿香 *Agastache rugosus*, 剪秋罗毛蕊花 *Verbascum lychnites*, 菊花 *Chrysanthemum morifolium* [Syn. *Dendranthema morifolium*], 痢止蒿 *Ajuga forrestii*, 密蒙花 *Buddleja officinalis*, 野菊花 *Chrysanthemum indicum*, *Nuxia sphaerocephala* (叶). 【文献】1, 7, 39, 51, 79, 727, 1022.

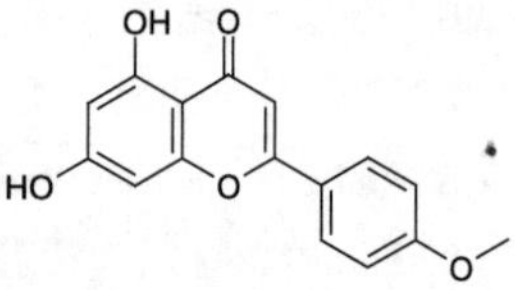

570 Aloeresin H 芦荟树脂 H

$C_{38}H_{42}O_{17}$ (770.75). 【类型】黄酮类. 【活性】抗炎 [*in vivo*, 巴豆油导致的小鼠耳肿, 1.0μmol/cm^2, 肿块从 (6.9±0.3)mg 降到 (4.8±0.3)mg, 抑制率 = 30%, 对照消炎痛(茚甲新), 0.3μmol/cm^2, 肿块降到(2.7±0.2)mg, 抑制率 = 61%][898]. 【来源】好望角芦荟 *Aloe ferox*. 【文献】898.

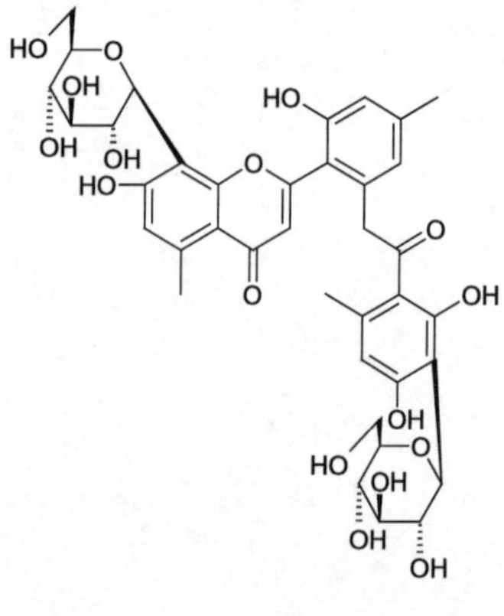

571 Aloeresin I 芦荟树脂 I

$C_{47}H_{48}O_{19}$ (916.90). 无定形粉末, mp 227~229℃ (分解), $[\alpha]_D^{20}$ = −91.7° (*c* = 0.5, 甲醇). 【类型】黄酮类. 【活性】抗炎 [*in vivo*, 巴豆油导致的小鼠耳肿, 1.0μmol/cm^2, 肿块从(6.9±0.3)mg 降到 (4.2±0.3)mg, 抑制率 = 39%, 对照消炎痛(茚甲新), 0.3μmol/cm^2, 肿块降到(2.7±0.2)mg, 抑制率 = 61%][898]. 【来源】好望角芦荟 *Aloe ferox*. 【文献】898.

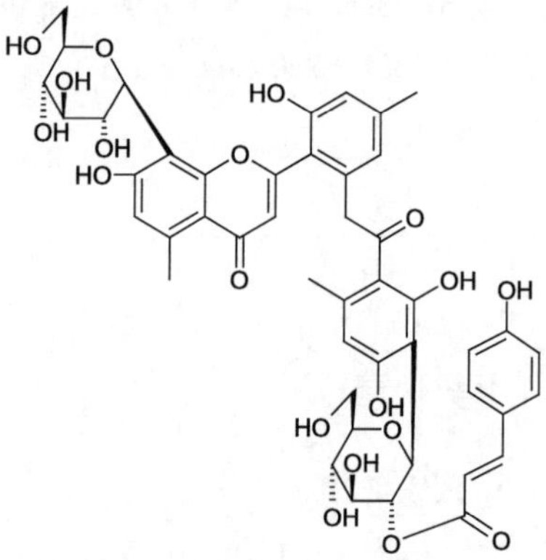

572 Anadanthoflavone 南美豆黄酮

$C_{19}H_{14}O_7$ (354.32). 黄色粉末, mp 290℃ (分解). 【类型】黄酮类. 【活性】12-脂加氧酶抑制剂 [人血小板, IC_{50} = (13±3)μmol/L][864]; 15-脂加氧酶抑制剂 [人网织红细胞, IC_{50} = (17±3)μmol/L][864]. 【来源】细长南美豆 *Anadenanthera colubrine* (地上部分). 【文献】864.

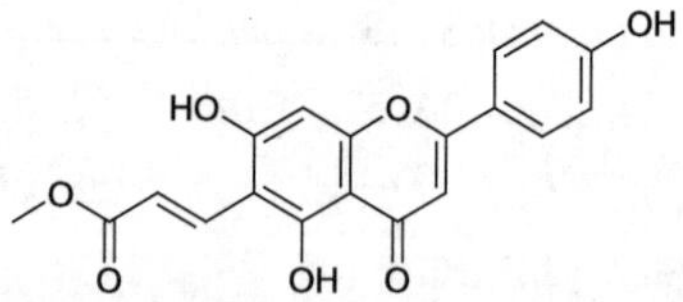

573 Anhydroicaritin-3-*O*-α-*L*-rhamnosyl-7-*O*-β-*D*-glucopyranoside 脱水淫羊藿素-3-*O*-α-*L*-鼠李糖基-7-*O*-β-*D*-吡喃葡萄糖苷 (淫羊藿黄酮苷; 淫羊藿苷)

Icariin [489-32-7] $C_{33}H_{40}O_{15}$ (676.68). 【类型】黄酮类. 【活性】抗高血压 (兔, 缓和降压); 冠状动脉扩张剂 (增加冠脉血流, 使用源植物箭叶淫羊藿, 用于治疗 AP 综合征); 解毒剂 (明显降低丙氨酸转氨酶和山梨醇脱氢酶的释放, 1~20μg/mL, 解毒率 = 76%)[1022]; 增加缺氧的耐受性 (筒箭毒处理的大鼠脑缺氧)[1022]; 成骨细胞分化刺激剂 (促进成骨细胞合成分泌碱性磷酸酶和 I 型胶原蛋白)[1022]; 细胞毒 (白血病细胞)[1022]; 血管扩张剂[1022]; 免疫增强 (小鼠)[1022]; 抗肿瘤[1022]. **【来源】**朝鲜淫羊藿 *Epimedium koreanum* (地上部分: 含量范围 = 0.72%~3.69%, 平均含量 = 1.61%[1025]), 川滇淫羊藿 (宝兴淫羊藿) *Epimedium davidii* (地上部分: 含量 = 0.72%[1025]), 川鄂淫羊藿 *Epimedium fargesii* (地上部分: 含量 = 0.66%[1025]), 川西淫羊藿 *Epimedium elongatum* (地上部分: 含量 = 0.48%[1025]), 粗毛淫羊藿 *Epimedium acuminatum* (地上部分: 2 产地平均含量 = 1.14%[1025]), 大花淫羊藿 *Epimedium grandiflorum*, 箭叶淫羊藿 *Epimedium sagittatum* (地上部分: 含量范围 = 0.33%~1.60%, 平均含量 = 1.11%[1025]), 柔毛淫羊藿 *Epimedium pubescens* (地上部分: 含量范围 = 0.29%~1.62%, 平均含量 = 1.21%[1025]), 四川淫羊藿 *Epimedium sutchuenense* (地上部分: 含量 = 0.57%[1025]), 巫山淫羊藿 *Epimedium wushanense* (地上部分: 含量范围 = 0.44%~2.78%, 平均含量 = 1.26%[1025]), 无距淫羊藿 *Epimedium ecalcaratum* (地上部分: 含量 = 0.67%[1025]), 淫羊藿 *Epimedium brevicornum* (地上部分: 含量范围 = 1.01%~8.81%[1022], 平均含量 = 1.27%[1025]). **【文献】**2, 92, 119, 164, 170, 171, 1022, 1025.

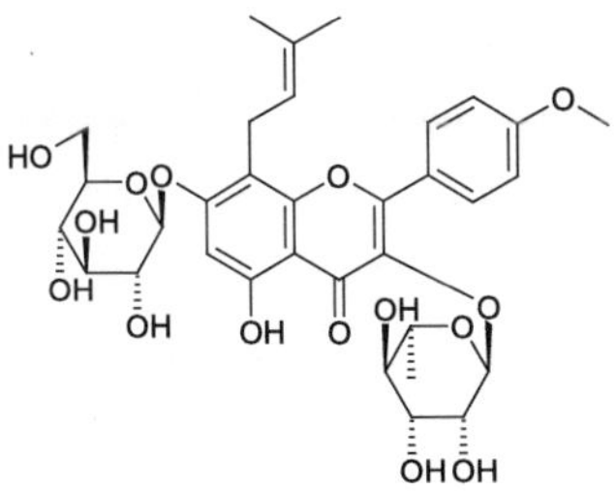

574 Apigenin 芹菜苷元 (芹菜素)

[520-36-5] $C_{15}H_{10}O_5$ (270.24). 亮黄色晶体 (甲醇), mp 344~347℃; 346~347℃. **【类型】**黄酮类. **【活性】**抗高血压; 抗菌; 抗溃疡 (大鼠, 胃溃疡); 解痉 (平滑肌); 利尿剂; 醛糖还原酶抑制剂 (IC_{50} = 2.2 μmol/L, 对照依帕司他 IC_{50} = 0.072μmol/L)[761]; 在豌豆与豌豆根瘤菌相互作用时, 起结瘤信号作用; 苯二氮䓬受体结合活性 [IC_{50} = (30±4)μmol/L, 对照 Diazepam, IC_{50} = (0.05±0.01)μmol/L][954]; 抗炎 (IL-5 抑制剂, 浓度依赖方式, 平均 IC_{50} = 16.4μmol/L)[725]; 抗炎 (巨噬细胞, COX-2 抑制剂, 抑制 COX-2 的表达)[724]; 抗炎 (NO 生成抑制剂)[724]; 血小板聚集抑制剂[724]; 抗氧化剂 [Takamatsu DCFH 方法, 骨髓单核 HL-60 细胞, IC_{50} = (27.8±1.6)μg/mL; 对照 NDGA, IC_{50} = (0.7± 0.3)μg/mL, 抗坏血酸, IC_{50} = (1.9±0.7) μg/mL, Trolox, IC_{50} = (1.4±0.5)μg/mL][615]; 细胞毒 [XTT 实验, HL-60 细胞, IC_{50} > 25.0μg/mL; 对照 NDGA, IC_{50} = (2.6± 0.2)μg/mL, 抗坏血酸, IC_{50} > 10.0μg/mL, Trolox, IC_{50} > 10.0μg/mL][615]; 抗氧化剂 (DPPH 清除剂, 10μmol/L, 清除率 = 18%, 对照丁化羟基甲苯, 10μmol/L, 清除率 = 43%)[935]. **【来源】**白果叶 *Ginkgo biloba*, 百里香 *Thymus serpyllum*, 北野菊 *Chrysanthemum boreale*, 粗硬毛滇紫草* *Onosma hispida* (全株), 分枝珀菊* *Amberboa ramosa*, 蜂胶 *Apis mellifera ligustica*, 广藿香 *Pogostemon cablin* [Syn. *Mentha cablin*], 旱芹变种 *Apium graveolens* var. *dulce*, 虎杖 *Polygonum cuspidatum*, 鸡眼草 *Kummerowia striata*, 假马齿苋 *Bacopa monniera* (全株: 产率 = 0.00004%鲜重)[791], 卷柏 *Selaginella tamariscina*, 兰屿白芨 *Bletilla formosana* (全株), 狼杷草 *Bidens tripartita* (全株: 平均含量 = 0.043%[1025]), 老鼠簕 *Acanthus ilicifolius*, 鹿草 *Rhaponticum carthamoides*, 麻黄 *Ephedra sinica*, 密蒙花 *Buddleja officinalis*, 南川冠唇花 *Microtoena prainiana* (茎: 产率 = 0.00017%干重)[826], 牛舌头 *Sonchus arvensis*, 日本花柏 *Chamaecyparis pisifera* (叶), 三齿拉瑞阿 *Larrea tridentata* (叶)[615], 三尖杉 *Cephalotaxus fortunei*, 山莴苣 *Lactuca indica* (新鲜全株: 产率 = 0.00043%鲜重)[797], 水母雪莲花 *Saussurea medusa* (全株), 四齿四棱草 *Schnabelia tetradonta* (地上部分: 产率 = 0.00002%干重)[792], 台湾粗榧 *Cephalotaxus wilsoniana* (叶: 产率 = 0.00029%干重)[829], 甜山竹子* *Garcinia dulcis* (果实), 无患子叶 *Sapindus mukorossi*, 无距耧斗菜 *Aquilegia ecalcarata* (全株: 产率 = 0.00022%干重)[506], 雄蕊状鼠尾草* *Salvia staminea*, 芫花

Daphne genkwa (干燥花蕾: 19 产地平均含量 = 0.444%[1044]), 洋蓍草 *Achillea millefolium*, 药用丹参叶* *Salvia officinalis*, 药用蒲公英 *Taraxacum officinale*, 圆柏 *Sabina chinensis*, 紫葳 *Campsis grandiflora* (花), 存在于许多植物中 (以游离苷元或糖苷的形式非常广泛地分布于植物的茎、根、叶、种子或果实中). 【文献】2, 51, 54, 68, 79, 98, 138, 171, 175, 408, 439, 506, 615, 665, 724, 725, 749, 753, 761, 791, 792, 797, 826, 829, 935, 954, 977, 1022, 1025, 1044.

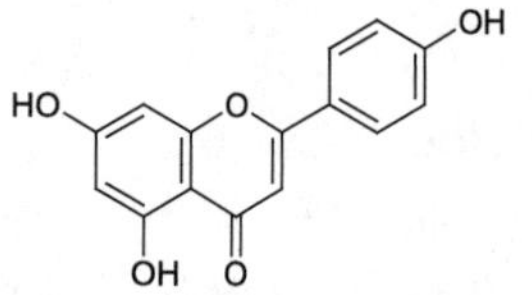

575　Apigenin-7-*O*-glucoside 芹菜苷元-7-*O*-葡萄糖苷 (大波斯菊苷; 烟锅草苷)

Thalictiin; Cosmosiin; Apigenside [578-74-5] $C_{21}H_{20}O_{10}$ (432.39). 黄色粉末, mp 178~180℃, $[\alpha]_D^{25} = -62°$ (c = 0.45, 甲醇); mp 238.0~239.5℃. 【类型】黄酮类. 【活性】细胞毒 (KB 口腔表皮样癌, ED_{50} = 3.5μg/mL, Hep3B 肝细胞瘤, ED_{50} = 8.7μg/mL)[693]; 醛糖还原酶抑制剂 (IC_{50} = 4.4μmol/L, 对照物依帕司他, IC_{50} = 0.072μmol/L)[761]; 醛糖还原酶抑制剂 (大鼠晶状体, IC_{50} = 23μmol/L, 对照依帕司他, IC_{50} = 0.072 μmol/L)[684]; 豌豆和豌豆根瘤共生时起结瘤信号作用; 抗炎 (IL-5 抑制剂, 浓度依赖方式, 平均 IC_{50} = 14.2 μmol/L)[725]; 抗氧化剂 (抗溶血, *in vitro*, AAPH-诱导的红细胞溶血, IC_{50} = 88.4μmol/L; 对照 Trolox, IC_{50} = 101μmol/L)[801]. 【来源】百日草 *Zinnia elegans*, 粗硬毛滇紫草* *Onosma hispida* (全株), 粗壮女贞 *Ligustrum robustum* (叶: 产率 = 0.0021%干重)[801], 大波斯菊 *Cosmos bipinnata*, 广藿香 *Pogostemon cablin* [Syn. *Mentha cablin*], 鸡眼草 *Kummerowia striata*, 菊花 *Chrysanthemum morifolium* [Syn. *Dendranthema morifolium*] (干燥头状花序: 9 产地杭白菊平均含量 = 0.54%[1039]), 水母雪莲花 *Saussurea medusa* (全株), 台湾粗榧 *Cephalotaxus wilsoniana* (小枝), 仙鹤草 *Agrimonia pilosa* var. *japonica*, 雄蕊状鼠尾草* *Salvia staminea*, 烟锅草 *Thalictrum thunbergii*, 药用蒲公英 *Taraxacum officinale*, 野菊花 *Chrysanthemum indicum*. 【文献】2, 6, 68, 170, 171, 684, 693, 725, 749, 761, 801, 977, 1039.

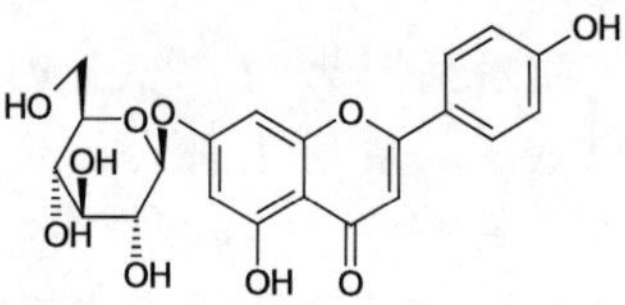

576　Apigenin-7-*O*-neohesperidoside 芹菜苷元-7-*O*-新陈皮糖苷 (野漆树苷)

Rhoifolin; Rhoifoloside [17306-46-6] $C_{27}H_{30}O_{14}$ (578.53). mp 205~208℃, 245℃. 【类型】黄酮类. 【活性】抗肿瘤 (对 TPA 诱导的 EB 病毒早期抗原 EBV-EA 有较弱的抑制活性); 抗高血压 (清醒的自发性高血压大鼠); 黄嘌呤氧化酶抑制剂 (50μg/mL, 抑制率 = 12.9%); 抗氧化剂 (四氯化碳诱导的大鼠肝微粒体脂质过氧化, 100μmol/L 抑制率 = 37.9%, $FeSO_4$+半胱氨酸诱导的大鼠肝微粒体脂质过氧化, 100μmol/L 抑制率 = 70.1%; IC_{50} = 66.1μmol/L); 抗氧化剂 (抗溶血, *in vitro*, AAPH-诱导的红细胞溶血, IC_{50} = 95.9μmol/L; 对照 Trolox, IC_{50} = 101μmol/L)[801]. 【来源】粗壮女贞 *Ligustrum robustum* (叶: 产率 = 0.0022%干重[801]), 独一味 *Lamiophlomis rotata* [Syn. *Phlomis rotata*], 枸橘 *Poncirus trifoliata*, 枸橘叶 *Poncirus trifoliata*, 化州柚 (化橘红; 毛橘红) *Citrus grandis* var. *Tomentosa* (近成熟外层果皮: 平均含量 = 0.655%[1025]), 林背子 *Toxicodendron succedaneum* [Syn. *Rhus succedanea*], 络石藤 *Trachelospermum jasminoides*, 野漆树叶 *Rhus sylvestris*, 柚 (光七爪; 光橘红) *Citrus grandis* (近成熟外层果皮: 平均含量 = 0.090%[1025]), 枳实 *Citrus aurantium*. 【文献】6, 171, 310, 338, 339, 340, 801, 1025.

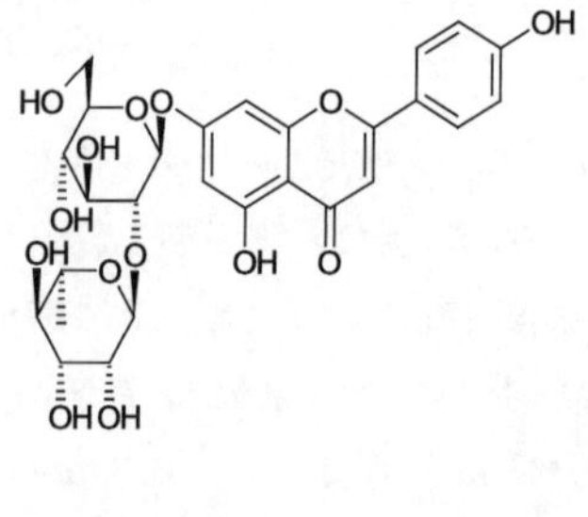

577 Baicalein 黄芩素 (黄芩苷元)

Noroxylin [491-67-8] $C_{15}H_{10}O_5$ (270.24). 【类型】黄酮类. 【活性】抗过敏; 抗炎 (细胞因子网络调节器: 提高 RAW264.7 细胞中的 TNF-α 水平)[725]; 抗炎 (抑制几种趋化因子如 CXC, CC 和人白细胞或趋化因子受体感染的细胞结合)[725]; 抗炎 [预防人成纤维细胞中由 IL-4 加 TNF-α 刺激的嗜伊红细胞趋化因子 eotaxin 的产生 (IC_{50} = 1.8μg/mL) 和 mRNA 嗜伊红细胞趋化因子的表达][725]; 抗炎 (巨噬细胞, IL-12 生成抑制剂, 脂多糖诱导的, 抑制 NF-κB 结合)[993]; 减少反应性氧中间体的积聚 (人中性粒细胞和单核细胞, fMLP 或 PMA 诱导的, IC_{50} = 1.5~64.5μmol/L)[725]; 整合蛋白 MAC-1 抑制剂 [fMLP 诱导的, 降低 MAC-1(CD11b/CD18)在表面上表达上升和依赖于 MAC-1 的中性粒细胞黏附][725]; 抗炎 (人视网膜色素上皮细胞株, IL-6 和 IL-8 阻断剂, 阻断 IL-6 和 IL-8 产生和表达, IC_{50} = 1~40μmol/L)[725]; 利胆剂; 利尿剂; 抗血栓形成 (通过凝血酶延长血纤维蛋白原的凝固时间, 高浓度); 乙二醛酶 I 抑制剂; 脂加氧酶抑制剂 [*in vitro*, IC_{50} = (22.5±0.3)μmol/L][446]; 脂加氧酶抑制剂 [EC1.13.11.12, IC_{50} = (22.4±1.3) μmol/L][605]; 脂加氧酶抑制剂 [*in vitro*, IC_{50} = (22.4±1.3) μmol/L][707]; 脂加氧酶抑制剂 [Ⅰ-B 型 EC1.13.11.12, IC_{50} = (22.6±0.05)μmol/L][733]; 脂加氧酶抑制剂 [EC1.13.11.12, IC_{50} = (22.0±0.05)μmol/L, 混合型, *K*i = (18.0±0.02)μmol/L][749]; 12-脂加氧酶抑制剂 (10μg/mL, 抑制率 = 56.23%)[923]; 降血脂; 白细胞弹性蛋白酶 MMP-2/9 抑制剂[725]; 抗炎 (大鼠腹膜巨噬细胞中 5-脂加氧酶的选择性抑制剂; 大鼠腹膜巨噬细胞中 LTC_4 的选择性抑制剂, IC_{50} = 9.5μmol/L; 口服时改善数种实验性大肠炎的症状, 如体重减轻、血红蛋白低和直肠出血, 只有黄芩苷元有效, 黄芩苷和汉黄芩素无效); 抑制 TPA 导致的鼠耳皮肤水肿; 鼠皮肤中鸟氨酸脱羧酶抑制剂; 鼠皮肤中髓过氧化物酶抑制剂; 抗大鼠水肿; 15-脂加氧酶抑制剂)[724]; 抗炎 (NO 生成抑制剂)[724]; 细胞毒 (KU-1 人膀胱癌细胞, EJ-1 人膀胱癌细胞, MBT-2 鼠膀胱癌细胞, *in vitro* 以剂量依赖方式抑制细胞增殖, 活性比黄芩苷弱)[956]; 细胞毒 (LXFL529L 人大细胞肺癌细胞和 HL-60, 在微克分子浓度范围抑制细胞生长)[956]; 细胞毒 (抑制 MDA-MB-435 人乳腺癌细胞生长, IC_{50} = 6μg/mL, 活性比橙皮素和柚皮素强)[956]; 细胞毒 (抑制雌激素受体阳性的 MCF7 人乳腺癌细胞, 加入雌激素该作用不可逆)[956]; 细胞毒 (抑制人 T 淋巴细胞增殖, IC_{50} = 5μmol/L)[956]; 细胞毒 (BxPC3 人胰腺癌细胞, IC_{50} = 50μg/mL, PLC/PRF/5 人肝癌细胞, HepG2 人肝癌细胞, 抑制细胞生长)[956]; cAMP 磷酸二酯酶抑制剂 (抑制特定的 cAMP 异构酶家族 PDE4, IC_{50} = 10μmol/L)[956]; DNA 拓扑异构酶 Ⅱ 抑制剂 (作用机制可能是稳定共价结合的酶-DNA 三元络合物中间体)[956]; α-葡萄糖苷酶抑制剂 (鼠黑色素瘤细胞, 抑制体外入侵和体内代谢)[956]; 黄嘌呤氧化酶抑制剂 (作用强, 因脑癌组织的血清中黄嘌呤氧化酶水平升高, 黄芩素可能用于治疗脑癌)[956]; 酪氨酸激酶抑制剂 (EGFR 的酪氨酸激酶, IC_{50} = 1.1μmol/L, 活性比黄芩苷、汉黄芩素、汉黄芩苷和黄芩新素强)[956]; 酪氨酸激酶抑制剂 (人, T 淋巴细胞中的酪氨酸激酶)[956]. 【来源】并头黄芩 *Scutellaria scordifolia*, 川黄芩 *Scutellaria hypericifolia*, 大车前 *Plantago major*, 滇黄芩 *Scutellaria amoena*, 甘肃黄芩 *Scutellaria rehderiana*, 黄芩 *Scutellaria baicalensis* (干燥根: 20 样本含量范围 = 0.17%~11.94%, 平均含量 = 1.85%[1025]), 丽江黄芩 *Scutellaria likiangensis*, 木蝴蝶 *Oroxylum indicum*, 黏毛黄芩 *Scutellaria viscidula*. 【文献】2, 4, 170, 171, 446, 605, 707, 724, 725, 733, 749, 923, 956, 993, 1022, 1025.

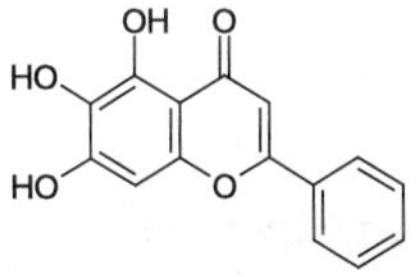

578 Baicalin 黄芩苷 (黄芩素-7-葡萄糖醛酸苷)

Baicalein-7-glucuronide [21967-41-9] $C_{21}H_{18}O_{11}$ (446.37). mp 223℃. 【类型】黄酮类. 【活性】抗过敏; 抗菌; 抗炎 (细胞因子网络调节器: 提高 RAW264.7 细胞中的 TNF-α 水平)[725]; 抗炎 (明显抑制几种趋化因子如 CXC, CC 和人白细胞或趋化因子受体感染的细胞结合, IC_{50} = 15~320μg/mL)[725]; 抗炎 (抑制人外固血单核细胞中在免疫超级抗原葡萄球菌外毒素刺激下 IL-1β, IL-6, TNF-α, IFN-γ, MIP-1α/β 的表达和产生)[725]; 减少反应性氧中间体的积聚 (人中性粒细胞

和单核细胞, fMLP 或 PMA 诱导的, IC_{50} = 1.5~64.5 μmol/L)[725]; 整合蛋白 MAC-1 抑制剂 [fMLP 诱导的, 降低MAC-1(CD11b/ CD18)在表面上表达上升和依赖于 MAC-1 的中性粒细胞黏附][725]; 退热剂; 利胆剂; 利尿剂; 抗高血压; 抗毒素 (减少鼠类马钱子碱中毒的死亡率); 镇静; 肺表面活性剂蛋白A(SP-A)基因表达促进剂 (肺癌细胞株H441, *in vitro*, 依赖剂量和时间方式, SP-A 基因最大表达在 baicalin 浓度为 150nmol/L 作用 48h 时是对照的 1.7 倍)[969]; 抗炎 (抗大鼠水肿; 抑制 C6 大鼠神经胶质瘤细胞中前列腺素 E2 的产生; 抑制 LTB_4 生物合成; 人血小板 12-脂加氧酶抑制剂, 不影响环加氧酶水平)[724]; 抗炎 (NO 生成抑制剂)[724]; 细胞毒 (BxPC3 人胰腺癌细胞, IC_{50} = 20 μg/mL, PLC/PRF/5 人肝癌细胞, HepG2 人肝癌细胞, 抑制细胞生长)[956]; 细胞毒 (KU-1 人膀胱癌细胞, EJ-1 人膀胱癌细胞, MBT-2 鼠膀胱癌细胞, *in vitro* 以剂量依赖方式抑制细胞增殖, 活性比黄芩素和汉黄芩素强)[956]; 细胞毒 (LXFL529L 人大细胞肺癌细胞和 HL-60, 在微克分子浓度范围抑制细胞生长)[956]; 酪氨酸激酶抑制剂 (EGFR 的酪氨酸激酶, IC_{50} > 60μmol/L)[956]. **【来源】** 并头黄芩 *Scutellaria scordifolia*, 川黄芩 *Scutellaria hypericifolia*, 大车前 *Plantago major*, 丹参 *Salvia miltiorrhiza*, 滇黄芩 *Scutellaria amoena*, 甘肃黄芩 *Scutellaria rehderiana*, 黄芩 *Scutellaria baicalensis* (干燥根: 27 产地 10 批样本含量范围 = 4.42%~23.31%, 平均含量 = 13.06%[1025]), 木蝴蝶 *Oroxylum indicum*, 木蝴蝶树皮 *Oroxylum indicum*, 黏毛黄芩 *Scutellaria viscidula*. **【文献】** 2, 4, 5, 6, 170, 171, 724, 725, 956, 969, 1022, 1025.

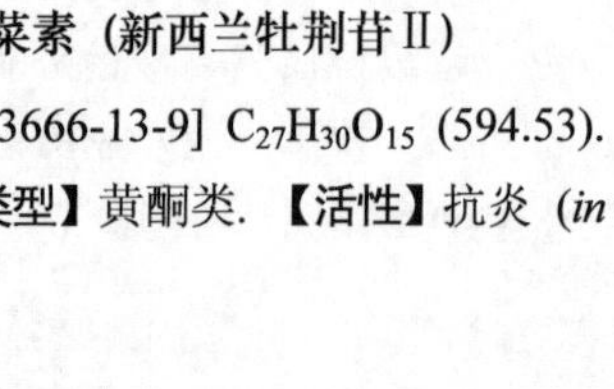

579 6,8-Bis(*C*-*β*-glucosyl)-apigenin 6,8-双(*C*-*β*-葡萄糖基)-芹菜素 (新西兰牡荆苷Ⅱ)

Vicenin 2 [23666-13-9] $C_{27}H_{30}O_{15}$ (594.53). mp 220℃ (分解). **【类型】** 黄酮类. **【活性】** 抗炎 (*in vivo*, 角叉菜胶引起的大鼠趾水肿)[896]; 刺激产卵 (*Papilo xuthus*, 在 *Citrus* 属植物的树叶上). **【来源】** 甘草 *Glycyrrhiza uralensis*, 黄甘草 *Glycyrrhiza kansuensis*, 尖紫苏叶 *Perilla frutescens* var. *acuta* [Syn. *Perilla frutescens* var. *purpurascens*], 柠檬皮 *Citrus limon*, *Lychnophora ericoides* (鲜叶), 小麦 *Triticum aestivum* [Syn. *Triticum vulgare*], 新西兰牡荆 *Vitex lucens*, 婆罗门参属 *Tragopogon* sp., 槐属 *Sophora* sp. **【文献】** 2, 6, 170, 171, 896.

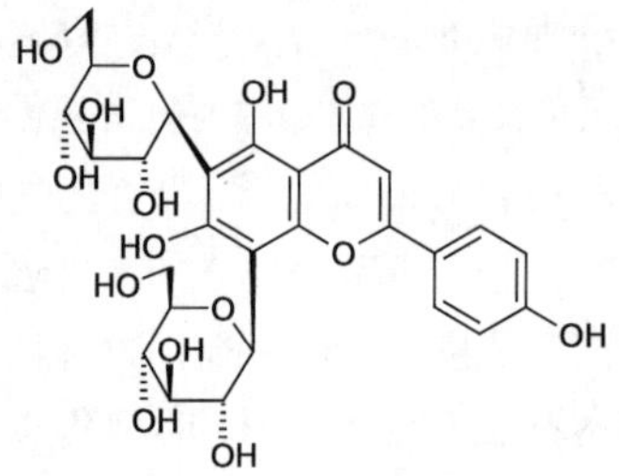

580 Chrysin 白杨素

5,7-Dihydroxyflavone [480-40-0] $C_{15}H_{10}O_4$ (254.24). 黄色颗粒状晶体 (甲醇), mp 266~268℃. **【类型】** 黄酮类. **【活性】** 抗 HIV (抑制 HIV 复制, EC_{50} = 5μmol/L); 抗炎; 抗微生物; 细胞毒 (KB, ED_{50} = 13μg/mL); 诱导产生雌激素合成酶和血红蛋白; 抗组胺 (抑制组胺释放, 大鼠腹膜肥大细胞); 醛糖还原酶抑制剂 (眼晶状体); 碘化甲状腺原氨酸脱碘抑制剂; 抗炎 (COX-2 抑制剂, 抑制 COX-2 的表达)[724]; 血小板聚集抑制剂[724]. **【来源】** 北京杨 *Populus beijingensis* (树皮: 含量 = 0.10%)[1025], 刺果松 *Pinus aristata*, 滇黄芩 *Scutellaria amoena*, 蜂胶 *Apis mellifera ligustica*, 黄芩 *Scutellaria baicalensis*, 加杨 *Populus canadensis* (树皮: 含量 = 0.10%)[1025], 加州山松 *Pinus monticola*, 毛白杨 *Populus tomentosa* (树皮: 含量 = 0.03%)[1025], 木蝴蝶 *Oroxylum indicum*, 乔桧 *Pinus excelsa*, 山杨 *Populus davidiana* (树皮: 含量 = 0.04%)[1025], 小黑杨 *Populus xiaohei* (树皮: 含量 = 0.02%)[1025], 小青杨 *Populus pseudo-simonii* (树皮: 含量 = 0.08%)[1025], 新疆杨 *Populus alba* var. *pyramdalis* (树皮: 含量 = 0.01%)[1025], 银白杨 *Populus alba* (树皮: 含量 = 0.01%)[1025], 杨属 *Populus* sp., 艾斯卡罗属 *Escallonia* sp. **【文献】** 2, 5, 79, 171, 275, 724, 1022, 1025.

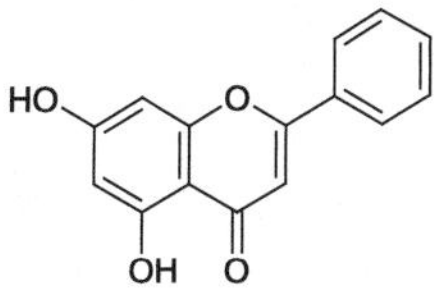

581 Chrysoeriol 金圣草(黄)素

Crysoeriol; 3'-Methoxy-4',5,7-trihydroxyflavone [491-71-4] $C_{16}H_{12}O_6$ (300.27). 【类型】黄酮类. 【活性】抗肿瘤 (抑制DMBA诱导的肿瘤前期损伤 *in vitro*, MMOC实验, IC_{50} = 36μmol/L; 对照 Sulforaphane, IC_{50} = 11 μmol/L)[812]; 抗肿瘤 (抑制 3,4-苯并芘的致癌作用, 抑制苯并芘代谢); 细胞毒 (P_{388}, ED_{50} = 1.9μg/mL); cAMP磷酸二酯酶抑制剂 (*in vitro*, IC_{50} = 269μmol/L); 细胞毒 (培养鼠肝癌细胞 Hepa1c1c7, 诱导醌还原酶测定)[895]; 抗过敏及抗炎 (抑制嗜碱粒细胞释放组胺, 抑制中性粒细胞释放 β-葡萄糖醛酸酶); 醛糖还原酶抑制剂 (10μmol/L, 抑制率 = 31.3%); 黄嘌呤氧化酶抑制剂 (50μg/mL, 抑制率 = 61.5%, IC_{50} = 14.0μmol/L); 抗促凝 (抑制白介素 I 诱导的人单核细胞组织因子的表达, IC_{50} = 2.6μmol/L); 抗补体活性. 【来源】毒灰毛豆 *Tephrosia toxicaria* (茎: 产率 = 0.00017%干重)[812], 黄花蒿(青蒿) *Artemisia annua*, 金银花 *Lonicera japonica*, 攀援鱼藤 *Derris scandens* (茎), 三尖杉 *Cephalotaxus fortunei*, 香豆 *Dipteryx odorata* (基盘和根). 【文献】2, 171, 305, 306, 307, 308, 309, 310, 311, 312, 608, 812, 895.

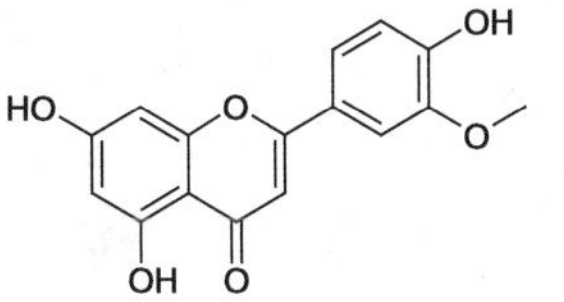

582 Cinaroside 木犀草素-7-*O*-葡萄糖苷

Luteolin-7-*O*-glucoside; Cymaroside [5373-11-5] $C_{21}H_{20}O_{11}$ (448.39). 黄色颗粒状晶体, mp 255~260℃; $[\alpha]_D^{20}$ = −48° (c=0.15, 乙醇). 【类型】黄酮类. 【活性】醛糖还原酶抑制剂 (IC_{50} = 0.99μmol/L, 对照依帕司他, IC_{50} = 0.072 μmol/L)[684,761]; 诱食剂 (柳十星叶甲 *Chrysomela vigintipunctata*); 抗锥虫 (*Trypanosoma brucei rhodesiense*, IC_{50} = 60.6μg/mL, 对照米拉索普, IC_{50} = 0.00098μg/mL; *Trypanosoma cruzi*, IC_{50} > 90 μg/mL, 对照苄硝唑, IC_{50} = 1.06μg/mL)[880]; 抗利什曼原虫 (杜氏利什曼原虫, IC_{50} = 1.1μg/mL, 对照米替福新, IC_{50} = 0.102μg/mL)[880]; 抗疟疾 (恶性疟原虫, IC_{50} = 2.4μg/mL, 对照青蒿素, IC_{50} = 0.0022μg/mL)[880]; 细胞毒 (L6, IC_{50} > 90μg/mL, 对照鬼臼毒素, IC_{50} = 0.008μg/mL)[880]; 抗炎 (细胞因子网络调节器: 抑制巨噬细胞 RAW264.7 中脂多糖刺激的 TNF-α 和 IL-6 的释放, IC_{50} = 50μmol/L)[725]; 抗氧化剂 (DPPH 清除剂, DPPH 自由基 15μmol/L: 10μmol/L, 清除率 = 38.0%; 对照丁基羟基茴香醚, 10μmol/L, 清除率 = 23.0%; 维生素 E, 10μmol/L, 清除率 = 41.1%)[613]. 【来源】大车前 *Plantago major*, 虎杖 *Polygonum cuspidatum*, 黄花蒿(青蒿) *Artemisia annua*, 假灰色九里香婆婆纳* *Veronica thymoides* ssp. *pseudocinerea*[613], 荆芥 *Schizonepeta tenuifolia* [Syn. *Nepeta tenuifolia*], 菊花 *Chrysanthemum morifolium* [Syn. *Dendranthema morifolium*] (干燥头状花序: 20 产地含量范围 = 0.009%~0.472%,平均含量 = 0.154%)[1025], 葎草 *Humulus japonicus* [Syn. *Humulus scandens*], 水母雪莲花 *Saussurea medusa* (全株), 夏枯草 *Prunella vulgaris*, 仙鹤草 *Agrimonia pilosa* var. *japonica*, 岩青兰 *Dracocephalum rupestre* (全株: 平均含量 = 0.33%)[1025], 药用蒲公英 *Taraxacum officinale*, 野菊花 *Chrysanthemum indicum*, 斩龙剑 *Veronicastrum sibiricum*, 棕盔糙苏* *Phlomis brunneogaleata*, 柳属 *Salix* sp. 【文献】2, 4, 68, 85, 170, 171, 433, 613, 684, 725, 761, 880, 1025.

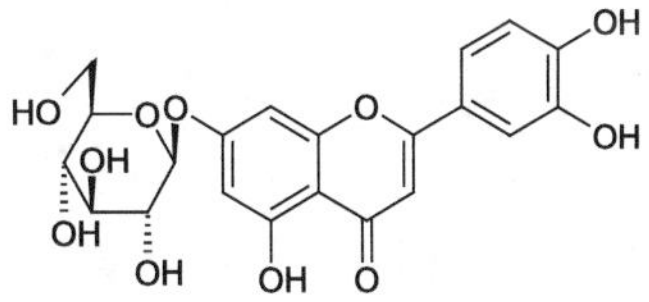

583 Cirsiliol 条叶蓟素

[34334-69-5] $C_{17}H_{14}O_7$ (330.30). 【类型】黄酮类. 【活性】花生四烯酸 5-脂加氧酶选择性抑制剂[170]; 抗炎 (口服, 抑制角叉菜胶诱导的鼠趾水肿)[724]; 5-脂加氧酶抑制剂 (大鼠嗜碱性白血病细胞和豚鼠腹膜分叶核白细胞, IC_{50} =0.1μmol/L)[724]. 【来源】黄花蒿(青蒿) *Artemisia annua*, 条叶蓟 *Cirsium lineare*, 药用丹参* *Salvia officinalis*, 极香蓍草* *Achillea fragrantissima*. 【文献】2, 170, 171, 724.

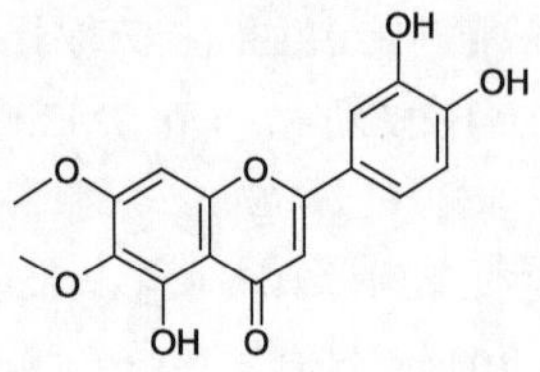

584 Diosmin 香叶木苷

[520-27-4] $C_{28}H_{32}O_{15}$ (608.56). mp 278~280℃. 【类型】黄酮类. 【活性】抗炎 (大鼠, ip, 角叉菜胶引起的足肿胀模型, ED_{50} = 100mg/kg); 类似维生素 C_2 样作用 (豚鼠, 提高毛细血管阻力和减少肾上腺中抗坏血酸的损失); 类似维生素P样作用 (兔, 减少毛细血管渗透性); LD_{50} (鼠, orl) = 10g/kg, LD_{50} (鼠, ip) = 4g/kg. 【来源】八仙草 *Galium aparine*, 白刺花 *Sophora viciifolia*, 白刺花叶 *Sophora viciifolia*, 飞龙掌血 *Toddalia asiatica* [Syn. *Toddalia aculeata*; *Paullinia asiatica*], 佛手 *Citrus medica* var. *sarcodactylis*, 高加索蓝盆花 * *Scabiosa caucasica*, 荠菜 *Capsella bursa-pastoris*, 荠菜子 *Capsella bursa-pastoris*, 林生玄参 *Scrophularia nodosa*, 迷迭香 *Rosmarinus officinalis*, 柠檬 *Citrus limon*, 柠檬皮 *Citrus limon*, 荨麻 *Urtica cannabina*, 入地金牛(两面针) *Zanthoxylum nitidum*, 鹰不泊 *Zanthoxylum avicennae*. 【文献】6, 170, 171, 1022.

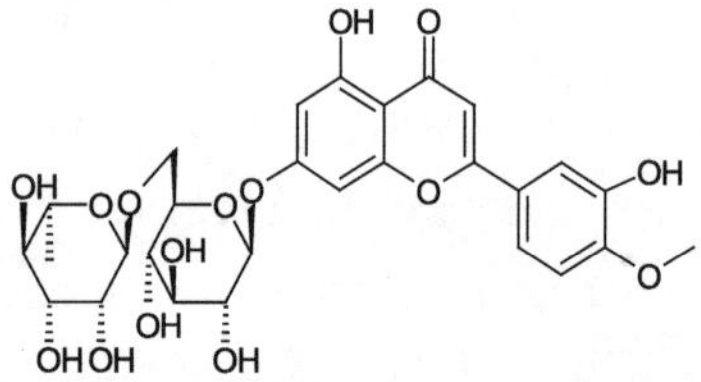

585 Epimedin C 淫羊藿苷C (朝藿定C; 宝藿苷Ⅵ; 4'-甲氧基-5-羟基-8-3,3-二甲基烯丙基黄酮-3-鼠李糖基-(1→2)鼠李糖苷-7-葡萄糖苷)

4'-Methoxy-5-hydroxy-8-3,3-dimethyl allylflavone-3-rhamnosyl-(1→2)rhamnoside-7-glucoside [110642-44-9] $C_{39}H_{50}O_{19}$ (822.82). 黄色粉末, mp 240~245℃, 溶于甲醇. 【类型】黄酮类. 【活性】免疫增强 (小鼠, 显著提高淋巴细胞增生, 恢复产生白介素-2). 【来源】朝鲜淫羊藿 *Epimedium koreanum* (地上部分: 含量范围 = 0.19%~0.89%, 平均含量 = 0.61%)[1025], 川滇淫羊藿 *Epimedium davidii*, 川鄂淫羊藿 *Epimedium fargesii*, 粗毛淫羊藿 *Epimedium acuminatum* (地上部分:含量 = 2.18%)[1025], 箭叶淫羊藿 *Epimedium sagittatum* (地上部分: 含量范围 = 0.39%~1.60%, 平均含量 = 1.09%)[1025], 黔岭淫羊藿 *Epimedium leptorrhizum* (地上部分:含量 = 1.56%)[1025], 柔毛淫羊藿 *Epimedium pubescens* (地上部分: 含量范围 = 1.14%~1.36%, 平均含量 = 1.25%)[1025], 天平山淫羊藿 *Epimedium myrianthum* (地上部分:含量 = 2.22%)[1025], 巫山淫羊藿 *Epimedium wushanense* (地上部分: 含量范围 = 1.63%~3.11%, 平均含量 = 2.37%)[1025], 淫羊藿 *Epimedium brevicornum* (地上部分: 2产地平均含量 = 1.141%)[1025]. 【文献】2, 18, 104, 118, 154, 155, 171, 273, 382, 1025.

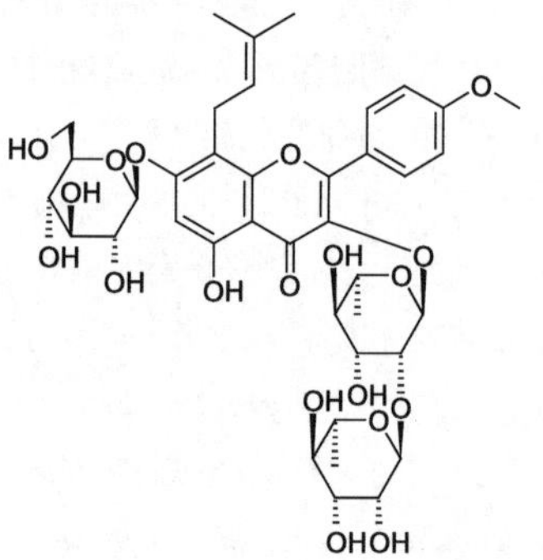

586 Flavone 黄酮

2-Phenylchromone [525-82-6] $C_{15}H_{10}O_2$ (222.25). mp 97℃. 【类型】黄酮类. 【活性】血小板聚集抑制剂 (人); 抑制嗜碱粒细胞释放组胺; 5-脂加氧酶抑制剂; 环加氧酶抑制剂. 【来源】银粉报春 *Primula pulverulenta*, 无漏子 *Phoenix dactylifera*. 【文献】6, 170.

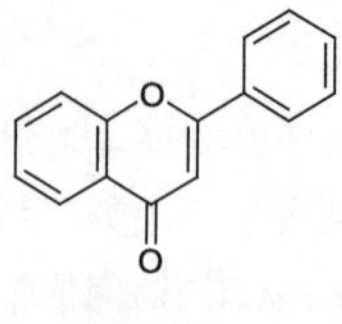

587 Isoscutellarein 异高山黄芩素

8-Hydroxyapigenin; 5,7,8,4'-Tetrahydroxyflavone [41440-05-5] $C_{15}H_{10}O_6$ (286.24). 黄色针状晶体 (乙醇), mp 300~301℃. 【类型】黄酮类. 【活性】抑制流感病毒

(抑制流行性感冒病毒复制 A/WSN/33, IC_{50} = 16 nmol/L); 抗氧化剂 (强烈抑制 Fe^{2+}在大鼠肝细胞线粒体中引起的脂类过氧化作用, 0.5nmol/mg prot, MDA 生成率 = 43.5%, 5.0nmol/mg prot, MDA 生成率 = 0, ED_{50} < 0.5nmol/mg prot); 醛糖还原酶抑制剂 (IC_{50} = 3.2μmol/L); *α*-葡萄糖苷酶抑制剂 (小肠, 50μmol/L, 抑制率 = 14%); AMV-反转录酶抑制剂 (0.1mmol/L, 抑制率 = 22%); 流感病毒涎酶抑制剂 (91μg/mL, 抑制率 =91%). 【来源】黄芩 *Scutellaria baicalensis*, 韩信草 *Scutellaria indica*. 【文献】184.

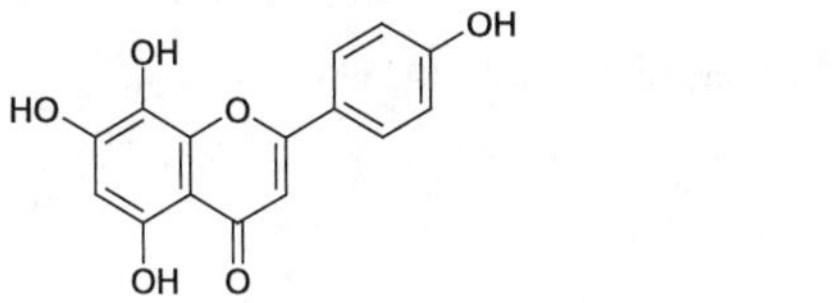

588 Kurarinol 苦参醇

[52482-99-2] $C_{26}H_{30}O_7$ (454.52). 【类型】黄酮类. 【活性】二酰甘油酰基转移酶 DGAT 抑制剂 (*in vitro*, IC_{50} = 8.6μmol/L)[863]; 酪氨酸酶抑制剂 (IC_{50} = 10.6 μmol/L, 对照麹酸, IC_{50} = 11.3μmol/L)[982]. 【来源】苦参 *Sophora flavescens* [Syn. *Sophora angustfolia*]. 【文献】2, 863, 982.

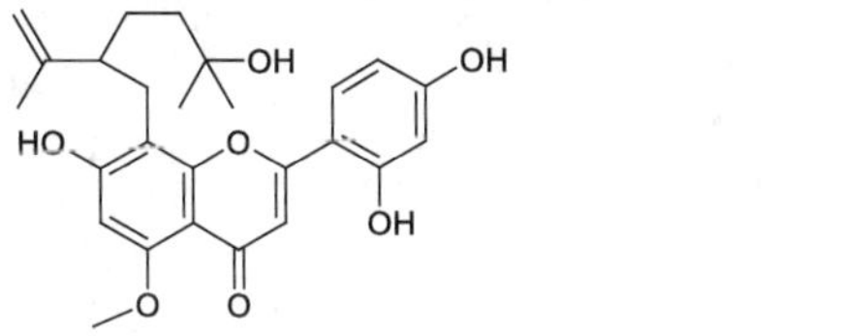

589 Lonicerin 忍冬苦苷

Luteolin-7-*O*-*α*-*L*-rhamnopyranosyl(1→2)-*β*-*D*-glucopyranoside [25694-72-8] $C_{27}H_{30}O_{15}$ (594.53). 晶体 (甲醇), mp 249~251℃. 【类型】黄酮类. 【活性】黄嘌呤氧化酶抑制剂 (50μg/mL, 抑制率 = 20.1%); 醛糖还原酶抑制剂 (大鼠晶状体, 10μmol/L 抑制率 = 91.5%, 1μmol/L 抑制率 = 55.6%); 抗炎 (活性与阿司匹林相当). 【来源】金银花 *Lonicera japonica*, 斩龙剑 *Veronicastrum sibiricum*, 枳实 *Citrus aurantium*, 菊花 *Chrysanthemum morifolium* [Syn. *Dendranthema morifolium*], 忍冬藤 *Lonicera japonica*, 水母雪莲花 *Saussurea medusa*, 香茅 *Cymbopogon citratus*. 【文献】2, 171, 309, 310, 337.

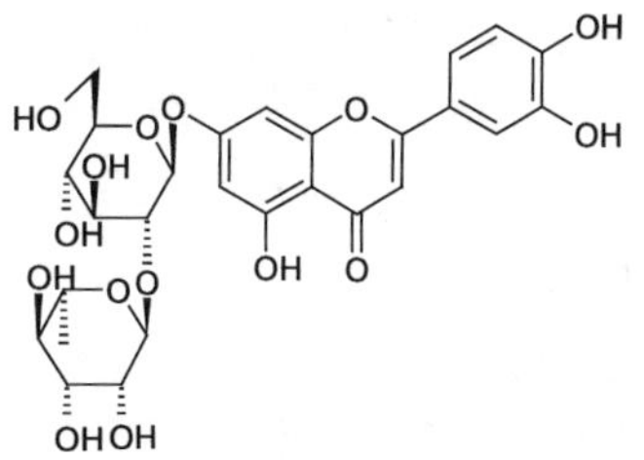

590 Luteolin 木犀草素

5,7,3',4'-Tetrahydroxyflavone [491-70-3] $C_{15}H_{10}O_6$ (286.24). 黄色针晶, mp 328~330℃ (分解). 【类型】黄酮类. 【活性】细胞毒 (NK/LY 腹水癌 *in vitro*); 抗过敏; 抗菌 (金黄色葡萄球菌和枯草杆菌, EC = 1∶35000, 肺炎链球菌、卡他球菌、伤寒杆菌、痢疾杆菌、铜绿假单胞菌和变形杆菌); 抗真菌 (白念珠菌); 抗炎 [大鼠, 植入羊毛球所致, 20mg/(kg·d), 7d]; 解痉 (兔肠 *in vitro*, 豚鼠, 气管平滑肌和回肠); 镇咳 (抑制咳嗽中枢); 祛痰 (大鼠毛细管法, 鼠 PSP 法); 抗病毒 (*H. suis* 病毒); 增强动脉张力和降低静脉内张力 (犬心脏 *in vitro*, 5~10mg); 增加毛细血管的渗透性 (大鼠, 0.5g/kg sc); 免疫增强; 增加冠脉血流; 二氢辅酶Ⅰ (NADH) 氧化酶抑制剂; 碘化甲状腺氨酸脱碘酶抑制剂; 醛糖还原酶抑制剂 (眼晶状体, IC_{50} = 0.45 μmol/L, 对照依帕司他, IC_{50} = 0.072μmol/L)[684,761]; 蛋白激酶 C 抑制剂; 琥珀氧化酶抑制剂; 降血脂 (兔, 减少血清中的胆固醇和三酰甘油); 抗炎 (细胞因子网络调节器: 抑制巨噬细胞 RAW 264.7 中脂多糖刺激的 TNF-*α* 和 IL-6 的释放, IC_{50} < 1μmol/L)[725]; 抗炎 (*in vivo*, 抑制 TNF-*α* 的产生, 减轻 PMA 和唑酮诱导的过敏性耳水肿)[725]; 抗炎 (鼠肝, 明显降低脂多糖刺激的 ICAM-1 的表达)[725]; 抗炎 (处理气管支气管狭窄和支气管 hyperreactivity, 降低 IL-4 和 IL-5 水平, 建议作为研发治哮喘病新药的先导化合物)[725]; 抗炎 (IL-5 抑制剂, 浓度依赖方式, 平均 IC_{50} = 18.7μmol/L)[725]; 抗炎 (COX-2 抑制剂, 大鼠肾骨髓, 中等活性)[724]; 15-脂加氧酶抑制剂[724]; 抗炎 (NO 生成抑制剂)[724]; 抗 HIV; LD_{50} (鼠, ip) = 180mg/kg. 【来源】大车前 *Plantago major*, 淡黄木犀草 *Reseda luteola* (1832 年首次由此植物分离), 黑水缬草 *Valeriana amurensis*, 黄褐毛忍冬 *Lonicera* *fulvotomentosa*, 黄花蒿(青蒿) *Artemisia annua*, 鸡眼草 *Kummerowia striata*, 假马齿苋 *Bacopa monniera* (全株: 产率 = 0.0001%鲜重)[791], 金沸草 *Inula japonica*, 金银花(忍冬) *Lonicera japonica* (花蕾: 含量范围 = 0.45%~5.18%), 荆芥 *Schizonepeta tenuifolia* [Syn. *Nepeta tenuifolia*], 菊花 *Chrysanthemum morifolium* [Syn. *Dendranthema morifolium*] (干燥头状花序: 24 产地含量范围 = 0.002%~0.105%, 平均含量 = 0.0563%)[1025], 狼杷草 *Bidens tripartita* (全株: 平均含量 = 0.171%)[1025], 落花生 *Arachis hypogaea*, 密蒙花 *Buddleja officinalis*, 南川冠唇花 *Microtoena prainiana* (茎: 产率 = 0.00007%干重)[826], 山莴苣 *Lactuca indica* (新鲜全株: 产率 = 0.0024%鲜重)[797], 湿生扁蕾 *Gentianopsis paludosa*, 水母雪莲花 *Saussurea medusa* (全株), 无距耧斗菜 *Aquilegia ecalcarata* (全株: 产率 = 0.00017%干重)[506], 夏枯草 *Prunella vulgaris*, 雄蕊状鼠尾草* *Salvia staminea*, 药用蒲公英 *Taraxacum officinale*, 野菊花 *Chrysanthemum indicum*, 芫花 *Daphne genkwa* (干燥花蕾: 19 产地平均含量 = 0.048%)[1044], 存在于许多植物中 (豆科多种植物 family Fabaceae spp., 木犀草科多种植物 family Resedaceae spp., 大戟科多种植物 family Euphorbiaceae spp., 伞形科多种植物 family Apiaceae spp., 玄参科多种植物 family Scrophulariaceae spp., 菊科多种植物 family Asteraceae spp., 半日花科多种植物 family Cistaceae spp., 和西番莲科多种植物 family Passifloraceae spp.). 【文献】2, 4, 51, 142, 170, 171, 273, 506, 684, 724, 725, 761, 791, 797, 826, 977, 1022, 1025, 1044.

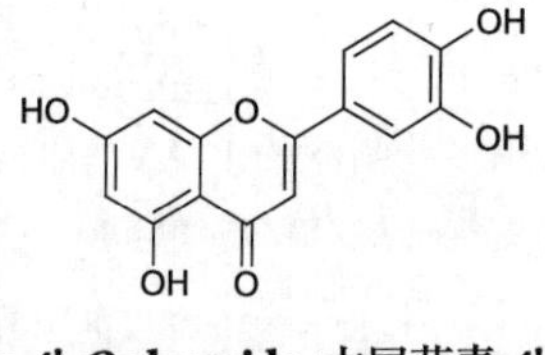

591 Luteolin-4'-*O*-glucoside 木犀草素-4'-*O*-葡萄糖苷

[6920-38-3] $C_{21}H_{20}O_{11}$ (448.39). mp 168~178℃. 【类型】黄酮类. 【活性】抗炎 (IL-5 抑制剂, 浓度依赖方式, 平均 IC_{50} = 3.7μmol/L)[725]; 黄嘌呤氧化酶抑制剂 (IC_{50} = 2.0 μmol/L); cAMP 磷酸二酯酶抑制剂 (IC_{50} = 79μmol/L); 醛糖还原酶抑制剂 (IC_{50} = 4.8 μmol/L, 对照依帕司他, IC_{50} = 0.072μmol/L)[761]. 【来源】鸡眼草 *Kummerowia striata*, 络石藤 *Trachelospermum jasminoides*, 牧地香豌豆 *Lathyrus pratensis*, 鼠曲草 *Gnaphalium affine* [Syn. *Gnaphalium multiceps*], 水母雪莲花 *Saussurea medusa* (全株). 【文献】6, 171, 319, 351, 725, 761.

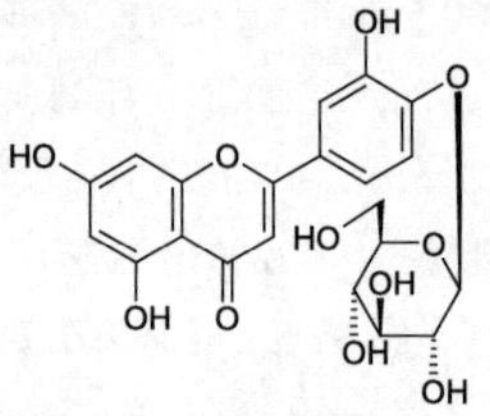

592 Morusin 桑辛素 (桑色烯)

Mulberrochromene [62596-29-6] $C_{25}H_{24}O_6$ (420.47). 淡黄色菱形晶体 (己烷–乙醚), mp 214~216℃; 黄色晶体 (己烷–二氯甲烷), mp168~169℃; mp 232~235℃. 【类型】黄酮类. 【活性】抗过敏; 抗炎 (NO 生成抑制剂)[724]; 细胞毒 (人淋巴细胞, IC_{50} = 8.18μg/mL); 抗 HIV (*in vitro*, 人 HIV, EC_{50} = 2.91μg/mL); Na^+,K^+-ATP 酶抑制剂; 花生四烯酸加氧酶抑制剂 (哺乳动物, IC_{50} = 1.6~3.4μmol/L); 细胞毒 (鳃足虫 *Artemia salina* 实验, LC_{50} = 67.8μg/mL)[546]. 【来源】蒙桑 *Morus mongolica* (根皮: 产率 = 0.00055%半干重)[508], 桑白皮 *Morus alba*, 桑叶 *Morus alba*, 桑枝 *Morus alba*, 波罗蜜属 *Artocarpus fretessi* (树皮). 【文献】6, 184, 273, 508, 546, 724.

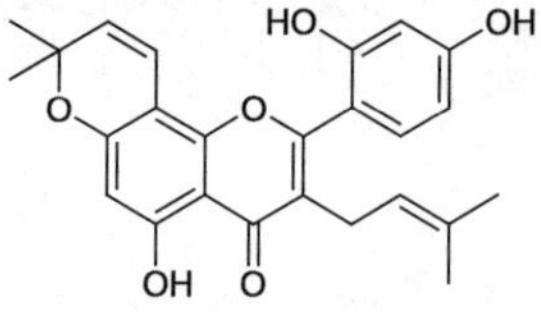

593 Mulberrin 桑素 (桑黄酮 C)

Kuwanon C [62949-79-5] $C_{25}H_{26}O_6$ (422.48). mp 153~156℃. 【类型】黄酮类. 【活性】cAMP 磷酸二酯酶抑制剂 (IC_{50} = 38μmol/L); 抗炎 (抑制花生四烯酸代谢); Na^+,K^+-ATP 酶抑制剂 (用于治疗心力衰竭和房性心律失常); 醛糖还原酶抑制剂 (100μmol/L 抑制率 = 77.3%); 抗炎 (NO 生成抑制剂)[724]; 细胞毒 (鳃足虫 *Artemia salina* 实验, LC_{50} = 77.4μg/mL)[546]. 【来源】澳大利亚桑* *Morus australis*, 蒙桑 *Morus mongolica* (根皮: 产率 = 0.00055%半干重), 桑枝 *Morus alba*, 桑白皮 *Morus alba*, 波罗蜜属 *Artocarpus fretessi* (树皮). 【文献】6, 171, 323, 324, 325, 326,

508, 546, 724.

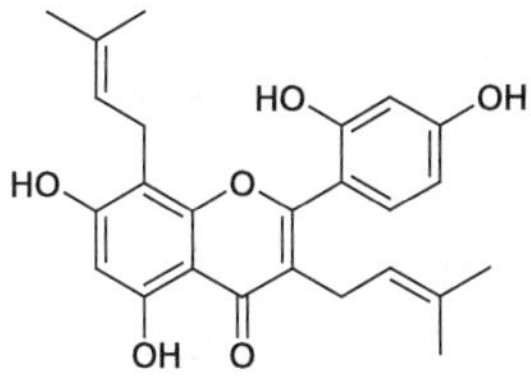

594 Nobiletin 川陈皮素

Nubiletin [10236-47-2] $C_{21}H_{22}O_8$ (402.40). 亮黄色针状晶体 (三氯甲烷), mp 127~129℃; mp 137~138℃. 【类型】黄酮类. 【活性】抗肿瘤 (鼠, *in vivo*, Lewis 肺癌和 W_{256}); 细胞毒 (KB *in vitro*, ED_{50} = 3~28μg/mL); 细胞毒 (HeLa, IC_{50} = 30.4μg/mL, 对照丝裂霉素 C, IC_{50} = 1.7μg/mL)[651]; 细胞毒 (对许多肿瘤细胞有抗增殖作用,体外以浓度依赖方式诱导 HL-60 细胞分化)[956]; 细胞毒 (体外抑制鼠 MO4 细胞侵入鸡胚胎心脏片段)[956]; 抗真菌 (*Deuterophoma tracheiphila*); 抗血栓形成; 血小板聚集抑制剂 (大鼠, orl, *in vivo*); 抗炎 (Ungar 方法, ED_{25} = 20mg/kg, 抗炎强度为 50u/g); 抗炎 (细胞因子网络调节器: 有效抑制兔滑液纤维原细胞中 PGE_2 和 proMMP-9 的产生)[725]; 抗炎 (抑制人滑液纤维原细胞中 IL-1β 诱导的 PGE_2 的产生, IC_{50} < 4μmol/L; 32μmol/L 降低巨噬细胞 J774A.1 中 IL-1α, IL-1β, TNF-α 和 IL-6 mRNAs 的表达; 建议作为研发新的抗炎或免疫调节药物的先导化合物)[725]. 【来源】川橘 *Citrus nobilis*, 枳壳 *Citrus aurantium*, 蕉柑 *Citrus tankan*, 橘皮 *Citrus reticulata*, 金柑 *Fortunella japonica*, 蕉柑皮 *Citrus tankan*, 金橘叶 *Fortunella margarita*, 雷公藤 *Tripterygium wilfordii*, 团集艾纳香* *Blumea glomerata*. 【文献】4, 5, 170, 171, 173, 651, 725, 956, 1022.

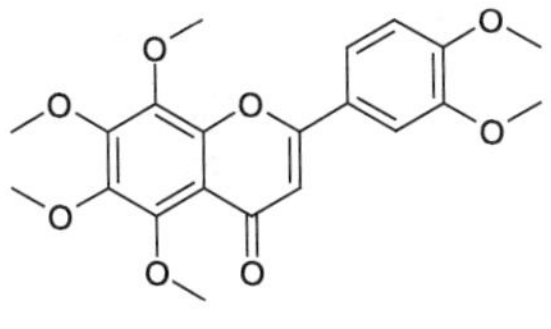

595 Norkurarinol 去甲苦参醇

$C_{25}H_{28}O_7$ (440.50). 【类型】黄酮类. 【活性】酪氨酸酶抑制剂 (IC_{50} = 2.1μmol/L, 对照麹酸, IC_{50} = 11.3 μmol/L)[982]. 【来源】苦参 *Sophora flavescens* [Syn. *Sophora angustfolia*]. 【文献】2, 982.

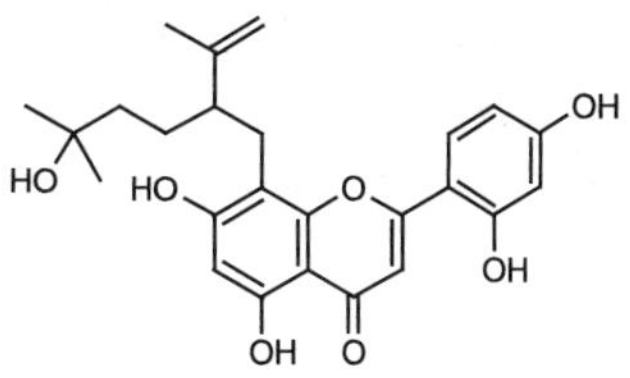

596 Oroxylin A 木蝴蝶素 A (千层纸素 A)

Oroxylin [480-11-5] $C_{16}H_{12}O_5$ (284.27). mp 231~232℃. 【类型】黄酮类. 【活性】抗炎 (人血小板 12-脂加氧酶抑制剂, 不影响 COX 水平)[724]; 细胞毒 (人周围血 T 细胞, 剂量 = 2.0μg/mL, T 细胞存活率 = 72%)[548]; 免疫抑制剂 (抑制 CD28 共刺激的 IL-2 的分泌, 剂量 = 2.0μg/mL, 抑制率 = 49%)[548]. 【来源】川黄芩 *Scutellaria hypericifolia*, 滇黄芩 *Scutellaria amoena*, 甘肃黄芩 *Scutellaria rehderiana*, 红柴胡 *Bupleurum scorzonerifolium* (根), 黄芩 *Scutellaria baicalensis* (干燥根: 10 样本含量范围 = 0.07%~0.46%, 平均含量 = 0.21%[1025]), 丽江黄芩 *Scutellaria likiangensis*, 木蝴蝶树皮 *Oroxylum indicum*, 黏毛黄芩 *Scutellaria viscidula*. 【文献】6, 171, 273, 548, 724, 1025.

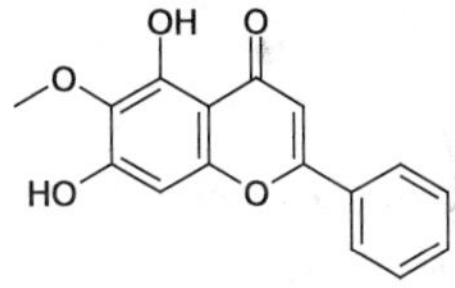

597 Pedalitin 胡麻苷元 (胡麻素; 5,6,3',4'-四羟基-7-甲氧基黄酮)

5,6,3',4'-Tetrahydroxy-7-methoxyflavone [22384-63-0] $C_{16}H_{12}O_7$ (316.27). 黄色针状晶体, mp 300~301℃. 【类型】黄酮类. 【活性】Δ^5-脂加氧酶抑制剂. 【来源】胡麻叶 *Sesamum indicum*, 卢氏冬凌草 *Isodon rubescens* var. *lushiensis* (叶: 产率 = 0.00032%干重)[819], 毛莲蒿 *Artemisia vestita*. 【文献】84, 170, 819.

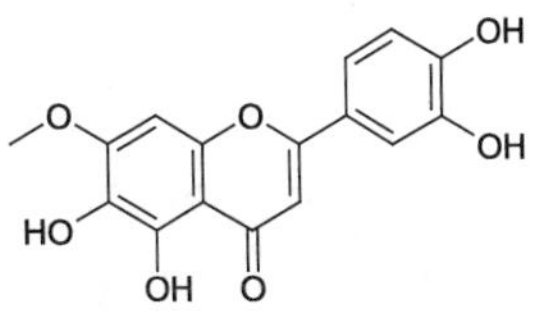

598 Primetin 报春花素

[548-58-3] $C_{15}H_{10}O_4$ (254.25). 【类型】黄酮类. 【活性】变应原活性. 【来源】长白山报春 *Primula modesta*, 加拿大报春* *Primula mistassinica*. 【文献】170.

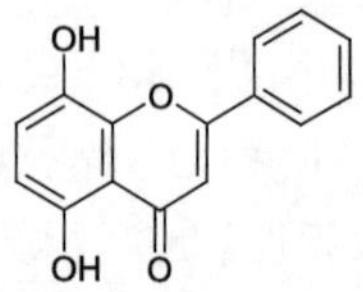

599 Sinensetin 甜橙素(5,6,7,3',4'-五甲氧基黄酮)

5,6,7,3',4'-Pentamethoxyflavone [2306-27-6] $C_{20}H_{20}O_7$ (372.38). 无色棱柱状晶体, mp 169~171℃ (甲醇); 淡黄色棱柱状晶体, mp 179℃, 172~173℃. 【类型】黄酮类. 【活性】抗真菌; 细胞毒 (EAC *in vitro*, 30μg/mL, 抑制率 = 50%); 诱导细胞分化 (鼠骨髓白血病细胞, 50μmol/L, 生长率 = 62%, 5μmol/L, 生长率 = 81%, 50μmol/L 和 5μmol/L, 巨噬细胞的活性 >10%, HL-60 细胞, 100μmol/L, 生长率 = 50%, 50μmol/L, 生长率 = 73%, 50μmol/L, 巨噬细胞的活性 >25%, 5μmol/L, 巨噬细胞的活性 = 10%); 抗组胺 (抑制组胺释放, 嗜碱粒细胞, 抗原和 TPA 所致的组胺释放, IC_{50} = 44 和 26μmol/L); 抑制亚油酸氧化 (IC_{50} = 114μmol/L); 抑制组织因子的表达 (人透明蛋白白细胞中白介素-1 诱导的组织因子表达, IC_{50} = 10μmol/L); 15-脂加氧酶抑制剂. 【来源】化州柚 *Citrus grandis* var. *tomentosa*, 蕉柑 *Citrus tankan*, 九里香 *Murraya paniculata* [Syn. *Chalcas paniculata*], 橘皮 *Citrus reticulata*, 龙须藤 *Bauhinia championii*, 猫须草 *Clerodendranthus spicatus*, 胜红蓟 *Ageratum conyzoides*, 甜橙 *Citrus sinensis*, 枳壳 *Citrus aurantium*, 枳实 *Citrus aurantium*, 总状花藜 *Chenopodium championii*. 【文献】170, 184, 207, 465, 472, 481, 490, 495.

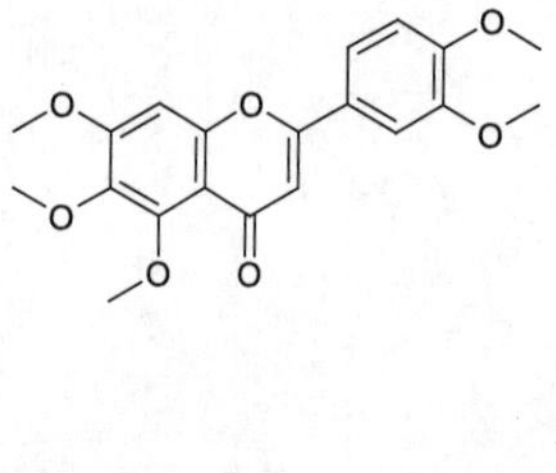

600 Skullcapflavone Ⅱ 黄芩黄酮Ⅱ (5,2'-二羟基-6,7,8,6'-四甲氧基黄酮;黄芩新素)

5,2'-Dihydroxy-6,7,8,6'-tetamethoxyflavone [55084-08-7] $C_{19}H_{18}O_8$ (374.35). 黄色柱状晶体, mp180~181℃; 黄色片状晶体(甲醇), mp194~196℃. 【类型】黄酮类. 【活性】抗肿瘤 (ICR 鼠 S_{180}, 生命延长率 = 172%); 抗血栓形成 (1.0mmol/L, 抑制胶原所致的血小板聚集, 抑制率 = 32.5%); 缓激肽拮抗剂; 细胞毒 (*in vitro*, L_{1210}, ED_{50} = 1.5μg/mL); 抗组胺 (抑制组胺释放, *in vitro*, 大鼠腹膜巨大细胞, IC_{50} = 15.0μmol/L); 胰蛋白酶抑制剂 (IC_{50} = 18 μmol/L); 细胞毒 (LXFL529L 人大细胞肺癌细胞和 HL-60, 在微克分子浓度范围抑制细胞生长)[956]; 酪氨酸激酶抑制剂 (EGFR 的酪氨酸激酶, IC_{50} > 60μmol/L)[956]. 【来源】滇黄芩 *Scutellaria amoena*, 黄芩 *Scutellaria baicalensis* (干燥根: 平均含量 = 0.055%)[1025], 黏毛黄芩 *Scutellaria viscidula*. 【文献】2, 170, 171, 184, 956, 1025.

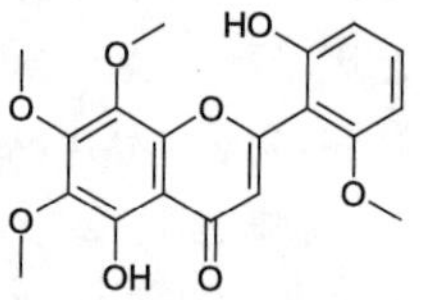

601 Tectochrysin 7-甲氧基白杨素

5-Hydroxy-7-methoxyflavone $C_{16}H_{12}O_4$ (268.27). 黄色片状的晶体(甲醇), mp 163℃. 【类型】黄酮类. 【活性】抗炎 (NO 生成抑制剂, *in vitro*, 脂多糖活化的小鼠腹膜巨噬细胞, IC_{50} = 23μmol/L; 对照 *L*-NMMA, IC_{50} = 28μmol/L)[787]; *β*-己糖胺酶释放抑制剂 (RBL-2H3 细胞, 100μmol/L, 抑制率 = 75.1%; 对照姜黄素, 抑制率 = 62.6%)[787]. 【来源】山杨 *Populus davidiana*, *Nuxia sphaerocephala* (叶), 益智仁 *Alpinia oxyphylla* (果实: 产率 = 0.0013%干重)[787]. 【文献】418, 727, 787.

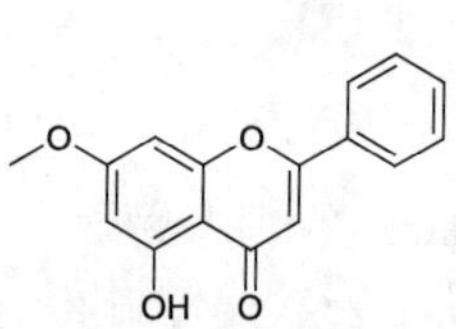

602 Wogonin 汉黄芩素

[632-85-9] $C_{16}H_{12}O_5$ (284.27). mp 203℃. 【类型】黄

酮类. 【活性】抗肿瘤; 解痉 (鼠肠, *in vitro*); 利尿剂; 雌激素样活性 (大鼠); 细胞毒 (人周围血 T 细胞, 剂量 = 2.0μg/mL, T 细胞存活率 = 69%)[548]; 免疫抑制剂 (抑制 CD28 共刺激的 IL-2 的分泌, 剂量 = 2.0μg/mL, 抑制率 = 77%)[548]; 抗炎 (细胞因子网络调节器: 提高 RAW264.7 细胞中的 TNF-*α* 水平)[725]; 抗炎 (人视网膜色素上皮细胞株, IL-6 和 IL-8 阻断剂, 阻断 IL-6 和 IL-8 产生和表达, IC_{50} = 1~40μmol/L)[725]; 抗炎 (人血小板 12-脂加氧酶抑制剂, 不影响 COX 水平; 巨噬细胞, COX-2 抑制剂, 抑制 COX-2 表达)[724]; 抗炎 (NO 生成抑制剂)[724]; 降血脂; 抗氧化剂; 细胞毒 (KU-1 人膀胱癌细胞, EJ-1 人膀胱癌细胞, MBT-2 鼠膀胱癌细胞, *in vitro* 以剂量依赖方式抑制细胞增殖, 活性比黄芩苷弱)[956]; 细胞毒 (LXFL 529L 人大细胞肺癌细胞和 HL-60, 在微克分子浓度范围抑制细胞生长)[956]; 黄嘌呤氧化酶抑制剂 (作用强, 因脑癌组织的血清中黄嘌呤氧化酶水平升高, 汉黄芩素可能用于治疗脑癌)[956]; 酪氨酸激酶抑制剂 (EGFR 的酪氨酸激酶, IC_{50} > 60μmol/L)[956]. 【来源】半枝莲 *Scutellaria barbata* [Syn. *Scutellaria rivularis*], 川黄芩 *Scutellaria hypericifolia*, 滇黄芩 *Scutellaria amoena*, 甘肃黄芩 *Scutellaria rehderiana*, 红柴胡 *Bupleurum scorzonerifolium* (根), 黄芩 *Scutellaria baicalensis* (干燥根: 10 样本含量范围 = 0.04%~2.59%, 平均含量 = 0.66%[1025]), 丽江黄芩 *Scutellaria likiangensis*, 鳝藤 *Anodendron affine*, 银柴胡 *Stellaria dichotoma* var. *lanceolata*, 黏毛黄芩 *Scutellaria viscidula*. 【文献】2, 170, 171, 548, 724, 725, 956, 1022, 1025.

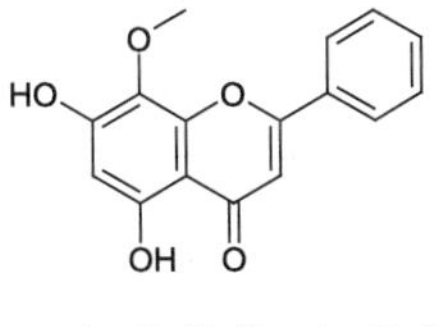

603 Wogonoside 汉黄芩苷 (汉黄芩素-7-*O*-葡萄糖醛酸苷)

Wogonin-7-*O*-glucuronide [51059-44-0] $C_{22}H_{20}O_{11}$ (460.40). 黄色针晶 (甲醇), mp228~229℃. 【类型】黄酮类. 【活性】cAMP 磷酸二酯酶抑制剂 (IC_{50} = 42 μmol/L); 抗组胺 (大鼠, 抑制组胺释放, 腹膜巨细胞释放组胺 IC_{50} = 140μmol/L); 肝脏涎酶抑制剂 (小鼠, 10μg/mL, 抑制率 = 12.6%); 抗炎 (小鼠, 角叉菜胶引起的足肿胀模型, 抑制炎性渗出液中白细胞聚集); 细胞毒 (LXFL529L 人大细胞肺癌细胞和 HL-60, 在微克分子浓度范围抑制细胞生长)[956]; 酪氨酸激酶抑制剂 (EGFR 的酪氨酸激酶, IC_{50} > 60μmol/L)[956]. 【来源】连翘 *Forsythia suspensa*, 川黄芩 *Scutellaria hypericifolia*, 滇黄芩 *Scutellaria amoena*, 黄芩 *Scutellaria baicalensis* (干燥根: 10 样本含量范围 = 1.07%~3.24%, 平均含量 = 2.34%[1025]), 黏毛黄芩 *Scutellaria viscidula*. 【文献】2, 171, 319, 320, 321, 322, 434, 956, 1025.

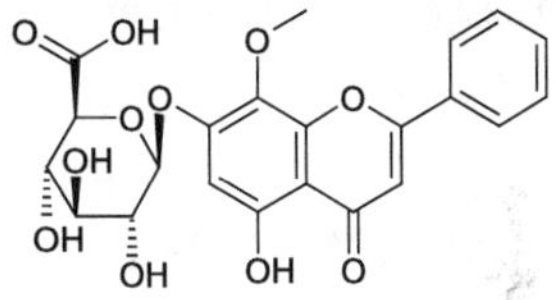

3.2 二氢黄酮类

604 Amoradicin 槐阿地辛

$C_{26}H_{30}O_6$ (438.53). 【类型】二氢黄酮类. 【活性】TNF-*α* 生成抑制剂 (鼠巨噬细胞, 脂多糖诱导的, IC_{50} = 28.5μmol/mL)[725]. 【来源】紫穗槐 *Amorpha fruticosa*. 【文献】725.

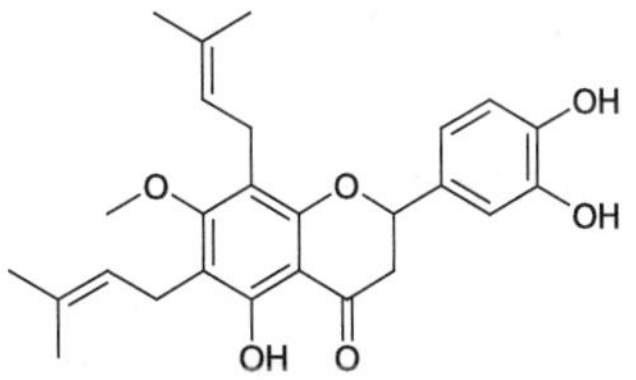

605 Eriodictyol 圣草酚

[552-58-9] $C_{15}H_{12}O_6$ (288.26). mp 267℃. 【类型】二氢黄酮类. 【活性】抗菌 (嗜麦芽假单胞菌、阴沟肠杆菌); 利尿剂 (兔); 诱导豌豆瘤细菌和连生宿主的基因表达; 杀幼虫剂 (抑制 *Heliothis zea* 幼虫生长); 醛糖还原酶抑制剂 (大鼠眼晶状体, 10^{-5}mg/L, 抑制率 = 90%); 抗炎 (细胞因子网络调节器: 抑制巨噬细胞 RAW264.7 中脂多糖刺激的 TNF-*α* 的释放, IC_{50} ≈ 50μmol/L)[725]. 【来源】巴旦杏仁 *Prunus amygdalus*, 大翅蓟 *Onopordum acanthium*, 黄芩 *Scutellaria baicalensis*, 近戟泽兰 *Eupatorium subhastatum*, 恢木 *Lyonia ovalifolia*, 欧薄荷 *Mentha longifolia*, 油柑叶 *Phyllanthus emblica* (枝叶). 【文献】6, 170, 171, 680, 725.

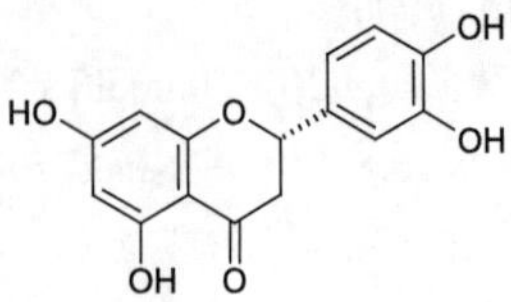

606　Hesperetin 橙皮素

Hesperitin [520-33-2] $C_{16}H_{14}O_6$ (302.29). 三角形片状物 (乙醇), mp 216~218℃, $[\alpha]_D^{27} = -37.6°$ (c = 1.80, 乙醇). 【类型】二氢黄酮类. 【活性】抗病毒; 抗肿瘤促进剂; 抗菌; 拒食剂 (*Schizaphis graminus* 和 *Myzus persicae*); 抑制脂肪分解 (大鼠的脂肪细胞, 肾上腺素和茶碱诱导的); 3*α*-羟基类固醇脱氢酶抑制剂; 醛糖还原酶抑制剂 (0.01mg/mL, 抑制率 = 25.6%); 促进DNA生物合成 (鼠肝细胞核 *in vitro*); 抗炎 (细胞因子网络调节器: 抑制巨噬细胞 RAW264.7 中脂多糖刺激的 TNF-*α* 的释放, $IC_{50} \approx 50\mu mol/L$)[725]; 被动皮肤过敏反应抑制剂 [RBL-2H3 细胞, 抑制 IgE 诱导的 *β*-己糖胺酶释放, IC_{50} = (71±2)μmol/L, 对照 Azelastine, IC_{50} = (35±2)μmol/L; PCA 反应抑制剂, 5mg/kg ip, InRt = (65.9±2.9)%][897]. 【来源】荆芥 *Schizonepeta tenuifolia* [Syn. *Nepeta tenuifolia*], 柠檬 *Citrus limon*, 甜橙 *Citrus sinensis*, 无核蜜橘 *Citrus unshiu* (果皮). 【文献】2, 184, 273, 725, 897.

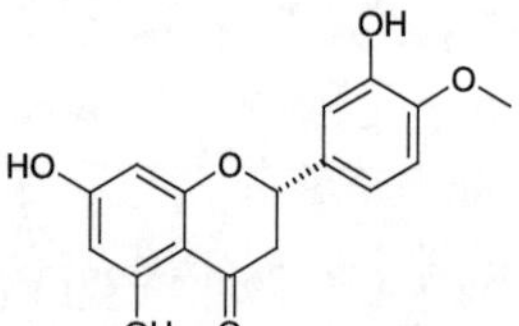

607　Hesperidin 橙皮苷

Citrus-hesperidin; Cirontin; Vitamin B; Cirantin [520-26-3] $C_{28}H_{34}O_{15}$ (610.57). 针状晶体, mp 258~262℃ (250℃软化), $[\alpha]_D^{20} = -47.3°$ (吡啶). 【类型】二氢黄酮类. 【活性】抗病毒; 醛糖还原酶抑制剂 (大鼠眼晶状体); 促使产卵 (*Papilio xuthus* 和 *Papilio protenor*); 防止冻疮; 提高维生素 C 的作用; 被动皮肤过敏反应抑制剂 [RBL-2H3 细胞, 抑制 IgE 诱导的 *β*-己糖胺酶释放, IC_{50} > 500μmol/L, 对照 Azelastine, IC_{50} = (35±2)μmol/L; PCA 反应抑制剂, 20mg/kg orl, InRt = (71.9±5.5)%][897]. 【来源】八仙草 *Galium aparine*, 佛手 *Citrus medica* var. *sarcodactylis*, 柑皮 (广陈皮;茶枝柑皮) *Citrus chachiensis* (干燥成熟果皮: 含量 = 2.10%)[1025], 枸橘 *Poncirus trifoliata*, 荠菜 *Capsella bursa-pastoris*, 蕉柑 *Citrus tankan*, 蕉柑皮 *Citrus tankan*, 荆芥 *Schizonepeta tenuifolia* [Syn. *Nepeta tenuifolia*], 橘皮 (陈皮) *Citrus reticulata* (干燥成熟果皮: 含量范围 = 3.4%~7.2%[1022], 平均含量 = 5.81%[1025]), 枸橼 *Citrus medica*, 黎檬皮 *Citrus limonia*, 南川冠唇花 *Microtoena prainiana* (茎: 产率 = 0.000014%干重)[826], 柠檬 *Citrus limon*, 柠檬皮 *Citrus limon*, 欧薄荷 *Mentha longifolia*, 粟猪殃殃 *Galium mollugo*, 无核蜜橘 *Citrus unshiu* (果皮), 枳壳 *Citrus aurantium* (干燥成熟果皮: 含量 = 3.10%)[1025], 枳实 *Citrus aurantium* (干燥成熟果皮: 含量 = 0.99%)[1025]. 【文献】2, 4, 170, 171, 826, 897, 1022, 1025.

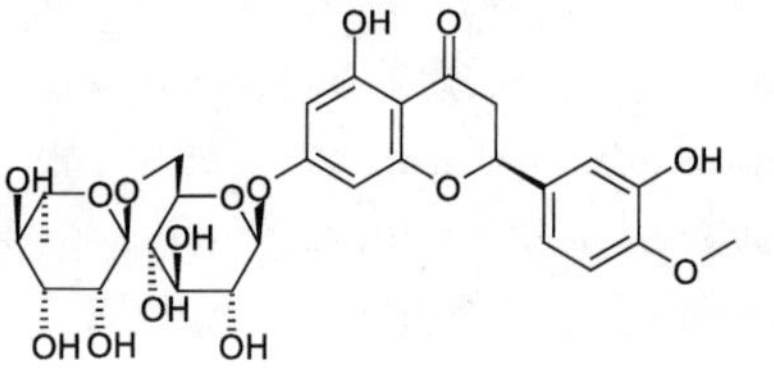

608　Isosakuranetin 异樱花素 (4'-*O*-甲基柚皮素*)

Ponciretin $C_{16}H_{14}O_5$ (286.29). 【类型】二氢黄酮类. 【活性】被动皮肤过敏反应抑制剂 [RBL-2H3 细胞, 抑制 IgE 诱导的 *β*-己糖胺酶释放, IC_{50} = (105±6.6) μmol/L, 对照 Azelastine, IC_{50} = (35±2)μmol/L; PCA 反应抑制剂, 5mg/kg orl, 抑制率 = (62±2)%][897]. 【来源】飞机草 *Eupatorium odoratum*, 风轮菜 *Clinopodium chinense*, 无核蜜橘 *Citrus unshiu* (果皮). 【文献】171, 897.

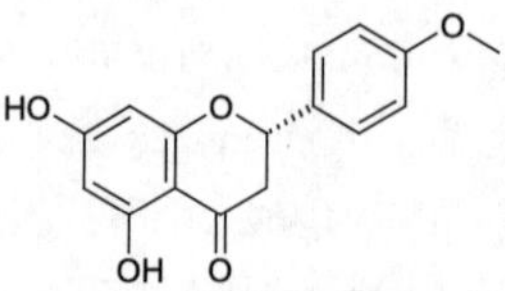

609 Kurarinone 苦参酮

[34981-26-5] $C_{26}H_{30}O_6$ (438.53). 【类型】二氢黄酮类. 【活性】雌激素样活性 (酵母筛选, EC_{50} = 4.6μmol/L; Ishikawa Var-I 实验, EC_{50} = 1.66μmol/L)[836]; 细胞毒 (*in vitro* sulforhodamine-B 实验, MCF 7/6, IC_{50} = 22.2 μmol/L)[836]; cAMP 磷酸二酯酶抑制剂 (IC_{50} = 25 μmol/L); 抗真菌 (各种腐霉菌, 12.5μg/mL, 黄瓜枝孢和白念珠菌, TLC 板上最低剂量 = 5μg); 二酰甘油酰基转移酶 DGAT 抑制剂 (*in vitro*, IC_{50} = 10.9 μmol/L)[863]; 酪氨酸酶抑制剂 (IC_{50} = 1.3μmol/L, 对照麹酸, IC_{50} = 11.3μmol/L)[982]. 【来源】秦艽 *Gentiana macrophylla*, 苦参 *Sophora flavescens* [Syn. *Sophora angustfolia*][836]. 【文献】177, 214, 265, 836, 863, 982.

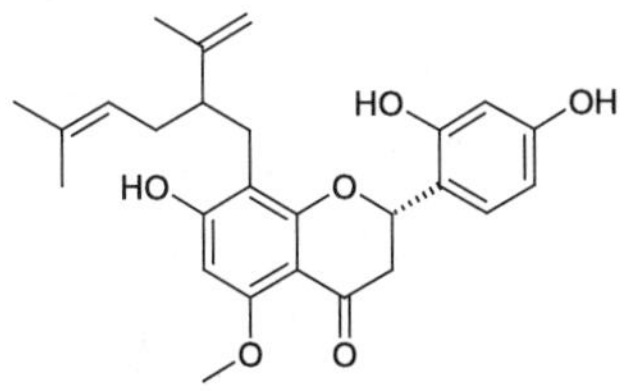

610 Kushenol B 苦参新醇 B

[99217-64-8] $C_{30}H_{36}O_6$ (492.61). 淡黄色针状晶体 (苯-丙酮), mp 147~150℃, $[\alpha]_D^{21}$ = −40.2° (*c* = 0.39, 甲醇). 【类型】二氢黄酮类. 【活性】cAMP 磷酸二酯酶抑制剂 (*in vitro*, IC_{50} = 31μmol/L); 磷脂酶 Cγ1 抑制剂 (IC_{50} = 7.5μmol/L); 酪氨酸酶抑制剂 (IC_{50} = 38.3 μmol/L, 对照麹酸, IC_{50} = 11.3μmol/L)[982]. 【来源】苦参 *Sophora flavescens* [Syn. *Sophora angustfolia*]. 【文献】2, 205, 214, 243, 250, 982.

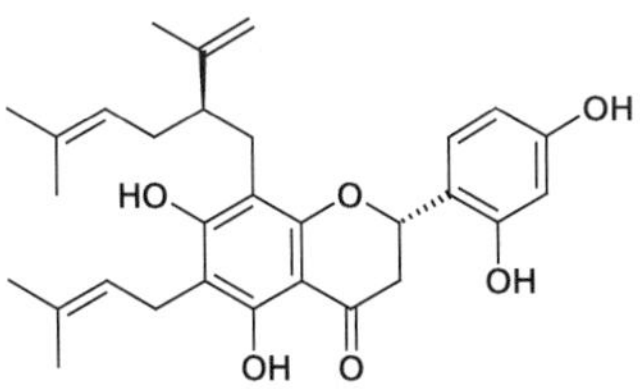

611 Kushenol E 苦参新醇 E

Flemiphilippinin D [99119-72-9] $C_{25}H_{28}O_6$ (424.50). 白色固体, mp 161~163℃, $[\alpha]_D^{25}$ = −15.2° (*c* = 0.5, 乙醇), $[\alpha]_D^{25}$ = −47° (*c* = 0.21, 甲醇). 【类型】二氢黄酮类. 【活性】cAMP 磷酸二酯酶抑制剂 (*in vitro*, IC_{50} = 40μmol/L); 磷脂酶 Cγ1 抑制剂 (IC_{50} = 11.8 μmol/L); 酪氨酸酶抑制剂 (IC_{50} = 55.4μmol/L, 对照麹酸, IC_{50} = 11.3μmol/L)[982]. 【来源】蔓性千斤拔 *Flemingia philippinensis* [Syn. *Moghania philippinensis*], 苦参 *Sophora flavescens* [Syn. *Sophora angustfolia*]. 【文献】2, 21, 184, 982.

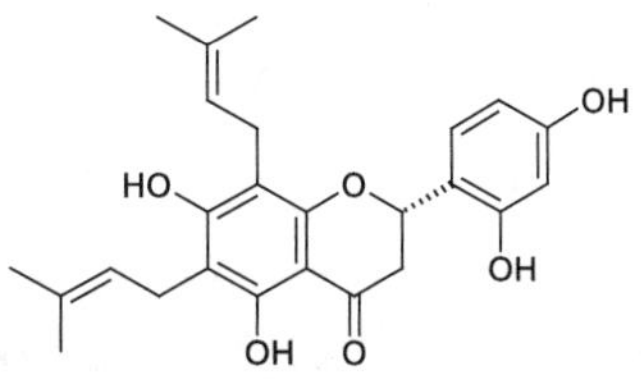

612 Liquiritigenin 甘草苷元

4,7-Dihydroxyflavanone [578-86-9] $C_{15}H_{12}O_4$ (256.26). 白色粉末, mp 210~212℃. 【类型】二氢黄酮类. 【活性】单胺氧化酶抑制剂 (大鼠肝细胞线粒体, *in vitro*); 解痉 (解除组胺、乙酰胆碱和氯化钡引起的肠痉挛); 抗溃疡 (抑制大鼠结扎幽门溃疡); 中枢神经系统活性. 【来源】朝鲜淫羊藿 *Epimedium koreanum*, 刺槐花 *Robinia pseudoacacia*, 甘草 *Glycyrrhiza uralensis*, 光果甘草 *Glycyrrhiza glabra*, 回回豆 *Cicer arietinum*, 降真香 *Dalbergia odorifera*, 毛曼陀罗叶 *Datura innoxia*, 斯特文黄檀 *Dalbergia stevensonii*, 胀果甘草 *Glycyrrhiza inflata*, 鹰嘴豆属 *Cicer* spp., 黄檀属 *Dalbergia* spp., 甘草属 *Glycyrrhiza* spp., 苜蓿属 *Medicago* spp., 南美槐属 *Myroxylon* spp., 驴食草属 *Onobrychis* spp. 【文献】2, 77, 170, 171, 273.

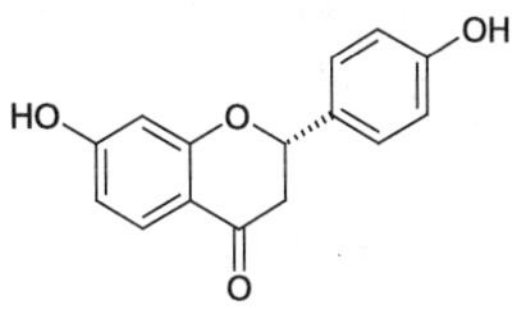

613 Naringenin 柚皮素 (柚皮苷元)

5,7,4'-Trihydroxyflavanone; (2*S*)-Naringenin [480-41-1] $C_{15}H_{12}O_5$ (272.26). mp 251℃. 【类型】二氢黄酮类. 【活性】抗肿瘤 (大鼠 L_{1210} 和肉瘤); 细胞毒 (人口鳞状癌细胞 HSC-2, CC_{50} = 0.55mmol/L; 正常的人牙龈成纤维细胞 HGF, CC_{50} > 0.74mmol/L)[503]; 抗菌 (金黄色葡萄球菌、大肠杆菌、痢疾杆菌和伤寒杆菌); 抗真菌 (TLC 生物自显影试验, 枝孢属 *Cladosporium cladosporioides*, MA = 1.0μg, 对照咪康唑, MA = 1.0μg;

圆球种子枝孢* *Cladosporium sphaerospermum*, MA = 5.0μg, 咪康唑, MA = 1.0μg)[543]; 抗肝毒; 抗炎 (大鼠, 羊毛球模型, 20mg/(kg·d), ip); 解痉; 利胆剂 (胆汁分泌促进剂); 抗氧化剂; 血小板聚集抑制剂; 5-羟色胺抑制剂; 组氨酸脱羧酶抑制剂; 诱导豌豆根瘤菌与豌豆共生时结瘤基因的表达; 抗炎 (巨噬细胞, COX-2 抑制剂, 抑制 COX-2 的表达)[724]; 被动皮肤过敏反应抑制剂 [RBL-2H3 细胞, 抑制 IgE 诱导的 β-己糖胺酶释放, IC_{50} =(29±1)μmol/L, 对照 Azelastine, IC_{50} = (35±2)μmol/L;PCA 反应抑制剂, 5mg/kg ip, 抑制率 = (70±2)%][897]; 芳化酶抑制剂 (*in vitro*, IC_{50} = 17μmol/L; 对照氨鲁米特, IC_{50} = 6.4μmol/L)[529]. 【来源】粗叶脉胡椒* *Piper crassinervium*, 都咸子 *Anacardium occidentale*, 构棘 *Cudrania cochinchinensis* (根: 产率 = 0.0010%干重)[503], 构树 *Broussonetia papyrifera*[529], 胡卢巴 *Trigonella foenum-graecum*, 化州柚 (化橘红; 毛橘红) *Citrus grandis* var. *Tomentosa* (近成熟外层果皮: 平均含量 = 0.044%)[1025], 棱核槲寄生 *Viscum angulatum* (全株: 产率 = 0.00090%干重)[776], 普洱茶 *Camellia sinensis* var. *assamica*, 日本樱花 *Prunus yedoensis*, 沙生蜡菊 *Helichrysum arenarium*, 山桃茎白皮 *Prunus davidiana*, 山桃枝 *Prunus davidiana*, 山竹子 *Garcinia multiflora* (茎: 产率 = 0.00007%干重)[807], 桃花 *Prunus persica*, 桃茎白皮 *Prunus persica*, 桃叶 *Prunus persica*, 桃枝 *Prunus persica*, 乌梅 *Prunus mume*, 无核蜜橘 *Citrus unshiu* (果皮)., 狭叶香蒲 *Typha angustifolia*, 油柑叶 *Phyllanthus emblica* (枝叶), 柚 (光七爪; 光橘红) *Citrus grandis* (近成熟外层果皮: 平均含量 = 0.043%)[1025], 蒿属 *Artemisia* sp., 大丽花属 *Dahlia* sp., 存在于许多植物中. 【文献】4, 6, 126, 149, 170, 171, 503, 529, 543, 680, 724, 776, 807, 897, 1025.

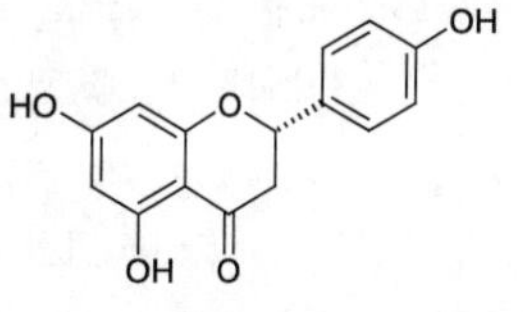

614 Naringin 柚皮苷 (异橙皮苷)

Aurantiin [10236-47-2] $C_{27}H_{32}O_{14}$ (580.55). mp 82℃, 171℃. 【类型】二氢黄酮类. 【活性】抗病毒 (疱状口腔炎病毒, 200μg/mL); 苦味成分; 抗菌 (金黄色葡萄球菌、大肠杆菌、痢疾杆菌和伤寒杆菌); 抗炎 (鼠, ip, 甲醛致炎模型, ED = 100mg/kg, 大鼠, sc, ED = 100mg/kg); 醛糖还原酶抑制剂 (大鼠眼晶状体, 100μmol/L, 抑制率 = 80%); 被动皮肤过敏反应抑制剂 [RBL-2H3 细胞, 抑制 IgE 诱导的 β-己糖胺酶释放, IC_{50} > 500μmol/L, 对照 Azelastine, IC_{50} = (35±2) μmol/L; PCA 反应抑制剂, 20mg/kg orl, 抑制率 = (79.2±7.4)%][897]. 【来源】枸橘 *Poncirus trifoliata*, 枸橘枳壳 *Poncirus trifoliata*, 枸橘枳实 *Poncirus trifoliata*, 骨碎补 (槲蕨) *Drynaria fortunei* (根茎: 含量范围 = 0.179%~0.540%)[1025], 贯众 *Dryopteris crassirhizoma*, 化州柚 (化橘红; 毛橘红) *Citrus grandis* var. *Tomentosa* (近成熟外层果皮: 含量 = 1.55%)[1025], 橘皮 (陈皮) *Citrus reticulata* (近成熟外层果皮: 含量 = 0.32%)[1025], 柠檬 *Citrus limon*, 柠檬皮 *Citrus limon*, 葡萄柚 *Citrus paradisi*, 球穗千斤拔 *Flemingia strobilifera*, 土香薷 *Origanum vulgare*, 无核蜜橘 *Citrus unshiu* (果皮), 柚(光七爪;光橘红) *Citrus grandis* (近成熟外层果皮: 平均含量 = 3.12%)[1025], 枳壳 *Citrus aurantium* (近成熟外层果皮: 含量 = 6.98%)[1025], 枳实 *Citrus aurantium* (近成熟外层果皮: 含量 = 1.05%)[1025], 朱栾 *Citrus decumana*, 铁线蕨属 *Adiantum* sp. 【文献】2, 4, 170, 171, 897, 1022, 1025.

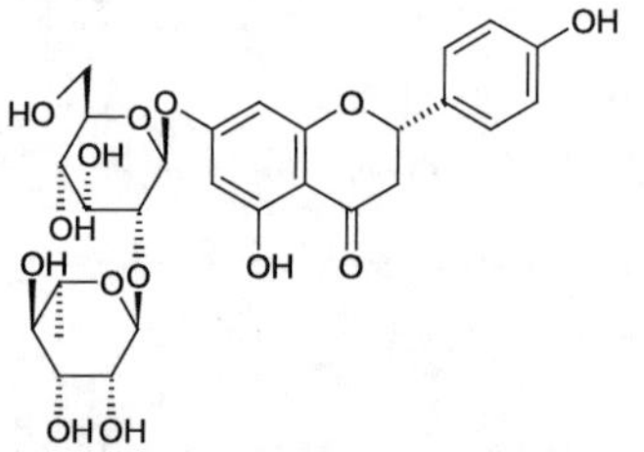

615 Plantagoside 车前子苷

[78708-33-5] $C_{21}H_{22}O_{12}$ (466.40). 无色针状晶体 (甲醇), mp 208~211℃, 241~243℃ (分解, 双熔点), $[\alpha]_D^{25}$ = −44.4° (c = 0.61, 甲醇). 【类型】二氢黄酮类. 【活性】抑制羊红细胞抗体和刀豆球蛋白 A 引起的淋巴细胞再生 (ConA, IC_{50} = 1.8μg/mL); 选择性的 α-甘露糖苷酶抑制剂. 【来源】车前 *Plantago asiatica*, 大车前 *Plantago major* (干燥成熟种子: 7 产地平均含

量 = 0.66%)[1025]. 【文献】193, 212, 221, 1025.

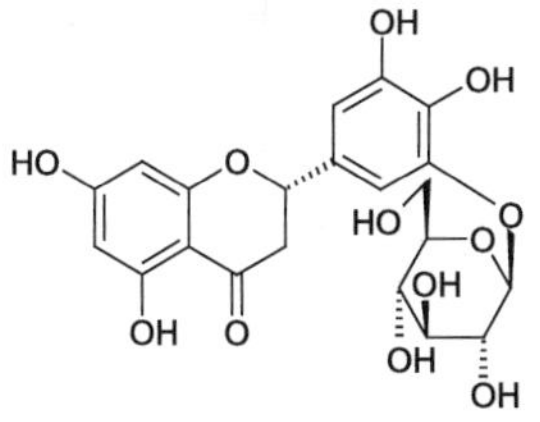

616 Poncirin 枸橘苷

[14941-08-3] $C_{28}H_{34}O_{14}$ (594.57). mp 211~212℃. 【类型】二氢黄酮类. 【活性】苦味成分; 被动皮肤过敏反应抑制剂 [RBL-2H3 细胞, 抑制 IgE 诱导的 β-己糖胺酶释放, IC_{50} > 500μmol/L, 对照 Azelastine, IC_{50} = (35±2)μmol/L; PCA 反应抑制剂, 20mg/kg orl, 抑制率 = (75.7±7.8)%][897]. 【来源】枸橘 *Poncirus trifoliata*, 枸橘叶 *Poncirus trifoliata*, 柚 *Citrus grandis*, 柑橘属 *Citrus* sp., 沙橘属 *Eremocitrus* sp. 【文献】6, 170, 897.

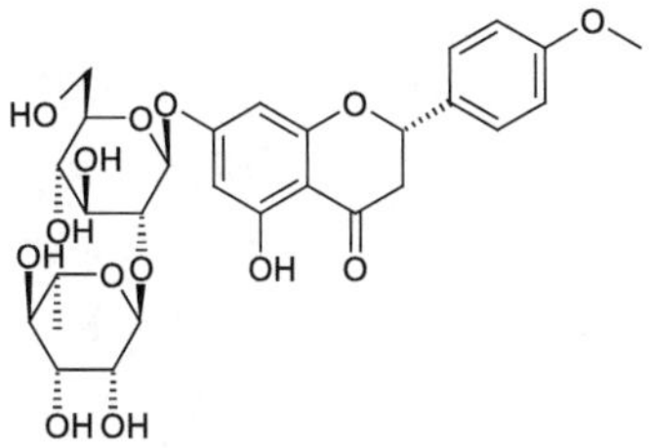

617 Sigmoidin A 爱思形刺桐素 A*

$C_{25}H_{28}O_6$ (424.50). 【类型】二氢黄酮类. 【活性】抗疟疾 [恶性疟原虫 D6, IC_{50} = (5.8±0.6)μg/mL, 对照氯喹, IC_{50} = (0.009±0.002)μg/mL, 奎宁, IC_{50} = (0.04±0.01)μg/mL; 恶性疟原虫 W2, IC_{50} = (5.9±1.1)μg/mL, 氯喹, IC_{50} = (0.08±0.01)μg/mL, 奎宁, IC_{50} = (0.21±0.01)μg/mL][620]; 抗氧化剂 (DPPH 清除剂, 100μmol/L, 抑制率 = 93%,对照槲皮素-3-*O*-葡萄糖苷, 抑制率 = 92%)[855]; LTB_4 生成抑制剂 (大鼠腹膜白细胞, 100μmol/L, 抑制率 = 95%, IC_{50} = 31μmol/L, 对照芹菜苷元, IC_{50} = 14μmol/L)[855]; 抗炎 (*in vivo*, 磷脂酶 A_2 诱导的鼠耳水肿, 5mg/kg, orl, 抑制率 = 20%, Cyproheptadine, 抑制率 = 74%)[855]. 【来源】阿比西尼亚刺桐 *Erythrina abyssinica* (茎皮), 爱思形刺桐* *Erythrina sigmoidea*. 【文献】273, 620, 855.

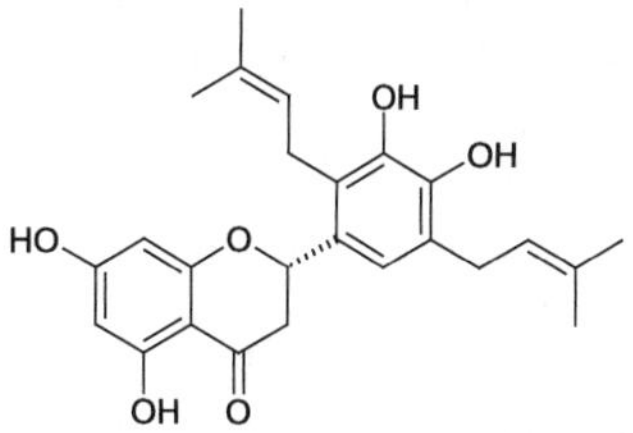

618 Sigmoidin B 爱思形刺桐素 B*

$C_{20}H_{20}O_6$ (356.38). 【类型】二氢黄酮类. 【活性】抗疟疾 [恶性疟原虫 D6, IC_{50} = (8.1±2.2)μg/mL, 对照氯喹, IC_{50} = (0.009±0.002)μg/mL, 奎宁, IC_{50} = (0.04±0.01)μg/mL; 恶性疟原虫 W2, IC_{50} = (9.3±2.7)μg/mL, 氯喹, IC_{50} = (0.08±0.01)μg/mL, 奎宁, IC_{50} = (0.21±0.01)μg/mL][620]; 抗氧化剂 (DPPH 清除剂, 100μmol/L, 抑制率 = 86%,对照槲皮素-3-*O*-葡萄糖苷, 抑制率 = 92%)[855]; LTB_4 生成抑制剂 (大鼠腹膜白细胞, 100μmol/L, 抑制率 = 44%, 对照芹菜苷元, IC_{50} = 14μmol/L)[855]; 抗炎 (*in vivo*, 磷脂酶 A_2 诱导的鼠耳水肿, 5mg/kg, orl, 抑制率 = 59%, Cyproheptadine, 抑制率 = 74%)[855]. 【来源】阿比西尼亚刺桐 *Erythrina abyssinica* (茎皮), 爱思形刺桐* *Erythrina sigmoidea*. 【文献】273, 620, 855.

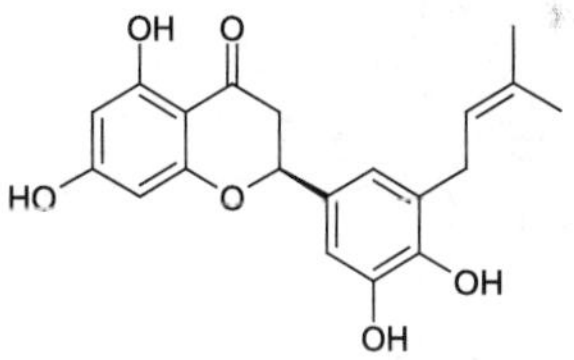

619 Sophoraflavanone G 苦参黄烷酮 G*

$C_{25}H_{28}O_6$ (424.50). 【类型】二氢黄酮类. 【活性】酪氨酸酶抑制剂 (IC_{50} = 44.7μmol/L, 对照麹酸, IC_{50} = 11.3μmol/L)[982]. 【来源】苦参 *Sophora flavescens* [Syn. *Sophora angustfolia*]. 【文献】730, 982.

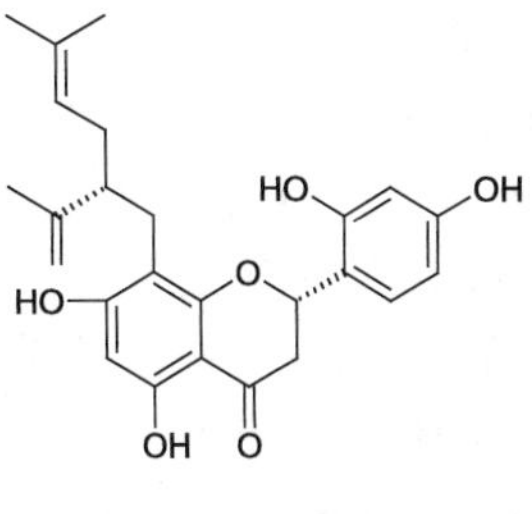

3.3 双二氢黄酮类

620 Sikokianin B 四国荛花素 B*

[106235-33-0] $C_{31}H_{24}O_{10}$ (556.53). 无定形粉末, $[\alpha]_D^{30} = +199.7°$ (c = 1.0, 甲醇). 【类型】双二氢黄酮类. 【活性】抗疟疾 (恶性疟原虫的抗氯喹株 K1, IC_{50} = 0.54μg/mL, 对照氯喹, IC_{50} = 0.56μg/mL, 青蒿素, IC_{50} = 0.0097μg/mL; 药物敏感株 FCR3, IC_{50} = 0.54μg/mL, 对照氯喹, IC_{50} = 0.014μg/mL, 青蒿素, IC_{50} = 0.0068μg/mL)[854]; 细胞毒 (MRC-5 细胞, IC_{50} = 22.54μg/mL, 对照氯喹, IC_{50} = 18.54μg/mL, 青蒿素, IC_{50} = 45.12μg/mL)[854]; NO 生成抑制剂 (鼠, 由脂多糖和重组鼠 IFN-γ 活化的类巨噬细胞株, IC_{50}= 50~60μmol/L, 对照槲皮素, IC_{50} = 24.8μmol/L)[443]. 【来源】了哥王根 *Wikstroemia indica*. 【文献】443, 854.

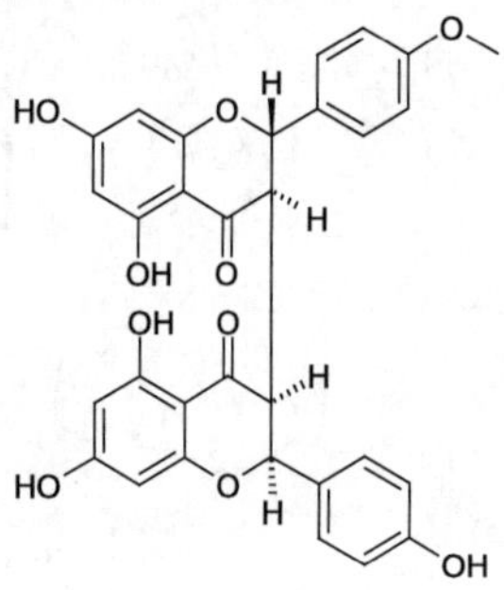

621 Sikokianin C 四国荛花素 C*

[159813-69-1] $C_{31}H_{24}O_{10}$ (556.53). 无定形粉末, $[\alpha]_D^{30}$ = +3.1° (c = 1.0, 甲醇). 【类型】双二氢黄酮类. 【活性】抗疟疾 (恶性疟原虫的抗氯喹株 K1, IC_{50} = 0.56μg/mL, 对照氯喹, IC_{50} = 0.56μg/mL, 青蒿素, IC_{50} = 0.0097μg/mL; 药物敏感株 FCR3, IC_{50} = 0.34 μg/mL, 对照氯喹, IC_{50} = 0.014μg/mL, 青蒿素, IC_{50} = 0.0068μg/mL)[854]; 细胞毒 (MRC-5 细胞, IC_{50} = 11.21μg/mL, 对照氯喹, IC_{50} = 18.54μg/mL, 青蒿素, IC_{50} = 45.12μg/mL)[854]; NO 生成抑制剂 (鼠, 由脂多糖和重组鼠 IFN-γ 活化的类巨噬细胞株, IC_{50} = 50~60μmol/L, 对照槲皮素, IC_{50} = 24.8μmol/L)[443]. 【来源】了哥王根 *Wikstroemia indica*. 【文献】443, 854.

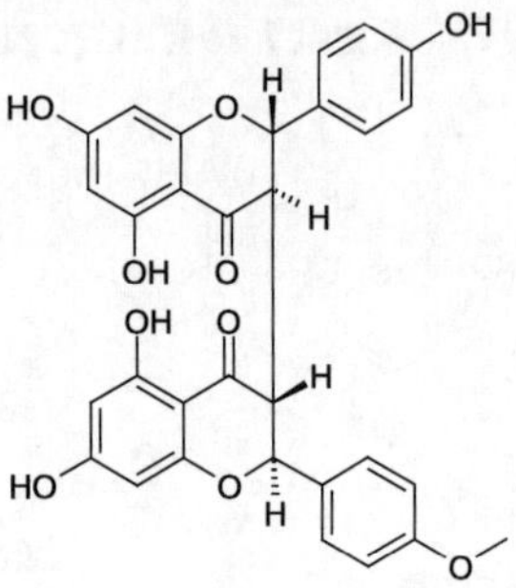

3.4 黄 酮 醇 类

622 Amurensin 水合黄柏苷

[641-94-1] $C_{26}H_{30}O_{12}$ (534.52). mp 290℃. 【类型】黄酮醇类. 【活性】抗氧化剂 (DPPH 清除剂, IC_{50} = 94.0μmol/L, 对照维生素 E, IC_{50} = 27.0 μmol/L)[754]; 抗氧化剂 (DPPH 清除剂, IC_{50} = 88.3 μmol/L; 对照维生素 E, IC_{50} = 8.3μmol/L); 酪氨酸酶抑制剂 (333μmol/L, 抑制率 = 15.4%; 对照麹酸, IC_{50} = 125μmol/L)[816]. 【来源】黄柏 *Phellodendron amurense* (1935 年赤井左一郎等从该植物中分离)[1023], 日本黄柏 *Phellodendron japonicum* (叶), 台湾黄檗 *Phellodendron amurense* var. *wilsonii* (叶: 2.57%干重)[816]. 【文献】6, 754, 816, 1023.

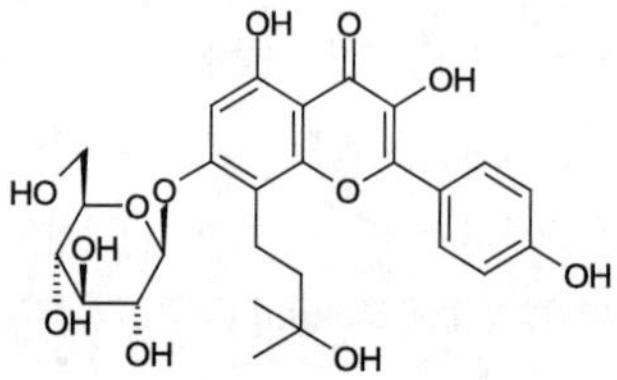

623 Centaureidin 矢车菊黄素

[17313-52-9] $C_{18}H_{16}O_8$ (360.32). mp 203℃. 【类型】黄酮醇类. 【活性】细胞毒 (2.7mg/mL); NO 生成抑制剂 (脂多糖诱导的, 浓度依赖方式, IC_{50} = 31.9 或 7.1μmol/L)[851]; 前列腺素 E_2 生成抑制剂 (脂多糖诱导的, 浓度依赖方式, IC_{50} = 21.7 或 28.7μmol/L)[851]. 【来源】除虫菊 *Chrysanthemum cinerariaefolium*, 欧洲桤木 *Alnus glutinosa*, 小叶菊蒿 *Tanacetum microphyllum* (地上部分), 依瓦菊 *Iva frutescens*. 【文献】172, 851.

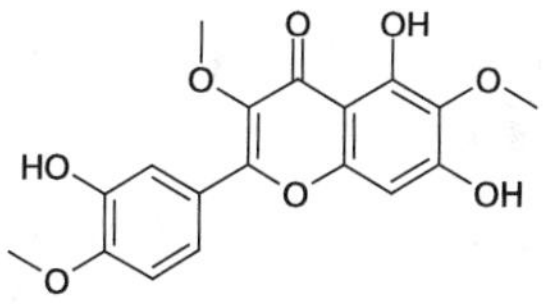

624 Chrysograyanin 猫眼草苷元 (千层纸素甲)

Oxyayanin A $C_{18}H_{16}O_8$ (360.32). mp 245~247℃. 【类型】黄酮醇类. 【活性】变应原. 【来源】金钱苦叶草 *Chrysosplenium grayanum*, 尼日利亚两蕊苏木 *Distemonanthus benthamianus*. 【文献】6, 170.

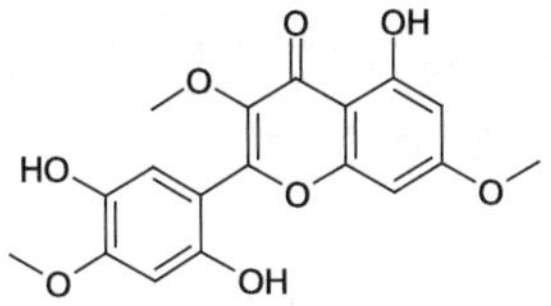

625 Cyrtophylin 大青苷

$C_{24}H_{26}O_{12}$ (506.47). 灰黄色无定形粉末, mp 152~154℃. 【类型】黄酮醇类. 【活性】抗炎 (大鼠, 蛋清或葡聚糖引起的关节炎); 利尿剂 (大鼠, orl, 400mg/kg); LD_{50} (鼠, orl) ≥ 8g/kg, LD_{50} (鼠, ip) = 5g/kg. 【来源】路边青 *Clerodendron cyrtophyllum*. 【文献】172.

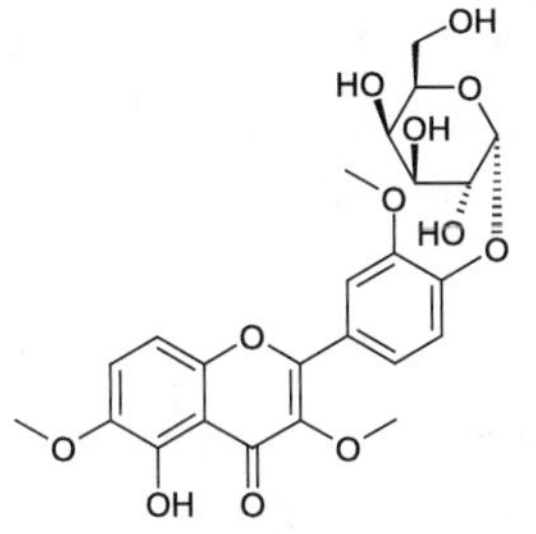

626 5,4'-Dihydroxy-7-methoxyflavone-3-*O*-[*α*-*L*-rhamnopyranosyl(1→3)-*O*-*α*-*L*-rhamnopyranosyl(1→6)-*O*-*β*-*D*-glucopyranoside] 5,4'-二羟基-7-甲氧基黄酮-3-*O*-[*α*-*L*-吡喃鼠李糖基(1→3)-*O*-*α*-*L*-吡喃鼠李糖基(1→6)-*O*-*β*-*D*-吡喃葡萄糖苷]*

$C_{34}H_{42}O_{19}$ (754.70). 黄色粉末, mp 210~212℃, $[\alpha]_D^{20}$ = ~41.99° (*c* = 0.5, 甲醇). 【类型】黄酮醇类. 【活性】抑制活化 T 细胞的细胞核因子 NFAT 的转录 [IC_{50} > 100μmol/L, 对照环孢素 A, IC_{50} = (0.29±0.01)μmol/L][441]. 【来源】华茶藨 *Ribes fasciculatum* var. *chinense*. 【文献】441.

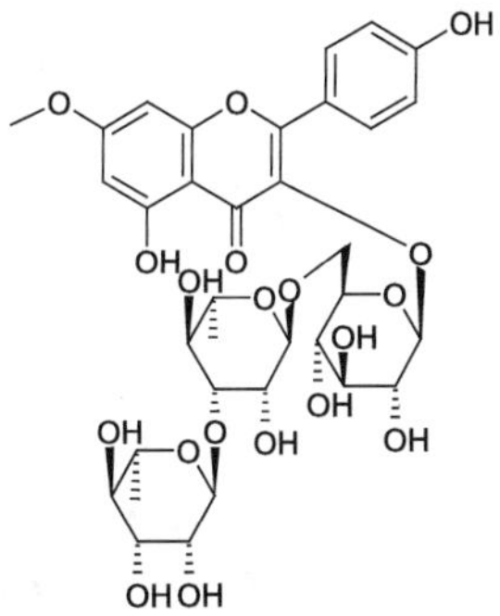

627 5,3'-Dihydroxy-4'-methoxy-7-methoxycarbonylflavonol 5,3'-二羟基-4'-甲氧基-7-甲氧基甲酰基黄酮醇*

$C_{18}H_{14}O_8$ (358.31). 【类型】黄酮醇类. 【活性】NO 生成抑制剂 (脂多糖诱导的, 浓度依赖方式, IC_{50} = 61.6μmol/L 或 40.4μmol/L)[851]; 前列腺素 E_2 生成抑制剂 (脂多糖诱导的, 浓度依赖方式, IC_{50} = 32.8 μmol/L 或 30.3μmol/L)[851]. 【来源】小叶菊蒿 *Tanacetum microphyllum* (地上部分). 【文献】851.

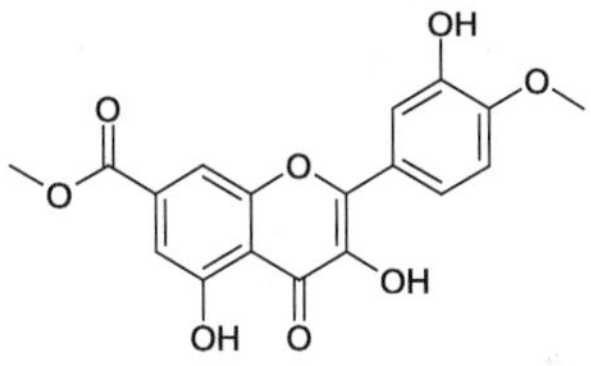

628 Fisetin 漆树黄酮

3,7,3',4'-Tetrahydroxyflavone [528-48-3] $C_{15}H_{10}O_6$ (286.24). 黄色针状晶体 (稀释乙醇), mp 330℃ (分解), mp 348℃, mp 350℃; 黄色细针状晶体, mp > 300℃. 【类型】黄酮醇类. 【活性】抗菌; 解痉 (鼠小肠, 乙酰胆碱引起的痉挛, 平滑肌松弛剂); 抑制新陈代谢和花生四烯酸的释放; 抗组胺 (抑制组胺释放, 嗜碱粒细胞); 前列腺素生物合成抑制剂; Δ^5-脂加氧酶抑制剂; NADH 氧化酶抑制剂; 碘化甲状腺氨酸脱碘酶抑制剂; 醛糖还原酶抑制剂 (大鼠, 眼晶状体, ID_{50} = 1μmol/L); 蛋白激酶 C 抑制剂; 琥珀氧化酶抑制剂; 调节变应性反应. 【来源】孩儿茶 *Acacia catechu*, 黄练芽 *Pistacia chinensis*, 疗伤绒毛花 *Anthyllis vulneraria*, 林背子 *Toxicodendron succedaneum* [Syn. *Rhus succedanea*], 杧果 *Mangifera indica*, 野漆树叶 *Rhus sylvestris*. 【文献】6, 172.

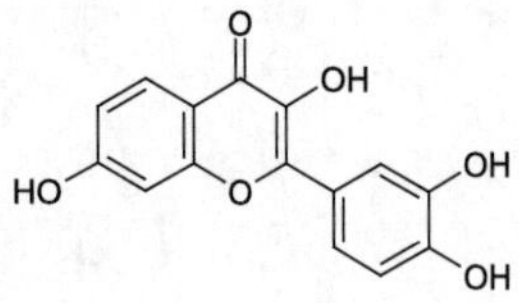

629 Galangin 高良姜素

4*H*-1-Benzopyran-4-one,3,5,7-trihydroxy-2-phenyl [548-83-4] $C_{15}H_{10}O_5$ (270.24). 黄色针状晶体 (甲醇), mp 214~216℃. 【类型】黄酮醇类. 【活性】抗微生物 (皮肤表面的细菌, 例如嗜麦芽假单胞菌、阴沟肠杆菌和表皮葡萄球菌); 环加氧酶抑制剂 (牛精子); 诱变剂 (鼠伤寒沙门菌 TA98 和 TA100); 镇吐药 (雄性鸡雏, 硫酸铜诱导呕吐实验, 20mg/kg, 抑制率 = 25.4%, $P<0.01$)[784]. 【来源】并头草 *Scutellaria galericulata*, 垂桤木 *Alnus pendula*, 大车前 *Plantago major*, 大良姜 *Alpinia galanga*, 蜂胶 *Apis mellifera ligustica*, 高良姜 *Alpinia officinarum* (干燥根茎: 12 产地含量范围 = 0.35%~1.30%, 平均含量 = 0.756%[1025]; 产率 = 0.063%干重[784]), 艾斯卡罗属 *Escallonia* sp. 【文献】6, 79, 170, 784, 1022, 1025.

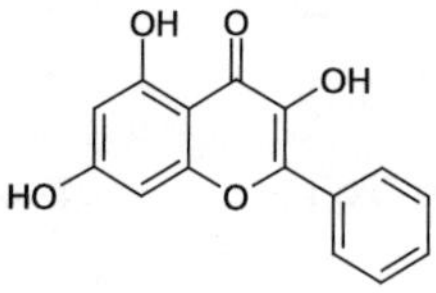

630 Gossypin 棉花皮苷

[652-78-8] $C_{21}H_{20}O_{13}$ (480.39). mp 230℃ (分解). 【类型】黄酮醇类. 【活性】止痛; 抗炎 (减少多种致炎物引起的足跖水肿和毛细血管渗透性的增加); 抗溃疡 (胃溃疡). 【来源】横根费菜 *Sedum kamtschaticum*, 磨盘草 *Abutilon indicum*, 葡萄叶木槿 *Hibiscus vitifolius*, 印度棉* *Gossypium indicum*. 【文献】6, 172.

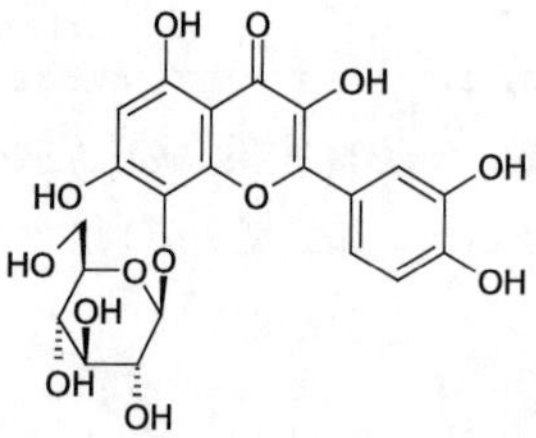

631 Hyperin 金丝桃苷 (紫花杜鹃素丁; 槲皮素-3-*O*-*β*-*D*-半乳糖苷)

Hyperoside; Quercetin-3-*O*-*β*-*D*-galactoside; 3',4',5,7-Tetrahydroxyflavonol-3-*β*-*D*-galactoside [482-36-0] $C_{21}H_{20}O_{12}$ (464.39). 淡黄色针状晶体 (乙醇), mp 227~230℃ (分解), $[\alpha]_D^{20} = -83°$ (c = 0.2, 吡啶). 【类型】黄酮醇类. 【活性】止痛 (外周神经); 抗菌 (嗜麦芽假单胞菌); 抗炎 [大鼠, 植入羊毛球引起的炎症模型, 20mg/(kg·d) ip, 7d]; 镇咳 (猫, ip, 电刺激喉上神经致咳模型, 100mg/kg 有止咳作用; 鼠, ip,100mg/kg, EDT_{50} 与对照组比较延长 54%); 醛糖还原酶抑制剂 (眼晶状体); 低毒 (鼠, orl, 10g/kg 未发现死亡; 鼠, ip, LD_{50} = 0.5g/kg); 抗氧化剂 (cDNA 微阵列研究, 人胃癌细胞 SNU-668, 上调 50 种基因下调许多其他基因, 许多基因和氧化机制有关)[940]; 血管紧张素转化酶 ACE 抑制剂 (IC_{50} = 200μmol/L, 对照 Lisinopril, IC_{50} = 1nmol/L); 中性肽链内切酶 NEP 抑制剂 (IC_{50} > 500μmol/L, 对照 Phosphoramidon, IC_{50} = 9nmol/L); APN 抑制实验无活性; 抗氧化剂 (DPPH 清除剂, 10μmol/L, 清除率 = 57%, IC_{50} = 10.50μmol/L; 对照丁化羟基甲苯, 10μmol/L, 清除率 = 43%, IC_{50} = 19.00 μmol/L)[728]. 【来源】遍地金 *Hypericum wightianum* (干燥全株: 平均含量 = 0.431%)[1025], 察隅遍地金 *Hypericum wightianum* subsp. *axillare* (干燥全株: 平均含量 = 0.349%)[1025], 朝鲜淫羊藿 *Epimedium koreanum* (地上部分: 含量 = 0.133 %)[1025], 秤杆升麻(林泽兰;野马追) *Eupatorium lindleyanum* (全株: 含量范围 = 0.001%~0.012%, 平均含量 = 0.007%)[1025], 川滇金丝桃 *Hypericum forrestii* (干燥全株: 平均含量 = 0.461%)[1025], 地耳草(田基黄) *Hypericum japonicum* (干燥全株: 含量 = 0.5044%)[1025], 地榆 *Sanguisorba officinalis* (干燥根: 平均含量 = 0.13%)[1025], 甘肃山楂 *Crataegus kansuensis* (干燥成熟果实: 含量 = 0.010%)[1025], 钩藤 *Uncaria rhynchophylla* [Syn. *Nauclea rhynchophylla*], 贯叶连翘 *Hypericum perforatum*, 贯叶连翘(贯叶金丝桃) *Hypericum perforatum* (干燥全株: 含量 = 1.005%)[1025], 荷叶 *Nelumbo nucifera* (46 产地含量范围 = 0.35%~1.47%, 平均含量 = 0.72%[1046]), 黑木金合欢 *Acacia melanoxylon*, 红筷子 *Chamaenerion* *angustifolium* [Syn. *Epilobium angustifolium*], 湖北山楂 *Crataegus hupehensis* (干燥成熟果实: 5 产地平均含量 = 0.064%)[1025], 虎杖叶 *Polygonum cuspidatum*, 黄海棠 *Hypericum ascyron* (干燥全株: 含量 = 0.1015%)[1025], 黄蜀葵花 *Abelmoschus manihot* (干燥花: 4 产地平均含量 = 1.23%)[1025], 鸡子木 *Sinoadina Racemosa* [Syn. *Adina racemosa*] (叶、花和嫩枝: 产率 = 0.0093%干重)[817], 金丝梅 *Hypericum patulum* (干燥全株: 含量 = 0.0980%)[1025], 近无柄金丝桃 *Hypericum subsessile* (干燥全株: 含量 = 0.7195%)[1025], 款冬花 *Tussilago farfara* (花蕾: 含量 = 0.28%)[1022], 老鹳草 *Geranium wilfordii*, 辽宁山楂 *Crataegus sanguinea* (干燥成熟果实: 含量 = 0.037%)[1025], 铃兰 *Convallaria keiskei* [Syn. *Convallaria majalis*], 硫球蛇根草 *Ophiorrhiza liukiuensis* (全株), 龙芽草 *Agrimonia pilosa*, 鹿衔草 *Pyrola calliantha* [Syn. *Pyrola rotundifolia* ssp. *chinensis*] (全株: 含量 = 0.017%)[1025], 罗布麻 *Apocynum venetum* (叶: 产率 = 0.98%)[1022], 满山红(兴安杜鹃) *Rhododendron dauricum* (小枝叶或花: 含量 = 0.42%)[1025], 满山红(兴安杜鹃) *Rhododendron dauricum* (叶: 8 产地平均含量 = 0.229%)[1037], 猫眼草 *Euphorbia lunulata* (全株), 毛钩藤 *Uncaria hirsuta*, 毛山楂 *Crataegus maximowiczii* (干燥成熟果实: 含量 = 0.169%)[1025], 毛叶卫矛 *Euonymus sacrosancta*, 普通鹿蹄草 *Pyrola decorata* (全株: 含量 = 0.059%)[1025], 三白草 *Saururus chinensis* (全株: 含量 = 0.35%)[1022], 山里红 *Crataegus pinnatifida* var. *major* (干燥成熟果实: 4 产地平均含量 = 0.055%)[1025], 山楂 *Crataegus pinnatifida* (干燥成熟果实: 3 产地平均含量 = 0.086%)[1025], 甜山竹子* *Garcinia dulcis* (花), 挺茎遍地金 *Hypericum elodeoides* (干燥全株: 含量 = 0.8986%)[1025], 菟丝子 *Cuscuta chinensis*, 弯萼金丝桃 *Hypericum curvisepalum* (干燥全株: 含量 = 0.1022%)[1025], 无毛山楂 *Crataegus pinnatifida* var. *psilosa* (干燥成熟果实: 含量 = 0.318%)[1025], 喜树 *Camptotheca acuminata*, 夏枯草 *Prunella vulgaris*, 仙鹤草 *Agrimonia pilosa* var. *japonica*, 小叶枇杷 *Rhododendron anthopogonoides*, 扬子小连翘 *Hypericum faberi* (干燥全株: 含量 = 0.4647%)[1025], 野山楂 *Crataegus cuneata* (干燥成熟果实: 2 产地平均含量 = 0.053%)[1025], 茵陈蒿 *Artemisia capillaris*, 淫羊藿 *Epimedium brevicornum*, 鱼腥草 *Houttuynia cordata*, 元宝草 *Hypericum sampsonii* (干燥全株: 含量 = 0.2062%)[1025], 云南山楂 *Crataegus scabrifolia* (干燥成熟果实:含量 = 0.069%)[1025], 展萼金丝桃 *Hypericum lancasteri* (干燥全株: 含量 = 0.0396%)[1025], 照山白 *Rhododendron micranthum* (叶: 2~11 月含量范围 0.16%~1.17%, 平均含量 = 0.72%)[1025], 紫背鹿蹄草 *Pyrola atropurpurea* (全株: 含量 = 0.090%)[1025], 存在于许多植物中 (蓼科多种植物 family Polygonaceae spp., 桦木属 *Betula* spp., 胡桃属 *Juglans* spp.). **【文献】** 2, 4, 170, 171, 172, 273, 433, 633, 654, 728, 734, 760, 817, 893, 940, 1022, 1025, 1037, 1046.

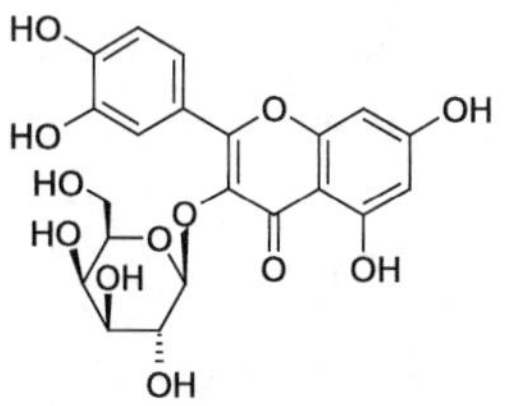

632 Isorhamnetin-3,4'-diglucoside 异鼠李素-3,4'-二葡萄糖苷*

$C_{28}H_{32}O_{17}$ (640.56). **【类型】** 黄酮醇类. **【活性】** 酪氨酸酶抑制剂 (IC_{50} = 1.84mmol/L; 对照麴酸, IC_{50} = 235.2μmol/L)[687]. **【来源】** 藏红花 *Crocus sativus* (花粉). **【文献】** 687.

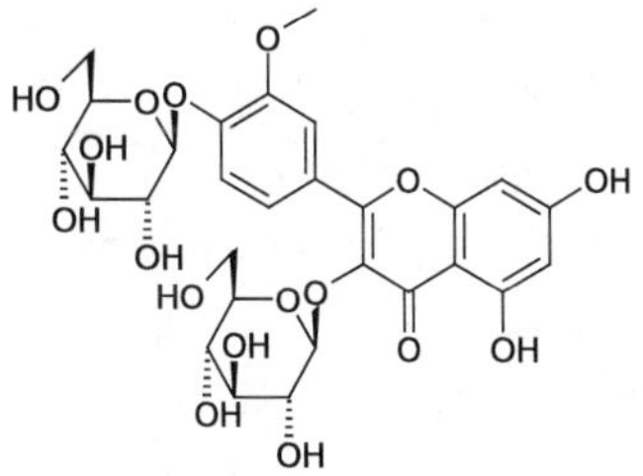

633 Izalpinin 山姜黄酮醇

3,5-Dihydroxy-7-methoxy-2-phenyl-4*H*-1-benzopyran-4-one [480-14-8] $C_{16}H_{12}O_5$ (284.27). 黄色针状晶体 (二氯甲烷), mp 192~195℃. **【类型】** 黄酮醇类. **【活性】** NO 生成抑制剂 (*in vitro*, 脂多糖活化的小鼠腹膜巨噬细胞, IC_{50} > 30μmol/L; 对照 *L*-NMMA,

IC_{50} = 28μmol/L)[787]; β-己糖胺酶释放抑制剂(RBL-2H3 Cells, 100μmol/L, 抑制率 = 27.5%; 对照姜黄素, 抑制率 = 62.6%)[787].【来源】蜂胶 *Apis mellifera ligustica*, 金鱼 *Carassius auratus*, 廉姜 *Alpinia chinensis*, 益智仁 *Alpinia oxyphylla* (果实: 产率 = 0.0006%干重)[787].【文献】6, 79, 787.

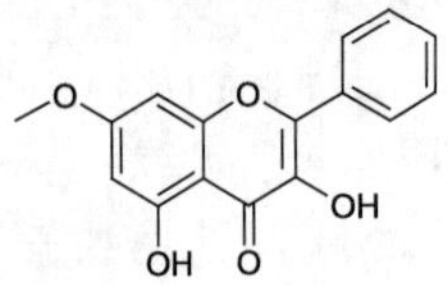

634 Kaempferitrin 山柰苷

Kaemferol 3,7-di-*O*-*α*-rhamnopyranoside [482-38-2] $C_{27}H_{30}O_{14}$ (578.53). mp 201~203℃.【类型】黄酮醇类.【活性】抗炎 (植入羊毛球引起的, 减少毛细血管渗透性); 类似维生素 P 样作用; 用于治疗肾功能不全; 抗氧化剂 [DPPH 清除剂, IC_{50} = (35.7±0.3) μmol/L, 对照 Trolox, IC_{50} = (25.4±0.8)μmol/L][690]; 抗氧化剂 (DPPH 清除剂, 10μmol/L, 清除率 = 11%, 对照丁化羟基甲苯, 10μmol/L, 清除率 = 43%)[935]; 抗菌 (金黄色葡萄球菌 ATCC 25923, MIC > 128μg/mL, 对照万古霉素, MIC = 2μg/mL; 金黄色葡萄球菌 MRSA SK1, MIC > 128μg/mL, 万古霉素, MIC = 2μg/mL)[935].【来源】白椴 *Tilia alburnum*, 柴胡 *Bupleurum chinense*, 大金钱草 *Lysimachia christinae*, 短梗胡枝子 *Lespedeza cyrtobotrya*, 绵藤 *Celastrus hypoleucus*, 尼泊尔老鹳草 *Geranium nepalense*, 山蚂蝗 *Desmodium racemosum* [Syn. *Podocarpium podocarpum* var. *oxyphyllum*], 甜山竹子* *Garcinia dulcis* (果实), 万寿菊叶 *Tagetes erecta*, 王瓜 *Trichosanthes cucumeroides*, 淫羊藿 *Epimedium brevicornum*, 有色紫金牛* *Ardisia colorata* (果实), 郁李仁 *Prunus japonica* [Syn. *Cerasus japonica*], 直立靛兰 *Indigofera arrecta*, 存在于许多植物中.【文献】4, 6, 154, 170, 171, 273, 690, 935, 1022.

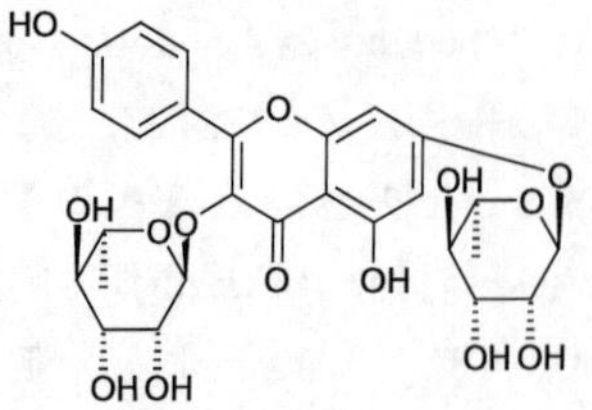

635 Kaempferol 山柰酚 (山柰素; 莰非醇)

3,5,7,4'-Tetrahydroxyflavone [520-18-3] $C_{15}H_{10}O_6$ (286.24). 黄色针状晶体 (甲醇), mp 274~278℃.【类型】黄酮醇类.【活性】抗 HIV-1 [反转录酶 RT(依赖于 RNA 的 DNA 聚合酶 RDDP)抑制剂, IC_{50} = 110 μmol/L, 阳性对照阿霉素, IC_{50} = 46μmol/L; 依赖于 DNA的DNA聚合酶DDDP抑制剂, IC_{50} = 75 μmol/L, 阿霉素, IC_{50} = 6μmol/L; 核糖核酸酶 H (RnaseH)抑制剂, IC_{50} > 500μmol/L, Illimaquinone, IC_{50} = 50μmol/L; 整合酶 IN 抑制剂, IC_{50} = 40μmol/L, 苏拉明, IC_{50} = 2.4 μmol/L][552,677]; 抗菌; 抗炎 (大鼠, 植入羊毛球模型); 用于治疗气管炎的镇咳剂; Δ^5-脂加氧酶抑制剂; 碘化甲状腺原氨酸脱碘抑制剂; 醛糖还原酶抑制剂 (眼晶状体, 可治愈糖尿病型白内障); 抗氧化剂 (*in vitro*, DPPH 清除剂, 0.1mg/mL, 清除率 = 89.9%)[500]; 抗炎 (IL-5 抑制剂, 浓度依赖方式, 平均 IC_{50} = 30.0 μmol/L)[725]; DPPH 清除剂 (SC_{50} = 10 μmol/L)[691]; 抗氧化剂 (超氧化物阴离子清除剂, 超氧化物歧化酶法, Formazan 形成活性的 IC_{50} = 11 μmol/L)[691].【来源】白果 *Ginkgo biloba*, 白果叶(银杏叶) *Ginkgo biloba* (叶: 4,5,9 月采集样本的平均含量 = 0.179%)[1025], 百蕊草 *Thesium chinense*, 醋柳果 *Hippophae rhamnoides*, 大金钱草 *Lysimachia christinae*, 大菟丝子(金灯藤) *Cuscuta japonica* (成熟果实: 平均含量 = 0.0015%)[1025], 杜仲 *Eucommia ulmoides*, 番泻叶 *Cassia angustifolia*, 分叉当归 *Angelica furcijuga* (花), 蜂胶 *Apis mellifera ligustica* (工蜂修蜂巢所分泌的黏性物: 5 批样本平均含量 = 0.67%)[1025], 红花 *Carthamus tinctorius* (花: 4 产地平均含量 = 0.35%)[1025], 黄海棠 *Hypericum ascyron*, 黄花蒿(青蒿) *Artemisia annua*, 黄芪(膜荚黄芪) *Astragalus membranaceus* (干燥根: 5 产地含量范围 = 0.0008%~0.0034%, 平均含量= 0.0018%)[1030], 鸡眼草 *Kummerowia striata*, 鸡子木 *Sinoadina Racemosa* [Syn. *Adina racemosa*] (叶、花和嫩枝: 产率 = 0.0064%干重[499]; 产率 = 0.0017%干重) [817], 尖叶番泻叶 *Cassia acutifolia*, 兰屿白芨 *Bletilla formosana* (全株), 凉山杜鹃 *Rhododendron huianum* (叶: 含量 = 0.006%)[1025], 罗布麻 *Apocynum venetum*

(干燥叶: 6 产地含量范围 = 0~0.0098%, 平均含量 = 0.0033%)[1038], 麻黄 *Ephedra sinica*, 满山红(兴安杜鹃) *Rhododendron dauricum* (叶: 8 产地平均含量 = 0.030%)[1037], 猫眼草 *Euphorbia lunulata*, 蒙古黄芪 *Astragalus mongholicus* (干燥根: 3 产地平均含量 = 0.44%)[1025], 木贼 *Equisetum hiemale* (地上部分: 5 产地平均含量 = 0.69%)[1025], 南方菟丝子 *Cuscuta australis* (成熟果实: 平均含量 = 0.0148%[1025]), 啤酒花菟丝子 *Cuscuta lupuliformis* (成熟果实: 平均含量 = 0.0005%)[1025], 人参 *Panax ginseng* [Syn. *Panax schinseng*], 三棱 *Sparganium stoloniferum*, 山荷叶 *Diphylleia grayi*, 山柰 *Kaempferia galanga*, 山野豌豆 *Vicia amoena*, 蛇葡萄 *Ampelopsis brevipedunculata*, 圣地红景天 *Rhodiola sacra*, 石韦 *Pyrrosia lingua*, 鼠李 *Rhamnus davurica*, 台湾黄檗 *Phellodendron amurense* var. *wilsonii* (叶: 产率 = 0.00014%干重)[816], 台湾筋骨草* *Ajuga taiwanensis* (全株), 菟丝子 *Cuscuta chinensis* (成熟种子: 含量 = 0.198%)[1022], 委陵菜 *Potentilla chinensis*, 窝儿七 *Diphylleia sinensis*, 细梗香草(满山香) *Lysimachia capillipes* (干燥全株: 3 产地平均含量 = 0.054%)[1025], 狭叶香蒲 *Typha angustifolia*, 旋覆花 *Inula britannica*, 叶下珠 *Phyllanthus urinaria*, 异株荨麻 *Urtica dioica*, 油柑叶 *Phyllanthus emblica* (枝叶), 藏红花 *Crocus sativus* (花: 产率 = 0.00036%), 窄叶半枫荷 *Pterospermum lanceaefolium*, 照山白 *Rhododendron micranthum* (叶: 2~11 月含量范围 0.01%~0.12%, 平均含量 = 0.05%)[1025], 中国旋覆花 *Inula britannica* var. *chinensis*, 存在于许多植物中 (十字花科多种植物 family Cruciferae spp., 夹竹桃科多种植物 family Apocynaceae spp., 五桠果科多种植物 family Dilleniaceae spp., 毛茛科多种植物 family Ranunculaceae spp., 豆科多种植物 family Fabaceae spp.). 【文献】2, 4, 36, 37, 55, 79, 81, 112, 124, 170, 171, 273, 499, 500, 552, 677, 680, 691, 725, 735, 746, 753, 816, 817, 1022, 1025, 1030, 1037, 1038.

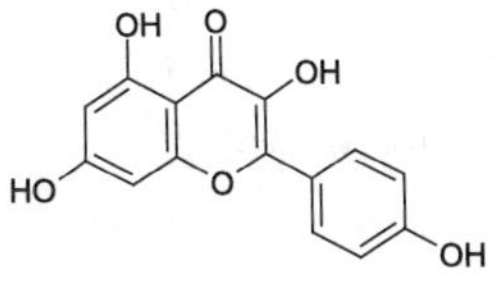

636 Kaempferol-3,4-di-*O*-methyl ether 山柰酚-3,4-二-*O*-甲醚* (厄麻宁*)

Eemanin $C_{17}H_{14}O_6$ (314.30). 【类型】黄酮醇类. 【活性】CYP3A4 药物代谢酶抑制剂 (IC_{50} = 21.8μmol/L, 对照酮康唑, IC_{50} = 0.245μmol/L)[793]; CYP2D6 药物代谢酶抑制剂 (IC_{50} = 45.5μmol/L, 对照奎尼丁, IC_{50} = 0.078μmol/L)[793]; NO 生成抑制剂 (脂多糖诱导的, 浓度依赖方式, IC_{50} = 8.9μmol/L 或 6.6μmol/L)[851]; PGE_2 生成抑制剂 (脂多糖诱导的, 浓度依赖方式, IC_{50} = 9.6μmol/L 或 5.1μmol/L)[851]. 【来源】芳香姜 *Zingiber aromaticum* (根茎: 产率 = 0.00012%干重), 小叶菊蒿 *Tanacetum microphyllum* (地上部分). 【文献】793, 851.

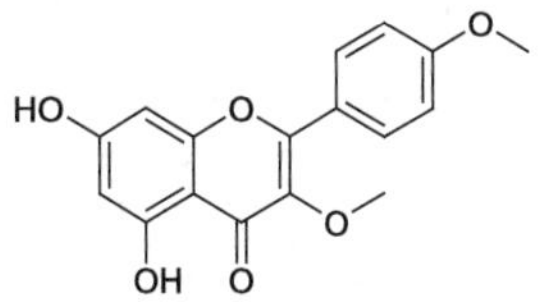

637 Kaempferol-7-rhamnoside 山柰酚-7-鼠李糖苷

Kaempferol-7-*O*-*α*-*L*-rhamnoside [20196-89-8] $C_{21}H_{20}O_{10}$ (432.39). 黄色针状晶体, mp 232~234℃ (三氯甲烷–甲醇); mp 239~342℃, $[\alpha]_D^{20} = -180°$ (甲醇). 【类型】黄酮醇类. 【活性】回肠平滑肌松弛剂 (豚鼠, *in vitro*, 尼古丁拮抗剂, ED_{50} = 9.0μg/mL, 组胺拮抗剂, ED_{50} = 13μg/mL, 乙酰胆碱拮抗剂, ED_{50} = 15~21μg/mL); 醛糖还原酶抑制剂 (大鼠眼晶状体, 10μmol/L, 抑制率 = 40.9%). 【来源】白饭豆 *Phaseolus vulgaris*, 大花红景天 *Rhodiola crenulata* [Syn. *Rhodiola euryphylla*], 骨节草 *Equisetum palustre*, 南蛇藤叶 *Celastrus orbiculatus* [Syn. *Celastrus articulatus*], 土荆芥 *Chenopodium ambrosioides*, 紫花景天 *Hylotelephium mingjinianum*. 【文献】6, 184.

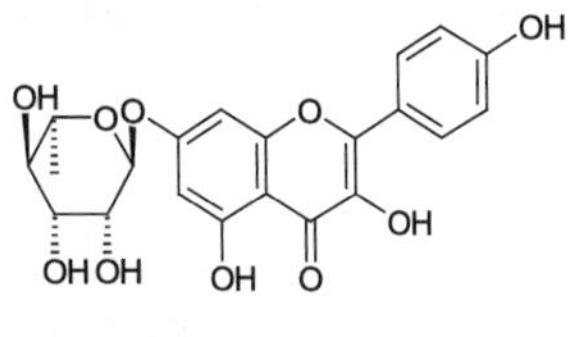

638 Morin 桑色素 (桑黄素; 3,5,7,2',4'-五羟基黄酮)

3,5,7,2',4'-Pentahydroxyflavone; Osage orange [480-16-0] $C_{15}H_{10}O_7$ (302.24). mp 303~304℃; 285~290℃ (分解). 【类型】黄酮醇类. 【活性】抗肿瘤 (*in vivo*:

腺癌 755、L_{1210}、P_{388}、S_{180}); 变应原; 抗菌 (金黄色葡萄球菌、痢疾杆菌、伤寒杆菌); 解痉 (豚鼠回肠, 胆碱酯酶抑制剂, 抗血管紧张素的 ED_{50} = 600μg/mL 和抗麝香蛸素的 ED_{50} = 107μg/mL); 抗病毒 (疱疹病毒, EC = 50μg/mL; 马铃薯病毒); 利尿剂 (兔, 25mg/kg); 醛糖还原酶抑制剂 (大鼠眼晶状体 *in vivo*, CIC = 100μmol/L); Δ^5-脂加氧酶抑制剂; 碘化甲状腺氨酸脱碘酶抑制剂; 诱变剂 (鼠伤寒沙门菌); 诱食剂 (蚕); 抗炎 (细胞因子网络调节器; 白细胞弹性蛋白酶 MMP-2/9 抑制剂)[725]; 抗炎 (COX-2 抑制剂, 大鼠肾骨髓和巨噬细胞, 中等活性)[724]; LD (兔, sc) = 8~10g/kg. 【来源】锯齿桑* *Morus serrata*, 全缘叶波罗蜜* *Artocarpus integrifolia*, 染色桑 *Morus tinctoria*, 桑白皮 *Morus alba*, 桑叶 *Morus alba*, 桑枝 *Morus alba*. 【文献】4, 170, 724, 725, 1022.

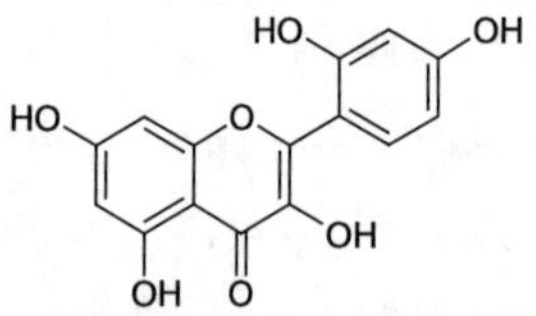

639 Myricetin 杨梅树皮素 (杨梅黄素)

3,3',4',5,5',7-Hexahydroxyflavone; Cannabiscetin; Myricetol [529-44-2] $C_{15}H_{10}O_8$ (318.24). mp > 330℃. 【类型】黄酮醇类. 【活性】抗肿瘤 (B16 黑色素瘤和 L_{1210}, *in vivo*); 抗促性腺激素; 细胞毒 (KB *in vitro*, EC = 15μg/mL); 抗菌 (金黄色葡萄球菌、大肠杆菌、痢疾杆菌、伤寒杆菌、嗜麦芽假单胞菌和 *Enteromorpha cloacae*); 镇咳 (祛痰); 利尿剂; 抑制花生四烯酸的释放和新陈代谢; 醛糖还原酶抑制剂 (鼠眼晶状体, 100μmol/L, 抑制率 = 100%); Δ^5-脂加氧酶抑制剂; NADH 氧化酶抑制剂; 琥珀氧化酶抑制剂; 抑制 β-氨基己糖苷酶的脱粒和释放 (RBL-2H3 细胞, IC_{50} = 23μmol/L, 对照姜黄素, IC_{50} = 82μmol/L, P<0.01, 不影响该酶的活性)[670]; DPPH 清除剂 [IC_{50} = (16.0±0.4)μmol/L, 对照 Trolox, IC_{50} = (25.4±0.8)μmol/L][690]; LD (兔, sc) = 8~10g/kg. 【来源】白花映山红 *Rhododendron mucronatum*, 草原大戟 *Euphorbia stepposa*, 侧柏叶 *Thuja orientalis* [Syn. *Platycladus orientalis*; *Biota orientalis*], 醋柳果 *Hippophae rhamnoides*, 鬼箭锦鸡儿 *Caragana jubata*, 黄蜀葵花 *Abelmoschus manihot*, 文冠木 *Xanthoceras sorbifolia* (茎干: 平均含量 = 0.12%)[1025], 显齿蛇葡萄 *Ampelopsis grossedentata* [Syn. *Ampelopsis cantoniesis* var. *grossedentata*], 杨梅 *Myrica rubra*, 杨梅树皮 *Myrica rubra* (树皮: 含量 = 0.027%)[1022], 洋蒲桃叶 *Syzygium samarangense*, 硬毛金丝桃 *Hypericum hirsutum*, 有色紫金牛* *Ardisia colorata* (果实), 沼生大戟 *Euphorbia palustris*, 竹柏 *Myrica nagi* [Syn. *Podocarpus nagi*]. 【文献】2, 4, 144, 170, 633, 656, 670, 690, 1022, 1024.

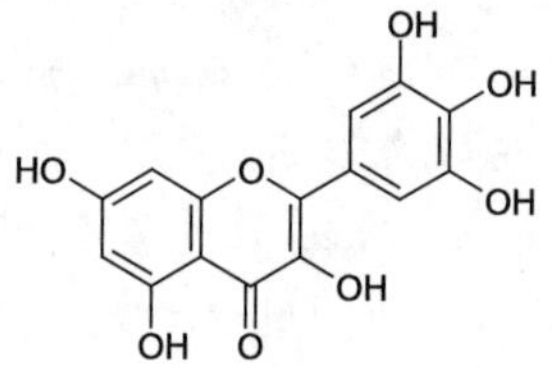

640 Oxyayanin B 千层纸素乙

5,6,3'-Trihydroxy-3,7,4'-trimethoxyflavone [548-74-3] $C_{18}H_{16}O_8$ (360.33). 【类型】黄酮醇类. 【活性】变应原. 【来源】尼日利亚两蕊苏木 *Distemonanthus benthamianus*. 【文献】170.

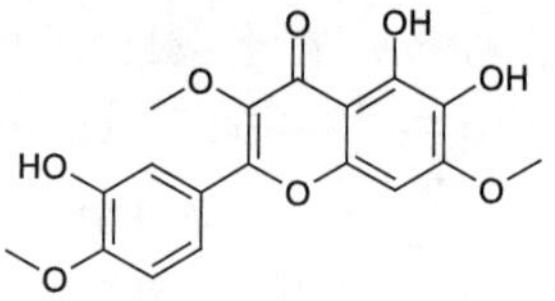

641 3,5,7,3',4'-Pentamethoxyflavone 3,5,7,3',4'-五甲氧基黄酮

[1247-97-8] $C_{20}H_{20}O_7$ (372.38). 淡黄色板状晶体 (甲醇), mp 150~151℃. 【类型】黄酮醇类. 【活性】血管扩张剂 (大鼠主动脉条, 去甲肾上腺素, KCl 引起的收缩); cAMP 磷酸二酯酶抑制剂 (大鼠心脏, IC_{50} = 7.1μmol/L, 大鼠脑, IC_{50} = 6.3~10.2μmol/L, 牛心, IC_{50} = 129μmol/L); 抗炎 (大鼠, 角叉菜胶引起的足肿胀模型, 300mg/kg orl, 抑制率 = 25.3%); 细胞毒 (KB, ED_{50} = 25μg/mL). 【来源】杜虹花 *Callicarpa formosana*, 琴状凹唇姜 *Boesenbergia pandurata*, 三叶蜜茱萸 *Melicope triphylla*. 【文献】276.

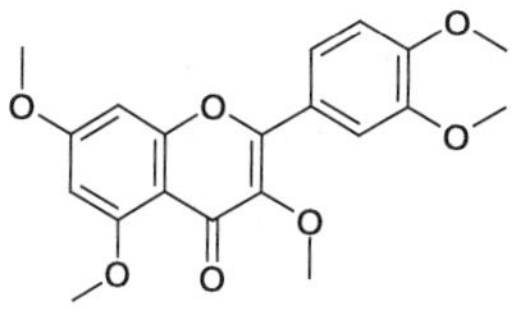

642 Quercetin 槲皮素

2,(3,4-Dihyroxyphenyl)-3,5,7-trihydroxy-4*H*-1-benzopyran-4-one [117-39-5] $C_{15}H_{10}O_7$ (302.24). 黄色针状晶体 (甲醇), mp 313~314℃.【类型】黄酮醇类.【活性】抗 HIV-1 [反转录酶 RT(依赖于 RNA 的 DNA 聚合酶 RDDP)抑制剂, IC_{50} = 43μmol/L, 阳性对照阿霉素, IC_{50} = 27μmol/L; 依赖于 DNA 的 DNA 聚合酶 DDDP 抑制剂, IC_{50} > 100μmol/L, 阳性对照阿霉素, IC_{50} = 6μmol/L; 整合酶 IN 抑制剂, IC_{50} = 15μmol/L, 阳性对照苏拉明, IC_{50} = 2.4μmol/L][677]; 平喘 (用于治愈慢性支气管炎); 抗菌; 抗高血压; 抗肝毒; 抗炎 [COX-1 抑制剂, 200μmol/L, 抑制率 = (44±2)%, 阳性对照消炎痛(茚甲新), 1.7μmol/L, 抑制率 = (43±3)%]; 抗病毒; 冠状动脉扩张剂 (增加冠脉血流); 镇咳 (祛痰); 降血脂; 5-羟色胺抑制剂; 平滑肌松弛剂; 血小板聚集抑制剂; 3',5'-cAMP-磷酸二酯酶抑制剂; 脂肪酸合成抑制剂; 醛糖还原酶抑制剂 (眼晶状体); 蛋白激酶 C 抑制剂; 减少毛细血管脆性; 抗氧化剂 (DPPH 清除剂, EC_{50} = 1.5μg/mL = 5.0μmol/L, 对照抗坏血酸, EC_{50} = 1.6μg/mL = 9.1μmol/L)[667]; 抗氧化剂 (DPPH 清除剂, IC_{50} = 17.5μmol/L, 对照维生素 E, IC_{50} = 27.0μmol/L)[754]; DPPH 清除剂 [IC_{50} = (11.6± 0.7)μmol/L, 对照 Trolox, IC_{50} = (25.4±0.8)μmol/L][690]; DPPH 清除剂 (SC_{50} = 3.3μmol/L)[691]; 抗氧化剂 (超氧化物阴离子清除剂, 超氧化物歧化酶法, 甲臜形成活性的 IC_{50} = 72μmol/L)[691]; 抗氧化剂 [DPPH 清除剂, IC_{50} = 3.7nmol/mL[550], IC_{50} = (6.11±0.53)μg/mL[934], IC_{50} = (9.7±0.8)μmol/L[1016]]; 抗氧化剂 (DPPH 清除剂, TLC, MIA < 0.05μg, IC_{50} = 7μg/mL)[601, 922]; 抗氧化剂 (DPPH 清除剂, TLC, MIA = 1μg)[966]; 抗氧化剂 [化学发光方法, IC_{50} = (0.53±0.01)μmol/L][600]; 抗氧化剂 [分叶核白细胞 PMN 的化学发光响应测定, 减少 FMLP 诱导的氧化爆发, IC_{50} = (0.5±0.05)μmol/L][958]; 白介素-10 样活性 (细胞增生实验, 呈剂量依赖关系, 最大值在 30μg/mL)[734]; 醛糖还原酶抑制剂 (IC_{50} = 2.2μmol/L, 对照依帕司他 IC_{50} = 0.072 μmol/L)[761]; 抗炎 (细胞因子网络调节器: 抑制巨噬细胞 RAW264.7 中脂多糖刺激的 TNF-α 和 IL-6 的释放, IC_{50} = 1μmol/L)[725]; 白细胞弹性蛋白酶 MMP-2/ 9 抑制剂 [725]; TNF-α 分泌抑制剂 (脂多糖刺激的 RAW264.7 巨噬细胞, IC_{50} < 200μg/mL, 妨碍 JNK/SAPK 及其下游底物 c-Jun, ATF-2, ERK1/2 和 p38 MAPK 的磷酸化和活化)[725]; 抑制 AP-1(活化蛋白-1)的活化[725]; TNF-α 生成抑制剂 (鼠巨噬细胞, 脂多糖诱导的, IC_{50} < 20μmol/mL)[725]; 抗炎 (巨噬细胞, COX-2 抑制剂, 抑制 COX-2 的表达)[724]; 抗炎 (核转录因子-κB 途径)[724]; 抗炎 (NO 生成抑制剂, 鼠, 由脂多糖/干扰素活化的类巨噬细胞株 RAW264.7, IC_{50} = 26.8μmol/L)[442, 447]; 抗炎 (NO 生成抑制剂, 鼠, 由脂多糖和重组鼠干扰素-γ 活化的类巨噬细胞株, IC_{50} = 24.8μmol/L)[443]; 黄质氧化酶抑制剂 (IC_{50} = 3.4μg/mL, IC_{50} = 10μmol/L)[924]; LD_{50} (鼠, orl)= 160mg/kg.【来源】阿拉伯胶金合欢 *Acacia nilotica*, 白果 *Ginkgo biloba*, 白果叶(银杏叶) *Ginkgo biloba* (叶: 3 批样本平均含量 = 2.55%)[1025], 北沙参 *Glehnia littoralis* (地下部分), 萹蓄 *Polygonum aviculare* (地上部分: 含量 = 0.0902%), 扁桃 *Mangifera persiciformis*, 遍地金 *Hypericum wightianum* (干燥全株: 含量 = 0.1465%)[1025], 侧柏叶 *Thuja orientalis* [Syn. *Platycladus orientalis*; *Biota orientalis*] (干燥叶: 14 产地含量范围 = 0.17%~0.33%, 平均含量 = 0.25%)[1025], 柽柳 *Tamarix chinensis*, 秤杆升麻(林泽兰;野马追) *Eupatorium lindleyanum* (全株: 平均含量 = 0.095%)[1025], 川八角莲 *Dysosma veitchii*, 刺五加 *Acanthopanax senticosus* [Syn. *Eleutherococcus senticosus*] (根和根茎: 含量 = 0.069%)[1025], 醋柳果(沙棘) *Hippophae rhamnoides* (叶: 含量 = 0.016%)[1025], 大金钱草 *Lysimachia christinae*, 大菟丝子(金灯藤) *Cuscuta japonica* (成熟果实: 平均含量 = 0.0141%)[1025], 地锦草 *Euphorbia humifusa* (地上部分: 含量 = 0.0092%)[1025], 杜仲叶 *Eucommia ulmoides* (叶: 含量 = 0.019%)[1025], 多穗蓼 *Polygonum polystachyum*, 蜂胶 *Apis mellifera ligustica* (工蜂修蜂巢所分泌的黏性物: 5 批样本平均含量 = 0.41%)[1025], 高良姜

Alpinia officinarum, 贯叶连翘(贯叶金丝桃) *Hypericum perforatum* (全株: 平均含量 = 0.072%)[1025], 红花 *Carthamus tinctorius* (花: 4 产地平均含量 = 0.49%)[1025], 红麻 *Apocynum lancifolium*, 虎杖 *Polygonum cuspidatum*, 槐 *Sophora japonica* (花), 槐角 *Sophora japonica*, 黄海棠 *Hypericum ascyron* (干燥全株: 含量 = 0.1107%)[1025], 黄花蒿(青蒿) *Artemisia annua*, 黄芪(膜荚黄芪) *Astragalus membranaceus* (干燥根: 5 产地平均含量 = 0.018%)[1030], 黄蜀葵花 *Abelmoschus manihot*, 鸡子木 *Sinoadina Racemosa* [Syn. *Adina racemosa*] (叶、花和嫩枝: 产率 = 0.0099%干重[817]; 产率 = 0.021%干重[499]), 箭叶淫羊藿 *Epimedium sagittatum*, 金丝梅 *Hypericum patulum* (干燥全株: 含量 = 0.6401%)[1025], 近无柄金丝桃 *Hypericum subsessile* (干燥全株: 含量 = 0.0733%)[1025], 苦蒿 *Conyza blinii*, 宽叶香蒲 *Typha latifolia*, 狼杷草 *Bidens tripartita* (全株: 平均含量 = 0.061%)[1025], 老鼠簕 *Acanthus ilicifolius*, 漓江前胡 *Peucedanum govanianum* var. *bicolo*, 凉山杜鹃 *Rhododendron huianum* (叶: 含量 = 0.048%)[1025], 岭南杜鹃 *Rhododendron mariae* (小枝叶或花: 含量 = 0.065%)[1025], 卢氏冬凌草 *Isodon rubescens* var. *lushiensis* (叶: 产率 = 0.00026%干重)[819], 鹿衔草 *Pyrola calliantha* [Syn. *Pyrola rotundifolia* ssp. *chinensis*], 罗布麻 *Apocynum venetum* (干燥叶: 含量范围 = 0.0073%~0.0277%[1022]; 6 产地含量范围 = 0.0018%~0.0165%, 平均含量 = 0.0090%[1038]), 落叶松叶金丝桃* *Hypericum laricifolium* (地上部分), 满山红(兴安杜鹃) *Rhododendron dauricum* (叶: 11 产地平均含量 = 0.099%)[1025], 牻牛儿苗 *Erodium stephanianum*, 猫眼草 *Euphorbia lunulata* (全株), 毛果杜鹃 *Rhododendron seniavinii* (小枝叶或花: 含量 = 0.021%)[1025], 木贼 *Equisetum hiemale* (地上部分: 平均含量 = 0.179%)[1025], 南方菟丝子 *Cuscuta australis* (成熟果实: 平均含量 = 0.0069%)[1025], 啤酒花菟丝子 *Cuscuta lupuliformis* (成熟果实: 平均含量 = 0.0061%)[1025], 蒲黄 *Typha angustata*, 日本黄柏 *Phellodendron japonicum* (叶), 日本鹿蹄草 *Pyrola japonica*, 乳源杜鹃 *Rhododendron lingii* (小枝叶或花: 含量 = 0.018%)[1025], 三七 *Panax pseudo-ginseng* var. *notoginseng* [Syn. *Panax notoginseng*], 桑寄生 *Loranthus parasiticus* [Syn. *Loranthus chinenis*; *Taxillus chinensis*] (含量 = 0.027%)[1022], 桑叶 *Morus alba* (叶: 平均含量 = 0.0107%)[1025], 山莴苣 *Lactuca indica* (新鲜全株: 产率 = 0.00063%鲜重)[797], 石韦 *Pyrrosia lingua* (干燥叶: 平均含量 = 0.11%)[1025], 石指甲(垂盆草) *Sedum sarmentosum* (全株: 10 产地平均含量 = 0.131%)[1041], 水母雪莲花 *Saussurea medusa* (全株), 台湾黄檗 *Phellodendron amurense* var. *wilsonii* (叶: 产率 = 0.00017%干重)[816], 菟丝子 *Cuscuta chinensis* (成熟果实: 含量范围 = 0.119%~ 0.204%[1022], 平均含量 = 0.150%[1025]), 委陵菜 *Potentilla chinensis*, 文冠木 *Xanthoceras sorbifolia* (茎干: 平均含量 = 0.011%)[1025], 喜树 *Camptotheca acuminata*, 狭叶香蒲 *Typha angustifolia*, 仙鹤草 *Agrimonia pilosa* var. *japonica*, 仙人掌 *Opuntia dillenii* (鲜茎), 旋覆花 *Inula britannica*, 洋蒲桃叶 *Syzygium samarangense*, 药用蒲公英 *Taraxacum officinale*, 叶下珠 *Phyllanthus urinaria* (全株: 平均含量 = 0.042%)[1025], 伊比利亚栎 *Quercus iberica*, 异株荨麻 *Urtica dioica*, 茵陈蒿 *Artemisia capillaris*, 油柑叶 *Phyllanthus emblica* (枝叶), 有色紫金牛* *Ardisia colorata* (果实), 鱼腥草 *Houttuynia cordata*, 元宝草 *Hypericum sampsonii* (干燥全株: 含量 = 0.0079%)[1025], 云实 *Caesalpinia decapetala* (叶), 窄叶半枫荷 *Pterospermum lanceaefolium*, 展萼金丝桃 *Hypericum lancasteri* (干燥全株: 含量 = 0.1595%)[1025], 照山白 *Rhododendron micranthum* (叶: 2~11 月含量范围 0.10%~0.47%, 平均含量 = 0.29%)[1025], 珍珠梅 *Sorbaria sorbifolia* (树皮: 含量 = 0.62%)[1025], 中国沙棘 *Hippophae rhamnoides* subsp. *sinensis* (叶: 含量 = 0.006%)[1025], 中国旋覆花 *Inula britannica* var. *chinensis*, 中亚沙棘 *Hippophae rhamnoides* subsp. *turkestanica* (叶: 含量 = 0.007%)[1025], 紫菀 *Aster tataricus* (根和根茎: 含量 = 0.0104%)[1025], 存在于许多植物中 (特别是果实, 例如在几乎所有伞形科多种植物 family Apiaceae spp.中都有发现). **【文献】** 2, 4, 81, 85, 110, 114, 135, 143, 149, 170, 171, 408, 442, 443, 447, 499, 550, 600, 601, 633, 654, 667, 677, 680, 690, 691, 723,

724, 725, 734, 736, 754, 761, 797, 816, 817, 819, 922, 924, 934, 958, 960, 966, 1016, 1022, 1025, 1030, 1038, 1041.

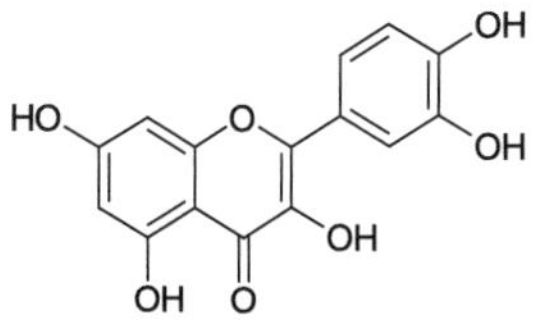

643 Quercetin-3-methyl ether 槲皮素-3-甲醚 (3-*O*-甲基槲皮素)

3-*O*-Methylquercetin; 3-MQ [1486-70-0] $C_{16}H_{12}O_7$ (316.27). 绿色晶体, mp 267~277℃; 259℃. 【类型】黄酮醇类. 【活性】抗心律失常; 抗菌; 抗病毒 (*in vitro*, 传染性脊髓灰质炎病毒 I 和 Gesak 病毒 B_4, 0.01μg/mL, 抑制率 = 90%); 血小板聚集抑制剂 (胶原和花生四烯酸所致血小板聚集); COX 抑制剂; PDE 异构酶选择性抑制剂 (PDE 亚型 1、5、2、4 来自豚鼠肺, PDE 亚型 3 来自豚鼠心, PDE 亚型 5, IC_{50} = 86.9μmol/L; PDE 亚型 1, IC_{50} = 31.9μmol/L; PDE 亚型 4, IC_{50} = 28.5μmol/L; PDE 亚型 2, IC_{50} = 18.6μmol/L; PDE 亚型 3, IC_{50} = 1.6μmol/L; 可能有潜力作为处理哮喘的药物)[964]; TNF-*α* 生成抑制剂 (鼠巨噬细胞, 脂多糖诱导的)[725]; 总 cAMP-和 cGMP-磷酸二酯酶抑制剂 (豚鼠气管, 低浓度)[646]; 磷酸二酯酶 3 (PDE3)的选择性抑制剂[646]; 对卵白蛋白 OVA 诱导的气管超响应的抑制效应 [*in vivo* 和 *in vitro*: ①对二级过敏原导致的敏感小鼠 3-MQ 3~30μmol/kg, ip 明显抑制 50mg/mL 雾状 methacholine 诱导的提高的 pause (Penh) 值; ②3-MQ 3~30μmol/kg, ip 明显抑制总的炎症细胞, 巨噬细胞、中性粒细胞和嗜曙红细胞, 但不抑制淋巴细胞; ③3-MQ 3μmol/kg, ip 明显降低 TNF-*α* 的分泌, 并在最高剂量 30μmol/kg, ip 时甚至降低 IL-4, IL-5 和 TNF-*α* 的分泌; ④1~10μmol/L 3-MQ 和 3~30μmol/L Ro20-1724 (一种选择性的 PDE4 抑制剂)明显削弱 100μg/mL OVA 诱导的收缩; ⑤对离体豚鼠的左心房和右心房, 30μmol/L 3-MQ 和 1~10μmol/L milrinone (一种选择性的 PDE3 抑制剂) 明显提高基线收缩; ⑥对右心房, 3-MQ 和 milrinone 都不影响基线心率; ⑦对有意识小鼠, 3~30μmol/kg, ip 3-MQ 对收缩压无明显影响; ⑧结论是, 3-MQ 有抗炎和支气管扩张作用, 有潜力用于处理哮喘而不影响血压][646]; DPPH 清除剂 (SC_{50} = 6.0μmol/L)[691]; 抗氧化剂 (超氧化物阴离子清除剂, 超氧化物歧化酶法, 甲臜形成活性的 IC_{50} = 11μmol/L)[691]. 【来源】鹅不食草 *Centipeda minima*, 黄花蒿(青蒿) *Artemisia annua*, 蓟罂粟 *Argemone mexicana*, 台中鼠李 *Rhamnus nakaharai*, 台中鼠李 *Rhamnus nakaharai*, 仙人掌 *Opuntia dillenii*. 【文献】2, 6, 170, 171, 184, 264, 646, 691, 725, 964.

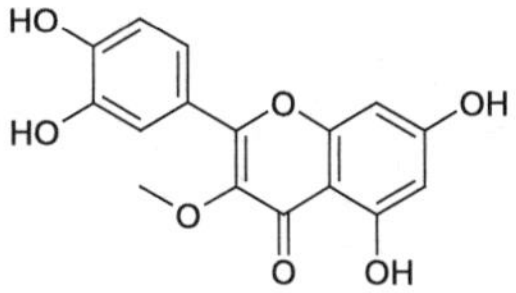

644 Quercetin-3-*O*-[(2,3,4-triacetyl-*α*-rhamnopyranosyl)-(1→6)]-3-acetyl-*β*-galactopyranoside 槲皮素 3-*O*-[(2,3,4-三乙酰基-*α*-吡喃鼠李糖基)-(1→6)]-3-乙酰基-*β*-吡喃半乳糖苷*

$C_{35}H_{38}O_{20}$ (778.68). 【类型】黄酮醇类. 【活性】抗补体活性 [经典途径, IC_{50} = (36.4±1.8)μmol/L, 对照右旋糖酐硫酸盐, IC_{50} = (0.00019±0.00005)μmol/L][1016]; 抗氧化剂 [DPPH 清除剂, IC_{50} = (17.8±0.1) μmol/L, 对照槲皮素, IC_{50} = (9.7±0.8)μmol/L][1016]. 【来源】穗状百金花 *Centaurium spicatum*. 【文献】1016.

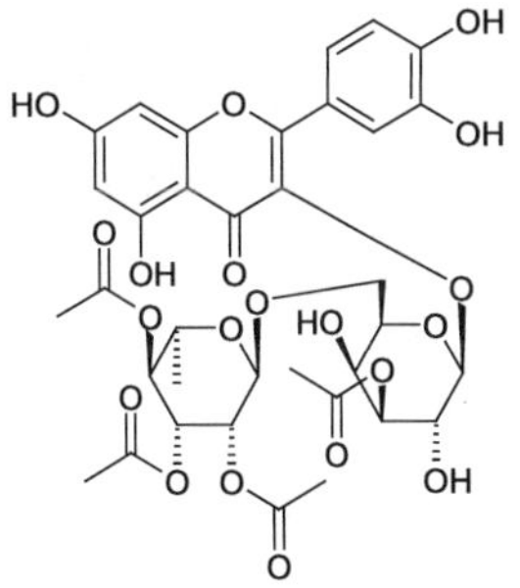

645 Quercetin-3-*O*-[(2,3,4-triacetyl-*α*-rhamnopyranosyl)-(1→6)]-4-acetyl-*β*-galactopyranoside 槲皮素 3-*O*-[(2,3,4-三乙酰基-*α*-吡喃鼠李糖基)-(1→6)]-4-乙酰基-*β*-吡喃半乳糖苷

$C_{35}H_{38}O_{20}$ (778.68). 【类型】黄酮醇类. 【活性】抗

补体活性 [经典途径, IC_{50} = (22.8±4.9)μmol/L, 对照右旋糖酐硫酸盐, IC_{50} = (0.00019±0.00005)μmol/L][1016]; 抗氧化剂 [DPPH 清除剂, IC_{50} = (14.3±0.4)μmol/L, 对照槲皮素, IC_{50} = (9.7±0.8)μmol/L][1016]. 【来源】穗状百金花 *Centaurium spicatum*. 【文献】1016.

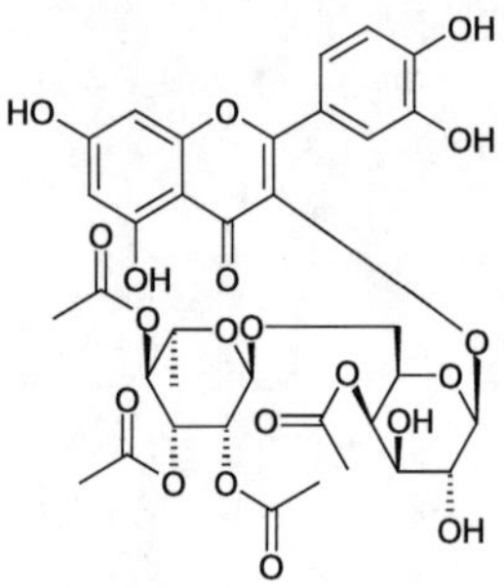

646 Quercetin-3-*O*-[(2,3,4-triacetyl-*α*-rhamnopyranosyl)-(1→6)]-3,4-diacetyl-*β*-galactopyranoside 槲皮素 3-*O*-[(2,3,4-三乙酰基-*α*-吡喃鼠李糖基)-(1→6)]-3,4-二乙酰基-*β*-吡喃半乳糖苷*

$C_{37}H_{40}O_{21}$ (820.72). 【类型】黄酮醇类. 【活性】抗补体活性 [经典途径, IC_{50} = 59.3μmol/L, 对照右旋糖酐硫酸盐, IC_{50} = (0.00019±0.00005)μmol/L][1016]; 抗氧化剂 [DPPH清除剂, IC_{50} = (25.8±0.2)μmol/L, 对照槲皮素, IC_{50} = (9.7±0.8)μmol/L][1016]. 【来源】穗状百金花 *Centaurium spicatum*. 【文献】1016.

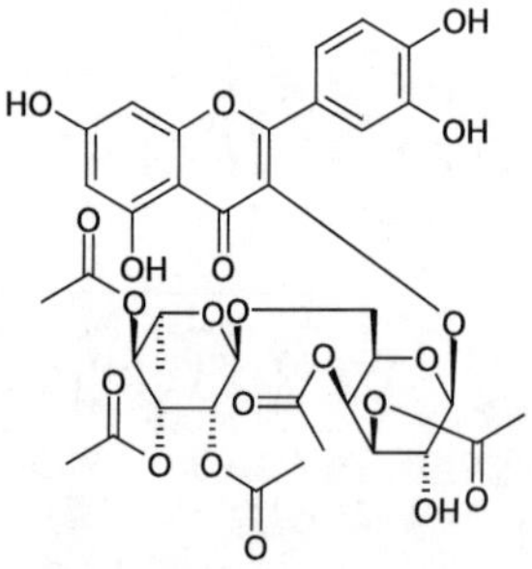

647 Quercetin-3-*O*-[(2,3,4-triacetyl-*α*-rhamnopyranosyl)-(1→6)]-*β*-galactopyranoside 槲皮素 3-*O*-[(2,3,4-三乙酰基-*α*-吡喃鼠李糖基)-(1→6)]-*β*-吡喃半乳糖苷*

$C_{33}H_{36}O_{19}$ (736.64). 【类型】黄酮醇类. 【活性】抗补体活性 [经典途径, IC_{50} = (10.0±0.9)μmol/L, 对照右旋糖酐硫酸盐, IC_{50} = (0.00019±0.00005)μmol/L][1016]; 抗氧化剂 [DPPH 清除剂, IC_{50} = (13.9±0.3)μmol/L, 对照槲皮素, IC_{50} = (9.7±0.8)μmol/L][1016]. 【来源】穗状百金花 *Centaurium spicatum*. 【文献】1016.

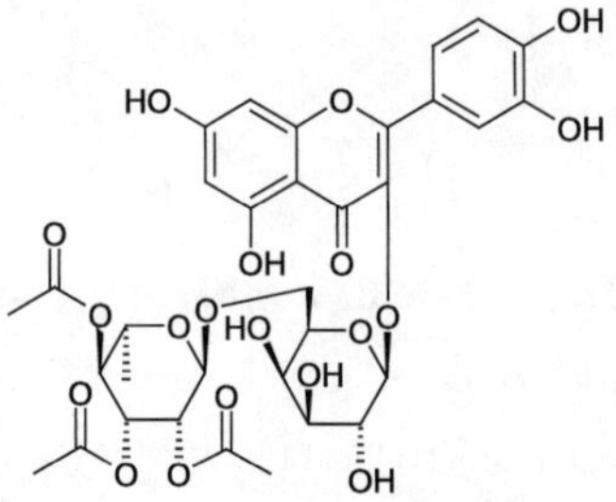

648 Quercetin-3-*O*-*β*-*D*-xylose-(1→4)-*α*-*L*-rhamnoside 槲皮素-3-*O*-*β*-*D*-木糖-(1→4)-*α*-*L*-鼠李糖苷

[196310-24-4] $C_{26}H_{28}O_{15}$ (589.50). 黄色针晶. 【类型】黄酮醇类. 【活性】抗炎 (小鼠, 40mg/kg sc, 肿胀抑制率 = 33%, 治疗指数高) 【来源】落地生根 *Bryophyllum pinnatum*. 【文献】635.

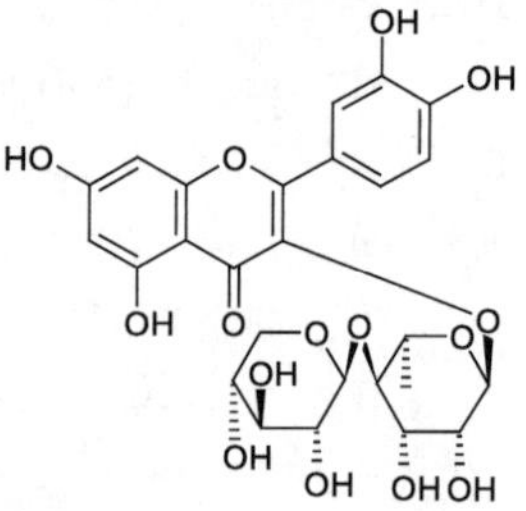

649 Quercimeritrin 棉花苷

$C_{21}H_{20}O_{12}$ (464.39). 【类型】黄酮醇类. 【活性】抗炎 (IL-5 抑制剂, 浓度依赖方式, 平均 IC_{50} = 27.3 μmol/L)[725]. 【来源】陆地棉 *Gossypium hirsutum* [Syn. *Gossypium mexicanum*], 鸡眼草 *Kummerowia striata*. 【文献】170, 725.

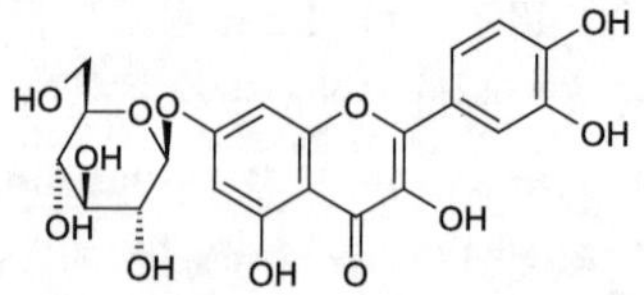

650 Quercitrin 槲皮苷 (槲皮素-3-*O*-*α*-*L*-吡喃鼠李糖苷)

Quercetin-3-*O*-*α*-*L*-rhamnopyranoside $C_{21}H_{20}O_{11}$ (448.39). 黄色晶体, mp 166~168℃, mp 182~185℃, mp 178~182 ℃. 【类型】黄酮醇类. 【活性】抗肿瘤; 抗菌 (嗜麦芽假单胞菌和 *Enteromorpha cloacae*); 抗肝毒; 抗炎;

抗诱变剂; 抗病毒 (鼠体组织和小鸡胚胎, 疱状口腔炎病毒, 流行性感冒病毒 A); 利尿剂; 止血剂; 醛糖还原酶抑制剂 (眼晶状体,作用强); 抗氧化剂 (3.125μg/mL, 清除超氧化物自由基的活性 = 15.6%, 对照 Urcumin 为 16.1%; 6.25μg/mL, 清除 DPPH 自由基活性 = 11.6%, 对照 Urcumin 为 50.0%)[764]; 抑制癌细胞侵入实验无活性 (MM1 细胞, *in vitro*, 10μg/mL)[711]; 昆虫拒食剂 (*Bombyx mor*); 昆虫吞噬兴奋剂 (*Gastrophysa atriocyaea*); 保肝 [大鼠原代培养肝细胞, 过氧化氢诱导毒性, 50μmol/L, 相对保护率 = 57.3% (过氧化氢处理, 相对保护率 = 0, 空白, 相对保护率 = 100%), 阳性对照水飞蓟素, 相对保护率 = 74.9%][877]; 血管紧张素转化酶 ACE 抑制剂 (IC_{50} = 250μmol/L, 对照 Lisinopril, IC_{50} = 1nmol/L); 中性肽链内切酶 NEP 抑制剂 (IC_{50} > 500μmol/L, 对照 Phosphoramidon, IC_{50} = 9nmol/L); APN 抑制实验无活性; 抑制活化 T 细胞的细胞核因子 NFAT 的转录 [IC_{50} > 100μmol/L, 正对照环孢菌素 A, IC_{50} = (0.29±0.01)μmol/L][441]. 【来源】白果叶 *Ginkgo biloba*, 萹蓄 *Polygonum aviculare*, 侧柏叶 *Thuja orientalis* [Syn. *Platycladus orientalis*; *Biota orientalis*], 赤杨 *Alnus japonica* (叶), 多穗蓼 *Polygonum polystachyum*, 贯叶连翘 *Hypericum perforatum*, 黑紫梨果寄生* *Scurrura atropurpurea*, 红筷子 *Chamaenerion angustifolium* [Syn. *Epilobium angustifolium*], 虎杖 *Polygonum cuspidatum*, 虎杖叶 *Polygonum cuspidatum*, 岭南杜鹃 *Rhododendron mariae* (小枝叶或花: 含量 = 0.76%)[1025], 龙眼叶 *Euphoria longan* [Syn. *Dimocarpus longan*], 满山红(兴安杜鹃) *Rhododendron dauricum* (小枝叶或花: 含量 = 0.42%)[1025], 芒萁骨 *Dicranopteris pedata* [Syn. *Polypodium pedatum*; *Dicranopteris dichotoma*], 猫眼草 *Euphorbia lunulata*, 欧洲七叶树 *Aesculus hippocastanum*, 欧洲油菜 *Brassica napus*, 日本鬼灯擎 *Rodgersia podophylla* (地上部分), 三白草 *Saururus chinensis*, 桑寄生 *Loranthus parasiticus* [Syn. *Loranthus chinenis*; *Taxillus chinensis*], 山樱桃 *Prunus tomentosa*, 水蓼 *Polygonum hydropiper*, 水麻艻 *Polygonum thunbergii*, 天荞麦根 *Fagopyrum cymosum* [Syn. *Polygonum cymosum*], 杨梅树皮 *Myrica rubra* (树皮: 产率 = 0.0028%), 一枝黄花 *Solidago virgaurea* var. *leiocarpa* [Syn. *Solidago decurrens*], 油柑叶 *Phyllanthus emblica* (枝叶), 鱼腥草 *Houttuynia cordata* (干燥地上部分: 含量 = 0.026%)[1025], 窄叶半枫荷 *Pterospermum lanceaefolium*, 着色栎* *Quercus tinctoria*, 紫金牛 *Ardisia japonica*, 存在于许多植物中. 【文献】2, 6, 65, 170, 171, 441, 670, 680, 711, 764, 877, 893, 1025.

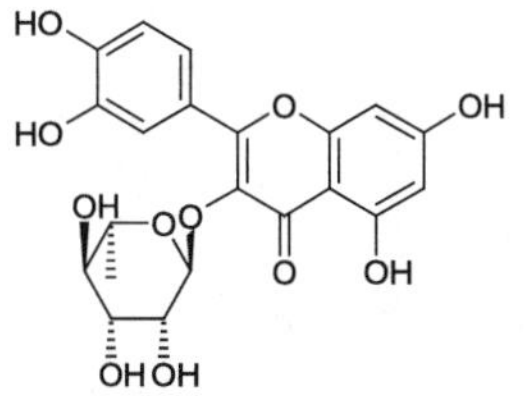

651 Rhamnetin 鼠李素

[90-19-7] $C_{16}H_{12}O_7$ (316.27). 黄色粉末状晶体 (甲醇), mp 288~290℃. 【类型】黄酮醇类. 【活性】变应原 (中等活性); 抗菌 (嗜麦芽假单胞菌和 *Enteromorpha cloacae*); 抗肿瘤; 细胞毒; 诱变剂 (鼠伤寒沙门菌 TA98). 【来源】丁香 *Syzygium aromaticum* [Syn. *Eugenia caryophyllata*], 蜂胶 *Apis mellifera ligustica*, 广藿香 *Pogostemon cablin* [Syn. *Mentha cablin*], 黄花蒿(青蒿) *Artemisia annua*, 锡叶藤 *Tetracera asiatica*. 【文献】2, 6, 79, 170, 171.

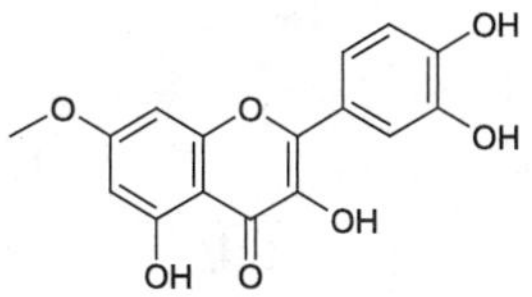

652 Robinin 刺槐宁 (山柰酚-3-*O*-α-*L*-吡喃鼠李糖基-(1→6)-β-*D*-吡喃半乳糖基-7-*O*-α-*L*-吡喃鼠李糖苷*)

Kaempferol-3-*O*-α-*L*-rhamnopyranosyl-(1→6)-β-*D*-galactopyranosyl-7-*O*-α-*L*-rhamnopyranoside [301-19-9] $C_{33}H_{40}O_{19}$ (740.68). mp (α) 195~197℃ (水), (β) 249~250℃ (乙醇). 【类型】黄酮醇类. 【活性】抗菌 (嗜麦芽假单胞菌和 *Enteromorpha cloacae*); 抗炎 (大鼠、兔); 利尿剂; LD (大鼠和小鼠, ip) > 100mg/kg. 【来源】假单胞菌洋槐* *Robinia pseudomonas*, 葛根 *Pueraria lobata* [Syn. *Pueraria thunbergiana*; *Pueraria pseudohirsuta*], 镰形黄芪* *Astragalus falcatus*, 萝芙木 *Rauvolfia verticillata*, 萝芙木茎叶 *Rauvolfia verticillata*, 四国黄芪*

Astragalus shikokianus (地上部分), 豇豆属 *Vigna* sp. 【文献】5, 6, 170, 624.

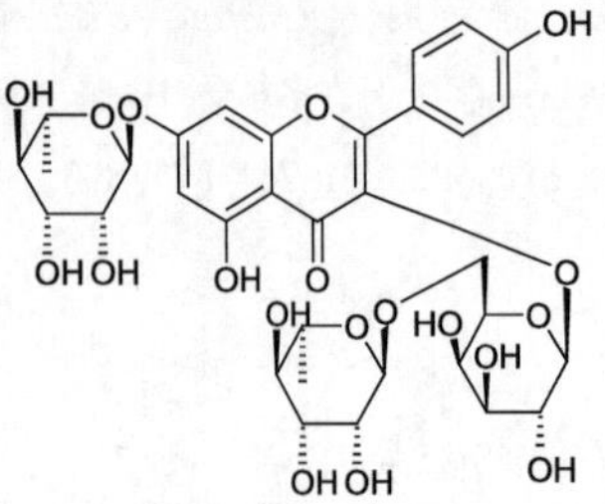

653 Rutin 芦丁 (芸香苷; 槲皮素-3-芸香糖苷; 3,5,7,3',4'-五羟基黄酮-3-*O*-芸香糖苷; 五羟黄酮-3-芸香)

Quercetin-3-*O*-(6''-*O*-*α*-rhamnopyranosyl)-*β*-glucopyranoside; Quercetin-3-rutinoside; Rutoside; Sophorin [153-18-4] $C_{27}H_{30}O_{16}$ (610.53). 黄色晶体, 含 3 分子结晶水, mp 188~190℃, mp 214~215℃ (分解,无水物), $[\alpha]_D^{23}$ = +13.8° (乙醇), 溶于水、乙醇、丙酮, 不溶于苯、乙醚、三氯甲烷.[1024] 【类型】黄酮醇类. 【活性】抗炎 (大鼠, 植入羊毛球所引起的炎症模型, 本品的硫酸酯钠对热刺激引起的大鼠水肿有强消炎作用, 自由基清除剂); 抗病毒 (疱状口腔炎病毒, 浓度为 200μg/mL 时, 有最大的抑制作用); 醛糖还原酶抑制剂 (*in vitro*, 大鼠晶状体醛糖还原酶, IC_{50} = 13 μmol/L; 对照依帕司他, IC_{50} = 0.072μmol/L)[779]; 醛糖还原酶抑制剂 (眼晶状体, 10μmol/L, 抑制率 = 95%); 昆虫拒食剂 (*Heliothis zea*); 昆虫吞噬兴奋剂 (*Gastrophysa atrocynea*); 接触排卵刺激剂 (*Papilio xuthus*); 从脂肪肝中除去脂肪; 抗氧化剂 (DPPH 清除剂, EC_{50} = 5.0μg/mL = 8.2μmol/L, 对照抗坏血酸, EC_{50} = 1.6μg/mL = 9.1μmol/L)[667]; 抗氧化剂 (DPPH 清除剂, SC_{50} = 3.6μmol/L, 正对照维生素 E, SC_{50} = 5.2mmol/L)[740]; 抗氧化剂 (DPPH 清除剂, SC_{50} = 4.3μmol/L)[691]; 抗氧化剂 (DPPH 清除剂, IC_{50} = (0.15±0.00)μmol/L)[600]; 抗氧化剂 [化学发光方法, IC_{50} = (0.11±0.01)μmol/L][600]; 抗氧化剂 (超氧化物阴离子清除剂, 超氧化物歧化酶法, 甲臜形成活性的 IC_{50} = 15μmol/L)[691]; 抗氧化剂 (DPPH 清除剂, IC_{50} = 16.2μg/mL, 对照没食子酸, IC_{50} = 3.6 μg/mL; 细胞色素-C 减少, IC_{50} = 14.9μg/mL, 对照没食子酸, IC_{50} = 3.0μg/mL)[921]; 抑制癌细胞侵入实验无活性 (MM1 细胞, *in vitro*, 10μg/mL)[711]; 细胞毒实验无活性 (*in vitro*, LNCaP, IC_{50} > 100μmol/L)[773]; 抗炎 (巨噬细胞, COX-2 抑制剂,抑制 COX-2 的表达)[724]; 减少毛细血管渗透性和脆性; 用于治疗毛细血管疾病[940]; LD_{50} (鼠, iv)= 950mg/kg. 【来源】白果 *Ginkgo biloba*, 白梅花 *Prunus mume* (花: 产率 = 0.0007%鲜重)[779], 北沙参 *Glehnia littoralis* (地下部分), 遍地金 *Hypericum wightianum* (干燥全株: 含量 = 0.0191%)[1025], 赤桉 *Eucalyptus camaldulensis*, 臭草 *Ruta graveolens* (干燥地上部分)[521], 醋柳果(沙棘) *Hippophae rhamnoides* (叶: 含量 = 0.238%)[1025], 大枣 *Ziziphus jujuba*, 钝苞雪莲(瑞苓草) *Saussurea nigrescens* (全株: 含量 = 0.0051%)[1025], 番茄 *Lycopersicon esculentum* (果实: 产率 = 0.00044%干重), 甘草 *Glycyrrhiza uralensis*, 甘肃山楂 *Crataegus kansuensis* (干燥成熟果实: 含量 = 0.027%), 贯叶连翘(贯叶金丝桃) *Hypericum perforatum* (干燥全株: 含量 = 0.3095%)[1025], 光枝勾儿茶 *Berchemia polyphylla* var. *leioclada*, 禾叶凤毛菊 *Saussurea graminea* (全株: 含量 = 0.0515%)[1025], 黑紫梨果寄生* *Scurrura atropurpurea*, 红花 *Carthamus tinctorius* (花: 4 产地平均含量 = 1.24%)[1025], 湖北山楂 *Crataegus hupehensis* (干燥成熟果实: 5 产地平均含量 = 0.012%)[1025], 虎杖叶 *Polygonum cuspidatum*, 槐 *Sophora japonica* (果皮)[524], 槐 *Sophora japonica* (槐花: 含量范围 = 8%~28%[1022]; 平均含量 = 9.33%, 槐米: 平均含量 = 22.08%[1025]), 槐角 *Sophora japonica* (干燥成熟果实: 含量 = 3.15%)[1025], 黄海棠 *Hypericum ascyron* (干燥全株: 含量 = 0.0176%)[1025], 黄蒿 *Artemisia scoparia* [Syn. *Artemisia capillaris* var. *scoparia*], 黄花蒿(青蒿) *Artemisia annua*, 鸡子木 *Sinoadina Racemosa* [Syn. *Adina racemosa*] (干的叶、花和嫩枝: 产率 = 0.0049%干重)[499], 蒺藜苗 *Tribulus terrestris*, 柬埔寨古柯* *Erythroxylum cambodianum* (地上部分), 江孜沙棘 *Hippophae rhamnoides* subsp. *gyantsensis* (叶: 含量 = 0.009%)[1025], 绞股蓝 *Gynostemma pentaphyllum*, 金丝梅 *Hypericum patulum* (干燥全株: 含量 = 0.2661%)[1025], 苦荞麦 *Fagopyrum tataricum* (种子: 含量 = 4%)[1024], 款冬花 *Tussilago* *farfara* [花蕾: 含量 = 2.64%(野生); 含量 = 1.62%(栽培)[1025]], 兰屿落叶榕 *Ficus ruficaulis* var. *antaoensis* (叶: 产率 = 0.0105%鲜重)[842], 莨菪子 *Hyoscyamus niger* (种子: 产率 = 0.001%干重)[773], 老鸦柿 *Diospyros rhombifolia* (叶), 肋果沙棘 *Hippophae neurocarpa* (叶: 含量 = 0.271%)[1025], 辽宁山楂 *Crataegus sanguinea* (干燥成熟果实: 含量 = 0.035%)[1025], 芦荟 *Aloe vera* [Syn. *Aloe barbadensis*], 毛钩藤 *Uncaria hirsuta*, 毛果一枝黄花 *Solidago virgaurea*, 毛山楂 *Crataegus maximowiczii* (干燥成熟果实: 含量 = 0.056%)[1025], 美花风毛菊 *Saussurea pulchella* (全株: 含量 = 0.215%)[1025], 面头叶 *Kleinhovia hospita*, 蒲黄 *Typha angustata*, 荞麦 *Fagopyrum esculentum*, 荞麦秸 *Fagopyrum esculentum*, 曲轴海金沙(牛抄藤) *Lygodium flexuosum* [Syn. *Lygodium pinnatifidum*; *Ophioglossum flexuosum*], 塞尔维亚蓍草 *Achillea alexandri-regis*, 桑叶 *Morus alba* (叶: 平均含量 = 0.364%)[1025], 山里红 *Crataegus pinnatifida* var. *major* (干燥成熟果实: 4 产地平均含量 = 0.007%), 山莴苣 *Lactuca indica* (新鲜全株: 产率 = 0.0010%鲜重)[797], 山楂 *Crataegus pinnatifida* (干燥成熟果实: 含量范围 = 0.008%~0.22%[1022]; 3 产地平均含量 = 0.020%[1025]), 鼠曲风毛菊(鼠曲雪兔子) *Saussurea gnaphaloides* (全株: 含量 = 0.0557%)[1025], 天荞麦根 *Fagopyrum cymosum* [Syn. *Polygonum cymosum*], 田葱 *Philydrum lanuginosum*, 挺茎遍地金 *Hypericum elodeoides* (干燥全株: 含量 = 0.0087%)[1025], 椭圆钩藤 *Uncaria elliptica*, 弯萼金丝桃 *Hypericum curvisepalum* (干燥全株: 含量 = 0.0211%)[1025], 无毛山楂 *Crataegus pinnatifida* var. *psilosa* (干燥成熟果实: 含量 = 0.033%)[1025], 西藏沙棘 *Hippophae thibetana* (叶: 含量 = 0.018%)[1025], 仙鹤草 *Agrimonia pilosa* var. *japonica*, 仙人掌 *Opuntia dillenii* (鲜茎: 产率 = 0.00014%), 香唐松草 *Thalictrum foetidum*, 小花风毛菊 *Saussurea parviflora* (全株: 含量 = 0.0564%)[1025], 小蓟(刺儿菜) *Cirsium setosum* [Syn. *Cerratula setosa*; *Cirsium segetum*; *Cephalanoplos segetum*] (全株或根: 6 产地含量范围 = 痕量~0.64%, 平均含量 = 0.154%)[1025], 雪莲(新疆雪莲) *Saussurea involucrata* (全株: 含量 = 0.0704%)[1025], 扬子小连翘 *Hypericum faberi* (干燥全株: 含量 = 0.0661%)[1025], 野山楂 *Crataegus cuneata* (干燥成熟果实: 2 产地平均含量 = 0.167%)[1025], 野梧桐 *Mallotus japonicus*, 叶下珠 *Phyllanthus urinaria*, 异株荨麻 *Urtica dioica*, 益母草 *Leonurus heterophyllus* [Syn. *Leonurus artemisia*], 油柑叶 *Phyllanthus emblica* (枝叶), 鱼腥草 *Houttuynia cordata*, 云南沙棘 *Hippophae rhamnoides* subsp. *yunnanensis* (叶: 含量 = 0.202%)[1025], 云南山楂 *Crataegus scabrifolia* (干燥成熟果实: 含量 = 0.010%)[1025], 中国沙棘 *Hippophae rhamnoides* subsp. *sinensis* (叶: 含量 = 0.352%)[1025], 中亚沙棘 *Hippophae rhamnoides* subsp. *turkestanica* (叶: 含量 = 0.389%)[1025], 蓼属 *Polygonum* sp., 风毛菊属 *Saussurea amarafisch* (全株: 含量 = 0.0723%)[1025], 风毛菊属 *Saussurea prostrata* (全株: 含量 = 0.109%)[1025], 风毛菊属 *Saussurea soroseris* (全株: 含量 = 0.0043%)[1025], 存在于许多植物中 (超过 30 个科, 大部分是双子叶植物). **【文献】**2, 4, 6, 27, 37, 135, 170, 171, 273, 445, 494, 499, 501, 521, 524, 600, 667, 680, 691, 711, 724, 739, 740, 773, 779, 797, 842, 921, 940, 1022, 1024, 1025.

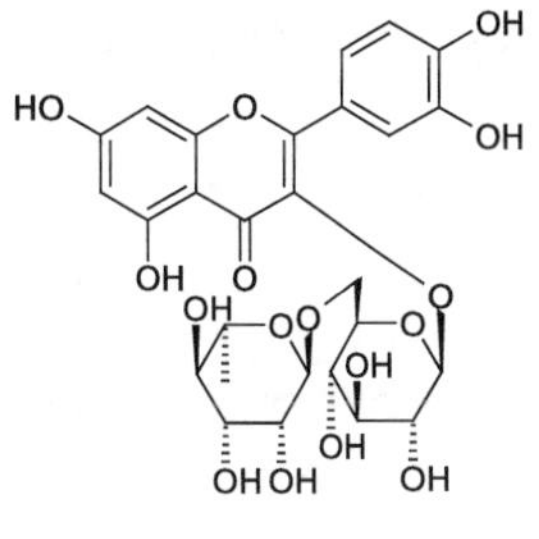

654 Santin 散亭(桦木酚-3-甲醚; 6-羟基山柰酚-3,6,4'-三甲基醚; 5,7-二羟基-3,6,4'-三甲氧基黄酮)*

Betuletol 3-methyl ether; Centauridin; Tanetin; 6-Hydroxykaempferol 3,6,4'-trimethylether; 5,7-Dihydroxy- 3,6,4'-trimethoxyflavone [27782-63-4] $C_{18}H_{16}O_7$ (344.32). mp 159~161℃. **【类型】**黄酮醇类. **【活性】**COX 抑制剂 (对凝血噁烷 B_2 的相对抑制活性, IC_{50} = 27μmol/L)[424]; 5-脂加氧酶抑制剂 (对白三烯 B_4 的相对抑制活性, IC_{50} = 58μmol/L)[424]; NO 生成抑制剂 (脂多

糖诱导的, 浓度依赖方式, IC_{50} = 7.8 μmol/L 或 6.2μmol/L)[851]; PGE_2 生成抑制剂 (脂多糖诱导的, 浓度依赖方式, IC_{50} = 3.9μmol/L 或 4.3 μmol/L)[851]; 抗结核 (结核分枝杆菌, MIC = 46.2 μg/mL, 细胞毒, Vero 细胞, IC_{50} = 28.7μg/mL, 选择性指数(IC_{50}/MIC) = 0.62, 阳性对照利福平, MIC = 0.03 μg/mL, IC_{50} = 98.3μg/mL, 选择性指数 = 3300)[873]. 【来源】赤杨 *Alnus japonica*, 雏艾菊 *Tanacetum parthenium*[424], 菊蒿 *Tanacetum vulgare*[424], 疏花缬草* *Valeriana laxiflora* (地上部分和根)[873], 小叶菊蒿 *Tanacetum microphyllum* (地上部分), 桤木属 *Alnus* spp., 桦木属 *Betula* spp., 蓍属 *Achillea* spp., 车桑仔属 *Dodonaea* spp. 【文献】171, 272, 424, 851, 873.

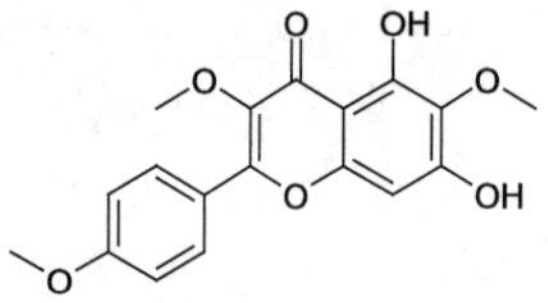

655 Ternatin 蜜茱萸亭

4',5-Dihydroxy-3,3',7,8-tetramethoxyflavone $C_{19}H_{18}O_8$ (374.35). 【类型】黄酮醇类. 【活性】抗炎 (抑制大鼠腹膜巯基乙酸盐引起的中性粒细胞中的积累, 抑制鼠巨噬细胞中脂多糖活化的 NO 生成)[996]. 【来源】光洁秋海棠* *Begonia glabra*, 马岛臭檀 *Evodia madagascariensis*, 黏性埃勒菊 *Egletes viscosa*, 三齿拉瑞阿 *Larrea tridentata*, 蜜茱萸属 *Melicope* spp. 【文献】171, 273, 996.

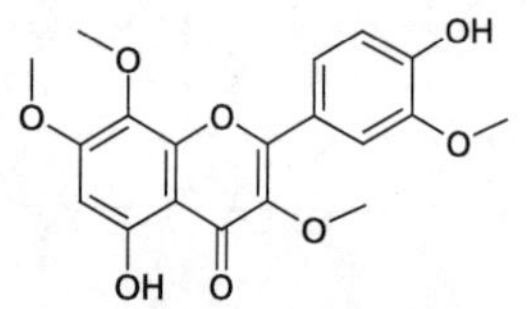

656 Tiliroside 椴树苷* [椴苷; 翻白叶苷 A; 山柰酚-3-*O*-(6"-香豆酰基)-葡萄糖苷*]

Potengriffioside A; Kaempferol-3-*O*-(6"-coumaroyl)-glucoside $C_{30}H_{26}O_{13}$ (594.53). 黄色针晶, mp 246~248℃, $[\alpha]_D^{26}$ = −57° (*c* = 0.045, 甲醇); 黄色粉末, mp 214~215℃, $[\alpha]_D^{26}$ = −62° (*c* = 0.28, 甲醇). 【类型】黄酮醇类. 【活性】抗炎 (抑制磷脂酶 A_2 诱导的鼠趾水肿, ID_{50} = 35.6mg/kg; 抑制 TPA 诱导的鼠耳发炎, ID_{50} =357μg/ear)[724]; 抗氧化剂 (抑制脂质过氧化: 酶的脂质过氧化, IC_{50} = 12.6μmol/L; 非酶脂质过氧化, IC_{50} = 28μmol/L)[724]; CYP3A4 药物代谢酶抑制剂 (人 CYP3A4 酶, 硝苯地平氧化监控酶活性, IC_{50} = 0.7μmol/L)[837]; 血管紧张素转化酶 ACE 抑制剂 (IC_{50} > 350μmol/L, 对照 Lisinopril, IC_{50} = 1 nmol/L)[893]; 中性肽链内切酶 NEP 抑制剂 (IC_{50} = 250 μmol/L, 对照 Phosphoramidon, IC_{50} = 9nmol/L)[893]; APN 抑制实验无活性[893]; CYP3A4 药物代谢酶抑制剂 (人 CYP3A4 酶, 硝苯地平氧化监控酶活性, IC_{50} = 0.7μmol/L)[837]. 【来源】草莓 *Fragaria ananassa* (果实: 产率 = 0.00038%)[837], 长柔毛委陵菜 *Potentilla griffithii* var. *velutina*, 红筷子 *Chamaenerion angustifolium* [Syn. *Epilobium angustifolium*], 意大利蜡菊* *Helichrysum italicum*, 益母草 *Leonurus heterophyllus* [Syn. *Leonurus artemisia*], 芫花 *Daphne genkwa* (干燥花蕾: 19 产地平均含量 = 0.176%)[1044], 椴属 *Tilia* spp. 【文献】6, 181, 273, 437, 724, 837, 893, 1044.

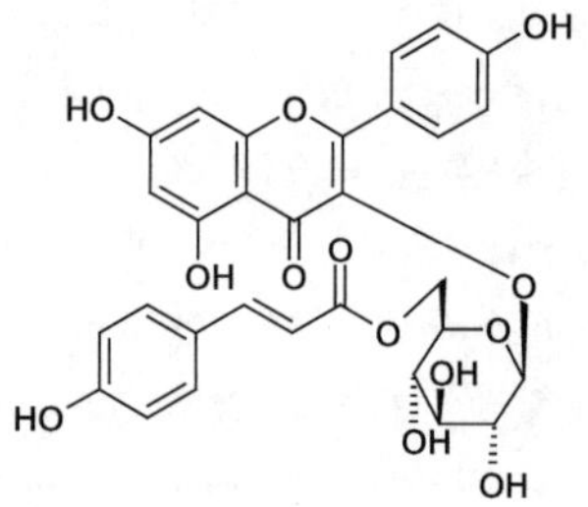

3.5 二氢黄酮醇类

657 Astilbin 落新妇苷 (花旗松素-3-*O*-α-*L*-鼠李糖苷)

Taxifolin-3-*O*-α-*L*-rhamnoside [29838-67-3] $C_{21}H_{22}O_{11}$ (450.40). mp 180℃ (分解). 【类型】二氢黄酮醇类. 【活性】抗肿瘤 (黑色素瘤细胞 B16 melanoma F-1, 完全抑制黑色素的形成, 抑制 TPA 诱导的 EB 病毒早期抗原 EBV-EA 的活化); 抗氧化剂 (抑制活性氧生成, IC_{50} = 9.5nmol/L, 用于治疗类风湿关节炎和动脉粥样硬化); 抗溶血 (保护红细胞不受氧化而溶血); 抗炎 (大鼠, 角叉菜胶引起的足肿胀模型); 醛糖还原酶抑制剂 (猪晶状体, 67μmol/L, 抑制率 = 65%); 抗肝毒; 抗疟疾 [恶性疟原虫 PoW, IC_{50} = 50μg/mL, 对照氯喹二磷酸盐, IC_{50} = (0.006±0.002)μg/mL; Dd2, IC_{50} < 50μg/mL, 氯喹二磷酸盐, IC_{50} = (0.06±0.01) μg/mL][918].【来源】倒捻子 *Garcinia mangostana* (果壳)[518], 惈木 *Lyonia ovalifolia*, 土茯苓 *Smilax glabra* (根茎: 含量 = 0.756%)[1025], 无刺柯桠树 *Andira inermis* (叶).【文献】6, 59, 119, 385, 386, 387, 388, 389, 390, 518, 918, 1025.

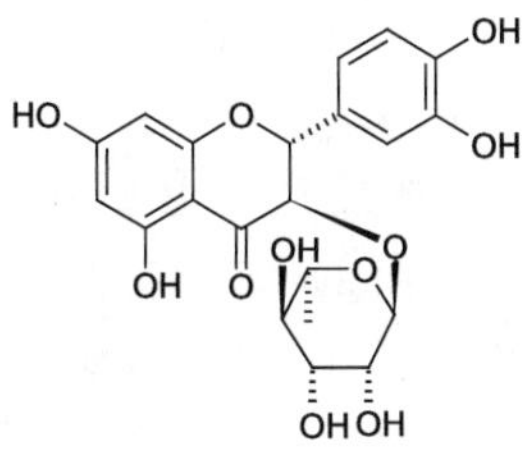

658 (+)Dihydrofisetin (+)-二氢非瑟素 [(+)-黄颜木素]

(+)-Fustin [20725-03-5] $C_{15}H_{12}O_6$ (288.26). 白色针状结晶 (甲醇), mp 228~229℃, $[\alpha]_D^{25}$ = +28.3° (*c* = 0.9, 50%丙酮).【类型】二氢黄酮醇类.【活性】抗病毒 (HSV-1); 抗菌 (嗜麦芽假单胞菌、阴沟肠杆菌); NADH 氧化酶抑制剂; 琥珀氧化酶抑制剂; 抗类风湿关节炎 [口服 30mg/kg, 明显减少弗氏完全佐剂中类风湿关节炎(RA)和 C 反应蛋白(CRP)因子][1001].【来源】荠菜 *Capsella bursa-pastoris*, 黄练芽 *Pistacia chinensis*, 林背子 *Toxicodendron succedaneum* [Syn. *Rhus succedanea*], 漆子 *Rhus verniciflua* [Syn. *Toxicadendron verniciflum*], 野漆树叶 *Rhus sylvestris*, 盐肤木属 *Rhus* sp., 破斧木属 *Schinopsis* sp., 悬铃木属 *Platanus* sp., 椴属 *Tilia* sp.【文献】6, 170, 1001.

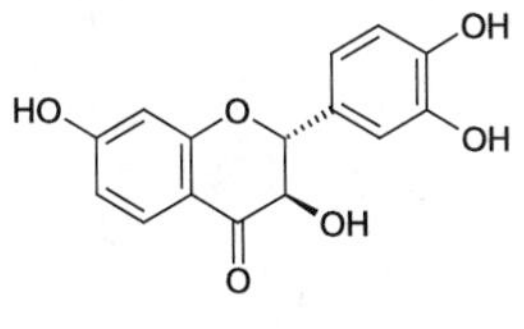

659 Dihydroquercetin 二氢槲皮素 (花旗松素)

Distylin; Taxifolin [480-18-2] $C_{15}H_{12}O_7$ (304.26). 黄色粉末, mp 240~242℃, mp 221~222℃, $[\alpha]_D$ = +44.1° (*c* = 1.0, 丙酮).【类型】二氢黄酮醇类.【活性】抗炎 (细胞因子网络调节器: 减少 IFN-*γ* 诱导的 ICAM-1 蛋白以及人角化细胞中的 mRNA 表达)[725].【来源】巴旦杏仁 *Prunus amygdalus*, 白花映山红 *Rhododendron mucronatum*, 满山红 (兴安杜鹃) *Rhododendron dauricum*, 迎山红 *Rhododendron mucronulatum*, 仙鹤草根 *Agrimonia pilosa* var. *japonica*, 黄练芽 *Pistacia chinensis*, 土茯苓 *Smilax glabra*, 小叶红光树 *Knema globularia*, 松属 *Pinus maritime* (树皮).【文献】4, 6, 46, 57, 59, 417, 725.

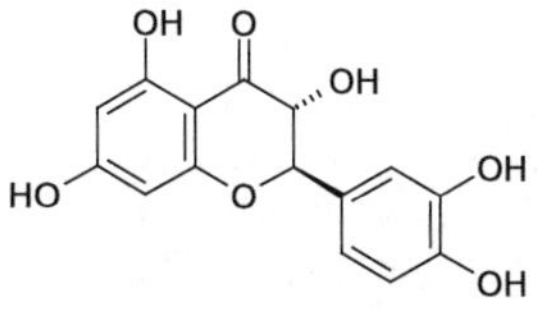

660 Kosamol A 苦参醇 A*

[182556-80-5] $C_{30}H_{38}O_8$ (526.63). 淡黄色无定形粉末, $[\alpha]_D$ = +36° (*c* = 1.0, 甲醇).【类型】二氢黄酮醇类.【活性】磷脂酶 $C_{\gamma 1}$ 抑制剂 (IC_{50} = 10.2μmol/L); 酪氨酸酶抑制剂 (IC_{50} = 36.9μmol/L, 对照麹酸, IC_{50} = 11.3μmol/L)[982].【来源】苦参 *Sophora flavescens* [Syn. *Sophora angustfolia*].【文献】243, 250, 982.

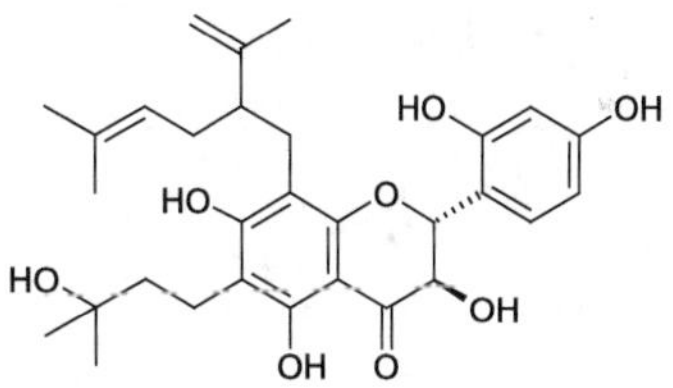

661 Kushenol H 苦参新醇 H

[99119-70-7] $C_{26}H_{32}O_8$ (472.54).【类型】二氢黄酮醇类.【活性】二酰甘油酰基转移酶 DGAT 抑制剂 (*in vitro*, IC_{50} = 142.0μmol/L)[863]; 酪氨酸酶抑制剂 (IC_{50} = 40.0μmol/L, 对照麹酸, IC_{50} = 11.3μmol/L)[982].【来源】苦参 *Sophora flavescens* [Syn. *Sophora angustfolia*].【文献】2, 863, 982.

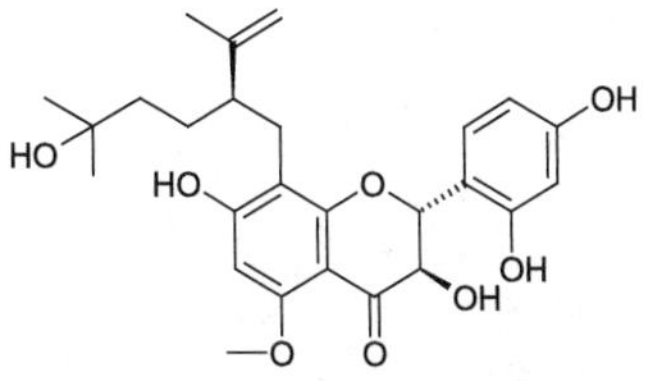

662 Kushenol L 苦参新醇 L

[101236-50-4] $C_{25}H_{28}O_7$ (440.49). 淡黄色无定形粉末, $[\alpha]_D = +12°$ (c = 0.1, 甲醇). 【类型】二氢黄酮醇类. 【活性】磷脂酶 $C_{\gamma1}$ 抑制剂 (IC_{50} = 11.6μmol/L); 酪氨酸酶抑制剂 (IC_{50} = 43.3μmol/L, 对照麹酸, IC_{50} = 11.3μmol/L)[982]. 【来源】苦参 *Sophora flavescens* [Syn. *Sophora angustfolia*]. 【文献】2, 243, 250, 982.

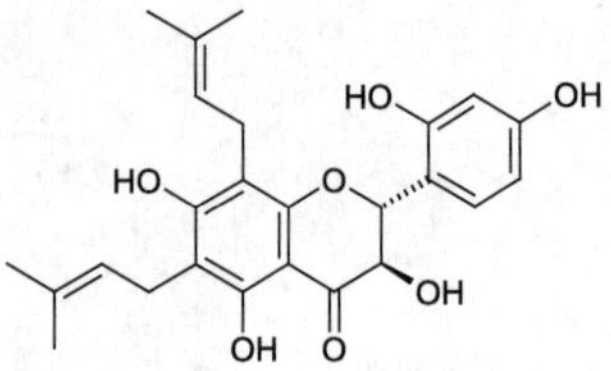

663 Kushenol M 苦参新醇 M

[101236-51-5] $C_{30}H_{36}O_7$ (508.61). 淡黄色无定形粉末, $[\alpha]_D = +18°$ (c = 0.1, 甲醇). 【类型】二氢黄酮醇类. 【活性】磷脂酶 $C_{\gamma1}$ 抑制剂 (IC_{50} = 12.2μmol/L); 酪氨酸酶抑制剂 (IC_{50} = 37.5μmol/L, 对照麹酸, IC_{50} = 11.3μmol/L)[982]. 【来源】苦参 *Sophora flavescens* [Syn. *Sophora angustfolia*]. 【文献】2, 243, 250, 982.

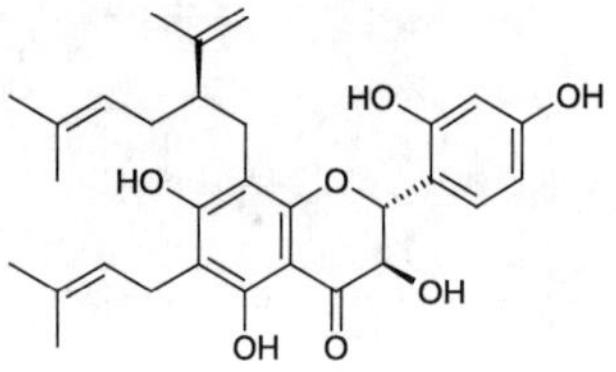

664 Kushenol N 苦参新醇 N

[102490-65-3] $C_{26}H_{30}O_7$ (454.52). 无色无定形体, $[\alpha]_D = -52°$ (c = 0.1, 甲醇). 【类型】二氢黄酮醇类. 【活性】磷脂酶 $C_{\gamma1}$ 抑制剂 (IC_{50} = 31.2μmol/L); 酪氨酸酶抑制剂 (IC_{50} = 21.0μmol/L, 对照麹酸, IC_{50} = 11.3μmol/L)[982]. 【来源】苦参 *Sophora flavescens* [Syn. *Sophora angustfolia*]. 【文献】2, 243, 250, 254, 982.

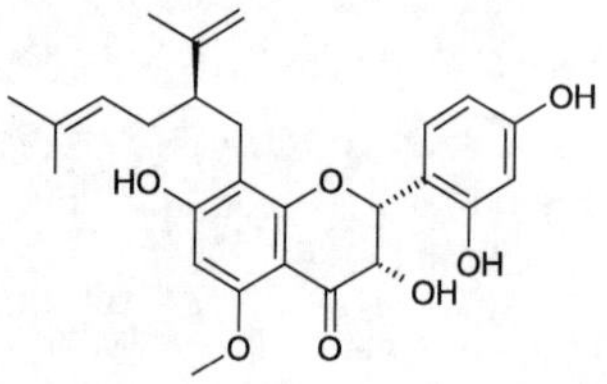

665 Sanggenon D 桑根酮 D

[81422-93-7] $C_{40}H_{36}O_{12}$ (708.73). 无定形粉末, mp 175~185℃, $[\alpha]_D^{26} = -145°$ (c = 0.17, 甲醇). 【类型】二氢黄酮醇类. 【活性】抗微生物 (金黄色葡萄球菌、枯草杆菌、须发癣菌、稻热病菌 *Pyricularia oryzae*); 抑制神经末端; 蛋白激酶 C 抑制剂; 抗高血压 (大鼠, iv, 0.5~2.0mg/kg); 抑制花生四烯酸新陈代谢 (大鼠血小板聚集中,抑制血栓素 B_2 的形成, IC_{50} = 48.3 μmol/L); cAMP 磷酸二酯酶抑制剂 (IC_{50} = 26μmol/L); 抗炎 (NO 生成抑制剂)[724]; 细胞毒 (HSC-2, CC_{50} = 44μmol/L, 31μg/mL; HSG, CC_{50} = 64μmol/L, 45μg/mL; HGF,CC_{50} = 140μmol/L, 100μg/mL)[508]. 【来源】华桑 *Morus cathayana* (根皮), 桑白皮 *Morus alba*. 【文献】170, 184, 508, 724.

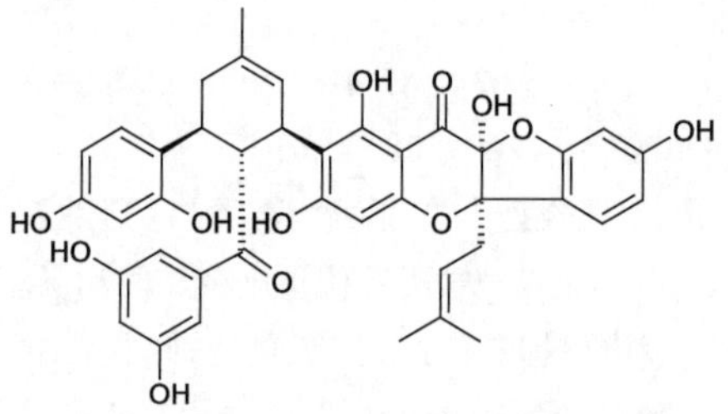

666 Silybin 水飞蓟宾 (西黑马灵; 益肝灵)

Silybin A; Silibinin [22888-70-6] $C_{25}H_{22}O_{10}$ (482.45). 淡黄色片状晶体 (甲醇–水), mp 162~163℃, $[\alpha]_D = +20°$ (c = 0.21, 丙酮); 溶于丙酮、甲醇、乙酸乙酯、乙醇, 微溶于三氯甲烷, 不溶于水.[1024] 【类型】二氢黄酮醇类. 【活性】抗肝毒; 用于治疗肝炎; 脂加氧酶抑制剂[724]; COX 抑制剂[724]; 抗炎 (NO 生成抑制剂, 脂多糖处理的鼠腹膜巨噬细胞, 降低 NO 生成和 iNOS 基因表达, 机制为抑制 NF-κB)[724]; LD_{50} (鼠, iv) = (1056±35)mg/kg. 【来源】水飞蓟 *Silybum marianum* (干燥成熟果实: 含量 = 1.31%)[1025]. 【文献】170, 724, 813, 1024, 1025.

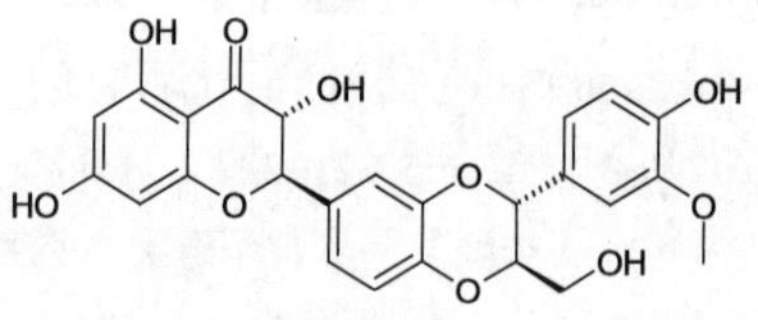

667 Silychristin 水飞蓟亭

[33889-69-9] $C_{25}H_{22}O_{10}$ (482.45). mp 174~176℃ (水), $[\alpha]_D^{23}$ = +81.4° (吡啶). 【类型】二氢黄酮醇类. 【活性】植物生长调节剂; 用于治疗肝炎; 脂加氧酶抑制剂[724]; COX 抑制剂[724]. 【来源】水飞蓟 *Silybum marianum*. 【文献】170, 172, 724.

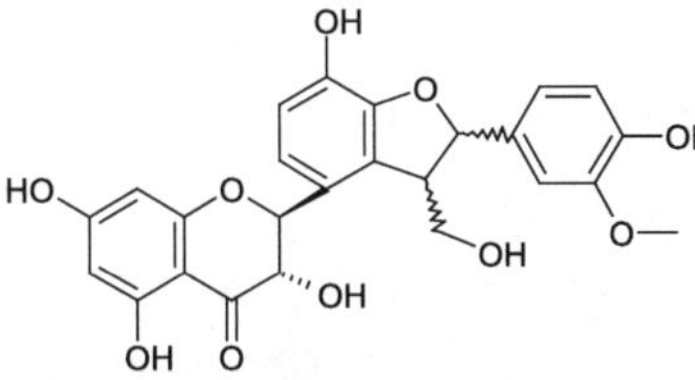

668 Silydianin 水飞蓟宁

[29782-68-1] $C_{25}H_{22}O_{10}$ (482.45). mp 191℃, $[\alpha]_D^{24}$ = +175° (丙酮). 【类型】二氢黄酮醇类. 【活性】抗肝毒; 过氧化物酶抑制剂; 植物生长调节剂; 脂加氧酶抑制剂[724]; COX 抑制剂[724]. 【来源】水飞蓟 *Silybum marianum*. 【文献】172, 724.

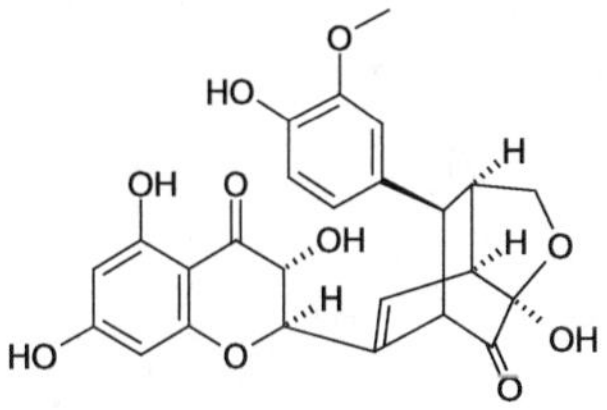

3.6 双二氢黄酮醇类

669 Proanthocyanidin B₂ 前花靛 B₂(原矢车菊素 B₂)

Procyanidin B_2 [29106-49-8] $C_{30}H_{26}O_{12}$ (578.53). 微白色无定形粉末, $[\alpha]_D$ = +34.1° (*c* = 1.0, 丙酮), $[\alpha]_D$ = +26° (水). 【类型】双二氢黄酮醇类. 【活性】抗补体活性 (IC_{50} = 55.7μg/mL); 抗高血压 (抑制交感神经和直接松弛血管); 抑制癌症的促进剂 (TPA 引起的鼠皮肤癌, 10μmol/L); 蛋白激酶 C 抑制剂 (大鼠大脑, IC_{50} = 1μmol/L); 反转录酶抑制剂; 抗氧化剂 [DPPH 清除剂, IC_{50} = (0.96±0.09)μmol/L; 对照表没食子儿茶精没食子酸酯, IC_{50} = (1.13±0.08)μmol/L][614]; 抑制 LDL 的氧化. 【来源】槟榔 *Areca catechu*, 长吉黄 *Rheum* sp.[847], 倒捻子 *Garcinia mangostana* (果壳)[518], 短毛金线草根 *Antenoron neofiliforme*, 钝叶桂皮 *Cinnamomum bejolghota* [Syn. *Cinnamomum obtusifolium*; *Laurus bejolghota*], 桂枝 *Cinnamomum cassia* [Syn. *Cinnamomum aromaticum*], 海州骨碎补 *Davallia mariesii*, 龙眼叶 *Euphoria longan* [Syn. *Dimocarpus longan*], 落花生 *Arachis hypogaea* (种子), 毛杭子梢 *Campylotropis hirtella*, 婆罗门皂荚 *Cassia fistula*, 葡萄 *Vitis vinifera*, 肉桂 *Cinnamomum cassia* [Syn. *Cinnamomum aromaticum*], 薯莨 *Dioscorea cirrhosa* [Syn. *Dioscorea pogonoides*], 天荞麦根 *Fagopyrum cymosum* [Syn. *Polygonum cymosum*], 樟树皮 *Cinnamomum camphora*, 七叶树属 *Aesculus* spp., 栒子属 *Cotoneaster* spp., 山楂属 *Crataegus* spp., 苹果属 *Malus* spp., 存在于许多植物中. 【文献】171, 184, 273, 464, 473, 476, 480, 487, 491, 492, 493, 518, 614, 847.

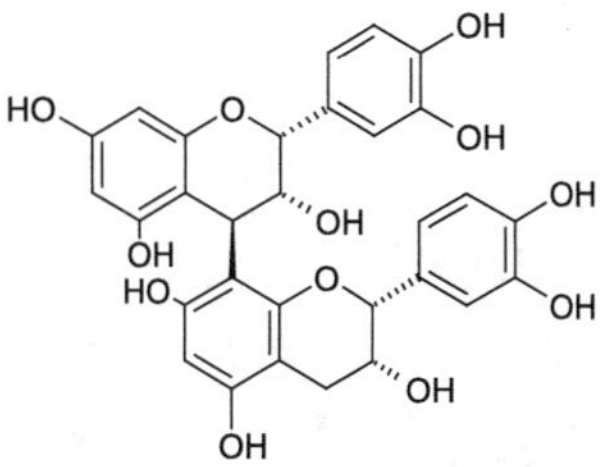

3.7 异 黄 酮 类

670 Genistein 染料木素

[446-72-0] $C_{15}H_{10}O_5$ (270.24). mp 301~302℃ (分解). 【类型】异黄酮类. 【活性】细胞毒 (培养鼠肝癌细胞 Hepa1c1c7, 诱导醌还原酶实验)[895]; 细胞毒 (KB, ED_{50} = 7.4μg/mL); 细胞毒 (*in vitro*, Hs740T, ED_{50} = 4.38 μg/mL; Hs756T, ED_{50} = 5.82μg/mL; Hs578T, ED_{50} = 3.5 μg/mL; Hs742T, ED_{50} = 14.88μg/mL; DU145, ED_{50} = 2.39μg/mL; LNCaP-FGC, ED_{50} = 25.45 μg/mL)[778]; 抗肿瘤 (抑制 DMBA 诱导的肿瘤前期损伤 *in vitro*, MMOC 实验, IC_{50} = 45.2μmol/L; 对照 Sulforaphane, IC_{50} = 11μmol/L)[812]; 儿茶酚-*O*-甲基转移酶抑制剂 (竞争性的); 降血脂 (大鼠, 减少血清中的胆固醇和三酰甘油, 减少三硝基甲苯引起的血脂过多); 组氨酸脱羧酶抑制剂 (竞争性的); 过氧化物酶抑制剂

(竞争性的); 脂肪酶抑制剂 (大豆, 竞争性的); 细胞色素 CyP1A 抑制剂 [IC_{50} = (4.9± 0.5)μmol/L][945]; QR 抑制剂 [培养的小鼠 Hepa1c1c7 细胞, CD = (17.1±8.5)μmol/L, IC_{50} = (23.9±5.9) μmol/L][945]; DPPH 清除剂 (SC_{50} > 250μmol/L, 250μmol/L 清除率 = 2%)[945]; 抗炎 [抑制脑脂质体过氧化, 62.5μg/mL, DMSO 对照的光密度 = (52.8± 0.3)%; 阳性对照物 Propyl gallate, 7.5μmol/mL, DMSO 对照的光密度 = (20.6±0.2)%][871]; 颗粒释放抑制剂[871]; 保肝 (鼠原代培养肝细胞, 抗半乳糖胺 D-GalN 诱导的肝毒, IC_{50} = 29μmol/L, 对照 Silybin IC_{50} = 41μmol/L)[652]; 抗炎 (细胞因子网络调节器: 抑制巨噬细胞 RAW264.7 中脂多糖刺激的 TNF-α 和 IL-6 的释放, IC_{50} = 1μmol/L)[725]; 抗炎 (NO 生成抑制剂)[724]; 抗氧化剂 (DPPH 清除剂, TLC 检出限 = 1.0μg, IC_{50} = 1810μg/mL; 对照槲皮素, TLC 检出限 < 0.05μg, IC_{50} = 7μg/mL; 没食子酸, TLC 检出限 < 0.05μg, IC_{50} = 4μg/mL; 抗坏血酸, TLC 检出限 < 0.10μg, IC_{50} = 18μg/mL)[601]; 抗菌 (大肠杆菌, MIA = 100.0μg, 对照氯霉素, MIA = 0.001μg; 金黄色葡萄球菌, MIA = 1.00μg, 氯霉素, MIA = 0.0001μg; 枯草杆菌, MIA = 5.00μg, 氯霉素, MIA = 0.0001 μg)[922]; 抗真菌 (假丝酵母属 *Candida mycoderma*, MIA = 0.10μg, 对照咪康唑, MIA = 0.0001μg)[922]; 抗氧化剂 (DPPH 清除剂, TLC, MIA = 0.5μg, IC_{50} = 354 μg/mL; 对照槲皮素, MIA < 0.05μg, IC_{50} = 7μg/mL, 没食子酸, MIA < 0.05μg, IC_{50} = 4μg/mL; 抗坏血酸, MIA < 0.10μg, IC_{50} = 18μg/mL)[922]. 【来源】大豆 *Glycine max* (大豆植物化学浓缩物: 产率 = 0.013%干重)[778], 毒灰毛豆 *Tephrosia toxicaria* (茎: 产率 = 0.000065%干重)[812], 葛根 *Pueraria lobata* [Syn. *Pueraria thunbergiana*; *Pueraria pseudohirsuta*], 红车轴草 *Trifolium pratense*, 槐 *Sophora japonica*, 槐角 *Sophora japonica*, 黄花木 *Piptanthus nepalensis*, 黄羽扇豆 *Lupinus luteus*, 黑大豆 *Glycine max*, 极宽刺桐* *Erythrina latissima* (茎木), 攀援鱼藤 *Derris scandens* (茎), 染料木 *Genista tinctoria*, 山豆根 *Sophora subprostrata* [Syn. *Sophora tonkinensis*], 李属 *Prunus* sp., 攀援鱼藤 *Derris scandens* (茎), 广布丁公藤* *Erycibe expansa*, *Bolusanthus speciosus* (根木)[601]. 【文献】2, 4, 5, 170, 601, 608, 652, 724, 725, 778, 812, 871, 895, 922, 945.

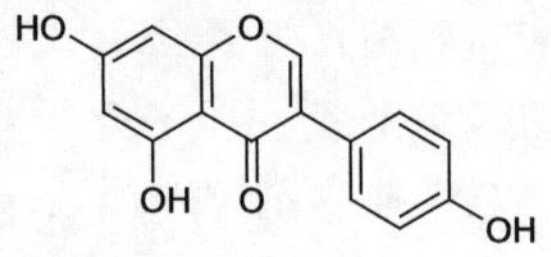

671 Glycitein 黄豆黄素

[40957-83-3] $C_{16}H_{12}O_5$ (284.27). mp 311~313℃ (90%乙醇). 【类型】异黄酮类. 【活性】抗溶血; 脂加氧酶抑制剂; 抗炎 (NO 生成抑制剂)[724]. 【来源】大豆 *Glycine max* (大豆植物化学浓缩物: 产率 = 0.0025%干重)[778], 黑大豆 *Glycine max*. 【文献】172, 724, 778.

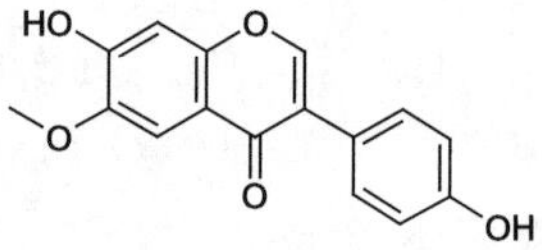

672 Lespedezol E₂ 胡枝子酚 E₂*

$C_{25}H_{26}O_6$ (422.48). 无定形粉末. 【类型】异黄酮类. 【活性】抗氧化剂 (大鼠脑匀浆脂质过氧化实验, IC_{50} = 0.4μmol/L, 对照 EGCg, IC_{50} = 0.07μmol/L)[429]. 【来源】同形裂片胡枝子* *Lespedeza homoloba*. 【文献】429.

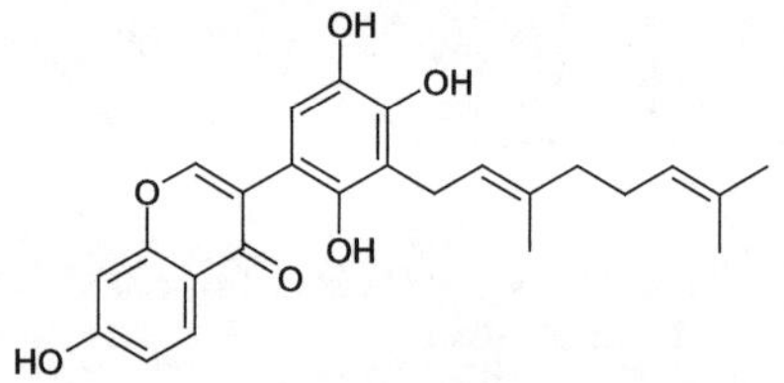

673 Lupalbigenin 白羽扇豆苷元* (5,7,4'-三羟基-6,5'-二异戊烯基异黄酮*)

5,7,4'-Trihydroxy-6,5'-diprenylisoflavone $C_{25}H_{26}O_5$ (406.48). 暗黄色无定形物质. 【类型】异黄酮类. 【活性】抗真菌 (皮肤真菌、须发癣菌, 250μg/mL)[427]; 抗氧化剂 (DPPH 清除剂, 清除率 = 26.32%; 对照丁化羟基甲苯, 清除率 = 71.5%)[608]; 抗氧化剂 (DPPH 清除剂, 10μmol/L, 清除率 = 20%; 对照丁化羟基甲苯, 10μmol/L, 清除率 = 43%)[935]; 抗菌 (金黄色葡萄球菌 ATCC25923, MIC = 2μg/mL, 对照万古霉素, MIC = 0.5μg/mL; MRSA SK1, MIC = 4μg/mL, 万古霉素, MIC = 1.0μg/mL)[608]; 抗菌 (金黄色葡萄

球菌 ATCC 25923, MIC = 8μg/mL, 对照万古霉素, MIC = 2μg/mL; 金黄色葡萄球菌 MRSA SK1, MIC = 8μg/mL, 万古霉素, MIC = 2μg/mL)[935]; 抗炎 [抑制脑脂质体过氧化, 50μg/mL, 二甲亚砜对照的光密度 = (19.3±0.3)%, *P*<0.001; 阳性对照物没食子酸丙酯, 7.5μmol/mL, 二甲亚砜对照的光密度 = (20.6±0.2)%][871]. 【来源】白羽扇豆 *Lupinus albus*, 苦檀子 *Millettia pachycarpa*, 攀援鱼藤 *Derris scandens* (茎), 甜山竹子* *Garcinia dulcis* (果实). 【文献】273, 427, 608, 871, 935.

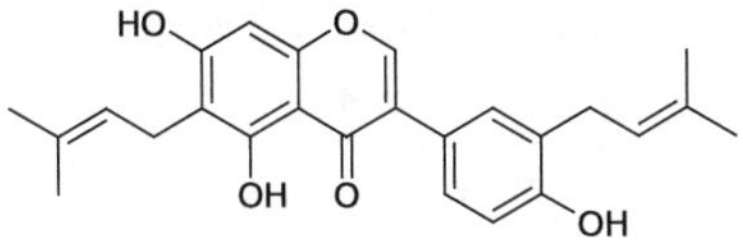

674 7-*O*-α-Rhamno(1→6)-β-glucosylgenistein 7-*O*-α-鼠李糖基(1→6)-β-葡萄糖基染料木素*

$C_{27}H_{30}O_{14}$ (578.53). 白色无定形粉末, mp 216~219℃. 【类型】异黄酮类. 【活性】抗炎 [抑制脑脂质体过氧化, 62.5μg/mL, 二甲亚砜对照的光密度 = (100.1±0.2)%; 阳性对照物没食子酸丙酯, 7.5μmol/mL, 二甲亚砜对照的光密度 = (20.6±0.2)%][871]; 颗粒释放抑制剂[871]. 【来源】攀援鱼藤 *Derris scandens* (茎). 【文献】871.

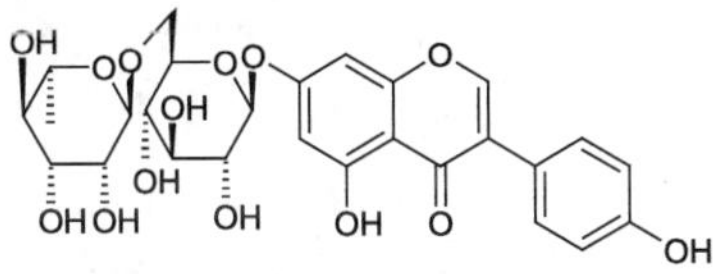

675 Scandenin 攀援鱼藤宁*

$C_{26}H_{26}O_6$ (434.49). 【类型】异黄酮类. 【活性】抗炎 [抑制脑脂质体过氧化, 50μg/mL, 二甲亚砜对照的光密度 = (16.9±0.1)%, *P*<0.001; 阳性对照物 Propyl gallate, 7.5μmol/mL, 二甲亚砜对照的光密度 = (20.6±0.2)%][871]. 【来源】攀援鱼藤 *Derris scandens* (茎). 【文献】871.

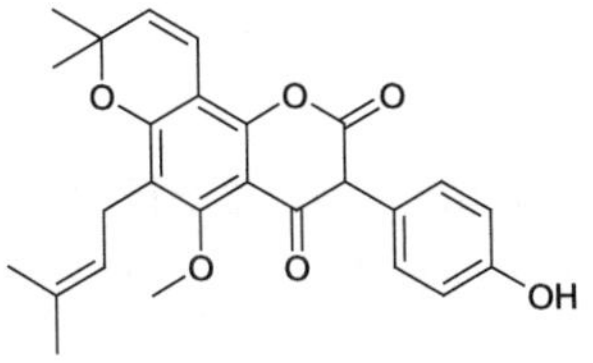

676 Sophoricoside 槐苷

[152-95-4] $C_{21}H_{20}O_{10}$ (432.39). mp 297℃. 【类型】异黄酮类. 【活性】抗炎 [大鼠, 植入羊毛球致炎模型, 20mg/(kg·d) ip, 7d, 有明显作用]; 减少 GPT (丙酮酸谷酰胺转胺酶). 【来源】槐 *Sophora japonica*, 黄花木 *Piptanthus nepalensis*, 槐角 *Sophora japonica*. 【文献】6, 170.

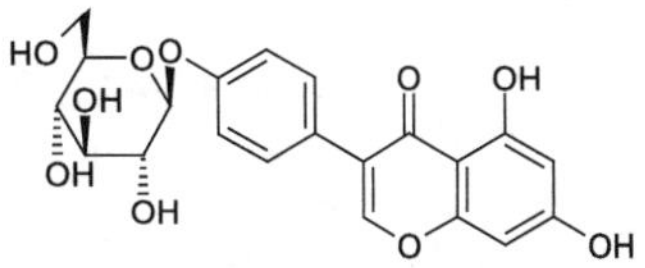

677 Tectoridin 鸢尾啶苷 (鸢尾苷; 射干苷)

Tectorigin; Shekanin $C_{22}H_{22}O_{11}$ (462.41). mp 258℃. 【类型】异黄酮类. 【活性】抗氧化剂 (羟基自由基 ·OH 清除剂)[432]; 抗炎 (TPA 刺激的鼠腹膜巨噬细胞,抑制 PGE_2 的产生)[724]; 抗血管生成 (鸡胚胎, 30μg/卵, 抑制率 = 35.0%, 对照反式视黄酸, 1μg/卵, 抑制率 = 77.3%)[987]; 抗增生 (CPAE 细胞, 100 μmol/L, 抑制率 = 55.0%, IC_{50} = 43.6μmol/L, 对照染料木素, 抑制率 = 56.4%, IC_{50} = 66.9μmol/L)[987]; 抗肿瘤 [S_{180}癌 ICR 小鼠, 30mg/(kg·d) ip 10d, 肿块体积抑制 24.8%][987]. 【来源】白花射干 *Iris dichotoma* (干燥根茎: 平均含量 = 0.86%)[1025], 河岸黄檀 *Dalbergia riparia*, 射干 *Belamcanda chinensis* (干燥根茎: 平均含量 = 1.72%)[1025], 鸢尾 *Iris tectorum*. 【文献】6, 170, 432, 660, 724, 987, 1025.

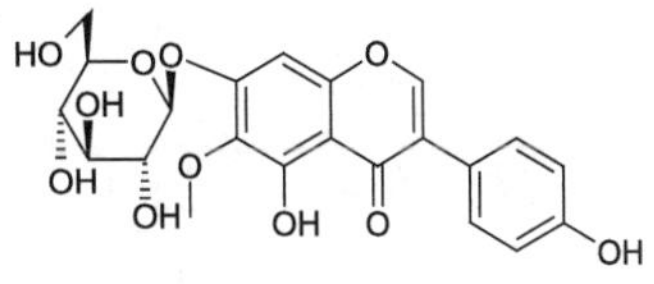

678 Tectorigenin 鸢尾种苷元 (鸢尾黄素)

$C_{16}H_{12}O_6$ (300.27). mp 227℃ (分解). 【类型】异黄酮类. 【活性】抗真菌[432]; 自由基清除剂 (能有效清除 O_2^-, ·OH 和 H_2O_2 自由基)[432]; 抗炎 (TPA 刺激的鼠腹膜巨噬细胞,抑制 PGE_2 的产生)[724]; 抗血管生成 (鸡胚胎, 30μg/卵, 抑制率 = 80.0%, 对照反式视黄酸, 1μg/卵, 抑制率 = 77.3%)[987]; 抗增生 (CPAE 细胞, 100μmol/L, 抑制率 = 55.0%, IC_{50} = 67.9μmol/L, 对照染料木素, 抑制率 = 56.4%, IC_{50} = 66.9μmol/L)[987];

抗肿瘤 [Lewis 肺癌小鼠, 30mg/(kg·d) sc, 20d, 肿块体积抑制 30.8%][987]; 抗肿瘤 [S_{180} 癌 ICR 小鼠, 30mg/(kg·d) ip, 10d, 肿块体积抑制 44.2%][987]. 【来源】白花射干 *Iris dichotoma* (干燥根茎: 含量 = 0.87%)[1025], 刺芒柄花 *Ononis spinosa*, 德国鸢尾 *Iris germanica*, 射干 *Belamcanda chinensis* (干燥根茎: 含量 = 1.37%)[1025], 鸢尾(川射干) *Iris tectorum* (干燥根茎: 含量 = 3.14%)[1025], 黄檀属 *Dalbergia* sp. 【文献】6, 170, 432, 660, 724, 987, 1022, 1025.

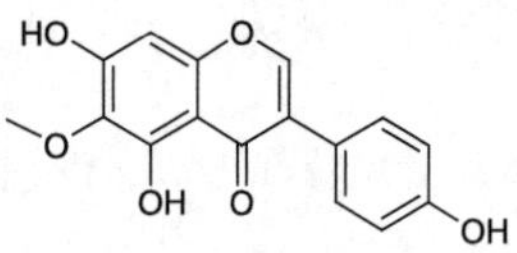

3.8 黄烷-3-醇类

679 (+)-Catechin (+)-儿茶素

Catechinic acid; Catechuic acid; Cyanidol [154-23-4] $C_{15}H_{14}O_6$ (290.28). 暗黄色粉末, mp 95~98℃, $[\alpha]_D^{20}$ = 17.5° (*c* = 0.3, 三氯甲烷). 【类型】黄烷-3-醇类. 【活性】抗肿瘤; 细胞毒 (COX-1 抑制剂)[895]; 抗病毒; 抗菌; 抗腹泻 (阻滞在大肠中产生吲哚); 抗溃疡 (大鼠, 胃溃疡); 抗肝毒; 止血剂; 类似维生素 P 样作用; 抑制活化 T 细胞的细胞核因子 NFAT 的转录 [IC_{50} = (22.4± 0.50)μmol/L, 阳性对照环孢菌素 A, IC_{50} = (0.29± 0.01)μmol/L][441]; 抗氧化剂 (DPPH 清除剂, SC_{50} = 5.9μmol/L, SC_{50} 为对 40μmol/L DPPH 自由基降低 50%所需的浓度)[722]; 抗氧化剂 (抑制自由基诱导的大鼠血红细胞的溶解, 对细胞膜有强的剂量依赖性的保护作用)[940]; 抗氧化剂 [超氧化物阴离子清除剂, IC_{50} = (3.67±0.14)μmol/L][758]; *β*-己糖胺酶抑制实验无活性 [RBL-2H3 细胞, 抑制 *β*-己糖胺酶的释放, 100μmol/L, 抑制率 = (2.1±2.5)%][702]; 抑制癌细胞侵入 (MM1 细胞, *in vitro*, 10μg/mL, 抑制率 = 34.0%)[711]; 骨髓细胞增殖促进剂 [1~100mg/mL, 促进培养骨髓细胞的增殖, 刺激骨髓集落的形成, 并有增强白介素-3 提高培养物中集落形成单位(CFU-c)数目的作用][971]; 骨髓细胞增殖促进剂 [*ex vivo*, 降低骨髓功能的模型鼠, 口服 100mg/(kg·d), 刺激白介素-3 诱导的骨髓细胞培养物中骨髓集落 CFU-c 的形成][971]; 抗氧化剂 (DPPH 清除剂, 高活性)[920]; 细胞毒实验无活性 (MCF、HM02、HepG2)[920]. 【来源】阿拉伯胶金合欢 *Acacia nilotica*, 白果 *Ginkgo biloba*, 槟榔 *Areca catechu*, 藏边大黄 *Rheum emodi* [Syn. *Rheum australe*] (茎和根茎: 含量 = 0.22%)[1025], 茶叶 *Camellia sinensis* [Syn. *Thea sinensis*], 醋柳果 *Hippophae rhamnoides*, 大枣 *Ziziphus jujuba*, 儿茶钩藤(方儿茶) *Uncaria gambir* (树干干燥煎膏: 10 产地含量范围 = 22.4%~33.0%; 平均含量 = 25.9%)[1025], 孩儿茶 *Acacia catechu* (树干干燥煎膏: 8 产地含量范围 = 11.6%~21.0%; 平均含量 = 17.2%)[1025], 黑紫梨果寄生* *Scurrura atropurpurea*, 红楠皮 *Machilus thunbergii*, 虎杖 *Polygonum cuspidatum*, 华茶藨 *Ribes fasciculatum* var. *chinense*, 黄花儿柳 *Salix caprea*, 柬埔寨古柯* *Erythroxylum cambodianum* (地上部分), 昆明山海棠 *Tripterygium hypoglaucum*, 罗布麻 *Apocynum venetum*, 毛果槭 *Acer nikoense* (茎皮), 猕猴梨 *Actinidia arguta*, 绵毛钩藤* *Uncaria lanosa*, 牛西西 *Rumex patientia*, 葡萄 *Vitis vinifera* (细胞培养物), 日本苦楝 *Melia azedarach* var. *japonica*, 沙枣 *Elaeagnus angustifolia*, 山樱桃 *Prunus tomentosa*, 桫拉木 *Salacia prinoides* [Syn. *Salacia chinensis*] (茎), 唐古特大黄 *Rheum tanguticum* (茎和根茎: 含量 = 0.79%)[1025], 桃仁 *Prunus persica*, 仙鹤草 *Agrimonia pilosa* var. *japonica*, 掌叶大黄 *Rheum palmatum* (茎和根茎: 含量 = 2.01%)[1025], 棕榈皮 *Trachycarpus fortunei* (叶柄及叶鞘纤维, 炒棕炭: 5 产地平均含量 = 0.334%)[1025], 存在于许多植物中. 【文献】1, 2, 6, 147, 441, 676, 702, 711, 722, 739, 758, 895, 920, 940, 960, 971, 1022, 1025.

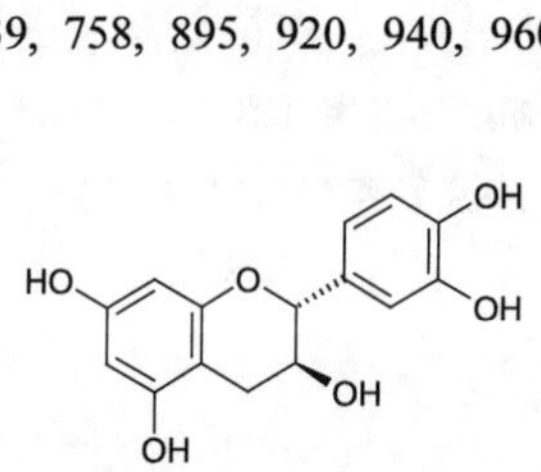

680 (−)-Epicatechin (−)表儿茶素 (5,7,3',4',-四羟基黄烷醇)

5,7,3',4',-Tetrahydroxyflavanol $C_{15}H_{14}O_6$ (290.28). mp

242℃, $[\alpha]_D = -68.2°$ (96%乙醇). 【类型】黄烷-3-醇类. 【活性】抗过敏; 抗菌; 抗炎; 抗诱变剂; 抑制乳酸细菌; 抗氧化剂 (抑制自由基诱导的大鼠红细胞的溶解, 对细胞膜有强的剂量依赖性的保护作用)[940]; 胆碱酯酶抑制剂; 降血脂 (减少血清中的胆固醇); 抗氧化剂 (DPPH 清除剂, SC_{50} = 4.1μmol/L, SC_{50} 为对 40μmol/L DPPH 自由基降低 50%所需的浓度)[722]; DPPH 清除剂 (IC_{50} = 8.5μg/mL); β-己糖胺酶抑制实验无活性 [RBL-2H3 细胞, 抑制 *β*-己糖胺酶的释放, 100μmol/L, 抑制率 = (−3.9±1.2)%][702]; 抑制癌细胞侵入 (MM1 细胞, *in vitro*, 10μg/mL, 抑制率 = 20.3%)[711]; 骨髓细胞增殖促进剂 [1~100mg/mL, 促进培养骨髓细胞的增殖, 刺激骨髓集落的形成, 并有增强白介素-3 提高培养物中集落形成单位(CFU-c)数目的作用][971]; 骨髓细胞增殖促进剂 [*ex vivo*, 降低骨髓功能的模型鼠, 口服 100mg/(kg·d), 刺激白介素-3 诱导的骨髓细胞培养物中骨髓集落 CFU-c 的形成][971]; 抗氧化剂 (DPPH 清除剂, 10μmol/L, 清除率 = 82%, 对照丁化羟基甲苯, 10μmol/L, 清除率 = 43%)[935]; 抗氧化剂 (DPPH 清除剂, IC_{50} = 8.5μg/mL)[505]. 【来源】阿拉伯胶金合欢 *Acacia nilotica*, 庵摩勒 *Phyllanthus emblica* (枝叶)[531], 白果 *Ginkgo biloba*, 秘鲁钩藤* *Uncaria tomentosa*, 草原老鹳草 *Geranium pratense*, 茶叶 *Camellia sinensis* [Syn. *Thea sinensis*], 单子山楂 *Crataegus monogyna*, 倒捻子 *Garcinia mangostana* (果壳)[518], 鹅绒委陵菜 *Potentilla anserina*, 儿茶钩藤(方儿茶) *Uncaria gambir* (树干干燥煎膏: 10 产地含量范围 = 1.57%~3.84%; 平均含量 = 2.45%)[1025], 钩藤 *Uncaria rhynchophylla* [Syn. *Nauclea rhynchophylla*], 贯叶连翘 *Hypericum perforatum*, 孩儿茶 *Acacia catechu* (树干干燥煎膏: 8 产地含量范围 = 7.56%~ 14.20%; 平均含量 = 11.3%)[1025], 黑紫梨果寄生* *Scurrura atropurpurea*, 红七叶树 *Aesculus carnea*, 加州七叶树 *Aesculus californica*, 柬埔寨古柯* *Erythroxylum cambodianum* (地上部分), 铃兰 *Convallaria keiskei* [Syn. *Convallaria majalis*], 毛果槭 *Acer nikoense* (茎皮), 美丽藤黄* *Garcinia speciosa* (树干皮和茎), 南蛇藤 *Celastrus orbiculatus* [Syn. *Celastrus articulatus*] (地上部分: 产率 = 0.050%干重)[505], 拳参 *Polygonum bistorta*, 沙枣 *Elaeagnus angustifolia*, 山茶 *Camellia japonica*, 桫拉木 *Salacia prinoides* [Syn. *Salacia chinensis*] (茎), 甜山竹子* *Garcinia dulcis* (果实), 椭圆钩藤 *Uncaria elliptica*, 越橘叶 *Vaccinium vitis-idaea*, 竹柏 *Myrica nagi* [Syn. *Podocarpus nagi*], 紫檀属 *Pterocarpus* sp., 存在于许多植物中. 【文献】6, 170, 172, 273, 505, 518, 531, 702, 711, 722, 739, 935, 940, 960, 971, 1014, 1025.

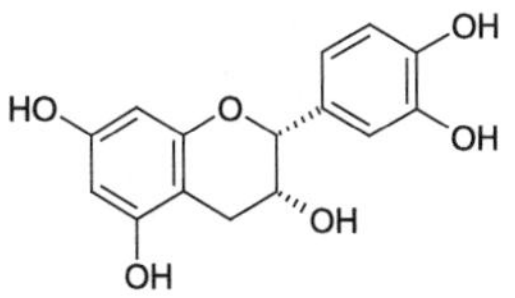

681 Epicatechin-8-*C*-β-*D*-galactopyranoside 表儿茶素-8-*C*-β-*D*-吡喃半乳糖苷

$C_{21}H_{24}O_{11}$ (452.42). 亮棕色无定形粉末, $[\alpha]_D = -25.8°$ (c = 0.9, 甲醇). 【类型】黄烷-3-醇类. 【活性】抗氧化剂 (抑制微粒体中倚赖烟酰胺腺嘌呤二核苷酸磷酸盐 NADPH 的脂质过氧化和亚油酸的自氧化); 抗氧化剂 (DPPH 清除剂, 有效). 【来源】可可 *Theobroma cacao*. 【文献】406.

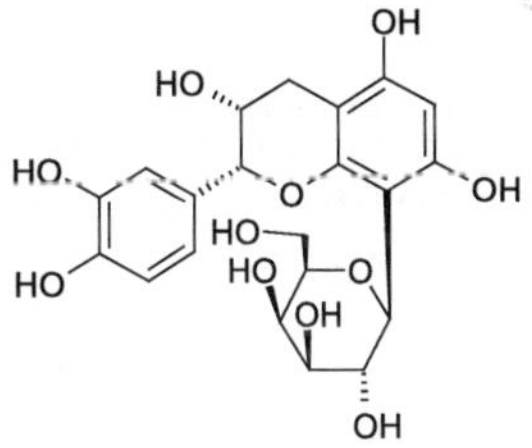

682 *L*-Epigallocatechin *L*-表没食子儿茶素

(−)-Epigallocatechin [970-74-1] $C_{15}H_{14}O_7$ (306.27). mp 227℃. 【类型】黄烷-3-醇类. 【活性】血管紧张素转化酶 ACE 抑制剂; 血小板聚集抑制剂 (兔, 强于阿司匹林, 弱于潘生丁); 抗菌 (伤寒杆菌、副伤寒杆菌、黄色溶血性葡萄球菌、金黄色葡萄球菌); 细胞毒 (HeLa, *in vitro*); 解痉 (大鼠); 脂加氧酶抑制剂 (大豆, IC_{50} = 10~20μmol/L); 抑制癌细胞侵入 (MM1 细胞, *in vitro*, 10μg/mL, 抑制率 = 27.8%)[711]; 抗氧化剂 (DPPH 清除剂, SC_{50} = 2.5μmol/L, SC_{50} 为对 40μmol/L DPPH 自由基降低 50%所需的浓度)[722]; 骨髓细胞增殖促进剂 (100mg/mL, 刺激骨髓集落的形

成)[971]; 抑制 β-氨基己糖苷酶的脱粒和释放 [RBL-2H3 细胞, 100μmol/L, 抑制率 = (12.6±4.2)%, 对照姜黄素, 100μmol/L, 抑制率 = (62.6±1.0)%, 不影响该酶的活性][670].【来源】阿拉伯胶金合欢 *Acacia nilotica*, 庵摩勒 *Phyllanthus emblica* (枝叶)[531], 茶叶 *Camellia sinensis* [Syn. *Thea sinensis*], 昆明山海棠 *Tripterygium hypoglaucum*, 桫拉木 *Salacia prinoides* [Syn. *Salacia chinensis*] (茎), 杨梅树皮 *Myrica rubra* (树皮: 产率 = 0.0066%)[670].【文献】6, 147, 277, 278, 279, 280, 281, 282, 531, 670, 711, 722, 960, 971.

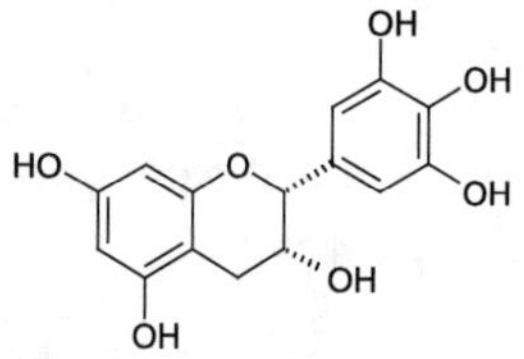

683 Epigallocatechin 3-gallate (EGCG) 表没食子儿茶素 3-没食子酸酯

(−)-Epigallocatechin-3-*O*-gallate [989-51-5] $C_{22}H_{18}O_{11}$ (458.38). mp 215~216℃; $[\alpha]_D^{25} = -121.2°$ (c = 0.99, 丙酮).【类型】黄烷-3-醇类.【活性】特殊茶香味; 抑制癌细胞侵入 (MM1 细胞, *in vitro*, 10μg/mL, 抑制率 = 72.8%, 5μg/mL, 抑制率 = 59.7%)[711]; 骨髓细胞增殖促进剂 (100mg/mL, 刺激骨髓集落的形成)[971]; 5α-还原酶抑制实验无活性 [IC_{50} > 1mmol/L; 对照非那雄胺, IC_{50} = (0.38±0.06)μmol/L; α-亚麻酸, IC_{50} = (160.3±24.6)μmol/L][975]; 抑制细胞增殖 (周围血单核细胞 PBMC, 植物凝集素 PHA 活化的, IC_{50} = 28.9μmol/L, 抑制机制可能涉及阻断白介素-2 和干扰素-γ 的生成)[656]; TNF-α 释放抑制剂 (BALB/3T3 细胞, okadaic acid 刺激的, 平均 IC_{50} = 26μmol/L)[725]; 抗炎 (核转录因子-κB 途径)[724]; 抗炎 (NO 生成抑制剂)[724]; 抗炎 (细胞因子网络调节器: 白细胞弹性蛋白酶 MMP-2/9 抑制剂)[725]; 抗氧化剂 [DPPH 清除剂, IC_{50} = (1.13±0.08)μmol/L][614]; 抗氧化剂 (羟基自由基清除剂, IC_{50} = 0.43mmol/L)[752]; 抗氧化剂 (超氧化物阴离子清除剂, IC_{50} = 0.53mmol/L)[752].【来源】茶叶 *Camellia sinensis* [Syn. *Thea sinensis*], 黑紫梨果寄生* *Scurrura atropurpurea*, 美洲金缕梅 *Hamamelis virginiana*, 油柑叶 *Phyllanthus emblica* (枝叶), 洋蒲桃叶 *Syzygium samarangense*, 毛果槭 *Acer nikoense*, 毛杨梅 *Myrica esculenta*, 野梧桐 *Mallotus japonicus*.【文献】6, 170, 273, 614, 656, 680, 711, 724, 725, 752, 971, 975.

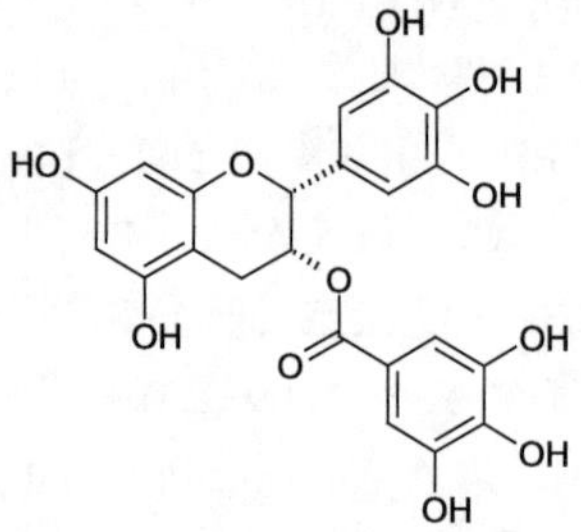

684 (+)-Gallocatechin (+)-没食子儿茶素

[970-73-0] $C_{15}H_{14}O_7$ (306.27). 黄色粉末, mp 188~190℃, $[\alpha]_D^{20} = -80°$ (c = 0.5, 三氯甲烷), mp (+) 185~188℃, (−) 218℃ (分解).【类型】黄烷-3-醇类.【活性】抑制T细胞细胞核因子NFAT的转录 [IC_{50} = (24.5±0.9)μmol/L, 阳性对照环孢菌素 A, IC_{50} = (0.29±0.01)μmol/L][441]; 抑制癌细胞侵入 (MM1 细胞, *in vitro*, 10μg/mL, 抑制率 = 24.2%)[711].【来源】庵摩勒 *Phyllanthus emblica* (枝叶)[531], 白果叶 *Ginkgo biloba*, 茶叶 *Camellia sinensis* [Syn. *Thea sinensis*], 华茶藨 *Ribes fasciculatum* var. *chinense*.【文献】6, 441, 531, 711.

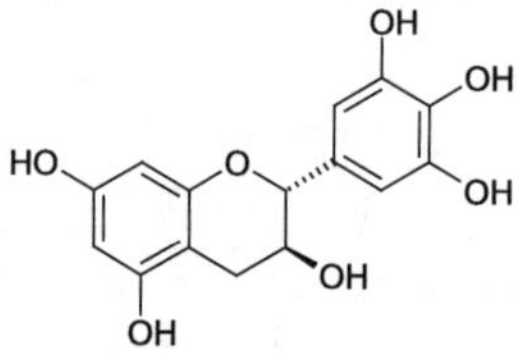

3.9 双黄烷-3-醇类

685 3T-*O*-β-*D*-Galactopyranosylcinnamtannin B₁ 3T-*O*-β-*D*-吡喃半乳糖基桂皮丹宁 B₁

$C_{51}H_{46}O_{23}$ (1026.92). 亮棕色无定形粉末, $[\alpha]_D$ = +17.1° (c = 1, 甲醇).【类型】双黄烷-3-醇类.【活性】抗氧化剂 (抑制微粒体中依赖烟酰胺腺嘌呤二核苷酸磷酸盐 NADPH 的脂质过氧化和亚油酸的自氧化); 抗氧化剂 (DPPH 清除剂, 有效).【来源】

可可 *Theobroma cacao*. 【文献】406.

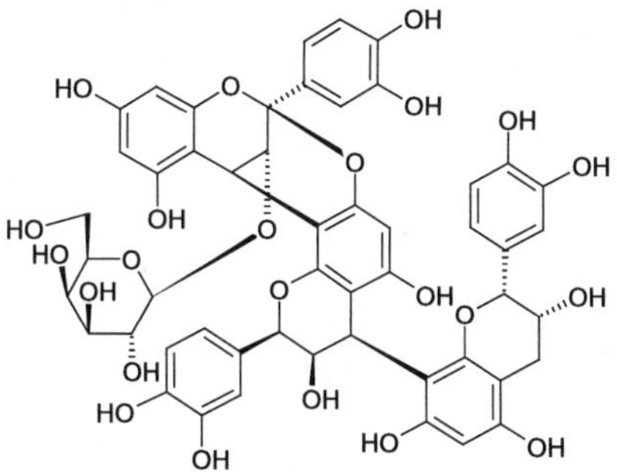

686 Procyanidin B$_4$ 原矢车菊素 B$_4$

[29106-51-2] $C_{30}H_{26}O_{12}$ (578.53). mp 207~210℃. 【类型】双黄烷-3-醇类. 【活性】抗肿瘤 (小鼠, TPA 诱导的皮肤肿瘤, 10μmol/L 有中等抑制作用); 抗氧化剂; 抑制 LDL 的氧化; 抗溃疡; 用于治疗小儿胃功能混乱; 抗氧化剂 [DPPH 清除剂, IC_{50} = (1.02±0.09)μmol/L; 对照表没食子儿茶精没食子酸酯, IC_{50} = (1.13±0.08)μmol/L][614]. 【来源】覆盆子 *Rubus idaeus*, 昆明山海棠 *Tripterygium hypoglaucum*, 落花生 *Arachis hypogaea* (种子). 【文献】147, 170, 399, 400, 614.

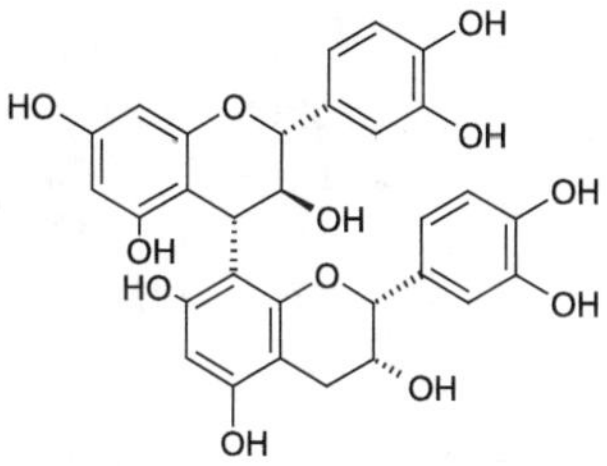

3.10 异黄烷类

687 Abruquinone A 相思子醌 A

[71593-10-7] $C_{19}H_{20}O_7$ (360.37). 【类型】异黄烷类. 【活性】血小板聚集抑制剂; 抗过敏及抗炎 (抑制过氧化物形成, IC_{50} < 0.3μg/mL, 抑制大鼠中性粒细胞, IC_{50} < 1μg/mL, 抑制肥大细胞释放 β-葡萄糖醛酸酶, 溶菌酶和组胺, IC_{50} < 1μg/mL); 显著减少血浆外渗 (正常的或处理过的小鼠, 缓激肽和 P 物质诱导的血浆外渗). 【来源】相思子 *Abrus precatorius*. 【文献】274, 343.

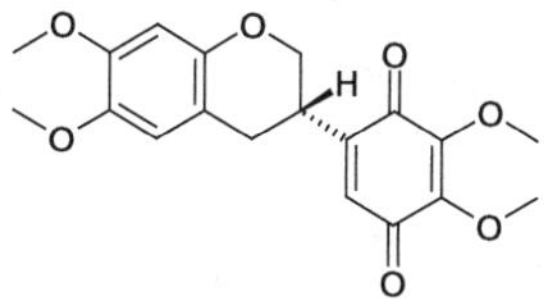

688 Haginin D 哈吉宁 D*

2',4',7-Trihydroxyisoflavene $C_{15}H_{12}O_4$ (256.26). 【类型】异黄烷类. 【活性】抗氧化剂 (大鼠脑匀浆脂质过氧化实验, IC_{50} = 0.2μmol/L, 对照 EGCg, IC_{50} = 0.07 μmol/L)[428]. 【来源】同形裂片胡枝子* *Lespedeza homoloba*. 【文献】428.

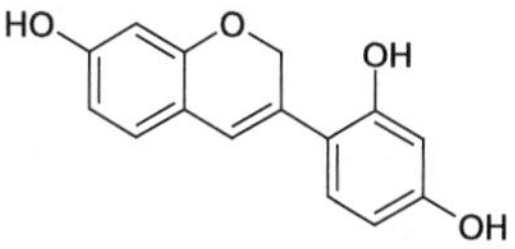

689 Haginin E 哈吉宁 E*

$C_{15}H_{12}O_3$ (240.26). 无定形粉末. 【类型】异黄烷类. 【活性】抗氧化剂 (大鼠脑匀浆脂质过氧化实验, IC_{50} = 0.3μmol/L, 对照 EGCg, IC_{50} = 0.07μmol/L)[428]. 【来源】同形裂片胡枝子* *Lespedeza homoloba*. 【文献】428.

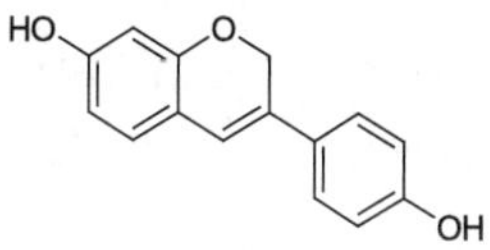

3.11 查耳酮类

690 1-[2,4-Dihydroxy-3-(3-hydroxy-2-methoxy-3-methylbutyl)-6-methoxyphenyl]-3-(4-hydroxyphenyl) propenone 1-[2,4-二羟基-3-(3-羟基-2-甲氧基-3-甲基丁基)-6-甲氧基苯基]-3-(4-羟基苯基)丙烯酮*

$C_{22}H_{26}O_7$ (402.45). 黄色粉末. 【类型】查耳酮类. 【活性】抗炎 (NO 生成抑制剂, *in vitro*, RAW264.7 巨噬细胞, 脂多糖/IFN-γ 诱导的 NO 生成, IC_{50} = 6.5μmol/L, 浓度低于 10μmol/L 时无细胞毒活性, 细胞存活率 > 95%)[843]. 【来源】啤酒花 *Humulus lupulus* (球穗花序). 【文献】843.

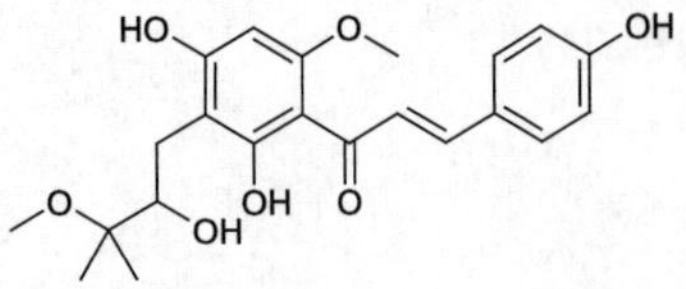

691 Isoliquiritigenin 异甘草苷元

4,2',4'-Trihydroxychalcone [961-29-5] $C_{15}H_{12}O_4$ (256.26). mp 185~186℃ (分解), 199.5~200.5℃.【类型】查耳酮类.【活性】细胞毒 (培养鼠肝癌细胞 Hepa1c1c7, 诱导醌还原酶测定, CD = 1.4μg/mL)[895]; 细胞毒 (鼠乳腺器官培养测定, 10μg/mL 抑制 76%, 一种有希望的抗癌药先导化合物)[895]; 细胞毒 (HT1080 细胞株, IC_{50} = 96.8μmol/L)[743]; 抗肿瘤 (抑制 DMBA 诱导的肿瘤前期损伤 *in vitro*, MMOC 实验, IC_{50} = 36.3 μmol/L; 对照 Sulforaphane, IC_{50} = 11μmol/L)[812]; 抑制细胞增殖 (HepG2 细胞, IC_{50} = 10.51μg/mL, 导致细胞凋亡)[901]; 单胺氧化酶抑制剂 (鼠肝细胞线粒体); 解痉 (动物肠道 *in vitro*, 抑制乙酰胆碱、组胺或氯化钡引起的肠痉挛); 抗溃疡 (大鼠结扎幽门).【来源】刺槐花 *Robinia pseudoacacia*, 毒灰毛豆 *Tephrosia toxicaria* (茎: 产率 = 0.00015% 干重)[812], 甘草 *Glycyrrhiza uralensis*, 光果甘草 *Glycyrrhiza glabra*, 胡葱 *Allium ascalonicum*, 回回豆 *Cicer arietinum*, 绢毛黄檀 *Dalbergia sericea*, 岭南槐树 *Sophora tomentosa*, 龙血树 *Dracaena draco* (茎皮)[800], 驴豆 *Onobrychis viciifolia*, 斯特文黄檀 *Dalbergia stevensonii*, 牙买加樱桃 *Muntingia calabura*, 云南甘草 *Glycyrrhiza yunnanensis*, 胀果甘草 *Glycyrrhiza inflata*.【文献】2, 6, 170, 171, 743, 800, 812, 895, 901.

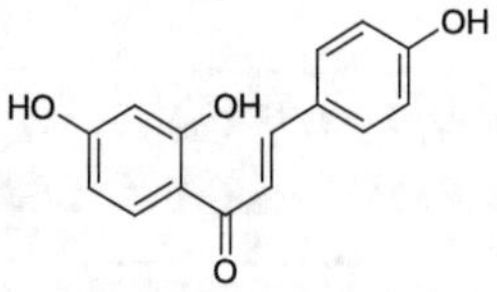

692 Isoliquiritin 异甘草苷

[5401-81-6] $C_{21}H_{22}O_9$ (418.40). mp 185~186℃.【类型】查耳酮类.【活性】抗血管生成 (*in vitro*, 1~100μmol/L, IC_{50} = 28.3mol/L); 抗炎 (小鼠, 0.31~ 1.3mg/kg, 抑制肉芽组织中卡红的含量, IC_{50} = 1.46 mg/kg, 抑制肉芽气囊渗出液重量, IC_{50} = 771mg/kg); 抗糖尿病并发症 (抑制人红细胞内山梨醇的聚集, IC_{50} = 29μmol/L); 醛糖还原酶抑制剂 (大鼠眼球晶体, 1.0μg/mL, 抑制率 = 75.4%, IC_{50} = 0.72 μmol/L).【来源】粗毛甘草 *Glycyrrhiza aspera*, 甘草 *Glycyrrhiza uralensis* (根和根茎: 含量 = 0.289%)[1025], 光果甘草 *Glycyrrhiza glabra* (根和根茎: 含量 = 0.723%)[1025], 黄甘草 *Glycyrrhiza kansuensis*, 胀果甘草 *Glycyrrhiza inflata* (根和根茎: 含量 = 0.849%)[1025].【文献】2, 171, 380, 381, 1025.

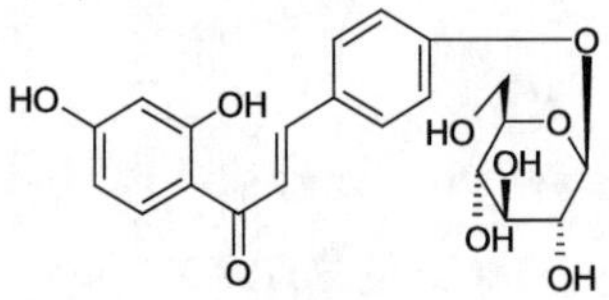

693 Kuraridin 苦参查耳酮

$C_{26}H_{30}O_6$ (438.53).【类型】查耳酮类.【活性】酪氨酸酶抑制剂 (IC_{50} = 0.6μmol/L)[730]; 酪氨酸酶抑制剂 (IC_{50} = 1.1μmol/L, 对照麴酸, IC_{50} = 11.3 μmol/L)[982]; 二酰甘油酰基转移酶 DGAT 抑制剂 (*in vitro*, IC_{50} = 9.8μmol/L)[863].【来源】苦参 *Sophora flavescens* [Syn. *Sophora angustfolia*].【文献】730, 863, 982.

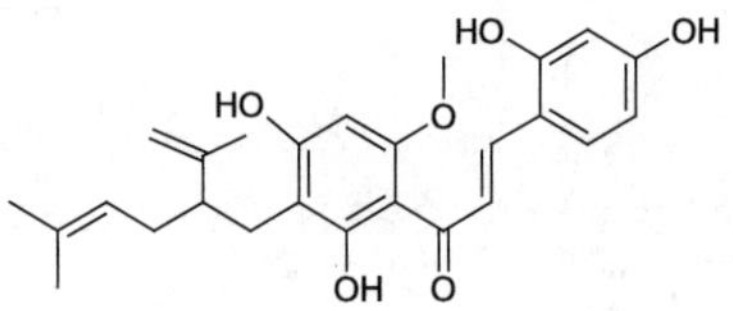

694 Licochalcone A 胀果甘草查耳酮 A

[58749-22-7] $C_{21}H_{22}O_4$ (338.41). 黄色针状晶体, mp 101~102℃.【类型】查耳酮类.【活性】细胞毒 (HT1080 细胞株, IC_{50} = 57.0μmol/L)[743]; 抗肿瘤 (小鼠, *in vitro* 抑制 TPA 促进的 ^{32}P 与 HeLa 细胞磷脂的结合, ID_{50} = 5.3μg/mL; *in vivo* 抑制 DMBA 和 TPA 诱导的乳头状瘤); 抗 HIV (20μg/mL, 抑制 HIV 诱导的巨细胞的形成); 抗炎 (小鼠, 0.5mg/耳, 抑制 TPA 和花生四烯酸诱导的耳水肿); 抗过敏 (抗人中性粒细胞中白三烯合成); 黄嘌呤氧化酶抑制剂 (IC_{50} = 56μmol/L); 抗菌 (金黄色葡萄球菌, MIC = 1.95μg/mL; 枯草杆菌, MIC = 3.91μg/mL; 耐甲氧西林的金黄色葡萄球菌 MIC = 0.01μg/mL); 抗氧化剂 (抗溶血, 过氧化氢诱导的, 自由基清除剂); 抗凝血 (人血小板, 抑制花生四烯酸引起的环加氧酶代谢物 TXB_2

形成, IC_{50} = 3.9μmol/L; 12(*S*)-HETE 形成抑制剂(IC_{50} = 82.3μmol/L); 抗疟疾 (恶性疟原虫 3D7、Dd2 株, *in vitro*; 小鼠, ip 或 orl, 3~6d 后, 免受 *P. yoelii* 疟原虫的致死性感染). 【来源】胀果甘草 *Glycyrrhiza inflata*, 黄甘草 *Glycyrrhiza kansuensis*. 【文献】2, 132, 273, 341, 342, 344, 345, 346, 347, 348, 349, 350, 743.

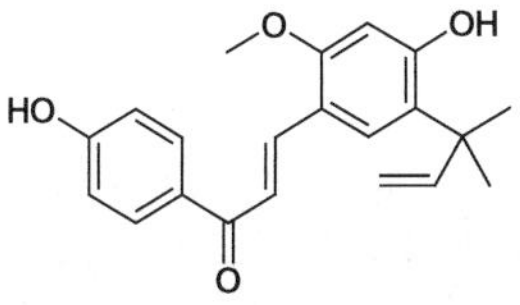

695 Licochalcone B 胀果甘草查耳酮 B

[58749-23-8] $C_{16}H_{14}O_5$ (286.29). 黄色针状晶体, mp 195~197℃. 【类型】查耳酮类. 【活性】抗菌 (金黄色葡萄球菌 MIC = 31.3μg/mL; 枯草杆菌 MIC = 31.3 μg/mL); 黄嘌呤氧化酶抑制剂 (IC_{50} = 30μmol/L); 抗过敏 (抗人中性粒细胞中白三烯合成, 提高 cAMP 水平); 血小板聚集抑制剂; 白细胞活化抑制剂; 用于治疗动脉硬化、高脂血症、血栓、冠心病. 【来源】光果甘草 *Glycyrrhiza glabra*, 胀果甘草 *Glycyrrhiza inflata*. 【文献】2, 273, 342, 345, 349, 401.

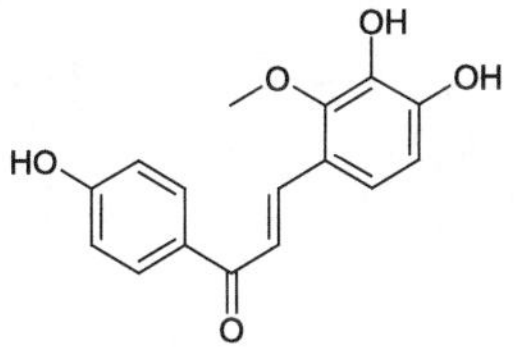

696 Mallotophilippen C 吕宋楸毛素 C*

1-[6-(3,7-Dimethyl-octa-2,6-dienyl)-5,7-dihydroxy-2,2-dimethyl-2*H*-chromen-8-yl]-3-(4-hydroxy-phenyl)-propenone $C_{30}H_{34}O_5$ (474.60). 淡红黄色板状晶体. 【类型】查耳酮类. 【活性】NO 生成抑制剂 (鼠, 由脂多糖和重组鼠 IFN-*γ* 活化的类巨噬细胞株, IC_{50} = 7.6μmol/L, 对照槲皮素, IC_{50} = 26.8μmol/L)[447]; 抑制诱导型氮氧化物合酶 iNOS 的基因表达[447]; 下调环加氧酶-2 (COX-2)基因表达[447]; 下调白介素-6 (IL-6)基因表达[447]; 下调白介素-1β (IL-1β)基因表达[447]; 抗炎[447]; 免疫调节剂[447]. 【来源】吕宋楸毛 *Mallotus philippinensis*. 【文献】447.

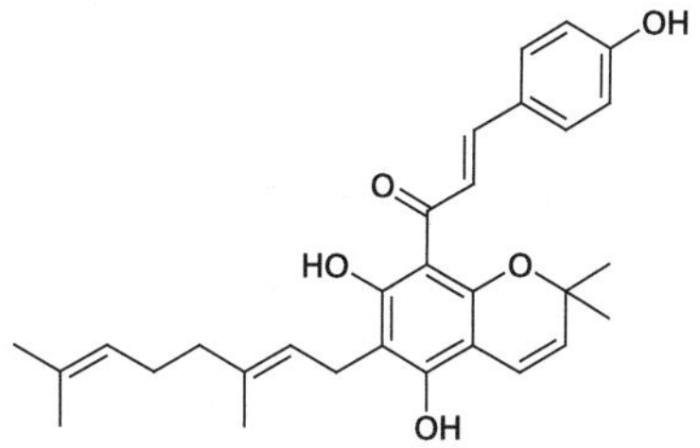

697 Mallotophilippen D 吕宋楸毛素 D*

3-(3,4-Dihydroxy-phenyl)-1-[6-(3,7-dimethyl-octa-2,6-dienyl)-5,7-dihydroxy-2,2-dimethyl-2*H*-chromen-8-yl]-propenone $C_{30}H_{34}O_6$ (490.60). 淡红黄色板状晶体. 【类型】查耳酮类. 【活性】NO 生成抑制剂 (鼠, 由脂多糖和重组鼠 IFN-*γ* 活化的类巨噬细胞株, IC_{50} = 9.5μmol/L, 对照槲皮素, IC_{50} = 26.8μmol/L)[447]; 抑制诱导型氮氧化物合酶 iNOS 的基因表达[447]; 下调环加氧酶-2 (COX-2)基因表达[447]; 下调白介素-6 (IL-6)基因表达[447]; 下调白介素-1b (IL-1b)基因表达[447]; 抗炎[447]; 免疫调节剂[447]. 【来源】吕宋楸毛 *Mallotus philippinensis*. 【文献】447.

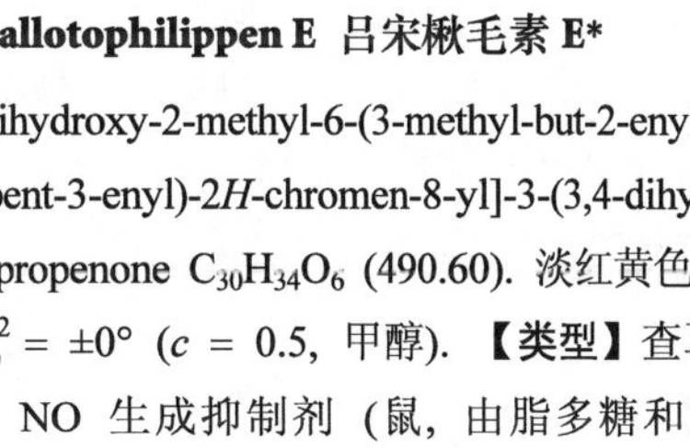

698 Mallotophilippen E 吕宋楸毛素 E*

1-[5,7-Dihydroxy-2-methyl-6-(3-methyl-but-2-enyl)-2-(4-methyl-pent-3-enyl)-2*H*-chromen-8-yl]-3-(3,4-dihydroxy-phenyl)-propenone $C_{30}H_{34}O_6$ (490.60). 淡红黄色板状晶体, $[\alpha]_D^{22}$ = ±0° (*c* = 0.5, 甲醇). 【类型】查耳酮类. 【活性】NO 生成抑制剂 (鼠, 由脂多糖和重组鼠 IFN-*γ* 活化的类巨噬细胞株, IC_{50} = 38.6μmol/L, 对照槲皮素, IC_{50} = 26.8μmol/L)[447]; 抑制诱导型氮氧化物合酶 iNOS 的基因表达[447]; 下调环加氧酶-2 (COX-2)基因表达[447]; 下调白介素-6 (IL-6)基因表达[447]; 下调白介素-1b (IL-1b)基因表达[447]; 抗炎[447]; 免疫调节剂[447]. 【来源】吕宋楸毛 *Mallotus philippinensis*. 【文献】447.

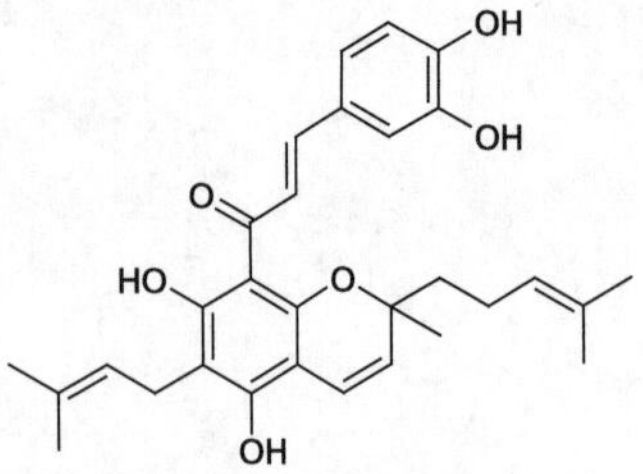

699 Safflower yellow A 红花黄色素 A

Safflor yellow A [85532-77-0] $C_{27}H_{30}O_{15}$ (594.53). 【类型】查耳酮类. 【活性】抗惊厥 (大鼠, ip, 1.1g/kg); 镇静 (小鼠, ip, 0.55g/kg, 明显延长戊巴比妥及水合氯醛的睡眠时间); 抑制毛细血管通透性 (大鼠, ip, 1.1g/kg, 明显抑制组胺引起的毛细血管通透量增加); 抗炎 (大鼠, ip, 1.1g/kg, 明显抑制甲醛性足趾肿胀); LD_{50} (小鼠, iv) = 2.35g/kg. 【来源】红花 *Carthamus tinctorius* (花: 4 产地平均含量 = 0.70%)[1036]. 【文献】2, 1022, 1036.

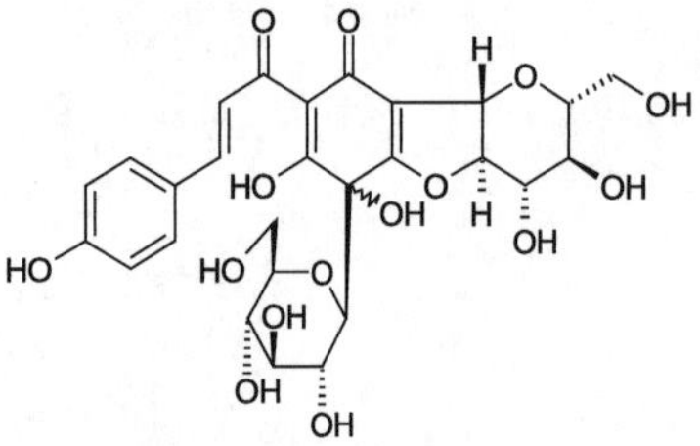

700 Sophoradin 山豆根查耳酮

[23057-54-7] $C_{30}H_{36}O_4$ (460.62). 黄色针状晶体 (乙醚–己烷), mp 161℃. 【类型】查耳酮类. 【活性】抗溃疡; 胃分泌液抑制剂 (大鼠); H^+,K^+-腺苷三磷酸酶抑制剂 (豚鼠胃, *in vitro*). 【来源】山豆根 *Sophora subprostrata* [Syn. *Sophora tonkinensis*]. 【文献】6, 184.

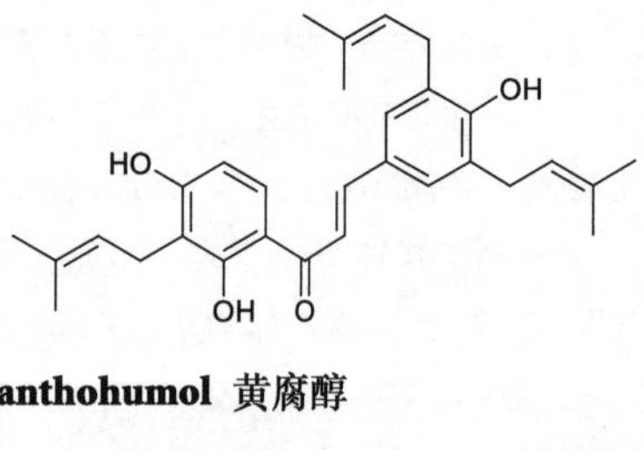

701 Xanthohumol 黄腐醇

[569-83-5] $C_{21}H_{22}O_5$ (354.41). mp 172℃. 【类型】查耳酮类. 【活性】细胞毒 (抑制乳腺癌、结肠癌、卵巢癌 A-2780 的细胞增生); 抗炎 (NO 生成抑制剂, *in vitro*, RAW264.7 巨噬细胞, 脂多糖/IFN-γ 诱导的 NO 生成, IC_{50} = 8.3μmol/L, 浓度低于 10μmol/L 时无细胞毒活性, 细胞存活率 > 95%)[843]. 【来源】苦参 *Sophora flavescens* [Syn. *Sophora angustfolia*], 啤酒花 *Humulus lupulus* (球穗花序)[840,843]. 【文献】6, 292, 840, 843.

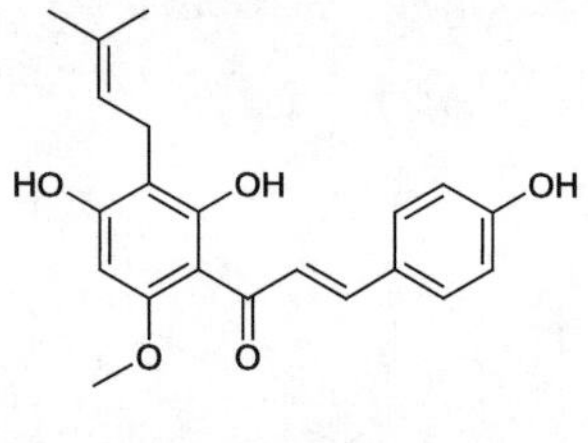

702 Xanthohumol B 黄腐醇 B

$C_{21}H_{22}O_6$ (370.41). 【类型】查耳酮类. 【活性】抗炎 (NO 生成抑制剂, *in vitro*, RAW264.7 巨噬细胞, 脂多糖/IFN-γ 诱导的 NO 生成, IC_{50} = 5.6μmol/L, 浓度低于 10μmol/L 时无细胞毒活性, 细胞存活率 > 95%)[843]. 【来源】啤酒花 *Humulus lupulus* (球穗花序)[840,843]. 【文献】840, 843.

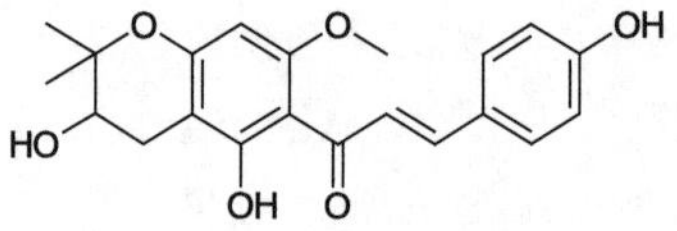

703 Xanthohumol D 黄腐醇 D

$C_{21}H_{22}O_6$ (370.41). 【类型】查耳酮类. 【活性】抗炎 (NO 生成抑制剂, *in vitro*, RAW264.7 巨噬细胞, 脂多糖/IFN-γ 诱导的 NO 生成, IC_{50} = 9.4μmol/L, 浓度低于 10μmol/L 时无细胞毒活性, 细胞存活率 > 95%)[843]. 【来源】啤酒花 *Humulus lupulus* (球穗花序)[840,843]. 【文献】840, 843.

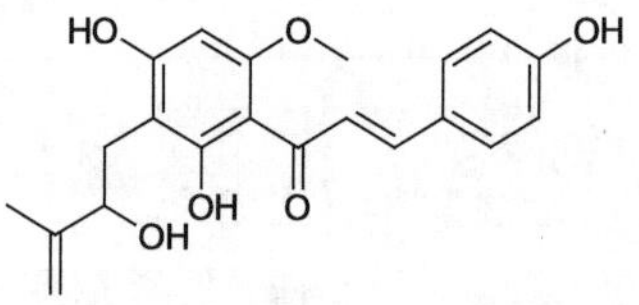

3.12 二氢查耳酮类

704 Guangsangon A 光叶桑酮 A

$C_{39}H_{38}O_{10}$ (666.73). 黄色无定形粉末, $[\alpha]_D^{29}$ = −408.5° (*c* = 0.13, 甲醇). 【类型】二氢查耳酮类. 【活性】抗氧化剂 (100μmol/L, 对丙二醛抑制率 = 102.7%, 对

照维生素 E, 对丙二醛抑制率 = 81.5%; 10μmol/L, 对丙二醛抑制率 = 84.9%, 维生素 E, 对丙二醛抑制率 = 33.9%)[881]; 抗炎 (分叶核白细胞, 溶酶体酶抑制剂, 10μmol/L, 抑制率 = 19.0%, $P<0.05$, 对照白果苦内酯 B, 抑制率 = 58.9%)[881].【来源】奶桑 *Morus macroura* (茎皮).【文献】881.

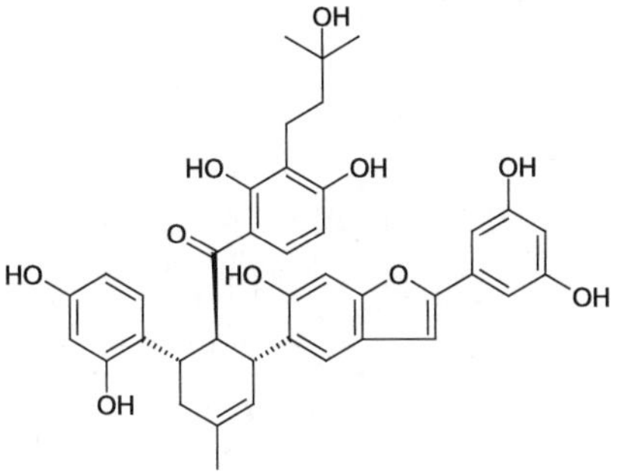

705 Guangsangon B 光叶桑酮 B

$C_{34}H_{30}O_8$ (566.61). 棕色无定形粉末, $[\alpha]_D^{29} = -394.7°$ (c = 0.11, 甲醇).【类型】二氢查耳酮类.【活性】抗氧化剂 (100μmol/L, 对丙二醛抑制率 = 95.1%, 对照维生素 E, 对丙二醛抑制率 = 81.5%; 10μmol/L, 对丙二醛抑制率 = 83.7%, 维生素 E, 对丙二醛抑制率 = 33.9%)[881]; 抗炎 (分叶核白细胞, 溶酶体酶抑制剂, 10μmol/L, 抑制率 = 57.3%, $P<0.001$, 对照白果苦内酯 B, 抑制率 = 58.9%)[881].【来源】奶桑 *Morus macroura* (茎皮).【文献】881.

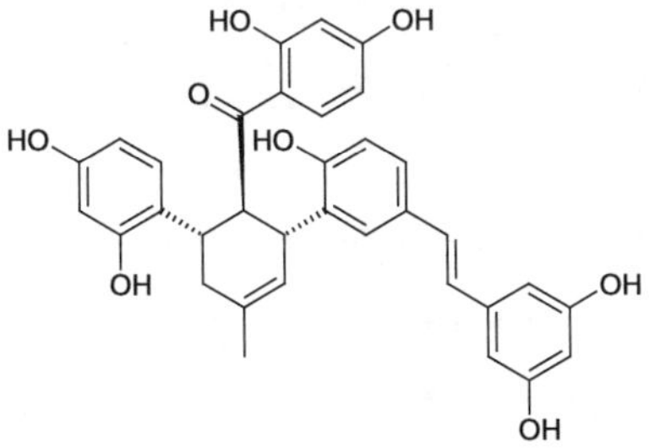

706 Guangsangon D 光叶桑酮 D

$C_{35}H_{30}O_{10}$ (610.62). 黄色无定形粉末, $[\alpha]_D^{29} = -108.3°$ (c = 0.13, 甲醇).【类型】二氢查耳酮类.【活性】抗氧化剂 (100μmol/L, 对丙二醛抑制率 = 90.1%, 对照维生素 E, 对丙二醛抑制率 = 81.5%; 10μmol/L, 对丙二醛抑制率 = 77.6%, 维生素 E, 对丙二醛抑制率 = 33.9%)[881]; 抗炎 (分叶核白细胞, 溶酶体酶抑制剂, 10μmol/L, 抑制率 = 24.3%, $P<0.05$, 对照白果苦内酯 B, 抑制率 = 58.9%)[881].【来源】奶桑 *Morus macroura* (茎皮).【文献】881.

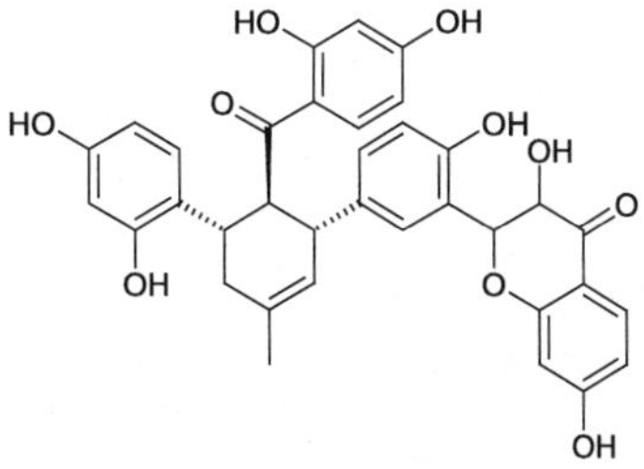

707 Guangsangon H 光叶桑酮 H

$C_{40}H_{38}O_{10}$ (678.74). 黄色无定形粉末, $[\alpha]_D^{21} = -127.9°$ (c = 0.15, 甲醇).【类型】二氢查耳酮类.【活性】抗氧化剂 [测定 malondialdehyde (MDA)的抑制率 (Lu H, et al. Chem Biol Interect, 1991, 78, 77-84), 10 μmol/L, 抑制率 = 93.1%, 对照维生素 E, 抑制率 = 33.4%][622]; 抗炎 (测定 PAF 诱导的大鼠分叶核白细胞溶酶体酶的释放, 10μmol/L, 抑制率 = 49.4%, 对照白果苦内酯 B, 抑制率 = 58.9%)[622].【来源】奶桑 *Morus macroura* (茎皮).【文献】622.

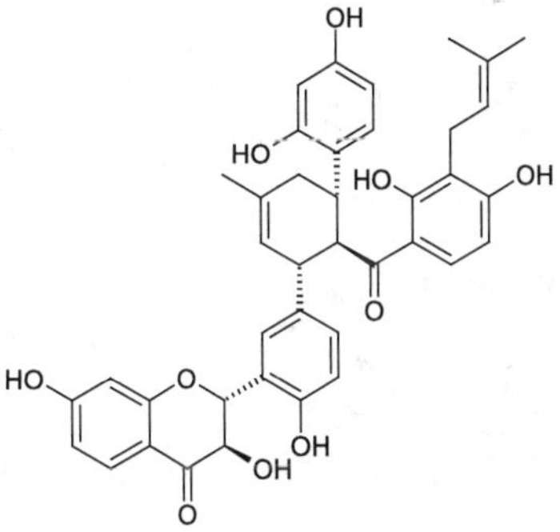

708 Guangsangon I 光叶桑酮 I

$C_{35}H_{28}O_{11}$ (624.61). 棕色无定形粉末, $[\alpha]_D^{21} = -470.5°$ (c = 0.17, 甲醇).【类型】二氢查耳酮类.【活性】抗氧化剂 [测定 malondialdehyde (MDA)的抑制率 (Lu H, et al. Chem Biol Interact, 1991, 78, 77-84), 10 μmol/L, 抑制率 = 93.9%, 对照维生素 E, 抑制率 = 33.4%][622]; 抗炎 (测定PAF诱导的大鼠分叶核白细胞溶酶体酶的释放, 10μmol/L, 抑制率 = 43.8%, 对照白果苦内酯 B, 抑制率 = 58.9%)[622].

【来源】奶桑 *Morus macroura* (茎皮). 【文献】622.

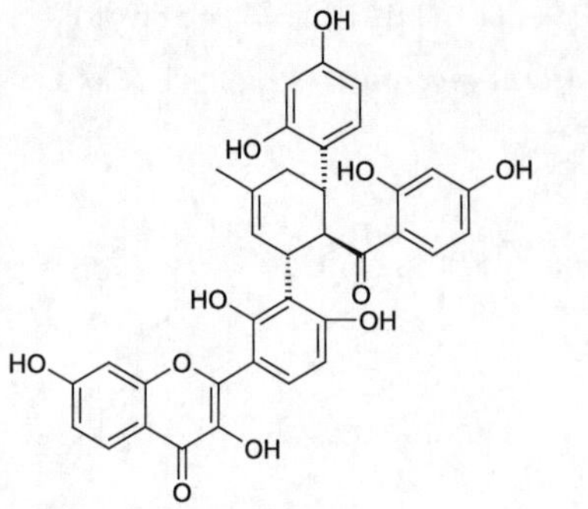

709　Guangsangon J 光叶桑酮 J

$C_{39}H_{36}O_9$ (648.72). 棕色无定形粉末, $[\alpha]_D^{21} = -419.7°$ ($c = 0.16$, 甲醇). 【类型】二氢查耳酮类. 【活性】抗氧化剂 [测定 malondialdehyde (MDA)的抑制率(Lu H, et al. Chem Biol Interect, 1991, 78, 77-84), 10 μmol/L, 抑制率 = 91.1%, 对照维生素 E, 抑制率 = 33.4%][622]; 抗炎 (测定 PAF 诱导的大鼠分叶核白细胞溶酶体酶的释放, 10μmol/L, 抑制率 = 41.3%, 对照白果苦内酯 B, 抑制率 = 58.9%)[622]. 【来源】奶桑 *Morus macroura* (茎皮). 【文献】622.

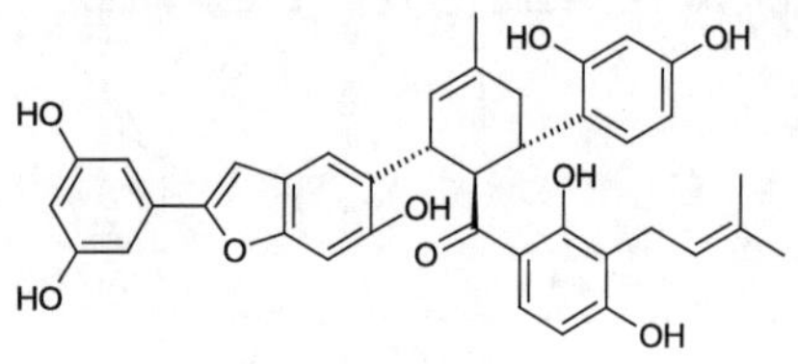

710　Guangsangon K 光叶桑酮 K

$C_{35}H_{30}O_{11}$ (626.62). 棕色无定形粉末, $[\alpha]_D^{25} = -178.5°$ ($c = 0.14$, 甲醇). 【类型】二氢查耳酮类. 【活性】抗氧化剂 (Fe^{2+}-半胱氨酸诱发的微粒体的脂质过氧化, *in vitro*, 由丙二醛含量决定, 10μmol/L, 抑制率 = 91.8%, 对照维生素 E, 抑制率 = 18.2%)[450]. 【来源】奶桑 *Morus macroura*. 【文献】450.

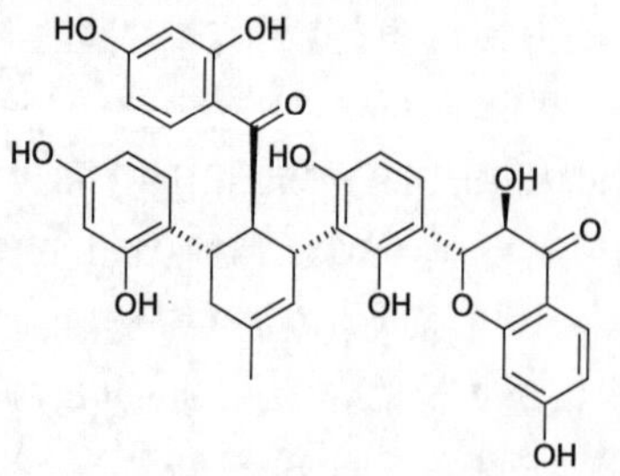

711　Guangsangon L 光叶桑酮 L

$C_{28}H_{26}O_9$ (506.51). 黄色无定形粉末, $[\alpha]_D^{25} = -389.3°$ ($c = 0.14$, 甲醇). 【类型】二氢查耳酮类. 【活性】抗氧化剂 (Fe^{2+}-半胱氨酸诱发的微粒体的脂质过氧化, *in vitro*, 由丙二醛含量决定, 10μmol/L, 抑制率 = 97.6%, 对照维生素 E 抑制率 = 18.2%)[450]. 【来源】奶桑 *Morus macroura*. 【文献】450.

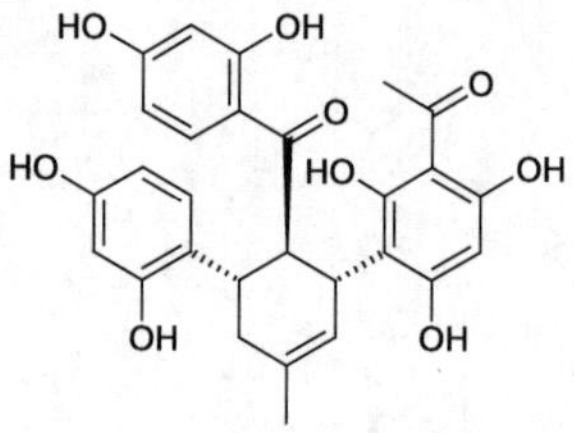

712　Guangsangon M 光叶桑酮 M

$C_{35}H_{30}O_{10}$ (610.62). 棕色无定形粉末, $[\alpha]_D^{25} = -276.5°$ ($c = 0.12$, 甲醇). 【类型】二氢查耳酮类. 【活性】抗氧化剂 (Fe^{2+}-半胱氨酸诱发的微粒体的脂质过氧化, *in vitro*, 由丙二醛含量决定, 10μmol/L, 抑制率 = 98.3%, 对照维生素 E 抑制率 = 18.2%)[450]. 【来源】奶桑 *Morus macroura*. 【文献】450.

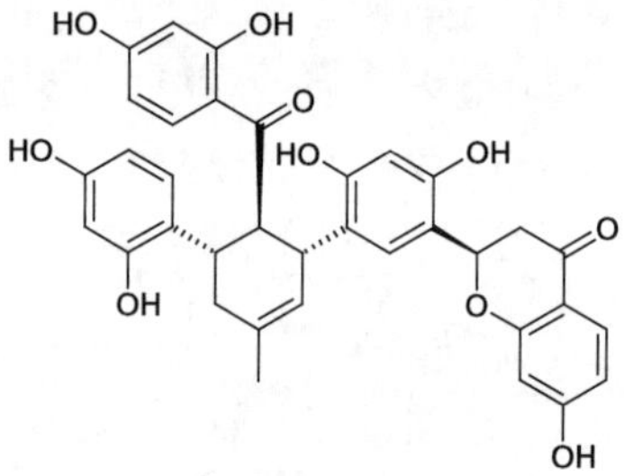

713　Guangsangon N 光叶桑酮 N

$C_{35}H_{30}O_{10}$ (610.62). 棕色无定形粉末, $[\alpha]_D^{25} = -335.3°$ ($c = 0.13$, 甲醇). 【类型】二氢查耳酮类. 【活性】抗氧化剂 (Fe^{2+}-半胱氨酸诱发的微粒体的脂质过氧化, *in vitro*, 由丙二醛含量决定, 10μmol/L, 抑制率 = 100%, 对照维生素 E 抑制率 = 18.2%)[450]. 【来源】奶桑 *Morus macroura*. 【文献】450.

714 Phloretin 根皮素

[60-82-2] $C_{15}H_{14}O_5$ (274.28). mp 262~264℃ (分解). 【类型】二氢查耳酮类. 【活性】抗菌; 抗炎 (COX-2抑制剂, 阻止 COX-2 的表达)[724]; 血小板聚集抑制剂[724]; 诱导脂肪过氧化 (大鼠, 脑线粒体); 碘化甲状腺氨酸脱碘酶抑制剂; 蛋白激酶 C 抑制剂; 昆虫拒食剂 (*Schizaphis graminum*). 【来源】柠檬叶 *Citrus limon*. 【文献】6, 170, 724.

3.13 噢 哢 类

715 Sulfuretin 硫磺菊素

$C_{15}H_{10}O_5$ (270.24). 橘黄色棱柱状晶体 (甲醇), mp 280~285℃ (分解). 【类型】噢哢类. 【活性】碘化甲状腺氨酸脱碘酶抑制剂 (大鼠, 肝细胞微粒体); 细胞毒 (氧化剂实验)[895]; 抗类风湿关节炎 [口服30mg/kg, 明显减少弗氏完全佐剂中类风湿关节炎 (RA)和 C 反应蛋白 C-reactive protein (CRP)因子][1001]. 【来源】黄栌 *Cotinus coggygria*, 漆子 *Rhus verniciflua* [Syn. *Toxicadendron verniciflum*], 黄栌属 *Cotinus* sp, 小叶红光树 *Knema globularia*. 【文献】6, 170, 417, 895, 1001.

3.14 双黄酮类

716 Bilobetin 白果素 (白果黄素; 7-去甲基银杏双黄酮)

[521-32-4] $C_{31}H_{20}O_{10}$ (552.50). 黄色粉末. 【类型】双黄酮类. 【活性】抗炎 (NO 生成抑制剂)[724]; 降血脂 (减少血清中的胆固醇); 使磷酸和胆固醇的比率规格化. 【来源】白果 *Ginkgo biloba* (1959 年中泽浩一从该植物中分离)[1023], 白果叶(银杏叶) *Ginkgo biloba* (叶: 平均含量 = 0.950%[1025]), 好望角罗汉松 *Podocarpus elongatu*. 【文献】1, 2, 69, 724, 1022, 1023, 1025.

717 (+)-Chamaejasmin (+)-狼毒素

$C_{30}H_{22}O_{10}$ (542.50). 淡黄色粉末, mp > 300℃ (甲醇), $[\alpha]_D^{20}$ = +50° (c = 0.46, 甲醇); $[\alpha]_D^{25}$ = −39.4° (c = 0.7, 二氯甲烷). 【类型】双黄酮类. 【活性】抗炎 (急性发炎模型, 角叉菜胶诱导的鼠脚趾肿, 50mg/kg, 3h 后, 抑制率 = 46%)[1000]; 抗炎 (慢性发炎模型, 重复使用 TPA 造成鼠耳湿疹, 抑制率 = 26%, 对照地塞米松, 抑制率 = 85%)[1000]; LTB_4 生成抑制剂 (大鼠腹膜分叶核白细胞, IC_{50} = 29.8μmol/L)[771]. 【来源】狼毒 *Stellera chamaejasme*, 柔毛肖乳香 *Schinus molle* (果实). 【文献】771, 1000.

718 Ginkgetin 银杏双黄酮 (银杏素; 银杏黄素)

[481-46-9] $C_{32}H_{22}O_{10}$ (566.53). 黄色粉末, mp

330℃ (分解). 【类型】双黄酮类. 【活性】降血脂(降低血清中胆固醇水平, 使磷脂和胆固醇之间的比率正常化); 用于治疗心绞痛; 磷脂酶 A_2 抑制剂[724]; 抗炎 (降低大鼠诱导关节炎的炎症以及醋酸引起的腹部收缩, ID_{50} = 8.9mg/kg)[724]; 抗炎 (抑制巴豆油诱导的耳水肿, 机制为下调 COX-2 酶)[724]; 抗炎 (NO 生成抑制剂)[724]. 【来源】白果 *Ginkgo biloba*, 白果叶(银杏叶) *Ginkgo biloba* (叶: 平均含量 = 0.653%[1025]; 1941 年中泽浩一首次从该植物中分离[1023]), 朝鲜淫羊藿 *Epimedium koreanum*, 旱生卷柏 *Selaginella stauntoniana* (干燥全株: 含量 = 0.164%)[1025], 毛枝卷柏(布朗卷柏) *Selaginella braunii* (干燥全株: 含量 = 0.121%)[1025], 日本粗榧 *Cephalotaxus harringtonia*, 三尖杉 *Cephalotaxus fortunei*, 圆枝卷柏(红枝卷柏) *Selaginella sanguinolenta* (干燥全株: 含量 = 0.363%)[1025], 知母 *Anemarrhena asphodeloides*, 陆均松属 *Dacrydium* sp. 【文献】2, 69, 170, 724, 1022, 1023, 1025.

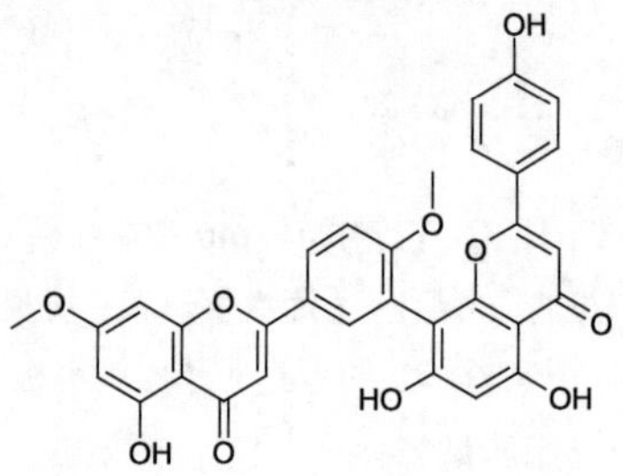

OH
O
O
O
HO OH
O
OH O

4. 甾族化合物

4.1 孕甾烷类甾族化合物

719 Cortisone 可的松

11-Dehydro-17-hydroxycorticosterone [53-06-5] $C_{22}H_{30}O_5$ (374.48). mp 230~231℃. 【类型】孕甾烷类甾族化合物. 【活性】抗过敏; 抗炎 (降低毛细管壁和细胞膜的渗透性); 抑制神经胶原增殖; 促进蛋白质分解转变成糖; 胃分泌液促进剂. 【来源】牛肾 *Bos taurus domesticus*; *Bubalus bubalis*, 紫河车 *Homo sapiens*. 【文献】6, 170.

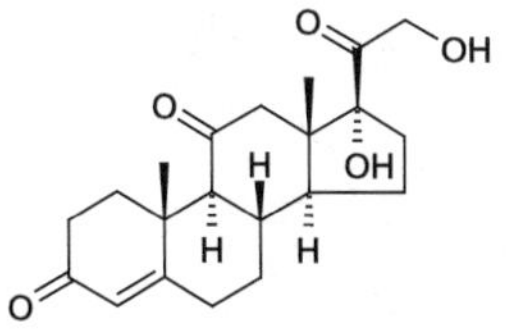

720 Glaucogenin C 3-*O*-*β*-*D*-cymaropyranosyl- (1→4)-*α*-*L*-diginopyranosyl-(1→4)-*β*-*D*-thevetopyranoside

$C_{42}H_{64}O_{15}$ (808.97). 【类型】孕甾烷类甾族化合物. 【活性】抗炎 [*in vitro*, 抑制 TNF-*α* 形成, 30μmol/L; 脂多糖诱导的 RAW264.7 细胞株, 抑制率 = (33.7±6.2)%; 脂多糖/IFN-*γ* 诱导的 N9 神经胶质细胞株, 抑制率 = (30.9±4.3)%; 对各种诱导剂诱导的肥大细胞和中性粒细胞发炎无明显抑制效应] [512]; 细胞毒 (*in vitro*, 212 细胞株, ED_{50} = 0.96μg/mL, 活性明显) [512]. 【来源】白薇 *Cynanchum atratum* (根). 【文献】512.

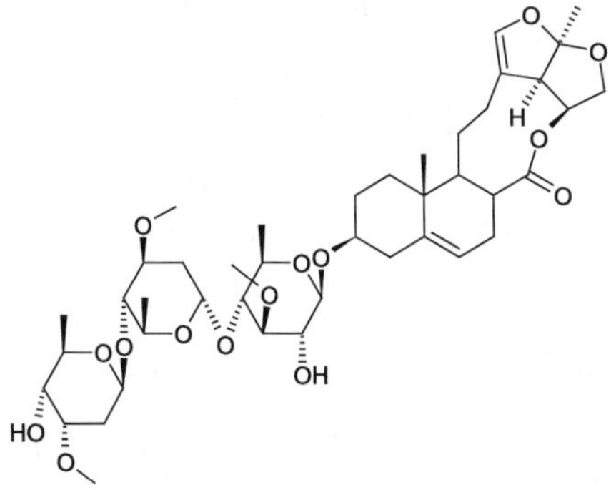

4.2 强心甾内酯类甾族化合物

721 Divaricoside 羊角拗苷

Sarmentogenin 3-*O*-*α*-oleandroside $C_{30}H_{46}O_8$ (534.70). mp 220~223℃. 【类型】强心甾内酯类甾族化合物. 【活性】强心剂 (羊角拗苷的主要成分之一). 【来源】羊角拗子 *Strophanthus divaricatus*. 【文献】4, 6, 170.

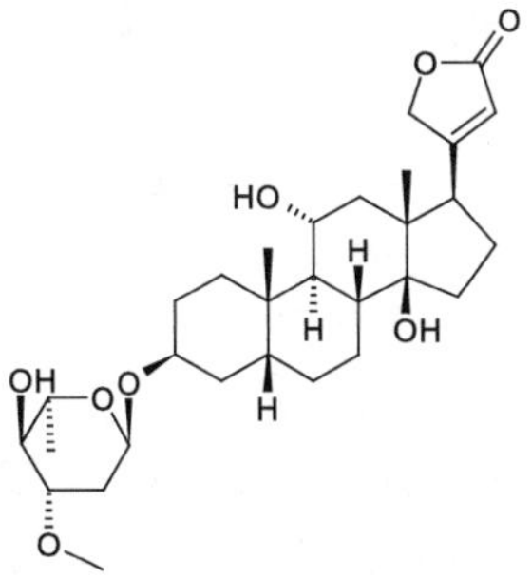

722 Oleandrin 欧夹竹桃苷丙

[465-16-7] $C_{32}H_{48}O_9$ (576.73). mp 250℃ (分解). 【类型】强心甾内酯类甾族化合物. 【活性】强心剂 (蛙心脏, MED = 0.02mg/kg, 鸽子心脏, MED = 0.368 mg/kg, 猫心脏, MED = 0.27mg/kg); 利尿剂; 抗炎 (NF-κB 途径)[724]; LD (鼠) = 2.5mg/kg; LD_{50} (大鼠, iv) = 0.3mg/kg. 【来源】欧洲夹竹桃 *Nerium oleander*, 清明花 *Beaumontia grandiflora*. 【文献】6, 170, 724.

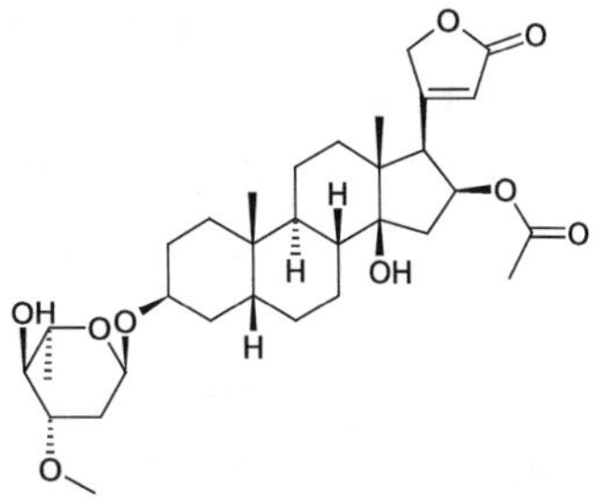

4.3 胆烷酸类甾族化合物

723 Cholic acid 胆酸 (3α,7α,12α-三羟基-5β-胆甾烷酸)

5β-Cholic acid; 3α,7α,12α-Trihydroxy-5β-cholanic acid [81-25-4] $C_{24}H_{40}O_5$ (408.58). mp 195℃ (无水物), $[\alpha]_D^{20} = +37°$ ($c = 0.6$, 乙醇), 微溶于水, 略溶于乙醚、三氯甲烷, 溶于乙醇、丙酮, 易溶于冰醋酸.[1024] 【类型】胆烷酸类甾族化合物. 【活性】镇静 (小鼠, orl, 钙盐); 抗惊厥 (戊四唑引起的); 退热剂 (二硝基酚引起的); 兴奋心脏 (蟾蜍心脏, 1.0mmol/L); 血管扩张剂 (兔耳, 钙盐); 抗炎 (小鼠, 乙酸引起的, 腹腔注射, 抑制血管通透性的增加); 镇咳 (小鼠氨雾法); 抗菌 (革兰阳性菌); 抗病毒 (黑猩猩, 抗肝炎病毒, 对血液制品中的乙型肝炎病毒 HBV, 非甲非乙型肝炎病毒 NANB, 人嗜 T-淋巴细胞性病毒Ⅲ型 HTLV-Ⅲ能显著灭活); LD_{50} (小鼠, orl) = 1.52g/kg. 【来源】牛黄 *Bos taurus domesticus*; *Bubalus bubalis* (胆结石: 含量范围 = 3.08%~15.67%[1022], 平均含量 = 5.70%)[1025], 熊胆 *Selenarctos thibetanus*; *Ursus arctos*. 【文献】1022, 1024, 1025.

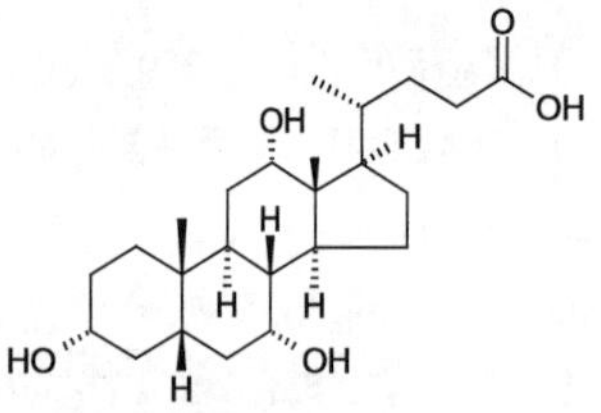

724 Deoxycholic acid 去氧胆酸

7-Deoxycholic acid [83-44-3] $C_{24}H_{40}O_4$ (392.58). 【类型】胆烷酸类甾族化合物. 【活性】解痉 (牛黄解痉作用的主要成分)[1022]; 利胆剂 (胆汁分泌促进剂)[1022]; 抗炎 (小鼠, 醋酸引起的, ip, 抑制血管通透性的增加)[1022]; 抗菌 (霍乱弧菌、大肠杆菌、四联球菌、金黄色葡萄球菌、链球菌)[1022]; 抗病毒 (小鼠, 乙型脑炎病毒)[1022]; LD_{50} (小鼠, 灌胃) = 1.06g/kg, (小鼠, iv) = 0.15g/kg[1022]. 【来源】牛黄 *Bos taurus domesticus*; *Bubalus bubalis* (胆结石: 平均含量 = 1.65%[1025]), 熊胆 *Selenarctos thibetanus*; *Ursus arctos*. 【文献】2, 170, 1022, 1025.

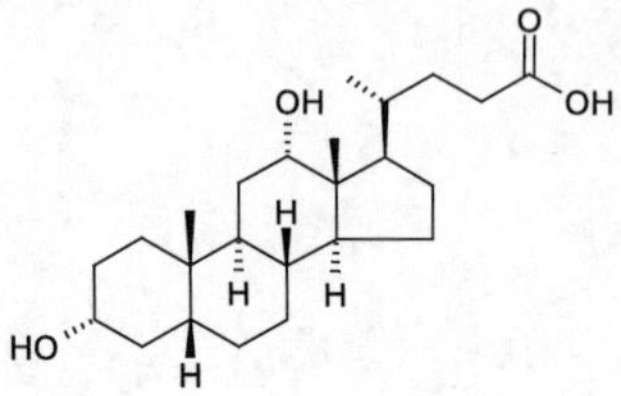

4.4 螺甾烷类甾族化合物

725 Aferoside A 阿弗苷 A

$C_{43}H_{68}O_{16}$ (841.01). 【类型】螺甾烷类甾族化合物. 【活性】抗炎 (用于治疗关节炎). 【来源】非洲闭鞘姜 *Costus afer*. 【文献】413.

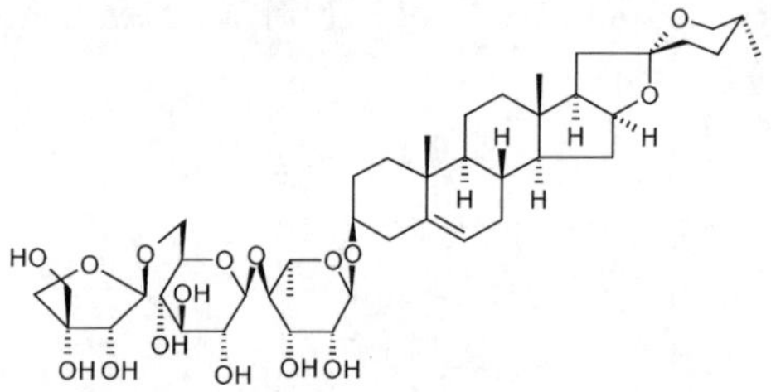

4.5 睡茄内酯类甾族化合物

726 Physalin B 酸浆苦味素 B

[23133-56-4] $C_{28}H_{30}O_9$ (510.55). mp 250℃ (丙酮), 271℃ (甲醇). 【类型】睡茄内酯类甾族化合物. 【活性】抗肿瘤 (小鼠白血病 3PS, 300mg/kg, 存活期之比 T/C = 137%); 细胞毒 (小鼠淋巴细胞白血病 9PS ED_{50} = 0.01μg/mL, 鼻咽癌 9KB ED_{50} = 3.1μg/mL, 人白血病细胞 HL-60, KG-1, CTV1, K562, APM1840); 抗炎 (细胞因子网络调节器: 抑制脂多糖和 IFN-γ 刺激的巨噬细胞中 TNF-α, IL-6 和 IL-12 的生成, IC_{50} < 2μg/mL; 剂量为 0.5mg/鼠时降低脂多糖处理小鼠血清中 TNF-α 的水平)[725]. 【来源】酸浆 *Physalis alkekengi*, 苦蘵 *Physalis angulata*. 【文献】6, 359, 360, 361, 725.

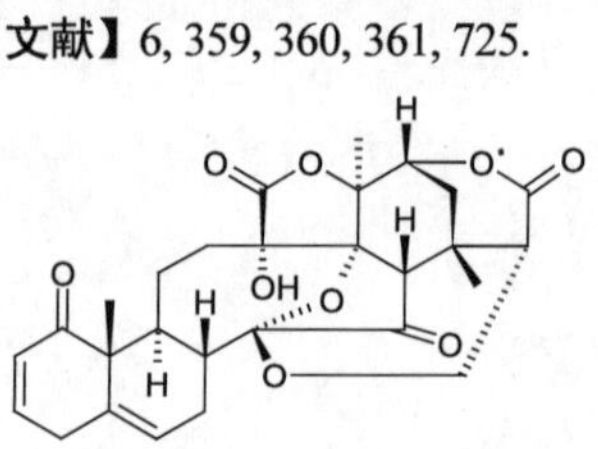

727 Withaferin A 睡茄素 A

[5119-48-2] $C_{28}H_{38}O_6$ (470.61). mp 252~253℃. 【类型】睡茄内酯类甾族化合物. 【活性】抗菌; 抗肿瘤 (S_{180}, EC = 40μg/mL, 鼠, 黑色素瘤, EAC 和 E0771 乳腺癌); 抗真菌; 抗炎 (鼠, 足肿胀模型, ED_{50} = 12.0mg/kg); AChE 抑制剂 [IC_{50} = (84.0±1.5)μmol/L, 对照加兰他敏 IC_{50} = (0.50±0.001)μmol/L, 对照毒扁豆碱 IC_{50} = (0.04±0.0001)μmol/L][449]; BChE 抑制剂 [IC_{50} = (125±3.2) μmol/L, 对照加兰他敏 IC_{50} = (8.2±0.01)μmol/L, 对照毒扁豆碱 IC_{50} = (0.85±0.0001)μmol/L][449]. 【来源】催眠睡茄 *Withania somnifera*, 催眠睡茄 *Withania somnifera* (根), 催眠睡茄 *Withania somnifera* (叶), 水茄 *Solanum torvum*. 【文献】5, 449, 679, 937.

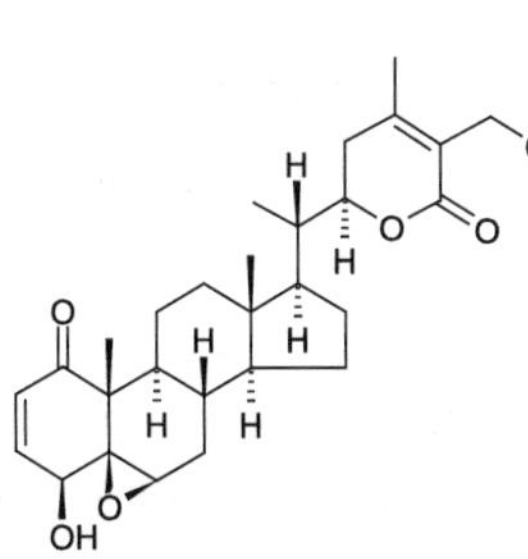

4.6 豆甾烷类甾族化合物

728 Clerosterol 赪桐甾醇

$\Delta^{5,25}$-Stigmastadienol [2364-23-0] $C_{29}H_{48}O$ (412.70). 白色鳞片状晶体 (乙醇), mp 137.6~138.4℃, 147℃. 【类型】豆甾烷类甾族化合物. 【活性】促进白细胞快速生长 (2.9mg/mL 和 12.0mg/kg). 【来源】臭梧桐根 *Clerodendron trichotomum*, 鬼灯笼 *Clerodendron fortunatum*, 红花 *Carthamus tinctorius*, 路边青 *Clerodendron cyrtophyllum*, 水松 *Codium fragile*. 【文献】6, 171, 184.

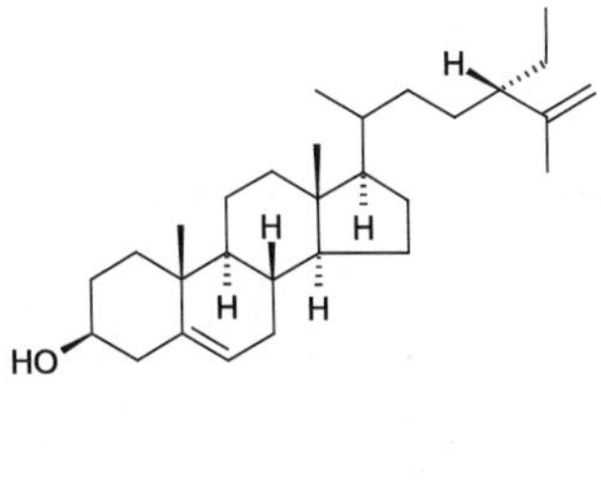

729 7-Dehydroporiferasterol 7-去氢多孔甾醇

Corbisterol [19432-13-4] $C_{29}H_{46}O$ (410.69). 【类型】豆甾烷类甾族化合物. 【活性】抗炎 (鼠, TPA 引起的炎症, 1mg/耳, 抑制率 = 85%, ID_{50} = 0.5mg/耳). 【来源】烟草 *Nicotiana tabacum*. 【文献】184.

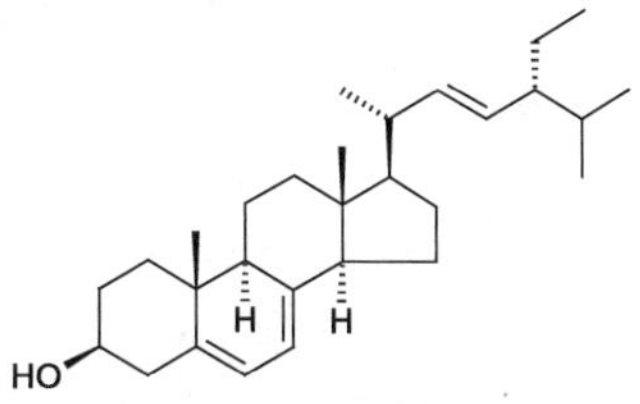

730 Ikshusterol 3β,7α-二羟基-5-豆甾烯

Stigmast-5-ene-3β,7α-diol [34427-61-7] $C_{29}H_{50}O_2$ (430.72). Crystals (MeOH), mp 129~133℃, mp 202~204℃, $[\alpha]_D = -27°$ ($CHCl_3$). 【类型】豆甾烷类甾族化合物. 【活性】抗炎 (鼠, TPA 引起的炎症, 1.0mg/耳, 抑制率 = 36%); 溶解纤维蛋白 (*in vitro*, 纤维蛋白平皿试验, 1mg/mL, 溶解活性为 18.0mm). 【来源】红桦皮 *Betula platyphylla* var. *japonica*, 宽叶香蒲 *Typha latifolia*, 昆明鸡血藤 *Millettia dielsiana*, 密花豆 *Spatholobus suberectus*, 药用甘蔗 * *Saccharum officinarum*, 异株荨麻 *Urtica dioica*, 凤梨 *Ananas comosus*. 【文献】184, 273.

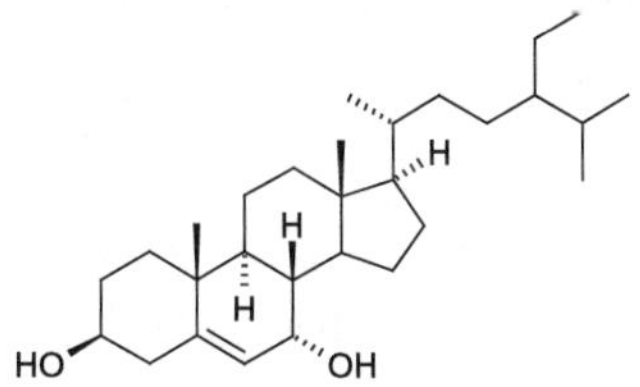

731 β-Sitosterol β-谷甾醇

(3β,24R)Stigmast-5-en-3-ol [83-46-5] $C_{29}H_{50}O$ (414.72). mp 136~137℃, $[\alpha]_D^{22} = -35°$ (三氯甲烷), $[\alpha]_D^{25} = -36°$ (c = 1.0, 三氯甲烷); $[\alpha]_D^{25} = -36.0°$ (c = 0.2, 三氯甲烷). 【类型】豆甾烷类甾族化合物. 【活性】抗肿瘤 (鼠 Lewis 肺癌和腺癌 715, 大鼠 W_{256}); 抗突变 (*E. coli* PQ37, 抗基因毒性试验, 对突变原 MNNG, 诱导因子降低 45%, 对突变原 NQO, 诱导因子降低 55%)[738]; 抗炎; 镇咳 (鼠, 氨水引起的咳嗽, orl, ED = 250 mg/kg); 降血脂 (鼠和黑猩猩, 减少胆固醇); 抗真菌实验无活性 (人病源酵母: 白念珠菌、平

滑球假丝酵母、假丝酵母属 *Candida tropicalis*); 12(*S*)-脂加氧酶抑制剂 [人血小板, 12(*S*)-HETE 生成抑制剂, 100μg/mL, 抑制率 = (25.0±2.2)%, 对照黄芩素, IC_{50} = 24.6μmol/L][870]; 胃保护作用 [30 mg/kg, Gp = (42.5±7.5)%, 对照 Carbenoxolone, Gp = (88.4± 5.4)%, *P*<0.05][1002]; 血小板聚集抑制剂 (洗涤兔血小板, 100μg/mL, 100μmol/L 花生四烯酸诱导的, 抑制率 = 18.6%, 对照 50μmol/L 阿司匹林, 抑制率 = 100%; 10μg/mL Col 诱导的, 抑制率 = 8.4%, 100μmol/L 阿司匹林, 抑制率 = 4.9%; 0.1U/mL 凝血酶诱导的, 抑制率 = 16.3%, 100μmol/L 阿司匹林, 抑制率 = 1.7%; 2ng/mL PAF 诱导的, 抑制率 = 1.3%, 100μmol/L 阿司匹林, 抑制率 = 2.1%)[990]; 血小板聚集抑制剂 [2~5mg/mL 胶原质诱导的, IC_{50} = (195±8)μmol/L, 对照 ASA, IC_{50} = (420±3)μmol/L; 带 0.8~1.0mg/mL 胶原质的 1~4μmol/L 肾上腺素诱导的, IC_{50} = (174±8)μmol/L, ASA, IC_{50} = (53±5)μmol/L; 带 0.8~1.0mg/mL 胶原质的 0~40μmol/L 花生四烯酸钠盐诱导的, IC_{50} = (145±5)μmol/L, ASA, IC_{50} = (66.0±2.1) μmol/L; 带 0.8~1.0mg/mL 胶原质的 1~5μmol/L PGH_2/ TXA_2 受体激动剂 U46619 诱导的, IC_{50} = (170±9) μmol/L, ASA, IC_{50}= (340±12)μmol/L][876]; 细胞毒 (P_{388}, ED_{50} = 15.87 μg/mL, 对照光神霉素, ED_{50} = 0.58μg/mL; A549, ED_{50} > 50μg/mL, 光神霉素, ED_{50} = 0.073μg/mL; HT29, ED_{50} > 50μg/mL, 光神霉素, ED_{50} = 0.076μg/ mL)[985]; 细胞毒 [MCF7, IC_{50} > 100μmol/L, 对照阿霉素, IC_{50} = (1.5±0.2)μmol/L; K562, IC_{50} > 100μmol/L, 阿霉素, IC_{50} = (0.07±0.01)μmol/L; Bowes, IC_{50} = (36.5± 3.8) μmol/L, 阿霉素, IC_{50} = (0.45±0.01)μmol/L; T24S, IC_{50} > 100μmol/L, 阿霉素, IC_{50} = (5.8±0.6)μmol/L; A549, IC_{50} > 100μmol/L, 阿霉素, IC_{50} = (15.8±6.7)μmol/ L][929]; 细胞毒实验无活性 (*in vitro*, HONE-1 和 NUGC 癌细胞株, 无明显活性)[520]; 细胞毒实验无活性 (*in vitro*, LNCaP, IC_{50} > 100μmol/L)[773]; 抗锥虫实验无活性 (锥虫 *Trypanosoma cruzi* 的表鞭毛体, 400μmol/L)[457]; 酪氨酸酶抑制剂 (333μmol/L, 抑制率 = 14.3%, 对照麹酸, IC_{50} = 125μmol/L)[816]; CYP3A4 药物代谢酶抑制实验无活性 (IC_{50} > 100μmol/L, 对照酮康唑, IC_{50} = 0.245μmol/L)[793]; CYP2D6 药物代谢酶抑制实验无活性 (IC_{50} >100μmol/L, 对照奎尼丁, IC_{50} = 0.078 μmol/L)[793].

【来源】暗紫贝母 *Fritillaria unibracteata*, 巴豆 *Croton tiglium*, 巴戟天 *Morinda officinalis* (根: 含量范围 = 0.059%~0.062%)[1022], 菝葜 *Smilax china* [Syn. *Smilax japonica*] (块根: 平均含量 = 0.0050%)[1025], 白果 *Ginkgo biloba*, 白芥子 *Sinapis alba* [Syn. *Brassica alba*; *Brassica hirta*] (干燥成熟种子: 含量 = 0.03%)[1025], 白芍 *Paeonia albiflora* [Syn. *Paeonia lactiflora*], 板蓝根 *Isatis indigotica*, 半夏 *Pinellia ternata*, 北马兜铃 *Aristolochia contorta*, 北马兜铃根 *Aristolochia contorta*, 贝加尔唐松草 *Thalictrum baicalense*, 蟾酥 *Bufo bufo gargarizans*; *Bufo melanostictus*, 长叶天名精 *Carpesium longifolium* (地上部分: 产率 = 0.0036%干重)[820], 朝鲜冷杉* *Abies koreana* (根皮), 车前 *Plantago asiatica*, 赤芍 *Paeonia lactiflora* wild, 川芎 *Ligusticum chuanxiong* [Syn. *Ligusticum wallichii*], 川续断 *Dipsacus asperoides*, 刺五加 *Acanthopanax senticosus* [Syn. *Eleutherococcus senticosus*], 刺五加叶 *Acanthopanax senticosus* [Syn. *Eleutherococcus senticosus*], 醋柳果 *Hippophae rhamnoides*, 大车前 *Plantago major*, 大青叶 *Isatis indigotica*, 丹参 *Salvia miltiorrhiza*, 滇黄芩 *Scutellaria amoena*, 滇龙胆 *Gentiana rigescens*, 滇南红厚壳 *Calophyllum polyanthum* (种子: 产率 = 0.020%干重)[831], 东北天南星 *Arisaema amurense* (干燥块茎: 含量 = 0.25%)[1025], 东方乌檀 *Nauclea orientalis* (树皮)[522], 东风橘根 *Atalantia buxifolia* [Syn. *Severinia buxifolia*] (根皮)[523], 冬虫夏草 *Cordyceps sinensis*, 杜仲 *Eucommia ulmoides*, 芳香姜 *Zingiber aromaticum* (根茎: 产率 =0.00025%干重)[793], 防风 *Saposhnikovia divaricata* [Syn. *Ledebouriella seseloides*], 干地黄 *Rehmannia glutinosa* [Syn. *Rehmannia glutinosa* f. *huechingensis*], 甘草 *Glycyrrhiza uralensis*, 葛根 *Pueraria lobata* [Syn. *Pueraria thunbergiana*; *Pueraria pseudohirsuta*], 枸杞根皮 *Lycium chinense*, 枸杞子 *Lycium chinense*, 骨碎补 *Drynaria fortunei*, 关木通 *Aristolochia manshuriensis* (茎)[805], 光茎茜草 *Rubia wallichiana* (茎), 广防己 *Aristolochia fangchi*, 桂枝 *Cinnamomum cassia* [Syn. *Cinnamomum aromaticum*],

海风藤 *Piper kadsura* [Syn. *Piper futokadsura*], 何首乌 *Polygonum multiflorum*, 黑大豆 *Glycine max*, 红花 *Carthamus tinctorius*, 华东蓝刺头 *Echinops grijsii*, 淮通 *Aristolochia moupinensis*, 黄柏 *Phellodendron amurense*, 黄甘草 *Glycyrrhiza kansuensis*, 黄花蒿(青蒿) *Artemisia annua*, 黄芪 *Astragalus membranaceus*, 黄杞 *Engelhardia roxburghiana* (根), 黄芩 *Scutellaria baicalensis*, 回回苏 *Perilla frutescens* var. *crispa*, 火焰花 *Phlogacanthus curviflorus* (根: 产率 = 0.0062%干重)[846], 藿香 *Agastache rugosus*, 尖紫苏叶 *Perilla frutescens* var. *acuta* [Syn. *Perilla frutescens* var. *purpurascens*], 箭叶橐吾根 *Ligularia sagitta*, 金银花 *Lonicera japonica*, 橘皮 *Citrus reticulata*, 开口箭 *Tupistra chinensis* (地下部分)[794], 莨菪子 *Hyoscyamus niger* (种子: 产率 = 0.00024%干重)[773], 黎檬皮 *Citrus limonia*, 流苏石斛 *Dendrobium fimbriatum* var. *oculatum*, 硫球蛇根草 *Ophiorrhiza liukiuensis* (全株), 龙血树 *Dracaena draco* (茎皮)[800], 庐山石韦 *Pyrrosia sheareri*, 马蹄叶 *Caltha palustris*, 蔓荆子 *Vitex trifolia*, 芒萁骨 *Dicranopteris pedata* [Syn. *Polypodium pedatum*; *Dicranopteris dichotoma*], 蒙古黄芪 *Astragalus mongholicus*, 绵毛马兜铃 *Aristolochia mollissima* (干的根和茎: 产率 = 0.012%干重)[504], 膜质脚骨脆* *Casearia membranacea* (茎), 木槿皮 *Hibiscus syriacus*, 木通 *Akebia quinata*, 木香 *Saussurea lappa* [Syn. *Aucklandia lappa*], 欧洲刺柏 *Juniperus communis* (木质部), 枇杷叶 *Eriobotrya japonica* (枝叶)[515], 蒲黄 *Typha angustata*, 羌活 *Notopterygium incisum*, 青风藤 *Sinomenium acutum*, 青葙 *Celosia argentea* (种子), 人参 *Panax ginseng* [Syn. *Panax schinseng*], 日本黄柏 *Phellodendron japonicum* (叶), 日本鹿蹄草 *Pyrola japonica*, 肉苁蓉 *Cistanche deserticola*, 塞尔维亚蓍草 *Achillea alexandri-regis*, 三棱 *Sparganium stoloniferum* (块茎: 含量 = 0.0353%)[1025], 三七 *Panax pseudo-ginseng* var. *notoginseng* [Syn. *Panax notoginseng*], 三七草 *Gynura segetum* [Syn. *Gynura japonica*] (根茎), 山药 *Dioscorea batatas* [Syn. *Dioscorea opposita*], 圣地红景天 *Rhodiola sacra*, 石韦 *Pyrrosia lingua*, 收敛两翼木 *Amphipterygium adstringens* (茎皮), 四齿四棱草 *Schnabelia tetradonta* (地上部分: 产率 = 0.0012%干重)[792], 台湾芙蓉 *Hibiscus taiwanensis*, 台湾哥纳香 *Goniothalamus amuyon* (新鲜叶子和树干)[796], 台湾黄檗 *Phellodendron amurense* var. *wilsonii* (叶: 产率 = 0.0016%干重)[816], 台湾筋骨草* *Ajuga taiwanensis* (全株), 台湾蒲公英 *Taraxacum formosanum* (鲜根), 台湾绣线菊 *Spiraea formosana*, 天麻 *Gastrodia elata*, 天南星 *Arisaema consanguineum* (干燥块茎: 3 产地含量范围 = 0.11%~0.13%, 平均含量 = 0.12%[1025]), 秃叶黄皮树 *Phellodendron chinense* var. *glabriusculum*, 无梗五加皮 *Acanthopanax sessiliflorus*, 无梗五加皮 *Acanthopanax sessiliflorus* (果实), 五加皮 *Acanthopanax gracilistylus*, 狭叶香蒲 *Typha angustifolia*, 仙鹤草 *Agrimonia pilosa* var. *japonica*, 腺梗豨莶 *Siegesbeckia orientalis* var. *pubescens* [Syn. *Siegesbeckia pubescens*], 小红参 *Rubia yunnanensis* (根)[782], 小麦 *Triticum aestivum* [Syn. *Triticum vulgare*], 小乔木紫金牛 *Ardisia arborescens* (全株)[832], 小叶贯众 *Matteuccia struthiopteris*, 新疆蓝刺头 *Echinops ritro*, 兴安升麻 *Cimicifuga dahurica*, 雄蕊状鼠尾草* *Salvia staminea*, 玄参 *Scrophularia ningpoensis*, 杨梅树皮 *Myrica rubra* (树皮: 产率 = 0.0036%), 药用蒲公英 *Taraxacum officinale*, 椰子瓤 *Cocos nucifera*, 伊朗青兰* *Dracocephalum kotschyi*, 异叶天南星 *Arisaema heterophyllum*, 异株荨麻 *Urtica dioica*, 茵陈蒿 *Artemisia capillaris*, 硬核 *Scleropyrum wallichianum* (小枝), 鱼腥草 *Houttuynia cordata*, 玉蜀黍 *Zea mays*, 云南甘草 *Glycyrrhiza yunnanensis*, 云南穗花杉 *Amentotaxus yunnanensis* (叶和嫩枝: 产率 = 0.0005%干重)[806], 赞比西巴豆 *Croton zambesicus* (叶), 皂荚刺 *Gleditsia sinensis* [Syn. *Gleditsia horrida*] (刺), 窄叶半枫荷 *Pterospermum lanceaefolium*, 掌叶半夏 *Pinellia pedatisecta* (干燥块茎: 含量 = 0.15%[1025]), 胀果甘草 *Glycyrrhiza inflata*, 栀子 *Gardenia jasminoides* [Syn. *Gardenia florida*], 中国绣球 *Hydrangea chinensis* (根)[520], 紫苏叶 *Perilla frutescens* var. *arguta*, *Juliania adstringens* (树皮), 存在于许多植物中 (是高等植物中最常见的甾醇).

【文献】2, 4, 52, 96, 170, 171, 273, 438, 445, 453, 454,

457, 504, 515, 520, 522, 523, 602, 607, 616, 670, 720, 738, 746, 747, 754, 759, 760, 773, 782, 792, 793, 794, 796, 800, 805, 806, 816, 820, 831, 832, 846, 870, 876, 902, 929, 963, 977, 985, 990, 1002, 1022, 1025.

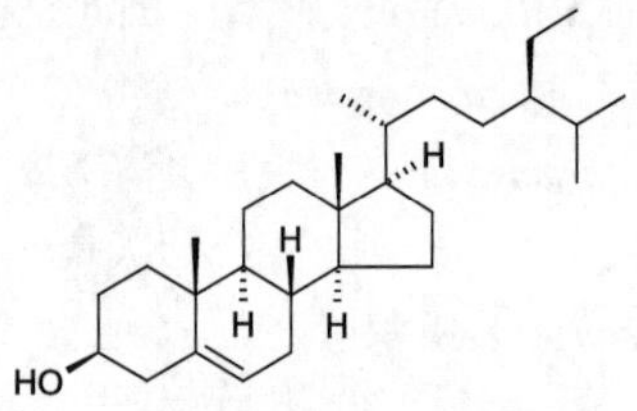

4.7 雌甾烷类甾族化合物

732 Estriol 雌三醇

Estratriol [50-27-1] $C_{18}H_{24}O_3$ (288.39). mp 282~283℃. 【类型】雌甾烷类甾族化合物. 【活性】刺激白细胞生成 (促进白细胞生长); 用于治疗月经不调和女性更年期综合征. 【来源】紫河车 *Homo sapiens*. 【文献】5, 6, 170.

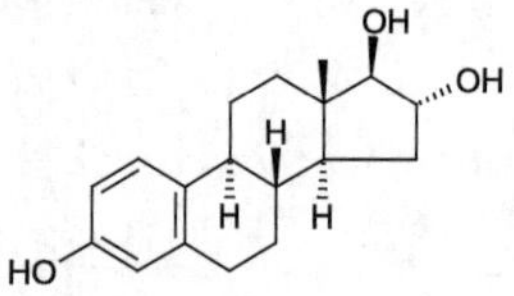

4.8 雄甾烷类甾族化合物

733 3*β*-Acetoxy-17*β*-hydroxy-androst-5-ene 3*β*-乙酰氧基-17*β*-羟基-雄甾-5-烯

$C_{21}H_{32}O_3$ (332.49). 【类型】雄甾烷类甾族化合物. 【活性】抗炎 [鼠, TPA 诱导的耳水肿, TPA 诱导空白, 耳厚度差 = (67.0±0.7)/mm^3; 1.0mg/耳, 耳厚度差 = (25.0± 1.6)/mm^3, 发炎抑制率 = 67.8%, $P<0.001$; 2.0mg/耳, 耳厚度差 = (13.20±2.6)/mm^3, 发炎抑制率 = 82.4%, $p<0.001$; 对照消炎痛(茚甲新), 0.5mg/耳, 耳厚度差 = (15.00±1.7)/mm^3, 发炎抑制率 = 79.2%, $P< 0.001$; 阿拉伯胶金合欢地上部分甲醇提取物 A 5.0mg/耳, 耳厚度差 = (25.00±2.3)/mm^3, 发炎抑制率 = 68.4%, $p<0.001$][960]. 【来源】阿拉伯胶金合欢 *Acacia nilotica* (地上部分). 【文献】960.

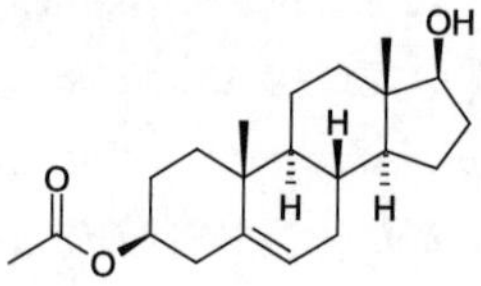

5. 脂肪族天然产物

5.1 链状化合物

直链烯酸

734 Arachidonic acid 花生四烯酸

[506-32-1] $C_{20}H_{32}O_2$ (304.48). 【类型】直链烯酸. 【活性】延长生育周期 (大鼠); 胃液抑制剂; 子宫兴奋剂; 皮炎抑制剂 (猪和犬, 治疗湿疹). 【来源】北美葶苈子 *Lepidium virginicum*, 荒野独行菜 *Lepidium campestre*, 蒲黄 *Typha angustata*, 小叶贯众 *Matteuccia struthiopteris*. 【文献】2, 170, 171.

735 (*S*)-Coriolic acid

$C_{18}H_{32}O_3$ (296.45). $[\alpha]_D^{20} = +4.7°$ (c = 0.1, 三氯甲烷). 【类型】直链烯酸. 【活性】COX-1 抑制剂 (IC_{50} = 2.1μg/mL, 对照反式白藜芦醇, IC_{50} = 0.25 μg/mL)[889]; COX-2 抑制剂 (IC_{50} = 0.14μg/mL, 对照反式白藜芦醇, IC_{50} = 0.30μg/mL)[889]. 【来源】莲叶桐 *Hernandia Sonora* [Syn. *Hernandia ovigera*] (种子). 【文献】889.

736 (±)-12,13-Epoxyoleic acid (±)-12,13-环氧油酸

$C_{18}H_{32}O_3$ (296.45). $[\alpha]_D^{20} = 0°$ (c = 0.5, 三氯甲烷). 【类型】直链烯酸. 【活性】COX-1 抑制剂 (100 μg/mL, 抑制率 = 30%, 对照反式白藜芦醇, IC_{50} = 0.25 μg/mL)[889]; COX-2 抑制剂 (100μg/mL, 抑制率 = 58%, 对照反式白藜芦醇, IC_{50} = 0.30 μg/mL)[889]. 【来源】莲叶桐 *Hernandia Sonora* [Syn. *Hernandia ovigera*] (种子). 【文献】889.

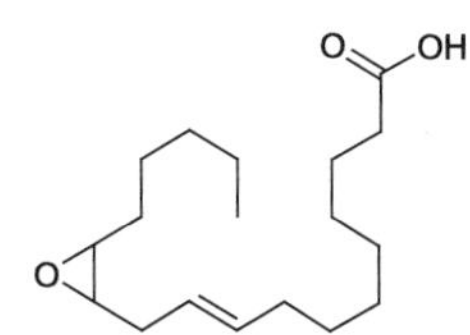

737 *cis*-9,*cis*-12-Linoleic acid *cis*-9,*cis*-12-亚油酸 (*cis*-9,*cis*-12-十八碳二烯酸)

cis-9,*cis*-12-Octadecadienoic acid [60-33-3] $C_{18}H_{32}O_2$ (280.45). 淡黄色油状物, 不溶于水, 溶于无水乙醇、乙醚等. 【类型】直链烯酸. 【活性】降血脂; 抗过敏 (大鼠, 抑制被动皮肤变应性变态反应, 300mg/ kg orl, 抑制率 = 60.9%); 营养素; 抑制癌细胞侵入 (MM1 细胞, *in vitro*, 10μg/mL, 抑制率 = 15.7%)[711]; COX-1 和 COX-2 抑制剂 (IC_{50} = 3.9~180μmol/L, 缺乏选择性)[724]. 【来源】白果 *Ginkgo biloba*, 斑纹芦荟 *Aloe vera* var. *chinensis*, 槟榔 *Areca catechu*, 川芎 *Ligusticum chuanxiong* [Syn. *Ligusticum wallichii*], 醋柳果 *Hippophae rhamnoides*, 大车前 *Plantago major*, 大枣 *Ziziphus jujuba*, 冬虫夏草 *Cordyceps sinensis*, 杜衡 *Asarum forbesii*, 干地黄 *Rehmannia glutinosa* [Syn. *Rehmannia glutinosa* f. *Huechingensis*], 枸杞根皮 *Lycium chinense*, 枸杞子 *Lycium chinense*, 黑紫梨果寄生* *Scurrura atropurpurea*, 红花 *Carthamus tinctorius*, 华东蓝刺头 *Echinops grijsii*, 鸡冠子 *Celosia cristada* (种子), 箭叶淫羊藿 *Epimedium sagittatum*, 栝楼 *Trichosanthes kirilowii*, 曼陀罗子 *Datura metel*, 蔓荆子 *Vitex trifolia*, 毛曼陀罗子 *Datura innoxia*, 蒙古黄芪 *Astragalus mongholicus*, 木香 *Saussurea lappa* [Syn. *Aucklandia lappa*], 羌活 *Notopterygium incisum*, 人参 *Panax ginseng* [Syn. *Panax schinseng*], 山楂 *Crataegus pinnatifida*, 山茱萸 *Cornus officinalis* [Syn. *Macrocarpium officinale*], 双边栝楼 *Trichosanthes rosthornii* [Syn. *Trichosanthes uniflora*], 天花粉 *Trichosanthes kirilowii*, 西洋参 *Panax quinquefolium*, 杏仁 *Prunus armeniaca*,

鸦胆子 *Brucea javanica* [Syn. *Brucea sumatrana*; *Rhus javanica*], 亚麻 *Linum usitatissimum*, 药用蒲公英 *Taraxacum officinale*, 益智仁 *Alpinia oxyphylla* (果实: 产率 = 0.020%干重)[787], 茵陈蒿 *Artemisia capillaris*, 鱼腥草 *Houttuynia cordata*, 紫苏 *Perilla frutescens* var. *arguta*, 存在于许多植物中. 【文献】2, 87, 171, 184, 711, 724, 787.

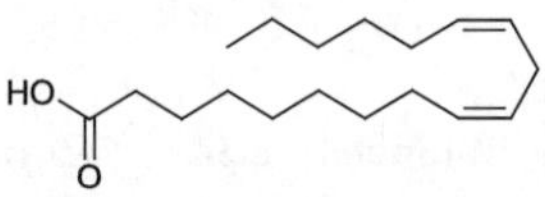

738 Oleic acid 油酸

cis-Oleic acid [112-80-1] $C_{18}H_{34}O_2$ (282.47). mp 16℃, bp 285.5~286.0℃(100mmHg). 【类型】直链烯酸. 【活性】增加药物透皮吸收; 刺激剂 (轻微地刺激皮肤); 抑制癌细胞侵入 (MM1 细胞, *in vitro*, 10μg/mL, 抑制率 = 13.0%)[711]. 【来源】黑芝麻 *Sesamum indicum* (黑色种子) [Syn. *Sesamum orientale* (黑色种子)] (种子: 含量范围 = 21.6%~28.8%)[1022], 黑紫梨果寄生* *Scurrura atropurpurea*, 鸡冠子 *Celosia cristada* (种子), 莨菪子(天仙子) *Hyoscyamus niger* (干燥成熟种子: 含量 = 35.2%)[1025], 蔓荆子 *Vitex trifolia*, 曼陀罗子 *Datura metel*, 毛曼陀罗子 *Datura innoxia*, 羌活 *Notopterygium incisum*, 鸦胆子 *Brucea javanica* [Syn. *Brucea sumatrana*; *Rhus javanica*], 药用蒲公英 *Taraxacum officinale*, 益智仁 *Alpinia oxyphylla* (果实: 产率 = 0.082%干重)[787], 茵陈蒿 *Artemisia capillaris*. 【文献】2, 87, 170, 171, 711, 787, 1022, 1025.

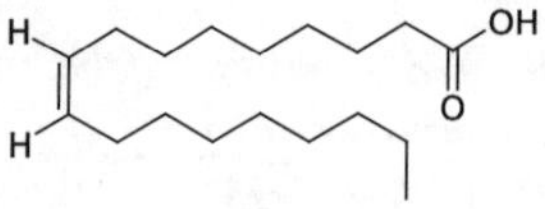

739 Vaccenic acid 法生油酸

[693-72-1] $C_{18}H_{34}O_2$ (282.47). 【类型】直链烯酸. 【活性】刺激生长因子 (大鼠). 【来源】叙利亚马利筋 *Asclepias syriaca*. 【文献】170.

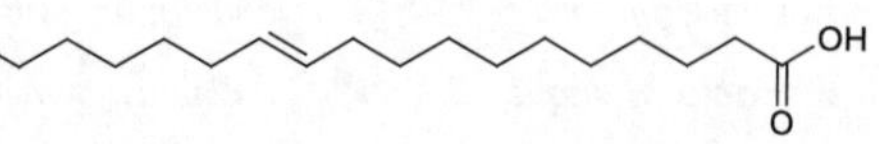

直链烯酯

740 Methyl-2β(2*S*)-*O*-β-*D*-galactopyranosyl-7(*E*)-tetratriacontenoate 2β(2*S*)-*O*-β-*D*-吡喃半乳糖基-7(*E*)-三十三烯酸甲酯*

$C_{41}H_{78}O_8$ (699.07). 无色粉末. $[\alpha]_D^{25} = -45°$ (c = 0.04, 全氘甲醇). 【类型】直链烯酯. 【活性】酪氨酸酶抑制剂 [IC_{50} = (11.68±0.44)μmol/L, 对照麹酸, IC_{50} = (16.67±0.52)μmol/L, *L*-含羞草碱 IC_{50} = (3.68± 0.02) μmol/L][439]. 【来源】分枝珀菊* *Amberboa ramosa*. 【文献】439.

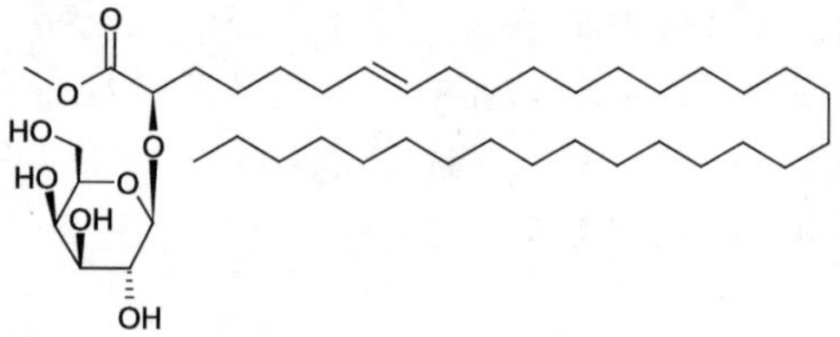

741 Methyl-2β(2*S*)-hydroxyl-7(*E*)-tritriacontenoate 2β(2*S*)-羟基-7(*E*)-三十三烯酸甲酯*

$C_{34}H_{66}O_3$ (522.90). 无色粉末. $[\alpha]_D^{25} = -120°$ (c = 0.01, 氘三氯甲烷). 【类型】直链烯酯. 【活性】酪氨酸酶抑制剂 [IC_{50} = (1.36±0.12)μmol/L, 对照麹酸 IC_{50} = (16.67±0.52)μmol/L, *L*-含羞草碱 IC_{50} = (3.68± 0.02) μmol/L][439]. 【来源】分枝珀菊* *Amberboa ramosa*. 【文献】439.

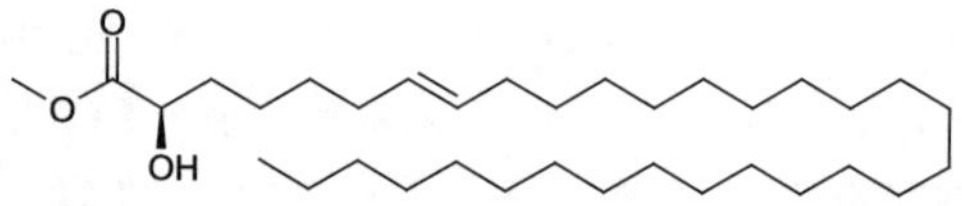

支链烯醇酯

742 Tuliposide A 郁金香苷 A*

$C_{11}H_{18}O_8$ (278.26). 【类型】支链烯醇酯. 【活性】变应原; 抗真菌. 【来源】郁金香杂交种 *Tulipa hybrida*, 郁金香 *Tulipa gesneriana*. 【文献】6, 170.

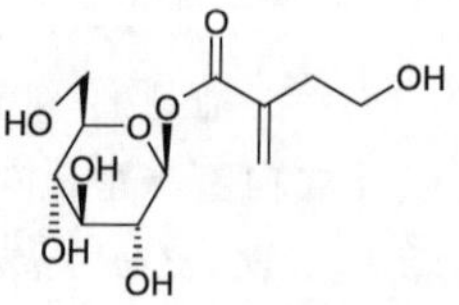

743 Tuliposide B 郁金香苷 B*

$C_{11}H_{18}O_9$ (294.26). 【类型】支链烯醇酯. 【活性】变应原; 抗真菌. 【来源】郁金香杂交种 *Tulipa hybrida*, 郁金香 *Tulipa gesneriana*. 【文献】6, 170.

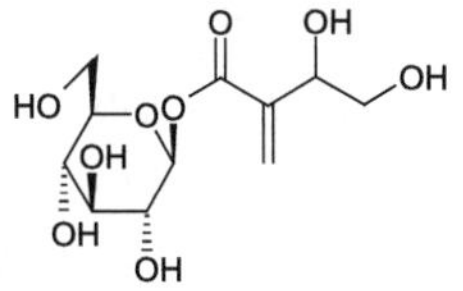

支链烯酸

744 Chrysanthemic acid 降虫菊酸

[827-90-7] $C_{10}H_{16}O_2$ (168.24). 【类型】支链烯酸. 【活性】刺激剂 (眼和黏液膜). 【来源】除虫菊 *Chrysanthemum cinerariaefolium*. 【文献】170.

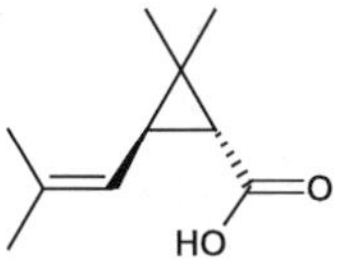

支链烯酯

745 Coixenolide 薏苡仁酯

[29066-43-1] $C_{38}H_{70}O_4$ (590.98). 【类型】支链烯酯. 【活性】细胞毒 (小鼠, EAC); 免疫增强 (荷瘤小鼠红细胞, 降低其细胞膜的 Na^+,K^+-ATP 酶的活性). 【来源】薏苡仁 *Coix lacryma-jobi* var. *ma-yuen*. 【文献】5, 6, 1022.

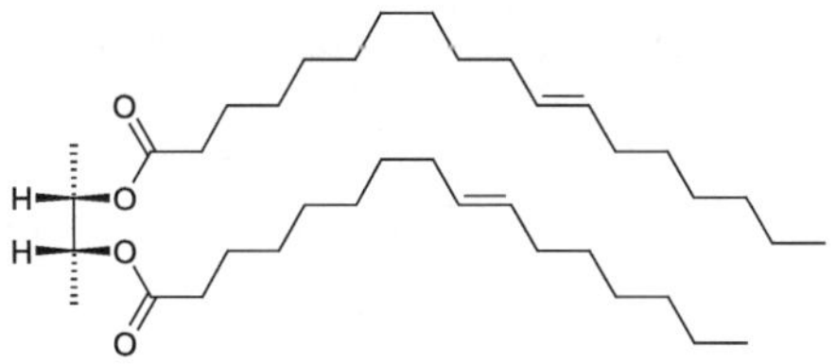

饱和直链酸

746 Azelaic acid 壬二酸

Anchoic acid [123-99-9] $C_9H_{16}O_4$ (188.23). 【类型】饱和直链酸. 【活性】抗痤疮剂 (用于替代四环素治疗痤疮和其他色素疾病). 【来源】当归 *Angelica sinensis*, 党参 *Codonopsis pilosula*, 黄蒿 *Artemisia scoparia* [Syn. *Artemisia capillaris* var. *scoparia*], 木槿皮 *Hibiscus syriacus*, 四齿四棱草 *Schnabelia tetradonta* (地上部分: 产率 = 0.00031%干重)[792]. 【文献】2, 96, 170, 792.

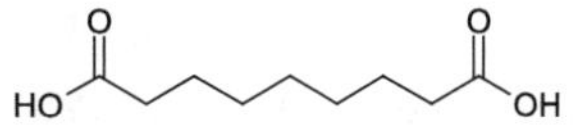

747 Formic acid 蚁酸

Methanoic acid [64-18-6] CH_2O_2 (46.03). mp 8.4℃, bp 100.5℃. 【类型】饱和直链酸. 【活性】收敛剂; 腐蚀作用. 【来源】白果 *Ginkgo biloba*, 百部 *Stemona tuberosa*, 荨麻 *Urtica cannabina*, 宽叶香蒲 *Typha latifolia*. 【文献】2, 170, 171.

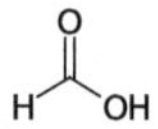

748 Hexadecanoic acid 十六烷酸 (棕榈酸)

Palmitic acid; Aethalic acid; Cetylic acid [57-10-3] $C_{16}H_{32}O_2$ (256.43). 晶体, mp 63~64℃, bp 390℃, bp 268.5℃(100mmHg), bp 215℃(15mmHg). 【类型】饱和直链酸. 【活性】抗真菌实验无活性 (人病源酵母: 白念珠菌、平滑球假丝酵母、假丝酵母属 *Candida tropicalis*); COX-1 和 COX-2 抑制剂 (IC_{50} = 3.9~180μmol/L, 缺乏选择性)[724]; 血小板聚集抑制剂 (洗涤兔血小板, 100μg/mL, 100μmol/L 花生四烯酸诱导的, 抑制率 = 4.5%, 对照 50μmol/L 阿司匹林, 抑制率 = 100%; 10μg/mL Col 诱导的, 抑制率 = 3.9%, 100μmol/L 阿司匹林, 抑制率 = 4.9%; 0.1U/mL 凝血酶诱导的, 抑制率 = 6.0%, 100μmol/L 阿司匹林, 抑制率 = 1.7%; 2ng/mL PAF 诱导的, 抑制率 = 3.5%, 100μmol/L 阿司匹林, 抑制率 = 2.1%)[990]; LD_{50} (鼠, iv) = 57mg/kg. 【来源】巴豆 *Croton tiglium*, 白菖 *Acorus calamus*, 白芷 *Angelica dahurica* [Syn. *Angelica porphyrocaulis*], 槟榔 *Areca catechu*, 柴胡 *Bupleurum chinense*, 川芎 *Ligusticum chuanxiong* [Syn. *Ligusticum wallichii*], 醋柳果 *Hippophae rhamnoides*, 大车前 *Plantago major*, 大青叶 *Isatis indigotica*, 大枣 *Ziziphus jujuba*, 当归 *Angelica sinensis*, 党参 *Codonopsis pilosula*, 冬虫夏草 *Cordyceps sinensis*, 冬凌草 *Rabdosia rubescens*, 茯苓 *Poria cocos*, 干地黄

Rehmannia glutinosa [Syn. *Rehmannia glutinosa* f. *Huechingensis*], 栝楼 *Trichosanthes kirilowii*, 光叶丁公藤 *Erycibe schmidtii*, 红花 *Carthamus tinctorius*, 华东蓝刺头 *Echinops grijsii*, 黄芪 *Astragalus membranaceus*, 黄芩 *Scutellaria baicalensis*, 莨菪子(天仙子) *Hyoscyamus niger* (干燥成熟种子: 含量 = 6.5%)[1025], 芦荟 *Aloe vera* [Syn. *Aloe barbadensis*], 木香 *Saussurea lappa* [Syn. *Aucklandia lappa*], 蒲黄 *Typha angustata*, 羌活 *Notopterygium incisum*, 青蒿 *Artemisia apiacea* [Syn. *Artemisia carvifolia*; *Artemisia caruifolia*], 全蝎 *Buthus martensi*, 人参 *Panax ginseng* [Syn. *Panax schinseng*], 三七草 *Gynura segetum* [Syn. *Gynura japonica*] (根茎), 三七 *Panax pseudo-ginseng* var. *notoginseng* [Syn. *Panax notoginseng*], 山药 *Dioscorea batatas* [Syn. *Dioscorea opposita*], 山楂 *Crataegus pinnatifida*, 山茱萸 *Cornus officinalis* [Syn. *Macrocarpium officinale*], 天花粉 *Trichosanthes kirilowii*, 天麻 *Gastrodia elata*, 五色梅 *Lantana camara* (地上部分), 西洋参 *Panax quinquefolium*, 杏仁 *Prunus armeniaca*, 鸦胆子 *Brucea javanica* [Syn. *Brucea sumatrana*; *Rhus javanica*], 淫羊藿 *Epimedium brevicornum*, 鱼腥草 *Houttuynia cordata*, 存在于许多植物中.【文献】2, 102, 109, 111, 114, 125, 127, 128, 137, 141, 171, 273, 454, 705, 724, 990, 1025.

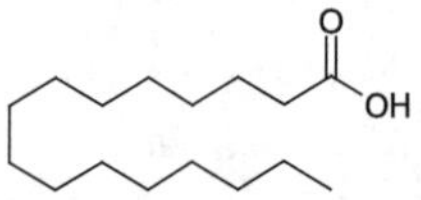

749 Malonic acid 丙二酸

Propanedioic acid [141-82-2] $C_3H_4O_4$ (104.06). mp 135.6℃.【类型】饱和直链酸.【活性】刺激剂.【来源】多花菜豆 *Phaseolus coccineus*, 旱芹 *Apium graveolens*, 绞股蓝 *Gynostemma pentaphyllum*, 麦芽 *Hordeum vulgare*, 甜菜 *Beta vulgaris*.【文献】2, 170.

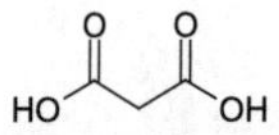

750 Myristic acid 肉豆蔻酸

Tetradecanoic acid [544-63-8] $C_{14}H_{28}O_2$ (228.38). mp 58℃, bp 250.5℃(100mmHg).【类型】饱和直链酸.【活性】香精合成的前体; COX-1 和 COX-2 抑制剂 (IC_{50} = 3.9~180μmol/L, 缺乏选择性)[724].【来源】巴豆 *Croton tiglium*, 槟榔 *Areca catechu*, 补骨脂 *Psoralea corylifolia*, 醋柳果 *Hippophae rhamnoides*, 大车前 *Plantago major*, 大枣 *Ziziphus jujuba*, 当归 *Angelica sinensis*, 党参 *Codonopsis pilosula*, 干地黄 *Rehmannia glutinosa* [Syn. *Rehmannia glutinosa* f. *Huechingensis*], 红花 *Carthamus tinctorius*, 鸡冠子 *Celosia cristada* (种子), 栝楼 *Trichosanthes kirilowii*, 莨菪子(天仙子) *Hyoscyamus niger* (干燥成熟种子: 含量 = 0.3%)[1025], 蔓荆子 *Vitex trifolia*, 羌活 *Notopterygium incisum*, 肉豆蔻 *Myristica fragrans*, 双边栝楼 *Trichosanthes rosthornii* [Syn. *Trichosanthes uniflora*], 西欧鸢尾 *Iris florentina*, 新疆藁本 *Conioselinum vaginatum*, 杏仁 *Prunus armeniaca*, 茵陈蒿 *Artemisia capillaris*, 中国旋覆花 *Inula britannica* var. *chinensis*, 存在于许多植物中.【文献】2, 44, 171, 724, 1025.

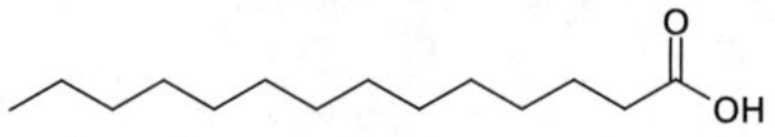

751 Succinic acid 琥珀酸

1,2-Ethanedicarboxylic acid [110-15-6] $C_4H_6O_4$ (118.09). mp 150℃, 185~189℃, bp 235℃.【类型】饱和直链酸.【活性】抗菌 (金黄色葡萄球菌、卡他球菌、铜绿假单胞菌、变形杆菌、伤寒杆菌和痢疾杆菌, EC = 2mg/mL); 抗溃疡 (大鼠, 幽门结扎引起的胃溃疡, 50mg/kg, ip 或 orl); 止痛 (热板法); 解毒剂 (鼠, 解眼镜蛇毒); 中枢镇静 (鼠、大鼠、豚鼠、兔、猫和犬, ip, 抗惊厥); 退热剂; 镇静; 用于治疗中耳炎、甲沟炎、脓疱疮、烧伤感染、化脓性扁桃体炎和肠炎.【来源】百部 *Stemona tuberosa*, 百蕊草 *Thesium chinense*, 半边莲 *Lobelia chinensis* [Syn. *Lobelia radicans*], 醋柳果 *Hippophae rhamnoides*, 当归 *Angelica sinensis*, 干地黄 *Rehmannia glutinosa* [Syn. *Rehmannia glutinosa* f. *huechingensis*], 枸橼 *Citrus medica*, 九节茶 *Sarcandra glabra* [Syn. *Chloranthus glaber*], 苦蒿 *Conyza blinii*, 宽叶香蒲 *Typha latifolia*, 芦荟 *Aloe vera* [Syn. *Aloe barbadensis*], 毛梗豨莶 *Siegesbeckia orientalis* var. *glabrescens* [Syn.

Siegesbeckia glabrescens], 明党参 *Changium smyrnioides*, 木贼 *Equisetum hiemale*, 苜蓿 *Medicago sativa*, 蒲黄 *Typha angustata*, 雀梅藤 *Sageretia theezans* [Syn. *Sageretia thea*], 人参 *Panax ginseng* [Syn. *Panax schinseng*], 肉苁蓉 *Cistanche deserticola*, 山楂 *Crataegus pinnatifida* (干燥成熟果实: 2 产地平均含量 = 1.55%[1025]), 石柑子 *Pothos chinensis*, 天麻 *Gastrodia elata*, 天荞麦根 *Fagopyrum cymosum* [Syn. *Polygonum cymosum*], 小乔木紫金牛 *Ardisia arborescens* (全株)[832], 夜关门 *Lespedeza cuneata*, 异株荨麻 *Urtica dioica*, 云南山楂 *Crataegus scabrifolia* (干燥成熟果实: 2 产地平均含量 = 1.58%)[1025], 紫萁 *Osmunda japonica*, 存在于许多植物中. 【文献】2, 4, 57, 86, 89, 93, 101, 135, 143, 170, 171, 832, 1022, 1025.

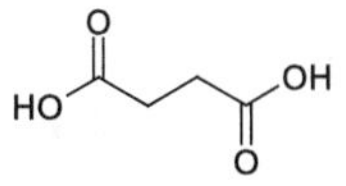

饱和直链双酮

752 Decanoylacetaldehyde 癸酰乙醛

Houttuynin $C_{12}H_{22}O_2$ (198.31). 【类型】饱和直链双酮. 【活性】抗菌 (*in vitro*, 革兰阳性菌、革兰阴性菌; 鱼腥草素异烟腙 *in vitro* 及 *in vivo*, 对结核分枝杆菌有较强抑制作用, MIC = 0.78~3.10mg/mL); 免疫增强 (慢性支气管炎患者, orl 90mg, 3 次/d, 7d 后血中备解素水平有上升趋势). 【来源】鱼腥草 *Houttuynia cordata* (地上部分: 含量 = 0.05%[1022]). 【文献】2, 4, 405, 407, 1022.

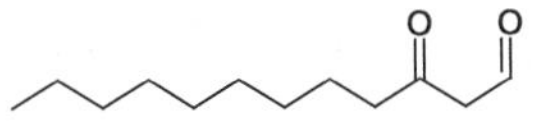

饱和直链醇酸

753 Glycolic acid 羟基乙酸

Hydroxyacetic acid [79-14-1] $C_2H_4O_3$ (76.05). mp 80℃. 【类型】饱和直链醇酸. 【活性】刺激剂 (皮肤和黏膜). 【来源】甘蔗 *Saccharum sinensis*, 旱芹 *Apium graveolens*, 蒙古山萝卜 *Scabiosa comosa*. 【文献】6, 170.

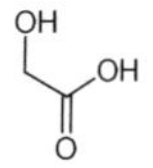

5.2 炔类化合物

炔类化合物(炔醇类)

754 Bidensyneoside A₁ 鬼针炔苷 A₁

3(*R*),8(*E*)-8-Decene-4,6-diyne-1,3-diol 1-*O*-*β*-*D*- glucopyranoside $C_{16}H_{22}O_7$ (326.35). 棕色粉末, $[\alpha]_D^{23}$ = −146.4° (*c* = 0.6, 甲醇). 【类型】炔类化合物(炔醇类). 【活性】抗组胺 (抑制抗原抗体反应引起的肥大细胞组胺释放, IC_{50} = 0.074μmol/L, 对照吲哚美辛, IC_{50} = 0.625 μmol/L)[657]; NO 生成抑制剂 (鼠巨噬细胞 RAW264.7, 100ng/mL 脂多糖 37℃活化 18h, IC_{50} = 0.225μmol/L, 100ng/mL 脂多糖 +10U/mL IFN-*γ* 37℃活化 18h, IC_{50} = 0.111μmol/L)[657]. 【来源】小花鬼针 *Bidens parviflora* (全株). 【文献】657.

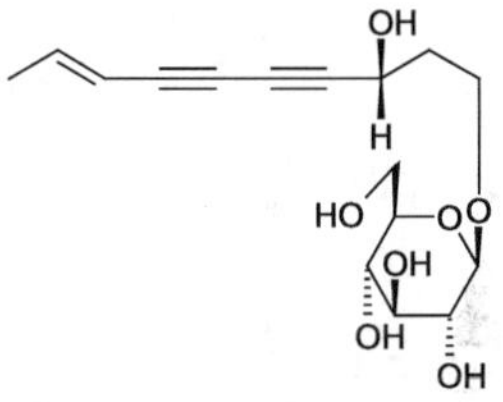

755 Bidensyneoside A₂ 鬼针炔苷 A₂

$C_{16}H_{22}O_7$ (326.35). 棕色粉末, $[\alpha]_D^{23}$ = −157.5° (*c* = 0.4, 甲醇). 【类型】炔类化合物(炔醇类). 【活性】抗组胺 (抑制抗原抗体反应引起的肥大细胞组胺释放, IC_{50} = 0.119μmol/L, 对照吲哚美辛, IC_{50} = 0.625 μmol/L)[657]; NO 生成抑制剂 (鼠巨噬细胞 RAW264.7, 100ng/mL 脂多糖 37℃活化 18h, IC_{50} > 1.00μmol/L, 100ng/mL 脂多糖+10U/mL IFN-*γ* 37℃活化 18h, IC_{50} >1.00μmol/L)[657]. 【来源】小花鬼针 *Bidens parviflora* (全株). 【文献】657.

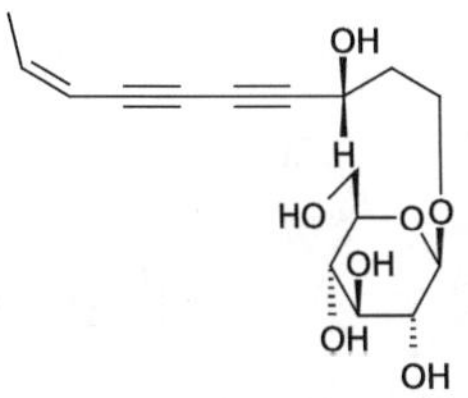

756 Bidensyneoside B 鬼针炔苷 B

3(*R*)-Deca-4,6,8-triyne-1,3-diol 1-*O*-*β*-*D*-glucopyranoside $C_{16}H_{20}O_7$ (324.33). 棕色粉末, $[\alpha]_D^{23} = -52.2°$ (c = 0.6, 甲醇). 【类型】炔类化合物(炔醇类). 【活性】抗组胺 (抑制抗原抗体反应引起的肥大细胞组胺释放, IC_{50} = 0.186μmol/L, 对照吲哚美辛, IC_{50} = 0.625 μmol/L)[657]; NO 生成抑制剂 (鼠巨噬细胞 RAW264.7, 100ng/mL 脂多糖 37℃活化 18h, IC_{50} = 0.141μmol/L, 100ng/mL 脂多糖+10U/mL IFN-*γ* 37℃活化 18h, IC_{50} = 0.081μmol/L)[657]. 【来源】小花鬼针 *Bidens parviflora* (全株). 【文献】657.

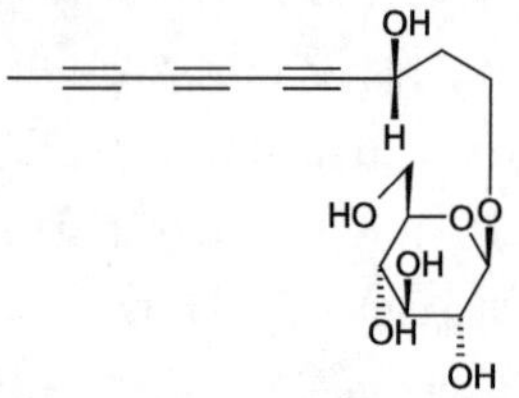

757 Bidensyneoside C 鬼针炔苷 C(鬼针草苷 D)

Deca-8(*E*)-en-4,6-diyne-1,3,10-triol 1-*O*-*β*-*D*- glucopyranoside; Bidenoside D $C_{16}H_{22}O_8$ (342.35). 棕色粉末, $[\alpha]_D^{23} = -71.6°$ (c = 0.5, 甲醇). 【类型】炔类化合物(炔醇类). 【活性】抗组胺 (抑制抗原抗体反应引起的肥大细胞组胺释放, IC_{50} = 0.072μmol/L, 对照吲哚美辛, IC_{50} = 0.625μmol/L)[657]; NO 生成抑制剂 (鼠巨噬细胞 RAW264.7, 100ng/mL 脂多糖 37℃活化 18h, IC_{50} = 0.193μmol/L, 100ng/mL 脂多糖 +10U/mL IFN-*γ* 37℃活化 18h, IC_{50} = 0.126μmol/L)[657]. 【来源】鬼针草 *Bidens bipinnata* (地上部分), 小花鬼针 *Bidens parviflora* (全株). 【文献】657, 698.

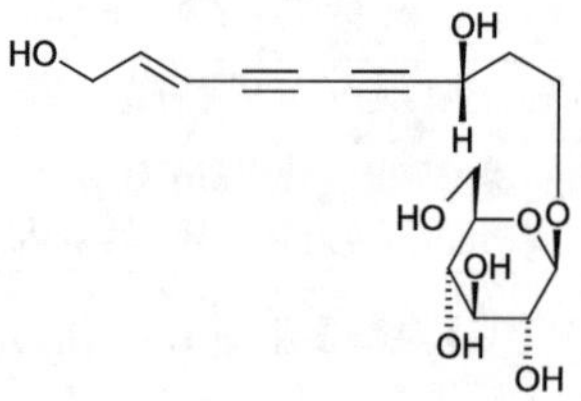

758 3-Deoxybidensyneoside B 3-去氧鬼针炔苷 B*

(*E*)-8-Decene-4,6-diyne-1,10-diol 1-*O*-*β*-*D*-glucopyranoside $C_{16}H_{22}O_7$ (326.35). 无色晶体, mp 164℃, $[\alpha]_D^{23} = -67.7°$ (c = 0.5, 甲醇). 【类型】炔类化合物(炔醇类). 【活性】抗组胺 (抑制抗原抗体反应引起的肥大细胞组胺释放, IC_{50} = 0.085μmol/L, 对照吲哚美辛, IC_{50} = 0.625 μmol/L)[657]; NO 生成抑制剂 (鼠巨噬细胞 RAW264.7, 100ng/mL 脂多糖 37℃活化 18h, IC_{50} = 0.116μmol/L, 100ng/mL 脂多糖 +10U/mL IFN-*γ* 37℃活化 18h, IC_{50} = 0.078μmol/L)[657]. 【来源】小花鬼针 *Bidens parviflora* (全株). 【文献】657.

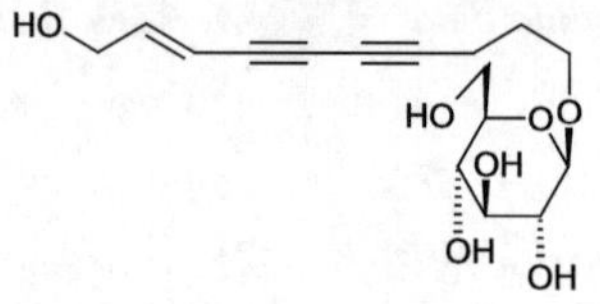

759 3(*ζ*),8(*ζ*)-Dihydroxydec-9-en-4,6-yne-1-*O*-*β*-*D*-glucopyranoside 3(*ζ*),8(*ζ*)-二羟基十碳-9-烯-4,6-炔-1-*O*-*β*-*D*-吡喃葡萄糖苷*

$C_{16}H_{22}O_8$ (342.35). 暗黄色油状物, $[\alpha]_D^{25} = -45.3°$ (c = 0.75, 甲醇). 【类型】炔类化合物(炔醇类). 【活性】12-脂加氧酶抑制剂 (10μg/mL, 抑制率 = 8.11%; 30μg/mL, 抑制率 = 25.81%; 对照黄芩素, 10μg/mL, 抑制率 = 56.23%)[923]. 【来源】单籽蒿* *Artemisia monosperma*. 【文献】923.

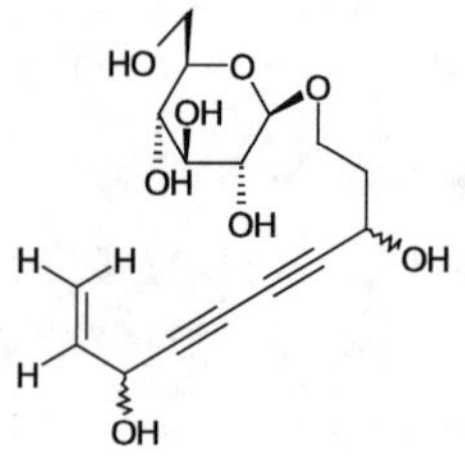

760 Gymnasterkoreayne B 朝鲜裸菀炔 B*

$C_{17}H_{22}O_2$ (258.36). $[\alpha]_D^{20} = +163.0°$ (c = 0.3, 三氯甲烷). 【类型】炔类化合物(炔醇类). 【活性】活化 T 细胞的细胞核因子 NFAT 转录因子抑制剂 [IC_{50} = (1.44± 0.59)μmol/L, 对照环孢素 A, IC_{50} = (0.31± 0.01) μmol/L][757]. 【来源】朝鲜裸菀* *Gymnaster koraiensis* (叶). 【文献】757.

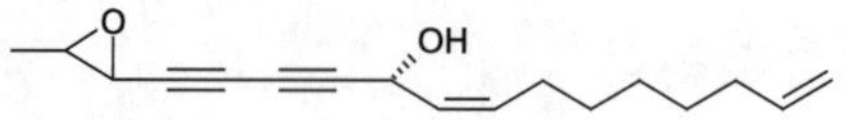

761 Gymnasterkoreayne E 朝鲜裸菀炔 E*

$C_{17}H_{24}O_3$ (276.38). $[\alpha]_D^{20} = +87.9°$ (c = 0.3, 三氯甲烷). 【类型】炔类化合物(炔醇类). 【活性】活化 T 细胞的细胞核因子 NFAT 转录因子抑制剂 [IC_{50} = (7.24± 0.42)μmol/L, 正对照环孢素 A, IC_{50} = (0.31±0.01) μmol/L][757]. 【来源】朝鲜裸菀* *Gymnaster koraiensis*

(叶). 【文献】757.

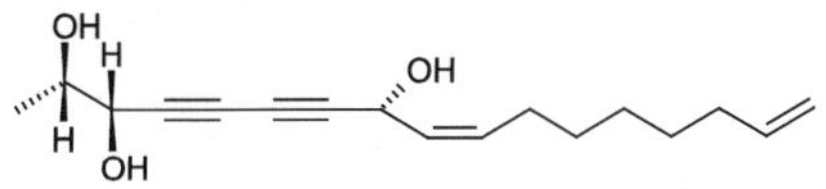

762 Gymnasterkoreayne F 朝鲜裸菀炔 F*

$C_{17}H_{22}O_2$ (258.36). $[\alpha]_D^{20}$ = +134.0° (*c* = 0.3, 三氯甲烷). 【类型】炔类化合物(炔醇类). 【活性】活化 T 细胞的细胞核因子 NFAT 转录因子抑制剂 [IC_{50} = (10.6± 0.5)μmol/L, 对照环孢素 A, IC_{50} = (0.31±0.01) μmol/L][757]. 【来源】朝鲜裸菀* *Gymnaster koraiensis* (叶). 【文献】757.

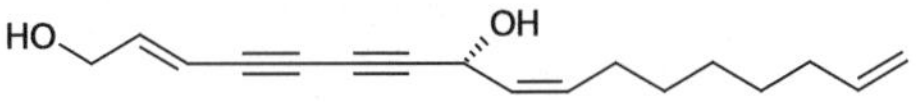

763 Gymnasterkoreayne G 朝鲜裸菀炔 G*

$C_{17}H_{24}O_3$ (276.38). 橘红色油状物, $[\alpha]_D^{20}$ = +40.0° (*c* = 0.3, 三氯甲烷). 【类型】炔类化合物(炔醇类). 【活性】活化 T 细胞的细胞核因子 NFAT 转录因子抑制剂 [IC_{50} = (43.9±2.2)μmol/L, 正对照环孢素 A, IC_{50} = (0.31±0.01)μmol/L][757]. 【来源】朝鲜裸菀* *Gymnaster koraiensis* (叶). 【文献】757.

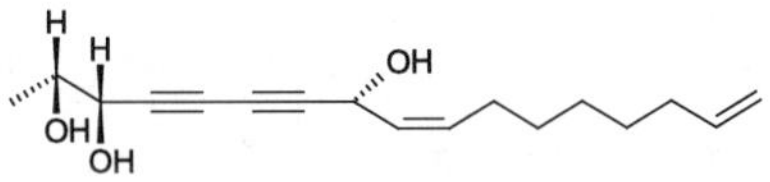

764 2(*E*),9(*Z*),16-Heptadecatriene-4,6-diyne-8-ol 2(*E*), 9(*Z*),16-十七碳三烯-4,6-二炔-8-醇*

$C_{17}H_{22}O$ (242.36). $[\alpha]_D^{20}$ = +173.5° (*c* = 0.3, 三氯甲烷). 【类型】炔类化合物(炔醇类). 【活性】活化 T 细胞的细胞核因子 NFAT 转录因子抑制剂 [IC_{50} = (4.95± 0.24)μmol/L, 对照环孢素 A, IC_{50} = (0.31±0.01) μmol/L][757]. 【来源】朝鲜裸菀* *Gymnaster koraiensis* (叶). 【文献】757.

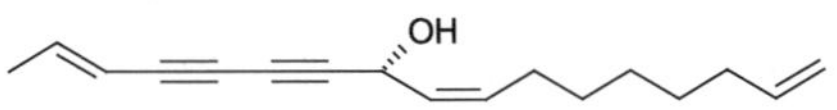

765 Panaxynol 人参炔醇

[81203-57-8] $C_{17}H_{24}O$ (244.38). 【类型】炔类化合物(炔醇类). 【活性】抗菌 (金黄色葡萄球菌); 变应原; 刺激剂 (引起接触性皮炎). 【来源】三七 *Panax pseudo-ginseng* var. *notoginseng* [Syn. *Panax notoginseng*], 三七花蕾 *Panax pseudo-ginseng* var. *notoginseng* [Syn. *Panax notoginseng*] (花蕾: 产率 = 0.011%干重). 【文献】170, 283, 802.

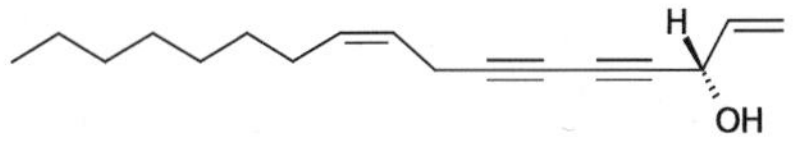

766 1,3*R*,8*R*-Trihydroxydec-9-en-4,6-yne 1,3*R*,8*R*-三羟基十碳-9-烯-4,6-炔*

$C_{10}H_{12}O_3$ (180.21). 【类型】炔类化合物(炔醇类). 【活性】12-脂加氧酶抑制剂 (10μg/mL, 抑制率 = 32.17%; 30μg/mL, 抑制率 = 18.15%; 对照黄芩素, 10μg/mL, 抑制率 = 56.23%)[923]. 【来源】单籽蒿* *Artemisia monosperma*. 【文献】923.

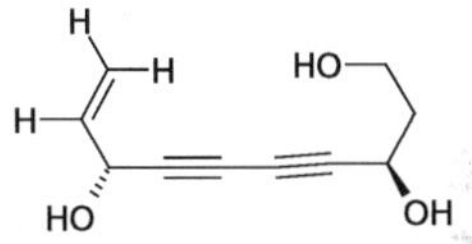

5.3 单碳环化合物

767 Chlorogenic acid 绿原酸

3-Caffeoylquinid acid [327-97-9] $C_{16}H_{18}O_9$ (354.32). 浅黄色粉末, mp 208~209℃. 【类型】单碳环化合物. 【活性】抗氧化剂 [化学发光方法, IC_{50} = (0.31± 0.01)μmol/L, 对照芦丁, IC_{50} = (0.11±0.01)μmol/L, 槲皮素, IC_{50} = (0.53±0.01)μmol/L, 咖啡酸, IC_{50} = (0.66± 0.07)μmol/L, 没食子酸, IC_{50} = (0.74±0.06)μmol/L; DPPH 清除剂, IC_{50} = (0.13±0.01)μmol/L, 芦丁, IC_{50} = (0.15±0.00)μmol/L, 槲皮素, IC_{50} = (0.26±0.02) μmol/L, 咖啡酸, IC_{50} = (0.39±0.01)μmol/L, 没食子酸, IC_{50} = (0.36±0.02)μmol/L][600]; 抗氧化剂 (DPPH 清除剂, EC_{50} = 4.2μg/mL = 11.9μmol/L, 对照抗坏血酸, EC_{50} = 1.6μg/mL = 9.1μmol/L)[667]; 抗氧化剂 [DPPH 清除剂, IC_{50} = (1.28±0.38)μg/mL][930]; 抗肿瘤; 细胞毒 (人慢性髓性白血病 K562 细胞株, 抑制细胞增殖, IC_{50} = 97.2μg/mL); 抗菌 (*in vivo*); 抗诱变剂; 抗病毒; 利胆剂 (大鼠); 缩短血凝和出血时间; 促进肠运动 (鼠和大鼠); 子宫兴奋剂 (大鼠, 提高子宫张力); 止血剂; 刺激白细胞生成; 致敏物质 (人); 中枢兴奋剂 (大鼠, orl 或 ip); 抗锥虫 (*Trypanosoma b. rhodesiense*, IC_{50} – 18.9μg/mL, 对照米拉索普, IC_{50} – 0.00098μg/

mL; *Trypanosoma cruzi*, IC_{50} > 90μg/mL, 对照苄硝唑, IC_{50} = 1.06μg/mL)[880]; 抗利什曼原虫 (杜氏利什曼原虫, IC_{50} = 7.0μg/mL, 对照米替福新, IC_{50} = 0.102μg/mL)[880]; 抗疟疾 (恶性疟原虫, IC_{50} > 50μg/mL, 对照青蒿素, IC_{50} = 0.0022μg/mL)[880]; 细胞毒 (L6, IC_{50} > 90μg/mL, 对照鬼臼毒素, IC_{50} = 0.008μg/mL)[880]; LD_{50} (幼年大鼠, orl) ≥ 1g/kg, (幼年大鼠, ip) ≥ 0.25g/kg. **【来源】**阿拉伯胶金合欢 *Acacia nilotica*, 白梅花 *Prunus mume* (花: 产率 = 0.0006%鲜重)[779], 北京石韦 *Pyrrosia davidii* (干燥叶: 含量 = 1.64%[1025]), 北沙参 *Glehnia littoralis* (地下部分), 萹蓄 *Polygonum aviculare*, 茶叶 *Camellia sinensis* [Syn. *Thea sinensis*], 朝鲜淫羊藿 *Epimedium koreanum* (地上部分: 含量 = 0.251%)[1025], 车桑仔叶 *Dodonaea viscosa*, 醋柳果 *Hippophae rhamnoides*, 大车前 *Plantago major*, 大血藤 *Sargentodoxa cuneata* (茎), 杜仲 *Eucommia ulmoides* (树皮: 32 产地含量范围 = 0.0043%~0.286%, 平均含量 = 0.0654%)[1025], 杜仲叶 *Eucommia ulmoides* (春季叶: 17 产地平均含量 = 3.42%, 秋季叶: 17 产地平均含量 = 0.65%)[1025], 多足蕨 *Polypodium vulgare*, 甘蓝 *Brassica oleracea* var. *capitata*, 光叶丁公藤 *Erycibe schmidtii*, 华南忍冬 *Lonicera confusa* (花蕾: 含量 = 3.97%)[1025], 黄蒿 *Artemisia scoparia* [Syn. *Artemisia capillaris* var. *scoparia*], 黄褐毛忍冬 *Lonicera fulvotomentosa*, 鸡子木 *Sinoadina Racemosa* [Syn. *Adina racemosa*] (叶、花和嫩枝: 产率 = 0.38%干重)[817], 檵木 *Loropetalum chinense* (根、叶和花: 平均含量 =2.05%)[1025], 假马鞭 *Stachytarpheta jamaicensis*, 金银花 (忍冬) *Lonicera japonica* (花蕾: 5 产地含量范围= 1.84%~5.13%, 平均含量 = 3.21%)[1025], 菊花 *Chrysanthemum morifolium* [Syn. *Dendranthema morifolium*] (干燥头状花序: 41 产地含量范围 = 0.08%~0.72%, 平均含量 = 0.305%)[1025], 可可 *Theobroma cacao*, 硫球蛇根草 *Ophiorrhiza liukiuensis* (全株), 庐山石韦 *Pyrrosia sheareri* (干燥叶: 含量 = 0.605%[1025]), 马钱子 *Strychnos nux- vomica*, 拟光石韦 *Pyrrosia pseudocalvata* (干燥叶: 含量 = 0.44%)[1025], 蓬子菜 *Galium verum*, 蒲公英 *Taraxacum mongolicum* (干燥全株: 含量 = 0.913%)[1025], 千屈菜 *Lythrum salicaria*, 忍冬藤 *Lonicera japonica* (茎枝: 含量 = 1.73%)[1025], 桑叶 *Morus alba* (叶: 6 产地含量范围 = 0.69%~2.46%, 平均含量 = 1.38%)[1025], 山里红 *Crataegus pinnatifida* var. *major*, 山莴苣 *Lactuca indica* (新鲜全株: 产率 = 0.0033%鲜重)[797], 山楂 *Crataegus pinnatifida*, 石韦 *Pyrrosia lingua* (干燥叶: 5 产地含量范围 = 0.048%~0.344%, 平均含量 = 0.154%)[1025], 台湾蒲公英 *Taraxacum formosanum* (干燥全株: 含量 = 0.275%)[1025], 乌毛蕨 *Blechnum orientale*, 西南石韦 *Pyrrosia gralla* (干燥叶: 含量 = 0.711%[1025]), 细毡毛忍冬 *Lonicera similis* (花蕾: 平均含量 = 4.80%[1025]), 腺叶忍冬 *Lonicera hypoglauca* (花蕾: 含量 = 2.40%[1025]), 小果咖啡 *Coffea arabica*, 小蓟 (刺儿菜) *Cirsium setosum* [Syn. *Cerratula setosa; Cirsium segetum; Cephalanoplos segetum*] (全株或根: 平均含量 = 0.0372%)[1025], 小叶贯众 *Matteuccia struthiopteris*[600], 旋覆花 *Inula britannica*, 药用蒲公英 *Taraxacum officinale* (干燥全株: 含量 = 0.291%[1025]), 野菊花 *Chrysanthemum indicum* (头状花序: 14 产地含量范围 = 0.053%~ 0.358%, 平均含量 = 0.230%)[1025], 野山楂 *Crataegus cuneata*, 异株荨麻 *Urtica dioica*, 英国山楂 *Crataegus oxyacantha*, 有柄石韦 *Pyrrosia petiolosa* (干燥叶: 12 产地含量范围 = 0.085%~ 1.463%, 平均含量 = 0.658%[1025]), 鱼腥草 *Houttuynia cordata*, 毡毛石韦 *Pyrrosia drakeana* (干燥叶: 含量 = 0.595%)[1025], 栀子 *Gardenia jasminoides* [Syn. *Gardenia florida*] (干燥成熟果实: 平均含量 = 0.096%[1025]), 蜘蛛香 *Valeriana jatamansii* [Syn. *Valeriana wallichii*], 棕盔糙苏 * *Phlomis brunneogaleata*, 存在于许多植物中 (包括沙戟属 *Chrozophora* spp., 金鸡纳属 *Cinchona* spp., 蓝盆花属 *Scabiosa* spp., 缬草属 *Valeriana* spp., 千里光属 *Senecio* spp., 阔苞菊属 *Baccharis* spp., 和金丝桃属 *Hypericum* spp., 最初从 Liberian 咖啡中分离). **【文献】**2, 4, 128, 142, 165, 170, 171, 600, 667, 760, 779, 797, 817, 848, 880, 930, 960, 1022, 1025.

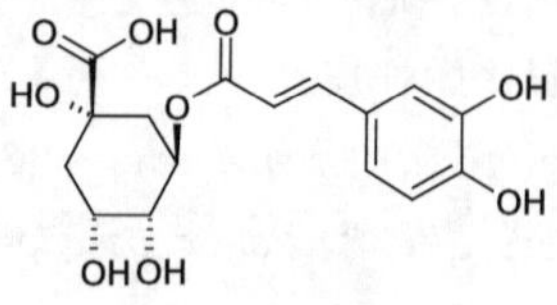

O OH O
HO
OH
OH
OH OH

768 3,4-Di-*O*-caffeoylquinic acid 3,4-二-*O*-咖啡酰基奎宁酸 (异绿原酸 B)

Isochlorogenic acid B [14534-61-3] $C_{25}H_{24}O_{12}$ (516.46). 【类型】单碳环化合物.【活性】抗肿瘤 (小鼠, 黑色素瘤 B16 细胞, 抑制黑色素生成); 血小板聚集抑制剂 (大鼠, 500μg/mL, ADP 诱导的血小板聚集, 抑制率 = 75%, 胶原诱导的血小板聚集, 抑制率 = 42%); 促进前列腺环素 PGI_2 的释放 (大鼠, 10μmol/L, 190.6%); 增加冠脉血流; 提高巨噬细胞的蔓延性和迁移率 (鼠); 抗 HIV (HIV-1 整合酶抑制剂, 抑制 HIV 复制); 抗氧化剂 (肝细胞的细胞核和微粒体, 抑制脂类过氧化作用).【来源】粗壮咖啡 *Coffea robusta*, 塞尔维亚蓍草 *Achillea alexandri-regis*, 小果咖啡 *Coffea arabica*, 栀子 *Gardenia jasminoides* [Syn. *Gardenia florida*], 蒿属 *Artemisia* sp.【文献】2, 157, 170, 224, 285, 286, 287, 288, 445.

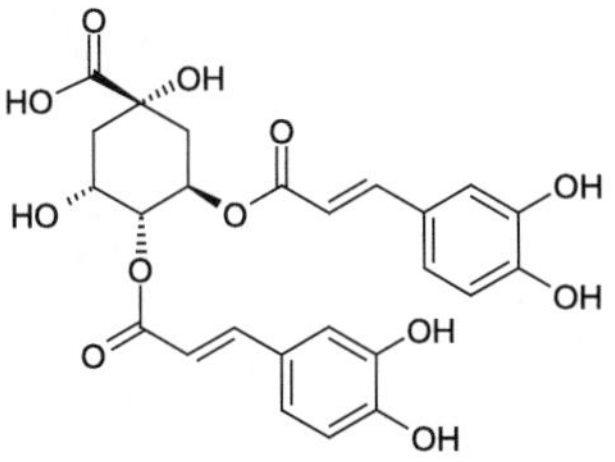

769 Prostaglandin A_1 前列腺素 A_1

[14152-28-4] $C_{20}H_{32}O_4$ (336.48). 无色粉末, mp 42~44℃, 易溶于甲醇、乙醇、三氯甲烷, 不溶于水.【类型】单碳环化合物.【活性】抗高血压; 利尿剂; 抗肿瘤; 抗病毒 (脊髓灰质炎病毒, Mayaro 病毒, 抑制复制); 类似前列腺素的生理活性.【来源】分蘖葱头 *Allium cepa* var. *agrogatum*, 薤白 *Allium macrostemon* (干燥鳞茎: 含量 = 0.589%[1025]).【文献】567, 568, 569, 570, 571, 1025.

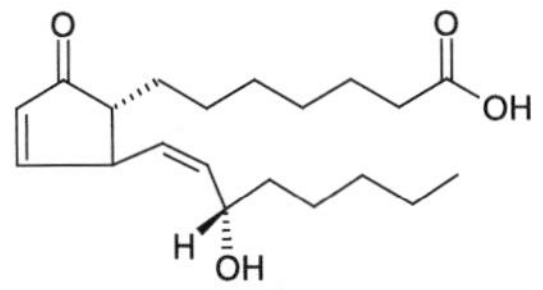

770 Prostaglandin B_1 前列腺素 B_1

[13345-51-2] $C_{20}H_{32}O_4$ (336.48). 淡黄色油状物.【类型】单碳环化合物.【活性】加强血管收缩 (活性强于 PGE_2 和 PGF_{2a}); 类似前列腺素的生理活性.【来源】薤白 *Allium macrostemon*.【文献】568.

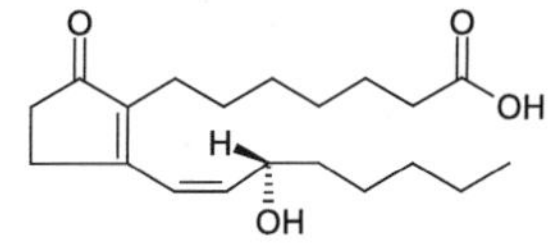

771 3,5,5-Trimethyl-4-hydroxy-1-cyclohexanon-2-ene 3,5,5-三甲基-4-羟基-1-环己酮-2-烯*

4-Hydroxy-3,5,5-trimethyl-2-cyclohexen-1-one $C_9H_{14}O_2$ (154.21).【类型】单碳环化合物.【活性】酪氨酸酶抑制剂 (333.3μmol/L, 抑制率 = 13.3%; 对照麹酸, 333.3μmol/L, 抑制率 = 59.8%)[687].【来源】藏红花 *Crocus sativus* (花粉).【文献】687.

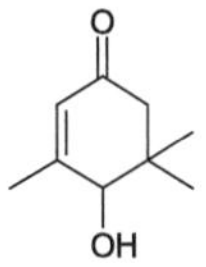

5.4 酰基甘油类

772 (2*S*)-1,2-Di-*O*-[(9*Z*,12*Z*,15*Z*)-octadeca-9,12,15-trienoyl]-3-*O*-β-*D*-galactopyranosyl glycerol (2*S*)-1,2-二-*O*-[(9*Z*,12*Z*,15*Z*)-十八碳-9,12,15-三烯酰基]-3-*O*-β-*D*-吡喃半乳糖基丙三醇*

$C_{45}H_{74}O_{10}$ (775.09). 无色油状物, $[\alpha]_D^{26} = -3.0°$ (c = 0.4 三氯甲烷).【类型】酰基甘油类.【活性】抗炎 (*in vitro* 抑制人外周血中性粒细胞的趋化性, 在 100, 50, 10, 1 和 0.1μg/mL, 抑制率分别为 82%, 77%, 62%, 64%和 7%)[804].【来源】犬齿蔷薇* *Rosa canina* (果实: 产率 = 0.025%干重).【文献】804.

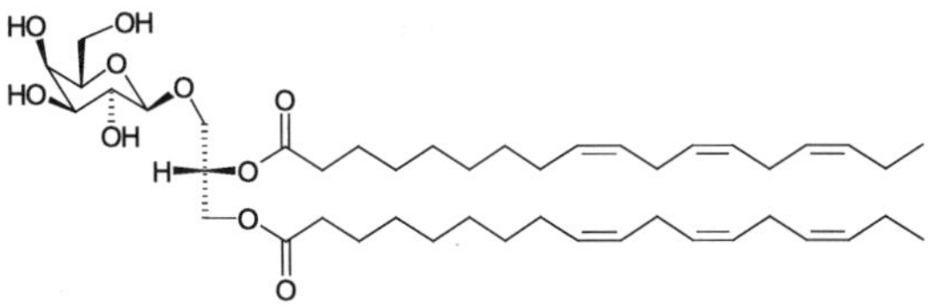

773 Glyceryl linolenate I 亚油酸甘油酯 I (1-*O*-(9*Z*,12*Z*-十八碳二烯酰基)-甘油*)

1-*O*-(9Z,12Z-Octadecadienoyl) glycerol $C_{21}H_{38}O_4$ (354.53). $[\alpha]_D^{20} = +0.1°$ (c = 0.5, 三氯甲烷), mp (*β*) 15.7℃, (*β'*)

−13.5℃. 【类型】酰基甘油类. 【活性】COX-1 抑制剂 (IC_{50} = 13.3μg/mL, 对照反式藜芦酚, IC_{50} = 0.25 μg/mL)[889]; COX-2 抑制剂 (IC_{50} = 0.18μg/mL, 对照反式藜芦酚, IC_{50} = 0.30μg/mL)[889]; 细胞毒实验无活性 (*in vitro*, LNCaP, IC_{50} > 100μmol/L)[773]. 【来源】莨菪子 *Hyoscyamus niger* (种子: 产率 = 0.004% 干重), 莲叶桐 *Hernandia Sonora* [Syn. *Hernandia ovigera*] (种子), 预知子 *Akebia quinata*. 【文献】6, 773, 889.

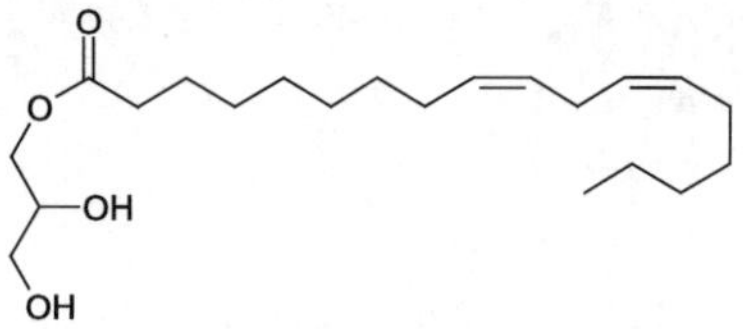

5.5 长链芳香系统

774 Ardisianone 罗伞树酮

[66398-68-3] $C_{24}H_{38}O_5$ (406.57). 【类型】长链芳香系统. 【活性】白三烯抑制剂; 平喘. 【来源】罗伞树 *Ardisia quinquegona*, 腺齿紫金牛 *Ardisia cornudentata*. 【文献】170.

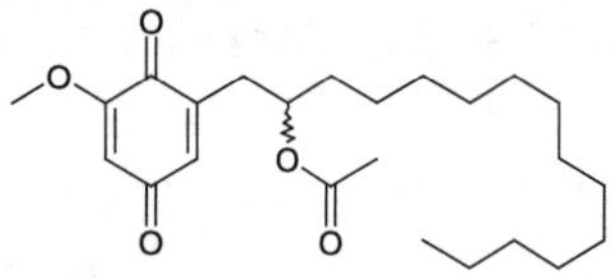

775 Belamcandol A 射干酚 A (射干醇 A)

Belamcandaphenol [137786-93-7] $C_{23}H_{38}O_3$ (362.55). 油状物. 【类型】长链芳香系统. 【活性】5-脂加氧酶抑制剂 (IC_{50} = 0.6μmol/L). 【来源】射干 *Belamcanda chinensis*. 【文献】217.

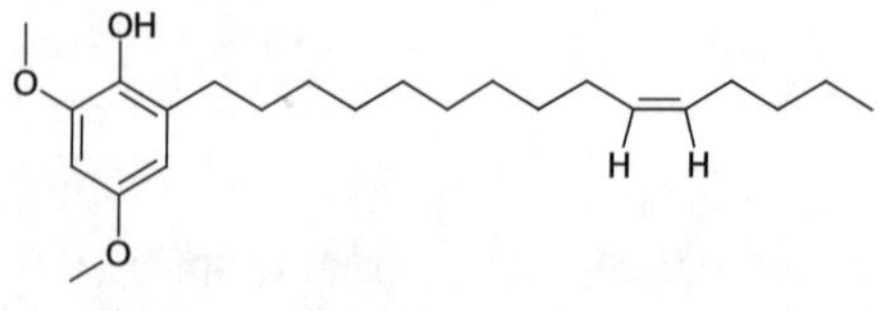

776 Bilobol 银杏二酚

Cardol monoene; Alkylresorcinol B [22910-86-7] $C_{21}H_{34}O_2$ (318.50). 晶体 (戊烯), mp 36~37℃; 无色粉末, mp 30~31℃ (甲醇−水). 【类型】长链芳香系统. 【活性】抗菌 (金黄色葡萄球菌, MIC = 25μg/mL); 抗肿瘤 (EAC, 白血病 SN36 和 S_{180}); 子宫兴奋剂 (*in vitro*); 15-脂加氧酶抑制剂 (*in vitro*, IC_{50} = 250 μmol/L); 麻痹小肠平滑肌 (兔, *in vitro*); 醛糖还原酶抑制剂; 酪氨酸酶抑制剂 (抑制小鼠腹水瘤, 0.8mmol/L, 抑制率 = 85%, ID_{50} = 0.08mmol/L); DPPH 清除剂 [IC_{50} = 87μmol/L, 对照 Trolox, IC_{50} = (25.4±0.8)μmol/L][690]; 细胞毒 (鼠, 乳腺癌细胞系 FM3A, IC_{50} = 2.0μmol/L)[690]; LD_{50} (鼠) = 761 mg/kg. 【来源】白果 *Ginkgo biloba* (1928 年川村实平从该植物中分离)[1023], 都咸子 *Anacardium occidentale*, 肖乳香 *Schinus terebinthifolius*, 有色紫金牛* *Ardisia colorata* (果实). 【文献】184, 690, 1022, 1023.

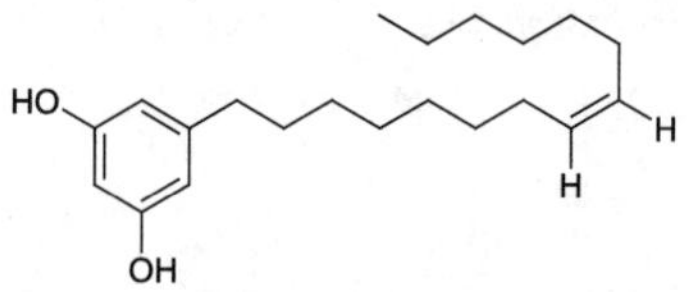

777 Cardanol 卡尔德酚

Anacarol [501-26-8] $C_{21}H_{34}O$ (302.50). 【类型】长链芳香系统. 【活性】抗肿瘤 (S_{180}); 5-脂加氧酶抑制剂; 环加氧酶抑制剂; 刺激剂. 【来源】白果 *Ginkgo biloba*, 肖乳香 *Schinus terebinthifolius*, 都咸子 *Anacardium occidentale*. 【文献】6, 170.

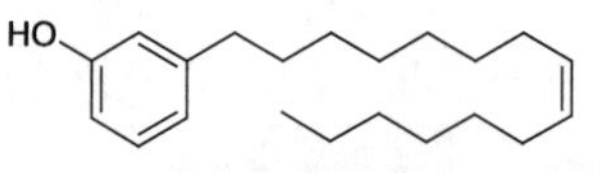

778 6-Dehydrogingerdione 6-去氢姜辣二酮

[76060-35-0] $C_{17}H_{22}O_4$ (290.36). 【类型】长链芳香系统. 【活性】抗炎 (前列腺素生物合成抑制剂, IC_{50} = 2.3μmol/L); 抗腹泻 (小鼠, orl, 10mg/kg, 抑制 5-HT 诱导的体温下降和腹泻); 抗肝毒 [大鼠肝细胞培养, 1.0mg/kg, 四氯化碳诱导的肝中毒, 平均 GPT 活性为对照的(70±2)%, *P*<0.001]; 前列腺素合成酶抑制剂 (IC_{50} = 1.0μmol/L). 【来源】生姜 *Zingiber officinale*. 【文献】2, 391, 392, 393, 395.

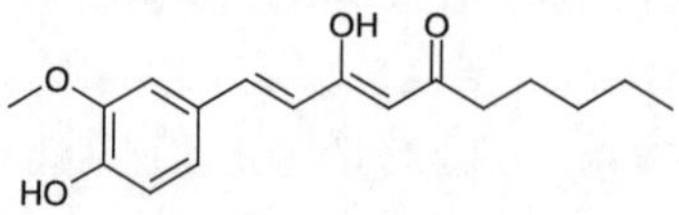

779 10-Dehydrogingerdione 10-去氢姜辣二酮

[82206-04-0] $C_{21}H_{30}O_4$ (346.47). 【类型】长链芳香系统. 【活性】抗炎 (前列腺素生物合成抑制剂, IC_{50} = 1.0μmol/L); 抗肝毒 [大鼠肝细胞培养, 1.0mg/m, 四氯化碳诱导的肝中毒的平均 GPT 活性为对照的 (80±1)%, P<0.01]. 【来源】生姜 *Zingiber officinale*. 【文献】2, 391, 393.

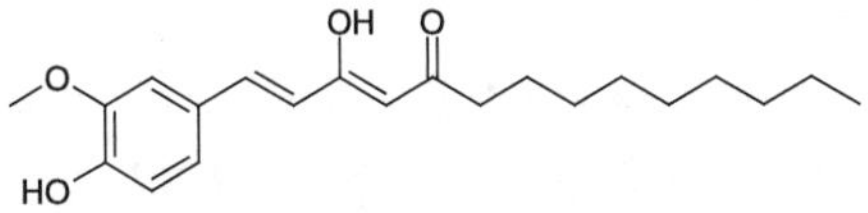

780 Embelin 酸藤子酚 (酸藤子素)

2,5-Dihydroxy-3-undecyl-2,5-cyclohexadiene-1,4-dione [550-24-3] $C_{17}H_{26}O_4$ (294.39). 橙色晶体 (甲醇或 己烷/乙醇), mp 145~146℃, mp 143℃. 【类型】长链芳香系统. 【活性】镇痛; 抗生育药 (大鼠); 抗炎; 退热剂; 驱肠虫剂 (驱绦虫); DPPH 清除剂 [IC_{50} = (23.3±0.5)μmol/L, 对照 Trolox, IC_{50} = (25.4±0.8)μmol/L][690]; 抗肿瘤 (大鼠, 甲基胆蒽 methylcholanthrene 诱导的土生纤维肉瘤, 延长实验动物的存活时间)[956]; 细胞毒 (*in vitro*, 纤维肉瘤细胞株, 浓度依赖性的降低肿瘤细胞的胸苷摄入和谷胱甘肽水平)[956]. 【来源】矮紫金牛 *Ardisia humilis*, 巴贝酸藤子 *Embelia barbeyana*, 齿叶铁仔 *Myrsine semiserrata*, 粗叶脉密花树* *Rapanea neurophylla*, 粗壮酸藤子 *Embelia robusta*, 蜡烛果 *Aegiceras corniculatum*, 马桂花 *Embelia oblongifolia*, 伞花密花树* *Rapanea umbellata*, 铁仔 *Myrsine africana*, 威灵仙 *Clematis chinensis*, 咸酸蕻 *Embelia ribes*, 小头铁仔* *Myrsine capitellata*, 有色紫金牛* *Ardisia colorata* (果实), 硃砂根 *Ardisia crenata*, 紫金牛 *Ardisia japonica*, 牛拴藤属 *Connarus ritchiei*, 酸藤子属 *Embelia kilimandscharica*, 酸藤子属 *Embelia tsjersium-cottam*, 密花树属 *Rapanea* sp. 【文献】6, 170, 273, 690, 956.

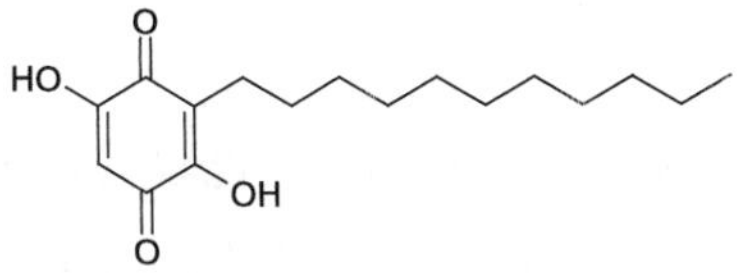

781 [10]-Gingerdione [10]-姜辣二酮

$C_{21}H_{32}O_4$ (348.49). 【类型】长链芳香系统. 【活性】抗炎 (前列腺素生物合成抑制剂, IC_{50} = 4.9μmol/L); 抗肝毒 [大鼠培养肝细胞, 1.0mg/mL, 四氯化碳诱导的肝中毒 GPT = (72±2)%, P<0.01]; 抗衰老 (抑制活性氧形成); 前列腺素合成酶抑制剂 (IC_{50} = 2.0 μmol/L). 【来源】干姜 *Zingiber officinale*. 【文献】2, 391, 392, 393, 394.

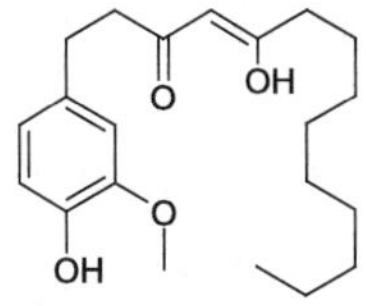

782 [6]-Gingerol [6]-姜酮醇 (姜酚; 姜辣素)

$C_{17}H_{26}O_4$ (294.39). bp 277~279℃(6mmHg). 【类型】长链芳香系统. 【活性】CYP3A4 药物代谢酶抑制剂 (IC_{50} = 36.4μmol/L, 对照酮康唑, IC_{50} = 0.245 μmol/L)[793]; CYP2D6 药物代谢酶抑制实验无活性 (IC_{50} >100μmol/L, 对照奎尼丁, IC_{50} = 0.078 μmol/L)[793]; 止吐剂; 抗血清素; 环加氧酶抑制剂. 【来源】芳香姜 *Zingiber aromaticum* (根茎: 产率 = 0.0023%干重)[793], 干姜 *Zingiber officinale*, 生姜 *Zingiber officinale* (根茎: 4 产地平均含量 =0.700%[1025]). 【文献】2, 6, 170, 793, 1025.

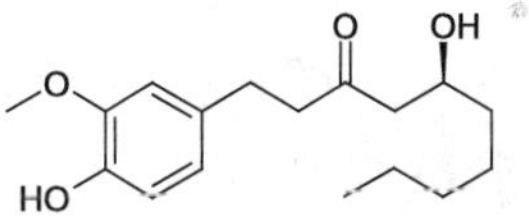

783 Grevillol 银桦酚 (5-十三烷基-1,3-苯二醇)

5-Tridecyl-1,3-benzenediol [5259-01-8] $C_{19}H_{32}O_2$ (292.47). 针状晶体 (苯), mp 82~83℃. 【类型】长链芳香系统. 【活性】刺激剂 (引起接触性皮炎); 5-脂加氧酶抑制剂; 刺激剂 (对皮肤). 【来源】银桦 *Grevillea robusta*, 银桦属 *Grevillea* spp. 【文献】170, 412.

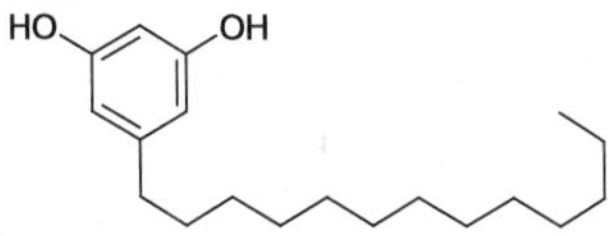

784 Irisquinone A 鸢尾醌 A

Irisquinone [56495-82-0] $C_{24}H_{38}O_3$ (374.57). 【类型】长链芳香系统. 【活性】抗肿瘤 (急性白血病和实体瘤, 鼠瘤 U14, 3~7mg/kg ip, 抑制率 = 44.0%~55.5%, 鼠淋巴管肉瘤, 3mg/kg, 抑制率 = 33.3%, 实体肝癌,

7mg/kg, 抑制率 = 38%, 腹水肝癌, 5mg/kg, 生命延长率 = 150%, EAC, 5mg/kg, 生命延长率 = 38%); 免疫增强; 细胞毒 (放射增敏剂, *in vitro*, U_{14}, S-180V, HeLa, 鼠 Ma7373 乳腺癌细胞, 裸鼠的人肠黏液腺癌, 作用机制可能是抑制肿瘤细胞中氧的积累和谷胱甘肽的消耗)[956]; 抗肿瘤 (鼠肿瘤异种移植物, U14 子宫颈癌和 Ehrlich 癌 ip, 淋巴肉瘤 ip 和 orl, 抑制肿瘤生长)[956]; 抗肿瘤 (鼠 U_{14} 肿瘤, 肿瘤培植后 24h 开始, orl 100mg/kg 或 iv 5mg/kg, 隔日一次 5 个循环, 肿瘤抑制率 = 35%~55%)[956]; 抗肿瘤 (临床试验, 558 名肺癌和食管癌患者或化疗中的表面转移癌患者 orl, 肿瘤大小明显缩小, 存活时间延长)[956]; LD_{50} (鼠, ip) = 28mg/kg (25.4mg/kg), LD_{50} (鼠, orl) = 2.8g/kg. 【来源】马蔺 *Iris pallasii* var. *chinensis*, 黄菖蒲 *Iris pseudacorus*. 【文献】170, 956.

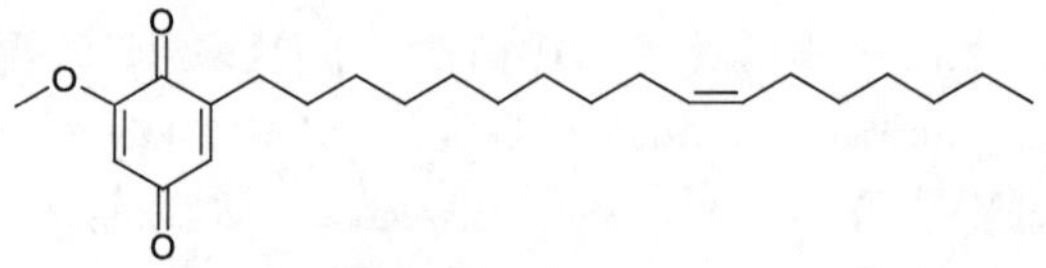

785 3-(Pantadec-10-enyl)-catechol 3-(十五碳-10-烯基)-儿茶酚

[83532-37-0] $C_{21}H_{34}O_2$ (318.50). 无色油状物. 【类型】长链芳香系统. 【活性】致敏物质 (人). 【来源】升木 *Lithraea caustica*, 异叶肉托果 *Semecarpus heterophylla*. 【文献】273, 588.

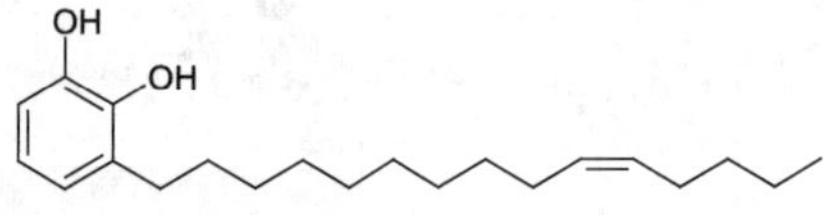

786 6-Shogaol 姜烯酚

Shogaol; *trans*-6-Shogaol [555-66-8] $C_{17}H_{24}O_3$ (276.38). 灰黄色油状物. 【类型】长链芳香系统. 【活性】止吐剂 (蛙, 100mg/kg); 抗高血压 (大鼠, 0.5mg/mL iv); 自由基清除剂; 提高心肌收缩力和提高心率 (*in vitro* 大鼠心脏, 3.6μmol/L); 抗组胺 (抑制组胺释放, 钙引起的大鼠胸膜巨大细胞); 抑制肠膜静脉收缩 (鼠, 去甲肾上腺素和 PGF_2 引起的); 血小板聚集抑制剂 (抑制花生四烯酸所致的血小板聚集, *in vitro*, IC_{50} = 2.23μmol/L); 抑制大鼠皮肤被动变态反应; 5-脂加氧酶抑制剂; COX 抑制剂; 前列腺素生物合酶抑制剂 (IC_{50} = 1.6μmol/L); 昆虫拒食剂 (白蚁, 1000mg/L); 刺激剂; 诱变剂 (TA100、TA535); 杀线虫剂; 由 5-HT 引起的体温下降拮抗剂 (鼠, orl, 10mg/kg); 灭螺剂 (使牡蛎中毒); CYP3A4 药物代谢酶抑制剂 (IC_{50} = 77.7μmol/L, 对照酮康唑, IC_{50} = 0.245μmol/L)[793]; CYP2D6 药物代谢酶抑制实验无活性 (IC_{50} >100μmol/L, 对照奎尼丁, IC_{50} = 0.078μmol/L)[793]. 【来源】芳香姜 *Zingiber aromaticum* (根茎: 产率 = 0.000047%干重)[793], 干姜 *Zingiber officinale*, 生姜 *Zingiber officinale*. 【文献】2, 184, 793.

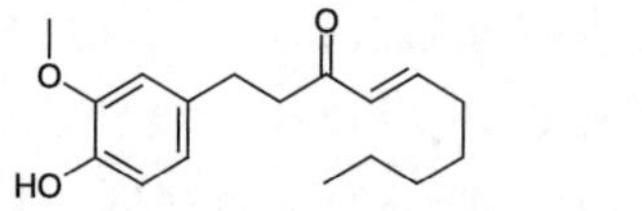

787 Turricolol E 吐尔瑞苦酚 E

$C_{21}H_{30}O_3$ (330.47). 【类型】长链芳香系统. 【活性】刺激剂 (引起接触性皮炎). 【来源】田基麻科多种植物 family Hydrophyllaceae spp. 【文献】170.

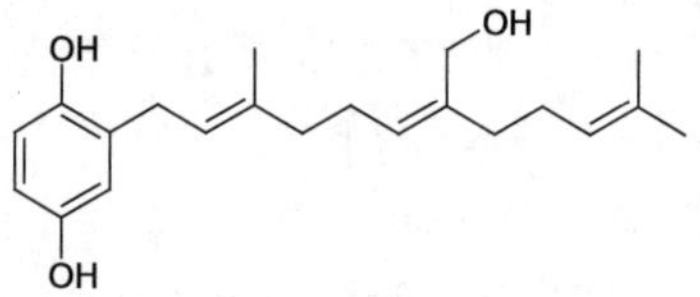

788 Urushiol Ⅲ 漆醇

$C_{21}H_{32}O_2$ (316.49). 【类型】长链芳香系统. 【活性】刺激剂 (引起接触性皮炎); 抑制花生四烯酸新陈代谢. 【来源】毒漆藤 *Toxicodendron radicans*. 【文献】170.

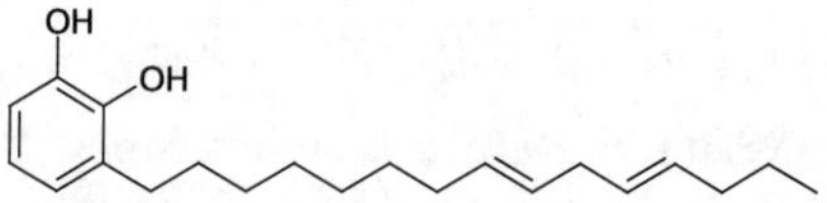

5.6 含硫化合物

789 Allyl monosulfide 烯丙基硫化物(二烯丙基硫化物)

Allyl sulphide [592-88-1] $C_6H_{10}S$ (114.21). bp 139℃ (758mmHg). 【类型】含硫化合物. 【活性】刺激剂

(皮肤和眼睛). 【来源】葱白 *Allium fistulosum*, 大蒜 *Allium sativum*, 洋葱 *Allium cepa*. 【文献】2, 6, 170.

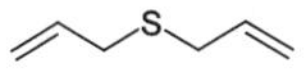

790 Sinigrin 黑芥子苷

[3952-98-5] $C_{10}H_{17}NO_9S_2$ (359.38). mp 127~129℃. 【类型】含硫化合物. 【活性】抗菌; 刺激剂; 促进分泌消化液. 【来源】败酱 *Patrinia villosa*, 板蓝根 *Isatis indigotica*, 荠菜 *Capsella bursa-pastoris*, 芥子 *Brassica juncea*, 辣根 *Armoracia lapathifolia*, 菥冥 *Thlaspi arvense*, 菥冥子 *Thlaspi arvense*. 【文献】4, 6, 170, 171.

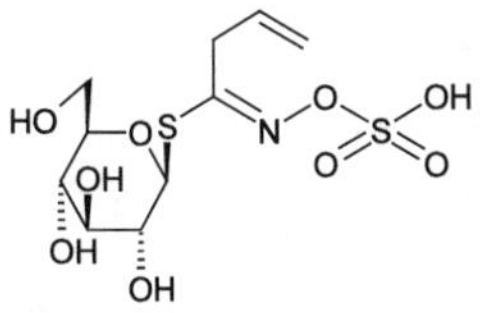

791 Taurine 牛磺酸

[107-35-7] $C_2H_7NO_3S$ (125.15). mp 317℃ (分解), 328℃. 【类型】含硫化合物. 【活性】抗心律失常; 抗菌 (多种葡萄球菌); 抗炎; 退热剂; 强心剂; 利胆剂; 抗肝毒; 降血糖 (兔, iv; 犬, orl); 抗高血压 (大鼠、猫和兔, 注入心室); 骨骼肌松弛剂; 肌肉松弛剂 (肌肉僵化拮抗剂). 【来源】全蝎 *Buthus martensi*, 枸杞子 *Lycium chinense*, 牛黄 *Bos taurus domesticus*; *Bubalus bubalis* (胆结石: 含量范围 = 0.54%~ 0.89%[1022]). 【文献】2, 170, 171, 1022.

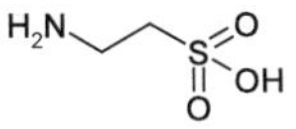

792 2-Vinyl-1,3-dithia-4-cyclohexene 2-乙烯基-1,3-二硫杂-4-环己烯

[80028-57-5] $C_6H_8S_2$ (144.26). 【类型】含硫化合物. 【活性】血小板聚集抑制剂 (显著抑制各种诱导剂引起的血小板聚集); 抗血栓形成; 5-脂加氧酶抑制剂 [50μmol/L, 抑制率 = (20.4±8.8)%]. 【来源】大蒜 *Allium sativum*. 【文献】2, 397, 398.

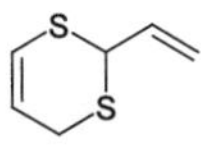

793 Vitamin U 维生素 U(卷心菜素; 抗溃疡维生素)

Cabagin-U; Vitas-U [1115-84-0] $C_6H_{14}NO_2S^+$ (164.25). 【类型】含硫化合物. 【活性】用于治疗胃功能混乱; 抗组胺. 【来源】甘蓝 *Brassica oleracea* var. *capitata*. 【文献】6, 273, 1024.

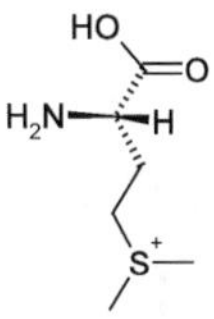

5.7 含硒化合物

794 Se-Methyl-*L*-selenocysteine 硒-甲基-*L*-硒基半胱氨酸

$C_4H_9NO_2Se$ (182.08). 【类型】含硒化合物. 【活性】引起硒中毒.【来源】二沟黄芪 *Astragalus bisulcatus*. 【文献】170.

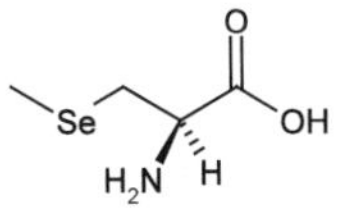

6. 含 氧 杂 环

6.1 2-吡喃酮类

795 Kawain 醉椒素

[500-64-1] $C_{14}H_{14}O_3$ (230.27). 【类型】2-吡喃酮类. 【活性】抗真菌; 抗炎; 解痉; 消肿; 局部麻醉剂. 【来源】卡瓦胡椒 *Piper methysticum*. 【文献】170.

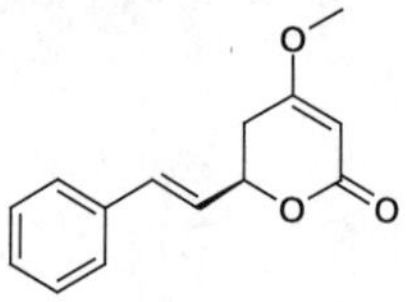

796 6-*n*-Pentyl-*α*-pyrone 6-正-戊基-*α*-吡喃酮*

$C_{10}H_{14}O_2$ (166.22). 【类型】2-吡喃酮类. 【活性】酪氨酸酶抑制剂 (IC_{50} = 0.8μmol/L, 对照麹酸, IC_{50} = 7.7μmol/L, 用做护肤品)[737]. 【来源】漆斑菌属 *Myrothecium* sp. 【文献】737.

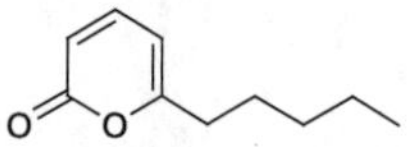

797 Trichurusin C 毛束霉新 C*

$C_{25}H_{38}O_7$ (450.58). 无色无定形粉末, $[\alpha]_D^{25}$ = −166.6° (c = 1.08, 甲醇). 【类型】2-吡喃酮类. 【活性】免疫抑制剂 (鼠脾淋巴细胞, ConA 诱导的增殖, IC_{50} = 1.2μg/mL, 对照环孢素, IC_{50} = 0.04μg/mL; 脂多糖诱导的增殖, IC_{50} = 0.4μg/mL, 对照环孢素, IC_{50} = 0.07μg/mL)[750]. 【来源】毛束霉 *Trichurus terrophilus*. 【文献】750.

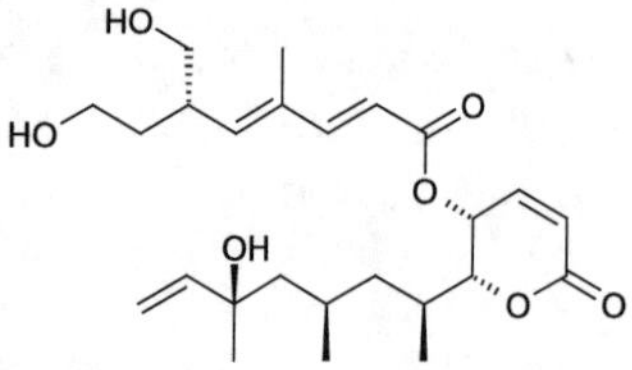

798 Trichurusin D 毛束霉新 D*

$C_{25}H_{38}O_7$ (450.58). 白色无定形粉末, $[\alpha]_D^{25}$ = −78.1° (c = 1.44, 甲醇). 【类型】2-吡喃酮类. 【活性】免疫抑制剂 (鼠脾淋巴细胞, ConA 诱导的增殖, IC_{50} = 0.9μg/mL, 对照环孢素, IC_{50} = 0.04μg/mL; 脂多糖诱导的增殖, IC_{50} = 0.4μg/mL, 对照环孢素, IC_{50} = 0.07μg/mL)[750]. 【来源】毛束霉 *Trichurus terrophilus*. 【文献】750.

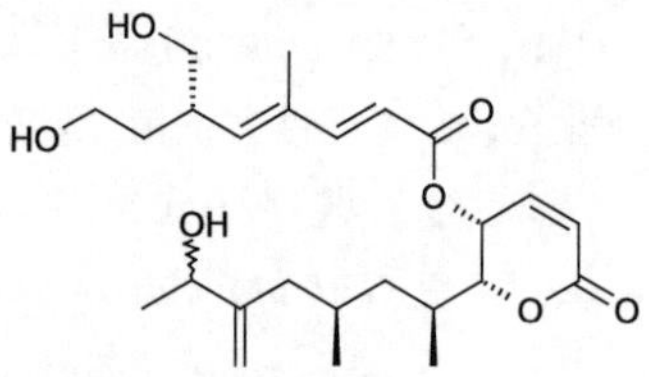

799 Trichurusin H 毛束霉新 H*

$C_{25}H_{38}O_7$ (450.58). 白色无定形粉末, $[\alpha]_D^{25}$ = −124.9° (c = 0.80, 甲醇). 【类型】2-吡喃酮类. 【活性】免疫抑制剂 (鼠脾淋巴细胞, ConA 诱导的增殖, IC_{50} = 6.2μg/mL, 对照环孢素, IC_{50} = 0.04μg/mL; 脂多糖诱导的增殖, IC_{50} = 6.0μg/mL, 对照环孢素, IC_{50} = 0.07μg/mL)[750]. 【来源】毛束霉 *Trichurus terrophilus*. 【文献】750.

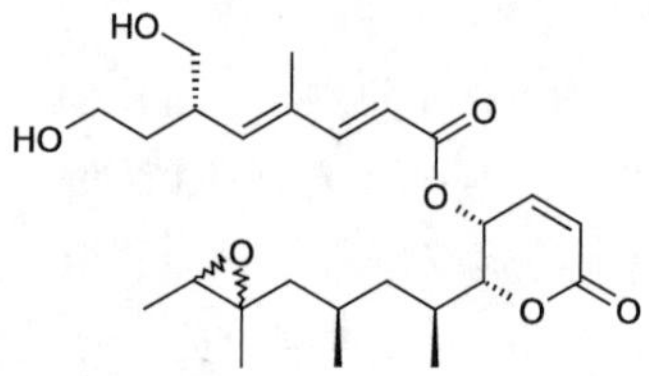

800 Trichurusin I 毛束霉新 I*

$C_{25}H_{38}O_7$ (450.58). 白色无定形粉末, $[\alpha]_D^{25}$ = −167.3° (c = 2.9, 甲醇). 【类型】2-吡喃酮类. 【活性】免疫抑制剂 (鼠脾淋巴细胞, ConA 诱导的增殖, IC_{50} = 4.7μg/mL, 对照环孢素, IC_{50} = 0.04μg/mL; 脂多糖诱导的增殖, IC_{50} = 4.5μg/mL, 对照环孢素, IC_{50} = 0.07μg/mL)[750]. 【来源】毛束霉 *Trichurus terrophilus*. 【文献】750.

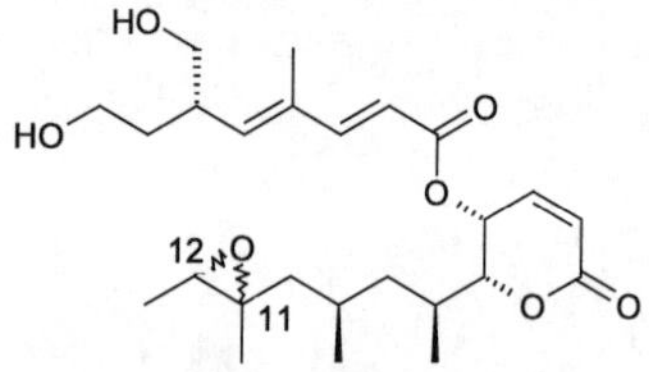

801 Trichurusin J 毛束霉新 J*

$C_{27}H_{40}O_7$ (476.62). 无色无定形粉末, $[\alpha]_D^{24}$ = −135.1° (c = 0.17, 甲醇). 【类型】2-吡喃酮类. 【活性】免疫

抑制剂 (鼠脾淋巴细胞, 脂多糖诱导的增殖, IC_{50} = 6.4μg/mL, 对照环孢素, IC_{50} = 0.07μg/mL)[750]. 【来源】毛束霉 *Trichurus terrophilus*. 【文献】750.

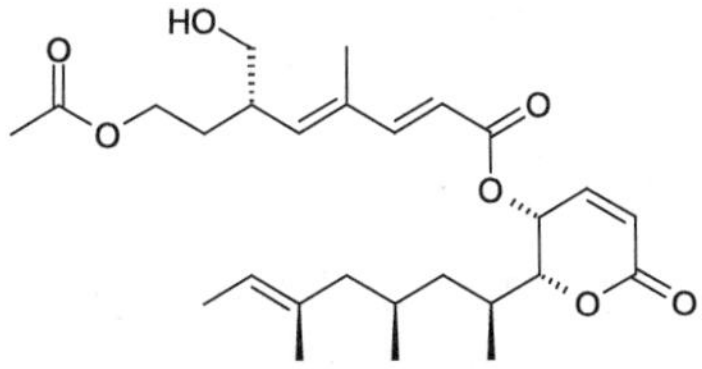

802 Trichurusin K 毛束霉新 K*

$C_{27}H_{40}O_7$ (476.62). 白色无定形粉末, $[\alpha]_D^{25}$ = −122.3° (*c* = 0.23, 甲醇). 【类型】2-吡喃酮类. 【活性】免疫抑制剂 (鼠脾淋巴细胞, ConA 诱导的增殖, IC_{50} = 6.9μg/mL, 对照环孢素, IC_{50} = 0.04μg/mL; 脂多糖诱导的增殖, IC_{50} = 6.9μg/mL, 对照环孢素, IC_{50} = 0.07μg/mL)[750]. 【来源】毛束霉 *Trichurus terrophilus*. 【文献】750.

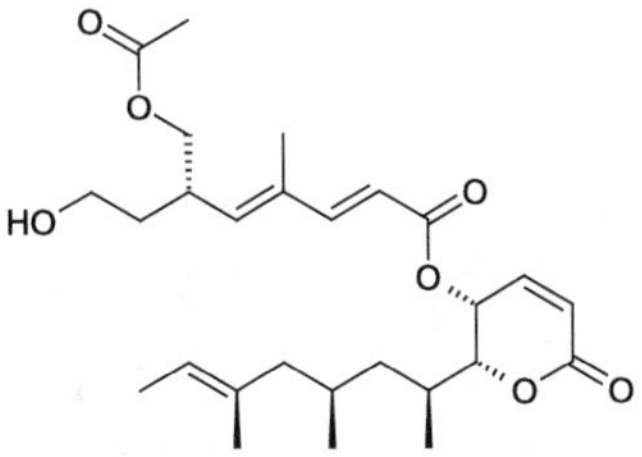

6.2 4-吡喃酮类

803 Kojic acid 麴酸

[501-30-4] $C_6H_6O_4$ (142.11). mp 152℃. 【类型】4-吡喃酮类 【活性】酪氨酸酶抑制剂 [IC_{50} = 235.2 μmol/L; IC_{50} = (16.67±0.52)μmol/L; IC_{50} = 7.7μmol/L; IC_{50} = 11.3 μmol/L[982]]. 【来源】酱 *Glycine max*. 【文献】6, 444, 687, 737, 982.

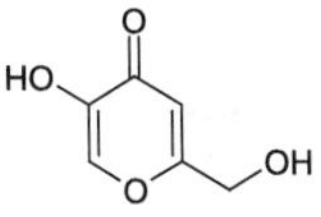

6.3 β-内酯类

804 Anisatin 莽草毒素(茴香素)

[5230-87-5] $C_{15}H_{20}O_8$ (328.32). 白色针状晶体 (乙酸乙酯), mp 211~213℃, $[\alpha]_D^{20}$ = −28° (*c* = 2, 二氧六环). 【类型】β-内酯类. 【活性】退热剂 (鼠 orl, ED = 0.5mg/kg); 止痛 (鼠, ED < 0.1mg/kg); 毒素 (人); LD_{50} (鼠, ip) = 0.7mg/kg. 【来源】日本莽草 *Illicium anisatum* (1965 年该植物中分离)[1023], 红茴香 *Illicium henryi*, 八角属 *Illicium merrillianum* (果皮: 产率 = 0.0013%干重)[510]. 【文献】170, 184, 510, 1023.

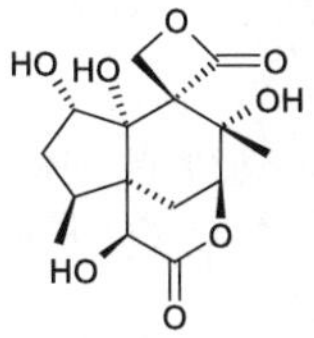

6.4 丁 内 酯 类

805 Anemonol 白头翁内酯(原白头翁素)

Protoanemonin [108-28-1] $C_5H_4O_2$ (96.09). 淡黄色油状物, bp 45℃(1.5mmHg). 【类型】丁内酯类. 【活性】发泡剂; 抗生素; 抗菌 (大肠杆菌, MIC = 12~30μmol/L; 金黄色葡萄球菌, MIC = 16.7μmol/L; 志贺痢疾杆菌, MIC = 16.7μmol/L; 结核分枝杆菌, MIC = 2.5μmol/L). 【来源】白头翁 *Pulsatilla chinensis*, 马蹄叶 *Caltha palustris*, 毛茛 *Ranunculus japonicus*, 石龙芮 *Ranunculus sceleratus*, 威灵仙 *Clematis chinensis*, 自扣草 *Ranunculus cantoniensis*, 毛茛科多种植物 Ranunculaceae spp. 【文献】6, 273, 1022.

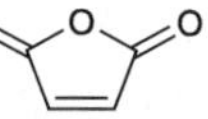

806 3-Methoxytanapartholide

$C_{16}H_{20}O_5$ (292.33). 【类型】丁内酯类. 【活性】抗炎 [RAW264.7 细胞, 脂多糖诱导的: NF-κB 抑制剂, IC_{50} = (5.89±0.14)μmol/L, 对照小白菊内酯, IC_{50} = (3.42±0.08)μmol/L; NO 生成抑制剂, IC_{50} = (5.68±0.16) μmol/L, 小白菊内酯, IC_{50} = (2.41±0.06)μmol/L, 氨基胍, IC_{50} = (34.18±0.98)μmol/L; 肿瘤坏死因子-α 生成抑制剂, IC_{50} = (15.78±0.56)μmol/L, 小白菊内酯, IC_{50} = (2.68±0.11)μmol/L][612]. 【来源】林地蒿* *Artemisia sylvatica* (地上部分). 【文献】612.

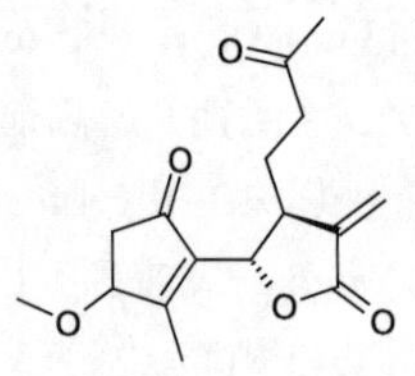

807 Protolichesterinic acid

$C_{19}H_{32}O_4$ (324.46). 【类型】丁内酯类. 【活性】5-脂加氧酶抑制剂 (猪的白细胞, *in vitro*, IC_{50} = 20.0μmol/L, 对照 Zileuton, IC_{50} = 0.4μmol/L, 脂加氧酶涉及各种类型的致癌作用)[643]; 12-脂加氧酶抑制剂 (人血小板, *in vitro*)[643]; 细胞毒 [急性早幼粒细胞白血病 HL-60, EC_{50} = (8.1±1.8)μg/mL, Zileuton, EC_{50} = (38.8±12.3)μg/mL; 结肠直肠腺癌 WiDr, EC_{50} = (18.1±6.2)μg/mL, Zileuton, EC_{50} > 80μg/mL; 红白血病 K562, EC_{50} = (10.7±0.1) μg/mL, Zileuton, EC_{50} = (38.5±5.4)μg/mL; 胃腺癌 AGS, EC_{50} = (7.0±0.9)μg/mL, Zileuton, EC_{50} = (70.5±3.1)μg/mL; 乳腺癌 T47D, EC_{50} = (3.7±1.6)μg/mL, Zileuton, EC_{50} = (23.9±4.1)μg/mL; 卵巢腺癌 NIH: OVCAR-3, EC_{50} = (4.2±1.3)μg/mL, Zileuton, EC_{50} = (53.1±7.7)μg/mL; 胰腺癌 Capan1, EC_{50} = (2.4±0.9)μg/mL, Zileuton, EC_{50} = (12.9±11.7)μg/mL; 胰腺癌 Capan2, EC_{50} = (8.7± 4.5)μg/mL, Zileuton, EC_{50} > 80μg/mL; 胰腺癌 PANC1, EC_{50} = (3.1±0.8)μg/mL, Zileuton, EC_{50} = (46.6±5.4)μg/mL; 前列腺癌 PC3, EC_{50} = (2.6±1.1)μg/mL, Zileuton, EC_{50} = (49.9±9.0)μg/mL; 小细胞肺癌 NCI-H1417, EC_{50} = (4.2±0.2)μg/mL, Zileuton, EC_{50} > 80μg/mL; T-细胞白血病 Jurkat-T, EC_{50} = (4.3±3.3)μg/mL, Zileuton, EC_{50} = (78.3±5.0)μg/mL][643]. 【来源】冰岛衣 *Cetraria islandica*. 【文献】643.

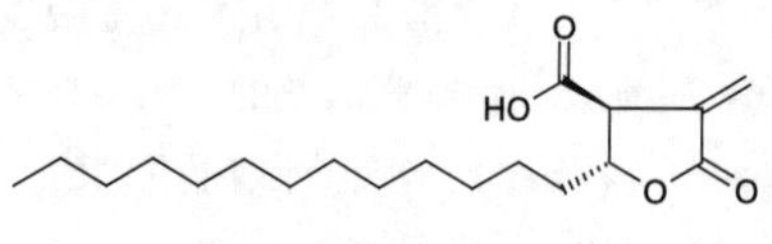

6.5 戊内酯类

808 Euscapholide 野鸦椿内酯*

7-Hydroxy-2-octen-5-olide $C_8H_{12}O_3$ (156.18). 【类型】戊内酯类. 【活性】抗炎 (显著抑制 k-角叉菜胶诱导的炎症)[769]. 【来源】野鸦椿 *Euscaphis japonica* (枝叶). 【文献】769.

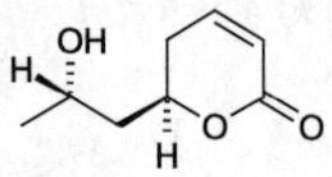

809 Rasfonin 拉司佛宁*

$C_{25}H_{38}O_6$ (434.58). 白色无定形粉末, $[\alpha]_D^{24}$ = −223.6° (*c* = 6.00, 甲醇). 【类型】戊内酯类. 【活性】免疫抑制剂 (鼠脾淋巴细胞, ConA 诱导的增殖, IC_{50} = 0.7 μg/mL, 对照环孢素, IC_{50} = 0.04μg/mL; 脂多糖诱导的增殖, IC_{50} = 0.5μg/mL, 对照环孢素, IC_{50} = 0.07 μg/mL)[750]. 【来源】毛束霉 *Trichurus terrophilus*. 【文献】750.

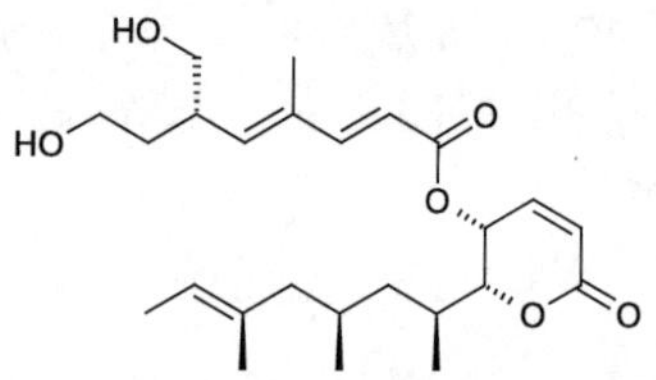

810 Rasfonin diacetate 拉司佛宁二乙酸酯*

$C_{29}H_{42}O_8$ (518.65). 无色无定形粉末, $[\alpha]_D^{23}$ = −95.7° (*c* = 0.72, 甲醇). 【类型】戊内酯类. 【活性】免疫抑制剂 (鼠脾淋巴细胞, ConA 诱导的增殖, IC_{50} = 6.0 μg/mL, 对照环孢素, IC_{50} = 0.04μg/mL; 脂多糖诱导的增殖, IC_{50} = 6.9μg/mL, 对照环孢素, IC_{50} = 0.07 μg/mL)[750]. 【来源】毛束霉 *Trichurus terrophilus*. 【文献】750.

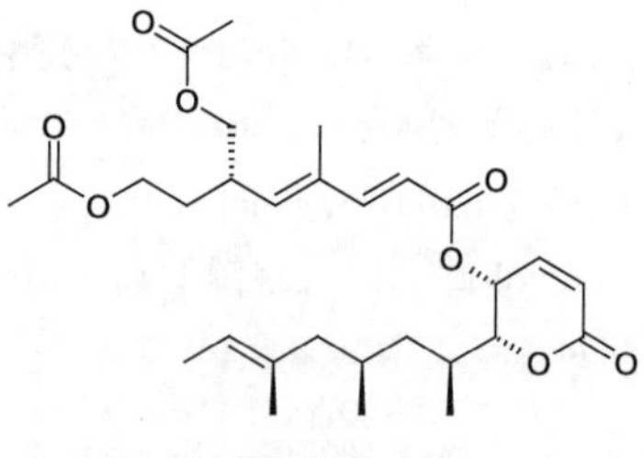

811 Trichurusin B 毛束霉新 B*

$C_{25}H_{40}O_6$ (436.59). 无色无定形粉末, $[\alpha]_D^{24}$ = +18.4° (*c* = 0.71, 甲醇). 【类型】戊内酯类. 【活性】免疫抑制剂 (鼠脾淋巴细胞, ConA 诱导的增殖, IC_{50} = 2.0 μg/mL, 对照环孢素, IC_{50} = 0.04μg/mL; 脂多糖诱导的增殖, IC_{50} = 0.8μg/mL, 对照环孢素, IC_{50} = 0.07 μg/mL)[750]. 【来源】毛束霉 *Trichurus terrophilus*.

【文献】750.

6.6 桉油精类

812 Eucalyptol 桉油精 (1,8-桉油素)

[470-82-6] $C_{10}H_{18}O$ (154.25). 无色液体, 有类似樟脑的气味, mp 1.5℃, bp 176~177℃. 【类型】桉油精类. 【活性】止痛; 平喘; 抗菌; 抗炎; 退热剂; 驱肠虫剂. 【来源】桉叶 *Eucalyptus globules* (挥发油: 95.13%), 白千层 *Melaleuca leucadendra*, 滨蒿 *Artemisia maritima*, 大叶桉叶 *Eucalyptus robusta*, 高良姜 *Alpinia officinarum* (干燥根茎: 6 产地平均含量 = 0.35%)[1025], 罗勒 *Ocimum basilicum*, 美国夏腊梅 *Calycanthus floridus*, 青果 *Canarium album*, 树脂半日花 *Csitus ladaniferus*, 土羌活 *Hedychium coronarium*, 樟木 *Cinnamomum camphora* (木材: 含量 = 0.21%[1022]), 紫穗槐 *Amorpha fruticosa*. 【文献】172, 1022, 1025.

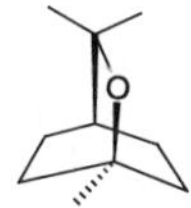

6.7 未氯化缩酚(羧)酸环醚

813 Lobaric acid

$C_{25}H_{28}O_8$ (456.50). 【类型】未氯化缩酚(羧)酸环醚. 【活性】5-脂加氧酶抑制剂 (猪的白细胞, *in vitro*, IC_{50} = 7.3μmol/L, 对照 Zileuton, IC_{50} = 0.4μmol/L, 脂加氧酶涉及各种类型的致癌作用)[643]; 12-脂加氧酶抑制剂 (人血小板, *in vitro*)[643]; 细胞毒 [急性早幼粒细胞白血病 HL-60, EC_{50} = (52.1±9.9)μg/mL, Zileuton, EC_{50} = (38.8±12.3)μg/mL; 结肠直肠腺癌 WiDr, EC_{50} = (63.9±2.2)μg/mL, Zileuton, EC_{50} > 80μg/mL; 红白血病 K562, EC_{50} = (19.7±1.2)μg/mL, Zileuton, EC_{50} = (38.5±5.4)μg/mL; 胃腺癌 AGS, EC_{50} = (38.5±2.7)μg/mL, 对照 Zileuton, EC_{50} = (70.5± 3.1)μg/mL; 乳腺癌 T47D, EC_{50} = (21.4±9.8)μg/mL, Zileuton, EC_{50} = (23.9±4.1)μg/mL; 卵巢腺癌 OVCAR-3, EC_{50} = (36.7±10.5)μg/mL, Zileuton, EC_{50} = (53.1±7.7)μg/mL; 胰腺癌 Capan1, EC_{50} = (15.2± 3.5)μg/mL, Zileuton, EC_{50} = (12.9±11.7)μg/mL; 胰腺癌 Capan2, EC_{50} = (34.4±2.5)μg/mL, Zileuton, EC_{50} > 80μg/mL; 胰腺癌 PANC1, EC_{50} = (35.9±7.7) μg/mL, Zileuton, EC_{50} = (46.6±5.4)μg/mL; 前列腺癌 PC3, EC_{50} = (28.0±5.6)μg/mL, Zileuton, EC_{50} = (49.9± 9.0)μg/mL; 小细胞肺癌 NCI-H1417, EC_{50} = (27.5± 3.8)μg/mL, Zileuton, EC_{50} > 80μg/mL; T-细胞白血病 Jurkat-T, EC_{50} = (35.5±9.4)μg/mL, Zileuton, EC_{50} = (78.3±5.0)μg/mL][643]. 【来源】珊瑚枝属 *Stereocaulon alpinum*. 【文献】643.

6.8 未氯化缩酚(羧)酸二聚体

814 Paludosic acid 沼泽树花酸

[19833-81-9] $C_{23}H_{28}O_8$ (432.47). 无色针晶 (环己烷−苯−乙酸乙酯), mp 170~171℃. 【类型】未氯化缩酚(羧)酸二聚体. 【活性】抗炎 (兔肾微粒体, 前列腺素生物合成抑制剂, IC_{50} = 5.9μmol/L, 对照消炎痛, IC_{50} = 4.9μmol/L, 阿司匹林, IC_{50} = 2.0 μmol/L) 【来源】喇叭粉石蕊 *Cladonia chlorophaea*, 沼泽树花 *Ramalina paludosa*. 【文献】578, 579, 580, 581.

7. 简单芳香化合物

7.1 简单苯衍生物

815 1'-Acetoxyeugenol acetate 1'-乙酰氧基丁香酚乙酸酯

[108093-85-2] $C_{14}H_{16}O_5$ (264.28). 【类型】简单苯衍生物. 【活性】抗肿瘤 (S_{180}, 10mg/kg, 生长率 = 10.0%); 抗溃疡 (大鼠, ip, 胃溃疡, 5mg/kg, 抑制率 = 36%; 10mg/kg, 抑制率 = 100%); 低毒. 【来源】大良姜 *Alpinia galanga*. 【文献】1, 211, 242.

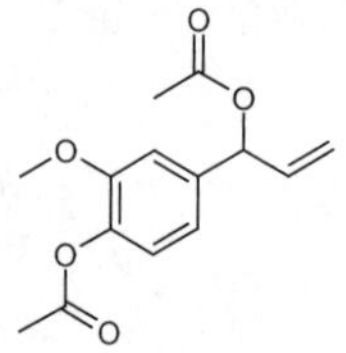

816 *p*-Aminobenzoic acid *p*-氨基苯甲酸

[150-13-0] $C_7H_7NO_2$ (137.14). mp 186~187℃. 【类型】简单苯衍生物. 【活性】磺胺药物拮抗剂; 屏蔽紫外线. 【来源】鸡子白 *Gallus gallus domesticus*, 鸡子黄 *Gallus gallus domesticus*. 【文献】6, 170.

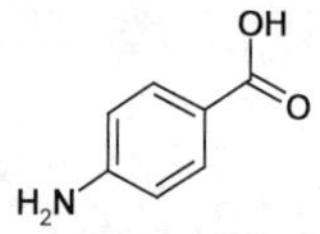

817 Arbutin 熊果苷 (熊果酚苷)

[497-76-7] $C_{12}H_{16}O_7$ (272.26). 无色针状晶体, mp 200℃, $[\alpha]_D^{25} = -64°$ (水), 溶于水、乙醇.[1024] 【类型】简单苯衍生物. 【活性】利尿剂; 用于治疗糖尿病; 抑制胰岛素降解 (*in vitro*); 镇咳; 酪氨酸酶抑制剂 (蘑菇酪氨酸, Mason/Peterson 分光光度法, IC_{50} = 24 mmol/L)[785]; 低毒. 【来源】费菜 *Sedum aizoon*, 厚叶岩白菜 *Bergenia crassifolia*, 虎耳草 *Saxifraga stolonifera*, 鸡屎藤 *Paederia scandens*, 梨叶 *Pyrus bretschneideri*[1024], 鹿衔草 *Pyrola calliantha* [Syn. *Pyrola rotundifolia* ssp. *chinensis*] (茎: 9~11 月平均含量 = 2.21%; 叶: 9~11 月平均含量 = 7.00%)[1025], 青木香 *Aristolochia debilis* [Syn. *Aristolochia longa*], 日本鹿蹄草 *Pyrola japonica*, 沙梨叶 *Pyrus pyrifolia*, 甜牛至* *Origanum majorana*, 西洋梨 *Pyrus communis*, 熊果 *Arctostaphylos uva-ursi* (叶: 含量范围 = 4%~6%[1024]), 药用黑面神叶* *Breynia officinalis*, 野梨枝叶 *Pyrus calleryana*, 圆叶鹿蹄草 *Pyrola rotundifolia*, 越橘叶 *Vaccinium vitis-idaea* (叶: 含量范围 = 4%~6%[1024]; 含量 = 4.44%[1025]), 珍珠梅 *Sorbaria sorbifolia*. 【文献】4, 6, 170, 171, 459, 1024, 1025.

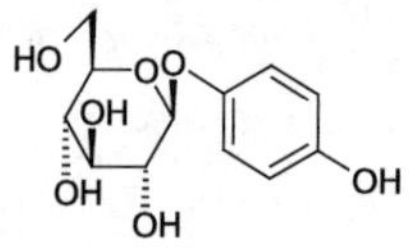

818 Asarumin A 杜衡素 A

[126518-75-0] $C_{15}H_{20}O_5$ (280.32). 无色块晶 (乙酸乙酯), mp 89~91℃, $[\alpha]_D^{23}$ = +4.10° (*c* = 0.9, 甲醇). 【类型】简单苯衍生物. 【活性】抗过敏 (大鼠, 抑制皮肤变应性变态反应, 300mg/kg orl, 抑制率 = 44.4%). 【来源】杜衡 *Asarum forbesii*. 【文献】189, 253.

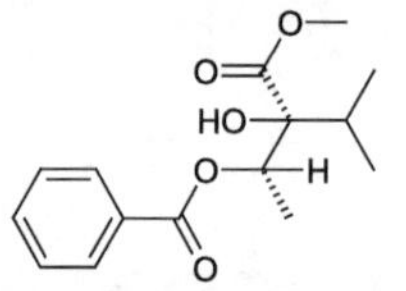

819 Asarumin B 杜衡素 B

[126518-76-1] $C_{13}H_{16}O_4$ (236.27). 无色油状物, $[\alpha]_D^{23}$ = +0.48° (*c* = 2.0, 三氯甲烷). 【类型】简单苯衍生物. 【活性】抗过敏 (大鼠, 抑制皮肤变应性变态反应, 300mg/kg orl, 抑制率 = 25.1%). 【来源】杜衡 *Asarum forbesii*. 【文献】189, 253.

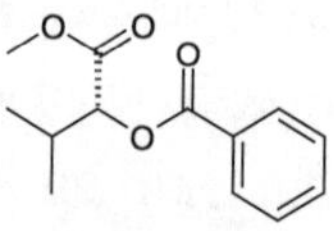

820 Asarumin C 杜衡素 C

[126518-77-2] $C_{15}H_{18}O_4$ (262.31). 无色油状物, $[\alpha]_D^{23}$ =

+30.5° (c = 0.2, 三氯甲烷). 【类型】简单苯衍生物. 【活性】抗过敏 (大鼠, 抑制皮肤变应性变态反应, 300mg/kg orl, 抑制率 = 36.2%). 【来源】杜衡 *Asarum forbesii*. 【文献】189, 253.

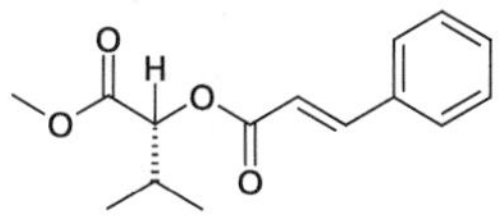

821 Asarylaldehyde 细辛醛

1,2,4-Trimethoxyphenyl-5-aldehyde [4460-86-0] $C_{10}H_{12}O_4$ (196.20). 白色菱形晶体 (乙醇), mp 112~114℃; 针状结晶 (三氯甲烷或水), mp 114℃; 溶于热水、乙醚、苯和石油醚. 【类型】简单苯衍生物. 【活性】平喘; 抗组胺 (抑制组胺释放, 大鼠巨细胞 *in vitro*, ConA 引起的组胺释放, 1000μmol/L, 抑制率 =46%). 【来源】白菖 *Acorus calamus*, 荜澄茄 *Piper cubeba*, 海风藤 *Piper kadsura* [Syn. *Piper futokadsura*], 鹤虱风 *Daucus carota*, 南鹤虱 *Daucus carota*, 欧细辛 *Asarum europaeum*. 【文献】6, 184, 273, 442.

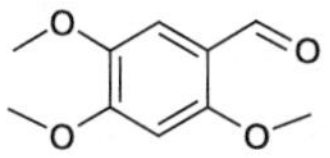

822 Baeomycesic acid 羊角衣酸

[644-66-6] $C_{19}H_{18}O_8$ (374.35). mp 233℃. 【类型】简单苯衍生物. 【活性】5-脂加氧酶抑制剂 (猪的白细胞, *in vitro*, IC_{50} = 8.3μmol/L, 对照 Zileuton, IC_{50} = 0.4μmol/L, 脂加氧酶涉及各种类型的致癌作用)[643]; 细胞毒 [急性早幼粒细胞白血病 HL-60, EC_{50} > 80μg/mL, Zileuton, EC_{50} = (38.8±12.3)μg/mL; 结肠直肠腺癌 WiDr, EC_{50} > 80μg/mL, Zileuton, EC_{50} > 80μg/mL; 红白血病 K562, EC_{50} = (36.8±6.9)μg/mL, Zileuton, EC_{50} = (38.5±5.4)μg/mL; 胃腺癌 AGS, EC_{50} = (48.0±3.3)μg/mL, Zileuton, EC_{50} = (70.5±3.1)μg/mL; 乳腺癌 T47-D, EC_{50} = (58.8±5.6)μg/mL, Zileuton, EC_{50} = (23.9±4.1)μg/mL; 卵巢腺癌 OVCAR-3, EC_{50} > 80μg/mL, Zileuton, EC_{50} = (53.1±7.7) μg/mL; 胰腺癌 Capan1, EC_{50} > 80μg/mL, Zileuton, EC_{50} = (12.9±11.7)μg/mL; 胰腺癌 Capan2, EC_{50} = (53.8± 12)μg/mL, Zileuton, EC_{50} > 80μg/mL; 胰腺癌 PANC1, EC_{50} > 80μg/mL, Zileuton, EC_{50} = (46.6±5.4)μg/mL; 前列腺癌 PC3, EC_{50} = (28.8±6.5)μg/mL, Zileuton, EC_{50} = (49.9± 9.0)μg/mL; 小细胞肺癌 NCI-H1417, EC_{50} = (62.2±12.2) μg/mL, Zileuton, EC_{50} > 80μg/mL; T-细胞白血病 Jurkat-T, EC_{50} = (52.6±9.0)μg/mL, Zileuton, EC_{50} = (78.3±5.0) μg/mL][643]. 【来源】斑鸠 *Streptopelia orientalis*, 地衣 *Thamnolia vermicularis* var. *subuliformis*. 【文献】6, 643.

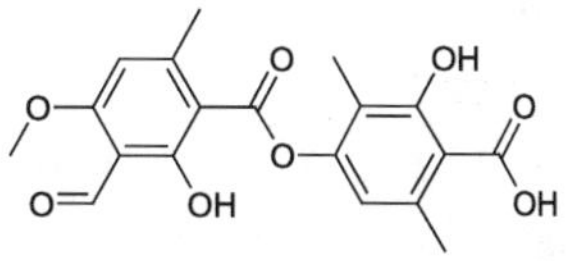

823 Cornudentanone 腺齿紫金牛醌

$C_{22}H_{34}O_5$ (378.51). 【类型】简单苯衍生物. 【活性】抑制白细胞与其受体的结合. 【来源】腺齿紫金牛 *Ardisia cornudentata*. 【文献】170.

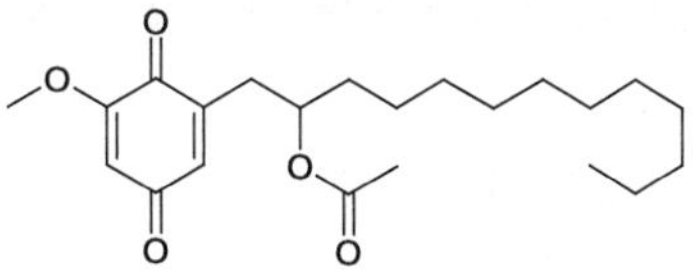

824 Curculigoside 仙茅苷

[85643-19-2] $C_{22}H_{26}O_{11}$ (466.44). 无色菱形晶体 (水), mp 158~159℃, $[\alpha]_D^{25}$ = −28.7° (c = 1, 甲醇). 【类型】简单苯衍生物. 【活性】促进巨噬细胞吞噬细胞的功能; 抗氧化剂 (羟基自由基清除剂, IC_{50} = 0.54mmol/L, 对照表没食子儿茶素没食子酸 EGCG, IC_{50} = 0.43mmol/L, 超氧化物阴离子清除剂, IC_{50} = 1.35mmol/L, 对照表没食子儿茶素没食子酸 EGCG, IC_{50} = 0.53mmol/L)[752]. 【来源】毛仙茅* *Curculigo pilosa* (根茎), 仙茅 *Curculigo orchioides* (根茎: 14 产地平均含量 = 0.160%[1025]). 【文献】223, 246, 752, 909, 1025.

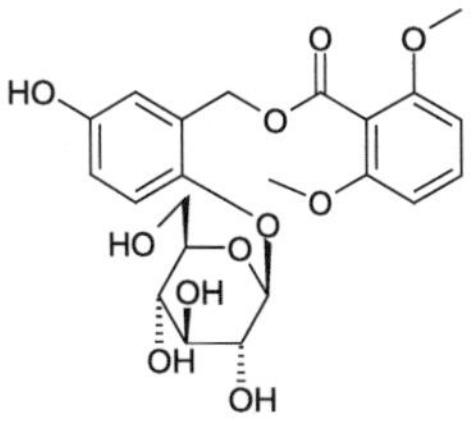

825 Damascenine 大马士革宁

[483-64-7] $C_{10}H_{13}NO_3$ (195.22). 【类型】简单苯衍生物. 【活性】抗炎 (大鼠, 足肿胀模型); 退热剂. 【来源】野黑种草 *Nigella arvensis*, 黑种草 *Nigella damascena*. 【文献】170.

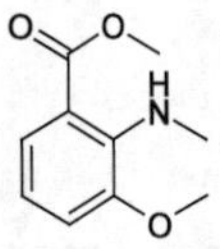

826 Diethylphthalate *o*-苯二甲酸二乙酯

[84-66-2] $C_{12}H_{14}O_4$ (222.24). bp 295℃. 【类型】简单苯衍生物. 【活性】驱肠虫剂; 消肿药; LD_{50} (兔, orl) = 1.0g/kg. 【来源】水芹 *Oenanthe javanica*. 【文献】6, 170.

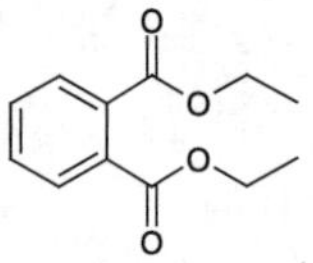

827 4-(3,4-Dimethoxyphenyl)-but-1,3-diene 4-(3,4-二甲氧基苯基)-丁-1,3-二烯*

$C_{12}H_{14}O_2$ (190.24). 【类型】简单苯衍生物. 【活性】细胞毒 (A549, IC_{50} > 50μmol/L, 对照椭圆玫瑰树碱, IC_{50} = 0.8μmol/L; Col2, IC_{50} > 50μmol/L, 椭圆玫瑰树碱, IC_{50} = 1.6μmol/L; SNU638, IC_{50} = 44.7μmol/L, 椭圆玫瑰树碱, IC_{50} = 1.6μmol/L; HT1080, IC_{50} = 7,9μmol/L, 椭圆玫瑰树碱, IC_{50} = 1.2μmol/L)[642]; COX-2 抑制剂 (RAW264.7 细胞, 测量脂多糖诱导的前列腺素 E_2 的生成, IC_{50} = 20.68μmol/L, 对照 Celecoxib, IC_{50} = 0.52 nmol/L)[762]. 【来源】野姜 *Zingiber cassumunar* (根茎). 【文献】642, 762.

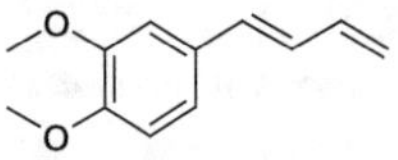

828 3,4-Dimethoxyphenyl 1-*O*-*β*-*D*-[5-*O*-(3,4-dimethoxybenzoyl)]-apiofuranosyl-(1→6)-*β*-*D*-glucopyranoside 3,4-二甲氧基苯基 1-*O*-*β*-*D*-[5-*O*-(3,4-二甲氧基苯甲酰基)]-芹糖基-(1→6)-*β*-*D*-吡喃葡萄糖苷*

$C_{28}H_{36}O_{15}$ (612.59). 无定形粉末, $[\alpha]_D^{22}$ = −72.0° (*c* = 1.89, 甲醇). 【类型】简单苯衍生物. 【活性】NO 生成抑制剂 (脂多糖活化的类巨噬细胞 J774.1, IC_{50} = 75.9μg/mL, 对照 *L*-NMMA, IC_{50} = 27.4 μg/mL)[744]. 【来源】斑疹钟花树 *Tabebuia impetiginosa* (树皮), 褐色钟花树 *Tabebuia avellanedae* (内树皮). 【文献】610, 744.

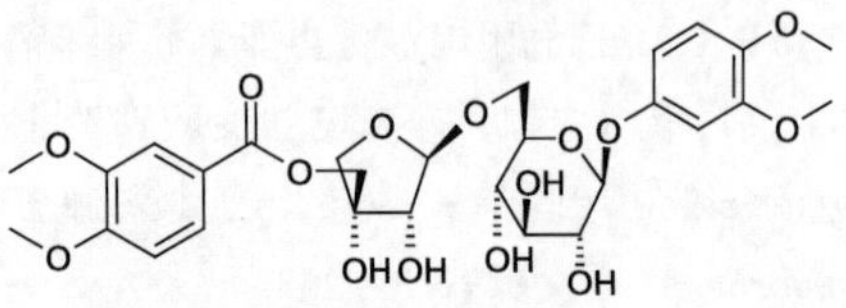

829 3,4-Dimethoxyphenyl 1-*O*-*β*-*D*-[5-*O*-(4-hydroxylbenzoyl)]-apiofuranosyl-(1→6)-*β*-*D*-glucopyranoside 3,4-二甲氧基苯基 1-*O*-*β*-*D*-[5-*O*-(4-羟基苯甲酰基)]-芹糖基-(1→6)-*β*-*D*-吡喃葡萄糖苷*

$C_{26}H_{32}O_{14}$ (568.54). 无定形粉末, $[\alpha]_D^{22}$ = −75° (*c* = 0.66, 甲醇). 【类型】简单苯衍生物. 【活性】NO 生成抑制剂 (脂多糖活化的类巨噬细胞 J774.1, IC_{50} = 44.1μg/mL, 对照 *L*-NMMA, IC_{50} = 27.4μg/mL)[744]. 【来源】斑疹钟花树 *Tabebuia impetiginosa* (树皮), 褐色钟花树 *Tabebuia avellanedae* (内树皮). 【文献】610, 744.

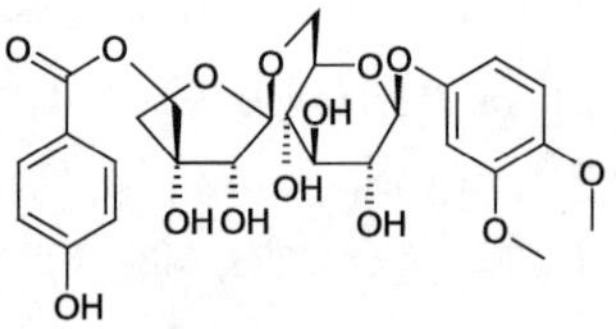

830 3,4-Dimethoxyphenyl 1-*O*-*β*-*D*-[5-*O*-(4-methoxybenzoyl)]-apiofuranosyl-(1→6)-*β*-*D*-glucopyranoside 3,4-二甲氧基苯基 1-*O*-*β*-*D*-[5-*O*-(4-甲氧基苯甲酰基)]-芹糖基-(1→6)-*β*-*D*-吡喃葡萄糖苷*

$C_{27}H_{34}O_{14}$ (582.56). 无定形粉末, $[\alpha]_D^{22}$ = −76.0° (*c* = 1.79, 甲醇). 【类型】简单苯衍生物. 【活性】NO 生成抑制剂 (脂多糖活化的类巨噬细胞 J774.1, IC_{50} = 38.2μg/mL, 对照 *L*-NMMA, IC_{50} = 27.4μg/mL)[744]. 【来源】斑疹钟花树 *Tabebuia impetiginosa* (树皮), 褐色钟花树 *Tabebuia avellanedae* (内树皮). 【文献】610, 744.

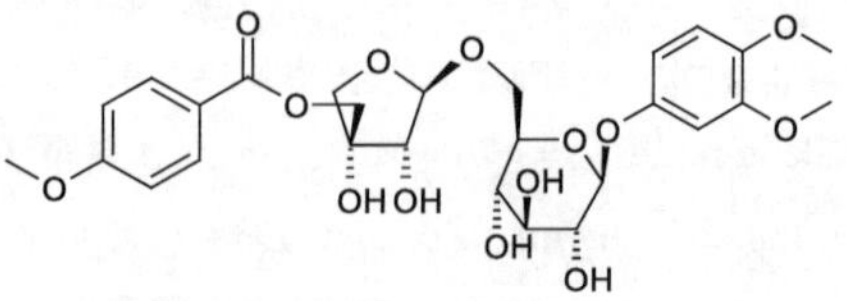

831 (*E*)-3-(3,4-Dimethoxyphenyl)-2-propen-1-yl (*Z*)-2-[(*Z*)-2-methyl-2-butenoyloxymethyl] butenoate (*E*)-3-(3,4-二甲氧基苯基)-2-丙烯-1-基(*Z*)-2-[(*Z*)-2-甲基-2-丁烯酰氧基甲基]丁烯酸酯*

$C_{21}H_{26}O_6$ (374.44). 【类型】简单苯衍生物. 【活性】

抗炎 (NF-κB 抑制剂, 人单核细胞, 防止脂多糖诱导的细胞因子 IL-1、IL-6、TNF、IL-8 释放和前列腺素 E_2 合成: 不加脂多糖空白值: 前列腺素 E_2 = 0.54pg/mL, IL-6 = 0.97pg/mL, IL-1β= 0pg/mL, TNF-α = 0.02pg/mL, IL-8 = 3.45pg/mL; 脂多糖(10ng/mL): 前列腺素 E_2 = 19.24pg/mL, IL-6 = 71.42pg/mL, IL-1β = 3.61pg/mL, TNF-α = 2.66pg/mL, IL-8 = 235.18pg/mL; 脂多糖 (10ng/mL+该化合物 1μg/mL): 前列腺素 E_2 = 6.58 pg/mL, IL-6 = 52.23pg/mL, IL-1β = 1.25pg/mL, TNF- α = 1.18pg/mL, IL-8 = 158.3pg/mL)[892]. 【来源】灌木柴胡 *Bupleurum fruticosum* (地上部分). 【文献】892.

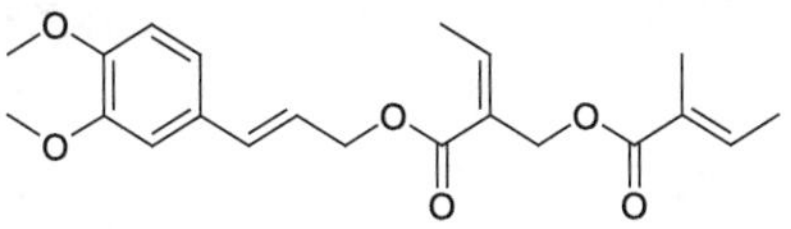

832 Gallic acid 没食子酸

3,4,5-Trihydroxybenzoic acid [149-91-7] $C_7H_6O_5$ (170.12). mp 235~240℃ (分解). 【类型】简单苯衍生物. 【活性】抗过敏; 抗菌 (*in vitro*: 金黄色葡萄球菌、八叠球菌属、α-链球菌、柰瑟球菌属、铜绿假单胞菌、痢疾杆菌、伤寒杆菌和副伤寒杆菌 A, EC = 5mg/mL); 抗肿瘤 (鼠, 吗啉和亚硝酸钠引起的肺腺瘤); 细胞毒 (氧化剂实验)[895]; 抗真菌 (17 种真菌 *in vitro*, EC = 3%); 抗炎; 抗诱变剂; 抗病毒 (流行性感冒病毒); 收敛剂 (家畜的肠道); 平喘; 利胆剂; 抑制胰岛素降解, 白介素-10 样活性 (细胞增生实验, 呈剂量依赖关系, 最大值在 30μg/mL)[734]; 抗氧化剂 (DPPH 清除剂, TLC, MIA < 0.05μg, IC_{50} = 4μg/mL)[922]; DPPH 清除剂 [IC_{50} = (12.4±0.2)μmol/L, 对照 Trolox, IC_{50} = (25.4±0.8)μmol/L][690]; 细胞生长抑制剂 (在 12.5μg/L 或高于该浓度时, 对 tsFT210 细胞 G2/M 期有抑制作用); 血管紧张素转化酶 ACE 抑制剂 (IC_{50} > 500μmol/L, 对照 Lisinopril, IC_{50} = 1nmol/L); 中性肽链内切酶 NEP 抑制剂 (IC_{50} = 480μmol/L, 对照 Phosphoramidon, IC_{50} = 9nmol/L); APN 抑制实验无活性; 抗菌 (胡萝卜软腐欧文菌, IZD = 13mm/100μg, 对照槲皮素硫酸盐, IZD = 21mm/10μg; 金黄色葡萄球菌, IZD = 7mm/100μg, 槲皮素硫酸盐, IZD = 14 mm/10μg; 邻居棒状杆菌, IZD = 7mm/100μg, 槲皮素硫酸盐, IZD = 28mm/10μg)[924]; 抗真菌 (白念珠菌, IZD = 7mm/100μg, 对照制霉菌素, IZD = 11mm/ 20μg)[924]; 黄质氧化酶抑制剂 (IC_{50} = 7.1μg/mL, IC_{50} = 41.7μmol/L; 对照槲皮素, IC_{50} = 3.4μg/mL, IC_{50} = 10μmol/L)[924]. 【来源】阿拉伯金合欢 *Acacia arabica*, 白花前胡 *Peucedanum praeruptorum*, 白蔹 *Ampelopsis japonica* [Syn. *Paullinia japonica*], 白芍 *Paeonia albiflora* [Syn. *Paeonia lactiflora*] (新鲜果实: yield = 1.13%鲜重)[799], 萹蓄 *Polygonum aviculare*, 草原老鹳草 *Geranium pratense*, 长叶水麻 *Debregeasia longifolia*, 柽柳 *Tamarix chinensis*, 醋柳果 *Hippophae rhamnoides*, 大黄(药用大黄) *Rheum officinale* (茎和根茎: 平均含量 = 0.282%[1025]), 大叶桉叶 *Eucalyptus robusta*, 大叶库诺尼* *Cunonia macrophylla* (叶), 地锦草 *Euphorbia humifusa*, 地榆 *Sanguisorba officinalis* (干燥根: 6 产地平均含量 = 0.25%)[1025], 滇南红厚壳 *Calophyllum polyanthum* (种子: 含量 = 0.0047%干重)[831], 多花芍药 *Paeonia emodi* (果实), 儿茶钩藤 *Uncaria gambir*, 番石榴干 *Psidium guajava*, 河套大黄 *Rheum hotaoense* (茎和根茎: 含量 = 0.38%)[1025], 诃子 *Terminalia chebula* (果实: 含量范围 = 1.04%~2.78%[1022, 1025], 含量 = 1.04%[1025]), 红筷子 *Chamaenerion angustifolium* [Syn. *Epilobium angustifolium*], 胡卢巴 *Trigonella foenum-graecum*, 胡桃叶 *Juglans regia*, 虎杖 *Polygonum cuspidatum*, 化香树叶 *Platycarya strobilacea*, 黄练芽 *Pistacia chinensis*, 黄栌 *Cotinus coggygria*, 黄栌枝叶 *Cotinus coggygria* var. *cinerea*, 檵木 *Loropetalum chinense*, 款冬花 *Tussilago farfara*, 鹿角漆树 *Rhus typhina*, 鹿衔草 *Pyrola calliantha* [Syn. *Pyrola rotundifolia* ssp. *chinensis*], 绿背桂花 *Excoecaria cochinchinensis* var. *viridis*, 马桑 *Coriaria sinica* [Syn. *Coriaria nepalensis*], 马桑叶 *Coriaria sinica* [Syn. *Coriaria nepalensis*], 杧果 *Mangifera indica*, 猫眼草 *Euphorbia lunulata* (全株), 玫瑰花 *Rosa rugosa*, 没食子 *Quercus infectoria* (parasitic bee: *Cynips gallae-tinctoriae*), 牡丹皮 *Paeonia moutan* [Syn. *Paeonia suffruticosa*], 南酸枣(广枣) *Choerospondias axillaris* (干燥成熟果实: 5 产地平均含量 = 0.063%)[1025], 尼罗河柽柳* *Tamarix nilotica*, 葡

萄 *Vitis vinifera*, 千屈菜 *Lythrum salicaria*, 牵牛子 *Pharbitis nil*, 青果 *Canarium album* (干燥成熟果实: 含量 = 0.216%)[1025], 拳参 *Polygonum bistorta*, 三维治番樱桃* *Eugenia sandwicensis*, 山茱萸 *Cornus officinalis* [Syn. *Macrocarpium officinale*] (干燥成熟果实: 8 产地平均含量 = 0.147%[1025]), 圣地红景天 *Rhodiola sacra*, 柿蒂 *Diospyros kaki* (花萼: 平均含量 = 0.029%)[1025], 石榴皮 *Punica granatum*, 鼠掌老鹳草 *Geranium sibiricum*, 水接骨丹 *Epilobium hirsutum*, 苏木 *Caesalpinia sappan*, 唐古特大黄 *Rheum tanguticum* (茎和根茎: 含量 = 0.93%[1025]), 委陵菜 *Potentilla chinensis*, 乌柏木根皮 *Sapium sebiferum*, 乌柏叶 *Sapium sebiferum*, 五桠果 *Dillenia indica*, 西番莲 *Passiflora caerulea*, 西西里漆树 *Rhus coriaria*, 仙鹤草 *Agrimonia pilosa* var. *japonica*, 相思子 *Abrus precatorius*, 心形蒲桃* *Syzygium cordatum*, 盐麸子 *Rhus chinensis* [Syn. *Rhus semialata*], 杨梅树皮 *Myrica rubra* (树皮: 含量 = 0.026%), 叶下珠 *Phyllanthus urinaria* (全株: 平均含量 = 0.115%[1025]), 油柑木皮 *Phyllanthus emblica*, 油柑叶 *Phyllanthus emblica*, 有色紫金牛* *Ardisia colorata* (果实), 月季花 *Rosa chinensis*, 藏边大黄 *Rheum emodi* [Syn. *Rheum australe*] (茎和根茎: 含量 = 0.042%)[1025], 掌叶大黄 *Rheum palmatum* (茎和根茎: 含量 = 0.30%[1025]), 朱红柿* *Diospyros cinnabarina*, 紫薇花 *Lagerstroemia indica*., 棕榈皮 *Trachycarpus fortunei* (叶柄及叶鞘纤维, 炒棕炭: 5 产地平均含量 = 0.029%[1025]), 存在于许多植物中. **【文献】** 2, 4, 5, 6, 37, 38, 170, 171, 605, 670, 676, 690, 734, 767, 799, 831, 847, 893, 895, 922, 924, 960, 1022, 1025.

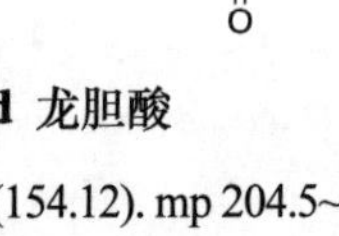

833 Gentisic acid 龙胆酸

[490-79-9] $C_7H_6O_4$ (154.12). mp 204.5~205.0℃. **【类型】** 简单苯衍生物. **【活性】** 抗病毒; 抗菌; 抗风湿剂; 止痛 (钠盐). **【来源】** 大车前 *Plantago major*, 茴香茎叶 *Foeniculum vulgare*, 巨桉 *Eucalyptus grandis*, 菊芋 *Helianthus tuberosus*, 莱菔 *Raphanus sativus*, 黎檬根 *Citrus limonia*, 黎檬叶 *Citrus limonia*, 葡萄 *Vitis vinifera*, 似紫檀* *Pterocarpus santalinus*, 栽培柑橘* *Citrus cultivars*, 龙胆属 *Gentiana* sp. **【文献】** 6, 170, 171.

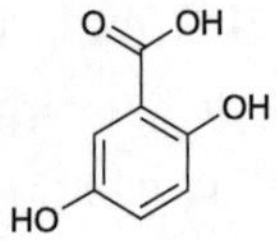

834 4-Hydroxy-3-(2-hydroxy-3-isopentenyl) acetophenone 4-羟基-3-(2-羟基-3-异戊烯基)苯乙酮*

$C_{13}H_{16}O_3$ (220.27). **【类型】** 简单苯衍生物. **【活性】** 抗炎 (抑制花生四烯酸代谢, 钙离子载体刺激的白细胞, 抑制 LTB_4 产生, 浓度依赖方式, IC_{50} = 111 μmol/L)[724]. **【来源】** 意大利蜡菊* *Helichrysum italicum* **【文献】** 724.

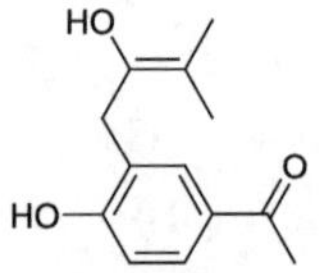

835 4-Hydroxy-3-(3-methyl-2-butenyl)acetophenone 4-羟基-3-(3-甲基-2-丁烯基)苯乙酮*

$C_{13}H_{16}O_2$ (204.27). **【类型】** 简单苯衍生物. **【活性】** 抗炎 (抑制花生四烯酸代谢, 钙离子载体刺激的白细胞, 抑制 LTB_4 产生, 浓度依赖方式, IC_{50} = 24 μmol/L)[724]. **【来源】** 意大利蜡菊* *Helichrysum italicum* **【文献】** 724.

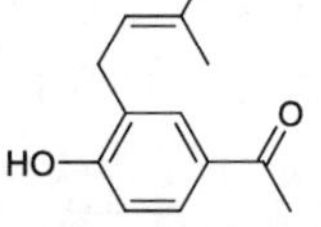

836 2-(4-Hydroxyphenyl)ethyl-1-*O*-*β*-*D*-[5-*O*-(4-methoxybenzoyl)]-apiofuranosyl-(1→6)-*β*-*D*-glucopyranoside 2-(4-羟基苯基)乙基-1-*O*-*β*-*D*-[5-*O*-(4-甲氧基苯甲酰基)]-芹糖基-(1→6)-*β*-*D*-吡喃葡萄糖苷*

$C_{27}H_{34}O_{13}$ (566.56). 无定形粉末, $[\alpha]_D^{22} = -55.4°$ (*c* = 1.93, 甲醇). **【类型】** 简单苯衍生物. **【活性】** NO 生成抑制剂 (脂多糖活化的类巨噬细胞 J774.1, IC_{50} = 55.1μg/mL, 对照 *L*-NMMA, IC_{50} = 27.4μg/mL)[744]. **【来源】** 斑疹钟花树 *Tabebuia impetiginosa* (树皮),

褐色钟花树 *Tabebuia avellanedae* (内树皮). 【文献】610, 744.

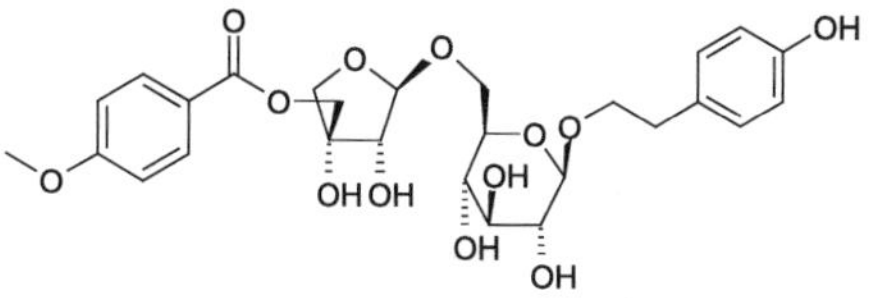

837 2-(4-Hydroxyphenyl)ethyl 1-*O*-*β*-*D*-[5-*O*-(3,4-dimethoxybenzoyl)]-apiofuranosyl-(1→6)-*β*-*D*-glucopyranoside 2-(4-羟基苯基)乙基 1-*O*-*β*-*D*-[5-*O*-(3,4-二甲氧基苯甲酰基)]-芹糖基-(1→6)-*β*-*D*-吡喃葡萄糖苷*

$C_{28}H_{36}O_{14}$ (596.59). 无定形粉末, $[\alpha]_D^{22} = -51.6°$ (c = 2.15, 甲醇). 【类型】简单苯衍生物. 【活性】NO生成抑制剂 (脂多糖活化的类巨噬细胞 J774.1, IC_{50} = 31.1μg/mL, 对照 *L*-NMMA, IC_{50} = 27.4μg/mL)[744]. 【来源】斑疹钟花树 *Tabebuia impetiginosa* (树皮), 褐色钟花树 *Tabebuia avellanedae* (内树皮). 【文献】610, 744.

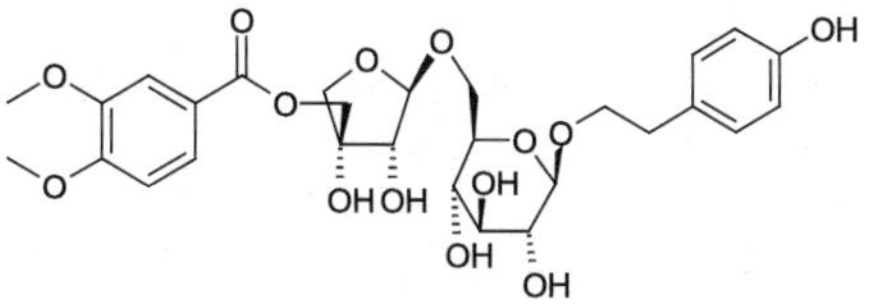

838 2-(4-Hydroxyphenyl)ethyl-1-*O*-*β*-*D*-[5-*O*-(4-hydroxybenzoyl)]-apiofuranosyl-(1→6)-*β*-*D*-glucopyranoside 2-(4-羟基苯基)乙基-1-*O*-*β*-*D*-[5-*O*-(4-羟基苯甲酰基)]-芹糖基-(1→6)-*β*-*D*-吡喃葡萄糖苷*

$C_{26}H_{32}O_{13}$ (552.54). 无色无定形固体, $[\alpha]_D^{25} = -26.2°$ (c = 0.029, 甲醇). 【类型】简单苯衍生物. 【活性】NO 生成抑制剂 (脂多糖活化的类巨噬细胞 J774.1, IC_{50} = 22.0μg/mL, 对照 *L*-NMMA, IC_{50} = 27.4μg/mL)[744]. 【来源】褐色钟花树 *Tabebuia avellanedae* (内树皮). 【文献】744.

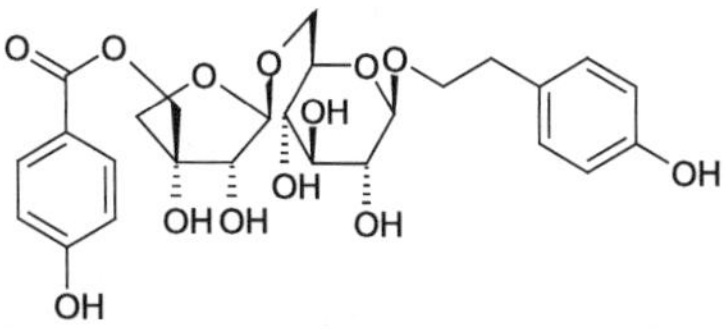

839 *cis*-Methyl isoeugenol *cis*-甲基异丁香酚

1,2-Dimethoxy-4-(1-*cis*-propenyl)-benzene $C_{11}H_{14}O_2$ (178.23). 白色油状物, bp 138~140℃(12mmHg). 【类型】简单苯衍生物. 【活性】抑制 T 细胞细胞核因子 NFAT 的转录 [IC_{50} > 100μmol/L, 阳性对照环孢菌素 A, IC_{50} = (0.29±0.01)μmol/L]. 【来源】白菖 *Acorus calamus*, 华茶藨 *Ribes fasciculatum* var. *chinense*. 【文献】6, 441.

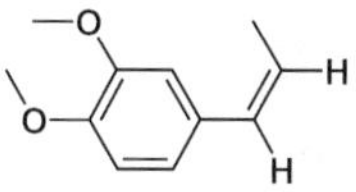

840 *trans*-Methyl isoeugenol *trans*-甲基异丁香酚

[6379-72-2] $C_{11}H_{14}O_2$ (178.23). mp 16~17℃, bp 143~144℃(11mmHg). 【类型】简单苯衍生物. 【活性】抗菌 (金黄色葡萄球菌, MIC = 0.4mg/mL; 肺炎链球菌, MIC = 0.6mg/mL); 抗组胺; 解痉; 镇咳 (祛痰); 镇静; 催眠. 【来源】白菖 *Acorus calamus*, 金钱蒲 *Acorus gramineus*, 南鹤虱 *Daucus carota*, 欧细辛 *Asarum europaeum*, 肉豆蔻 *Myristica fragrans*, 野香茅 *Cymbopogon goeringii*. 【文献】6, 170.

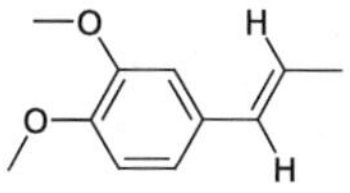

841 Onosmin A 滇紫草素 A*

$C_{15}H_{15}NO_2$ (241.29). 白色无定形固体, mp 185~187℃. 【类型】简单苯衍生物. 【活性】脂加氧酶抑制剂 [LOX, EC1.13.11.12, IC_{50} = (24.2±0.04)μmol/L, 非竞争型, *K*i = (22.0±0.1)μmol/L, 正对照黄芩素, IC_{50} = (22.0±0.05)μmol/L, 混合型, *K*i = (18.0±0.02)μmol/L][749]. 【来源】粗硬毛滇紫草* *Onosma hispida* (全株). 【文献】749.

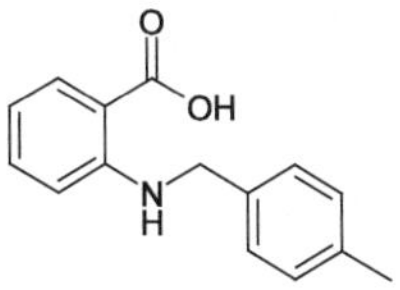

842 Onosmin B 滇紫草素 B*

$C_{16}H_{17}NO_2$ (255.32). 白色无定形固体, mp 137~140℃. 【类型】简单苯衍生物. 【活性】脂加氧酶抑制剂 [LOX, EC1.13.11.12, IC_{50} = (36.0±0.03)μmol/L, 非竞争型, *K*i = (31.1±0.05)μmol/L, 正对照黄芩素, IC_{50} = (22.0±0.05)μmol/L, 混合型, *K*i = (18.0±0.02) μmol/L][749]. 【来源】粗硬毛滇紫草* *Onosma hispida* (全株). 【文献】749.

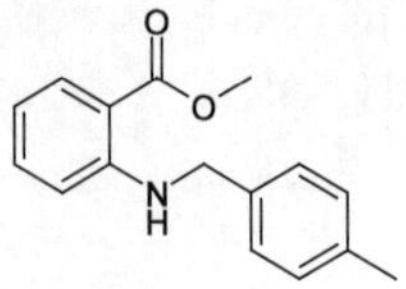

843　Paeonol 丹皮酚

2'-Hydroxy-4'-methoxyacetophenone [552-41-0] $C_9H_{10}O_3$ (166.18). mp 50℃. 【类型】简单苯衍生物. 【活性】止痛 (鼠, 热板模型, 醋酸诱导的扭体模型, 乙醛模型); 抗菌 (金黄色葡萄球菌, EC = 500μg/mL; 粪链球菌, EC = 500μg/mL; 大肠杆菌, EC = 200μg/mL; 枯草杆菌, EC = 200μg/mL); 抗惊厥 (电流或药物引起的惊厥); 抗高血压 (麻醉犬, (80~120)mg/kg iv, 降低血压 41%~61%, 持续 10~12min); 抗炎 (大鼠, orl, 角叉菜胶, 葡聚糖或乙酸引起的足肿胀模型); 抗氧化剂; 退热剂 (正常小鼠, 发热小鼠); 镇静; 催眠 (鼠, ip 或 orl); 抗炎 (细胞因子网络调节器: 以浓度依赖方式抑制发炎前期细胞因子的生成, 如 TNF-α, IL-1β 和 IL-6; 抑制 NO 和 PGE_2 的过量产生; 是发展新的抗炎药物的候选化合物)[725]. 【来源】白芍 *Paeonia albiflora* [Syn. *Paeonia lactiflora*] (干燥根: 平均含量 = 0.0159%[1025]), 赤芍 *Paeonia lactiflora* wild (干燥根: 平均含量 = 0.0158%[1025]), 耳状报春花 *Primula auricula*, 红桦皮 *Betula platyphylla* var. *japonica*, 牡丹皮 *Paeonia moutan* [Syn. *Paeonia suffruticosa*] (干燥根皮: 28 产地平均含量 = 1.44%[1025]), 黏报春* *Primula viscosa*, 桑叶 *Morus alba*, 徐长卿 *Cynanchum paniculatum* (根: 平均含量 = 1.43%[1025]). 【文献】2, 4, 170, 171, 725, 1022, 1025.

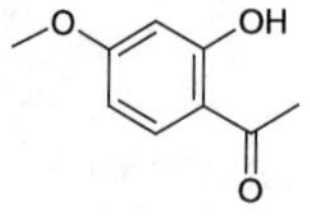

844　Phenethylamine 苯乙胺

[64-04-0] $C_8H_{11}N$ (121.18). 液体, d_4^{24} = 0.958, bp 197~198℃, bp 70~71℃(7mmHg), n_D^{25} = 1.5290. 【类型】简单苯衍生物. 【活性】刺激剂 (对皮肤); 致敏物质. 【来源】鬼盖 *Coprinus atramentarius*, 黄花仔 *Sida cordifolia*, 红母鸡草 *Desmodium gangeticum*, 麻黄 *Ephedra sinica*, 金合欢属 *Acacia* spp., 山楂属 *Crataegus* spp. 【文献】2, 6, 170, 171, 273.

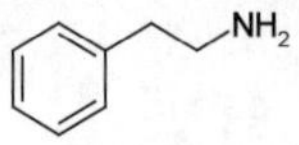

845　Phenol 苯酚

Hydroxybenzene [108-95-2] C_6H_6O (94.11). 【类型】简单苯衍生物. 【活性】防腐剂; 减轻瘙痒; 毒素. 【来源】白芍 *Paeonia albiflora* [Syn. *Paeonia lactiflora*], 柴胡 *Bupleurum chinense*, 颤杨 *Populus tremuloides*, 川续断 *Dipsacus asperoides*, 当归 *Angelica sinensis*, 陆地棉 *Gossypium hirsutum* [Syn. *Gossypium mexicanum*], 蔓荆子 *Vitex trifolia*, 日本香薷* *Elsholtzia nipponica*, 茵陈蒿 *Artemisia capillaris*, 中华鸡屎藤* *Paederia chinensis*. 【文献】2, 170, 171.

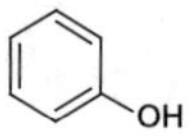

846　Primin 樱草醌

[15121-94-5] $C_{12}H_{16}O_3$ (208.26). 【类型】简单苯衍生物. 【活性】昆虫拒食剂; 刺激剂 (对皮肤); 灭螺剂 (牡蛎中毒). 【来源】鄂报春 *Primula obconica*, 高报春 *Primula elatior*, 米孔丹属 *Miconia* sp. 【文献】170.

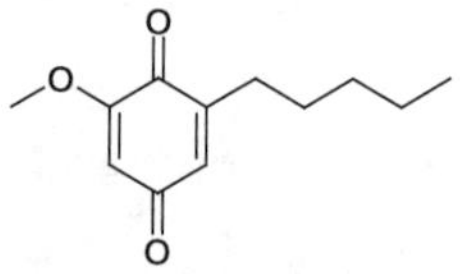

847　Quinone 对苯醌

1,4-Benzoquinone [106-51-4] $C_6H_4O_2$ (108.10). 黄色晶体 (石油醚或水), mp 117℃, 溶于乙醇和乙醚. 【类型】简单苯衍生物. 【活性】刺激剂 (引起皮炎和结膜炎); 高毒性. 【来源】蝗虫 *Romalea microptera*, *Streptothris chromogena*. 【文献】273.

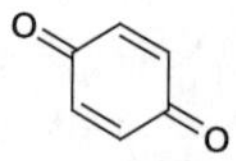

848　Rhodioloside 红景天苷 (毛柳苷; 对羟基苯乙醇-β-D-葡萄糖苷)

Salidroside; *p*-Hydroxyphenethyl-*β*-*D*-glucoside [10338-

51-9] $C_{14}H_{20}O_7$ (300.31). 【类型】简单苯衍生物. 【活性】抗炎 (抑制生成 COX 的代谢物 PGE_2, IC_{50} = 72.1μmol/L; 降低 TXB_2 水平, IC_{50} = 154μmol/L)[724]. 【来源】大花红景天(宽瓣红景天) *Rhodiola crenulata* [Syn. *Rhodiola euryphylla*] (根: 含量 = 1.26%[1025]), 互生红景天 *Rhodiola subopposita* (全株: 含量 = 0.25%)[1025], 吉氏红景天 *Rhodiola algida* (根: 含量 = 3.13%)[1025], 阔叶欧女贞 *Phillyrea latifolia* (叶), 马钱子 *Strychnos nux-vomica*, 女贞子 *Ligustrum lucidum* (成熟果实: 6 产地含量范围 = 6.11%~9.17%; 平均含量 = 7.22%[1025]), 深红红景天 *Rhodiola coccinea* (根: 含量 = 0.98%)[1025], 圣地红景天 *Rhodiola sacra*, 四裂红景天 *Rhodiola quadrifida* (根: 含量 = 2.21%)[1025], 喜马红景天 *Rhodiola himalansis* (全株: 含量 = 0.014%)[1025], 狭叶红景天 *Rhodiola kirilowii* (根: 含量 = 2.51%)[1025], 园丛红景天 *Rhodiola juparensis* (根: 含量 = 0.64%)[1025], 越橘叶 *Vaccinium vitis-idaea*, 云南红景天 *Rhodiola yunnanesis* (全株: 含量 = 0.031%)[1025]. 【文献】2, 6, 25, 94, 171, 273, 724, 1025.

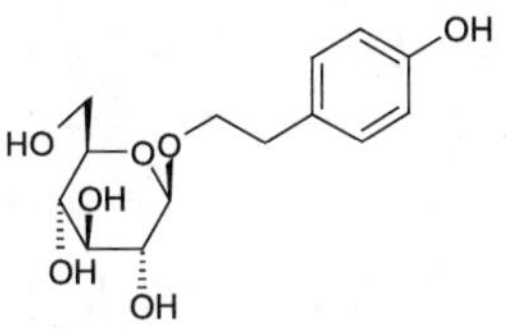

849 Salicin 水杨苷

2-(Hydroxymethyl)phenyl-*β*-*D*-glucopyranoside; Salicoside [138-52-3] $C_{13}H_{18}O_7$ (286.28). 白色柱状晶体, mp 199~202℃, $[\alpha]_D^{20}$ = −45.6° (乙醇), 溶于水和热乙醇, 不溶于三氯甲烷、乙醚.[1024] 【类型】简单苯衍生物. 【活性】止痛; 退热剂; 抗风湿剂; 苦味成分 (羊的健胃剂); 局部麻醉剂. 【来源】北京杨 *Populus beijingensis* (树皮: 含量 = 1.03%)[1025], 大青杨 *Populus ussuriensis* (树皮: 含量 = 1.42%)[1025], 大叶杨 *Populus lasiocarpa* (树皮: 含量 = 0.52%)[1025], 河北杨 *Populus hopeiensis* (树皮: 含量 = 1.89%)[1025], 加杨 *Populus canadensis* (树皮: 含量 = 0.69%)[1025], 箭杆杨 *Populus nigra* var. *thevestina* (树皮: 含量 = 0.49%)[1025], 柳白皮 *Salix babylonica*, 柳枝 *Salix babylonica*, 毛白杨 *Populus tomentosa* (树皮: 含量 = 0.57%[1025]), 青杨 *Populus cathayana* (树皮: 含量 = 0.70%)[1025], 山杨 *Populus davidiana* (树皮: 含量 = 1.87%)[1025], 水杨木白皮 *Salix purpurea*, 水杨枝叶 *Salix purpurea*, 香杨 *Populus koreana* (树皮: 含量 = 0.68%)[1025], 响叶杨 *Populus adenopoda* (树皮: 含量 = 1.24%)[1025], 小黑杨 *Populus xiaohei* (树皮: 含量 = 0.72%)[1025], 小青杨 *Populus pseudo-simonii* (树皮: 含量 = 1.01%)[1025], 小叶杨 *Populus simonii* (树皮: 含量 = 2.16%)[1025], 新疆杨 *Populus alba* var. *pyramdalis* (树皮: 含量 = 1.25%)[1025], 银白杨 *Populus alba* (树皮: 含量 = 2.63%)[1025], 樱叶荚蒾 *Viburnum prunifolium*, 杨属 *Populus* sp., 柳属 *Salix* sp. (2%~4%; 1942 年从该植物中分离)[1023]. 【文献】6, 33, 170, 1023, 1024, 1025.

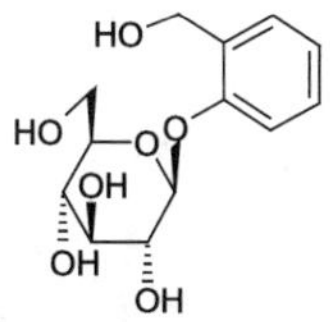

850 Salicylic acid 水杨酸

Phenol-2-carboxylic acid [69-72-7] $C_7H_6O_3$ (138.12). mp 159℃, bp 211℃(20mmHg). 【类型】简单苯衍生物. 【活性】抗生育药 (抑制精子发生); 防腐剂; 用于治疗皮肤病和癣. 【来源】板蓝根 *Isatis indigotica* (干燥根: 5 产地平均含量 = 0.00063%)[1025], 蝙蝠葛根 *Menispermum dauricum*, 大车前 *Plantago major*, 滇白珠树 *Gaultheria yunnanensis* (根: 3 产地含量范围 = 0.0035%~0.0063%, 平均含量 = 0.0050%)[1025], 黄蒿 *Artemisia scoparia* [Syn. *Artemisia capillaris* var. *scoparia*], 黄花蒿(青蒿) *Artemisia annua*, 枯苞 *Sauromatum guttatum*, 麻柳叶 *Pterocarya stenoptera*, 棉花 *Gossypium herbaceum*, 人参 *Panax ginseng* [Syn. *Panax schinseng*], 升麻 *Cimicifuga foetida*, 旋覆花 *Inula britannica*, 郁金香 *Tulipa gesneriana*. 【文献】2, 170, 171, 603, 1025.

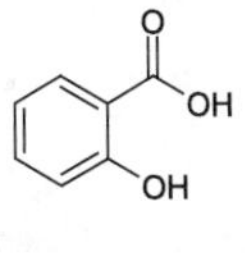

851 Sesamol 芝麻酚

1,3-Benzodioxol-5-ol [533-31-3] $C_7H_6O_3$ (138.12). mp

65.8℃. 【类型】简单苯衍生物. 【活性】引起变应性反应 (人皮肤). 【来源】白芝麻 *Sesamum indicum* (白色种子) [Syn. *Sesamum orientale* (白色种子)], 黑芝麻 *Sesamum indicum* (黑色种子) [Syn. *Sesamum orientale* (黑色种子)]. 【文献】6, 170.

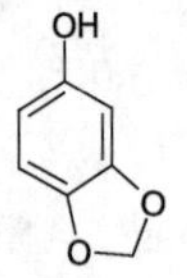

852 Syringic acid 丁香酸 (4-羟基-3,5-二甲氧基苯甲酸)

4-Hydroxy-3,5-dimethoxybenzoic acid [530-57-4] $C_9H_{10}O_5$ (198.18). mp 204~205℃. 【类型】简单苯衍生物. 【活性】抗氧化剂 (羟基自由基清除剂, IC_{50} = 2.61mmol/L, 对照表没食子儿茶素没食子酸 EGCG, IC_{50} = 0.43 mmol/L, 超氧化物阴离子清除剂, IC_{50} = 3.46mmol/L, 对照表没食子儿茶素没食子酸 EGCG, IC_{50} = 0.53 mmol/L)[752]; 抗菌; 抗真菌; 局部麻醉剂; 镇静; *β*-己糖胺酶抑制实验无活性 [RBL-2H3 细胞, 抑制 *β*-己糖胺酶的释放, 100μmol/L, 抑制率 = (7.6±5.4)%][716]; NO 生成抑制剂 (*in vitro*, 脂多糖活化的大鼠腹膜巨噬细胞, 3、10、30、100μmol/L, 抑制率分别为 9.3%、7.5%、7.2%、28%; 对照 *L*-NMMA, 3、10、30、100 μmol/L, 抑制率分别为 10.3%、15%、34.1%、63.1%)[798]. 【来源】白花映山红 *Rhododendron mucronatum*, 板蓝根 *Isatis indigotica* (干燥根: 5 产地平均含量 = 0.00029%)[1025], 大车前 *Plantago major*, 大叶金花草 *Stenoloma chusanum*, 黑大豆 *Glycine max*, 茴香 *Foeniculum vulgare*, 茴香茎叶 *Foeniculum vulgare*, 急性子 *Impatiens balsamina*, 开口箭 *Tupistra chinensis* (地下部分)[794], 满山红 (兴安杜鹃) *Rhododendron dauricum*, 没食子 *Quercus infectoria* (parasitic bee: *Cynips gallae-tinctoriae*), 祁州一枝蒿 *Conyza canadensis* [Syn. *Erigeron canadensis*], 桑黄 *Phellinus igniarius* (子实体: 产率 = 0.00060%干重)[824], 台湾芙蓉 *Hibiscus taiwanensis*, 台湾蒲公英 *Taraxacum formosanum* (鲜根), 土茯苓 *Smilax glabra*, 仙茅 *Curculigo orchioides* (根茎), 小红参 *Rubia yunnanensis* (根: 产率 = 0.0021%干重), 旋覆花 *Inula britannica*, 药蜀葵 *Althaea officinalis*, 迎山红 *Rhododendron mucronulatum*, 照山白 *Rhododendron micranthum*, 梓白皮 *Catalpa ovata*, 柑橘属 *Citrus* sp., 存在于许多植物中. 【文献】6, 46, 170, 171, 438, 716, 747, 752, 794, 798, 824, 1025.

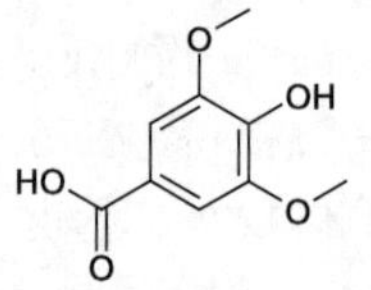

853 Tremulacin 颤杨新苷*

$C_{27}H_{28}O_{11}$ (528.52). 无色晶体 (乙酸乙酯), mp 122~123℃; 无色棱柱晶体, mp 122~125℃. 【类型】简单苯衍生物. 【活性】抗病毒 (HSV-1, EC_{50} = 87 μmol/L; HSV-2, EC_{50} = 86μmol/L; HIV-1, EC_{50} = 52 μmol/L; 对照无环鸟苷, HSV-1, EC_{50} = 1.1μmol/L; HSV-2, EC_{50} = 1.0μmol/L; 对照 3'-叠氮基-3'-脱氧胸苷, HIV-1, EC_{50} = 0.02μmol/L)[822]; 退热剂; 利尿剂; 用于治疗气管炎. 【来源】颤杨 *Populus tremuloides*, 欧洲山杨 *Populus tremula*, 天料木 *Homalium cochinchinensis* (根皮: 产率 = 0.438%)[822], 异叶杨 *Populus heterophylla*. 【文献】172, 822.

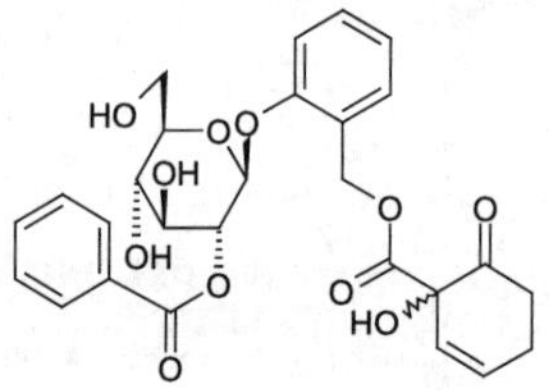

854 4-(2,4,5-Trimethoxyphenyl)-but-1,3-diene 4-(2,4,5-三甲氧基苯基)-丁-1,3-二烯*

$C_{13}H_{16}O_3$ (220.27). 【类型】简单苯衍生物. 【活性】细胞毒 (对 A549、Col2、SNU638、HT1080 细胞, IC_{50} 均大于 50μmol/L; 对照椭圆玫瑰树碱, IC_{50} = 0.8~1.6μmol/L)[642]; COX-2 抑制剂 (RAW264.7 细胞, 测量脂多糖诱导的前列腺素 E_2 的产生, IC_{50} = 14.97 μmol/L, 对照 Celecoxib, IC_{50} = 0.52nmol/L)[762]. 【来源】野姜 *Zingiber cassumunar* (根茎). 【文献】642, 762.

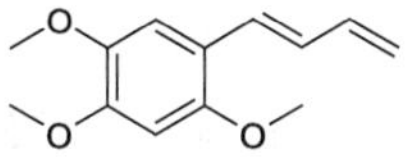

855 3,4,5-Trimethoxyphenyl 1-*O*-*β*-*D*-[5-*O*-(4-methoxybenzoyl)]-apiofuranosyl-(1→6)-*β*-*D*-glucopyranoside 3,4,5-三甲氧基苯基-1-*O*-*β*-*D*-[5-*O*-(4-甲氧基苯甲酰基)]-芹糖基-(1→6)-*β*-*D*-吡喃葡萄糖苷*

$C_{28}H_{36}O_{15}$ (512.59). 无定形粉末, $[\alpha]_D^{22} = -79.1°$ (c = 2.05, 甲醇). 【类型】简单苯衍生物. 【活性】NO 生成抑制剂 (脂多糖活化的类巨噬细胞 J774.1, IC_{50} = 35.6μg/mL, 对照 *L*-NMMA, IC_{50} = 27.4μg/mL)[744]. 【来源】斑疹钟花树 *Tabebuia impetiginosa* (树皮), 褐色钟花树 *Tabebuia avellanedae* (内树皮). 【文献】610, 744.

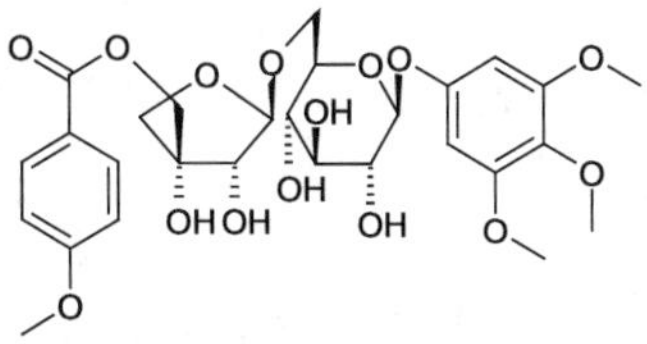

856 Vanillic acid 香草酸 (*p*-羟基-*m*-甲氧基苯甲酸)

p-Hydroxy-*m*-methoxy-benzonic acid [121-34-6] $C_8H_8O_4$ (168.15). mp 210℃ (升华). 【类型】简单苯衍生物. 【活性】抗菌; 抗真菌; 抗炎 (*in vitro*); 抗细胞镰状化; 驱肠虫剂; DPPH 清除剂 (SC_{50} = 60μmol/L)[691]; 抗氧化剂 (超氧化物阴离子清除剂, 超氧化物歧化酶法, 甲臜形成活性的 IC_{50} > 100μmol/L)[691]; NO 生成抑制剂 (*in vitro*, 脂多糖活化的大鼠腹膜巨噬细胞, 3、10、30、100μmol/L, 抑制率分别为 16.2%、8.2%、−3.6%、5.9%; 对照 *L*-NMMA, 3、10、30、100μmol/L, 抑制率分别为 10.3%、15%、34.1%、63.1%)[798]; 抗氧化剂 (DPPH 清除剂, EC_{50} > 50μg/mL, 50μg/mL 抑制率 = 43%, 对照抗坏血酸, EC_{50} = 1.6 μg/mL = 9.1μmol/L)[667]; 抗氧化剂 (DPPH 清除剂, IC_{50} = 59.4μmol/L, 对照维生素 E, IC_{50} = 27.0 μmol/L)[754]; 细胞毒 (P_{388}, ED_{50} > 50μg/mL, 对照光神霉素, ED_{50} = 0.58μg/mL; A549, ED_{50} > 50μg/mL, 光神霉素, ED_{50} = 0.073μg/mL; HT29, ED_{50} > 50μg/mL, 光神霉素, ED_{50} = 0.076μg/mL)[985]; 细胞毒实验无活性 (*in vitro*, LNCaP, IC_{50} > 100μmol/L)[773]; *β*-己糖胺酶抑制实验无活性 [RBL-2H3 细胞, 抑制 *β*-己糖胺酶的释放, 100μmol/L, 抑制率 = (12.1±1.5)%][702]; *β*-己糖胺酶抑制实验无活性 [RBL-2H3 细胞, 抑制*β*-己糖胺酶的释放, 100μmol/L, 抑制率 = (−6.6±6.0)%][716]. 【来源】北沙参 *Glehnia littoralis* (地下部分), 关木通 *Aristolochia manshuriensis* (茎: 产率 = 0.0006%)[805], 胡黄连(印度胡黄连) *Picrorhiza kurrooa* (干燥根茎: 含量范围 = 1.40%~3.32%)[1025], 开口箭 *Tupistra chinensis* (地下部分)[794], 栝楼 *Trichosanthes kirilowii*, 莨菪子 *Hyoscyamus niger* (种子: 产率 = 0.00008%干重)[773], 毛果槭 *Acer nikoense* (茎皮), 膜质脚骨脆* *Casearia membranacea* (茎), 羌活 *Notopterygium incisum*, 日本黄柏 *Phellodendron japonicum* (叶), 台湾芙蓉 *Hibiscus taiwanensis*, 台湾黄檗 *Phellodendron amurense* var. *wilsonii* (叶: 产率 = 0.00032%干重)[816], 台湾筋骨草* *Ajuga taiwanensis* (全株), 台湾蒲公英 *Taraxacum formosanum* (鲜根), 西藏胡黄连 *Picrorhiza scrophulariiflora* (干燥根茎: 含量范围 = 1.40%~3.32%)[1025], 仙人掌 *Opuntia dillenii* (鲜茎: 产率 = 0.00035%)[691], 小红参 *Rubia yunnanensis* (根: 产率 = 0.0019%干重)[798]. 【文献】91, 273, 438, 667, 691, 702, 716, 746, 747, 754, 773, 794, 798, 805, 816, 985, 1022, 1025.

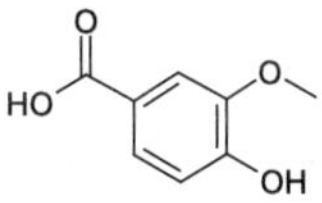

857 Zingerone 姜油酮

[122-48-5] $C_{11}H_{14}O_3$ (194.23). mp 40~41℃, bp 190℃(16mmHg). 【类型】简单苯衍生物. 【活性】麻醉剂; 止吐剂; 退热剂 (大鼠, 100~150mg/kg, 体温降低(2~3)℃); 麻痹运动神经 (iv). 【来源】干姜 *Zingiber officinale*, 生姜 *Zingiber officinale* (根茎: 含量 = 0.48%[1025]). 【文献】2, 170, 1025.

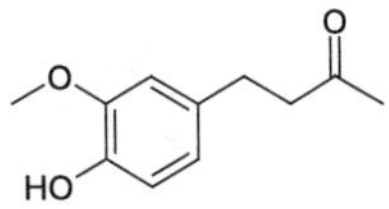

7.2　苯 丙 烯 类

858　1'-Acetoxychavicol acetate 1'-乙酰氧基胡椒酚乙酸酯

[108147-21-3] $C_{13}H_{14}O_4$ (234.25). $[\alpha]_D^{20}$ = −80° (*c* = 1, 乙醇). 【类型】苯丙烯类. 【活性】抗肿瘤 [S_{180}, 10mg/(kg·d), 生长率 = 1%]; 抗真菌; 抗溃疡 (大鼠, ip, 胃溃疡, 2mg/kg, 抑制率 = 20%, 5mg/kg, 抑制率 = 77%); 毒素. 【来源】大良姜 *Alpinia galanga*. 【文献】1, 211, 242.

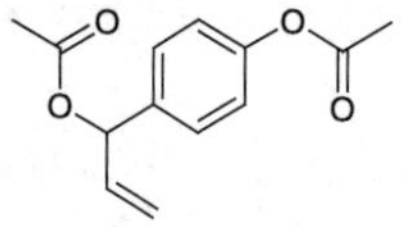

859　Acteoside 洋丁香酚苷 (毛蕊花苷; 麦角甾苷)

Verbascoside [61276-17-3] $C_{29}H_{36}O_{15}$ (624.60). mp 142℃, 无色无定形粉末, $[\alpha]_D^{20}$ = −83° (*c* = 0.3, 甲醇) 【类型】苯丙烯类. 【活性】抗氧化剂 (DPPH 清除剂, IC_{50} = 0.24mmol/L, 对照 *dl*-维生素 E, IC_{50} = 0.48 mmol/L, 丁基羟基茴香醚, IC_{50} = 0.63mmol/L)[682]; 抗氧化剂 (DPPH 清除剂, IC_{50} = 63μmol/L, 对照抗坏血酸, IC_{50} = 129μmol/L)[997]; 抗氧化剂 (硫氰酸铁方法, 0.5mmol/L, 过氧化值 = 5.9%, 对照丁基羟基茴香醚, 0.5mmol/L, 过氧化值 = 4.5%, 对照维生素 E, 0.5mmol/L, 过氧化值 = 14.7%)[756]; 抗氧化剂 (抗溶血, *in vitro*, AAPH-诱导的红细胞溶血, IC_{50} = 28 μmol/L; 对照 Trolox, IC_{50} = 101μmol/L)[801]; 抗氧化剂 (以藜芦酚活性为 1, 相对活性 > 6.9)[852]; 抗氧化剂 (*in vitro*,抑制 Cu^{2+}或 AAPH 诱导的低密度脂蛋白过氧化)[957]; 抑制最低程度氧化的 LDL 诱导的分子毒性 (培养的牛动脉内皮细胞 BAEC)[957]; 抗细胞凋亡 [小脑粒神经元, 预防神经毒剂 MPP^+诱导的顺面高尔基体管网状结构(CGN)死亡, 抑制乳酸脱氢酶 LDH 的泄漏, 改善细胞的生存能力, 有效剂量 = 12.5μmol/L, 25μmol/L 和 50μmol/L, 对照 EGF 100ng/mL][886]; 抗细胞凋亡 [防止神经毒剂 MPP^+诱导的顺面高尔基体管网状结构(CGN)死亡, 流动细胞分析法, 有效剂量 = 20μmol/L 和 50μmol/L, 对照 EGF 100ng/mL, 观察到凋亡细胞数目降低, $P<$ 0.001][886]; 抗细胞凋亡 [抑制用神经毒剂 MPP^+处理后顺面高尔基体管网状结构 (CGN) 的活性 caspase-3 片段的表达 (P<0.001) 和蛋白水解的 PARP 片段的表达 (P< 0.001), Western blot 分析法, 对照 EGF 100ng/ mL][886]; 弹性蛋白酶抑制剂 (人白细胞 *in vitro*, IC_{50} > 500μg/mL ≥ 800μmol/L; 对照咖啡酸, IC_{50} = 86μg/mL = 475μmol/L)[999]; 抗肝毒; 抗炎; 升高血压; 5-脂加氧酶抑制剂 (人白细胞); 醛糖还原酶抑制剂 (眼晶状体); 抗锥虫 (锥虫属 *Trypanosoma b. rhodesiense*, IC_{50} = 14.2μg/mL, 对照米拉索普, IC_{50} = 0.00098μg/mL; 锥虫属 *Trypanosoma cruzi*, IC_{50} > 90μg/mL, 对照苄硝唑, IC_{50} = 1.06 μg/mL)[880]; 抗疟疾 (恶性疟原虫 *Plasmodium falciparum*, IC_{50} > 50μg/mL, 对照青蒿素, IC_{50} = 0.0022 μg/mL)[880]; 抗利什曼原虫 (利什曼原虫属 *Leishmania donovani*, IC_{50} = 8.7μg/mL, 对照 Miltefosine, IC_{50} = 0.102μg/mL)[880]; 细胞毒 (L6, IC_{50} = 37.1μg/mL, 对照鬼臼毒素, IC_{50} = 0.008μg/mL)[880]. 【来源】阿拉伯婆婆纳 *Veronica persica* (地上部分), 插入十万错* *Asystasia intrusa*, 长叶车前 *Plantago lanceolata*, 车前 *Plantago asiatica*, 粗壮女贞 *Ligustrum robustum* (叶: 产率 = 0.012%干重)[801], 大车前 *Plantago major*, 地中海毛蕊花 *Verbascum sinuatum*, 杜虹花(紫珠叶;老蟹根;止血草) *Callicarpa formosana* (干燥叶: 5 产地含量范围 = 0.73%~1.36%, 平均含量 = 1.06%[1033]), 干地黄 *Rehmannia glutinosa* [Syn. *Rehmannia glutinosa* f. *huechingensis*], 金钟花 *Forsythia viridissima*, 列当 *Orobanche coerulescens* (全株), 马蓝根 *Baphicacanthus cusia* [Syn. *Strobilanthes cusia*], 毛泡桐 *Paulownia tomentosa*, 密蒙花 *Buddleja officinalis* (花: 10 产地平均含量 = 1.26%[1025]), 南非钩麻 *Harpagophytum procumbens*, 欧夏至草 *Marrubium vulgare* (地上部分), 球花醉鱼草 *Buddleja globosa*, 肉苁蓉 *Cistanche deserticola* (肉质茎: 含量 = 0.338%[1025]), 甜舌草 *Lippia dulcis* (地上部分), 小野芝麻(地绵绵) *Galeobdolon chinense* [Syn. *Lamium chinense*] (干燥全株: 4 产地平均含量 = 1.17%[1025]), 盐生肉苁蓉 *Cistanche salsa*, 紫花冠毛蕊花* *Verbascum wiedemannianum*, 棕盔糙苏* *Phlomis brunneogaleata*, 毒马草属 *Sideritis ozturkii* (地上部分), 连翘属

Forsythia sp., 存在于许多植物中. 【文献】2, 101, 159, 160, 170, 171, 455, 462, 611, 682, 756, 801, 852, 880, 886, 944, 957, 997, 999, 1025, 1033.

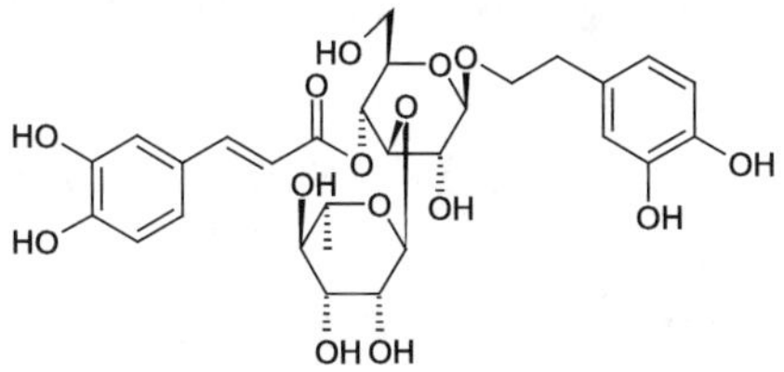

860 Anethole 茴香脑

1-Methoxy-4-(1-propenyl)benzene [4180-23-8] $C_{10}H_{12}O$ (148.21). 【类型】苯丙烯类. 【活性】刺激白细胞生成; 驱风止痛 (动物实验). 【来源】八角黄皮 *Clausena anisata*, 八角茴香 *Illicium verum* (果实: 15 产地含量范围 = 4.58%~8.88%, 平均含量 = 6.42%[1025]), 杜松实 *Juniperus rigida*, 茴芹 *Pimpinella anisum*, 茴香 *Foeniculum vulgare* (干燥成熟果实: 3 产地平均含量 = 0.204% [1025]), 藿香 *Agastache rugosus*, 柳叶木兰 *Magnolia salicifolia*, 罗勒 *Ocimum basilicum*, 青椒 *Zanthoxylum schinifolium*, 伸蒿* *Artemisia porrecta*, 水茴香 *Limnophila rugosa*, 香根芹 *Osmorhiza aristata* var. *laxa*, 紫菀 *Aster tataricus*. 【文献】2, 6, 7, 171, 262, 1022, 1025.

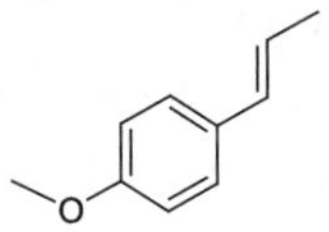

861 Apiole 芹菜脑

[523-80-8] $C_{12}H_{14}O_4$ (222.24). 【类型】苯丙烯类. 【活性】退热剂; 解痉; 通经; 杀虫剂; LD$_{50}$ (犬, iv) = 500mg/kg. 【来源】黄蒿 *Artemisia scoparia* [Syn. *Artemisia capillaris* var. *scoparia*], 羌活 *Notopterygium incisum*, 狭叶胡椒 *Piper angustifolium*, 樟木 *Cinnamomum camphora*, 皱叶欧芹 *Petroselinum crispum*. 【文献】2, 170, 171.

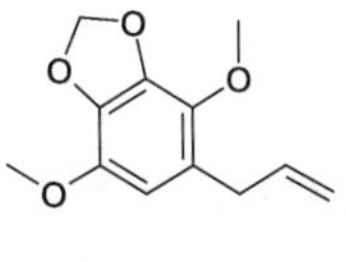

862 Caffeic acid 咖啡酸

trans-3,4-Dihydroxycinnamic acid [501-16-6] $C_9H_8O_4$ (180.16). 【类型】苯丙烯类. 【活性】抗菌; 抗真菌; 抗肝毒; 抗炎 [COX-2 抑制剂, 100μmol/L, 抑制率 = (32±16)%]; 止痛; 抗氧化剂 (抑制自由基诱导的大鼠血红细胞的溶解, 对细胞膜有强的剂量依赖性的保护作用)[940]; 抗氧化剂 (大鼠血浆, 保护血红细胞以免溶解)[940]; 抗氧化剂 [化学发光方法, IC$_{50}$ = (0.66±0.07)μmol/L][600]; 抗氧化剂 (DPPH 清除剂, EC$_{50}$ = 1.4μg/mL = 7.8μmol/L, 对照抗坏血酸, EC$_{50}$ = 1.6μg/mL = 9.1μmol/L)[667]; 抗氧化剂 [DPPH 清除剂, IC$_{50}$ = (0.39±0.01)μmol/L[600], IC$_{50}$ = (1.78±0.03)μg/mL[930], IC$_{50}$ = 25.5μmol/L[980]]; 抗溃疡; 抗毒液素; 抗病毒; 止血剂; 利胆剂 (大鼠, 胆汁分泌促进剂); 胃分泌液促进剂; 刺激白细胞生成; 中枢兴奋剂 (大鼠); 弹性蛋白酶抑制剂 (人白细胞 *in vitro*, IC$_{50}$ = 86μg/mL = 475μmol/L)[999]; 神经保护剂 [谷氨酸盐损伤的大鼠皮质细胞原代培养物, 10.0μmol/L, 细胞成活力 = (33.1±0.5)%, P<0.05, 对照 MK-801, 10.0μmol/L, 细胞成活力 = (83.6±4.2)%, APV, 10.0 μmol/L, 细胞成活力 = (43.6±3.2)%, XNQX, 10.0 μmol/L, 细胞成活力 = (61.6±2.7)%][629]; LD$_{50}$ (鼠, ip) = 1583mg/kg; 【来源】北沙参 *Glehnia littoralis* (地下部分), 北玄参 *Scrophularia buergeriana* (根), 萹蓄 *Polygonum aviculare*, 薄荷 *Mentha haplocalyx* [Syn. *Mentha canadaensis*; *Mentha arvensis* var. *haplocalyx*; *Mentha arvensis*], 车桑仔叶 *Dodonaea viscosa*, 川芎 *Ligusticum chuanxiong* [Syn. *Ligusticum wallichii*], 丹参 *Salvia miltiorrhiza* (干燥根: 含量 = 0.027%)[1025], 毒参 *Conium maculatum*, 杜仲 *Eucommia ulmoides*, 高贵春黄菊* *Anthemis nobilis*, 革叶猕猴桃 *Actinidia rubricaulis* var. *coriacea* (成熟果实: 含量 = 0.17%)[1025], 华钩藤 *Uncaria sinensis*, 华南猕猴桃 *Actinidia glaucophylla* (成熟果实: 含量 = 0.31%)[1025], 黄褐毛忍冬 *Lonicera fulvotomentosa*, 尖紫苏叶 *Perilla frutescens* var. *acuta* [Syn. *Perilla frutescens* var. *purpurascens*], 金花猕猴桃 *Actinidia chrysantha* (成熟果实: 含量 = 0.08%)[1025], 金毛狗(狗脊) *Cibotium barometz* [Syn. *Polypodium barometz*] (根茎: 4 产地平均含量 = 0.0346%)[1025], 金银花(忍冬) *Lonicera japonica* (花蕾: 平均含量 = 0.0088%)[1025], 京梨猕猴桃 *Actinidia callosa* var. *henryi* (成熟果实: 含量 =

0.13%)[1025], 苦蒿 *Conyza blinii*, 块茎糙苏 *Phlomis tuberosa*, 阔叶猕猴桃 *Actinidia latifolia* (成熟果实: 含量 = 0.27%)[1025], 庐山石韦 *Pyrrosia sheareri*, 落叶松叶金丝桃* *Hypericum laricifolium* (地上部分), 毛地黄 *Digitalis purpurea*, 毛花猕猴桃 *Actinidia eriantha* (成熟果实: 含量 = 0.29%)[1025], 毛曼陀罗叶 *Datura innoxia*, 美味猕猴桃 *Actinidia deliciosa* (成熟果实: 含量 = 0.27%)[1025], 猕猴梨(软枣猕猴桃) *Actinidia arguta* (成熟果实: 含量 = 0.23%)[1025], 猕猴桃(中华猕猴桃) *Actinidia chinensis* (成熟果实: 含量 = 0.21%)[1025], 木天蓼(葛枣猕猴桃) *Actinidia polygama* (成熟果实: 含量 = 0.22%)[1025], 木贼 *Equisetum hiemale*, 南方菟丝子 *Cuscuta australis*, 南非钩麻 *Harpagophytum procumbens*, 柠檬 *Citrus limon*, 柠檬皮 *Citrus limon*, 蒲公英 *Taraxacum mongolicum* (干燥全株: 含量 = 0.0345%)[1025], 日本黄柏 *Phellodendron japonicum* (叶), 桑黄 *Phellinus igniarius* (子实体: 产率 = 0.0013%干重)[824], 山楂 *Crataegus pinnatifida*, 麝香草 *Thymus vulgaris*, 升麻 *Cimicifuga foetida*, 圣地红景天 *Rhodiola sacra*, 四季青 *Ilex chinensis* [Syn. *Ilex purpurea*], 台湾芙蓉 *Hibiscus taiwanensis*, 台湾蒲公英 *Taraxacum formosanum* (干燥全株: 含量 = 0.0126%)[1025], 铜色鸡纳树* *Cinchona cuprea*, 细毡毛忍冬 *Lonicera similis* (花蕾: 平均含量 = 0.039%)[1025], 仙鹤草 *Agrimonia pilosa* var. *japonica*, 小果咖啡 *Coffea arabica*, 缬草 *Valeriana officinalis*, 兴安升麻 *Cimicifuga dahurica*, 旋覆花 *Inula britannica*, 洋蓍草 *Achillea millefolium*, 药用蒲公英 *Taraxacum officinale* (干燥全株: 含量 = 0.0392%)[1025], 一枝黄花 *Solidago virgaurea* var. *leiocarpa* [Syn. *Solidago decurrens*], 异株荨麻 *Urtica dioica*, 茵陈蒿 *Artemisia capillaris*, 罂粟 *Papaver somniferum*, 蜘蛛香 *Valeriana jatamansii* [Syn. *Valeriana wallichii*], 紫草 *Lithospermum erythrorhizon*, 存在于许多植物中 (以游离苷元或糖苷的形式广泛分布于植物界, 在 Bate-Smith 所研究的植物中 66%的双子叶植物和 50%的单子叶植物都含有咖啡酸). 【文献】1, 2, 4, 100, 131, 142, 143, 171, 438, 600, 629, 667, 723, 754, 824, 930, 940, 980, 999, 1022, 1025.

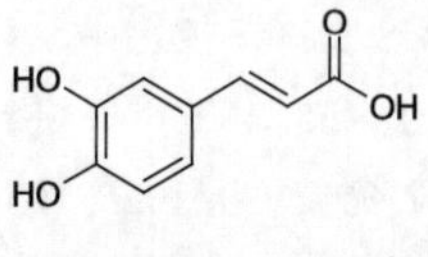

863　Caffeic acid phenethyl ester　咖啡酸苯乙酯

Phenethyl caffeate [104594-70-9] $C_{17}H_{16}O_4$ (284.31). 【类型】苯丙烯类. 【活性】抗炎 (COX-1 抑制剂, IC_{50} = 58μmol/L, COX-2 抑制剂, IC_{50} = 82 μmol/L)[724]; 抗炎 (核转录因子-κB 途径)[724]; 抗致癌活性[724]; 抗有丝分裂[724]; 免疫调节剂[724]; 变应原; 刺激剂 (引起接触性皮炎). 【来源】蜂胶 *Apis mellifera ligustica*, 杨属 *Populus* spp. 【文献】170, 724.

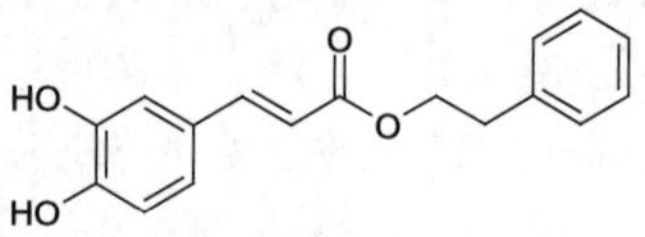

864　Cinnamaldehyde　桂皮醛

Cinnamic aldehyde [104-55-2] C_9H_8O (132.16). 淡黄色油状液体, 有强的中国肉桂气味, mp −7.5℃, bp 246.0℃(760mmHg), 76.1℃(1mmHg). 【类型】苯丙烯类. 【活性】抗肿瘤 (SV40 病毒引起的鼠肿瘤, 50μg/mL iv, 抑制率 = 100%); 止痛 (鼠); 抗真菌; 退热剂 (鼠); 核转录因子 NF-κB 抑制剂 (脂多糖诱导的 NF-κB 转录活性, IC_{50} = 43μmol/L, 阳性对照 Caffeic acid phenethyl ester (CAPE), IC_{50} = 2μmol/L; NF-κB 是调节炎症和免疫基因表达的转录因子)[884]; LD_{50} (鼠, iv) = 132mg/kg, LD_{50} (鼠, ip) = 610mg/kg, LD_{50} (鼠, orl) = 2225mg/kg. 【来源】广藿香 *Pogostemon cablin* [Syn. *Mentha cablin*], 桂皮 *Cinnamomum japonicum* (树皮: 含量 = 2.19%)[1025], 桂枝 *Cinnamomum cassia* [Syn. *Cinnamomum aromaticum*] (嫩枝: 含量范围 = 0.15%~0.70%[1022]; 40 产地含量范围 = 0.198%~1.17%, 平均含量 = 0.68%[1025]), 孔石莼 *Ulva pertusa*, 没药 *Commiphora myrrha* [Syn. *Commiphora molmol*], 肉桂 *Cinnamomum cassia* [Syn. *Cinnamomum aromaticum*] (树皮: 含量范围 = 0.9%~3.5%[1022]; 6 产地含量范围 = 0.76%~3.37%, 平均含量 = 2.56%[1025]), 三条筋 *Cinnamomum tamala*, 锡兰肉桂 *Cinnamomum zeylanicum*, 风信子属 *Hyacinthus* sp., 薰衣草属 *Lavandula* sp., 水仙属 *Narcissus* sp. 【文献】2, 170, 171, 172, 884, 1022, 1025.

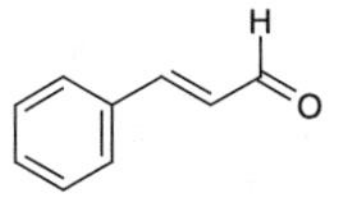

865 Cinnamic acid 桂皮酸（肉桂酸）

3-Phenylacrylic acid [140-10-3] $C_9H_8O_2$ (148.16). mp 132~134℃. 【类型】苯丙烯类. 【活性】抗菌; 抗真菌; 解痉; 利胆剂 (犬); 刺激白细胞生成; 轻泻药 (大鼠); 刺激剂 (引起接触性皮炎); 神经保护剂 [谷氨酸盐损伤的大鼠皮质细胞原代培养物, 0.1μmol/L, 细胞成活力 = (28.2±2.9)%, 对照 MK-801, 0.1μmol/L, 细胞成活力 = (31.8±7.1)%, APV, 0.1μmol/L, 细胞成活力 = (5.7±1.9)%, XNQX, 0.1μmol/L, 细胞成活力 = (28.1±5.6)%][629]; 弹性蛋白酶抑制剂 [人白细胞 *in vitro*, IC_{50} > 500μg/mL(800μmol/L); 对照咖啡酸, IC_{50} = 86μg/mL = 475μmol/L][999]; 细胞毒实验无活性 [MCF7, IC_{50} > 100μmol/L, 对照阿霉素, IC_{50} = (1.5±0.2)μmol/L; K562, IC_{50} > 100μmol/L, 阿霉素, IC_{50} = (0.07±0.01)μmol/L; Bowes, IC_{50} > 100μmol/L, 阿霉素, IC_{50} = (0.45±0.01)μmol/L; T24S, IC_{50} > 100μmol/L, 阿霉素, IC_{50} = (5.8±0.6)μmol/L; A549, IC_{50} > 100μmol/L, 阿霉素, IC_{50} = (15.8±6.7) μmol/L][929]. 【来源】安息香 *Styrax benzoin* (树脂: 含量 = 16.9%)[1025], 北玄参 *Scrophularia buergeriana* (根), 秘鲁香胶 *Myroxylon pereirae*, 大车前 *Plantago major*, 干地黄 *Rehmannia glutinosa* [Syn. *Rehmannia glutinosa* f. *Huechingensis*], 枸杞根皮 *Lycium chinense*, 枸杞子 *Lycium chinense*, 古柯 *Erythroxylum coca*, 桂皮 *Cinnamomum japonicum* (树皮: 含量 = 0.037%)[1025], 桂枝 *Cinnamomum cassia* [Syn. *Cinnamomum aromaticum*] (嫩枝: 40 产地含量范围 = 0.015%~0.087%, 平均含量 = 0.040%[1025]), 茴香 *Foeniculum vulgare*, 林生玄参 *Scrophularia nodosa*, 木贼麻黄 *Ephedra equisetina*, 南非钩麻 *Harpagophytum procumbens*, 清亮百合* *Lilium candidum*, 肉桂 *Cinnamomum cassia* [Syn. *Cinnamomum aromaticum*] (树皮: 3 产地平均含量 = 0.024%[1025]), 塞尔维亚蓍草 *Achillea alexandri-regis*, 苏合香 *Liquidambar orientalis* (树脂: 含量 = 7.03%[1025]), 台湾哥纳香 *Goniothalamus amuyon* (新鲜叶: 产率 = 0.00010%鲜重)[796], 西藏胡黄连 *Picrorhiza scrophulariiflora* (干燥根茎: 含量范围 = 0.53%~1.13%[1025]), 玄参 *Scrophularia ningpoensis* (根: 22 产地平均含量 = 0.032%[1025]), 山姜属 *Alpinia* sp., 安息香属 *Styrax* sp., 杨属 *Populus* sp., 球花属 *Globularia* sp., 存在于许多植物中. 【文献】2, 4, 170, 171, 445, 629, 796, 929, 999, 1022, 1025.

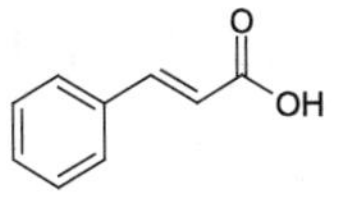

866 Cistanoside A 肉苁蓉苷 A

[93236-42-1] $C_{36}H_{48}O_{20}$ (800.77). 【类型】苯丙烯类. 【活性】抗应激反应 (应激小鼠, 对其性行为及学习行为的下降有保护作用). 【来源】干地黄 *Rehmannia glutinosa* [Syn. *Rehmannia glutinosa* f. *Huechingensis*]. 【文献】2, 159, 256.

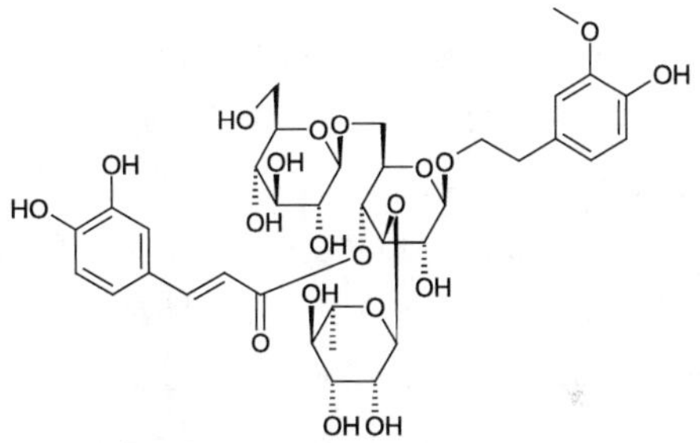

867 Cistanoside D 肉苁蓉苷 D

[94492-21-4] $C_{31}H_{40}O_{15}$ (652.66). 无定形粉末, $[\alpha]_D^{20}$ = −71.0° (*c* = 1.0, 甲醇). 【类型】苯丙烯类. 【活性】抗肿瘤 [SMMC-7721, IC_{50} = (267.8±12.6)μg/mL, L342, IC_{50} = (289.4±14.6)μg/mL, MGC803, IC_{50} = (256.7±11.2)μg/mL]; 抗氧化剂 (微粒体, 32.5μmol/L, 脂类过氧化作用抑制率 = 12.9%, 产生超氧化物阴离子抑制率 = 27.8%). 【来源】肉苁蓉 *Cistanche deserticola*, 盐生肉苁蓉 *Cistanche salsa*. 【文献】159, 184.

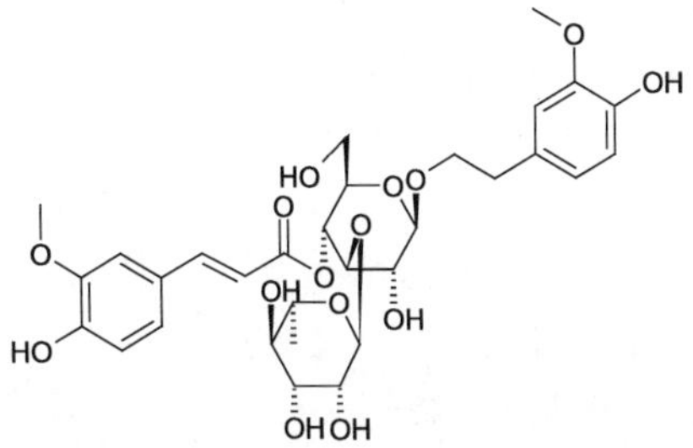

868　Cistanoside F 肉苁蓉苷 F

$C_{21}H_{28}O_{13}$ (488.45). 【类型】苯丙烯类. 【活性】免疫抑制剂 (小鼠, 100mg/kg orl, 抑制脾中溶血斑块细胞 HPFC 的形成, 抑制率 = 15.2%); 抗氧化剂 (脂类过氧化抑制剂, 在线粒体脂质过氧化中减少谷胱甘肽). 【来源】干地黄 *Rehmannia glutinosa* [Syn. *Rehmannia glutinosa* f. *Huechingensis*]. 【文献】2, 383, 384.

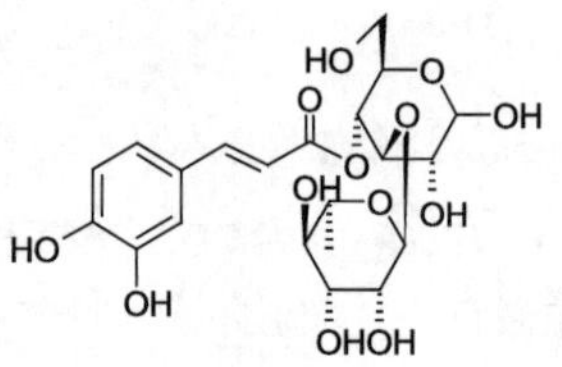

869　Coniferin 松柏苷

[531-29-3] $C_{16}H_{22}O_8$ (342.35). 【类型】苯丙烯类. 【活性】木质素生物合成前体; 抗炎 (钙刺激的大鼠腹膜巨噬细胞和人血小板, 抑制环加氧酶代谢物前列腺素 E_2, IC_{50} = 75.2μmol/L; 抑制环加氧酶代谢物 TXB_2, IC_{50} =619μmol/L; 抑制 5-脂加氧酶代谢物特别是白三烯 C_4, IC_{50} = 63.6μmol/L)[724]. 【来源】细卷鸦葱 *Scorzonera hispanica*, 四棱蜡树 *Fraxinus quadrangulata*, 杜仲 *Eucommia ulmoides*, 毛泡桐 *Paulownia tomentosa*, 落叶松属 *Larix* sp., 冷杉属 *Abies* sp., 天门冬属 *Asparagus* sp., 忍冬属 *Lonicera* sp. 【文献】2, 170, 171, 724.

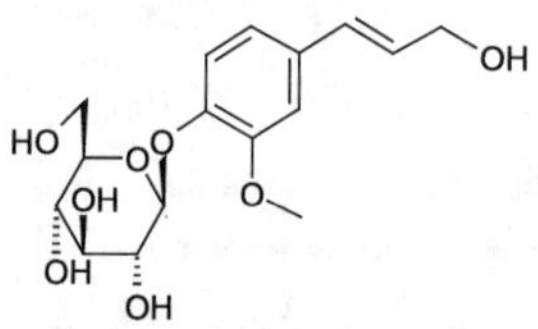

870　Coniferyl aldehyde 松柏醛

4-Hydroxy-3-methoxy-*trans*-cinnamaldehyde

[458-36-6] $C_{10}H_{10}O_3$ (178.39). 【类型】苯丙烯类. 【活性】抗真菌; 前列腺素生物合成抑制剂; 消肿 (大鼠耳朵); 抗氧化剂 (DPPH 清除剂, IC_{50} = 195 μmol/L, 对照咖啡酸, IC_{50} = 25.5μmol/L)[980]; NO 生成抑制剂 (IC_{50} = 18.0μmol/L, 对照 *L*-NMMA, IC_{50} = 28.5 μmol/L)[980]. 【来源】灰胡桃 *Juglans cinerea*, 台湾蒲公英 *Taraxacum formosanum* (鲜根), 银白槭 *Acer saccharinum*, 云南红豆杉 *Taxus yunnanensis* (木质部), 栎属 *Quercus* sp., 北美红杉属 *Sequoia* sp. 【文献】170, 747, 980.

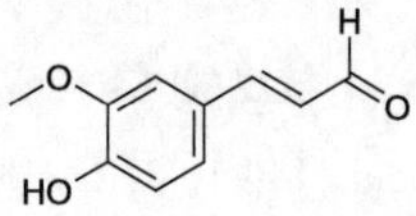

871　(6-*O*-(*E*)-*p*-Coumaroyl)-*β*-*D*–fructofuranosyl-(2→1)-(6-*O*-(*E*)-*p*-coumaroyl)-*α*-*D*-glucopyranoside (6-*O*-(*E*)-*p*-香豆酰基)-*β*-*D*-呋喃果糖基-(2→1)-(6-*O*-(*E*)-*p*-香豆酰基)-*α*-*D*-吡喃葡萄糖苷*

$C_{30}H_{34}O_{15}$ (634.60). 白色粉末. 【类型】苯丙烯类. 【活性】抗组胺 [抑制组胺释放, 大鼠腹膜肥大细胞, 抗原抗体反应引起的, IC_{50} = 23.5μg/mL, 对照消炎痛(茚甲新), IC_{50} = 89.5μg/mL][541]; 前列腺素 E_2 生成抑制实验无活性 (30μg/mL, 抑制率 = −0.10%)[541]. 【来源】小花鬼针 *Bidens parviflora* 【文献】541.

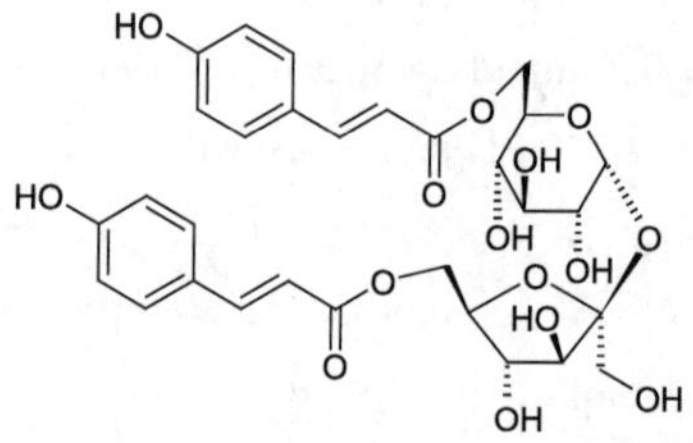

872　(6-*O*-(*E*)-*p*-Coumaroyl)-*β*-*D*-fructofuranosyl-(2→1)-*α*-*D*-glucopyranoside (6-*O*-(*E*)-*p*-香豆酰基)-*β*-*D*-呋喃果糖基-(2→1)-*α*-*D*-吡喃葡萄糖苷*

$C_{21}H_{28}O_{13}$ (488.45). 无定形粉末. 【类型】苯丙烯类. 【活性】抗组胺 [抑制组胺释放, 大鼠肥大细胞, 抗原抗体反应引起的, IC_{50} = 21.7μg/mL, 对照消炎痛(茚甲新), IC_{50} = 89.5μg/mL][541]; 前列腺素 E_2 生成抑制剂 (30μg/mL, 抑制率 = 58.1%)[541]. 【来源】小花鬼针 *Bidens parviflora* 【文献】541.

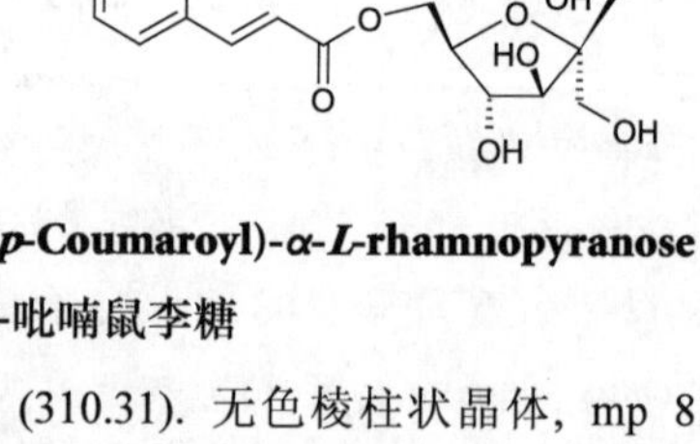

873　1-(*p*-Coumaroyl)-*α*-*L*-rhamnopyranose 1-*p*-香豆酰-*α*-*L*-吡喃鼠李糖

$C_{15}H_{18}O_7$ (310.31). 无色棱柱状晶体, mp 81~83℃;

188~190℃ (三氯甲烷–甲醇–丙酮), 白色晶体, mp 248~251℃, $[\alpha]_D^{20}$ = −21.5° (*c* = 0.5, 三氯甲烷). 【类型】苯丙烯类. 【活性】抑制活化 T 细胞的细胞核因子NFAT的转录 [IC_{50} > 100μmol/L, 阳性对照环孢菌素 A, IC_{50} = (0.29±0.01)μmol/L]. 【来源】东北鹤虱 *Lappula echinata*, 华茶藨 *Ribes fasciculatum* var. *chinense*. 【文献】15, 441.

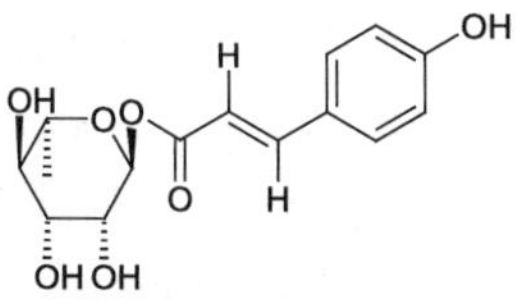

874 3,4-Di-*O*-caffeoylquinic acid methyl ester 3,4-二-*O*-咖啡酰基奎宁酸甲酯*

$C_{26}H_{26}O_{12}$ (530.49). 【类型】苯丙烯类. 【活性】抗过敏 (透明质酸酶抑制剂, 化合物 48/80 活化的透明质酸酶, 0.2mmol/L, 抑制率 = 31%, 为对照 DSCG 的 76%)[625]. 【来源】全缘叶特萨菊 *Tessaria integrifioria* (地上部分), 小龙叶阔苞菊* *Baccharis dracunculifolia* (地上部分). 【文献】625, 675.

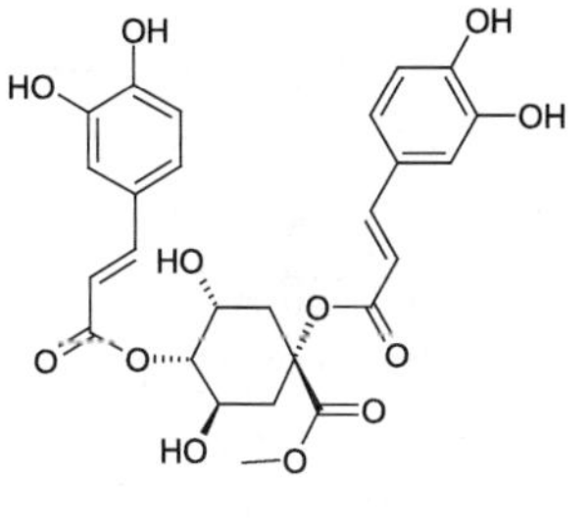

875 Dihydromelilotoside 二氢辟汗草苷*

3-(2-*O*-*β*-*D*-Glucosylphenyl)propanoic acid [24696-05-7] $C_{15}H_{20}O_8$ (328.32). 无色薄片状晶体 (乙酸乙酯), mp 144~145℃. 【类型】苯丙烯类. 【活性】抗溃疡 (大鼠, ip, 8μg/kg, 抑制 5-HT 诱导的溃疡, 抑制率 = 40%). 【来源】桂枝 *Cinnamomum cassia* [Syn. *Cinnamomum aromaticum*], 辟汗草 *Melilotus suaveolens*. 【文献】6, 249.

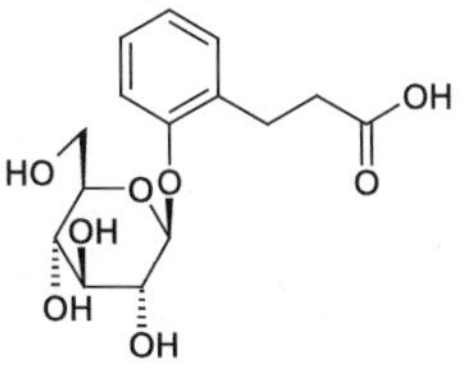

876 Estragole 草蒿脑 (甲基胡椒酚)

4-Methoxyallylbenzene [140-67-0] $C_{10}H_{12}O$ (148.21). bp 215~216℃, bp 102℃(16mmHg). 【类型】苯丙烯类. 【活性】抗菌; 解痉; 刺激白细胞生成; 促进肝再生; 镇静; LD_{50} (鼠, orl) = 4000mg/kg. 【来源】花椒 *Zanthoxylum bungeanum*, 茴香 *Foeniculum vulgare*, 前胡 *Angelica decursiva* [Syn. *Peucedanum decursivum*], 水茴香 *Limnophila rugosa*, 细辛 *Asarum sieboldii*, 辽细辛 *Asarum heterotropoides* var. *mandshuricum*, 藿香 *Agastache rugosus*, 八角茴香 *Illicium verum*, 欧洲赤松 *Pinus sylvestris*, 日本辛夷 *Magnolia kobus*. 【文献】2, 4, 6, 170, 171, 273.

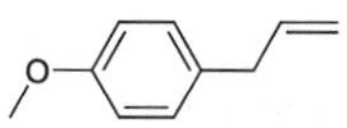

877 Eugenol 丁香酚

4-Allyl-2-methoxyphenol [97-53-0] $C_{10}H_{12}O_2$ (164.21). mp −9℃, bp 254~255℃. 【类型】苯丙烯类. 【活性】抗菌 (金黄色葡萄球菌、肺炎杆菌、大肠埃希菌、志贺痢疾杆菌、变形杆菌等, IC = 1∶2000~1∶8000)[1022]; 抗真菌 (病原体真菌, EC = 1∶8000~1∶16000)[1022]; 抗氧化剂[1022]; 中枢神经系统活性 (兔, iv, 麻醉作用, 降低血压, 抑制呼吸和抗惊厥)[1022]; 血小板聚集抑制剂 [凝血酶诱导的兔血小板聚集, 100μg/mL, 加凝血酶 0.1U/mL, 聚集率 = (91.9±0.4)%, 对照聚集率 = (92.6±0.4)%; 加花生四烯酸 100μmol/L, 100μg/mL, 聚集率 = (0.0±0.0)%, 2μg/mL, 聚集率 = (86.3±3.9)%, 对照聚集率 = (87.8±0.3)%, 阿司匹林 50μg/mL, 聚集率 = (11.7±10.1)%; 加 Col 10μg/mL, 100μg/mL, 聚集率 = (17.1±5.6)%, 2μg/mL, 聚集率 = (88.2±1.0)%, 对照聚集率 = (89.3±0.5)%, 阿司匹林 100μg/mL, 聚集率 = (81.3±0.5)%; 加 PAF 2ng/mL, 100μg/mL, 聚集率 = (91.0±1.0)%, 对照聚集率 = (93.0±0.6)%][858]; 退热剂 (白介素导致的发热兔, 作用强于乙酰氨基酚, 退热机制为抑制脑内 PG 合成)[1022]; 抗炎 (大鼠, 角叉菜胶引起的足肿胀模型; 小鼠, 巴豆油引起的耳肿; 豚鼠, 苯甲酸引起的耳肿)[1022]; 平滑肌松弛剂 (血管平滑肌, 肠平滑肌, 离体子宫平滑肌, 豚鼠气管平滑肌 ED_{50} = (39±5) μmol/L, 豚鼠回肠平滑肌 ED_{50} =

(6.8±1.0)μg/mL, 但能引起大鼠离体膀胱收缩)[1022]; 抗雄激素 (睾酮-5α-还原酶抑制剂)[1022]; LD_{50} (大鼠, orl) = 1.93g/kg, (大鼠, orl) = 2.68g/kg; (小鼠, orl) = 3g/kg[1022]. 【来源】白菖 *Acorus calamus*, 檫树 *Sassafras tzumu*, 柴胡 *Bupleurum chinense*, 大良姜 *Alpinia galanga*, 丁香 *Syzygium aromaticum* [Syn. *Eugenia caryophyllata*] (干燥花蕾: 含量范围 = 11.2%~15.3%[1022], 平均含量 = 12.49%[1025]), 杜衡 *Asarum forbesii*, 多香果 *Pimenta dioica*, 番石榴叶 *Psidium guajava*, 飞龙掌血 *Toddalia asiatica* [Syn. *Toddalia aculeata*; *Paullinia asiatica*], 高良姜 *Alpinia officinarum*, 广藿香 *Pogostemon cablin* [Syn. *Mentha cablin*], 桂皮 *Cinnamomum japonicum*, 黄蒿 *Artemisia scoparia* [Syn. *Artemisia capillaris* var. *scoparia*], 假荆芥 *Nepeta cataria*, 尖紫苏叶 *Perilla frutescens* var. *acuta* [Syn. *Perilla frutescens* var. *purpurascens*], 金银花 *Lonicera japonica*, 九里香 *Murraya paniculata* [Syn. *Chalcas paniculata*], 蒟酱叶 *Piper betle*, 克氏蒿* *Artemisia klotzschiana*, 孔石莼 *Ulva pertusa*, 罗勒 *Ocimum basilicum*, 麻花 *Cannabis sativa*, 玫瑰花 *Rosa rugosa*, 没药 *Commiphora myrrha* [Syn. *Commiphora molmol*], 肉豆蔻 *Myristica fragrans* (种仁: 含量 = 0.456%)[1025], 三条筋 *Cinnamomum tamala*, 桑叶 *Morus alba*, 麝香蓍草 *Achillea moschata*, 石菖蒲 *Acorus tatarinowii*, 石竹 *Dianthus chinensis*, 石香薷 *Mosla chinensis* [Syn. *Orthodon chinensis*], 水仙花 *Narcissus tazetta* var. *chinensis*, 台湾檫木 *Sassafras randainense*, 台湾胡椒* *Piper taiwanense* (茎), 甜牛至* *Origanum majorana*, 细辛 *Asarum sieboldii*, 香樟 *Cinnamomum parthenoxylum* [Syn. *Cinnamomum porrectum*], 小草乌 *Delphinium yunnanense*, 辛夷 *Magnolia liliflora*, 洋蓍草 *Achillea millefolium*, 夜香树 *Cestrum nocturnum*, 茵陈蒿 *Artemisia capillaris*, 阴行草 *Siphonostegia chinensis*, 月桂子 *Laurus nobilis*, 樟木 *Cinnamomum camphora*, 罗勒属 *Ocimum* sp., 存在于许多植物中. 【文献】2, 4, 8, 165, 170, 171, 858, 1022, 1025.

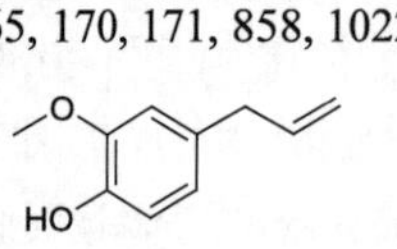

878 Eugenol methyl ether 丁香酚甲醚 (甲基丁香酚)

Methyl eugenol [93-15-2] $C_{11}H_{14}O_2$ (178.23). bp 248~249℃. 【类型】苯丙烯类. 【活性】解痉; 中枢镇静; 退热剂; 骨骼肌松弛剂. 【来源】蒟酱叶 *Piper betle*, 辽细辛 *Asarum heterotropoides* var. *mandshuricum*, 罗勒 *Ocimum basilicum*, 肉豆蔻 *Myristica fragrans* (种仁: 含量 = 1.052%)[1025], 山茱萸 *Cornus officinalis* [Syn. *Macrocarpium officinale*], 生姜 *Zingiber officinale*, 石菖蒲 *Acorus tatarinowii*, 似荆芥巴豆* *Croton nepetaefolius*, 细辛 *Asarum sieboldii*, 茵陈蒿 *Artemisia capillaris*, 存在于许多植物中 (许多精油中). 【文献】2, 4, 170, 171, 1022, 1025.

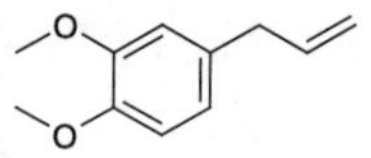

879 Forsythoside A 连翘脂苷 A (朝鲜连翘苷)

Forsythiaside [79916-77-1] $C_{29}H_{36}O_{15}$ (624.60). 暗黄色粉末+2 分子结晶水, mp 144~150℃, $[\alpha]_D^{20} = -18.6°$ (乙醇). 【类型】苯丙烯类. 【活性】免疫调节剂 (选择性抑制 5-脂加氧酶产物 5-HETE 和白三烯 B4 的形成, IC_{50} 分别为 1.92 和 1.01μmol/L); 5-HETE 生成抑制剂 (IC_{50} = 2.50μmol/L); 抗过敏; 平喘; cAMP 磷酸二酯酶抑制剂 (*in vitro*, IC_{50} = 110μmol/L); 亮氨酸氨肽酶抑制剂 (亮氨酸氨肽酶, 竞争性抑制, *K*i = 8.0μmol/L); 抗菌 (对 11 种致病菌作用很强, 还包括植物病原菌); 自由基清除剂; 5-脂加氧酶抑制剂 (大鼠腹膜细胞和人白细胞 *in vitro*). 【来源】朝鲜连翘* *Forsythia koreana*, 干地黄 *Rehmannia glutinosa* [Syn. *Rehmannia glutinosa* f. *huechingensis*], 连翘 *Forsythia suspensa* (未成熟果实: 平均含量 = 1.31%, 成熟果实: 平均含量 = 0.64%[1025]). 【文献】2, 14, 170, 313, 314, 315, 316, 1025.

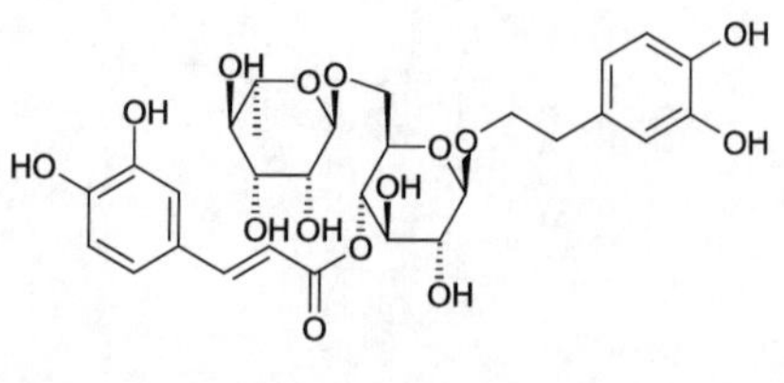

880 Forsythoside C 连翘脂苷 C (羟基连翘苷)

Suspensaside $C_{29}H_{36}O_{16}$ (640.60). 粉末, mp 177~181℃, $[\alpha]_D^{18} = -18.7°$ (c = 1.7, 甲醇). 【类型】苯丙烯类. 【活性】抗菌; 自由基清除剂; 抑制花生四烯酸新陈代谢 (白细胞中); 5-脂加氧酶抑制剂 (大鼠, 腹膜细胞); cAMP 磷酸二酯酶抑制剂; 用于治疗哮喘和变应性疾病. 【来源】连翘 *Forsythia suspensa*. 【文献】14, 170.

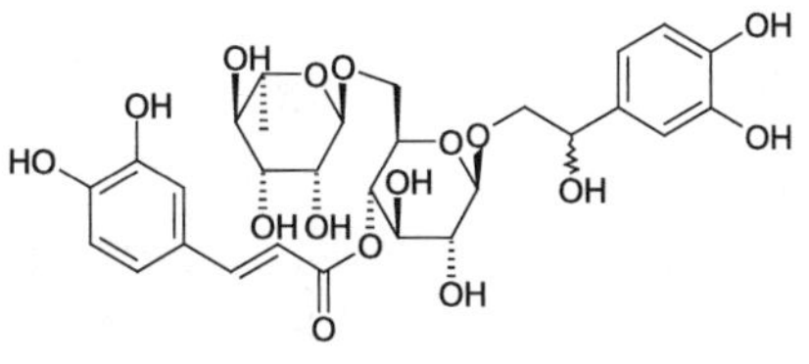

881 Hellicoside 车前酯苷

[132278-04-7] $C_{29}H_{36}O_{17}$ (656.59). 无定形粉末, mp 182.6~190.3℃, $[\alpha]_D^{23} = -27°$ (c = 1.0, 甲醇). 【类型】苯丙烯类. 【活性】5-脂加氧酶抑制剂 (IC_{50} = 0.316 μmol/L); 醛糖还原酶抑制剂 (IC_{50} = 926μmol/L); cAMP 磷酸二酯酶抑制剂 (*in vitro*, IC_{50} = 169μmol/L); 环腺嘌呤单核苷酸磷酸二酯酶抑制剂. 【来源】车前 *Plantago asiatica*. 【文献】170, 232.

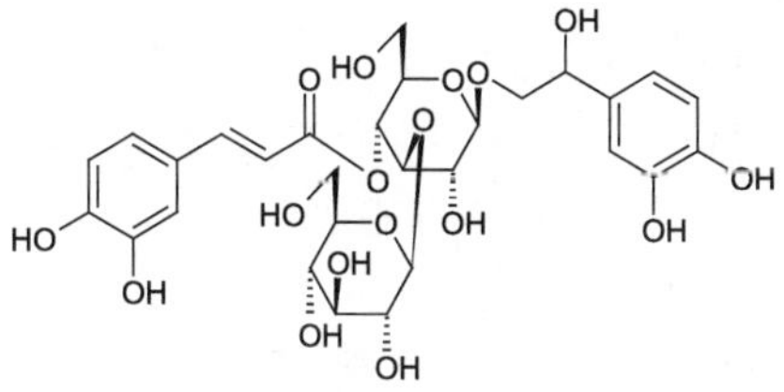

882 Hesperetic acid 橙皮酸(异阿魏酸)

Isoferulic acid; Hesperetinic acid [537-73-5] $C_{10}H_{10}O_4$ (194.19). 无色针状晶体, mp 225~229℃; mp 238~240℃; 片状晶体, mp 233~234℃. 【类型】苯丙烯类. 【活性】退热剂; 抗炎. 【来源】大三叶升麻 *Cimicifuga heracleifolia* (干燥根茎: 含量 = 0.20%)[1025], 丹参 *Salvia miltiorrhiza*, 黄三七 *Souliea vaginata* (干燥根茎: 含量 = 0.07%)[1025], 类叶升麻 *Cimicifuga asiatica* (干燥根茎: 含量 = 0.05%)[1025], 毛莲蒿 *Artemisia vestita*, 南川升麻 *Cimicifuga nanchuanensis* (干燥根茎: 含量 = 0.10%)[1025], 三面刀 *Cimicifuga acerina* (干燥根茎: 含量 = 0.03%)[1025], 升麻 *Cimicifuga foetida* (干燥根茎: 含量范围 = 0.03%~0.26%[1022], 含量 = 0.13%[1025]), 铁破锣 *Beesia calthaefolia* (干燥根茎: 含量 = 0.12%)[1025], 缬草 *Valeriana officinalis*, 兴安升麻 *Cimicifuga dahurica* (干燥根茎: 含量 = 0.26%[1025]), 野升麻 *Cimicifuga simplex* (干燥根茎: 含量 = 0.15%)[1025], 梓白皮 *Catalpa ovata*, 总状升麻 *Cimicifuga racemosa*. 【文献】2, 6, 84, 171, 273, 1022, 1025.

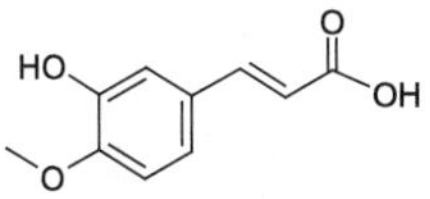

883 3'-(4''-Hydroxy-3'',5'-dimethoxyphenyl)-propyl benzoate 3'-(4''-羟基-3'',5'-二甲氧基苯基)- 苯甲酸丙酯*

$C_{18}H_{20}O_5$ (316.36). 淡黄色无定形粉末. 【类型】苯丙烯类. 【活性】抗真菌 [*Candida albicans*, IC_{50}, = (11.41±1.44)μg/mL, 对照两性霉素 B, IC_{50}, = (0.04±0.00)μg/mL]; 抗炎 [COX-1 抑制剂, IC_{50} = (4.95±0.58) μg/mL, 对照阿司匹林, IC_{50} = (4.22±0.48)μg/mL; COX-2 抑制剂, IC_{50} = (2.11±0.12)μg/mL, 阿司匹林, IC_{50} = (13.66±0.59) μg/mL]. 【来源】巴豆属 *Croton hutchinsonianus* (枝: 产率 = 0.0031%干重). 【文献】284.

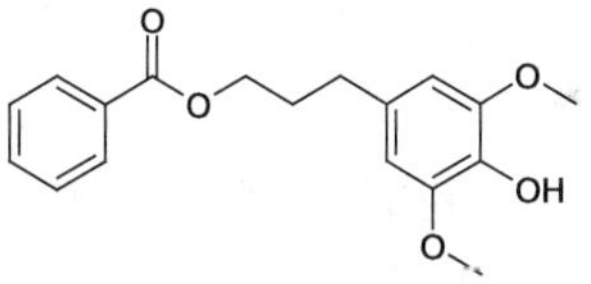

884 (2*S*)-(*O*-Hydroxyphenyl)lactate (2*S*)-(*O*-羟基苯基)乳酸盐*

$C_9H_9O_4^-$ (181.17). 无色粉末, $[\alpha]_D = +77°$ (c = 0.07, 甲醇). 【类型】苯丙烯类. 【活性】酪氨酸酶抑制剂 (333.3μmol/L, 抑制率 = 7.5%; 对照麴酸, 333.3 μmol/L, 抑制率 = 59.8%)[687]. 【来源】藏红花 *Crocus sativus* (花粉). 【文献】687.

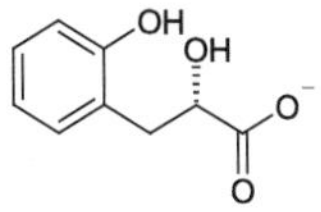

885 3'-(4''-Hydroxyphenyl)-propyl benzoate 3'-(4''-羟基苯基)-苯甲酸丙酯*

$C_{16}H_{16}O_3$ (256.30). 淡黄色油. 【类型】苯丙烯类. 【活性】抗真菌 [*Candida albicans*, IC_{50}, = (5.36±0.01)μg/mL, 对照两性霉素 B, IC_{50}, = (0.04±0.00)μg/mL]; 抗炎 [COX-1 抑制剂, 无活性, 对照阿司匹林, IC_{50} = (4.22±

0.48)μg/mL; COX-2 抑制剂, IC_{50} = (1.88±0.17)μg/mL, 阿司匹林, IC_{50} = (13.66±0.59)μg/mL]. 【来源】巴豆属 *Croton hutchinsonianus* (枝: 产率 = 0.0005% 干重). 【文献】284.

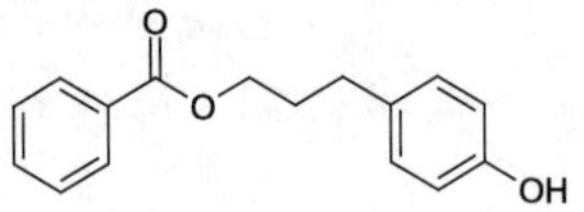

886　Jionoside B₁ 吉奥诺苷 B₁

[120406-37-3] $C_{37}H_{50}O_{20}$ (814.80). 无定形粉末, $[\alpha]_D^{24}$ = −62.8° (*c* = 0.31, 甲醇). 【类型】苯丙烯类. 【活性】免疫抑制剂 (小鼠, 100mg/kg, orl, 抑制脾中溶血斑块形成细胞 HPFC 的形成, 抑制率 = 36.1%); 滋补, 抗贫血和退热剂 (使用干地黄). 【来源】干地黄 *Rehmannia glutinosa* [Syn. *Rehmannia glutinosa* f. *huechingensis*]. 【文献】170, 171, 273, 383.

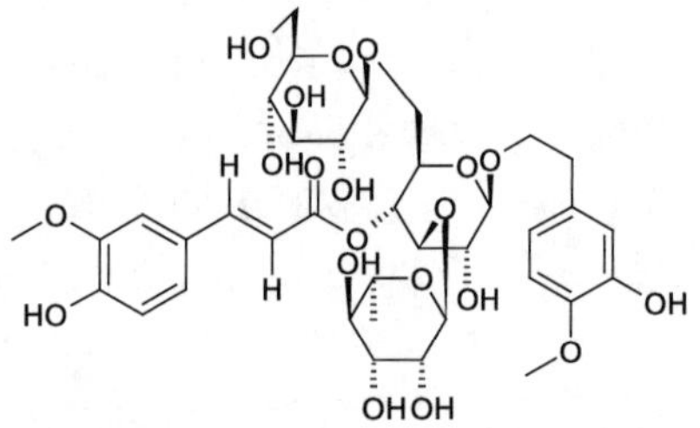

887　Labiatenic acid 迷迭香酸 (唇形草鞣质酸)

Rosmarinic acid [537-15-5] $C_{18}H_{16}O_8$ (360.32). 晶体, +2 分子结晶水, mp 204℃ (分解), $[\alpha]_D^{20}$ = +145°. 【类型】苯丙烯类. 【活性】抗血栓形成 (大鼠 *in vivo*, 抑制静脉血栓形成); 血小板聚集抑制剂 (大鼠 *in vivo*, 抑制胶原引起的血小板聚集); 抗炎; 促进纤维蛋白溶解; 抗病毒 (单纯疱疹病毒); 抗氧化剂 (脂类过氧化抑制剂, 抑制维生素 C-烟酰氨 ADP 和 Fe^{2+}-半胱氨酸引起的鼠大脑、肝和肾微粒体的脂类过氧化, 超氧化物阴离子清除剂); 抗氧化剂 (DPPH 清除剂, IC_{50} = 0.0801mmol/L, 对照没食子酸丙酯, IC_{50} = 0.03 mol/L; 超氧化物自由基抑制剂, IC_{50} = 0.282mmol/L, 对照没食子酸丙酯, IC_{50} = 0.106mmol/L; 铁螯合试验, IC_{50} = 0.034mmol/L, 对照没食子酸丙酯, IC_{50} = 0.064 mmol/L)[763]; 抗氧化剂 (*in vitro*, Cu^{2+}诱导的 LDL 过氧化实验, IC_{50} = 1.81μmol/L; 对照 Probucol, IC_{50} = 4.7 μmol/L)[777]; 抗氧化剂 (不依赖酶的脂类过氧化实验, IC_{50} = 4.40μmol/L; 依赖酶的脂类过氧化实验, IC_{50} = 0.39μmol/L)[1017]; 抑制病原菌; 腺嘌呤环化酶抑制剂. 【来源】薄荷 *Mentha haplocalyx* [Syn. *Mentha canadaensis*; *Mentha arvensis* var. *haplocalyx*; *Mentha arvensis*], 大星芹 *Astrantia major*, 丹参 *Salvia miltiorrhiza* (干燥根: 含量 = 0.166%[1025]), 回回苏梗 *Perilla frutescens* var. *crispa*, 尖紫苏叶 *Perilla frutescens* var. *acuta* [Syn. *Perilla frutescens* var. *purpurascens*], 辣薄荷 *Mentha piperita*, 林石蚕 *Teucrium scorodonia*, 迷迭香 *Rosmarinus officinalis*, 明显花柱长柱琉璃草* *Lindelofia stylosa* (地上部分), 麝香草 *Thymus vulgaris*, 西门肺草 *Symphytum officinale*, 香蜂花 *Melissa officinalis*, 药用丹参* *Salvia officinalis*, 紫丹藤 *Tournefortia sarmentosa* (茎: 产率 = 0.0625%)[777], 莳萝属 *Anethum* sp., 欧当归属 *Levisticum* sp., 变豆菜属 *Sanicula* sp. 【文献】2, 170, 171, 273, 463, 763, 777, 1017, 1025.

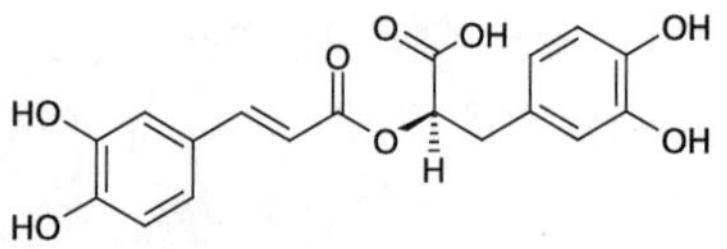

888　Magnolol 厚朴酚

[528-43-8] $C_{18}H_{18}O_2$ (266.34). 晶体 (乙醚–己烷), mp 101.5~102℃. 【类型】苯丙烯类. 【活性】抗菌 (链球菌属, MIC = 0.63μg/mL), 抗溃疡 (大鼠, 预防水浸所致的应激溃疡, 5~20mg/kg), 肌肉松弛剂 (MED = 90mg/kg), 保肝 (抑制细胞 LDH, AST 泄漏和细胞死亡, 1.5μmol/L tBH 预处理 1 小时, 有效剂量 = 40μmol/L, 30μmol/L GalN 预处理, 有效剂量 = 1, 5 和 20μmol/L)[942], 保肝 [抑制 tBH 诱导的脂类过氧化,培养的大鼠肝细胞, 硫代巴比妥酸反应物质 (TBARS)实验, 有效剂量 = 20μmol/L 和 40μmol/L][942], 保肝 (抑制解毒剂谷胱甘肽 GSH 的排空, 用 tBH 处理的细胞其 GSH 浓度降低为正常值的 17%, 有效剂量 = 20 和 40μmol/L, 用 GalN 处理的, 有效剂量 = 5 和 20μmol/L)[942]. 【来源】大叶厚朴 *Magnolia rostrata*, 荷花玉兰 *Magnolia grandiflora*, 厚朴 *Magnolia officinalis* (树皮: 含量范围 = 2.622%~6.415%[1022]; 5 产地含量范围 = 3.25%~6.13%, 平均含量 = 4.96%[1025]), 日本厚朴 *Magnolia obovata*, 台湾檫木 *Sassafras randainense*. 【文献】4, 156, 170, 171, 942, 1022, 1025.

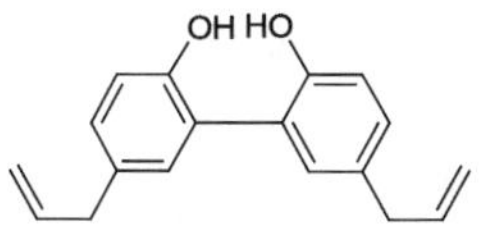

889 Melilotic acid 草木犀酸(3-(2-羟基苯基)丙酸)

Hydrocoumaric acid; 3-(2-Hydroxyphenyl)propanoic acid [495-78-3] $C_9H_{10}O_3$ (166.18). 无色片状晶体(苯), mp 87~89℃; mp 82~83℃. 【类型】苯丙烯类. 【活性】抗溃疡; 抑制胃溃疡 (大鼠 orl, ip 或 iv, 40μg/kg, 增加胃血流量). 【来源】肉桂 *Cinnamomum cassia* [Syn. *Cinnamomum aromaticum*], 桂枝 *Cinnamomum cassia* [Syn. *Cinnamomum aromaticum*], 辟汗草 *Melilotus suaveolens*, 似紫檀* *Pterocarpus santalinus*. 【文献】2, 6, 170, 191, 249.

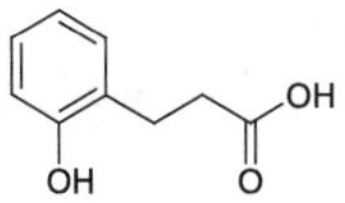

890 2-Methoxycinnamaldehyde 邻-甲氧基桂皮醛

$C_{10}H_{10}O_2$ (162.19). 【类型】苯丙烯类. 【活性】核转录因子 NF-κB 抑制剂 (脂多糖诱导的 NF-κB 转录活性, IC_{50} = 31μmol/L, 阳性对照 CAPE, IC_{50} = 2 μmol/L; NF-κB 是调节炎症和免疫基因表达的转录因子)[884]. 【来源】桂枝 *Cinnamomum cassia* [Syn. *Cinnamomum aromaticum*] (茎皮)[884], 桂枝 *Cinnamomum cassia* [Syn. *Cinnamomum aromaticum*] (嫩枝: 9 产地含量范围 = 0.100%~0.175%, 平均含量 = 0.142%)[1025]. 【文献】884, 1025.

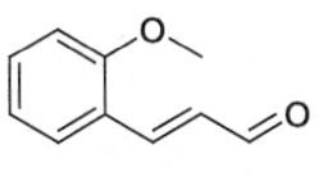

891 1-(4'-Methoxyphenyl)-(1*R*,2*S*)-propanediol 1-(4'-甲氧基苯基)-(1*R*,2*S*)-丙二醇*

$C_{10}H_{14}O_3$ (182.22). 【类型】苯丙烯类. 【活性】抗浓毒症 (和 1*S*,2*R* 异构体的混合物, 鼠, TNF-*α*/*D*-GalN-诱导致死模型, 50mg/kg, 生存率 = 88.8%, 空白实验生存率 = 40%, 氟美松, 10mg/kg, 生存率 = 100%)[994]. 【来源】八角茴香 *Illicium verum*. 【文献】994.

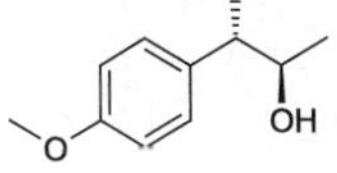

892 1-(4'-Methoxyphenyl)-(1*S*,2*R*)-propanediol 1-(4'-甲氧基苯基)-(1*S*,2*R*)-丙二醇*

$C_{10}H_{14}O_3$ (182.22). 【类型】苯丙烯类. 【活性】抗浓毒症 (和 1*R*,2*S* 异构体的混合物, 鼠, TNF-*α*/*D*-GalN-诱导致死模型, 50mg/kg, 生存率 = 88.8%, 空白实验生存率 = 40%, 氟美松, 10mg/kg, 生存率 = 100%)[994]. 【来源】八角茴香 *Illicium verum*. 【文献】994.

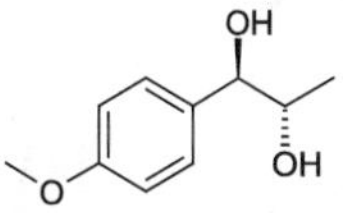

893 Myristicin 肉豆蔻醚

[607-91-0] $C_{11}H_{12}O_3$ (192.22). bp 157℃(21mmHg), 149.5℃(15mmHg); 95~97℃(0.2mmHg). 【类型】苯丙烯类. 【活性】抗肿瘤 (鼠肺瘤, 抑制率 = 65%, 胃瘤, 抑制率 = 31%); 抗真菌 (瓜枝霉菌 *in vitro*, MED = 20μg); 诱导细胞色素的活性 (大鼠, ip, 500 μmol/kg, 提高肝 P450-1A1/2, 2B1/2 和 2E1 活性 2~20 倍); 血小板聚集抑制剂 (兔, *in vitro*); 抗氧化剂 (鼠肝, 抑制脂类过氧化作用); 单胺氧化酶抑制剂 (*in vitro*); 杀幼虫剂 (埃及伊蚊幼虫, 25mg/L, 24h 杀 100%); 致幻剂 (正常人); 致畸. 【来源】大草蔻 *Alpinia speciosa*, 藁本 *Ligusticum sinense* (根和根茎: 含量 = 11.31%)[1025], 旱芹 *Apium graveolens*, 回回苏梗 *Perilla frutescens* var. *crispa*, 尖紫苏叶 *Perilla frutescens* var. *acuta* [Syn. *Perilla frutescens* var. *purpurascens*], 辽藁本 *Ligusticum jeholense* (根和根茎: 含量 = 1.51%)[1025], 辽细辛 *Asarum heterotropoides* var. *mandshuricum*, 南鹤虱 *Daucus carota*, 欧防风 *Pastinaca sativa*, 肉豆蔻 *Myristica fragrans* (种仁: 含量范围 = 2.12%~2.88%, 平均含量 = 2.49%[1025]), 细辛 *Asarum sieboldii*, 新疆藁本 *Conioselinum vaginatum* (根和根茎: 含量 = 2.21%[1025]), 云南樟 *Cinnamomum glanduliferum*, 皱叶欧芹 *Petroselinum crispum*. 【文献】2, 171, 184, 1025.

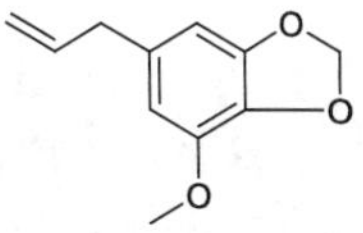

894　Octadecanyl-3-methoxy-4-hydroxy benzeneacrylate 3-甲氧基-4-羟基-*trans*-苯丙烯酸正十八酯

Octadecanyl 3-(4-hydroxy-3-methoxy-phenyl)-acrylate ester $C_{28}H_{46}O_4$ (446.68). 白色针状晶体, mp 67.5~69.0℃; 白色粉末, mp 86~89℃. 【类型】苯丙烯类. 【活性】抑制 T 细胞细胞核因子 NFAT 的转录 [IC_{50} = (25.7±1.7)μmol/L, 正对照环孢菌素 A, IC_{50} = (0.29±0.01)μmol/L][441]. 【来源】大戟 *Euphorbia pekinensis*, 华茶藨 *Ribes fasciculatum* var. *chinense*, 桑黄 *Phellinus igniarius* (子实体: 产率 = 0.0011%干重). 【文献】49, 441, 824.

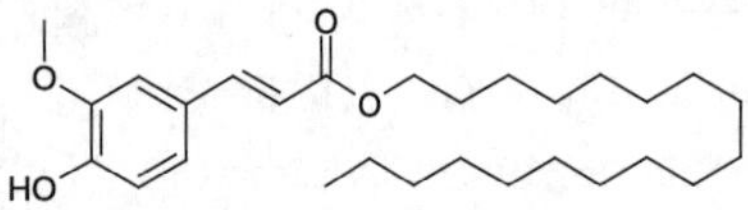

895　Pedicularioside A 马先蒿苷 A

[135010-61-6] $C_{34}H_{44}O_{19}$ (756.72). 无定形粉末, $[\alpha]_D^{22}$ = −58.4° (*c* = 1.2, 甲醇). 【类型】苯丙烯类. 【活性】抗肿瘤 [SMMC-7721 肝癌细胞, IC_{50} = (94.8±2.0) μg/mL, MQC80-3 胃腺癌细胞, IC_{50} = (101.6±2.8) μg/mL, L342 肺腺癌, IC_{50} = (97.6±5.0)μg/mL]; 抗溶血 (保护红细胞不受氧化而溶血); 抗氧化剂 (脂类过氧化抑制剂, 抑制微粒体脂类过氧化作用, 抑制率 = 15.6%, 超氧化物抑制率 = 56.8%). 【来源】红纹马先蒿 *Pedicularis striata*, 美观马先蒿 *Pedicularis decora*, 穗花马先蒿 *Pedicularis spicata*, 蛛丝红纹马先蒿 *Pedicularis striata* ssp. *arachnoidea*. 【文献】582, 583, 584, 585, 586, 587.

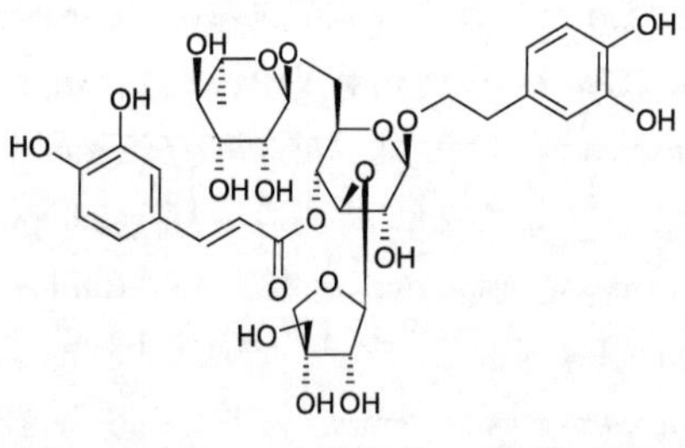

896　Plantainoside A 车前草苷 A (车前子苷 A)

Plantagoside A [136172-59-3] $C_{23}H_{26}O_{11}$ (478.46). $[\alpha]_D^{23}$ = +4.5° (*c* = 1.47, 甲醇). 【类型】苯丙烯类. 【活性】抗氧化剂 (鼠科肝细胞微粒体, 抑制由 ADP+NADPH 诱导的脂类过氧化作用, IC_{50} = 0.54 μmol/L). 【来源】车前 *Plantago asiatica*, 假马齿苋 *Bacopa monniera* (全株: 产率 = 0.012%鲜重). 【文献】240, 791.

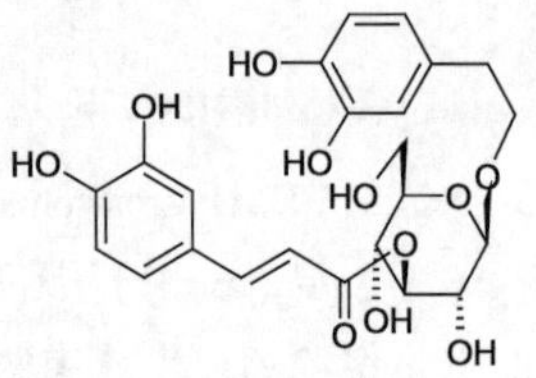

897　Plantainoside B 车前草苷 B

[136083-85-7] $C_{23}H_{26}O_{11}$ (478.46). 无定形物, $[\alpha]_D^{23}$ = −54.6° (*c* = 0.27, 甲醇). 【类型】苯丙烯类. 【活性】抗氧化剂 (脂类过氧化抑制剂, 大鼠肝细胞微粒体, ADP+NADPH 诱导的, IC_{50} = 0.49μmol/L); 血小板聚集抑制剂 (显著抑制胶原引起的血小板聚集). 【来源】车前 *Plantago asiatica*, 假马齿苋 *Bacopa monniera* (全株: 产率 = 0.00094%鲜重). 【文献】240, 537, 694, 791.

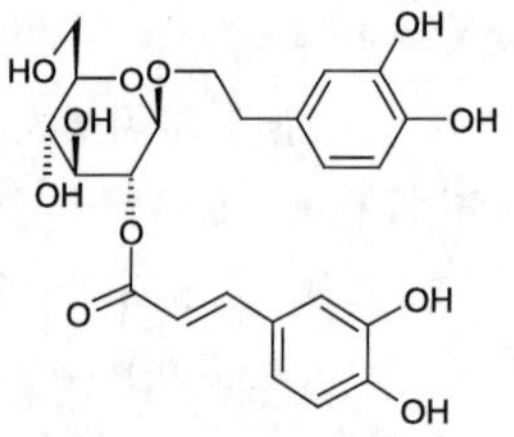

898　Plantainoside D 车前草苷 D

[136083-87-9] $C_{29}H_{36}O_{16}$ (640.60). 无定形粉末, $[\alpha]_D^{23}$ = −24.8° (*c* = 1.07, 甲醇). 【类型】苯丙烯类. 【活性】抗氧化剂 (羟基自由基清除剂, IC_{50} = 39.3 μmol/L, 对照抗坏血酸, IC_{50} = 51.8μmol/L, 超氧化物阴离子清除剂, IC_{50} = 74.8μmol/L, 对照抗坏血酸, IC_{50} = 86.2μmol/L)[700]; 抗氧化剂 (脂类过氧化抑制剂, 大鼠肝细胞微粒体, ADP+NADPH 诱导的, IC_{50} = 0.36μmol/L). 【来源】鞭打绣球 *Hemiphragma heterophyllum*, 长叶车前 *Plantago lanceolata*, 车前 *Plantago asiatica*, 西藏胡黄连 *Picrorhiza scrophulariiflora* (根), 玉簪叶车前* *Plantago hostifolia*. 【文献】240, 538, 539, 700, 886.

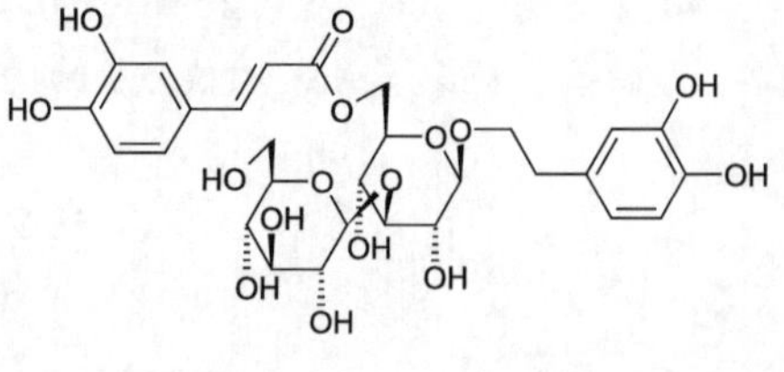

899 Prenyl caffeate 咖啡酸异戊烯酯

$C_{14}H_{16}O_4$ (248.28). 【类型】苯丙烯类. 【活性】变应原. 【来源】杨属 *Populus* sp. 【文献】170.

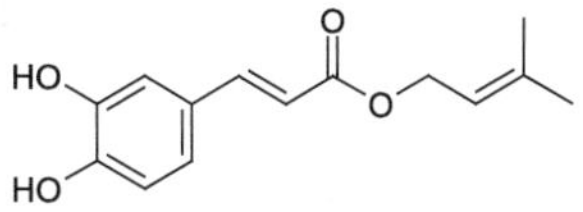

900 Purpureaside A 毛地黄苷 A (大车前苷)

Plantamajoside; 3,4-Dihydroxy-*β*-phenethyl-*O*-*β*-*D*-glucopyranosyl-(1→3)-4-*O*-caffeoyl-*β*-*D*-glucopyranoside [104777-68-6] $C_{29}H_{36}O_{16}$ (640.60). 无定形粉末, mp 158~162℃; 142.7~152.0℃, $[\alpha]_D^{24.8} = -43.88°$ (c = 0.47, 甲醇), $[\alpha]_D^{19} = -54.3°$ (c = 0.8, 甲醇). 【类型】苯丙烯类.【活性】平喘; 抗菌 (假单胞菌属 *Pseudomonas cepacia* 和下呼吸道嗜麦芽窄食假单胞菌 *Pseudomonas maltophilia* ED = 0.2~0.5mg; 扁阔棒状杆菌 MIC = 2.0 mg/mL; 胡萝卜软腐欧文菌胡萝卜软腐欧亚种, MIC = 1.0mg/mL; 大肠埃希菌、金黄色葡萄球菌、几种植物病原菌); 抗炎 (鼠耳, 花生四烯酸引起的炎症, 1mg/耳 抑制率 = 12%, 2mg/耳 抑制率 = 25%); Δ^5-脂加氧酶抑制剂 (IC_{50} = 0.373μmol/L); cAMP 磷酸二酯酶抑制剂 (*in vitro*, IC_{50} = 160μmol/L); 降低人白细胞的某些功能. 【来源】长叶车前 *Plantago lanceolata*, 大车前 *Plantago major*, 车前 *Plantago asiatica*, 干地黄 *Rehmannia glutinosa* [Syn. *Rehmannia glutinosa* f. *huechingensis*], 毛地黄 *Digitalis purpurea*, 匍匐茎兔耳草* *Lagotis stolonifera*.【文献】2, 170, 184, 497, 532, 886.

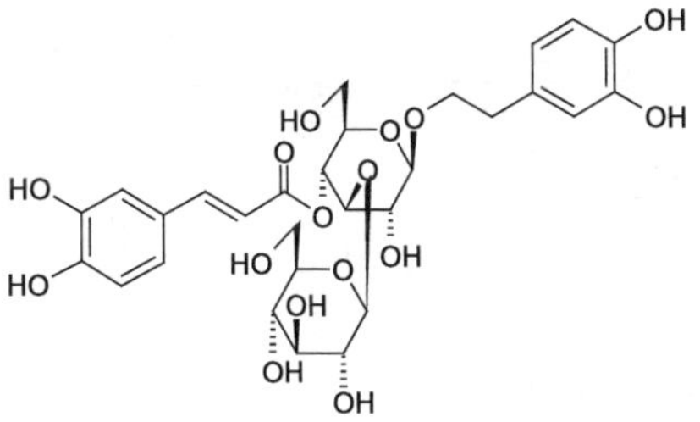

901 Purpureaside B 毛地黄苷 B (紫花洋地黄叶苷 B)

3,4-Dihydroxy-*β*-phenethyl-*O*-*β*-*D*-gluco-pyranosyl-(1→3)-*O*-*α*-*L*-rhmnopyranosy1-(1→6)-4-*O*-caffeoyl-*β*-*D*-glucopyranoside [104777-69-7] $C_{35}H_{46}O_{20}$ (786.74). 无定形粉末, $[\alpha]_D^{19} = -14°$ (c = 1.0, 甲醇); $[\alpha]_D^{27} = -16°$ (c = 1.0, 甲醇). 【类型】苯丙烯类. 【活性】抗菌 (大肠杆菌, 有弱活性); 降低人白细胞的某些功能. 【来源】干地黄 *Rehmannia glutinosa* [Syn. *Rehmannia glutinosa* f. *huechingensis*], 毛地黄 *Digitalis purpurea*. 【文献】2, 496, 497.

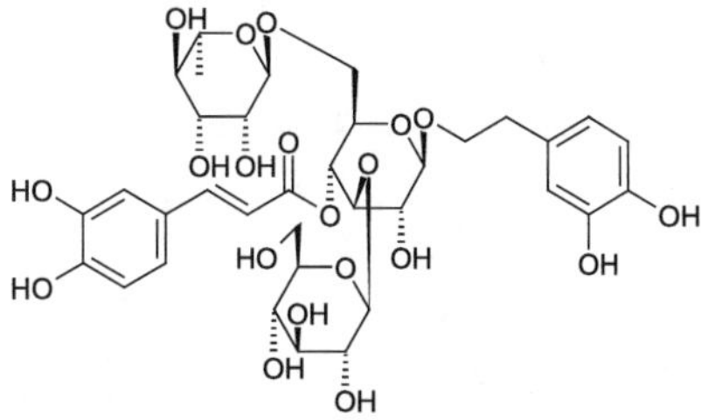

902 Purpureaside C 毛地黄苷 C

[108648-07-3] $C_{35}H_{46}O_{20}$ (786.74). 无定形粉末, $[\alpha]_D^{27} = -16.3°$ (c = 1.0, 甲醇), $[\alpha]_D^{24} = -60.3°$ (c = 0.61, 甲醇). 【类型】苯丙烯类. 【活性】抗炎 (*in vivo*, 角叉菜胶引起的足肿胀模型); 免疫抑制剂 (小鼠, 100mg/kg orl, 抑制脾中溶血斑块细胞 HPFC 的形成, 抑制率 = 26.3%); 抗菌 (大肠杆菌); 抗肝毒; 抗锥虫 (锥虫属 *Trypanosoma b. rhodesiense*, IC_{50} = 8.9 μg/mL, 对照米拉索普, IC_{50} = 0.00098μg/mL; 锥虫属 *Trypanosoma cruzi*, IC_{50} > 90μg/mL, 对照苄硝唑, IC_{50} = 1.06μg/mL)[880]; 抗利什曼原虫 (杜氏利什曼原虫, IC_{50} = 13.1μg/mL, 对照米替福新, IC_{50} = 0.102 μg/mL)[880]; 抗疟疾 (恶性疟原虫, IC_{50} > 50μg/mL, 对照青蒿素, IC_{50} = 0.0022μg/mL)[880]; 细胞毒 (L-6, IC_{50} > 90μg/mL, 对照鬼臼毒素, IC_{50} = 0.008 μg/mL)[880]. 【来源】干地黄 *Rehmannia glutinosa* [Syn. *Rehmannia glutinosa* f. *huechingensis*], 毛地黄 *Digitalis purpurea*, 肉苁蓉 *Cistanche deserticola*, 鲜地黄 *Rehmannia glutinosa* [Syn. *Rehmannia glutinosa* f. *huechingensis*], 盐生肉苁蓉 *Cistanche salsa*, 紫地黄 *Rehmannia glutinosa* var. *purpurea*, 棕盔糙苏* *Phlomis brunneogaleata*. 【文献】2, 159, 170, 171, 273, 383, 497, 557, 558, 559, 880.

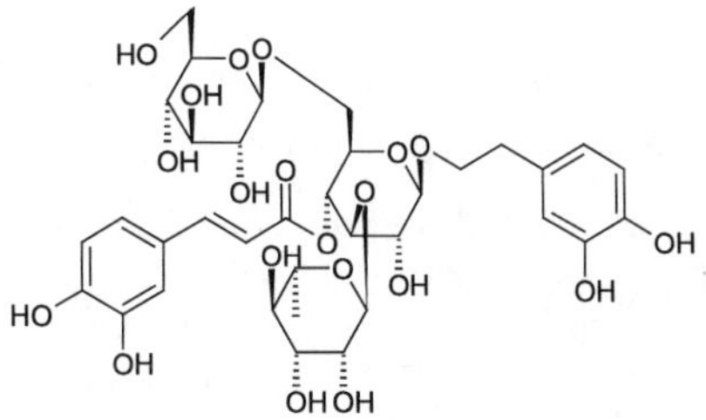

903　Sinapaldehyde 芥子醛

[4206-58-0] $C_{11}H_{12}O_4$ (208.22). 【类型】苯丙烯类.【活性】细胞毒 (培养鼠肝癌细胞 Hepa1c1c7, 诱导醌还原酶测定)[895]; 消肿 (大鼠耳朵); 前列腺素生物合成酶抑制剂. 【来源】黑胡桃 *Juglans nigra*, 厚朴 *Magnolia officinalis*, 台湾芙蓉 *Hibiscus taiwanensis*, 银白槭 *Acer saccharinum*, 栎属 *Quercus* sp., 米仔兰属 *Aglaia ponapensis*. 【文献】2, 170, 438, 895.

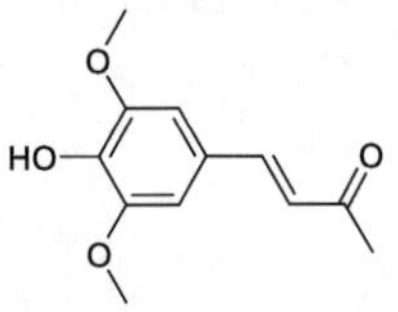

904　Sinapyl alcohol 芥子醇 [3-(4-羟基-3,5-二甲氧基苯基)-2-丙烯醇]

3-(4-Hydroxy-3,5-dimethoxyphenyl)-prop-2-enol [537-33-7] $C_{11}H_{14}O_4$ (210.23). 【类型】苯丙烯类. 【活性】木质素生物合成前体 (被子植物); 抗炎 [鼠, 抑制醋酸引起的血管渗透性的提高, 30mg/(kg·d), orl, 抑制率 = 38%, 对照消炎痛(茚甲新), 100mg/(kg·d), orl, 抑制率 = 45%][639]; 抗炎 [大鼠, 角叉莱胶引起的急性脚趾肿, 30mg/(kg·d), orl, 1、3、5h, 抑制率分别为 17%、41%、21%, 对照 Ibuprofen, 100mg/(kg·d), orl, 1、3、5h, 抑制率分别为 42%、55%、47%][639]; 止痛 [鼠: 醋酸引起的扭体试验, 30mg/(kg·d), orl, 抑制率 = 55%, 对照阿司匹林, 100mg/(kg·d), orl, 抑制率 = 68%; 热板试验, 30mg/(kg·d), orl, 活动时间延长 = 83%; 对照吗啡, 活动时间延长 138%][639]. 【来源】毛泡桐 *Paulownia tomentosa*, 荨麻 *Urtica cannabina*, 天女木兰 *Magnolia sieboldii* (茎皮), 槲寄生属 *Viscum* sp. 【文献】170, 171, 639.

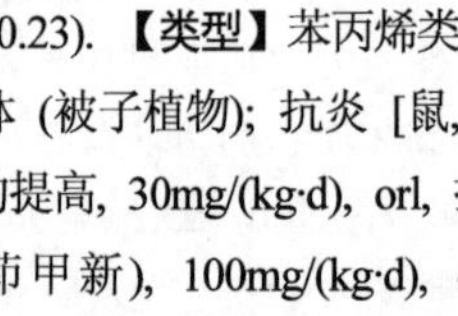

905　6,6'-Sucrose ester of (1α,2α,3β,4β)-3,4-bis(4-hydroxyphenyl)-1,2-cyclobutanedicarboxylic acid (1α, 2α,3β,4β)-3,4-双(4-羟基苯基)-1,2-环丁烷二羧酸-6,6'-蔗糖酯*

$C_{30}H_{34}O_{15}$ (634.60). 白色无定形粉末, $[\alpha]_D$ = +37.1° (c = 0.65, 甲醇). 【类型】苯丙烯类. 【活性】抗组胺 [抑制组胺释放, 大鼠肥大细胞, 抗原抗体反应引起的, IC_{50} = 41.2μg/mL, 对照消炎痛(茚甲新), IC_{50} = 89.5μg/mL][541]; 前列腺素 E_2 生成抑制实验无活性 (30μg/mL, 抑制率 = 1%)[541]. 【来源】小花鬼针 *Bidens parviflora*. 【文献】541.

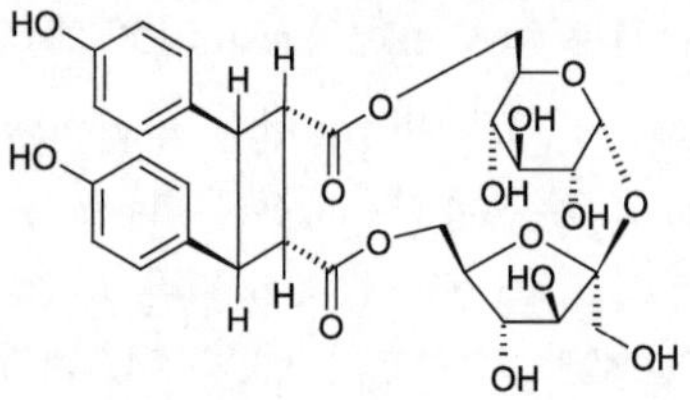

906　Syringin 芥子醇葡萄糖苷 (紫丁香苷; 丁香苷; 丁香苦苷; 刺五加苷 B)

Sinapyl alcohol 4'-*O*-*β*-glucopyranoside; Magnolenin; Shashenoside I; Syringopicroside [118-34-3] $C_{17}H_{24}O_9$ (372.38). 白色颗粒状晶体, mp 192℃ (甲醇). 【类型】苯丙烯类. 【活性】抗炎 [鼠, 抑制醋酸引起的血管渗透性的提高, 30mg/(kg·d), orl, 抑制率 = 25%, 对照消炎痛(茚甲新), 100mg/(kg·d), orl, 抑制率 = 45%][639]; 抗炎 [大鼠, 角叉莱胶引起的急性脚趾肿, 30mg/(kg·d), orl, 1、3、5h, 抑制率分别为 8%、31%、16%, 对照布洛芬, 100mg/(kg·d), orl, 1、3、5h, 抑制率分别为 42%、55%、47%][639]; 止痛 [鼠: 醋酸引起的扭体试验, 30mg/(kg·d), orl, 抑制率 = 37%, 对照阿司匹林, 100mg/(kg·d), orl, 抑制率 = 68%; 热板试验, 30mg/(kg·d), orl, 活动时间延长 = 51%; 对照吗啡, 活动时间延长 = 138%][639]; 抗炎 (抑制生成 COX 的代谢物 PGE_2, IC_{50} = 35.5μmol/L; 降低 TXB_2 水平, IC_{50} = 29.3μmol/L)[724]; 抗氧化实验无活性 (*in vitro*, DPPH 清除剂, IC_{50} > 500μmol/L; 对照维生素 E, IC_{50} = 20.1μmol/L)[839]; *α*-葡萄糖苷酶抑制实验无活性 (类型Ⅵ, 对照 1-去氧野尻霉素, IC_{50} = 0.3mmol/L)[668]; 凝血酶抑制实验无活性[668]; *β*-葡萄糖苷酶抑制实验无活性[668]. 【来源】苍术 *Atractylodes lancea*, 长毛风毛菊 *Saussurea superba* [Syn. *Saussurea hieracioides*] (全株: 含量 = 0.0304%)[1025], 川党参 *Codonopsis tangshen*, 刺五加 *Acanthopanax senticosus* [Syn. *Eleutherococcus senticosus*] (根和根茎: 平均含量 = 0.069%[1025]), 党参 *Codonopsis pilosula*, 东北刺人参 *Oplopanax elatus*, 杜仲 *Eucommia ulmoides*, 钝苞雪

莲(瑞苓草) *Saussurea nigrescens* (全株: 含量 = 0.0304%)[1025], 风毛菊属 *Saussurea amarafisch* (全株: 含量 = 0.0241%)[1025], 风毛菊属 *Saussurea prostrata* (全株: 含量 = 0.0636%)[1025], 风毛菊属 *Saussurea soroseris* (全株: 含量 = 0.0044%)[1025], 禾叶风毛菊 *Saussurea graminea* (全株: 含量 = 0.0154%)[1025], 荷花玉兰 *Magnolia grandiflora*, 褐花雪莲 *Saussurea phaeantha* (全株: 含量 = 0.0102%)[1025], 红毛五加皮 *Acanthopanax giraldii* [Syn. *Acanthopanax giraldii* var. *inermis; Eleutherococcus giraldii*] (根和茎: 含量 = 0.035%)[1025], 阔叶欧女贞 *Phillyrea latifolia* (叶), 柳穿鱼 *Linaria vulgaris*, 柳叶梣 *Fraxinus stylosa*, 毛泡桐 *Paulownia tomentosa*, 美花风毛菊 *Saussurea pulchella* (全株: 含量 = 0.0138%)[1025], 木香 *Saussurea lappa* [Syn. *Aucklandia lappa*], 泡桐 *Paulownia fortunei*, 日本安息香茎皮* *Styrax japonica* (茎皮: 产率 = 0.00077% 干重)[839], 莳萝子 *Anethum graveolens* (果实), 鼠曲风毛菊(鼠曲雪兔子) *Saussurea gnaphaloides* (全株: 含量 = 0.0327%)[1025], 四季青 *Ilex chinensis* [Syn. *Ilex purpurea*], 天女木兰 *Magnolia sieboldii* (茎皮), 五加皮 *Acanthopanax gracilistylus* (干燥根皮: 平均含量 = 0.0228%[1025]), 小花风毛菊 *Saussurea parviflora* (全株: 含量 = 0.0176%)[1025], 雪莲(新疆雪莲) *Saussurea involucrata* (全株: 含量 = 0.0232%)[1025], 云南菟丝子 *Cuscuta reflexa*, 紫丁香 *Syringa oblata* (叶: 含量 = 0.144%)[1025]. 【文献】2, 6, 72, 99, 100, 171, 261, 639, 668, 672, 688, 717, 724, 839, 1025.

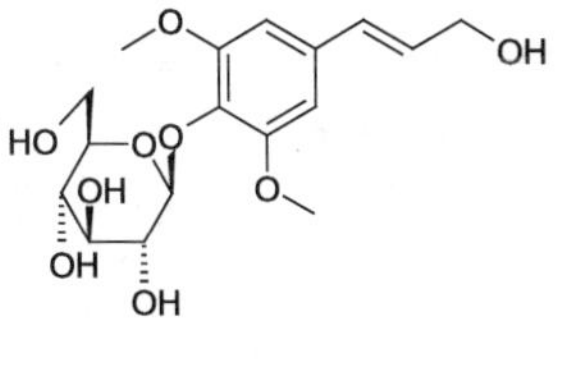

907 1-(3,4,5-Trimethoxyphenyl)-2-propenyl 2-(2-methyl-2*Z*-butenoyloxymethyl)-2*Z*-butenoate 1-(3,4,5-三甲氧基苯基)-2-丙烯基 2-(2-甲基-2*Z*-丁烯酰氧基甲基)-2*Z*-丁烯酸酯*

$C_{22}H_{28}O_7$ (404.46). 【类型】苯丙烯类. 【活性】抗炎 (NF-κB 抑制剂, 人单核细胞, 防止脂多糖诱导的细胞因子 IL-1、IL-6、TNF、IL-8 释放和 PGE_2 合成: 不加脂多糖空白值: PGE_2 = 0.54pg/mL, IL-6 = 0.97pg/mL, IL-1β= 0pg/mL, TNF-α = 0.02pg/mL, IL-8 = 3.45pg/mL; 脂多糖(10ng/mL): PGE_2 = 19.24pg/mL, IL-6 = 71.42 pg/mL, IL-1β = 3.61pg/mL, TNF-α = 2.66pg/mL, IL-8 = 235.18pg/mL; 脂多糖(10ng/mL +该化合物 1μg/mL): PGE_2 = 3.49pg/mL, IL-6 = 21.94pg/mL, IL-1β = 0.86pg/mL, TNF-α = 0.53pg/mL, IL-8 = 41.78 pg/mL)[892]. 【来源】灌木柴胡 *Bupleurum fruticosum* (地上部分). 【文献】892.

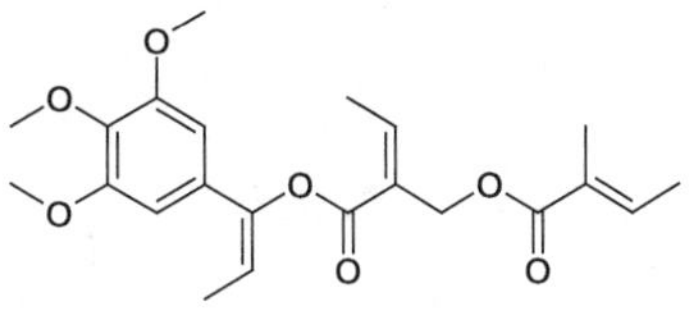

908 Wiedemannioside C 紫花冠毛蕊花苷 C (吉奥诺苷 A₁)

Jionoside A_1 [120444-60-2] $C_{36}H_{48}O_{20}$ (800.77). 无色无定形粉末, $[\alpha]_D^{20}$ = −80° (*c* = 0.1, 甲醇); 无定形粉末, $[\alpha]_D^{24}$ = −59.8° (*c* = 0.38, 甲醇). 【类型】苯丙烯类. 【活性】免疫抑制剂 (小鼠, 100mg/kg orl, 抑制脾中溶血斑块形成细胞 HPFC 的形成, 抑制率 = 23.0%). 【来源】干地黄 *Rehmannia glutinosa* [Syn. *Rehmannia glutinosa* f. *huechingensis*], 紫花冠毛蕊花* *Verbascum wiedemannianum*. 【文献】2, 273, 383, 997.

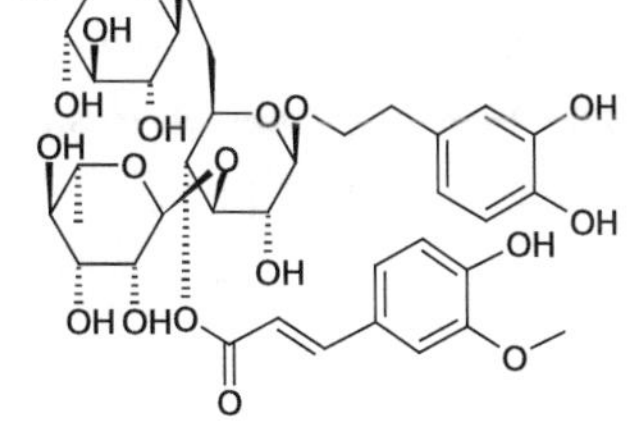

7.3 酰基间苯三酚类

909 Acrovestone 包山油柑酚

[24177-16-0] $C_{32}H_{42}O_8$ (554.69). 【类型】酰基间苯三酚类. 【活性】细胞毒 (A549、KB、P_{388} 和 L_{1210})[170]; 抗氧化剂 (DPPH 清除剂, IC_{50} = 493μmol/L, 弱活性;

对照维生素 E, IC_{50} = 8.3μmol/L)[803]; 酪氨酸酶抑制剂 (IC_{50} = 333μmol/L, 弱活性; 对照麹酸, IC_{50} = 125 μmol/L)[803].【来源】包山油柑 *Acronychia vestita*, 沙塘木 *Acronychia pedunculata* (根皮和茎: 产率 = 5.25%)[803].【文献】170, 803.

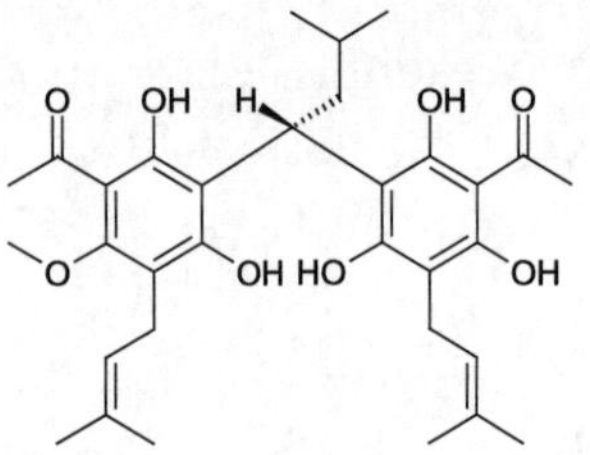

910 Garcinielliptone L 福木酮 L*

9,9-Dimethyl-6*α*,8*β*-di(*γ*,*γ*-dimethylallyl)-3,4-[2*β*-(2'-hydroxyisopropyl)-2,3-dihydrofuran]-2*α*-(1-oxo-2-methylpropyl)-8*α*-*H*-*cis*-bicyclo[3.3.1]nona-1,5-dione $C_{30}H_{44}O_5$ (484.68). 无色油状物, $[\alpha]_D$ = −41° (*c* = 0.29, 三氯甲烷).【类型】酰基间苯三酚类.【活性】抗炎 (用 10μg/mL 化合物 48/80 刺激的大鼠肥大细胞, *in vitro*: 抑制 *β*-葡萄糖苷酸酶释放, IC_{50} = 22.9μmol/L; 抑制组胺释放, IC_{50} > 30μmol/L; 对照麦帕克林, 抑制 *β*-葡萄糖苷酸酶释放, IC_{50} = 13.7μmol/L; 抑制组胺释放, IC_{50} =23.3μmol/L)[834]; 抗炎 (抑制亚硝酸根的积累, 类巨噬细胞 RAW264.7 培养物, 1μg/mL 脂多糖诱导的, IC_{50} = 22.7μmol/L; N9 巨噬细胞, 脂多糖 (10ng/mL)/IFN-*γ* (10 U/ml) 诱导的, IC_{50} = 12.8μmol/L; 对照 *N*-(3-Aminomethyl)benzylacetamidine, RAW264.7 细胞, IC_{50} = 2.9μmol/L; N9 细胞, IC_{50} = 6.3μmol/L)[834].【来源】福木 *Garcinia subelliptica* (种子: 产率 = 0.00011%鲜重).【文献】834.

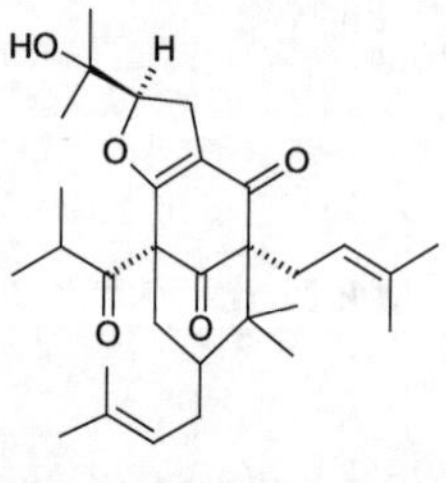

911 Garcinielliptone M 福木酮 M*

9,9-Dimethyl-6*α*,8*β*-di(*γ*,*γ*-dimethylallyl)-3,4-[2*α*-(2'-hydroxyisopropyl)-2,3-dihydrofuran]-2*α*-(1-oxo-2-methylpropyl)-8*α*-*H*-*cis*-bicyclo[3.3.1]nona-1,5-dione $C_{30}H_{44}O_5$ (484.68). 无色油状物, $[\alpha]_D$ = +73° (*c* = 0.16, 三氯甲烷).【类型】酰基间苯三酚类.【活性】抗炎 (用 10μg/mL 化合物 48/80 刺激的大鼠肥大细胞, *in vitro*: 抑制 *β*-葡萄糖苷酸酶释放, IC_{50} = 13.6μmol/L; 抑制组胺释放, IC_{50} = 19.0μmol/L; 对照麦帕克林, 抑制 *β*-葡萄糖苷酸酶释放, IC_{50} = 13.7μmol/L; 抑制组胺释放, IC_{50} =23.3μmol/L)[834]; 抗炎 (抑制亚硝酸根的积累, 类巨噬细胞 RAW264.7 培养物, 1μg/mL 脂多糖诱导的, IC_{50} = 15.3μmol/L; N9 巨噬细胞, 脂多糖 (10ng/mL)/ IFN-*γ* (10 U/ml)诱导的, IC_{50} > 30μmol/L; 对照 *N*-(3-Aminomethyl)benzylacetamidine, RAW264.7 细胞, IC_{50} = 2.9μmol/L; N9 细胞, IC_{50} = 6.3μmol/L)[834].【来源】福木 *Garcinia subelliptica* (种子: 产率 = 0.00008%鲜重).【文献】834.

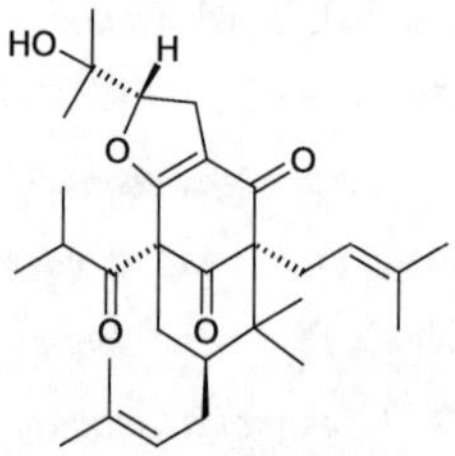

912 Isobutyrylmallotochromene 异丁酰野梧桐色原烯

$C_{26}H_{30}O_8$ (470.52).【类型】酰基间苯三酚类.【活性】抗肿瘤; 细胞毒 (KB); 用于治疗溃疡.【来源】野梧桐 *Mallotus japonicus*.【文献】170.

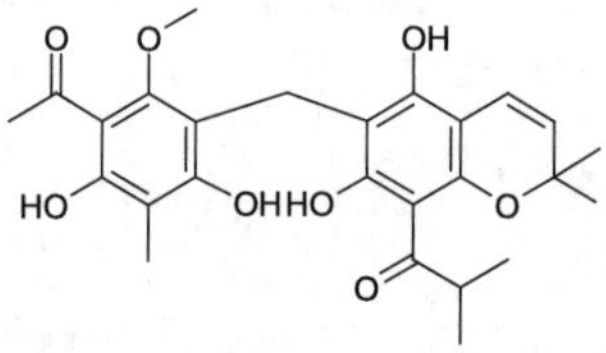

913 Isomallotochromanol

$C_{24}H_{28}O_9$ (460.49).【类型】酰基间苯三酚类.【活性】抗炎 (细胞因子网络调节器: 抑制 RAW264.7 细胞中 mRNA 的表达和 TNF-*α* 或 IL-6 的生成, IC_{50} = 0.7~30μmol/L)[725].【来源】野梧桐 *Mallotus japonicus*.【文献】725.

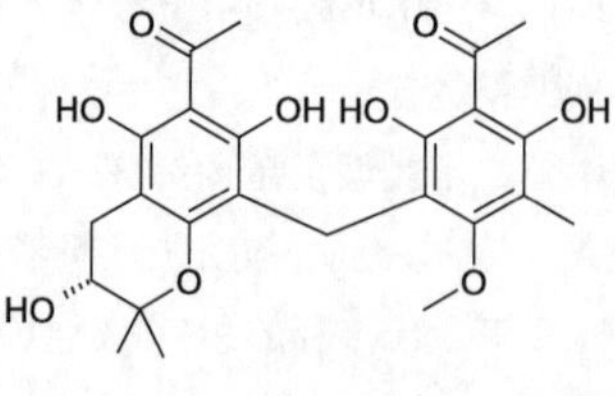

914 Isomallotochromene

$C_{24}H_{26}O_8$ (442.47).【类型】酰基间苯三酚类.【活性】抗炎 (细胞因子网络调节器: 抑制 RAW264.7 细胞中 mRNA 的表达和 TNF-α 或 IL-6 的生成, IC_{50} = 0.7~30μmol/L)[725].【来源】野梧桐 *Mallotus japonicus*.【文献】725.

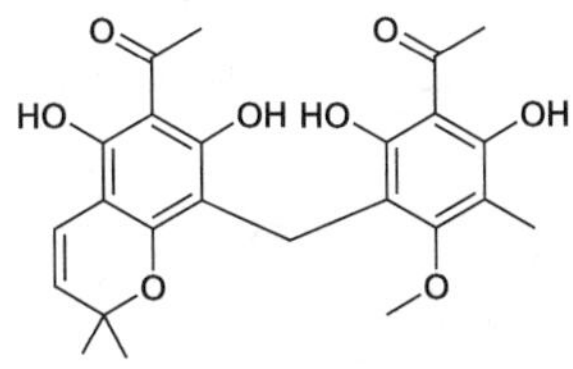

915 Longissiminone A 松萝醛酮 A*

$C_{10}H_{10}O_5$ (210.19). 白色无定形固体, mp 132℃.【类型】酰基间苯三酚类.【活性】抗炎 [改进的 Tan 和 Berridge 方法, 400μg/mL, 抑制率 = 72.13%, IC_{50} = (165.1±0.8)μg/mL; 对照阿司匹林, 抑制率 = 70.45%, IC_{50} = (50.30±4.42)μg/mL][933]; 细胞生存能力 (人中性粒细胞, 12.5μg/mL, 细胞生存能力 = 89.68%, 50μg/mL, 细胞生存能力 = 90.05%, 100μg/mL, 细胞生存能力 = 52.91%)[933].【来源】松萝 *Usnea longissima*.【文献】933.

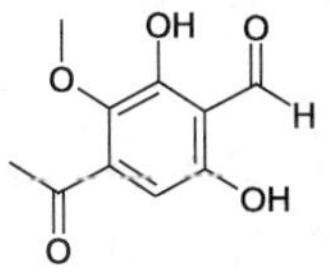

916 Longissiminone B 松萝醛酮 B*

$C_{10}H_9ClO_5$ (244.63). 白色无定形物, mp 113℃.【类型】酰基间苯三酚类.【活性】抗炎 (改进的 Tan 和 Berridge 方法, 400μg/mL, 抑制率 = 34.34%, 对照阿司匹林, 抑制率 = 70.45%)[933]; 细胞生存能力 (人中性粒细胞, 12.5μg/mL, 细胞生存能力 = 78.81%, 50μg/mL, 细胞生存能力 = 100%, 200μg/mL, 细胞生存能力 = 68.85%)[933].【来源】松萝 *Usnea longissima*.【文献】933.

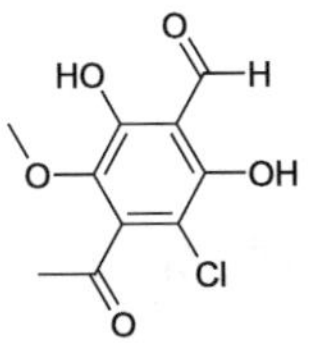

917 Lupulone 蛇麻酮

β-Bitter acid [468-28-0] $C_{26}H_{38}O_4$ (414.59). 棱柱状晶体 (90%甲醇), mp 92~94℃.【类型】酰基间苯三酚类.【活性】抗炎 (NO 生成抑制剂, *in vitro*, RAW264.7 巨噬细胞, 脂多糖/IFN-γ 诱导的 NO 生成, IC_{50} = 17 μmol/L, 但细胞毒性强)[843]; 抗菌 (金黄色葡萄球菌, MIC = 0.60~1.25μg/mL; 结核分枝杆菌, IC = 1~10 μg/mL; 革兰阳性菌, 枯草杆菌); LD_{50} (大鼠, orl) = 1.8g/kg.【来源】葎草 *Humulus japonicus* [Syn. *Humulus scandens*], 啤酒花 *Humulus lupulus* (球穗花序)[843].【文献】4, 6, 172, 843.

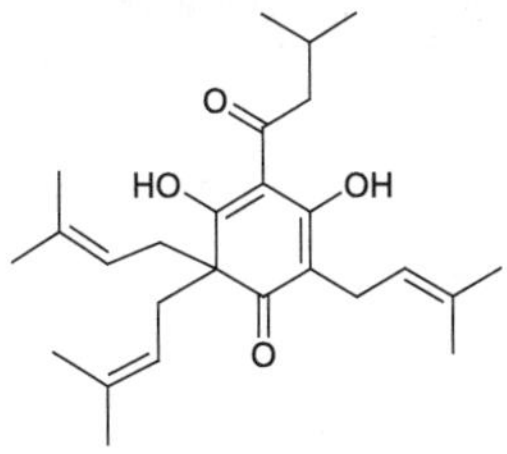

918 Lupulone C 啤酒花酮 C*

$C_{26}H_{38}O_5$ (430.59). 黄色油状物, $[\alpha]_D^{25}$ = 0° (*c* = 0.4, 甲醇).【类型】酰基间苯三酚类.【活性】抗炎 (NO 生成抑制剂, *in vitro*, RAW264.7 巨噬细胞, 脂多糖/IFN-γ 诱导的诱导的 NO 生成, IC_{50} = 63μmol/L, 但细胞毒性强)[843].【来源】啤酒花 *Humulus lupulus* (球穗花序).【文献】843.

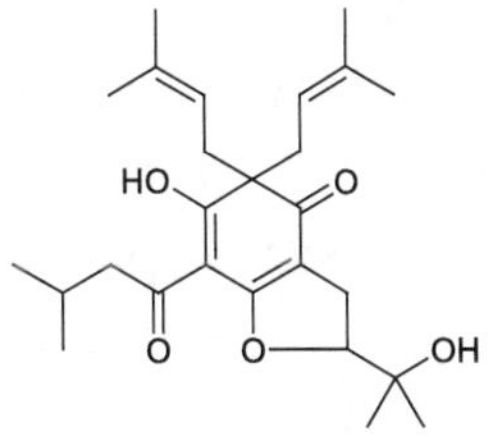

919 Lupulone D 啤酒花酮 D*

$C_{26}H_{38}O_5$ (430.59). 黄色油状物, $[\alpha]_D^{25}$ = 0° (*c* = 0.4, 甲醇).【类型】酰基间苯三酚类.【活性】抗炎 (NO 生成抑制剂, *in vitro*, RAW264.7 巨噬细胞, 脂多糖/IFN-γ 诱导的诱导的 NO 生成, IC_{50} = 11μmol/L, 但细胞毒性强, 2μmol/L, 80% < 细胞存活率< 95%)[843].【来源】啤酒花 *Humulus lupulus* (球穗花序).【文献】843.

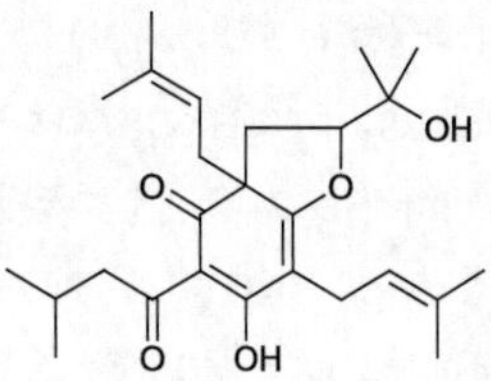

920 Lupulone E 啤酒花酮 E*

$C_{25}H_{36}O_5$ (416.56). 黄色油状物, $[\alpha]_D^{25} = 0°$ (c = 0.5, 甲醇). 【类型】酰基间苯三酚类. 【活性】抗炎 (NO 生成抑制剂, *in vitro*, RAW264.7 巨噬细胞, 脂多糖/IFN-γ 诱导的诱导的 NO 生成, IC_{50} = 15μmol/L, 但细胞毒性强, 2μmol/L, 80% < 细胞存活率< 95%)[843]. 【来源】啤酒花 *Humulus lupulus* (球穗花序). 【文献】843.

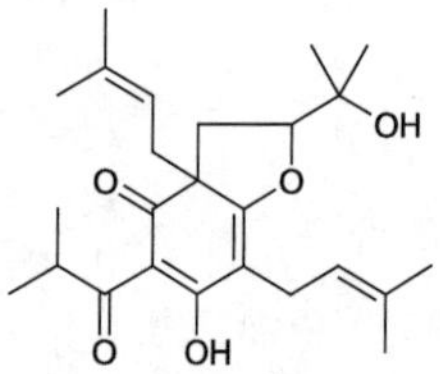

921 Lysidiside A 仪花苷 A*

2-*β*-*D*-Glucopyranosyloxy-4,6-dihydroxyisovalerophenone; 1-[(3-Methylbutanoyl)phloroglucinyl]-*β*-*D*- glucop-yranoside $C_{17}H_{24}O_9$ (372.38). 亮黄色无定形粉末, mp 112~115℃; $[\alpha]_D^{25} = -63.48°$ (c = 0.1, 丙酮); $[\alpha]_D^{26} = -55°$ (c = 0.14, 甲醇); 无色胶黏固体, $[\alpha]_D^{25} = -62.2°$ (c = 0.11, 甲醇). 【类型】酰基间苯三酚类. 【活性】血管扩张剂 [大鼠动脉环, 抑制在消炎痛(茚甲新)和 N^{ω}-*L*-硝基精氨酸存在下苯肾上腺素诱导的血管收缩, 10μmol/L 乙酰胆碱, 10μmol/L, 松弛率 = (78± 1)%, 对照硝普钠, 松弛率 = (109±5)%][647]; CYP3A4 药物代谢酶抑制剂 (人 CYP3A4 酶, 硝苯地平氧化监控酶活性, IC_{50} = 120μmol/L)[837]; 脂加氧酶抑制剂 [Ⅰ-B 型脂加氧酶(1.13.11.12), IC_{50} = (45.5± 0.3)μmol/L, 对照黄芩素, IC_{50} = (22.6±0.1)μmol/L][733]. 【来源】草莓 *Fragaria ananassa* (果: 产率 = 0.00013%), 仪花 *Lysidice rhodostegia* (根), 异花木兰 *Indigofera heteranthazha* (全株). 【文献】647, 733, 837.

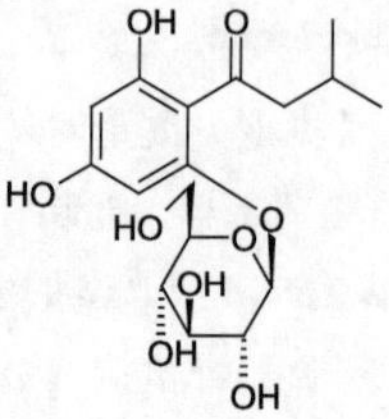

922 Mallotophilippen A 粗糠柴素 A*

1-[5,7-Dihydroxy-2,2-dimethyl-6-(2,4,6-trihydroxy-3-isobutyryl-5-methyl-benzyl)-2*H*-chromen-8-yl]-2-methyl-butan-1-one $C_{28}H_{34}O_8$ (498.58). 黄色粉末, $[\alpha]_D^{23} = 0°$ (c = 0.1, 甲醇). 【类型】酰基间苯三酚类. 【活性】抗炎 (NO 生成抑制剂, 鼠类巨噬细胞 RAW264.7, IC_{50} = 4.2μmol/L, 抑制脂多糖和重组鼠干扰素 IFN-γ 活化的 NO 生成和 iNOS 基因表达, 进而抑制大鼠腹膜肥大细胞释放组胺)[692]. 【来源】粗糠柴 *Mallotus Mallotus philippinensis* (果实). 【文献】692.

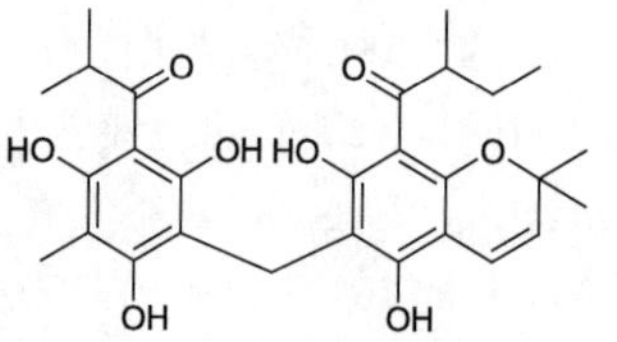

923 Mallotophilippen B 粗糠柴素 B*

1-[6-(3-Acetyl-2,4,6-trihydroxy-5-methyl-benzyl)-5,7-dihydroxy-2,2-dimethyl-2*H*-chromen-8-yl]-2-methyl-butan-1-one $C_{26}H_{30}O_8$ (470.52). 黄色粉末, $[\alpha]_D^{23} = 0°$ (c = 0.1, 甲醇). 【类型】酰基间苯三酚类. 【活性】抗炎 (NO 生成抑制剂, 鼠类巨噬细胞 RAW264.7, IC_{50} = 3.2μmol/L, 抑制脂多糖和重组鼠干扰素 IFN-γ 活化的 NO 生成和 iNOS 基因表达, 进而抑制大鼠腹膜肥大细胞释放组胺)[692]. 【来源】粗糠柴 *Mallotus Mallotus philippinensis* (果实). 【文献】692.

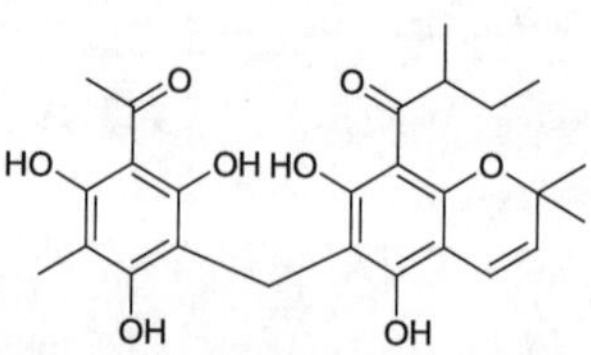

924 Margaspidin 边缘绵马酚

Margaspidin BB [1867-82-9] $C_{24}H_{30}O_8$ (446.50). 淡黄色针状晶体 (乙醇), mp 189~191℃. 【类型】酰基间

苯三酚类.【活性】驱肠虫剂; 抗炎 (大鼠, 棉塞肉芽肿模型, 50mg/kg orl); LD_{50} (鼠 iv) = 11.8mg/kg.【来源】边孢鳞毛蕨 *Dryopteris marginalis*, 边缘鳞毛蕨 *Dryopteris marginata*, 日本鳞毛蕨 *Dryopteris sacrosancta*, 太平洋鳞毛蕨 *Dryopteris pacifica*.【文献】172.

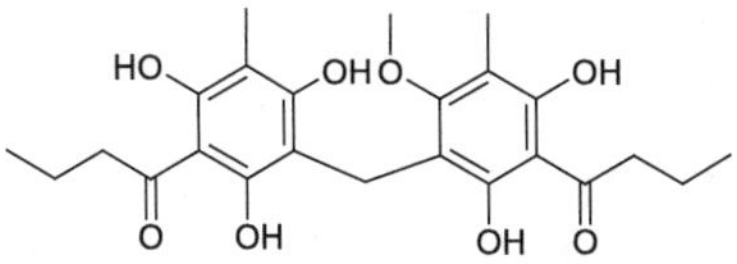

925 Otogirin 奥托吉素

[137251-97-9] $C_{21}H_{30}O_4$ (346.47). 结晶, mp 66~68℃.【类型】酰基间苯三酚类.【活性】抗菌; 抗过敏 (豚鼠, 拮抗白三烯 D_4, 100μmol/L 时, 抑制白三烯 D_4 诱导的气管平滑肌收缩, 抑制率 = 50%; 拮抗血栓素 A_2, 100μmol/L 时, 抑制血栓素 A_2 诱导的气管平滑肌收缩, 抑制率 = 50.9%); 抗病毒 (疱疹性口炎的 RNA 病毒、单疱病毒 I 型 DNA 病毒).【来源】小连翘 *Hypericum erectum* (根和花).【文献】474, 475.

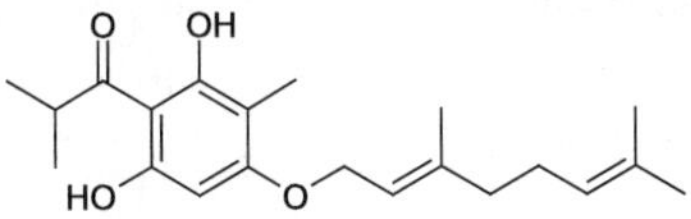

926 Otogirone 欧妥吉酮

[137201-18-4] $C_{23}H_{34}O_5$ (390.52). 油状物.【类型】酰基间苯三酚类.【活性】抗菌; 抗过敏 (豚鼠, 拮抗白三烯 D_4, 20μmol/L 时, 抑制白三烯 D_4 诱导的气管平滑肌收缩, 抑制率 = 94.9%; 拮抗血栓素 A_2, 20 μmol/L 时, 抑制血栓素 A_2 诱导的气管平滑肌收缩,抑制率 = 63.6%).【来源】小连翘 *Hypericum erectum* (花).【文献】474, 475.

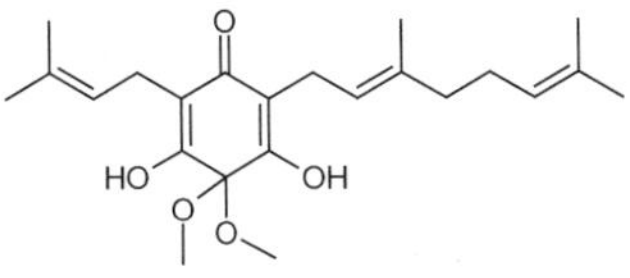

927 Panduratin A 提琴状山柰素 A*

$C_{26}H_{30}O_4$ (406.53).【类型】酰基间苯三酚类.【活性】抗炎 (*in vitro*, NO 生成抑制剂, IC_{50} = 0.0175μmol/L; PGE_2 生成抑制剂, IC_{50} = 0.0195μmol/L; 对 RAW264.7 细胞以剂量依赖方式抑制 iNOS 和 COX-2 的表达而无任何可感知的细胞毒性)[1013].【来源】提琴状山柰* *Kaempferia pandurata*.【文献】1013.

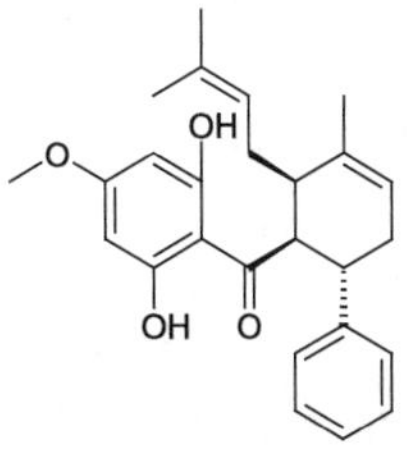

928 1-[(Pentanoyl)phloroglucinyl]-*β-D*-glucopyranoside 1-[(戊酰基)间苯三酚基]-*β-D*-吡喃葡萄糖苷*

$C_{17}H_{24}O_9$ (372.38). 无色胶黏固体, $[\alpha]_D^{25} = -58.6°$ (*c* = 0.14, 甲醇).【类型】酰基间苯三酚类.【活性】脂加氧酶抑制剂 [I -B 型脂加氧酶(1.13.11.12), IC_{50} = (44.9±0.5)μmol/L, 对照黄芩素, IC_{50} = (22.6± 0.1) μmol/L][733].【来源】异花木兰 *Indigofera heteranthazha* (全株).【文献】733.

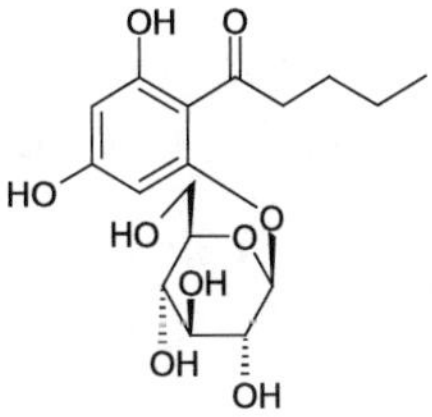

929 Phlorin 间苯三酚-*β-D*-葡萄糖苷

1,3,5-Trihydroxybenzene 1-*O*-*β*-*D*-glucoside [28217-60-9] $C_{12}H_{16}O_8$ (288.26). mp 231~233℃.【类型】酰基间苯三酚类.【活性】α_2-巨球蛋白抑制剂.【来源】庵摩勒 *Phyllanthus emblica* (根)[517], 鸡嗉子 *Cornus capitata* [Syn. *Dendrobenthamia capitata*], 甜橙 *Citrus sinensis*.【文献】6, 517.

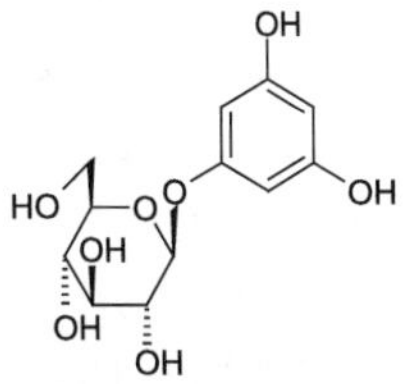

930 Racemosic acid 聚果榕酸*

(*rel*)-4,6-Dihydroxy-5-[3-methyl-(*E*)-propenoic acid-3-

yl]-7β-glucopyranosyl-{2α,3β-dihydrobenzofuran}-(3,2:b)-[4α,5β-dihydroxy-6a-hydroxymethyltetrahydropyran] $C_{22}H_{28}O_{14}$ (516.46). 【类型】酰基间苯三酚类. 【活性】抗炎 [*in vitro*, COX-1 抑制剂, IC_{50} = (90.1±3.4) μmol/L, 对照消炎痛(茚甲新), IC_{50} = (9.5±0.1) μmol/L; 5-脂加氧酶抑制剂, IC_{50} = (18.5±0.3)μmol/L, 消炎痛(茚甲新), IC_{50} = 65.2μmol/L][869]. 【来源】聚果榕 *Ficus racemosa* (树皮). 【文献】869.

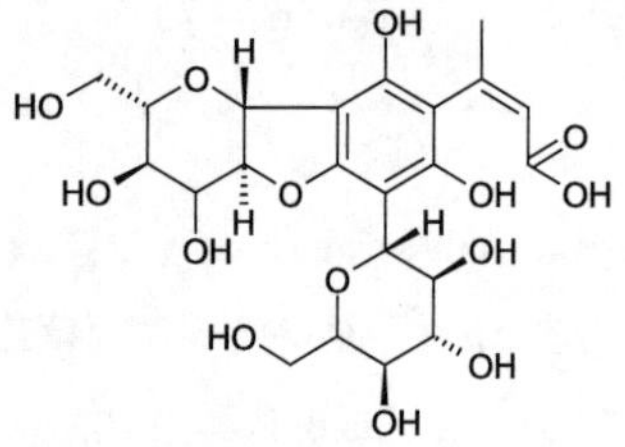

931 Xanthoxylin 黄木灵

Phloroacetophenone [90-24-4] $C_{10}H_{12}O_4$ (196.20). 【类型】酰基间苯三酚类. 【活性】细胞毒 (EAC); 前列腺素生物合成酶抑制剂; 5-脂加氧酶抑制剂. 【来源】艾纳香 *Blumea balsamifera*, 短叶绢蒿 *Artemisia brevifolia*, 马疯木 *Hippomane mancinella*, 乌桕木根皮 *Sapium sebiferum*. 【文献】6, 170.

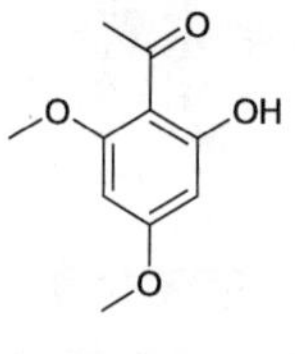

7.4 呫吨酮类

932 Jacareubin 巴西红厚壳素

[3811-29-8] $C_{18}H_{14}O_6$ (326.31). 【类型】呫吨酮类. 【活性】抗炎; 抗微生物; 抗溃疡. 【来源】巴西胡桐 *Calophyllum brasiliense*, 海棠果 *Calophyllum inophyllum* (1971 年 F.S.AL-Jeboury 等从该植物中分离)[1023], 红厚壳属 *Calophyllum* sp. 【文献】170, 1023.

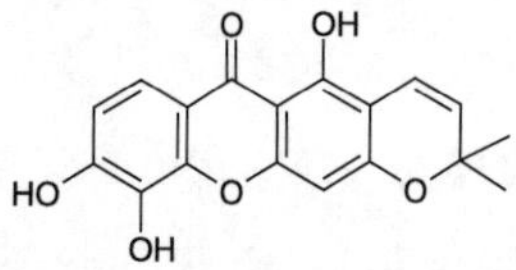

933 Mangiferin 芒果苷

Chimonin; Euxanthogen; 2-β-*D*-Glucosyl-1,3,6,7-tetrahydroxyxanthone [4773-96-0] $C_{19}H_{18}O_{11}$ (422.35). mp 271~273℃. 【类型】呫吨酮类. 【活性】抗肝毒; 抗炎 (大鼠, 棉塞肉芽肿模型和角叉菜胶引起的足肿胀模型, orl 或 ip, 50mg/kg); 结核菌抑制剂 (结核分枝杆菌, MIC = 200μg/mL); 抗病毒 (单纯疱疹病毒); 利胆剂和抗肝毒 (西藏苦艾-藏茵陈的主要有效成分, 用以治疗肝炎); 中枢镇静 (大鼠和鼠, 50~200mg/kg ip); 抗氧化剂 (DPPH 清除剂, SC_{50} = 5.9μmol/L, SC_{50} 为对 40μmol/L DPPH 自由基降低 50%所需的浓度)[722]. 【来源】安氏金丝桃 *Hypericum ancherii*, 北京石韦 *Pyrrosia davidii*, 扁桃 *Mangifera persiciformis*, 川西獐牙菜 *Swertia mussotii*, 地桃花 *Urena lobata*, 光石韦 *Pyrrosia calvata* (干燥叶: 含量 = 11.4%)[1025], 庐山石韦 *Pyrrosia sheareri* (干燥叶: 平均含量 = 0.16%)[1025], 芒果 *Mangifera indica*, 杧果叶 *Mangifera indica* (叶: 3 产地平均含量 = 1.76%)[1025], 木棉花 *Bombax malabaricum* [Syn. *Gossampinus malabarica*], 拟光石韦 *Pyrrosia pseudocalvata* (干燥叶:含量 = 0.19%)[1025], 射干 *Belamcanda chinensis* (干燥根茎), 石韦 *Pyrrosia lingua* (干燥叶: 含量范围 =0.01%~0.34%[1022], 平均含量 = 0.029%[1025]), 桫拉木 *Salacia prinoides* [Syn. *Salacia chinensis*] (茎), 有柄石韦 *Pyrrosia petiolosa* (干燥叶: 含量 = 0.035%)[1025], 知母 *Anemarrhena asphodeloides* (干燥根茎: 8 产地含量范围 = 0.60%~2.38%, 平均含量 = 1.48%[1025]). 【文献】4, 6, 110, 170, 171, 722, 1010, 1022, 1025.

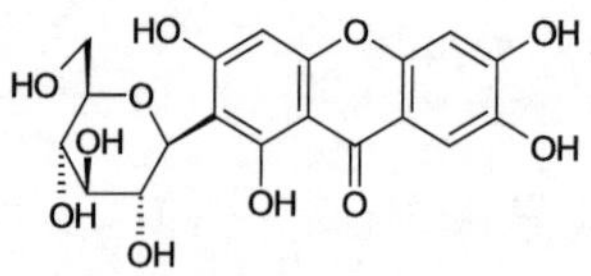

934 Mangostin 倒捻子亭*

α-Mangostin [6147-11-1] $C_{24}H_{26}O_6$ (410.47). 【类型】呫吨酮类. 【活性】抗炎; 抗微生物; 抗溃疡 (*in vitro*); 抗氧化剂 (DPPH 清除剂, 10μmol/L, 清除率 = 18%, 对照丁化羟基甲苯, 10μmol/L, 清除率 =

43%)[935]; 抗氧化实验无活性 (DPPH 清除剂, 50μmol/L, 清除率 = 5.2%; 对照丁化羟基甲苯, 50μmol/L, 清除率 = 51.7%, IC_{50} = 28.9μmol/L)[729]; 抗菌 (金黄色葡萄球菌 ATCC 25923, MIC = 4μg/mL, 对照万古霉素, MIC = 2μg/mL; 金黄色葡萄球菌 MRSA SK1, MIC = 4μg/mL, 万古霉素, MIC = 2μg/mL)[935]; 抗结核 (结核分枝杆菌 *Mycobacterium tuberculosis*, MIC = 6.25μg/mL)[719]; 细胞毒 (*in vitro*, HL-60, IC_{50} = 6.8μmol/L, 10μmol/L, 抑制率 = 100%, 诱导细胞凋亡)[810]; 细胞毒 (KB 癌细胞株, IC_{50} = 2.08μg/mL, 对照椭圆玫瑰树碱, IC_{50} = 1.33μg/mL; BC-1, IC_{50} = 0.92μg/mL, 椭圆玫瑰树碱, IC_{50} = 1.46μg/mL; NCI-H187, IC_{50} = 2.87μg/mL 椭圆玫瑰树碱, IC_{50} = 0.39μg/mL)[304]. 【来源】倒捻子 *Garcinia mangostana* (未成熟果实: 产率 = 2.32%干重)[304], 倒捻子 *Garcinia mangostana* (果壳)[518], 倒捻子 *Garcinia mangostana* (果皮)[810], 黄牛木 *Cratoxylum cochinchinense* (根), 甜山竹子* *Garcinia dulcis* (果实), 甜山竹子* *Garcinia dulcis* (花). 【文献】170, 304, 518, 719, 728, 729, 810, 935.

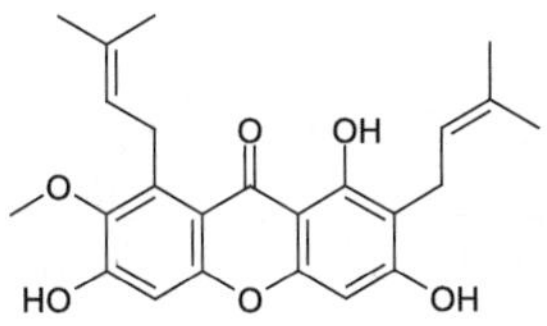

7.5 联 苯 类

935 Dichotomoside D 银柴胡苷 D*

$C_{34}H_{48}O_{13}$ (664.75). 白色粉末, $[\alpha]_D^{27}$ = +7.4° (*c* = 0.30, 甲醇). 【类型】联苯类. 【活性】*β*-己糖胺酶抑制剂 (RBL-2H3 细胞, IC_{50} = 64μmol/L, 对照 Ketotifen fumarate IC_{50} = 216μmol/L)[451]; 肿瘤坏死因子 TNF-*α* 抑制剂 (RBL-2H3 细胞, IC_{50} = 16μmol/L)[451]; 白介素-4 抑制剂 (RBL-2H3 细胞, IC_{50} = 34μmol/L)[451]; 抗过敏 (在类型 I 变态反应中, 抗后期反应比抗初期反应有效)[451]. 【来源】银柴胡 *Stellaria dichotoma* var. *lanceolata* (根: 产率 = 0.0002%). 【文献】451.

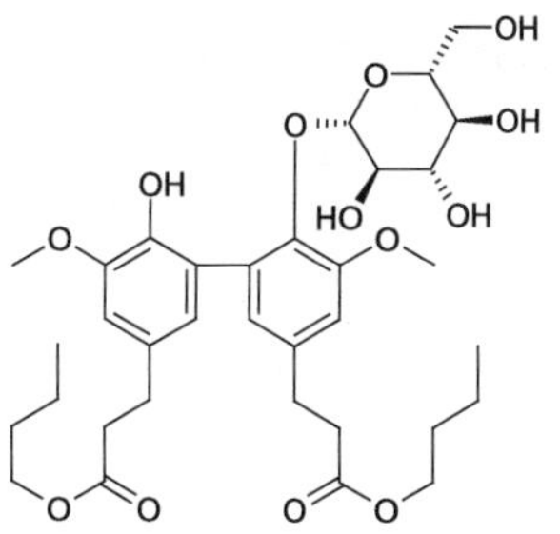

7.6 联 苄 类

936 Batatasin Ⅲ 山药素Ⅲ

Batatacin Ⅲ $C_{15}H_{16}O_3$ (244.29). 白色粉末. 【类型】联苄类. 【活性】抗过敏的 *β*-氨基己糖苷酶抑制剂 [大鼠嗜碱粒细胞 RBL-2H3, 抑制 *β*-氨基己糖苷酶的释放, 100μmol/L, 抑制率 = (65.5±2.7)μmol/L, *P*<0.01; 300μmol/L 对照 Ketotifen fumarate, 抑制率 = (72.5± 0.9)μmol/L, *P*<0.01][887]. 【来源】白芨 *Bletilla striata*, 山药 *Dioscorea batatas* [Syn. *Dioscorea opposita*], 手掌参 *Gymnadenia conopsea* (块茎). 【文献】171, 887.

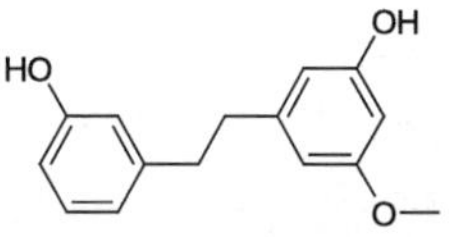

937 3,3'-Dihydroxy-2-(4-hydroxybenzyl)-5-meth-oxybibenzyl 3,3'-二羟基-2-(4-羟基苯甲基)-5-甲氧基联苄*

$C_{22}H_{22}O_4$ (350.42). 无色针状结晶. 【类型】联苄类. 【活性】抗过敏的 *β*-氨基己糖苷酶抑制剂 [大鼠嗜碱粒细胞 RBL-2H3, 抑制 *β*-氨基己糖苷酶的释放, 100μmol/L, 抑制率 = (98.4±1.6)μmol/L, *P*<0.01; 300 μmol/L 对照 Ketotifen fumarate, 抑制率 = (72.5±0.9) μmol/L, *P*<0.01][887]. 【来源】手掌参 *Gymnadenia conopsea* (块茎). 【文献】887.

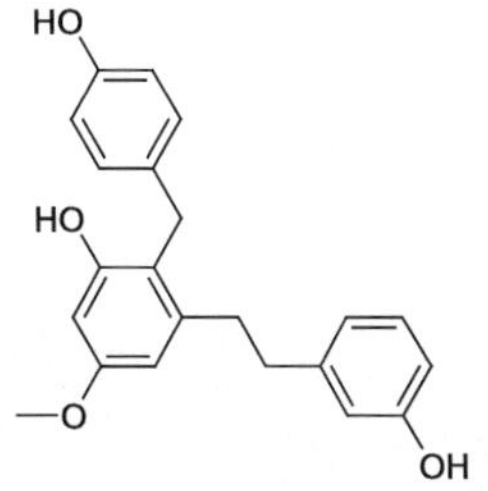

938 Gymconopin D 手掌参素 D*

$C_{23}H_{24}O_4$ (364.45). 白色粉末. 【类型】联苄类. 【活性】抗过敏的 β-氨基己糖苷酶抑制剂 [大鼠嗜碱粒细胞 RBL-2H3, 抑制 β-氨基己糖苷酶的释放, 100μmol/L, 抑制率 = (86.9±0.9)μmol/L, $P<0.01$; 300 μmol/L 对照物 Ketotifen fumarate, 抑制率 = (72.5±0.9)μmol/L, $P<0.01$][887]. 【来源】手掌参 *Gymnadenia conopsea* (块茎). 【文献】887.

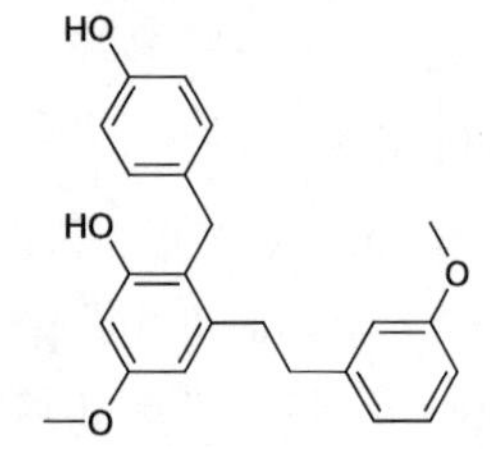

939 3'-*O*-Methylbatatasin Ⅲ 甲基山药素Ⅲ

$C_{16}H_{18}O_3$ (258.32). 白色粉末. 【类型】联苄类. 【活性】抗菌 (链球菌属); 抗过敏的 β-氨基己糖苷酶抑制剂 [大鼠嗜碱粒细胞RBL-2H3, 抑制β-氨基己糖苷酶的释放, 100μmol/L, 抑制率 = (70.0±2.1)μmol/L, $P<0.01$; 300μmol/L 对照 Ketotifen fumarate, 抑制率 = (72.5±0.9)μmol/L, $P<0.01$][887]. 【来源】白芨 *Bletilla striata*, 手掌参 *Gymnadenia conopsea* (块茎). 【文献】170, 887.

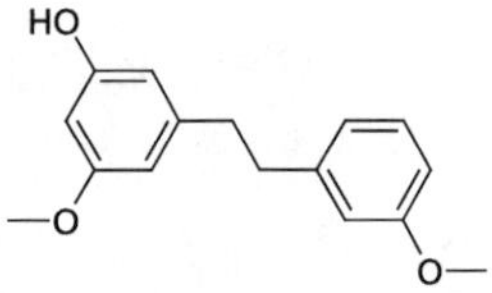

940 Perrottetin D 宁扁萼苔素 D

[133462-36-9] $C_{19}H_{20}O_3$ (296.37). 【类型】联苄类. 【活性】抗氧化剂 (脂类过氧化抑制剂); 5-脂加氧酶抑制剂 (IC_{50} = 0.66μmol/L); COX 抑制剂. 【来源】宁扁萼苔 *Radula perrottetii*. 【文献】577, 589, 590.

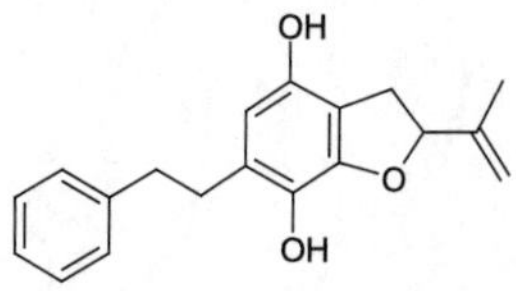

7.7 芪　类

941 Chlorophorin 高黄绿桑素

4-Geranyl-2',3,4',5-tetrahydroxy-*trans*-stilbene [537-41-7] $C_{24}H_{28}O_4$ (380.49). 【类型】芪类. 【活性】酪氨酸酶抑制剂 (IC_{50} = 1.3μmol/L)[709]. 【来源】高黄绿桑 *Chlorophora excelsa* (心材). 【文献】170, 709.

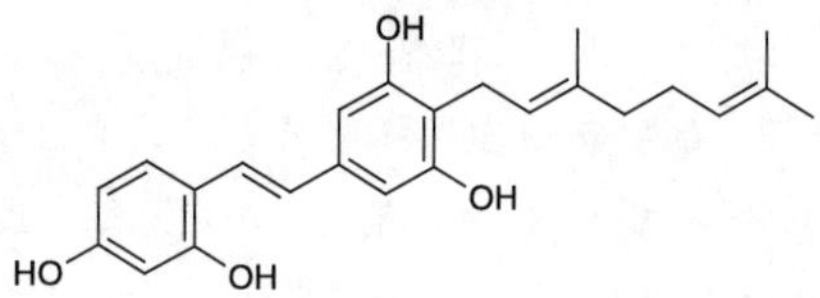

942 (±)-*trans*-3-(3,4-Dimethoxyphenyl)-4-[(*E*)-3,4-dimethoxystyryl]cyclohex-1-ene (±)-*trans*-3-(3,4-二甲氧基苯基)-4-[(*E*)-3,4-二甲氧基苯乙烯基]环己-1-烯*

$C_{24}H_{28}O_4$ (380.49). 【类型】芪类. 【活性】细胞毒 (A549, IC_{50} = 12.6μmol/L, 对照椭圆玫瑰树碱, IC_{50} = 0.8μmol/L; Col2, IC_{50} = 15.5μmol/L, 椭圆玫瑰树碱, IC_{50} = 1.6μmol/L; SNU638, IC_{50} = 8.7μmol/L, 椭圆玫瑰树碱, IC_{50} = 1.6μmol/L; HT1080, IC_{50} = 16.1 μmol/L, 椭圆玫瑰树碱, IC_{50} = 1.2μmol/L)[642]; COX-2 抑制剂 (RAW264.7 细胞, 测量脂多糖诱导的前列腺素 E_2 的生成, IC_{50} = 2.71μmol/L, 对照 Celecoxib, IC_{50} = 0.52nmol/L)[762]. 【来源】野姜 *Zingiber cassumunar* (根茎). 【文献】642, 762.

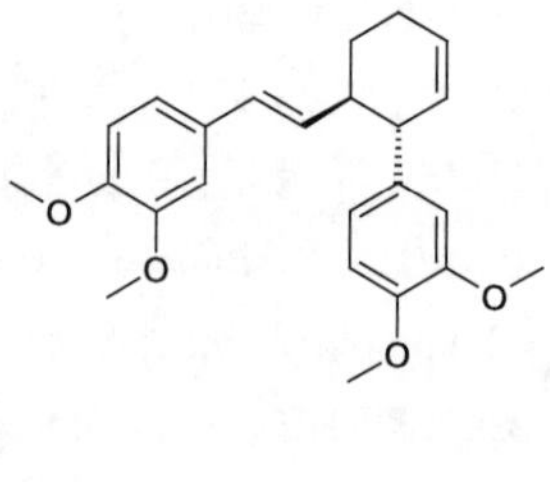

943 Gnetupendin B 垂子买麻藤素 B*

10-(3,4-Dihydroxybenzyl)-isorhapontigenin $C_{22}H_{20}O_6$ (380.40). 棕色固体. 【类型】芪类. 【活性】前列腺素 E_2 生成抑制剂 (小鼠腹膜巨噬细胞, 脂多糖诱导的, 0.1μmol/L, 抑制率 = 24.4%, $P<0.05$; 对照美洛

昔康, IC_{50} = 0.0286μmol/L; 可能有环加氧酶-2 抑制活性)[917]. 【来源】垂子买麻藤 *Gnetum pendulum*. 【文献】917.

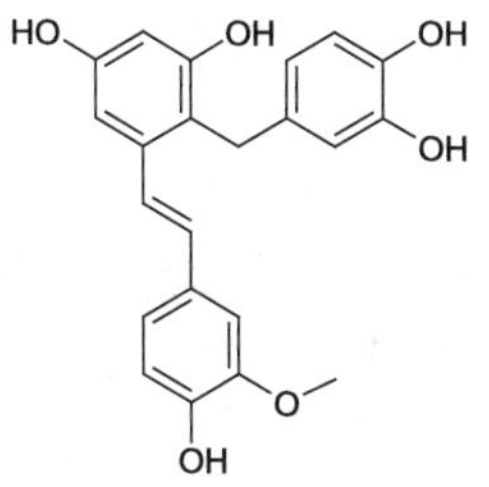

944 4-[(2"*E*)-7"-Hydroxy-3",7"-dimethyloct-2"-enyl]-2',3,4',5-tetrahydroxy-*trans*-stilbene 4-[(2"*E*)-7"-羟基-3",7"-二甲基八碳-2"-烯基]-2',3,4',5-四羟基-*trans*-芪*

$C_{24}H_{30}O_5$ (398.50). 淡黄色粉末. 【类型】芪类. 【活性】酪氨酸酶抑制剂 (IC_{50} = 96μmol/L)[709]. 【来源】高黄绿桑 *Chlorophora excelsa* (心材). 【文献】709.

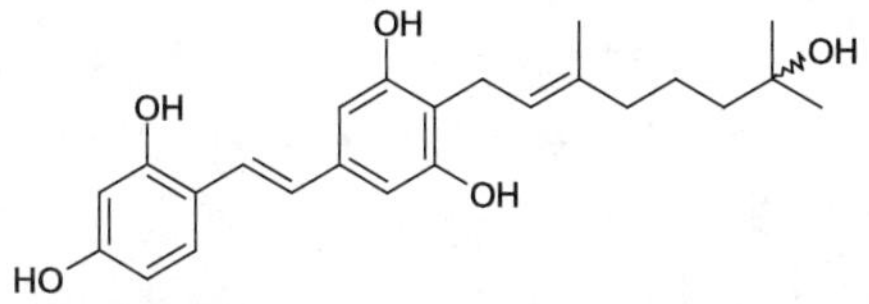

945 (±)-*trans*-3-(4-Hydroxy-3-methoxyphenyl)-4-[(*E*)-3,4-dimethoxystyryl]cyclohex-1-ene (±)-*trans*-3-(4-羟基-3-甲氧基苯基)-4-[(*E*)-3,4-二甲氧基苯乙烯基]环己-1-烯*

$C_{23}H_{26}O_4$ (366.46). 【类型】芪类. 【活性】细胞毒 (A549, IC_{50} = 23.0μmol/L, 对照椭圆玫瑰树碱, IC_{50} = 0.8μmol/L; Col2, IC_{50} = 30.6μmol/L, 椭圆玫瑰树碱, IC_{50} = 1.6μmol/L; SNU638, IC_{50} = 18.0μmol/L, 椭圆玫瑰树碱, IC_{50} = 1.6μmol/L; HT1080, IC_{50} = 21.3 μmol/L, 椭圆玫瑰树碱, IC_{50} = 1.2μmol/L)[642]; COX-2 抑制剂 (RAW264.7 细胞, 测量脂多糖诱导的前列腺素 E_2 的产生, IC_{50} = 3.64μmol/L, 对照 Celecoxib, IC_{50} = 0.52nmol/L)[762]. 【来源】野姜 *Zingiber cassumunar* (根茎). 【文献】642, 762.

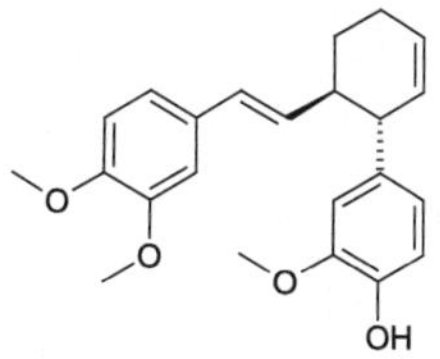

946 Phoyunbene A 云南石仙桃芪 A*

trans-3,3'-Dihydroxy-2',4',5-trimethoxystilbene $C_{17}H_{18}O_5$ (302.33). 白色针晶, mp 170~171℃. 【类型】芪类. 【活性】NO 生成抑制剂 (IC_{50} = 32.9μmol/L, 无细胞毒性). 【来源】云南石仙桃 *Pholidota yunnanensis* (干的全株: 产率 = 0.0007%干重). 【文献】11.

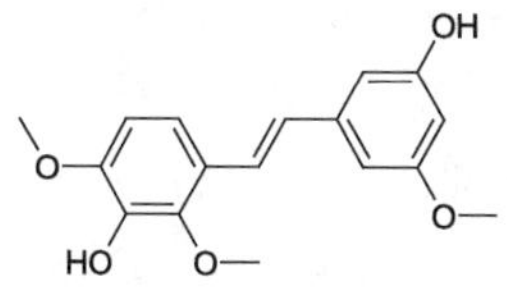

947 Phoyunbene B 云南石仙桃芪 B*

trans-3,4'-Dihydroxy-2',3',5-trimethoxystilbene $C_{17}H_{18}O_5$ (302.33). 油状物. 【类型】芪类. 【活性】NO 生成抑制剂 (IC_{50} = 7.5μmol/L, 无细胞毒性). 【来源】云南石仙桃 *Pholidota yunnanensis* (干的全株: 产率 = 0.0037%干重). 【文献】11.

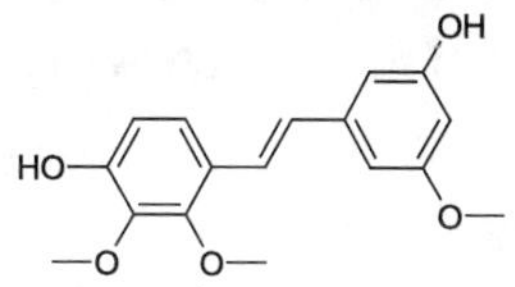

948 Phoyunbene C 云南石仙桃芪 C*

trans-3,3'-Dihydroxy-2',5-dimethoxystilbene $C_{16}H_{16}O_4$ (272.30). 油状物. 【类型】芪类. 【活性】NO 生成抑制剂 (IC_{50} = 49.0μmol/L, 无细胞毒性). 【来源】云南石仙桃 *Pholidota yunnanensis* (干的全株: 产率 = 0.0077%干重). 【文献】11.

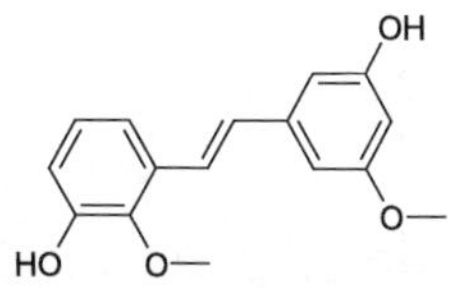

949 Phoyunbene D 云南石仙桃芪 D*

trans-3-Hydroxy-2',3',5-trimethoxystilbene(6) $C_{17}H_{18}O_4$

(286.33). 黄色斜方晶体, mp 128~129℃. 【类型】芪类.【活性】NO 生成抑制剂 (IC_{50} = 87.3μmol/L, 无细胞毒性).【来源】云南石仙桃 *Pholidota yunnanensis* (干的全株: 产率 =0.0005%干重). 【文献】11.

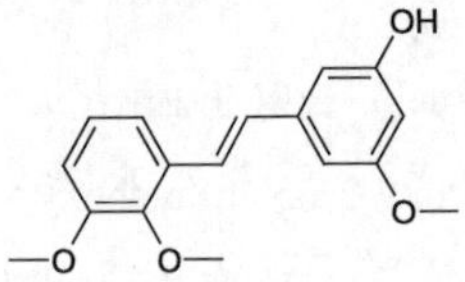

950 *E*-Piceatannol *E*-云杉芪酚 (云杉鞣酚)

3,5,3',4'-Tetrahydroxystilbene [10083-24-6] $C_{14}H_{12}O_4$ (244.25). 淡黄色晶体, mp 229℃; 222~223℃; 针状晶体 (乙酸乙酯–己烷), mp 231~232℃, 216℃. 【类型】芪类. 【活性】抗肿瘤; 抗真菌; 冠状动脉扩张剂 (豚鼠, ED_{50} = 13.0μg/心脏); 抗组胺 (抑制组胺释放, 大鼠); 抗氧化剂 (超氧化物阴离子清除剂, 抑制脂类过氧化作用); 抗氧化剂 [超氧化物阴离子清除剂, IC_{50} = (4.66±0.14)μmol/L, 阳性对照(+)-儿茶素, IC_{50} = (3.67±0.14)μmol/L][758]; 芳香 L-氨基酸脱羧酶抑制剂 (IC_{50} = 5μmol/L); 脂加氧酶抑制剂 (10 μmol/L, LTC_4 白血病嗜碱粒细胞, 抑制率 = 100%, 在白血病嗜碱粒细胞形成的 PGD_2, 抑制率 = 75%); 单胺氧化酶 A 抑制剂; 抗高血压 (大鼠); 植物生长抑制剂; 剧毒剂.【来源】长花瓣柯桠树* *Vouacapoua macropetala*, 防己叶菝葜 *Smilax menispermoidea*, 毛刺锦鸡儿 *Caragana tibetica* (茎), 天山大黄 *Rheum wittrocki*, 欧洲云杉 *Picea abies*, *Pericopsis angolensis*, 四川产大黄 *Rheum* sp.[488], 芋大黄 *Rheum* sp.[636].【文献】145, 184, 273, 471, 488, 636, 758.

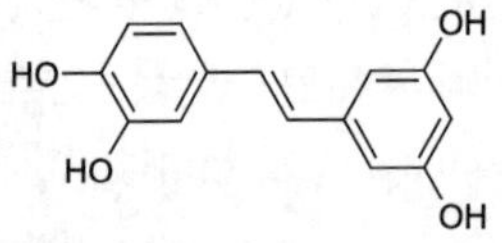

951 Resveratrol 藜芦酚 (3,5,4'-三羟基芪; 白藜芦醇)

3,5,4'-Trihydroxystilbene [501-36-0] $C_{14}H_{12}O_3$ (228.25). 灰白色粉末 (甲醇), mp 253~255℃ (甲醇), mp 261℃ (稀乙醇, 分解), 易溶于三氯甲烷、乙醚、甲醇、乙醇、丙酮.[1024] 【类型】芪类. 【活性】细胞毒 (COX-1 抑制剂)[895]; COX-2 抑制剂 (IC_{50} = 1.3μmol/L)[618]; COX-1 抑制剂 (IC_{50} = 1.1μmol/L)[618]; COX-1 抑制剂 (IC_{50} = 0.25μg/mL)[889]; COX-2 抑制剂 (IC_{50} = 0.30 μg/mL)[889]; 抗菌; 抗真菌; 降血脂 (抑制肝损害, 配糖体); 抗氧化剂 (抑制脂质过氧化, 大鼠肝细胞线粒体, ADP 和 NADPH 诱导的); 抗氧化剂 (DPPH 清除剂, IC_{50} = 38.9μmol/L, 对照维生素 E, IC_{50} = 20.7 μmol/L, 对照丁化羟基甲苯, IC_{50} = 12.6μmol/L)[544]; 抗氧化剂 (超氧化物阴离子清除剂, IC_{50} = 51.1 μmol/L, 对照维生素 E, 100μmol/L, 抑制率< 50%, 对照丁化羟基甲苯, IC_{50} = 24.6μmol/L)[544]; 抗氧化剂 (脂类过氧化抑制剂, IC_{50} = 3.3μmol/L, 对照维生素 E, IC_{50} = 5.3μmol/L, 对照丁化羟基甲苯, IC_{50} = 1.0 μmol/L)[544]; 抗氧化剂 [超氧化物阴离子清除剂, 100μmol/L, 抑制率 = (50.5±1.7)%, 阳性对照(+)-儿茶素, IC_{50} = (3.67±0.14)μmol/L][758]; 抗炎 (细胞因子网络调节器: 阻断 TNF-α 诱导的 HUVECs 和 THP-1 细胞之间的黏附)[725]; 抗炎 (COX-1/COX-2 抑制剂; 通过 LO 酶途径的前列腺素类化合物抑制剂; 通过抑制 LOX 酶和 COX 酶途径的 K562 细胞凋亡; 对用佛波醇豆蔻酸盐醋酸盐 PMA 刺激的小鼠皮肤引起 *c-fos* 和 TGF-β_1 表达的明显降低; 对 PMA 处理的乳腺上皮细胞,抑制 COX-2 信使核糖核酸的形成和与 AP-1 介导的基因表达抑制相联系的 COX-2 活性, 机制是抑制通过 PKC 的信号转换)[724]; 抗炎 (核转录因子-κB 途径)[724]; 抗炎 (培养细胞, 抑制 iNOS 的表达和 NO 的产生, 机制为通过阻断 IκBα 的降解下调 NF-κB 的结合活性)[724]; 植物抗毒素[724]; 抗过敏[724]; 抗氧化剂 [724]; 抗致癌活性 [724]; 血小板聚集抑制剂 [2.5μg/mL 胶原诱导的, IC_{50} = (11.6±2.1)μmol/L, P< 0.01; 6μmol/L ADP 诱导的, IC_{50} = (17.8±3.3)μmol/L, P<0.01][908]; 芳化酶抑制实验无活性 (*in vitro*, IC_{50} > 40μmol/L; 对照氨鲁米特, IC_{50} = 6.4μmol/L)[529].【来源】白藜芦 *Veratrum album* (in 1940, isolated from the plant[1024]), 齿翅决明* *Cassia dentata*, 达达赫面包果* *Artocarpus dadah*, 钝叶车轴草 *Trifolium dubium*, 防己叶菝葜 *Smilax menispermoidea*, 构树 *Broussonetia papyrifera*[529], 何首乌 *Polygonum multiflorum*, 虎杖 *Polygonum cuspidatum* (根: 含量 = 1.10%[1022]), 落花生 *Arachis hypogaea*, 毛刺锦鸡儿 *Caragana tibetica* (茎), 毛脉蓼 *Pleuropterus ciliinervis*, 毛叶藜芦 *Veratrum grandiflorum* (根), 葡

萄 *Vitis vinifera*, 青梅 *Vatica rassak* (茎皮), 萨哈林云杉 *Picea glehnii*, 蛇葡萄 *Ampelopsis brevipedunculata*, 天山大黄 *Rheum wittrocki*, 沃氏桉* *Eucalyptus wandoo*, 乌苏里藜芦 *Veratrum nigrum* var. *ussuriense*, 西伯利亚红松 *Pinus sibirica* (树皮), 小叶买麻藤 *Gnetum parvifolium* [Syn. *Gnetum indicum*], 云实 *Caesalpinia decapetala* (叶), 爪哇柘树* *Cudrania javanensis*, 葡萄属 *Vitis* spp., 存在于许多植物中. 【文献】22, 66, 112, 145, 170, 273, 420, 421, 529, 544, 618, 627, 676, 724, 725, 736, 758, 889, 895, 908, 1022, 1024, 1025.

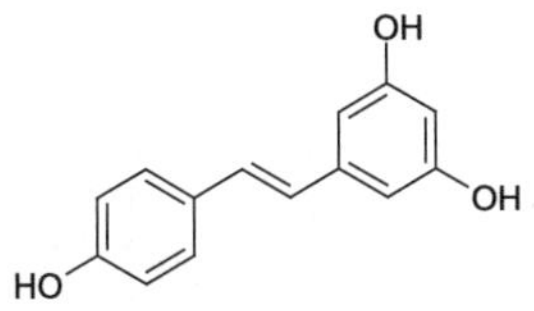

952 Resveratrol *E*-dehydrodimer 藜芦酚-*E*-去氢二聚体*

Anticancer Stilbenoid PMV70P691-144 $C_{28}H_{22}O_6$ (454.48). 油状物, $[\alpha]_D^{20} = -1.7°$ (c = 0.23, 甲醇). 【类型】芪类. 【活性】抗炎 (COX-1 抑制剂, IC_{50} = 4.3 μmol/L; COX-2 抑制剂, IC_{50} = 3.7μmol/L)[507]; 细胞毒 (COX-1 抑制剂)[895]; 细胞毒 (COX-2 抑制剂)[895]. 【来源】葡萄 *Vitis vinifera* (幼果果肉的细胞培养物: 产率 = 0.00048%鲜重). 【文献】507, 895.

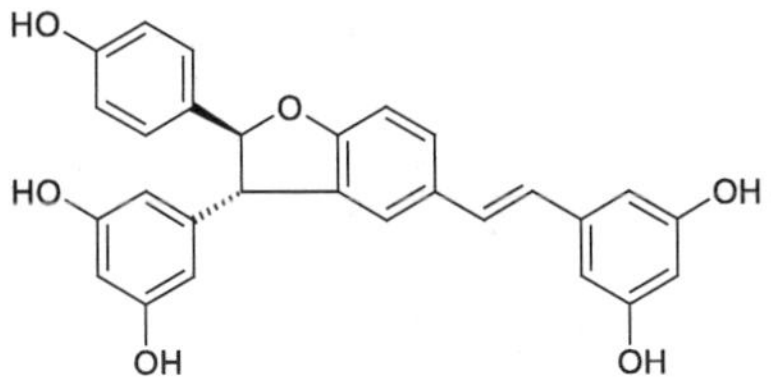

953 Resveratrol (*E*)-dehydrodimer 11-*O*-β-*D*-glucopyranoside 藜芦酚-(*E*)-去氢二聚体-11-*O*-β-*D*-吡喃葡萄糖苷*

$C_{34}H_{32}O_{11}$ (616.63). 粉末, $[\alpha]_D^{20} = -18.9°$ (c = 0.38, 甲醇). 【类型】芪类. 【活性】抗炎 (COX-1 抑制剂, IC_{50} = 5.2μmol/L; COX-2 抑制剂, IC_{50} = 7.5μmol/L)[507]. 【来源】葡萄 *Vitis vinifera* (幼果果肉的细胞培养物: 产率 = 0.00056%鲜重). 【文献】507.

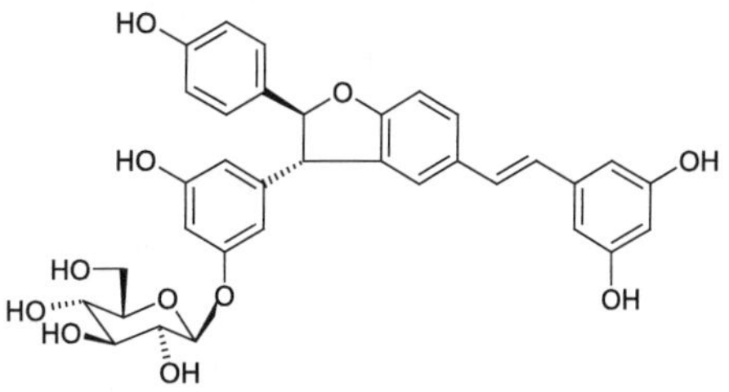

954 Salvianolic acid A 丹参酚酸 A

[96574-01-5] $C_{26}H_{22}O_{10}$ (494.46). 无定性黄色粉末, $[\alpha]_D^{18} = +41°$ (c = 0.099, 乙醇). 【类型】芪类. 【活性】抗肿瘤; 血小板聚集抑制剂; 自由基清除剂 (减轻氧自由基引起的大鼠肝线粒体和心脏细胞损害); 抑制胃分泌 (大鼠); 抗氧化剂 (强烈抑制由鼠脑、肝和肾细胞中的维生素 C-烟酰胺 ADP 和 Fe^{2+}-半胱氨酸诱导的脂类过氧化作用); 抗氧化剂 (*in vitro*, Cu^{2+}诱导的 LDL 过氧化实验, IC_{50} = 0.59μmol/L; 对照 Probucol, IC_{50} = 4.7μmol/L)[777]; H^+,K^+-腺苷三磷酸酶抑制剂 (抑制分泌和溃疡, IC_{50} = 0.52μmol/L); pNPPase 抑制剂 (抑制分泌和溃疡, IC_{50} = 1.7μmol/L); 5-脂加氧酶抑制剂 (IC_{50} = 0.38μmol/L); 醛糖还原酶抑制剂 (眼晶状体, IC_{50} = 9.80 nmol/L); 抗心肌损坏 (大鼠, *in vitro*, 灌注局部缺血引起的心肌损坏模型); 减少灌注性局部缺血所引起的小鼠学习记忆障碍; 对心肌膜钾通道有双向作用. 【来源】丹参 *Salvia miltiorrhiza*, 紫丹藤 *Tournefortia sarmentosa* (茎: 产率 = 0.00093%)[777]. 【文献】170, 184, 777.

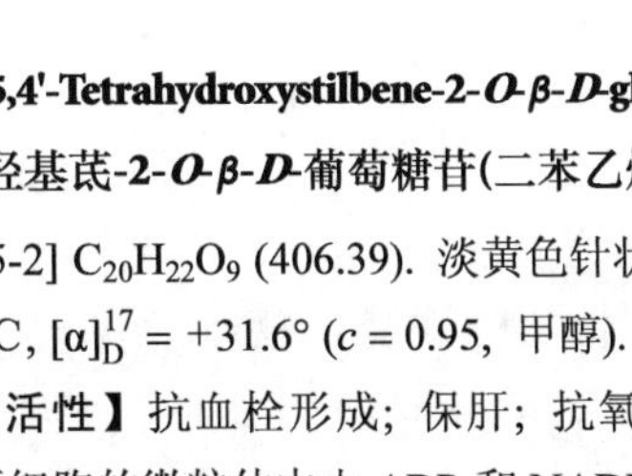

955 2,3,5,4'-Tetrahydroxystilbene-2-*O*-β-*D*-glucoside 2,3,5,4'-四羟基芪-2-*O*-β-*D*-葡萄糖苷(二苯乙烯苷)

[55327-45-2] $C_{20}H_{22}O_9$ (406.39). 淡黄色针状晶体, mp 183~184℃, $[\alpha]_D^{17} = +31.6°$ (c = 0.95, 甲醇). 【类型】芪类. 【活性】抗血栓形成; 保肝; 抗氧化剂 (抑制大鼠肝细胞的微粒体中由 ADP 和 NADPH 诱导的

脂类过氧化作用, 50~100mg/kg, orl, 减少大鼠血清中 GOT 和 GPT 的水平). 【来源】虎杖 *Polygonum cuspidatum*, 何首乌 *Polygonum multiflorum* (干燥块根(生首乌): 9 批样本含量范围 = 0.143%~6.852%, 平均含量 = 3.474%[1025]). 【文献】2, 184, 1022, 1025.

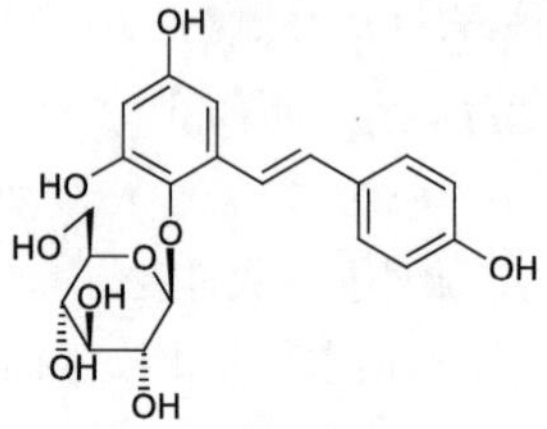

7.8 芪聚合物类

956 Gnetumontanin B 大籽买麻藤宁 B*

$C_{42}H_{32}O_{11}$ (712.72). 类白色无定形粉末, mp 209~210℃, $[\alpha]_D^{22} = -16.0°$ (c = 0.10, 甲醇). 【类型】芪聚合物类. 【活性】TNF-α 释放抑制剂 (IC_{50} = 1.49 μmol/L)[857]. 【来源】大籽买麻藤 *Gnetum montanum* f. *megalocarpum*. 【文献】857.

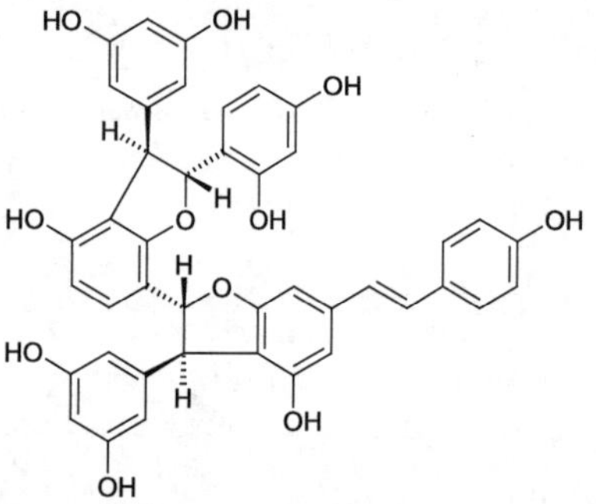

957 Pallidol 苍白粉藤酚

[105037-88-5] $C_{28}H_{22}O_6$ (454.48). 棕色固体, mp > 300℃ (分解), $[\alpha]_D$ = 0° (甲醇), $[\alpha]_D^{23} = -36.3°$ (c = 0.13, 甲醇); $[\alpha]_D^{20}$ = 0° (c = 0.45, 甲醇). 【类型】芪聚合物类. 【活性】细胞毒 (人成淋巴细胞 CEM, IC_{50} = 32 μg/mL); 蛋白激酶 C 抑制剂 (大鼠脑, 部分纯化的蛋白激酶 C, 100μmol/L, 抑制率 = 25%); 抗炎 (COX-1 抑制剂, IC_{50} = 50μmol/L; COX-2 抑制剂, IC_{50} = 80 μmol/L, 边缘活性)[507]. 【来源】苍白粉藤 *Cissus pallida*, 光叶蛇葡萄 *Ampelopsis brevipedunculata* var. *hancei*, 金雀根 *Caragana sinica*, 葡萄 *Vitis vinifera* (幼果果肉的细胞培养物: 产率 = 0.00056% 鲜重), 利奇槐 *Sophora leachiana*. 【文献】273, 507, 591, 592, 593, 594, 595.

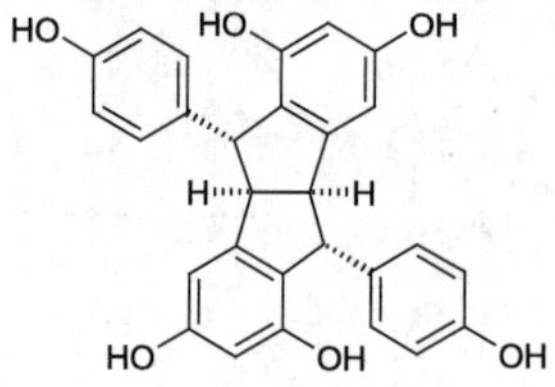

958 α-Viniferin α-葡萄双芪

$C_{42}H_{30}O_9$ (678.70). 【类型】芪聚合物类. 【活性】蛋白激酶 C 抑制剂 (IC_{50} = 62.5μmol/L); 抗炎 (鼠, 角叉菜胶诱导的脚趾肿, 剂量 > 30mg/kg orl 或剂量 > 3mg/kg iv)[992]; 抗炎 [COX-2 抑制剂, IC_{50} = 4.9 μmol/L; 极弱的 COX-1 抑制剂, 100μmol/L, 抑制率 = (55.2±2.1)%, 对照, 抑制率 = 100%][992]; 抑制 COX-2 转录物的合成 (脂多糖活化的鼠巨噬细胞 Raw264.7, 3~10μmol/L)[992]; NO 生成抑制剂 (脂多糖活化的巨噬细胞 Raw264.7, α-葡萄双芪和脂多糖同时处理, IC_{50} = 2.7μmol/L, 当 α-葡萄双芪在脂多糖之后 12h 处理时无抑制作用)[992]; 抑制 iNOS 转录物的合成 (IC_{50} = 4.7μmol/L)[992]. 【来源】葡萄 *Vitis vinifera*, 锦鸡儿 *Caragana chamlagu*, 狭叶锦鸡儿 *Caragana stenophylla* (根). 【文献】421, 448, 992.

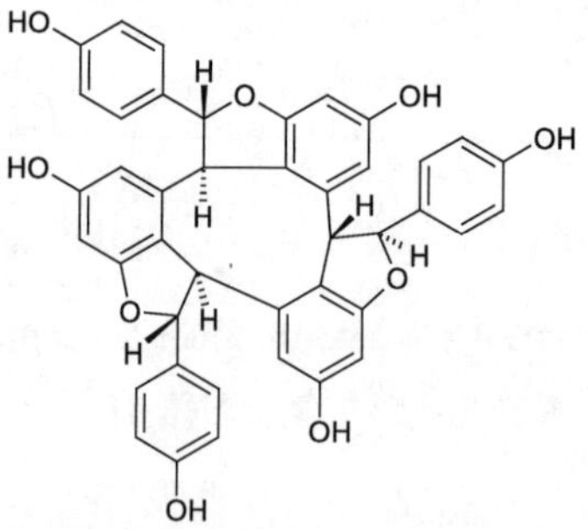

959 Vitisin B 葡萄素 B

$C_{56}H_{42}O_{12}$ (906.95). 【类型】芪聚合物类. 【活性】TNF 抑制剂【来源】楔葡萄 *Vitis coignetiae*. 【文献】420, 421.

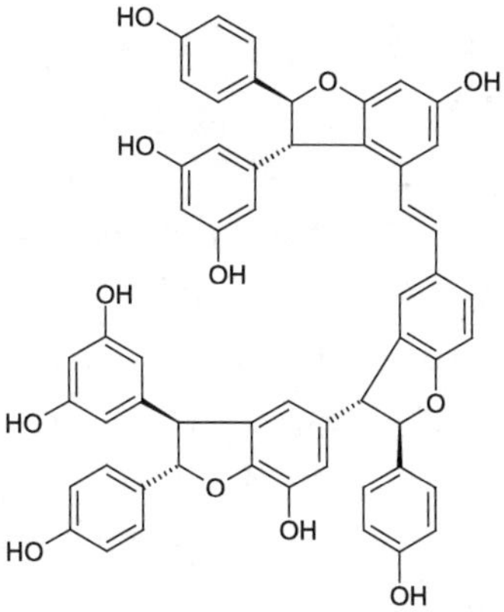

960 Vitisin C 葡萄素 C

[180580-73-8] $C_{56}H_{42}O_{12}$ (906.94). $[\alpha]_D$ = +239.9° (*c* = 0.5, 甲醇). 【类型】芪聚合物类. 【活性】TNF 抑制剂. 【来源】葡萄 *Vitis vinifera*. 【文献】252.

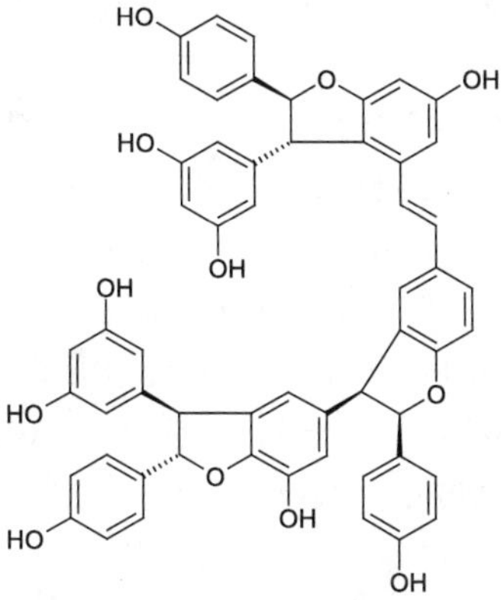

7.9 二苯醚类

961 Paleatin B 托苞地钱素 B

[158848-16-9] $C_{30}H_{30}O_7$ (502.57). 无定形粉末. 【类型】二苯醚类. 【活性】抗氧化剂 (IC_{50} = 11.7μmol/L); 5-脂加氧酶抑制剂 (IC_{50} = 0.78μmol/L); COX 抑制剂 (IC_{50} = 45.2μmol/L). 【来源】二翼托苞地钱 *Marchantia paleacea* var. *diptera*. 【文献】576, 577.

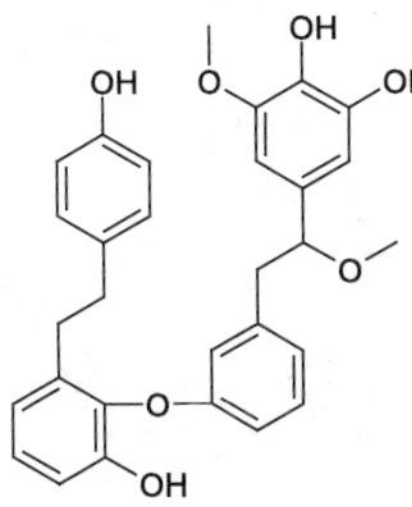

7.10 二芳丙烷类

962 Dihydroxanthohumol 二氢黄腐醇*

α,*β*-Dihydroxanthohumol $C_{21}H_{24}O_5$ (356.42). 【类型】二芳丙烷类. 【活性】抗炎 (NO 生成抑制剂, *in vitro*, RAW264.7 巨噬细胞, 脂多糖/IFN-*γ* 诱导的 NO 生成, IC_{50} = 23μmol/L, 浓度低于 10μmol/L 时无细胞毒活性, 细胞存活率 > 95%)[843]. 【来源】啤酒花 *Humulus lupulus* (球穗花序). 【文献】840, 843.

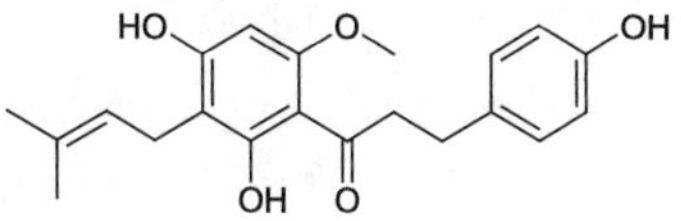

963 Quracol A 秋拉考醇 A

[108549-45-7] $C_{15}H_{16}O_4$ (260.29). mp 88~90℃, $[\alpha]_D^{20}$ = 0° (*c* = 0.01, 乙醇). 【类型】二芳丙烷类. 【活性】回肠平滑肌松弛剂 (豚鼠, *in vitro*, 电刺激引起的收缩; 20μg/mL 组胺拮抗剂). 【来源】扭旋金合欢 *Acacia tortilis* ssp. *raddiana*. 【文献】634.

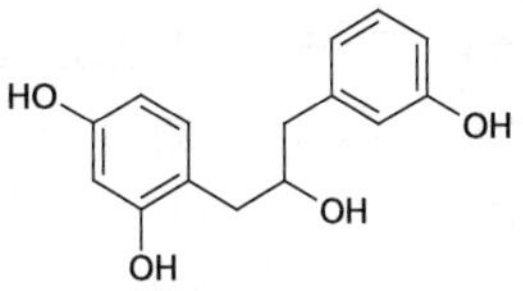

964 Quracol B 秋拉考醇 B

[108549-46-8] $C_{15}H_{16}O_5$ (276.29). mp 92~94℃, $[\alpha]_D^{20}$ = 0° (*c* = 0.05, 乙醇). 【类型】二芳丙烷类. 【活性】回肠平滑肌松弛剂 (豚鼠, *in vitro*, 电刺激引起的收缩; 20μg/mL 组胺拮抗剂). 【来源】扭旋金合欢 *Acacia tortilis* ssp. *raddiana*. 【文献】634.

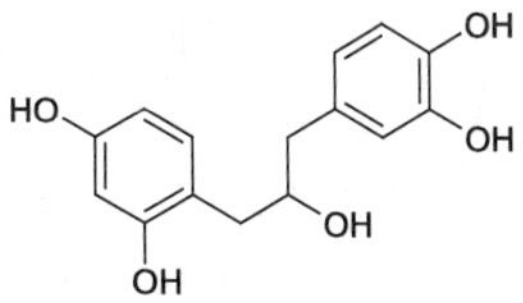

7.11 二芳庚烷类

965 Acerogenin A 槭苷元 A

$C_{19}H_{22}O_3$ (298.39). 【类型】二芳庚烷类. 【活性】*β*-己糖胺酶抑制剂 [RBL-2H3 细胞, 抑制*β*-己糖胺酶的

释放, 100μmol/L, 抑制率 = (40.0±1.1)%, P< 0.01][702]. 【来源】毛果槭 *Acer nikoense* (茎皮). 【文献】702.

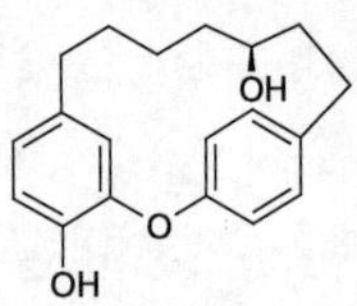

966 Acerogenin B 槭苷元 B

$C_{19}H_{22}O_3$ (298.39). 【类型】二芳庚烷类. 【活性】β-己糖胺酶抑制剂 (RBL-2H3 细胞, 抑制β-己糖胺酶的释放, IC_{50} = 50μmol/L, 对照抗应变性的二甲氧肉桂酰氨茴酸, IC_{50} = 490μmol/L, Ketotifen fumarate, IC_{50} = 220μmol/L)[702]. 【来源】毛果槭 *Acer nikoense* (茎皮). 【文献】702.

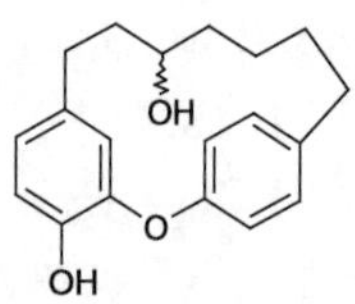

967 Acerogenin E 槭苷元 E

$C_{19}H_{20}O_3$ (296.37). 【类型】二芳庚烷类. 【活性】β-己糖胺酶抑制剂 [RBL-2H3 细胞, 抑制β-己糖胺酶的释放, 100μmol/L, 抑制率 = (47.9±1.1)%, P<0.01][702]. 【来源】毛果槭 *Acer nikoense* (茎皮). 【文献】702.

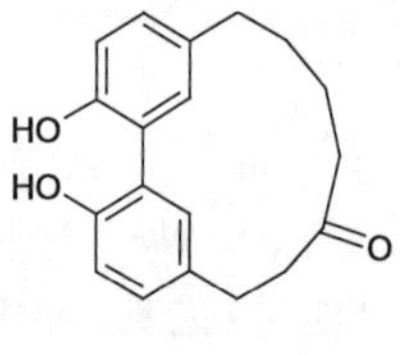

968 Acerogenin K 槭苷元 K

$C_{19}H_{22}O_3$ (298.39). 【类型】二芳庚烷类. 【活性】β-己糖胺酶抑制剂 (RBL-2H3 细胞, 抑制β-己糖胺酶的释放, IC_{50} = 33μmol/L, 对照抗应变性的二甲氧肉桂酰氨茴酸, IC_{50} = 490μmol/L, Ketotifen fumarate, IC_{50} = 220μmol/L)[702]. 【来源】 毛果槭 *Acer nikoense* (茎皮). 【文献】702.

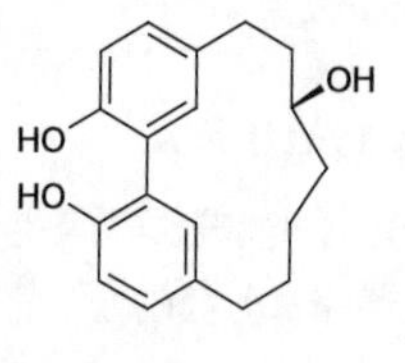

969 Alnustone 桤木酮

trans,trans-1,7-Diphenyl-1,3-heptadien-5-one [33457-62-4] $C_{19}H_{18}O$ (262.35). 淡黄色针状晶体 (庚烷–丙酮), mp 63.0~63.5℃. 【类型】二芳庚烷类. 【活性】抗炎 (角叉菜胶引起的足肿胀模型). 【来源】草豆蔻 *Alpinia katsumadai*, 垂桤木 *Alnus pendula*, 黄根姜黄* *Curcuma xanthorrhiza*. 【文献】 195, 206, 239, 247, 273.

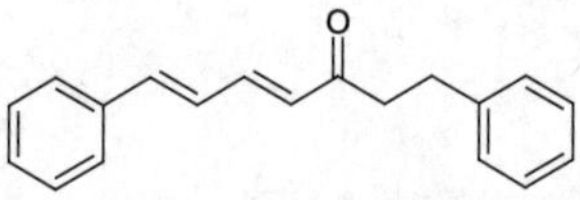

970 2',6'-Bis(*p*-hydroxybenzyl)-3,3'-dihydroxy-5-methoxybibenzyl 2',6'-双(*p*-羟基苯甲基)-3,3'-二羟基-5-甲氧基联苄

3,3'-Dihydroxy-2,6-bis(4-hydroxybenzyl)-5-methoxybibenzyl $C_{29}H_{28}O_5$ (456.54). 无色针状结晶. 【类型】二芳庚烷类. 【活性】抗过敏的β-氨基己糖苷酶抑制剂 [大鼠嗜碱粒细胞 RBL-2H3, 抑制β-氨基己糖苷酶的释放, 100μmol/L, 抑制率 = (96.5±3.3)μmol/L, P< 0.01; 300μmol/L 对照 Ketotifen fumarate, 抑制率 = (72.5±0.9)μmol/L, P<0.01][887]. 【来源】兰屿白芨 *Bletilla formosana* (全株), 手掌参 *Gymnadenia conopsea* (块茎). 【文献】753, 887.

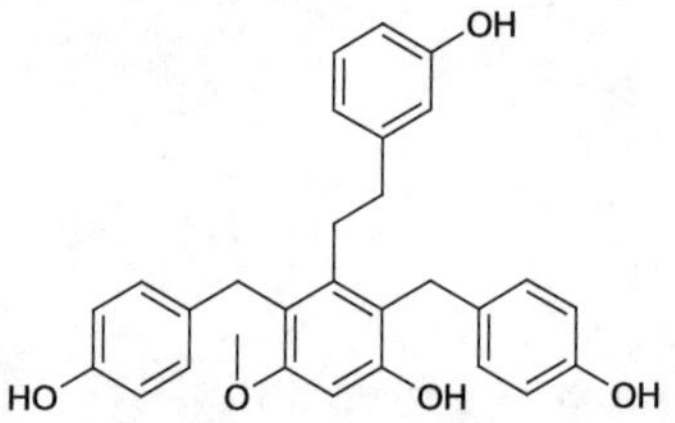

971 Bis(4-hydroxycinnamoyl)methane 双(4-羟基桂皮酰基)甲烷

$C_{19}H_{16}O_4$ (308.34). 【类型】二芳庚烷类. 【活性】NO 生成抑制剂 [鼠腹膜巨噬细胞, 脂多糖诱导的, 100μmol/L, 抑制率 = (57.1±3.4)%, 对照 *L*-NMMA, 100μmol/L, 抑制率 = (79.2±0.9)%, P<0.01][666]. 【来源】平莪术 *Curcuma zedoaria* [Syn. *Curcuma aeruginosa*]. 【文献】666.

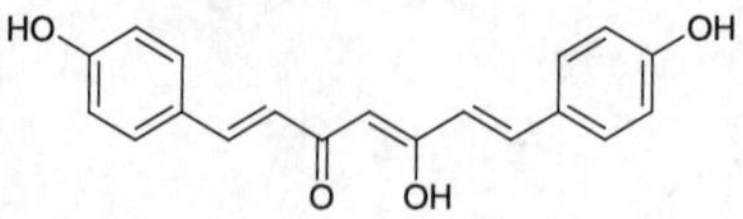

972 1,7-Bis(4-hydroxyphenyl)-1,4,6-heptatrien-3-one 1,7-双(4-羟基苯基)-1,4,6-庚三烯-3-酮

$C_{19}H_{16}O_3$ (292.34). 黄色粉末, mp 147~148℃.【类型】二芳庚烷类.【活性】TNF-*α* 生成抑制剂 (脂多糖活化的巨噬细胞, 平均 IC_{50} = 12.3μmol/L)[725]; 神经保护实验无活性 [*in vitro*, 实验保护 PC12 细胞免受 *β*-淀粉损伤的能力: 抗 *β*A(25-35), ED_{50} > 50μg/mL; 抗 *β*A(1-41), ED_{50} > 50μg/mL; 对照刚果红: 抗 *β*A(25-35), ED_{50} = (37.5±5.4)μg/mL; 抗 *β*A(1-41), ED_{50} = (39.2±5.2)μg/mL][780].【来源】姜黄 *Curcuma longa* (姜黄根粉末: 产率 = 0.0001%干重)[780], 平莪术 *Curcuma zedoaria* [Syn. *Curcuma aeruginosa*].【文献】725, 780.

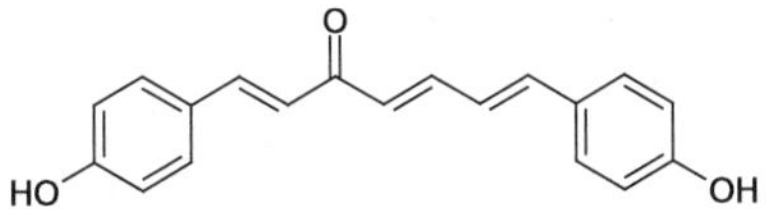

973 Curcumin 姜黄素

1,7-Bis(4-hydroxy-3-methoxyphenyl)-1,6-heptadiene-3,5-dione; Turmeric yellow [458-37-7] $C_{21}H_{20}O_6$ (368.39). 黄色针状结晶, mp 183~184℃; 溶于乙醇、冰醋酸, 不溶于水、乙醚[1024].【类型】二芳庚烷类.【活性】抗菌; 利胆剂; 色素; 抑制胃损伤 (注射 20mg/kg 的血清素引起的); NO 生成抑制剂 [鼠腹膜巨噬细胞, 脂多糖诱导的, 100μmol/L, 抑制率 = (103.0±0.7)%, 对照 *L*-NMMA, 100μmol/L, 抑制率 = (79.2±0.9)%, *P*<0.01, 观察到细胞毒效应, 生存能力 = 4%][666]; 抗炎 (细胞因子网络调节器, 发展新抗炎药物的先导化合物)[725]; 抗炎 (临床前报告建议姜黄素抗炎作用表现为动脉硬化症、Alzheimer 病、关节炎和胰腺炎模式; 已提出的作用机制包括巨噬细胞活化抑制剂, 脂肪加氧酶抑制剂, 环加氧酶 2 抑制剂和通过花生四烯酸途径生成的代谢产物)[724]; 抗炎 (核转录因子-κB 途径)[724]; 抗炎 (大鼠巨噬细胞和胰腺炎组织, 阻断 NO 生成和 NOS 酶的活性及表达)[724]; 抗氧化剂[724]; 保肝[724]; 抗肝毒 (醋氨酚引起的伤害); 细胞毒 (Colon26-L5, ED_{50} = 23.2μmol/L; HT1080, ED_{50} = 23.4μmol/L)[509]; 抗肿瘤 (TPA 诱导的 EBV- EA, IC_{50} = 343mol ratio/32pmol TPA[655], IC_{50} = 341 mol ratio/32pmol TPA[888,899]); *β*-己糖胺酶释放抑制剂 (抑制酶的脱粒和释放, RBL-2H3 细胞, 100μmol/L, 抑制率 = 62.6%[787], IC_{50} = 82μmol/L[670], *P*<0.01); 5*α*-还原酶抑制剂 (大鼠前列腺 5*α*-还原酶, IC_{50} > 1000μmol/L)[941]; 神经保护剂 [*in vitro* 实验保护 PC12 细胞免受 *β* 淀粉损伤的能力: 抗 *β*A(25-35), ED_{50} = (7.0±1.1)μg/mL; 抗 *β*A(1-41), ED_{50} = (10.0±0.9) μg/mL; 对照刚果红: 抗 *β*A(25-35), ED_{50} = (37.5± 5.4)μg/mL; 抗 *β*A(1-41), ED_{50} = (39.2±5.2)μg/mL][785].【来源】白菖 *Acorus calamus*, 广西莪术 *Curcuma kwangsiensis* (干燥根茎: 3 产地平均含量 = 0.156%)[1025], 黄根姜黄* *Curcuma xanthorrhiza*, 姜黄 *Curcuma longa* (干燥根茎: 含量范围 = 0.556%~2.03%[1022], 10 产地平均含量 = 1.87%[1025]), 姜黄 *Curcuma longa* (姜黄根粉末: 收率 0.00115%干重)[780], 平莪术 *Curcuma zedoaria* [Syn. *Curcuma aeruginosa*], 郁金 *Curcuma aromatica* (3 产地平均含量 = 0.057%[1025]).【文献】6, 170, 509, 655, 666, 670, 724, 725, 780, 787, 888, 899, 943, 1022, 1024, 1025.

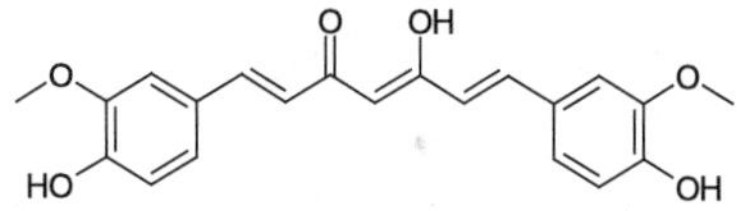

974 *trans*-1,7-Diphenyl-1-hepten-5-ol *trans*-1,7-二苯基-1-庚烯基-5-醇

trans-1,7-Diphenyl-5-hydroxy-1-heptene [87095-76-9] $C_{19}H_{22}O$ (266.38). 白色菱形晶体 (己烷-丙酮), mp 47~49℃, $[\alpha]_D^{20}$ = +7° (*c* = 1.2, 三氯甲烷).【类型】二芳庚烷类.【活性】抗炎 (大鼠, 角叉莱胶引起的足肿胀模型); 杀线虫剂 (EC_{95} = 0.7μg/mL).【来源】草豆蔻 *Alpinia katsumadai*.【文献】206, 227, 247, 248.

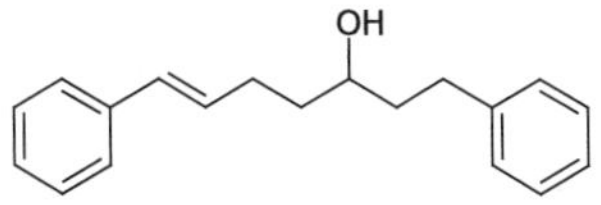

975 Morinol A 刺续断醇 A*

$C_{33}H_{40}O_8$ (564.68).【类型】二芳庚烷类.【活性】抗炎 (细胞因子网络调节器: 抑制人周边血单核细胞中细胞因子的形成, 包括 TNF-*α*, IL-4, IL-2 和 IFN-*γ*)[725].【来源】圆萼刺续断 *Morina chinensis*.

【文献】725.

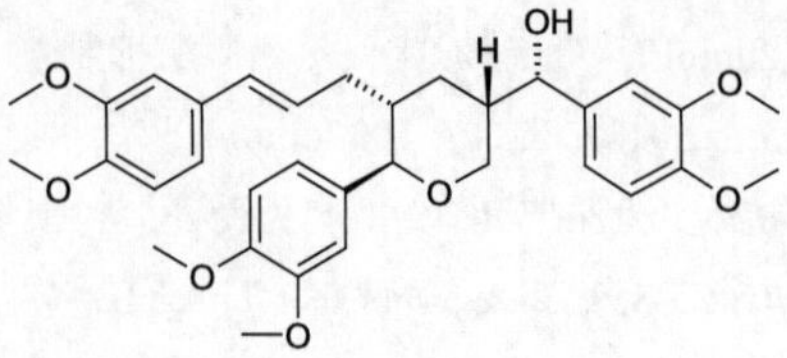

976 Morinol B 刺续断醇 B*

$C_{33}H_{40}O_8$ (564.68). 【类型】二芳庚烷类. 【活性】抗炎 (细胞因子网络调节器: 抑制人周边血单核细胞中细胞因子的形成, 包括 TNF-α、IL-4、IL-2 和 IFN-γ, IC_{50} > 10μg/mL)[725]. 【来源】圆萼刺续断 *Morina chinensis*. 【文献】725.

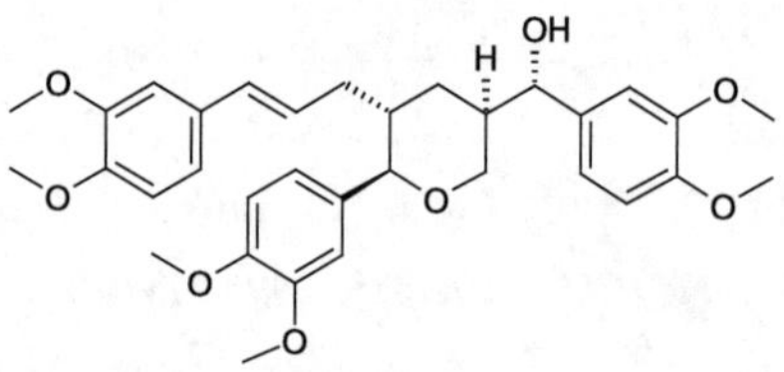

7.12 含硫芳香化合物

977 Sinalbine 白芥子苷

Inapine glucosinalbate $C_{14}H_{19}NO_{10}S_2$ (425.44). mp 139℃ (脱水化合物). 【类型】含硫芳香化合物. 【活性】抗真菌 (发癣菌属, 黄癣菌); 刺激剂. 【来源】白芥子 *Sinapis alba* [Syn. *Brassica alba*; *Brassica hirta*], 板蓝根 *Isatis indigotica*, 播娘蒿 *Descurainia sophia*, 莱菔子 *Raphanus sativus*, 葶苈子 *Lepidium apetalum* [Syn. *Lepidium micranthum*], 野欧白芥 *Sinapis arvensis*. 【文献】6, 170, 171.

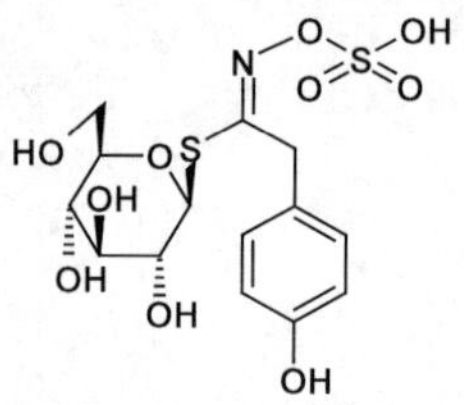

8. 多环芳香化合物

8.1 萘和萘醌类

萘类

978 Rubinaphthin A 小红参萘酚苷 A*

2-Carboxyl-1,4-naphthohydroquinone-4-*O*-*β*-*D*-glucopyranoside $C_{17}H_{18}O_9$ (366.33). 暗黄色粉末(甲醇), mp 194~195℃, $[\alpha]_D = -96.0°$ ($c = 0.15$, 甲醇). 【类型】萘类. 【活性】*β*-己糖胺酶抑制剂 [RBL-2H3 细胞, 抑制 *β*-己糖胺酶的释放, 100μmol/L, 抑制率 = (14.2±6.3)%][716]; 抗炎实验无活性 [抑制 NO 的生成, 脂多糖活化的鼠腹膜巨噬细胞, 100μmol/L, 抑制率 = (4.5±5.2)%, 对照 L-NMMA, IC_{50} = 57μmol/L][716]. 【来源】小红参 *Rubia yunnanensis* (根). 【文献】671, 716.

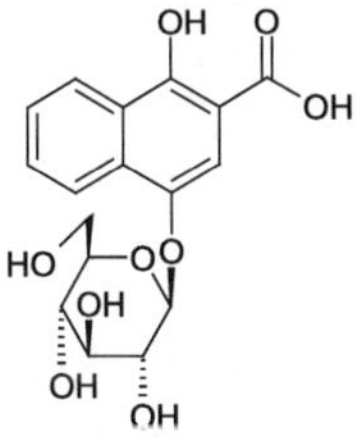

萘醌类

979 Acetylalkannin 乙酰基欧紫草素

$C_{18}H_{18}O_6$ (330.34). 红色针状晶体 (石油醚), mp 92~94℃. 【类型】萘醌类. 【活性】抗炎 (大鼠, 棉塞肉芽肿模型和甲醛致炎模型); 血小板聚集抑制剂; 抗氧化剂. 【来源】紫草 *Lithospermum erythrorhizon*, 新藏假紫草 *Arnebia euchroma*, 假紫草 *Arnebia guttata*, 滇紫草 *Onosma paniculatum*. 【文献】1, 2, 170, 171, 416.

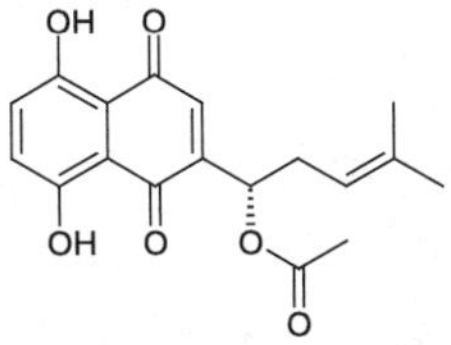

980 (−)-Alkannin (−)-欧紫草素(左旋紫草素)

[517-88-4] $C_{16}H_{16}O_5$ (288.30). 淡棕红色棱柱晶体(苯), mp 149℃, $[\alpha]_D^{20} = -165°$ (苯); −22.6° (三氯甲烷). 【类型】萘醌类. 【活性】抗肿瘤; 抗真菌 (白念珠菌); 抗菌 (金黄色葡萄球菌、表皮葡萄球菌); 收敛剂; 免疫调节剂 (低剂量); 抑制粒细胞和淋巴细胞 (高剂量); LD_{50} (雄性鼠) = (3.0±1.0)g/kg, LD_{50} (雌性鼠) = (3.1±0.1)g/kg, LD_{50} (大鼠) > 1.0g/kg. 【来源】欧紫草 *Alkanna tinctoria*, 高贵假紫草* *Arnebia nobilis*, 新藏假紫草 *Arnebia euchroma* (根). 【文献】172, 850.

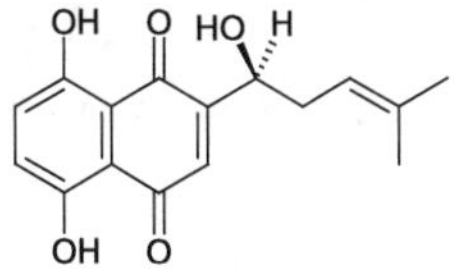

981 Chimaphylin 梅笠草醌

[482-70-2] $C_{12}H_{10}O_2$ (186.21). mp 113.5~114.5℃. 【类型】萘醌类. 【活性】抑制人粒细胞的噬菌作用, 低剂量时刺激其活性. 【来源】红花鹿蹄草 *Pyrola incarnata*, 鹿衔草 *Pyrola calliantha* [Syn. *Pyrola rotundifolia* ssp. *chinensis*], 日本鹿蹄草 *Pyrola japonica*. 【文献】6, 170, 171.

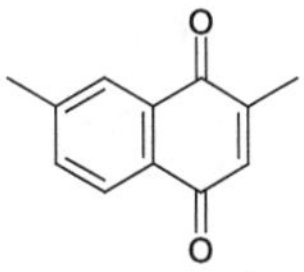

982 Crataequinone A 山楂醌 A*

11,12-Di-methoxy-3,4-furo-1,2-naphthoquinone $C_{14}H_{10}O_5$ (258.23). 红紫色针状晶体 (正己烷−乙酸乙酯), mp 157~158℃. 【类型】萘醌类. 【活性】细胞间细胞黏附分子-1 (ICAM-1) 表达抑制剂 (IC_{50} = 33μmol/L)[650]. 【来源】山楂 *Crataegus pinnatifida*. 【文献】650.

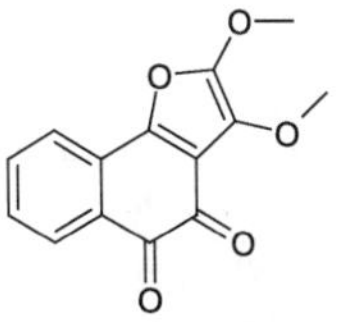

983 Crataequinone B 山楂醌 B*

11,12-Dimetho-xy-5-hydroxy-3,4-furo-1,2-naphthoquinone $C_{14}H_{10}O_6$ (274.23). 红紫色针状晶体 (甲醇–水), mp 157~158℃. 【类型】萘醌类. 【活性】细胞间细胞黏附分子-1(ICAM-1)表达抑制剂 (IC_{50} = 90 μmol/L)[650]. 【来源】山楂 *Crataegus pinnatifida*. 【文献】650.

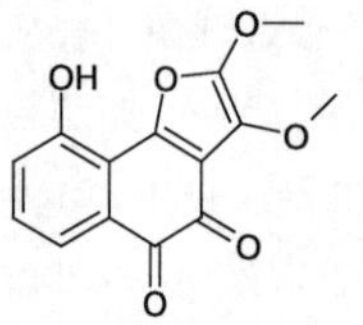

984 Deoxylapachol 去氧拉巴醌

[3568-90-9] $C_{15}H_{14}O_2$ (226.28). 【类型】萘醌类. 【活性】驱虫剂 (白蚁); 刺激剂 (对皮肤). 【来源】梓白皮 *Catalpa ovata*, 柚木 *Tectona grandis*. 【文献】170.

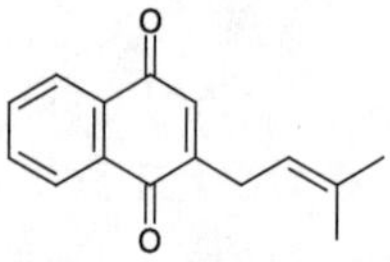

985 β,β-Dimethylacrylalkannin β,β-二甲基丙烯酰欧紫草素

$C_{21}H_{22}O_6$ (370.41). mp 116~117℃. 【类型】萘醌类. 【活性】抗菌 (金黄色葡萄球菌、表皮葡萄球菌和结核分枝杆菌 H37Rv); 抑制射精 (雄性蟾蜍, 注入绒毛促性腺素引起的射精); 用于治疗变应性紫癜; 血小板聚集抑制剂; 抗氧化剂. 【来源】滇紫草 *Onosma paniculatum*, 欧紫草 *Alkanna tinctoria* (根: 含量范围 = 0.46%~0.50%)[1022], 新藏假紫草 *Arnebia euchroma*, 紫草 *Lithospermum erythrorhizon*. 【文献】2, 5, 170, 1022.

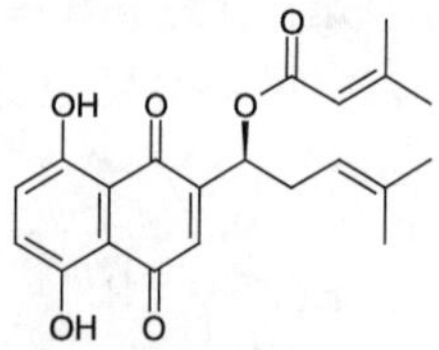

986 Diospyrin 柿双醌

[28164-57-0] $C_{22}H_{14}O_6$ (374.35). 【类型】萘醌类. 【活性】细胞毒 (EAC, 高剂量); 免疫增强 (低剂量). 【来源】柿属 *Diospyros* sp. 【文献】170.

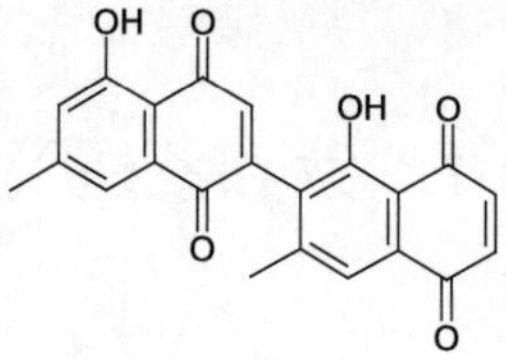

987 Lapachol 拉帕酚

Greenhartin [84-79-7] $C_{15}H_{14}O_3$ (242.28). mp 140℃. 【类型】萘醌类. 【活性】抗肿瘤 (大鼠 Walker 肉瘤和鼠 P_{388}); 抗疟疾; 抗锥虫; 细胞毒 (高剂量); 免疫增强 (低剂量); 除草剂 (小球藻属 *Chlorella fysca*)[742]; 抗真菌 (黑粉菌属 *Ustilago violacea*)[742]; 抗菌 (革兰阳性菌巨大芽孢杆菌 *Bacillus megaterium*)[742]. 【来源】吊灯树 *Kigelia pinnata*, 非洲紫葳 *Newbouldia laevis* (种子, 根皮和茎皮), 黄槿 *Hibiscus tiliaceus*. 【文献】5, 170, 742.

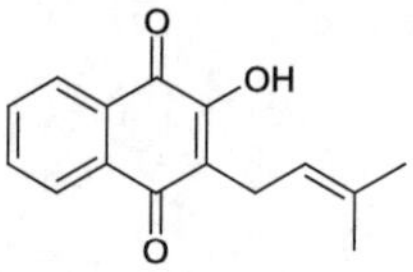

988 Plumbagin 白花丹醌

5-Hydroxy-2-methyl-1,4-naphthoquinone [481-42-5] $C_{11}H_8O_3$ (188.18). mp 78~79℃. 【类型】萘醌类. 【活性】抗高血压; 抑制心脏和松弛动脉; 抗菌 (结核分枝杆菌, MIC = 7.8μg/mL); 抗生育药; 镇咳 (鼠, orl, 祛痰, 80mg/kg); 提高粒细胞的噬菌作用 (人, *in vitro*); 血小板聚集抑制剂 (动物实验); 抗血栓形成 (血小板聚集抑制剂 *in vitro*: ADP 诱导的, IC_{50} = 39.4 μmol/L, 花生四烯酸诱导的, IC_{50} = 82.7μmol/L, PAF 诱导的, IC_{50} = 38.1μmol/L; 降低凝血酶刺激的血小板和中性粒细胞的结合, IC_{50} = 62.9μmol/L; 抑制洗涤的血小板被 fMLP 活化的中性粒细胞刺激的聚集, IC_{50} = 54.3μmol/L, 被 PAF 活化的中性粒细胞刺激的聚集, IC_{50} = 47.6μmol/L; 提高完整的中性粒细胞对血小板反应性的抑制作用)[1019]. 【来源】白花丹 *Plumbago zeylanica*, 捕蝇草 *Dionaea muscipula*, 鸡娃草 *Plumbagella micrantha*, 角柱花 *Ceratostigma plumbaginoides*, 茅膏菜 *Drosera peltata* var. *lunata*,

欧洲蓝茉莉 *Plumbago europaea*, 圆叶茅膏菜 *Drosera rotundifolia*, 紫金莲 *Ceratostigma willmottianum*, 紫雪花 *Plumbago indica*, 柿属 *Diospyros* sp., 魔杖花属 *Sparaxis* sp. 【文献】4, 152, 170, 1019.

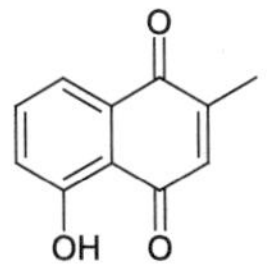

989 Plumbaside A 白花丹苷

[126582-70-5] $C_{17}H_{20}O_8$ (352.34). 黄白色粉末. 【类型】萘醌类. 【活性】免疫增强 (*in vitro*, 促进 T 淋巴细胞增生, 其浓度为 10~100pg/mL). 【来源】捕蝇草 *Dionaea muscipula*, 小角柱花* *Ceratostigma minus*, 圆叶捕蝇草 *Dionaea rotundifolia*, 中间茅膏菜* *Drosera intermedia*. 【文献】596, 597, 598, 599.

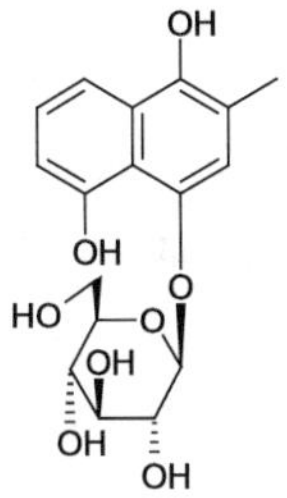

990 Shikonin 紫草素

[517-89-5] $C_{16}H_{16}O_5$ (288.30). 【类型】萘醌类. 【活性】抗肿瘤 [鼠, S_{180}, 10mg/(kg·d) ip, 完全抑制]; 抗病毒; 抗菌 (乳酸菌和醋酸菌, EC = 20~30μg/mL; 大肠杆菌、伤寒杆菌、痢疾杆菌、铜绿假单胞菌和金黄色葡萄球菌); 抗原生动物; 血小板聚集抑制剂; 用于治疗变形虫痢疾 (0.5~10μg/mL); 用于治疗腹水肝硬化 (动物, 生命延长率 = 92.5%); 用于治疗肝炎 (急性黄疸性、急性非黄疸性、慢性); 收缩血管 [抑制 ACh 诱导的完整的胸大动脉松弛, IC_{50} = (0.244±0.039)μmol/L, 对照 1,4-萘醌 IC_{50} = (1.50±0.17) μmol/L][850]; 抗氧化剂; 抗炎 (细胞因子网络调节器: 阻断已调节活化其表达和分泌的正常 T 细胞(RANTES)和人单核细胞的黏合, IC_{50} = 3.6μmol/L; 阻断巨噬细胞发炎蛋白(MIP-1α)和人单核细胞的黏合(IC_{50} = 2.6μmol/L); 阻断已调节活化其表达和分泌的正常 T 细胞(RANTES)和用稳定的趋化因子受体 1 转染的人胚胎肾细胞(HEK)/293 的黏合(IC_{50} = 2.63 μmol/L), 阻断巨噬细胞发炎蛋白(MIP-1α)和用稳定的趋化因子受体 1 转染的人胚胎肾细胞(HEK)/293 的黏合(IC_{50} = 2.57μmol/L); 抑制 RANTES-诱导的趋化因子受体 1 细胞的移动, 不影响 EGF-诱导的趋化因子受体 1 细胞的移动; 看来是 CCR1 受体的高度选择性的拮抗剂)[725]. 【来源】白果紫草 *Lithospermum officinale*, 滇紫草 *Onosma paniculatum* (根: 含量 = 0.020%)[1025], 假紫草(内蒙紫草) *Arnebia guttata* (根: 2 产地平均含量 = 0.020%)[1025], 新藏假紫草 *Arnebia euchroma* (根: 3 产地平均含量 = 0.14%)[1025], 紫草 *Lithospermum erythrorhizon* (根: 7 产地平均含量 = 0.07%)[1025]. 【文献】2, 170, 171, 416, 725, 850, 1022, 1025.

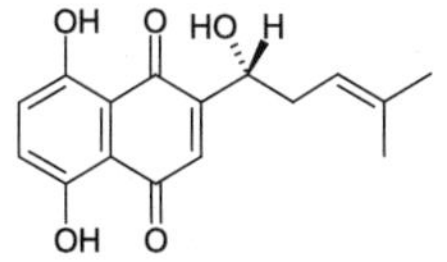

8.2 蒽和蒽醌类

蒽醌类

991 Alizarin 茜素

[72-48-0] $C_{14}H_8O_4$ (240.22). mp 289~290℃, bp 430℃. 【类型】蒽醌类. 【活性】抗菌 (金黄色葡萄球菌); 抗肿瘤 (白血病); 抗高血压 (动物, 对心脏无影响); 抗炎 (大鼠, 抑制结缔组织渗透性); 利尿剂; 免疫抑制剂; 刺激剂 (肠脉管 *in vitro*). 【来源】海巴戟 *Morinda citrifolia*, 茜草根 *Rubia cordifolia* (根: 含量范围 = 0.0126%~0.0141%)[1022], 洋茜草 *Rubia tinctorum*, 羊角藤 *Morinda umbellata*, 香车叶草 *Asperula odorata*, 掌叶大黄 *Rheum palmatum*, 猪秧秧属 *Galium* sp. 【文献】1, 4, 6, 7, 1022.

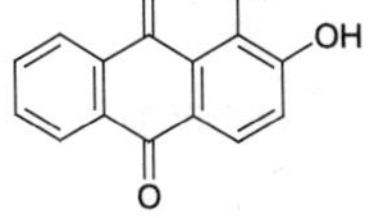

992 Anthragallol 三羟基蒽醌

[602-64-2] $C_{14}H_8O_5$ (256.22). mp 312~313℃. 【类型】蒽醌类. 【活性】细胞毒 (高剂量时, 巨噬细胞, T 淋巴细胞和 B 淋巴细胞); 免疫抑制剂 (*in vitro*). 【来源】土连翘 *Hymenodictyon excelsum*. 【文献】6, 170.

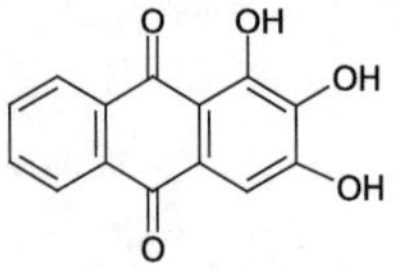

993 Chrysazin 柯嗪

1,8-Dihydroxy-anthraquinone [117-10-2] $C_{14}H_8O_4$ (240.22). mp 193℃. 【类型】蒽醌类. 【活性】免疫抑制剂 (巨噬细胞和淋巴细胞, 高剂量); 轻泻药. 【来源】望江南 *Cassia occidentalis*, 掌叶大黄 *Rheum palmatum*, 金鸡勒 *Cinchona ledgeriana*. 【文献】6, 170.

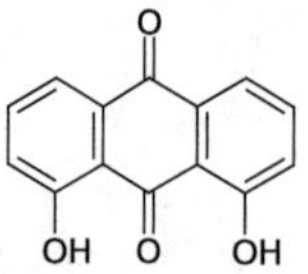

994 Hypericin 金丝桃素 (金丝桃蒽酮)

Cyclosan; Hyperricum red [548-04-9] $C_{30}H_{16}O_8$ (504.46). mp 320℃ (分解), 易溶于吡啶, 几乎不溶于其他有机溶剂.[1024] 【类型】蒽醌类. 【活性】抗病毒 (反转录病毒, *in vitro* 和 *in vivo*); 精神兴奋药; 抗抑郁; 中枢镇静; 光敏剂 (哺乳动物); 抗炎 (IL-12 生成抑制剂, 脂多糖活化的巨噬细胞, IC_{50} = 1.45μg/mL; 抑制 IL-12 基因启动子的活化; 抑制 PMA 和 TNFα 诱导的 NF-κB 活化, 作用机制不涉及抗氧化剂途径)[725]; 抗风湿剂[725]; 抑制[^{125}I]sauvagine 和促肾上腺皮质激素释放素-1 受体结合 (IC_{50} = 6μmol/L)[911]. 【来源】遍地金 *Hypericum wightianum* (干燥全株: 含量 = 0.0228%[1025]), 贯叶连翘(贯叶金丝桃) *Hypericum perforatum* (全株: 7 产地平均含量 = 0.023%[1025]; 1942 年首次从该植物中分离[1024]), 小连翘 *Hypericum erectum*, 扬子小连翘 *Hypericum faberi* (干燥全株: 含量 = 0.0533%[1025]), 元宝草 *Hypericum sampsonii* (干燥全株: 含量 = 0.0396%[1025]). 【文献】6, 172, 725, 911, 1024, 1025.

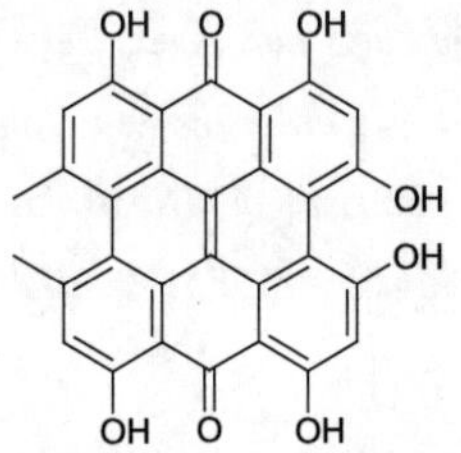

995 2-Methyl-1,3,6-trihydroxyanthraquinone 2-甲基-1,3,6-三羟基蒽醌

$C_{15}H_{10}O_5$ (270.24). 【类型】蒽醌类. 【活性】β-己糖胺酶释放抑制剂 [RBL-2H3 细胞, 100μmol/L, 抑制率 = (82.3±0.7)%, P<0.01][716]; 细胞毒 (KB, ED_{50} > 25μg/mL, 对照阿霉素, ED_{50} = 0.12μg/mL; Hep3B, ED_{50} = 1.7μg/mL, 对照阿霉素, ED_{50} = 0.14μg/mL; Colon205, ED_{50} = 1.16μg/mL, 对照阿霉素, ED_{50} = 0.10 μg/mL; HeLa, ED_{50} = 12.3μg/mL, 对照阿霉素, ED_{50} = 0.11μg/mL)[720]; NO 生成抑制剂 (*in vitro*, 脂多糖活化的大鼠腹膜巨噬细胞, 3、10、30、100μmol/L, 抑制率分别为 7.9%、37.5%、99.5%、99.6%; 对照 *L*-NMMA, 3、10、30、100μmol/L, 抑制率分别为 10.3%、15%、34.1%、63.1%)[798]. 【来源】光茎茜草 *Rubia wallichiana* (茎), 茜草根 *Rubia cordifolia*, 小红参 *Rubia yunnanensis* (根: 产率 = 0.025%干重)[798]. 【文献】267, 716, 720, 798.

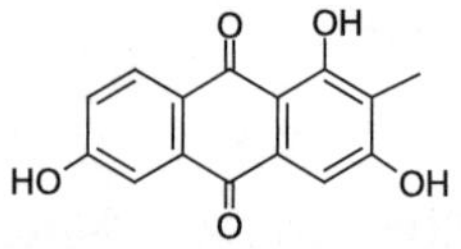

996 Rubianthraquinone 小红参蒽醌*

$C_{16}H_{12}O_5$ (284.27). 黄色粉末. 【类型】蒽醌类. 【活性】抗炎 [抑制 NO 的生成, 脂多糖活化的鼠腹膜巨噬细胞, 100μmol/L, 抑制率 = (38.5±2.1)%, 对照 *L*-NMMA, IC_{50} = 57μmol/L][716]; β-己糖胺酶抑制实验无活性 [RBL-2H3 细胞, 抑制 β-己糖胺酶的释放, 100μmol/L, 抑制率 = (4.4±1.5)%][716]. 【来源】小红参 *Rubia yunnanensis* (根). 【文献】716.

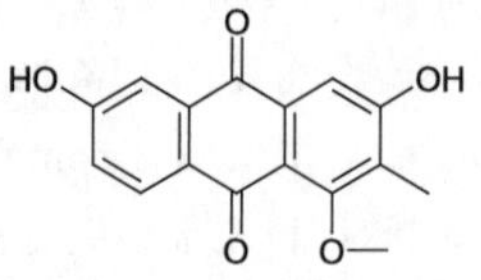

8.3 菲 类

菲类

997 Blestriarene A 白及联菲 A

$C_{30}H_{26}O_6$ (482.54). 无色晶体. 【类型】菲类. 【活性】抗过敏的 *β*-氨基己糖苷酶抑制剂 [大鼠嗜碱粒细胞 RBL-2H3, 抑制 *β*-氨基己糖苷酶的释放, 100μmol/L, 抑制率 = (86.8±1.1)μmol/L, *P*<0.01; 300μmol/L 对照 Ketotifen fumarate, 抑制率 = (72.5±0.9)μmol/L, *P*<0.01][887]. 【来源】白芨 *Bletilla striata*, 手掌参 *Gymnadenia conopsea* (块茎). 【文献】171, 887.

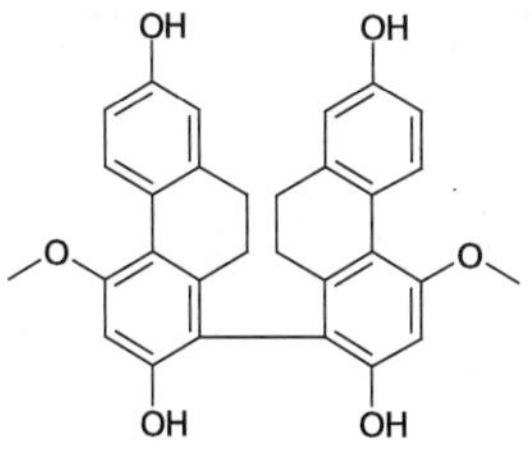

998 Gymconopin A 手掌参素 A*

$C_{22}H_{20}O_4$ (348.40). 白色粉末. 【类型】菲类. 【活性】抗过敏的 *β*-氨基己糖苷酶抑制剂 [大鼠嗜碱粒细胞 RBL-2H3, 抑制 *β*-氨基己糖苷酶的释放, 100μmol/L, 抑制率 = (21.3±2.9)μmol/L, *P*<0.01; 300μmol/L 对照物 Ketotifen fumarate, 抑制率 = (72.5±0.9)μmol/L, *P*<0.01][887]. 【来源】手掌参 *Gymnadenia conopsea* (块茎). 【文献】887.

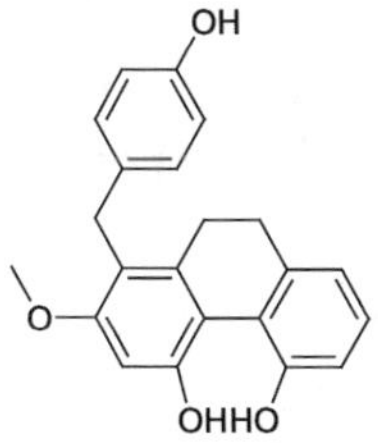

999 Gymconopin B 手掌参素 B*

$C_{22}H_{20}O_4$ (348.40). 白色粉末. 【类型】菲类. 【活性】抗过敏的 *β*-氨基己糖苷酶抑制剂 [大鼠嗜碱粒细胞 RBL-2H3, 抑制 *β*-氨基己糖苷酶的释放, 100μmol/L, 抑制率 = (96.9±1.8)μmol/L, *P*<0.01; 300μmol/L 对照物 Ketotifen fumarate, 抑制率 = (72.5±0.9)μmol/L, *P*<0.01][887]. 【来源】手掌参 *Gymnadenia conopsea* (块茎). 【文献】887.

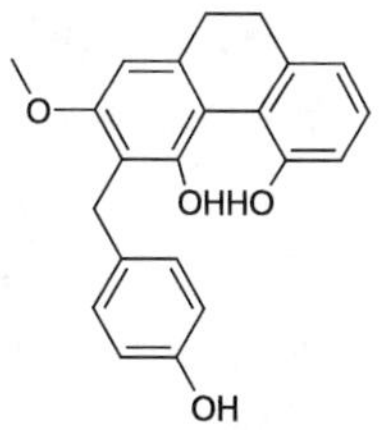

1000 1-(*p*-Hydroxybenzyl)-4-methoxy-9,10-dihydrophenanthrene-2,7-diol 1-(*p*-羟基苯甲基)-4-甲氧基-9,10-二氢菲-2,7-二醇

$C_{22}H_{20}O_4$ (348.40). 无色针状结晶. 【类型】菲类. 【活性】抗过敏的 *β*-氨基己糖苷酶抑制剂 [大鼠嗜碱粒细胞 RBL-2H3, 抑制 *β*-氨基己糖苷酶的释放, 100μmol/L, 抑制率 = (80.4±3.3)μmol/L, *P*<0.01; 300 μmol/L 对照 Ketotifen fumarate, 抑制率 = (72.5±0.9) μmol/L, *P*<0.01][887]. 【来源】兰屿白芨 *Bletilla formosana* (全株), 手掌参 *Gymnadenia conopsea* (块茎). 【文献】753, 887.

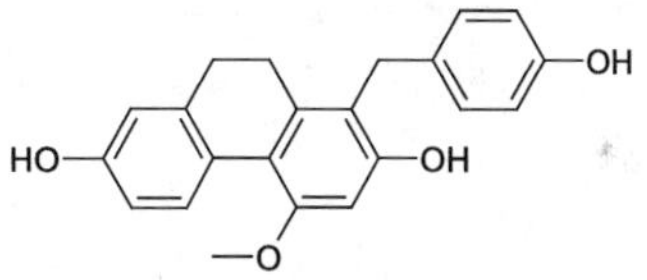

1001 1-*p*-Hydroxybenzyl-4-methoxyphenanthrene-2,7-diol 1-*p*-羟基苯甲基-4-甲氧基菲-2,7-二醇

$C_{22}H_{18}O_4$ (346.39). 黄色针状结晶. 【类型】菲类. 【活性】抗过敏的 *β*-氨基己糖苷酶抑制剂 [大鼠嗜碱粒细胞 RBL-2H3, 抑制 *β*-氨基己糖苷酶的释放, 100μmol/L, 抑制率 = (97.5±1.1)μmol/L, *P*<0.01; 300 μmol/L 对照物 Ketotifen fumarate, 抑制率 = (72.5±0.9)μmol/L, *P*<0.01][887]. 【来源】白芨 *Bletilla striata*, 兰屿白芨 *Bletilla formosana* (全株), 手掌参 *Gymnadenia conopsea* (块茎). 【文献】171, 753, 887.

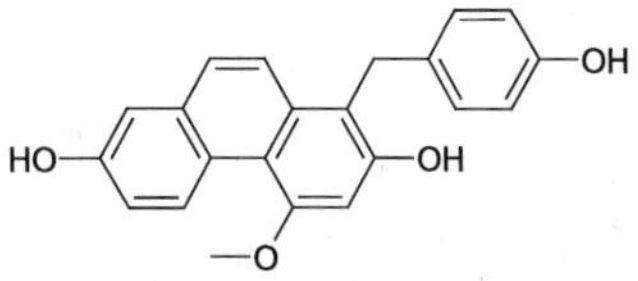

1002　2-Methoxy-9,10-dihydrophenanthrene-4,5-diol 2-甲氧基-9,10-二氢菲-4,5-二醇

$C_{15}H_{14}O_3$ (242.28). 白色粉末.【类型】菲类.【活性】抗过敏的 β-氨基己糖苷酶抑制剂 [大鼠嗜碱粒细胞 RBL-2H3, 抑制 β-氨基己糖苷酶的释放, 100μmol/L, 抑制率 = (−16.3±3.8)μmol/L; 300μmol/L 对照物 Ketotifen fumarate, 抑制率 = (72.5±0.9)μmol/L, $P<0.01$][887].【来源】手掌参 *Gymnadenia conopsea* (块茎).【文献】887.

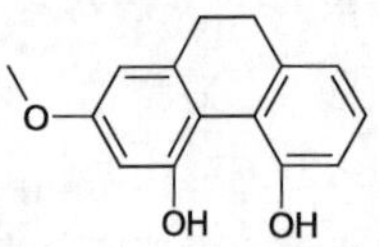

1003　4-Methoxy-9,10-dihydrophenanthrene-2,7-diol 4-甲氧基-9,10-二氢菲-2,7-二醇

$C_{15}H_{14}O_3$ (242.28). 无色针晶.【类型】菲类.【活性】抗过敏的 β-氨基己糖苷酶抑制剂 [大鼠嗜碱粒细胞 RBL-2H3, 抑制 β-氨基己糖苷酶的释放, 100μmol/L, 抑制率 = (80.4±3.3)μmol/L, $P<0.01$; 300μmol/L 对照物 Ketotifen fumarate, 抑制率 = (72.5±0.9)μmol/L, $P<0.01$][887].【来源】手掌参 *Gymnadenia conopsea* (块茎).【文献】887.

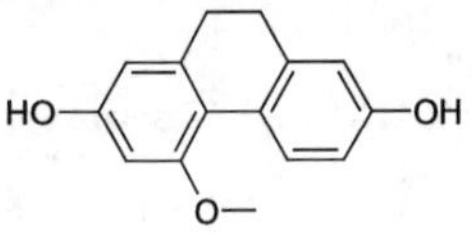

1004　Phoyunnanin A 云南石仙桃宁 A*

7-[2-(3-Hydroxyphenethyl)-4-hydroxy-6-methoxyphenoxy]-4-hydroxy-2-methoxy-9,10-dihydrophenanthrene $C_{30}H_{28}O_6$ (484.55). 无定形粉末.【类型】菲类.【活性】NO 生成抑制剂 (在测定浓度有细胞毒性).【来源】云南石仙桃 *Pholidota yunnanensis* (干的全株: 产率 = 0.0007%干重).【文献】11.

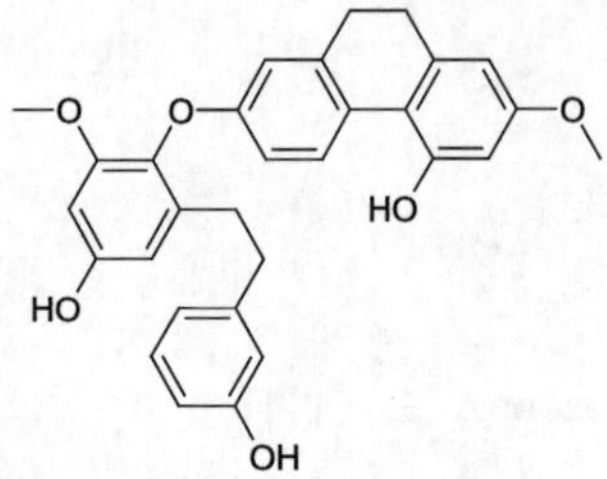

1005　Phoyunnanin B 云南石仙桃宁 B*

1-[(9,10-Dihydro-4-hydroxy-2-methoxy-7-phenanthrenyl) oxy]-4,7-dihydroxy-2-methoxy-9,10-dihydrophenanthrene $C_{30}H_{26}O_6$ (482.54). 无定形粉末.【类型】菲类.【活性】NO 生成抑制剂 (在测定浓度有细胞毒性).【来源】云南石仙桃 *Pholidota yunnanensis* (干的全株: 产率 = 0.0012%干重).【文献】11.

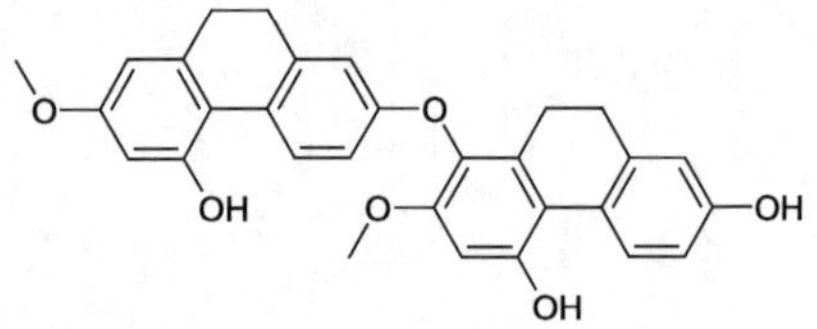

1,4-菲醌类

1006　Cypripedin 杓蓝素

[8031-72-9] $C_{16}H_{12}O_5$ (284.27).【类型】1,4-菲醌类.【活性】刺激剂 (引起接触性皮炎).【来源】杓兰 *Cypripedium calceolus*.【文献】170.

9. 苯并呋喃和苯并吡喃类

9.1 苯并呋喃类

1007 Acamelin 黑木金合欢素

[74161-27-6] $C_{10}H_8O_4$ (192.17). 【类型】苯并呋喃类. 【活性】变应原 (黑木金合欢引起接触皮炎的有效成分). 【来源】黑木金合欢 *Acacia melanoxylon*. 【文献】170.

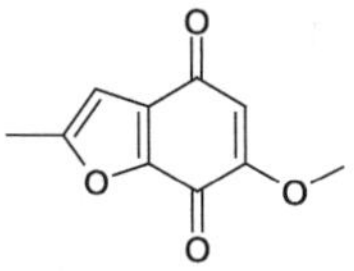

1008 Danshensuan B 丹参酸乙

Salvianolic acid B [115939-25-8] $C_{36}H_{30}O_{16}$ (718.63). 淡黄色无定性粉末, $[\alpha]_D^{18}$ = +92° (*c* = 0.07, 乙醇). 【类型】苯并呋喃类. 【活性】自由基清除剂; 溶解纤维蛋白; 增加冠脉血流; 抗氧化剂 (强烈抑制脂类过氧化作用, 由鼠脑、肝和肾细胞中的维生素 C-烟酰胺 ADP 和 Fe^{2+}-半胱氨酸诱导的脂类过氧化); 丹参中酚性酸的主要成分. 【来源】丹参 *Salvia miltiorrhiza*. 【文献】2, 184.

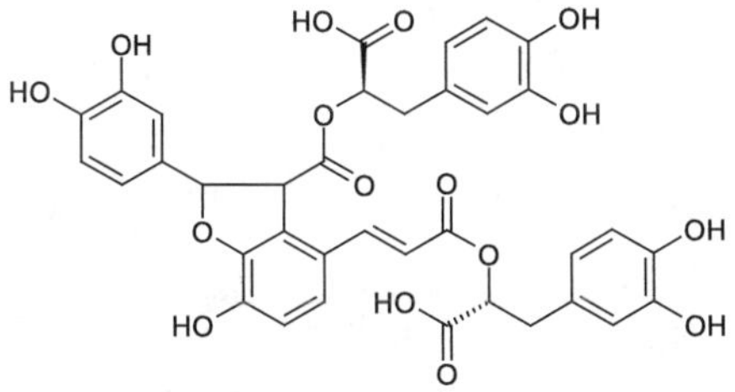

1009 2-(2,4-Dihydroxyphenyl)-6-hydroxybenzofuran 2-(2,4-二羟基苯基)-6-羟基苯并呋喃

$C_{14}H_{10}O_4$ (242.23). 【类型】苯并呋喃类. 【活性】抗氧化剂 (大鼠脑匀浆脂质过氧化实验, IC_{50} = 0.2 μmol/L, 对照 EGCg, IC_{50} = 0.07μmol/L)[428]. 【来源】同形裂片胡枝子* *Lespedeza homoloba*. 【文献】428.

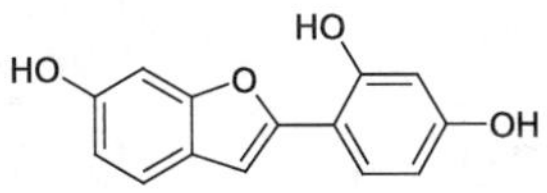

1010 (2*R,3*S**)-1-(2-[1-(Hydroxymethyl)vinyl]-3-[β-*D*-glucosyloxy]-2,3-dihydrobenzo[*b*]furan-5-yl)-1-ethanone (2*R**,3*S**)-1-(2-[1-(羟甲基)乙烯基]-3-[β-*D*-葡萄糖基氧]-2,3-二氢苯并[*b*]呋喃-5-基)-1-乙酮***

$C_{19}H_{24}O_9$ (396.40). 【类型】苯并呋喃类. 【活性】抗炎 [抗水肿, 对照肿块 = (7.8±0.3)mg, 100μg/cm^2, 肿块 = (5.6±0.5)mg, *P*<0.05, 肿块缩小 28%,消炎痛(茚甲新)肿块 = (3.4±0.3)mg, *P*<0.05, 肿块缩小 56%][872]. 【来源】高山火绒草 *Leontopodium alpinum* (根). 【文献】872.

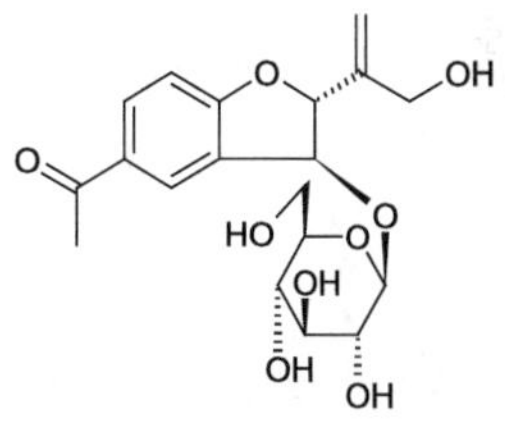

1011 5-(3''-Hydroxypropyl)-7-methoxy-2-(3',4'-methylenedioxyphenyl)benzofuran 5-(3''-羟基丙基)-7-甲氧基-2-(3',4'-亚甲二氧基苯基)苯并呋喃*

Egonol [530-22-3] $C_{19}H_{18}O_5$ (326.35). 白色无定形粉末, 片状晶体 (丁醇), mp 117.5~118℃. 【类型】苯并呋喃类.【活性】抗补体活性 (IC_{50} = 33μmol/L, 对照 Rosmarinic acid IC_{50} = 182μmol/L)[653]; 抗菌 (金黄色葡萄球菌, MIC = 10μg/mL; 对照氯霉素, MIC = 5μg/ mL)[910]; 抗真菌 (白念珠菌, MIC = 10μg/mL, 对照氯霉素, MIC = 5μg/mL; 圆球种子枝孢*, MIA = 5μg, 对照制霉菌素, MIA = 1μg)[910]. 【来源】日本安息香茎皮* *Styrax japonica*, 台湾安息香 *Styrax formosanus*, 锈色安息香 *Styrax ferrugineus* (叶), 玉铃花 *Styrax obassia*. 【文献】273, 653, 910.

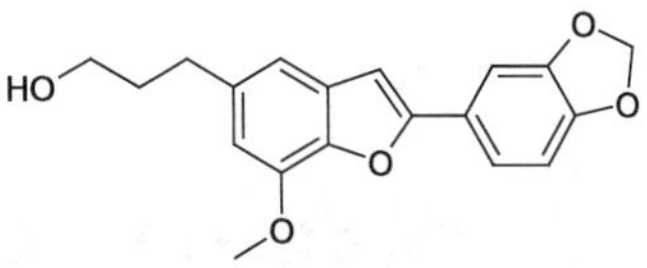

1012 Lespedezol B₁ 胡枝子酚 B₁*

$C_{25}H_{28}O_5$ (408.50). 无定形粉末. 【类型】苯并呋喃类.

【活性】抗氧化剂 (大鼠脑匀浆脂质过氧化实验, IC_{50} = 0.3 μmol/L, 对照 EGCg, IC_{50} = 0.07μmol/L)[428].【来源】同形裂片胡枝子* *Lespedeza homoloba*.【文献】428.

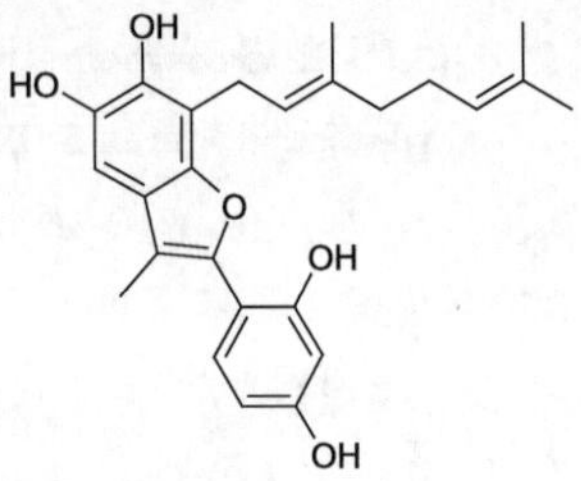

1013　Masutakeside I

$C_{30}H_{36}O_{14}$ (620.61). 无定形粉末, $[\alpha]_D^{25}$ = −19.9° (*c* = 2.6, 甲醇); 白色无定形粉末, $[\alpha]_D^{22}$ = −41.3° (*c* = 0.1, 甲醇).【类型】苯并呋喃类.【活性】抗补体活性 (IC_{50} = 166μmol/L, 对照 Rosmarinic acid IC_{50} = 182μmol/L)[653].【来源】日本安息香茎皮* *Styrax japonica*, 朱红硫黄色绚孔菌* *Laetiporus sulphureus* var. *miniatus*.【文献】551, 653.

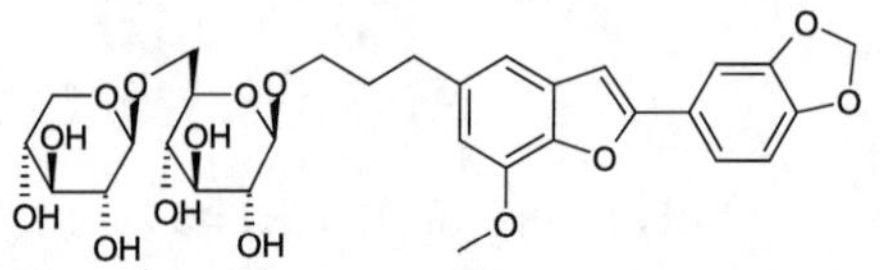

1014　Styraxlignolide A 安息香木质素内酯 A*

5-(3''-Hydroxypropyl)-7-methoxy-2- (3',4'-dimethoxyphenyl)-benzofuran 3''-*O*-[*β*-*D*-xylopyranoside- (1→6)-*β*-*D*-glucopyranoside $C_{31}H_{40}O_{14}$ (636.66). 白色无定形粉末, $[\alpha]_D^{22}$ = −53.7° (*c* = 0.8, 甲醇).【类型】苯并呋喃类.【活性】抗补体活性 (IC_{50} = 123μmol/L, 只有配基无活性, 对照迷迭香酸, IC_{50} = 182μmol/L)[653].【来源】日本安息香茎皮* *Styrax japonica*.【文献】653.

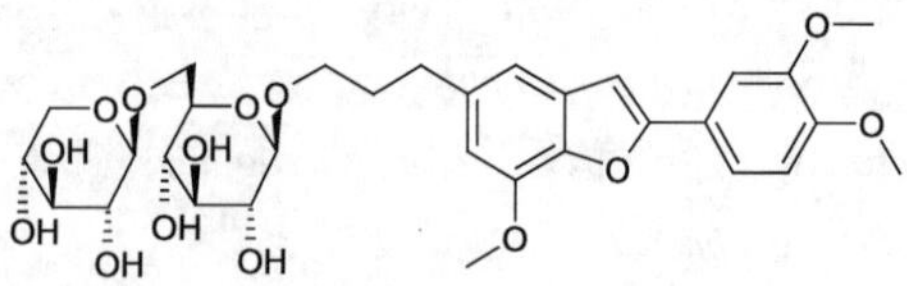

1015　Usnic acid 松萝酸

Usninic acid [125-46-2] $C_{18}H_{16}O_7$ (344.32). mp 202~204℃.【类型】苯并呋喃类.【活性】抗肿瘤 (大鼠, 腹水癌 AH130 和 AH1974); *α*-甘油磷酸新四唑还原酶抑制剂 (线粒体); 抗菌 (肺炎双球菌、白喉杆菌、结核分枝杆菌和溶血性链球菌 *in vitro*, EC = 1~5μg/mL, CIC = 50μg/mL, 人结核分枝杆菌 *in vitro*, CIC = 20~50μg/mL, 百日咳杆菌、枯草杆菌、大肠杆菌和变形杆菌); 抗炎; 抗原生动物和阴道毛滴虫; 解痉 (豚鼠主动脉, *in vitro*, 0.6mmol/L, 抗组胺作用); 用于治疗化脓性伤口, 烧伤和皮肤感染; LD_{50} (鼠, iv) = 25mg/kg, LD_{50} (鼠, sc, *d*-地衣酸) = 700mg/kg, LD_{50} (鼠, sc, 地衣酸钠) = 35 mg/kg, LD_{50} (兔, iv, *D*-usnic acid) = 30mg/kg, LD_{50} (兔, orl, 地衣酸钠) = 100~150mg/kg, LD_{50} (犬 iv) = 40mg/kg.【来源】金刷把 *Cladonia fallax*, 松萝 *Usnea longissima*, 环节松萝 *Usnea diffracta*, 太白花 *Cladonia stellaris* [Syn. *Cladonia alpestris*], 石蕊属 *Cladonia* sp.【文献】4, 170, 171.

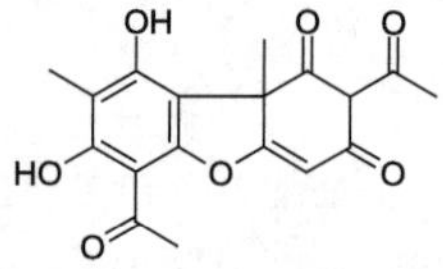

1016　Woorenoside Ⅰ 沃尔诺苷Ⅰ

$C_{27}H_{34}O_{12}$ (550.56).【类型】苯并呋喃类.【活性】抗炎 (细胞因子网络调节器: 以浓度依赖方式阻断巨噬细胞 RAW264.7 中脂多糖诱导的 TNF-*α* 的生成, IC_{50} = 15~60μmol/L)[725].【来源】日本黄连 *Coptis japonica* (茎).【文献】725.

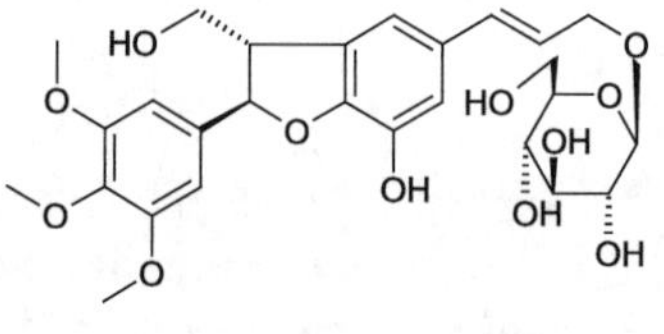

1017　Woorenoside Ⅱ 沃尔诺苷Ⅱ

$C_{29}H_{36}O_{13}$ (592.60).【类型】苯并呋喃类.【活性】抗炎 (细胞因子网络调节器: 以浓度依赖方式阻断巨噬细胞 RAW264.7 中脂多糖诱导的 TNF-*α* 的生成, IC_{50} = 15~60μmol/L)[725].【来源】日本黄连 *Coptis japonica* (茎).【文献】725.

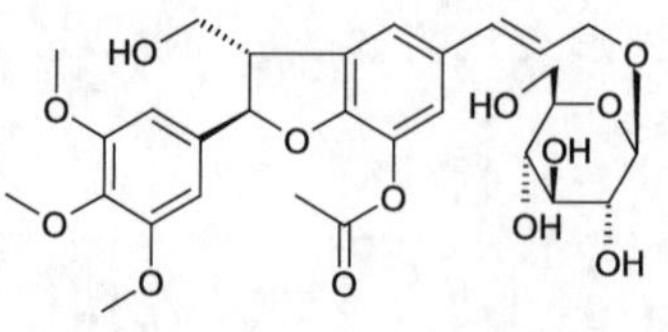

1018 Woorenoside Ⅲ 沃尔诺苷Ⅲ

$C_{33}H_{42}O_{14}$ (662.69). 【类型】苯并呋喃类. 【活性】抗炎 (细胞因子网络调节器: 以浓度依赖方式阻断巨噬细胞RAW264.7中脂多糖诱导的TNF-*α*的生成, IC_{50} = 15~60μmol/L)[725]. 【来源】日本黄连 *Coptis japonica* (茎). 【文献】725.

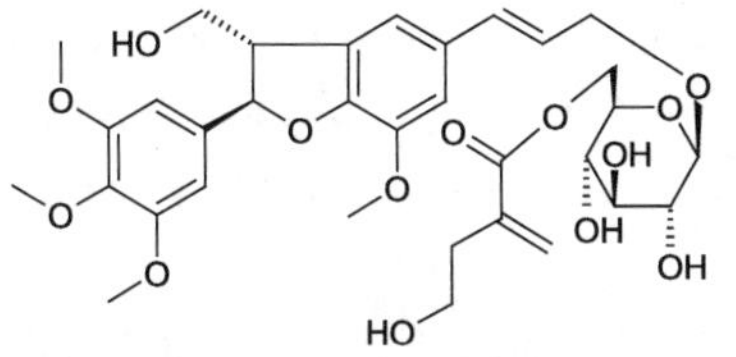

1019 Woorenoside Ⅳ 沃尔诺苷Ⅳ

[166990-17-6] $C_{35}H_{44}O_{15}$ (704.73). 【类型】苯并呋喃类. 【活性】抗炎 (细胞因子网络调节器: 以浓度依赖方式阻断巨噬细胞 RAW264.7 中脂多糖诱导的 TNF-*α* 的产生, IC_{50} = 15~60μmol/L)[725]. 【来源】日本黄连 *Coptis japonica* (茎). 【文献】725.

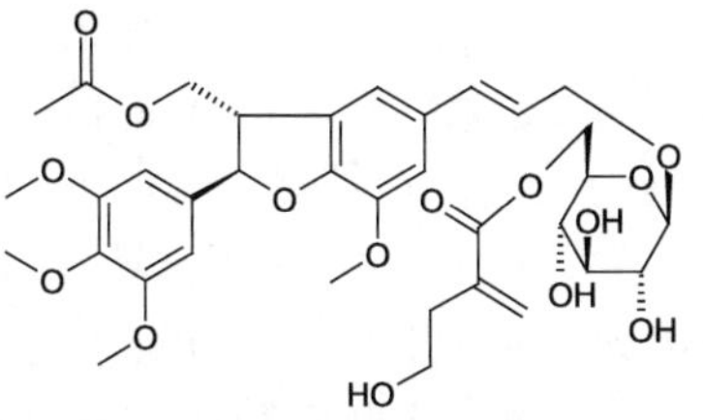

1020 Woorenoside Ⅴ 沃尔诺苷Ⅴ

$C_{31}H_{38}O_{13}$ (618.64). 【类型】苯并呋喃类. 【活性】抗炎 (细胞因子网络调节器: 以浓度依赖方式阻断巨噬细胞RAW264.7中脂多糖诱导的TNF-*α*的生成, IC_{50} = 15~60μmol/L)[725]. 【来源】日本黄连 *Coptis japonica* (茎). 【文献】725.

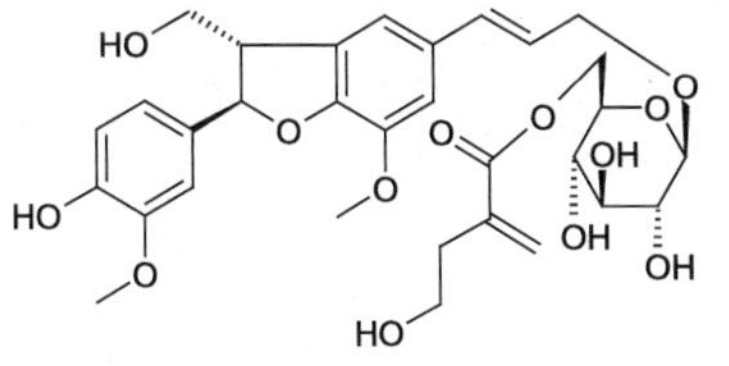

9.2 1-苯并吡喃类

1021 Brasilin 巴西灵 (巴西苏木素)

Brazilin [474-07-7] $C_{16}H_{14}O_5$ (286.29). 琥珀黄色晶体, 当暴露于空气和阳光中时变成橘黄色. mp > 130℃ (分解); 无色针状晶体, mp 191.0~192.5℃. 【类型】1-苯并吡喃类. 【活性】抗菌; 抗炎 (大鼠, 角叉菜胶引起的足肿胀模型). 【来源】棘云实 *Caesalpinia echinata*, 苏木 *Caesalpinia sappan*. 【文献】1, 6, 171, 172, 751.

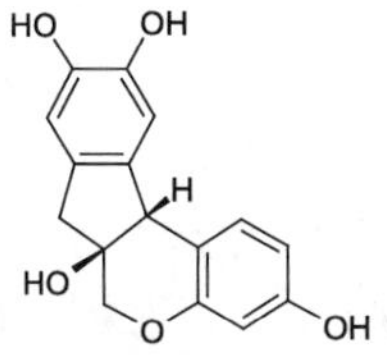

1022 Confluentin 康夫仑亭*

$C_{22}H_{30}O_2$ (326.5). 【类型】1-苯并吡喃类. 【活性】抗组胺 (抑制组胺释放, 大鼠腹膜肥大细胞, 化合物 48/80 诱导的组胺释放)[827]. 【来源】满山红(兴安杜鹃) *Rhododendron dauricum* (枝和叶: 产率 = 0.040%). 【文献】827.

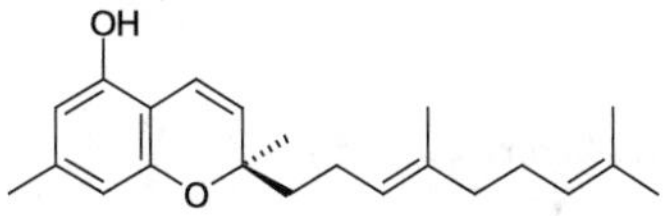

1023 Daurichromene A 满山红色烯 A*

2*R*-(7'-Hydroxy-4',8'-dimethyl-3'*E*,8'-nonadienyl)-5-hydroxy-2,7-dimethyl-2*H*-chromene $C_{22}H_{30}O_3$ (342.48). 亮黄色油状物, $[\alpha]_D^{26}$ = −30.4° (*c* = 0.20, 甲醇). 【类型】1-苯并吡喃类. 【活性】抗组胺 (抑制组胺释放, 大鼠腹膜肥大细胞, 化合物 48/80 诱导的组胺释放)[827]. 【来源】满山红(兴安杜鹃) *Rhododendron dauricum* (枝和叶: 产率 = 0.00091%). 【文献】827.

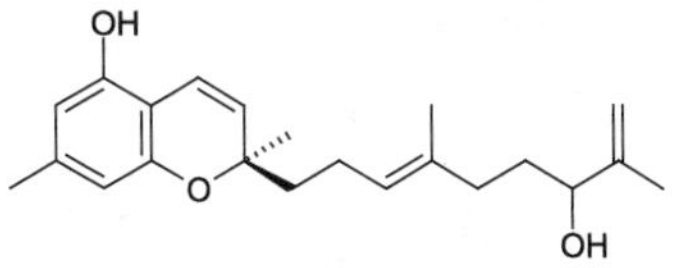

1024 Daurichromene B 满山红色烯 B*

2*R*-(3'-Hydroxy-8'-methyl-4'-methyliden-7'-nonaenyl)-5-hydroxy-2,7-dimethyl-2*H*-chromene $C_{22}H_{30}O_3$ (342.48). 亮黄色油状物, $[\alpha]_D^{26}$ = −27.7° (*c* = 0.13, 甲醇). 【类型】1-苯并吡喃类. 【活性】抗组胺 (抑制组胺释放, 大鼠腹膜肥大细胞, 化合物 48/80 诱导的组胺释放)[827]. 【来源】满山红(兴安杜鹃) *Rhododendron* *dauricum* (枝和叶: 产率 = 0.0001%). 【文献】827.

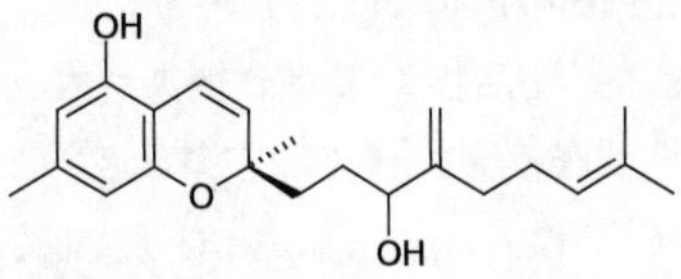

1025 Daurichromene C 满山红色烯 C*

2*R*-(8'-Hydroxy-4',8'-dimethyl-3'*E*,6'*Z*-nonadienyl)-5-hydroxy-2,7-dimethyl-2*H*-chromene $C_{22}H_{30}O_3$ (342.48). 亮黄色油状物, $[\alpha]_D^{26}$ = −32.0° (*c* = 0.10, 甲醇). 【类型】1-苯并吡喃类. 【活性】抗组胺 (抑制组胺释放, 大鼠腹膜肥大细胞, 化合物 48/80 诱导的组胺释放)[827]. 【来源】满山红(兴安杜鹃) *Rhododendron dauricum* (枝和叶: 产率 = 0.0002%). 【文献】827.

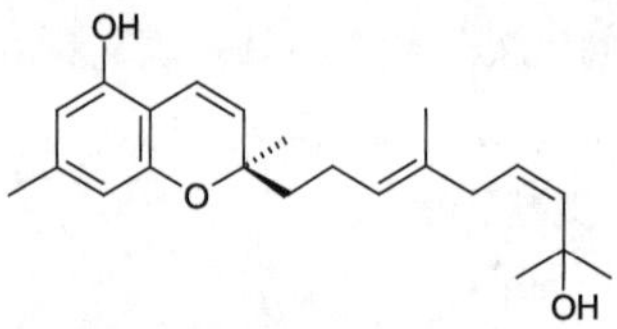

1026 Daurichromene D 满山红色烯 D*

2*R*-(9'-Hydroxy-4',8'-dimethyl-3'*E*,7'*E*-nonadienyl)-5-hydroxy-2,7-dimethyl-2*H*-chromene $C_{22}H_{30}O_3$ (342.48). 亮黄色油状物, $[\alpha]_D^{26}$ = −26.0° (*c* = 0.10, 甲醇). 【类型】1-苯并吡喃类. 【活性】抗组胺 (抑制组胺释放, 大鼠腹膜肥大细胞, 化合物 48/80 诱导的组胺释放)[827]. 【来源】满山红(兴安杜鹃) *Rhododendron dauricum* (枝和叶: 产率 = 0.00017%). 【文献】827.

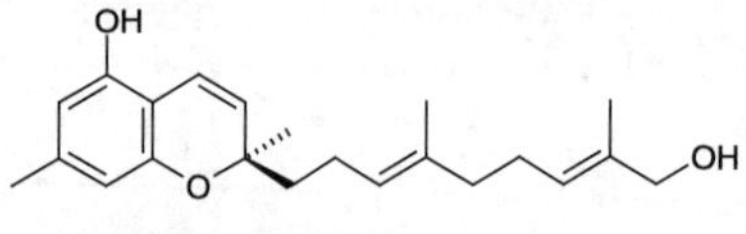

1027 Eugenin 番樱桃宁*

$C_{11}H_{10}O_4$ (206.20). 【类型】1-苯并吡喃类. 【活性】细胞毒 (人周围血 T 细胞, 剂量 = 5.0μg/mL, T 细胞存活率 = 98%)[548]; 免疫抑制剂 (抑制 CD28 共刺激的 IL-2 的分泌, 剂量 = 5.0μg/mL, 抑制率 = 59%)[548]. 【来源】红柴胡 *Bupleurum scorzonerifolium* (根). 【文献】548.

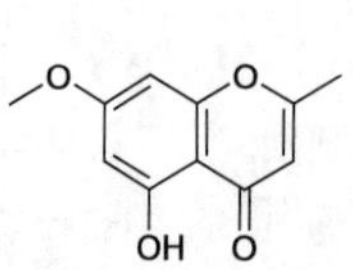

1028 8-*O*-*β*-*D*-Glucopyranosyl-6-hydroxy-2-methyl-4*H*-1-benzopyran-4-one 8-*O*-*β*-*D*-吡喃葡萄糖基-6-羟基-2-甲基-4*H*-1-苯并吡喃-4-酮*

$C_{16}H_{18}O_9$ (354.32). 白色粉末, $[\alpha]_D^{25}$ = −75.1° (*c* = 0.056, 甲醇). 【类型】1-苯并吡喃类. 【活性】酪氨酸酶抑制剂 [IC_{50} = (256.97±0.96)μmol/L, 对照麴酸, IC_{50} = (16.67±0.52)μmol/L, 对照 *L*-含羞草碱, IC_{50} = (3.68±0.02)μmol/L][444]. 【来源】阿富汗杜鹃花 *Rhododendron collettianum*. 【文献】444.

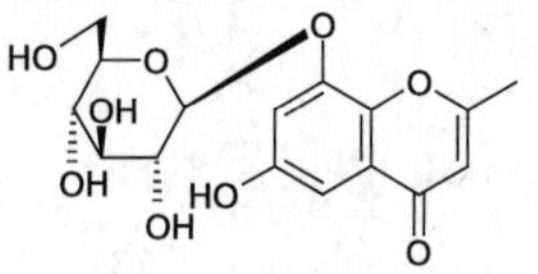

1029 Hematein 氧化苏木精 (苏木因)

Hydroxybrazilein $C_{16}H_{12}O_6$ (300.27). mp > 200℃, mp 250℃ (分解), 不溶于苯、三氯甲烷, 微溶于水, 略溶于乙醇、乙醚.[1024] 【类型】1-苯并吡喃类. 【活性】抗炎 (细胞因子网络调节器: 减少高血脂新西兰兔大动脉的血管细胞黏附分子 VCAM-1 的表达; 减少人脐带静脉内皮细胞中 TNF-*α* 诱导的血管细胞黏附分子 VCAM-1 的表达; 减少肿瘤坏死因子 TNF-*α* 诱导的血管细胞黏附分子 VCAM-1 和单核细胞趋化蛋白 MCP-1 水平的上升和人脐带静脉内皮细胞中氧化的低密度脂蛋白上升以及减少腹膜巨噬细胞中脂多糖加 IFN-*γ* 刺激的 TNF-*α* 和 IL-1*β* 的生成; 减少细胞表面黏附分子的表达,导致抑制 THP-1 单核细胞到 TNF-*α* 刺激的人脐带静脉内皮细胞的黏附)[725]. 【来源】苏木 *Caesalpinia sappan*. 【文献】725, 1024.

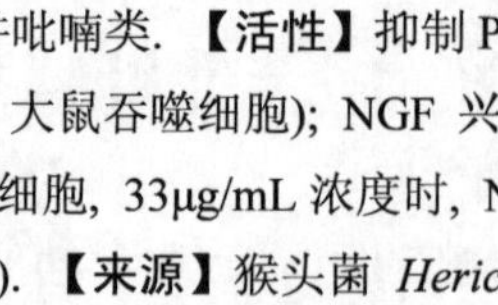

1030 Hericenone H 猴头菌酮 H

[141973-37-7] $C_{36}H_{52}O_6$ (580.81). 淡黄色油状物. 【类型】1-苯并吡喃类. 【活性】抑制 PGE_2 的生物合成 (25μg/mL, 大鼠吞噬细胞); NGF 兴奋剂 (诱导鼠星性神经胶质细胞, 33μg/mL 浓度时, NGF 的分泌量是对照的 4 倍). 【来源】猴头菌 *Hericium erinaceus* [Syn. *Hydnum erinaceus*]. 【文献】231, 273.

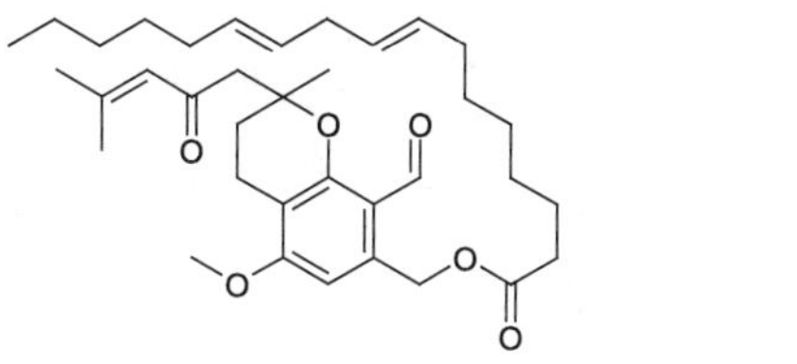

1031 Lespedezol F_1 胡枝子酚 F_1*

$C_{15}H_{12}O_4$ (256.26). 无定形粉末. 【类型】1-苯并吡喃类. 【活性】抗氧化剂 (大鼠脑匀浆脂质过氧化实验, IC_{50} = 0.4μmol/L, 对照 EGCg, IC_{50} = 0.07 μmol/L)[429]. 【来源】同形裂片胡枝子* *Lespedeza homoloba*. 【文献】429.

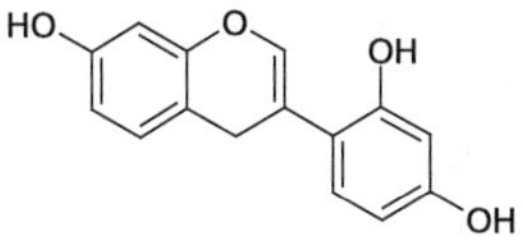

1032 Lupulone A 啤酒花酮 A*

$C_{26}H_{36}O_4$ (412.57). 黄色油状物, $[\alpha]_D^{25} = 0°$ (c = 0.3, 甲醇). 【类型】1-苯并吡喃类. 【活性】抗炎 (NO 生成抑制剂, *in vitro*, RAW264.7 巨噬细胞, 脂多糖/IFN-γ 诱导的 NO 生成, IC_{50} = 20μmol/L, 但细胞毒性强)[843]. 【来源】啤酒花 *Humulus lupulus* (球穗花序). 【文献】843.

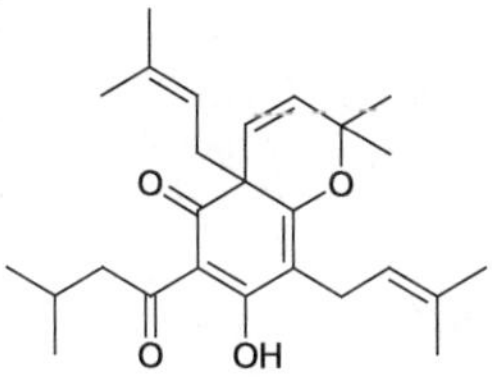

1033 Lupulone B 啤酒花酮 B*

$C_{25}H_{34}O_4$ (398.55). 黄色油状物, $[\alpha]_D^{25} = 0°$ (c = 0.4, 甲醇). 【类型】1-苯并吡喃类. 【活性】抗炎 (NO 生成抑制剂, *in vitro*, RAW264.7 巨噬细胞, 脂多糖/IFN-γ 诱导的诱导的 NO 生成, IC_{50} = 14μmol/L, 但细胞毒性强)[843]. 【来源】啤酒花 *Humulus lupulus* (球穗花序). 【文献】843.

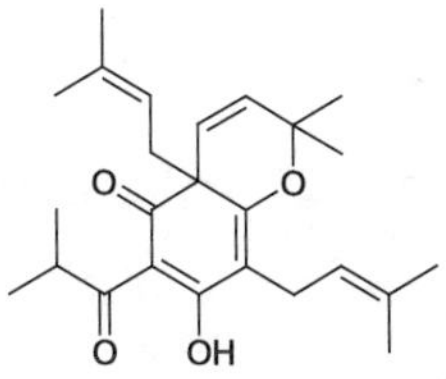

9.3 呋喃并-1-苯并吡喃类

1034 3,9-Dihydroxypterocarp-6a-ene 3,9-二羟基紫檀-6a-烯*

$C_{15}H_{10}O_4$ (254.24). 【类型】呋喃并-1-苯并吡喃类. 【活性】抗氧化剂 (大鼠脑匀浆脂质过氧化实验, IC_{50} = 0.2 μmol/L, 对照 EGCg, IC_{50} = 0.07μmol/L)[428]; 抗过敏 (50mg/kg, 抑制率 = 49.6%, 对照 EGCg, 抑制率 = 12.8%)[428]. 【来源】同形裂片胡枝子* *Lespedeza homoloba*. 【文献】428.

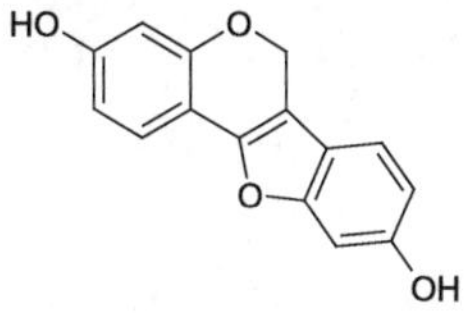

1035 Lespedezol A_1 胡枝子酚 A_1*

$C_{16}H_{12}O_4$ (268.27). 无定形粉末. 【类型】呋喃并-1-苯并吡喃类. 【活性】抗氧化剂 (大鼠脑匀浆脂质过氧化实验, IC_{50} = 0.2μmol/L, 对照 EGCg, IC_{50} = 0.07 μmol/L)[428]. 【来源】同形裂片胡枝子* *Lespedeza homoloba*. 【文献】428.

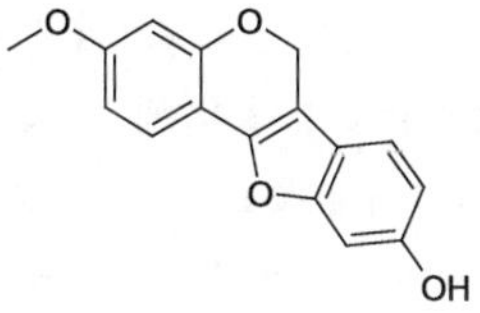

1036 Lespedezol A_2 胡枝子酚 A_2*

$C_{25}H_{26}O_5$ (406.48). 无定形粉末. 【类型】呋喃并-1-苯并吡喃类. 【活性】抗氧化剂 (大鼠脑匀浆脂质过氧化实验, IC_{50} = 0.2μmol/L, 对照 EGCg, IC_{50} = 0.07 μmol/L)[428]; 抗过敏 (50mg/kg, 抑制率 = 39.9%, 对照 EGCg, 抑制率 = 12.8%)[428]. 【来源】同形裂片胡枝子* *Lespedeza homoloba*. 【文献】428.

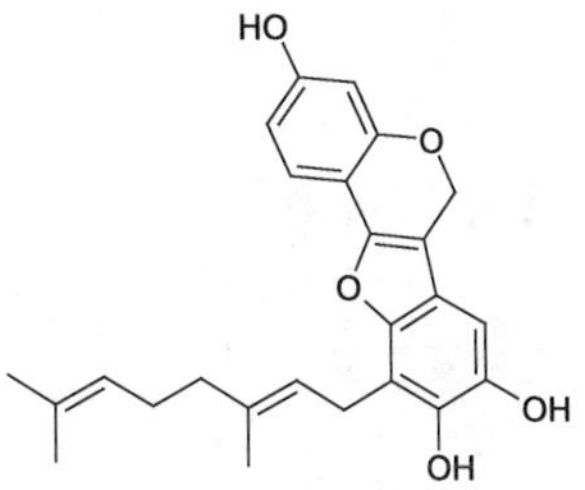

1037 Lespedezol A₃ 胡枝子酚 A₃*

$C_{25}H_{24}O_5$ (404.47). 无定形粉末. 【类型】呋喃并-1-苯并吡喃类. 【活性】抗氧化剂 (大鼠脑匀浆脂质过氧化实验, IC_{50} = 0.3μmol/L, 对照 EGCg, IC_{50} = 0.07 μmol/L)[428]. 【来源】同形裂片胡枝子* *Lespedeza homoloba*. 【文献】428.

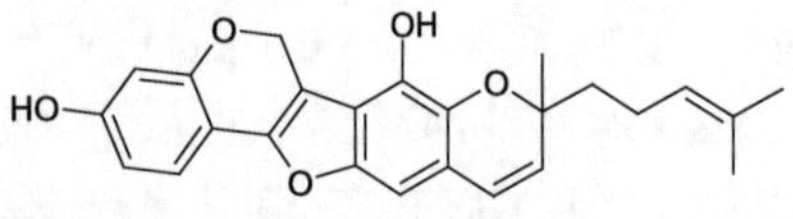

1038 Lespedezol A₄ 胡枝子酚 A₄*

$C_{16}H_{12}O_5$ (284.27). 无定形粉末. 【类型】呋喃并-1-苯并吡喃类. 【活性】抗氧化剂 (大鼠脑匀浆脂质过氧化实验, IC_{50} = 0.2μmol/L, 对照 EGCg, IC_{50} = 0.07 μmol/L)[429]. 【来源】同形裂片胡枝子* *Lespedeza homoloba*. 【文献】429.

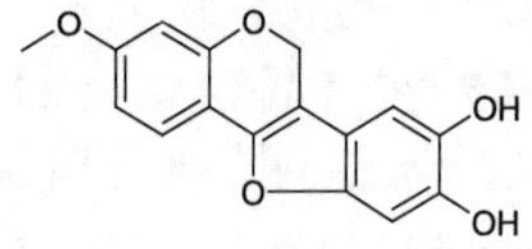

1039 Lespedezol A₅ 胡枝子酚 A₅*

$C_{27}H_{28}O_7$ (464.52). 无定形粉末. 【类型】呋喃并-1-苯并吡喃类. 【活性】抗氧化剂 (大鼠脑匀浆脂质过氧化实验, IC_{50} = 0.4μmol/L, 对照 EGCg, IC_{50} = 0.07 μmol/L)[429]. 【来源】同形裂片胡枝子* *Lespedeza homoloba*. 【文献】429.

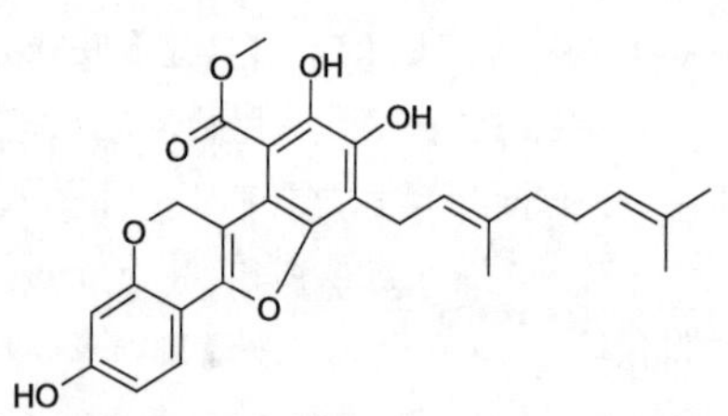

1040 Lespedezol A₆ 胡枝子酚 A₆*

$C_{25}H_{24}O_6$ (420.47). 无定形粉末. 【类型】呋喃并-1-苯并吡喃类. 【活性】抗氧化剂 (大鼠脑匀浆脂质过氧化实验, IC_{50} = 0.4μmol/L, 对照 EGCg, IC_{50} = 0.07 μmol/L)[429]. 【来源】同形裂片胡枝子* *Lespedeza homoloba*. 【文献】429.

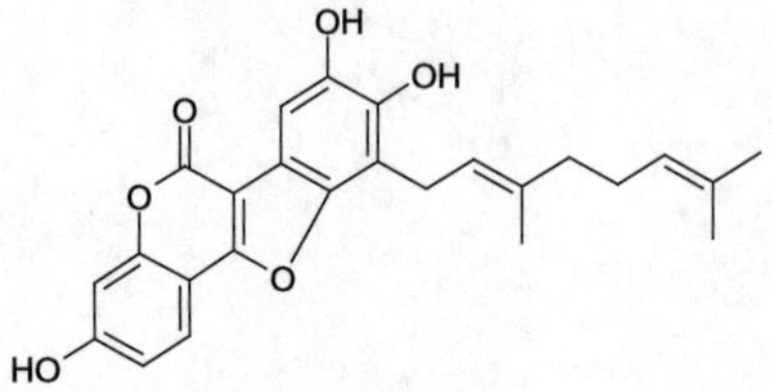

1041 Lespedezol B₂ 胡枝子酚 B₂*

$C_{30}H_{20}O_8$ (508.49). 无定形粉末. 【类型】呋喃并-1-苯并吡喃类. 【活性】抗氧化剂 (大鼠脑匀浆脂质过氧化实验, IC_{50} = 0.2μmol/L, 对照 EGCg, IC_{50} = 0.07 μmol/L)[428]. 【来源】同形裂片胡枝子* *Lespedeza homoloba*. 【文献】428.

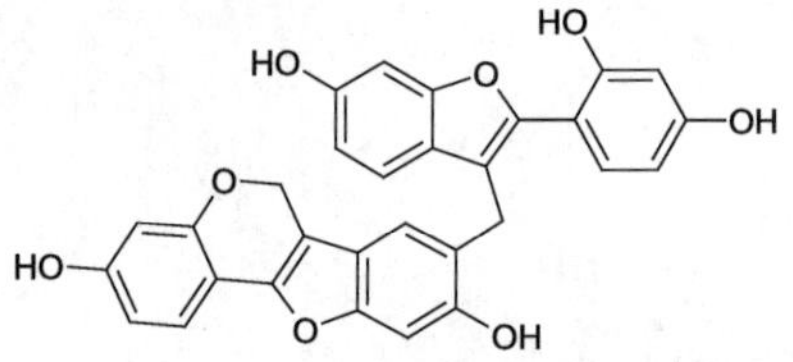

1042 Lespedezol B₃ 胡枝子酚 B₃*

$C_{40}H_{36}O_9$ (660.73). 无定形粉末. 【类型】呋喃并-1-苯并吡喃类. 【活性】抗氧化剂 (大鼠脑匀浆脂质过氧化实验, IC_{50} = 0.3μmol/L, 对照 EGCg, IC_{50} = 0.07 μmol/L)[428]. 【来源】同形裂片胡枝子* *Lespedeza homoloba*. 【文献】428.

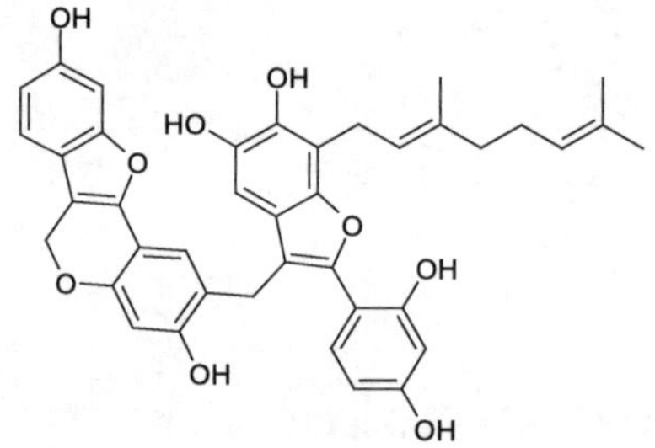

1043 Lespedezol C₁ 胡枝子酚 C₁*

$C_{25}H_{24}O_6$ (420.47). 无定形粉末. 【类型】呋喃并-1-苯并吡喃类. 【活性】抗氧化剂 (大鼠脑匀浆脂质过氧化实验, IC_{50} = 0.3μmol/L, 对照 EGCg, IC_{50} = 0.07 μmol/L)[428]. 【来源】同形裂片胡枝子* *Lespedeza homoloba*. 【文献】428.

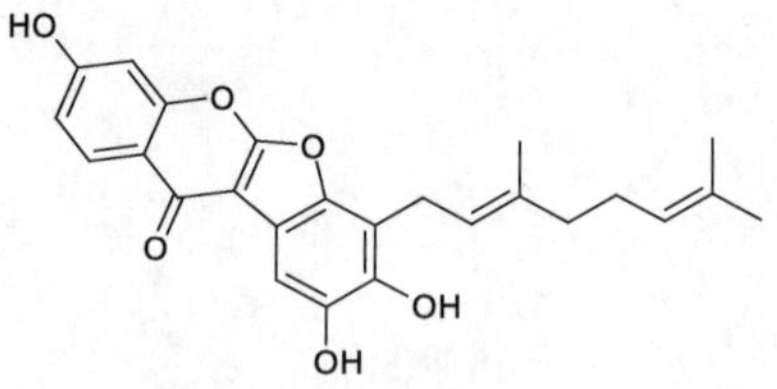

1044 Lespedezol D₃ 胡枝子酚 D₃*

$C_{20}H_{20}O_5$ (340.38). 无定形粉末, $[\alpha]_D = -113.2°$ (c = 0.70, 甲醇). 【类型】呋喃并-1-苯并吡喃类.【活性】抗氧化剂 (大鼠脑匀浆脂质过氧化实验, IC_{50} = 0.5 μmol/L, 对照 EGCg, IC_{50} = 0.07μmol/L)[429].【来源】同形裂片胡枝子* *Lespedeza homoloba*.【文献】429.

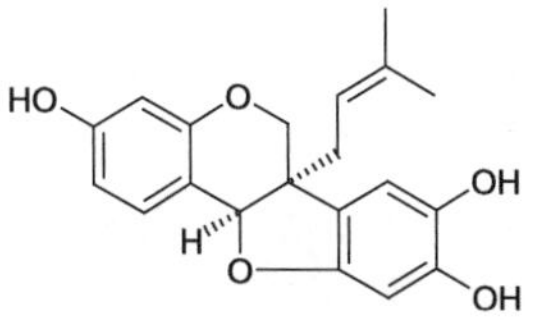

1045 Lespedezol D₄ 胡枝子酚 D₄*

$C_{21}H_{22}O_5$ (354.41). 无定形粉末, $[\alpha]_D = -156.9°$ (c = 0.88, 甲醇). 【类型】呋喃并-1-苯并吡喃类.【活性】抗氧化剂 (大鼠脑匀浆脂质过氧化实验, IC_{50} = 0.1 μmol/L, 对照 EGCg, IC_{50} = 0.07μmol/L)[429].【来源】同形裂片胡枝子* *Lespedeza homoloba*.【文献】429.

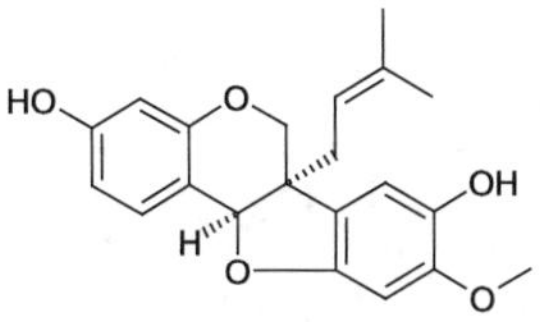

1046 Lespedezol D₅ 胡枝子酚 D₅*

$C_{25}H_{28}O_6$ (424.50). 无定形粉末, $[\alpha]_D = -49.9°$ (c = 1.03, 甲醇). 【类型】呋喃并-1-苯并吡喃类.【活性】抗氧化剂 (大鼠脑匀浆脂质过氧化实验, IC_{50} = 0.2 μmol/L, 对照 EGCg, IC_{50} = 0.07μmol/L)[429].【来源】同形裂片胡枝子* *Lespedeza homoloba*.【文献】429.

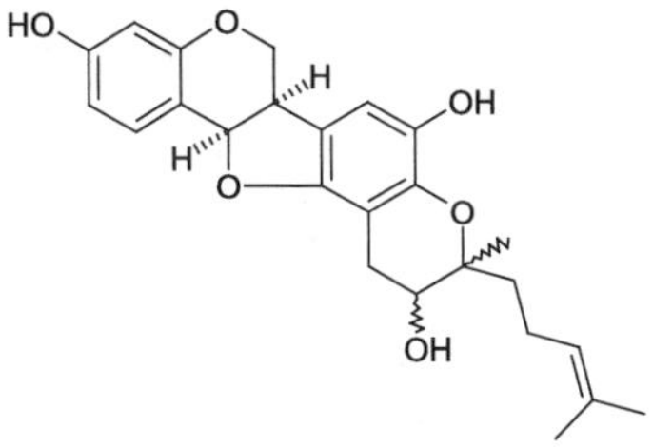

1047 Lespedezol D₆ 胡枝子酚 D₆*

$C_{25}H_{28}O_6$ (424.50). 无定形粉末, $[\alpha]_D = -120.90°$ (c = 1.23, 甲醇). 【类型】呋喃并-1-苯并吡喃类.【活性】抗氧化剂 (大鼠脑匀浆脂质过氧化实验, IC_{50} = 0.1 μmol/L, 对照 EGCg, IC_{50} = 0.07μmol/L)[429].【来源】同形裂片胡枝子* *Lespedeza homoloba*.【文献】429.

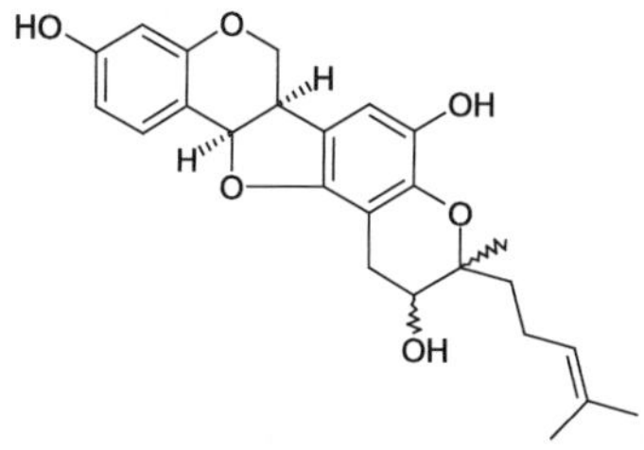

1048 Tuberosin 块茎葛素

Kakkonein $C_{20}H_{18}O_5$ (338.36). 针状晶体 (三氯甲烷–乙烷), mp 213℃, $[\alpha]_D = +216°$ (丙酮).【类型】呋喃并-1-苯并吡喃类.【活性】抗菌 (葡萄球菌属, EC = 250μg/mL; 结核分枝杆菌, EC = 125μg/mL); 抗真菌; 抗炎 (角叉菜胶引起的足肿胀模型).【来源】葛根 *Pueraria lobata* [Syn. *Pueraria thunbergiana*; *Pueraria pseudohirsuta*], 块茎葛* *Pueraria tuberosa*, 马铃薯 *Solanum tuberosum*.【文献】2, 172.

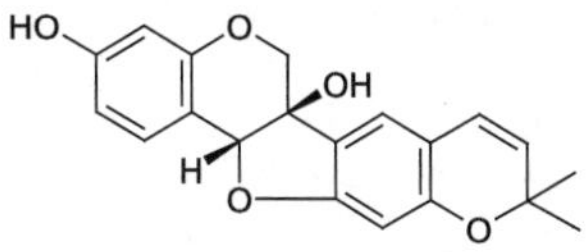

9.4 吡喃并-2-苯并吡喃类

1049 5-*O*-Methylalloptaeroxylin 甲基别牛筋果酮 (牛筋果色原酮 A)

Perforatin A [35930-31-5] $C_{16}H_{16}O_4$ (272.30). 晶体 (乙酸乙酯–石油醚), mp 152.5~154℃; 无色棱晶, mp 153~155℃.【类型】吡喃并-2-苯并吡喃类.【活性】抗高血压 (大鼠, 用药 150mg/kg, 平均降低心脏收缩压 16.6%); 刺激剂 (使打喷嚏); 兴奋剂.【来源】阿比西尼亚牛筋果* *Harrisonia abyssinica*, 牛筋果 *Harrisonia perforata*, *Ptaeroxylon obliquum*.【文献】170, 273, 563, 564, 565, 566.

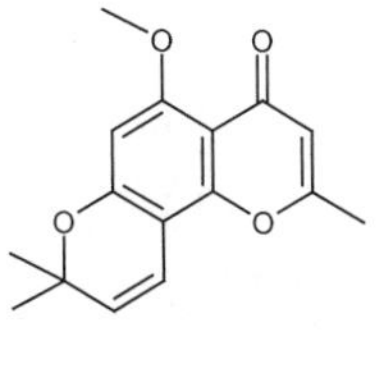

10. 香 豆 素 类

10.1 香 豆 素 类

1050 Aesculetin 七叶树内酯 (秦皮乙素; 马栗树皮素)

Esculetin; Cichorigenin [305-01-1] $C_9H_6O_4$ (178.15). 长菱形晶体 (冰醋酸); 叶状晶体 (在真空下升华); mp 268~270℃; mp 242~248℃ (分解). 【类型】香豆素类. 【活性】平喘; 抗菌 (大肠杆菌和金黄色葡萄球菌 *in vitro*); 抗真菌; 抗炎 (角叉菜胶引起的足肿胀模型, 大剂量时, 抑制组胺引起的毛细血管渗透性增加); 镇咳 (祛痰); LD (鼠, sc) = 250mg/kg. 【来源】白蜡树 *Fraxinus chinensis*, 梣皮 *Fraxinus rhynchophylla* [Syn. *Fraxinus chinensis* var. *rhynchophylla*] (树皮: 含量范围 = 0.122%~1.01%)[1022], 横根费菜 *Sedum kamtschaticum*, 花白蜡树 *Fraxinus ornus*, 黄果茄 *Solanum xanthocarpum*, 尖叶梣 *Fraxinus szaboana* [Syn. *Fraxinus chinensis* var. *acuminata*], 菊苣 *Cichorium intybus*, 狼杷草 *Bidens tripartita*, 黎檬 *Citrus limonia*, 柳叶梣(宿柱白蜡树) *Fraxinus stylosa* (树皮: 平均含量 = 0.14%)[1025], 龙眼独活 *Aralia fargesii*, 猫眼草 *Euphorbia lunulata*, 柠檬叶 *Citrus limon*, 欧洲七叶树 *Aesculus hippocastanum* (1938 年岛田玄弥从该植物中分离)[1023], 辟汗草 *Melilotus suaveolens*, 千金子 *Euphorbia lathyris* (干燥成熟种子: 3 产地平均含量 = 0.238%)[1025], 秦岭白蜡树 *Fraxinus paxiana* (树皮: 含量 = 0.05%)[1025], 日本黄柏 *Phellodendron japonicum* (叶), 日本七叶树 *Aesculus turbinata*, 水曲柳 *Fraxinus mandshurica* (树皮: 含量 = 0.06%)[1025], 希腊杠柳 *Periploca graeca*, 小叶梣 *Fraxinus bungeana*, 蝎尾菊 *Koelpinia linearis*, 伊沃斯景天 *Sedum ewersii*, 英国欧石南 *Erica vegans*, 藏茄 *Anisodus tanguticus* [Syn. *Scopolia tangutica*], 存在于许多植物中. 【文献】4, 6, 123, 170, 171, 172, 754, 1022, 1023, 1025.

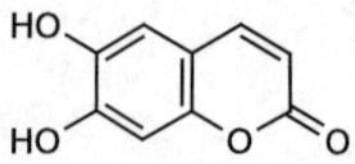

HO
HO
O O

1051 Aesculin 马栗树皮苷 (七叶树苷; 秦皮甲素)

Bicoloirin; Esculin [531-75-9] $C_{15}H_{16}O_9$ (340.29). 含 1.5 个分子晶体水, 针状晶体 (热水), mp 204~206℃, $[\alpha]_D^{18} = -78.4°$ (c = 2.5, 50%二氧六环). 【类型】香豆素类. 【活性】抑制化学制剂的致癌; 抗菌; 血小板聚集抑制剂; 抗炎 (大鼠: 角叉菜胶引起的足肿胀模型, 10mg/kg ip, 抑制率 = 35%, 葡聚糖引起的, 10mg/kg ip, 抑制率 = 28%, 5-HT 引起的, 10mg/kg ip, 抑制率 = 20%, 组胺引起的 10mg/kg ip, 抑制率 = 8%; 豚鼠: 紫外线照射脊背的红斑反应); 抑制毛细血管渗透的增加 (豚鼠, 组胺引起的); 利尿剂 (鼠); 醛糖还原酶抑制剂 (大鼠眼睛晶状体). 【来源】梣皮 *Fraxinus rhynchophylla* [Syn. *Fraxinus chinensis* var. *rhynchophylla*] (树皮: 含量范围 = 2.63%~6.79%)[1022], 花白蜡树 *Fraxinus ornus*, 尖叶梣 *Fraxinus szaboana* [Syn. *Fraxinus chinensis* var. *acuminata*], 菊苣 *Cichorium intybus*, 柳叶梣(宿柱白蜡树) *Fraxinus stylosa* (树皮: 平均含量 = 1.77%)[1025], 欧曼陀罗根 *Datura stramonium*, 欧洲七叶树 *Aesculus hippocastanum*, 辟汗草 *Melilotus suaveolens*, 千金子 *Euphorbia lathyris* (含量范围 = 0.88%~1.17%)[1022], 秦岭白蜡树 *Fraxinus paxiana* (树皮: 含量 = 0.02%)[1025], 水曲柳 *Fraxinus mandshurica* (树皮: 含量 = 0.03%)[1025], 土连翘 *Hymenodictyon excelsum*, 小叶梣 *Fraxinus bungeana*, 英国山楂 *Crataegus oxyacantha*. 【文献】4, 6, 171, 172, 1022, 1025.

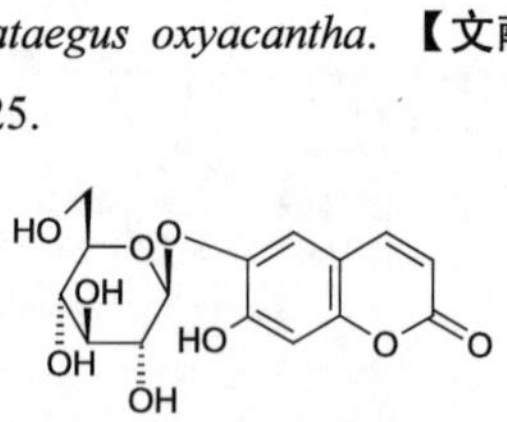

HO O O
OH
OH HO O O
OH

1052 Citropten 柠檬油素(柠檬内酯)

Limettin; 5,7-Dimethoxycoumarin [487-06-9] $C_{11}H_{10}O_4$ (206.20). 针状晶体 (甲醇), mp 147~148℃. 【类型】香豆素类. 【活性】抗组胺 (麻醉猫肺溢流实验, 静注 5~10mg/kg; 对抗组胺导致的豚鼠离体气管收

缩)[1022]; 抗高血压 [麻醉犬, 静注 10mg/kg, 血压降低(53.5±15)%, 作用持续 20min][1022]; LD_{50} (小鼠, 口服) = 3.95g/kg[1022].【来源】伯利兹花椒 *Zanthoxylum belizense*, 佛手 *Citrus medica* var. *sarcodactylis* (果实: 含量 = 0.007%)[1022], 柠檬 *Citrus limon*, 枸橼叶 *Citrus medica*, 枸橼 *Citrus medica*, 香橼 *Citrus wilsonii*. 【文献】5, 6, 171, 172, 1022.

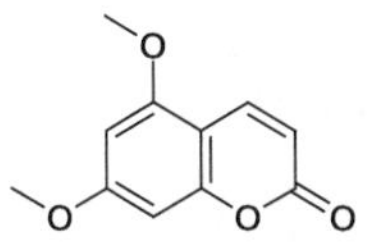

1053 Cleomiscosin A 黄花菜木脂素 A

Cleosandrin [76948-72-6] $C_{20}H_{18}O_8$ (386.36). 几乎无色的菱形晶体 (甲醇), mp 250~251℃; 250~252℃; 247~249℃, $[\alpha]_D^{25}$ = 0° (*c* = 0.5, 甲醇). 【类型】香豆素类.【活性】细胞毒 (P_{388}, ED_{50} = 0.4 或 2.8μg/mL, KB, ED_{50} = 4.9μg/mL)[184]; 细胞毒 (人 A549 EC_{50} > 20μg/mL, MCF7 EC_{50} > 20μg/mL)[438]; 抗肝毒 (大鼠肝细胞, *in vitro*, 0.1mg/mL, 由 *D*-半乳糖胺引起的肝损伤, GPT 由对照的 100% 减少到 68%, *P*< 0.001)[184]; 酪氨酸酶抑制剂 [IC_{50} = (18.69±0.68) μmol/L, 对照麹酸, IC_{50} = (16.67±0.52)μmol/L, 对照含羞草碱 IC_{50} = (3.68±0.02)μmol/L][444]; 抗氧化剂 (*in vitro*, 大鼠肝微粒体脂质过氧化, IC_{50} = 9.0μg/mL)[528]; 单胺氧化酶抑制实验无活性 (70μg/mL)[528]; 抗 HIV (H9 淋巴细胞, 抑制 HIV 复制, IC_{50} (抑制未感染 H9 细胞生长 50%的浓度) = 18.63μg/mL)[438].【来源】阿富汗杜鹃花 *Rhododendron collettianum*, 车桑仔叶 *Dodonaea viscosa*, 多蕊白花菜* *Cleome icosandra*, 黄花草 *Cleome viscosa*, 莨菪子 *Hyoscyamus niger* (种子: 产率 = 0.024%干重)[409], 木槿花 *Hibiscus syriacus*[528], 日本七叶树 *Aesculus turbinata*, 台湾芙蓉 *Hibiscus taiwanensis*, 鸦胆子 *Brucea javanica* [Syn. *Brucea sumatrana*; *Rhus javanica*], *Matayba arborescens*, *Soulamea soulameoides*. 【文献】170, 184, 273, 409, 438, 444, 528.

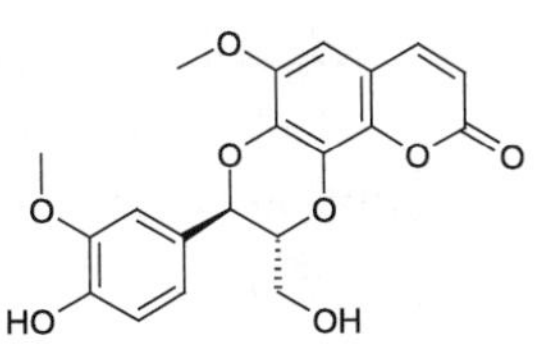

1054 Cleomiscosin C 黄花菜木脂素 C (5'-甲氧基-黄花菜木脂素 A; 沉香木质素)

5'-Methoxy-cleomiscosin A; Aquillochin [84575-10-0] $C_{21}H_{20}O_9$ (416.39). 无色菱形晶体 (甲醇–乙酸乙酯), mp 255℃, $[\alpha]_D$ = 0° (*c* = 0.08, 甲醇). 【类型】香豆素类. 【活性】抗肝毒 (大鼠肝细胞, *in vitro*, 1.0 mg/mL, 由 *D*-半乳糖胺引起的肝损伤, GPT 由对照的 100%减少到 55%, *P*<0.001); 抗 HIV (H9 淋巴细胞, 抑制 HIV 复制, 抑制未感染的 H9 细胞生长 50%的浓度 IC_{50} > 25μg/mL)[438]; 细胞毒 (人 A549, EC_{50} > 20μg/mL, MCF7, EC_{50} > 20μg/mL)[438]; β-己糖胺酶抑制实验无活性 [RBL-2H3 细胞, 抑制*β*-己糖胺酶的释放, IC_{50} = 33μmol/L, 100μmol/L, 抑制率 = (−1.7±3.3)%][702]; 抗氧化剂 (*in vitro*, 大鼠肝微粒体脂质过氧化, IC_{50} = 0.7μg/mL)[528]; 单胺氧化酶抑制实验无活性 (70μg/mL)[528]; 酪氨酸酶抑制剂 [IC_{50} = (15.69±0.69)μmol/L, 对照麹酸, IC_{50} = (16.67±0.52) μmol/L, 对照 *L*-含羞草碱 IC_{50} = (3.68±0.02) μmol/ L][444].【来源】阿富汗杜鹃花 *Rhododendron collettianum*, 沉香 *Aquilaria agallocha*, 车桑仔叶 *Dodonaea viscosa*, 毛果槭 *Acer nikoense* (茎皮), 木槿花 *Hibiscus syriacus*[528], 台湾芙蓉 *Hibiscus taiwanensis*. 【文献】171, 184, 438, 444, 528, 702.

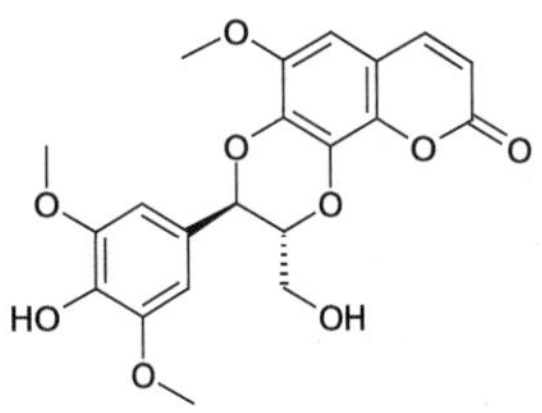

1055 Cleomiscosin D 黄花菜木脂素 D

$C_{21}H_{20}O_9$ (416.39). 【类型】香豆素类. 【活性】抗氧化剂 (*in vitro*, 大鼠肝微粒体脂质过氧化, IC_{50} = 5.5 μg/mL)[528]; 单胺氧化酶抑制实验无活性 [70μg/mL)[528]; *β*-己糖胺酶抑制实验无活性 (RBL-2H3 细胞, 抑制 *β*-己糖胺酶的释放, 100μmol/L, 抑制率 = (1.1± 3.5)%][702]. 【来源】毛果槭 *Acer nikoense* (茎皮), 木槿花 *Hibiscus syriacus*. 【文献】528, 702.

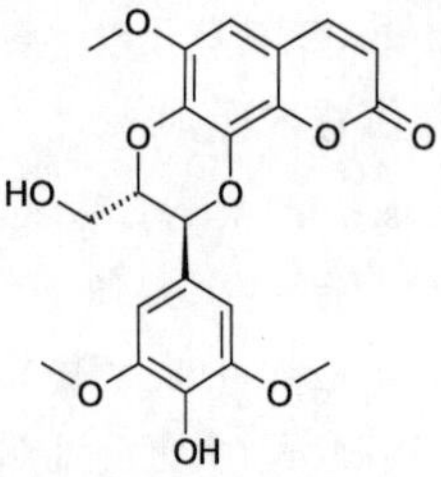

1056 Daphnetin 瑞香素(瑞香内酯; 白瑞香素; 祖师麻甲素; 7,8-二羟基香豆素)

7,8-Dihydroxycoumarin [486-35-1] $C_9H_6O_4$ (178.15). mp 257~258℃; 263~264℃. 【类型】香豆素类. 【活性】抗菌 (金黄色葡萄球菌、大肠杆菌、弗氏志贺菌和铜绿假单胞菌); 止痛; 抗炎; 抗心肌局部缺血; 免疫调节剂 (显著抑制特异性细胞免疫应答和体液免疫应答, 但能增加腹腔 M_{phi} 巨噬细胞的吞噬功能); 改善心肌新陈代谢和促进心肌功能的恢复; 增加冠脉血流; 减少心肌氧消耗; 镇静; LD_{50} (鼠, ip) = 429 mg/kg, LD_{50} (鼠, iv) = 375mg/kg, LD_{50} (鼠, orl) = 5.37 g/kg. 【来源】回回豆 *Cicer arietinum*, 狼毒 *Stellera chamaejasme*, 千金子 *Euphorbia lathyris*, 瑞香花 *Daphne odora*. 【文献】4, 6, 113, 170, 1022, 1024.

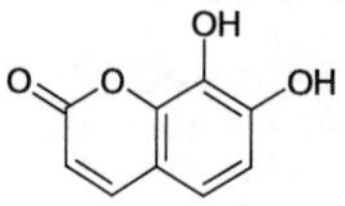

1057 Fukanemarin B 阜康阿魏香豆素 B*

4-Hydroxy-7-methoxy-3-[1,2,6-trimethyl-7-(4-methyl-2-furyl)-hepta-2(*E*),5(*E*)-dienyl]-coumarin $C_{25}H_{28}O_5$ (408.50). 黄色油状物, $[\alpha]_D^{23} = \pm 0°$ (*c* = 0.23, 甲醇). 【类型】香豆素类. 【活性】NO 生成抑制剂 [由脂多糖/IFN-*γ* 活化的类似巨噬细胞株 RAW264.7, IC_{50} = (30.2±1.7)μmol/L][452]; 抑制诱导型氮氧化物合酶 iNOS 的基因表达 (脂多糖/IFN-*γ* 处理以提高 iNOS 的 mRNA 表达水平, 该化合物抑制此提高, 呈剂量依赖关系)[452]; 细胞毒实验无活性 (MTT 实验, 脂多糖/IFN-*γ* 处理 24h, 3~100μmol/L 未表现细胞毒性)[452]. 【来源】阜康阿魏根 *Ferula fukanensis*. 【文献】452.

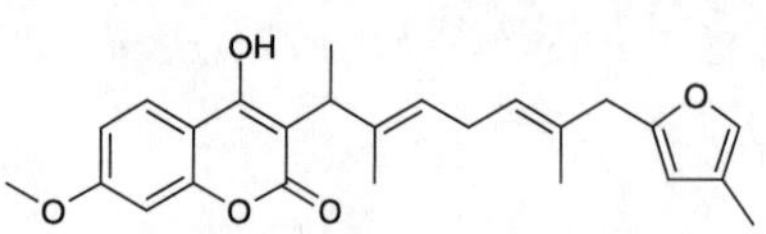

1058 2-(4-Hydroxy-3,5-dimethoxy-phenyl)-10-methoxy-3-methyl-2,3-dihydro-1,4,5-trioxa-phenanthren-6-one 2-(4-羟基-3,5-二甲氧基-苯基)-10-甲氧基-3-甲基-2,3-二氢-1,4,5-三氧杂-菲-6-酮*

$C_{21}H_{20}O_8$ (400.39). 暗黄色固体, mp 240~244℃, $[\alpha]_D = -6.4°$ (*c* = 0.7, 三氯甲烷∶甲醇 = 1∶1). 【类型】香豆素类. 【活性】抗氧化剂 (*in vitro*, 大鼠肝微粒体脂质过氧化, IC_{50} = 1.4μg/mL)[528]; 单胺氧化酶抑制实验无活性 (70μg/mL)[528]. 【来源】木槿花 *Hibiscus syriacus*. 【文献】528.

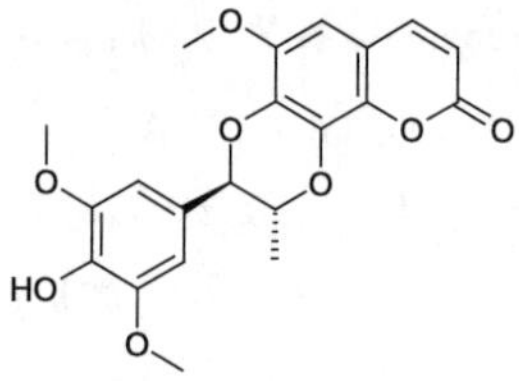

1059 Obliquin

$C_{14}H_{12}O_4$ (244.25). 【类型】香豆素类. 【活性】抗炎 [抗水肿, 对照肿块 = (7.8±0.3)mg, 100μg/cm^2, 肿块 = (3.9±0.5)mg, *P*<0.05, 肿块缩小 50%, 消炎痛(茚甲新)肿块 = (3.4±0.3)mg, *P*<0.05, 肿块缩小 56%][872]. 【来源】高山火绒草 *Leontopodium alpinum* (根). 【文献】872.

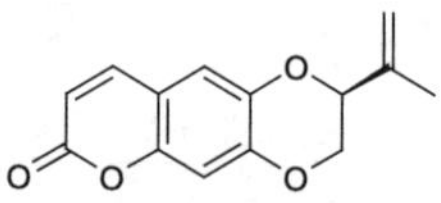

1060 Scoparone 滨蒿内酯 (6,7-二甲氧基香豆素)

6,7-Dimethoxycoumarin; Aesculetin dimethylether [120-08-1] $C_{11}H_{10}O_4$ (206.20). 针状晶体 (水), mp 114℃, mp 144~145℃. 【类型】香豆素类. 【活性】抗高血压 (犬, iv, 10mg/kg, 血压减少 56%, 作用维持 160 分钟); 止痛 (热板模型, 醋酸诱导的扭体模型); 平喘 (支气管炎气喘, 有效率 = 83%); 抗炎 (角叉菜胶引起的足肿胀模型); 利胆剂 (麻醉大鼠和麻醉犬, 黄蒿的有效成分); 冠状动脉扩张剂; 血管扩张剂 [1~100μmol/L, 松弛去甲肾上腺素预处理的大鼠大动脉环, 浓度依赖方式, 内皮存在时的 EC_{50} = (2.49± 0.13)μmol/L, 内皮不存在时的 EC_{50} = (52±4) μmol/L][955]; 利尿剂 (犬); 雌激素样活性 (大鼠); 增加脑血流；抑制钙活化及释放（血管平滑肌）；抗肿瘤 [Raji 细胞，抗肿瘤促进剂，*in vivo*，抑制 TPA 诱导的 EBV-EA 活化，化合物浓度 = 500mol ratio/32 pmol TPA, EBV-EA 活化细胞 = (45.3±1.5)%（生存能力 > 80%），*β*-胡萝卜素，EBV-EA 活化细胞 = (34.3±1.1)%（生存能力 >80%），姜黄素，EBV-EA 活化细胞 = (22.8±1.8)%（生存能力 > 80%）；IC_{50} = 457mol ratio/32 pmol TPA，β-胡萝卜素，IC_{50} = 400mol ratio/32 pmol TPA，姜黄素 IC_{50} = 341mol ratio/32 pmol TPA][899]；血小板聚集抑制剂（50μmol/L，抑制率 = 31%；100μmol/L，抑制率 = 64%）[915]；细胞毒（KB, ED_{50} > 25μg/mL，对照阿霉素，ED_{50} = 0.12 μg/mL; Hep3B, ED_{50} = 7.5μg/mL，阿霉素，ED_{50} = 0.14 μg/mL; Colon205, ED_{50} > 25μg/mL，阿霉素，ED_{50} = 0.10μg/mL; HeLa, ED_{50} > 25μg/mL，阿霉素，ED_{50} = 0.11μg/mL）[720]；LD_{50}（鼠，orl）= 940mg/kg.【来源】北美鹅掌楸 *Liriodendron tulipifera*，刺花椒 *Zanthoxylum acanthopodium*，楤木 *Aralia chinensis*，叠鞘石斛 *Dendrobium aurantiacum* var. *denneanum*（茎：含量 = 0.0032%）[1025]，短棒石斛 *Dendrobium capillipes*（茎：含量 = 0.0085%）[1025]，葛根 *Pueraria lobata* [Syn. *Pueraria thunbergiana*; *Pueraria pseudohirsuta*]，光茎茜草 *Rubia wallichiana*（茎），黄蒿 *Artemisia scoparia* [Syn. *Artemisia capillaris* var. *scoparia*]（地上部分：含量 = 0.46%[1022]），黄花蒿（青蒿）*Artemisia annua*，假连翘 *Duranta repens*（全株），聚花石斛* *Dendrobium thyrsiflorum*，库若龙胆* *Gentiana kuroo*，连翘 *Forsythia suspensa*，龙眼独活 *Aralia fargesii*，密花石斛 *Dendrobium densiflorum*（茎：含量 = 0.068%[1025]），木柴胡 *Bupleurum fruticescens*，木橘 *Aegle marmelos*，青椒 *Zanthoxylum schinifolium*，日本黄柏 *Phellodendron japonicum*（叶），入地金牛（两面针）*Zanthoxylum nitidum*，台湾芙蓉 *Hibiscus taiwanensis*，野花椒叶 *Zanthoxylum simulans*，茵陈蒿 *Artemisia capillaris*（地上部分：含量范围 = 2.0%~2.6%）[1022]，*Cedrelopsis grevei*（树皮），柑橘属 *Citrus medica* var. *etrog*，柑橘属 *Citrus sulcata*，柑橘属 *Citrus tamurana*，存在于许多植物中.【文献】2, 4, 6, 122, 166, 170, 171, 273, 438, 673, 720, 754, 899, 915, 955, 1022, 1025.

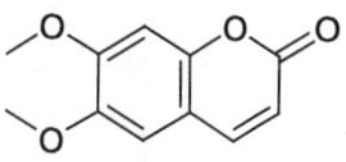

1061 Scopoletin 东莨菪素（6-甲氧基-7-羟基香豆素；莨菪亭；东莨菪内酯）

6-Methoxy-7-hydroxycoumarin; Chrysatroic acid; Baogongteng B [92-61-5] $C_{10}H_8O_4$ (192.17). 针晶或棱晶（乙醇），mp 204℃; 207~208℃.【类型】香豆素类.【活性】细胞毒（KB, ED_{50} > 25μg/mL，对照阿霉素，ED_{50} = 0.12μg/mL; Hep3B, ED_{50} > 25μg/mL，对照阿霉素，ED_{50} = 0.14μg/mL; Colon205, ED_{50} > 25μg/mL，对照阿霉素，ED_{50} = 0.10μg/mL; HeLa, ED_{50} > 25μg/mL，对照阿霉素，ED_{50} = 0.11μg/mL）[720]；抗肿瘤（KB *in vitro*, ED_{50} = 100μg/mL，鼠淋巴细胞白血病 *in vivo*）；抗菌；抗真菌；抗炎；解痉（豚鼠回肠和气管）；镇咳（祛痰，减少痰的黏度和痰中的中性粒细胞）；发芽抑制剂（豌豆芽）；刺激发芽（*Striga asiatica*）；用于治疗风湿痛和神经痛（丁公藤的有效成分之一）；抗氧化剂（DPPH 清除剂，EC_{50} > 33μg/mL, 33μg/mL 抑制率 = 34%，对照抗坏血酸，EC_{50} = 1.6μg/mL = 9.1μmol/L）[667]；*β*-己糖胺酶抑制实验无活性（RBL-2H3 细胞，抑制 *β*-己糖胺酶的释放，抑制率 = (1.9±3.4)%）[702]；抗利什曼原虫（杜氏利什曼原虫前鞭毛体，IC_{50} = 374μmol/L, SI = 0.35；对照 Pentamidine, IC_{50} = 0.40μmol/L, SI = 0.42；无鞭毛体，IC_{50} > 90μmol/L，对照 Pentostam, IC_{50} = 9.75μg/mL）[912]；抗锥虫（锥虫属 *Trypanosoma brucei brucei* 血流锥虫成虫期，IC_{50} > 30μmol/L，对照 Pentamidine, IC_{50} = 0.00034 μmol/L）[912]；细胞毒（KB 细胞，IC_{50} = 130.2μmol/L，对照 Pentamidine, IC_{50} = 0.17 μmol/L）[912]；细胞毒（培养鼠肝癌细胞 Hepa1c1c7，诱导醌还原酶测定）[895]；抗肿瘤 [Raji 细胞，抗肿瘤促进剂，*in vivo*，抑制 TPA 诱导的 EBV-EA 活化，化合物浓度 = 500mol ratio/32 pmol TPA, EBV-EA 活化细胞 = (53.3±2.0)%（生存能力 > 80%），*β*-胡萝卜素，EBV-EA 活化细胞 = (34.3±1.1)%（生存能力 >80%），姜黄素，EBV-EA 活化细胞 = (22.8±1.8)%（生存能力 > 80%）；IC_{50} = 510mol ratio/32 pmol TPA，*β*-胡萝卜素，IC_{50} = 400mol ratio/32 pmol TPA，姜黄素 IC_{50} = 341mol ratio/32 pmol TPA][899]；血小板聚集抑制剂

(50μmol/L, 抑制率 = 5%; 100μmol/L, 抑制率 = 21%)[915]; 抗氧化实验无活性 (*in vitro*, 大鼠肝微粒体脂质过氧化)[528]; 单胺氧化酶抑制剂 (IC_{50} = 19.4μg/mL)[528]; LD_{50} (鼠, ip) = 0.85g/kg, LD_{50} (鼠, orl) = 1.39g/kg. 【来源】白芷 *Angelica dahurica* [Syn. *Angelica porphyrocaulis*], 北方枸杞根皮 *Lycium chinense* var. *potaninii* (根皮: 含量 = 0.00076%)[1025], 北沙参 *Glehnia littoralis* (地下部分), 萹蓄 *Polygonum aviculare*, 当归 *Angelica sinensis*, 地锦草 *Euphorbia humifusa*, 滇芹 *Sinodielsia yunnanensis* (根), 颠茄 *Atropa belladonna*, 丁公藤 *Erycibe obtusifolia*, 东莨菪 *Scopolia japonica*, 独活 *Angelica pubescens* f. *biserrata* [Syn. *Angelica pubescens*], 短柔毛大戟* *Euphorbia pubescens*, 多变小冠花 *Coronilla varia*, 福寿草 *Adonis amurensis*, 枸杞根皮(地骨皮) *Lycium chinense* (根皮: 含量 = 0.0019%)[1025], 枸杞子 *Lycium chinense*, 光茎茜草 *Rubia wallichiana* (茎), 光叶丁公藤 *Erycibe schmidtii*, 海柿* *Diospyros maritima*, 红楠皮 *Machilus thunbergii*, 胡卢巴 *Trigonella foenum-graecum*, 华钩藤 *Uncaria sinensis*, 黄蒿 *Artemisia scoparia* [Syn. *Artemisia capillaris* var. *scoparia*], 黄花败酱 *Patrinia scabiosaefolia*, 黄花蒿(青蒿) *Artemisia annua*, 黄花稔 *Sida acuta*, 尖叶梣 *Fraxinus szaboana* [Syn. *Fraxinus chinensis* var. *acuminata*], 九里香 *Murraya paniculata* [Syn. *Chalcas paniculata*], 硫球蛇根草 *Ophiorrhiza liukiuensis* (全株), 龙眼独活 *Aralia fargesii*, 马蹄叶 *Caltha palustris*, 满山红(兴安杜鹃) *Rhododendron dauricum*, 毛果槭 *Acer nikoense* (茎皮), 密花石斛 *Dendrobium densiflorum* (茎), 木槿花 *Hibiscus syriacus*[528], 南川冠唇花 *Microtoena prainiana* (茎: 产率 = 0.00007% 干重)[826], 宁夏枸杞根皮 *Lycium barbarum* (根皮: 含量 = 0.00095%)[1025], 宁夏枸杞子 *Lycium barbarum*, 日本黄柏 *Phellodendron japonicum* (叶), 桑白皮 *Morus alba* (根皮: 10 产地含量范围 = 0.0020%~0.0173%, 平均含量 = 0.0100%)[1025], 桑叶 *Morus alba*, 司格蒙旋花* *Convolvulus scammonia*, 台湾芙蓉 *Hibiscus taiwanensis*, 台湾黄檗 *Phellodendron amurense* var. *wilsonii* (叶: 产率 = 0.00016%干重)[816], 天茄子 *Solanum indicum* (根)[527], 秃毛冬青 *Ilex pubescens* var. *glaber*, 小芸木 *Micromelum integerrimum*, 旋覆花 *Inula britannica*, 野黑樱 *Prunus serotina*, 异株荨麻 *Urtica dioica*, 茵陈蒿 *Artemisia capillaris*, 窄叶半枫荷 *Pterospermum lanceaefolium*, 照山白 *Rhododendron micranthum*, 柑橘属 *Citrus medica* var. *etrog*, 驼峰楝属 *Guarea rhopalocarpa* (叶), 存在于许多植物中. 【文献】2, 4, 8, 58, 122, 128, 130, 170, 171, 268, 269, 270, 271, 438, 527, 528, 667, 702, 703, 720, 754, 760, 816, 826, 895, 899, 912, 915, 965, 1022, 1025.

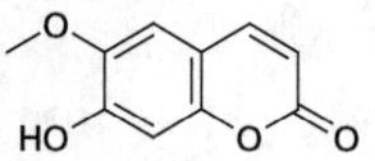

1062 Scopolin 东莨菪苷

[531-44-2] $C_{16}H_{18}O_9$ (354.32). mp 219℃. 【类型】香豆素类. 【活性】抗炎; 用于治疗风湿痛和神经痛 (丁公藤的有效成分之一). 【来源】丁公藤 *Erycibe obtusifolia*, 东莨菪 *Scopolia japonica*, 光叶丁公藤 *Erycibe schmidtii*, 黄花蒿(青蒿) *Artemisia annua*, 九里香 *Murraya paniculata* [Syn. *Chalcas paniculata*], 披针漆树* *Rhus lanceolata*, 桑叶 *Morus alba* (叶: 产率 = 0.0003%), 向日葵茎髓 *Helianthus annuus*, 向日葵叶 *Helianthus annuus*, 向日葵籽 *Helianthus annuus*, 烟草 *Nicotiana tabacum*, 常春藤属 *Hedera* sp., 獐牙菜属 *Swertia* sp., 春黄菊属 *Anthemis* sp., 蒿属 *Artemisia* sp., 朴属 *Celtis* sp. 【文献】6, 8, 170, 550, 1022.

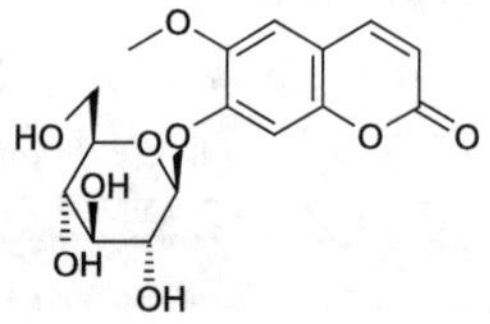

1063 5,6,7-Trimethoxycoumarin 5,6,7-三甲氧基香豆素

$C_{12}H_{12}O_5$ (236.23). 【类型】香豆素类. 【活性】酪氨酸酶抑制剂 [IC_{50} = (8.65±0.95)μmol/L, 对照麹酸, IC_{50} = (16.67±0.52)μmol/L, 对照 *L*-含羞草碱 IC_{50} = (3.68±0.02)μmol/L][444]; 抗疟疾. 【来源】肾叶天竺葵 *Pelargonium reniforme*, 桐油 *Aleurites cordata* [Syn. *Aleurites fordii*], 阿富汗杜鹃花 *Rhododendron collettianum*. 【文献】170, 444.

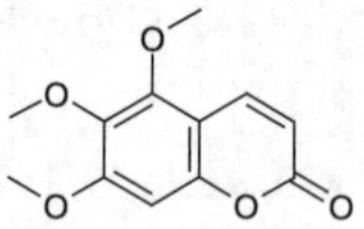

1064 Umbelliferone 伞形花内酯

7-Hydroxycoumarin [93-35-6] $C_9H_6O_3$ (162.15). mp 225~228℃. 【类型】香豆素类. 【活性】抗肿瘤[Raji 细胞, 抗肿瘤促进剂, *in vivo*, 抑制 TPA 诱导的 EBV-EA 活化, 化合物浓度 = 500mol ratio/32 pmol TPA, EBV-EA 活化细胞 = (56.3±2.3)% (生存能力 > 80%), *β*-胡萝卜素, EBV-EA 活化细胞 = (34.3±1.1)% (生存能力 > 80%), 姜黄素, EBV-EA 活化细胞 = (22.8±1.8)% (生存能力 > 80%); IC_{50} = 571mol ratio/32 pmol TPA, *β*-胡萝卜素, IC_{50} = 400mol ratio/32 pmol TPA, 姜黄素 IC_{50} = 341mol ratio/32 pmol TPA][899]; 细胞毒 (9KB, ED_{50} = 33.0μg/mL); 细胞毒实验无活性 (*in vitro*, HONE-1 和 NUGC 癌细胞株, 无明显活性)[520]; NO 生成抑制剂 [脂多糖活化的鼠腹膜巨噬细胞, 100μmol/L, 抑制率 = (44.7±9.6)%, 对照 *L*-NMMA, 100μmol/L, 抑制率 = (79.2±0.9)%][735]; AChE 抑制剂 (*in vitro*, IC_{50} = 29mmol/L)[514]; 抗高血压 (犬 iv, 10mg/kg, 血压下降 10%达 7min); 抗菌 (大肠杆菌和枯草杆菌, CIC = 65mg/L, 是地锦草 *Euphorbia humifusa* 抗菌的主要有效成分); 抗真菌 (须发癣菌、红色发癣菌和白念珠菌); 解痉; 镇静. 【来源】白芷 *Angelica dahurica* [Syn. *Angelica porphyrocaulis*], 臭草 *Ruta graveolens*, 地锦草 *Euphorbia humifusa*, 颠茄 *Atropa belladonna*, 独活 *Angelica pubescens* f. *biserrata* [Syn. *Angelica pubescens*], 多变小冠花 *Coronilla varia*, 分叉当归 *Angelica furcijuga* (花), 粉团花 *Hydrangea paniculata*, 福寿草 *Adonis amurensis*, 茴香 *Foeniculum vulgare*, 狼毒 *Stellera chamaejasme*, 龙眼独活 *Aralia fargesii*, 马蹄叶 *Caltha palustris*, 木橘 *Aegle marmelos*, 南鹤虱 *Daucus carota*, 辟汗草 *Melilotus suaveolens*, 青椒 *Zanthoxylum schinifolium*, 日本黄柏 *Phellodendron japonicum* (叶), 瑞香花 *Daphne odora*, 圣地红景天 *Rhodiola sacra*, 台湾黄檗 *Phellodendron amurense* var. *wilsonii* (叶: 产率 = 0.00061%干重), 朝鲜当归 *Angelica gigas* (地下部分), 熏倒牛 *Biebersteinia heterostemon*, 柚 *Citrus grandis*, 中国绣球 *Hydrangea chinensis* (根), 柑橘属 *Citrus medica* var. *etrog*, 柑橘属 *Citrus sulcata*, 芹属 *Apium* sp., 茴芹属 *Pimpinella* sp., 独活属 *Heracleum* sp., 存在于许多植物中 (包括当归属 *Angelica* spp., 蒿属 *Artemisia* spp, 小冠花属 *Coronilla* spp, 阿魏属 *Ferula* spp., 芸香属 *Ruta* spp.). 【文献】4, 24, 40, 113, 122, 170, 171, 514, 520, 735, 754, 816, 899, 1022.

HO

10.2 双香豆素类

1065 Taspine 塔斯品碱

Thaspine $C_{20}H_{19}NO_6$ (369.38). 【类型】双香豆素类. 【活性】抗肿瘤 (RNA 肿瘤病毒); 抗菌 (结核分枝杆菌, EC = 1∶1000000); 抗炎 (大鼠, 角叉菜胶引起的足肿胀模型); LD_{50} (orl, 氯化物) = 518 mg/kg. 【来源】得拉克巴豆 *Croton draconoide*, 红毛七 *Leontice robustum*, 莱克巴豆 *Croton lechleri*, 斯密牡丹草 *Leontice smirnowii*. 【文献】6, 170, 171.

10.3 呋喃并香豆素类

1066 Angelicin 白芷素 (异补骨脂素)

Isopsoralen; Bakuchicin [523-50-2] $C_{11}H_6O_3$ (186.17). mp 135.0~139.5℃, 142℃. 【类型】呋喃并香豆素类. 【活性】解痉 (兔, 十二指肠平滑肌松弛剂, EC = 20 μg/mL, 豚鼠, 抑制 50%乙酰胆碱、组胺、氯化钡和 5-HT 诱导的收缩); 中枢镇静 (鼠, ip, 20mg/kg, 抑制自发运动, 呈量效关系); 光敏剂; 抗早孕; 抗皮肤移植排斥作用; LD_{50} (大鼠, ip) = 165mg/kg, LD_{50} (鼠, ip) = 254mg/kg. 【来源】白芷

Angelica dahurica [Syn. *Angelica porphyrocaulis*], 补骨脂 *Psoralea corylifolia* (干燥成熟果实: 10 产地平均含量 = 0.427%)[1025], 甘松 *Nardostachys chinensis*, 柴胡 *Bupleurum chinense*, 独活 *Angelica pubescens* f. *biserrata* [Syn. *Angelica pubescens*], 永宁独活 *Heracleum yungningense*. 【文献】2, 6, 105, 107, 170, 1022, 1025.

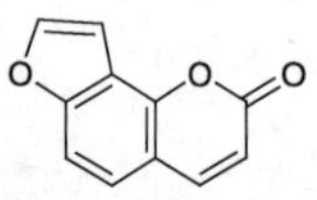

1067 2,3-Dihydro-7-hydroxy-2*S,3*R**-dimethyl-2-[4-methyl-5-(4-methyl-2-furyl)-3(*E*)-pentenyl]-furo[3,2-*c*]coumarin 2,3-二氢-7-羟基-2*S**,3*R**-二甲基-2-[4-甲基-5-(4-甲基-2-呋喃基)-3(*E*)-戊烯基]-呋喃并[3,2-*c*]香豆素***

$C_{24}H_{26}O_5$ (394.47). 油状物, $[\alpha]_D^{23} = 0°$ ($c = 0.6$, 三氯甲烷). 【类型】呋喃并香豆素类. 【活性】NO 生成抑制剂 [由脂多糖/IFN-γ 活化的类似巨噬细胞株 RAW264.7, IC_{50} = (87.5±11.7)μmol/L][452]; 细胞毒实验无活性 (MTT 实验, 脂多糖/IFN-γ 处理 24h, 3~100μmol/L 未表现细胞毒性)[452]. 【来源】多伞阿魏 *Ferula ferulaeoides* (根), 阜康阿魏根 *Ferula fukanensis*. 【文献】452, 658.

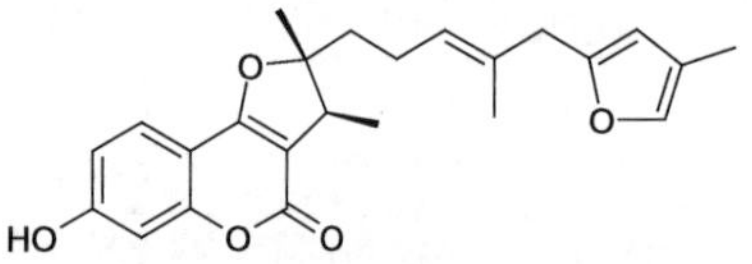

1068 2,3-Dihydro-7-methoxy-2*S,3*R**-dimethyl-2-[4-methyl-5-(4-methyl-2-furyl)-3(*E*)-pentenyl]-furo[3,2-*c*]coumarin 2,3-二氢-7-甲氧基-2*S**,3*R**-二甲基-2-[4-甲基-5-(4-甲基-2-呋喃基)-3(*E*)-戊烯基]-呋喃并[3,2-*c*]香豆素***

$C_{25}H_{28}O_5$ (408.50). 油状物, $[\alpha]_D^{23} = 0°$ ($c = 0.6$, 三氯甲烷). 【类型】呋喃并香豆素类. 【活性】NO 生成抑制剂 [由脂多糖/IFN-γ 活化的类似巨噬细胞株 RAW264.7, IC_{50} = (27.8±4.6)μmol/L][452]; 抑制诱导型氮氧化物合酶 iNOS 的基因表达 (脂多糖/IFN-γ 处理以提高 iNOS 的 mRNA 表达水平, 该化合物抑制此提高, 呈剂量依赖关系)[452]; 细胞毒实验无活性 (MTT 实验, 脂多糖/IFN-γ 处理 24h, 3~100 μmol/L 未表现细胞毒性)[452]. 【来源】多伞阿魏 *Ferula ferulaeoides* (根), 阜康阿魏根 *Ferula fukanensis*. 【文献】452, 658.

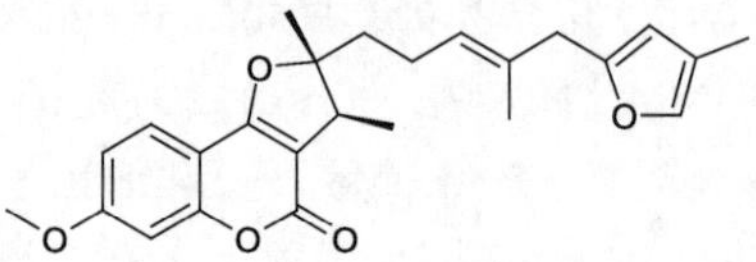

1069 Fukanefuromarin E 阜康阿魏呋喃并香豆素 E*

2,3-Dihydro-7-methoxy-2*S**,3*R**-dimethyl-3-[4-methyl-5-(4-methyl-2-furyl)-3(*E*)-pentenyl]-furo[3,2-*c*]coumarin $C_{25}H_{28}O_5$ (408.50). 无色油状物, $[\alpha]_D^{23} = -2.0°$ ($c = 0.36$, 甲醇). 【类型】呋喃并香豆素类. 【活性】NO 生成抑制剂 [由脂多糖/IFN-γ 活化的类似巨噬细胞株 RAW264.7, IC_{50} = (29.0±1.0)μmol/L][452]; 抑制诱导型氮氧化物合酶 iNOS 的基因表达 (脂多糖/IFN-γ 处理以提高 iNOS 的 mRNA 表达水平, 该化合物抑制此提高, 呈剂量依赖关系)[452]; 细胞毒实验无活性 (MTT 实验, 脂多糖/IFN-γ 处理 24h, 3~100 μmol/L 未表现细胞毒性)[452]. 【来源】阜康阿魏根 *Ferula fukanensis*. 【文献】452.

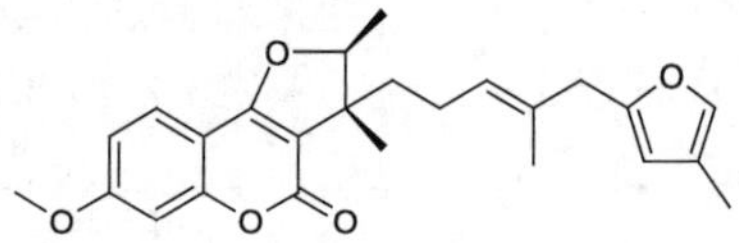

1070 Fukanefuromarin F 阜康阿魏呋喃并香豆素 F*

2,3-Dihydro-7-methoxy-2*R**,3*R**-dimethyl-3-[4-methyl-5-(4-methyl-2-furyl)-3(*E*)-pentenyl]-furo[3,2-*c*]coumarin $C_{25}H_{28}O_5$ (408.50). 无色油状物, $[\alpha]_D^{23} = +41.7°$ ($c = 0.14$, 甲醇). 【类型】呋喃并香豆素类. 【活性】NO 生成抑制剂 [由脂多糖/ IFN-γ 活化的类似巨噬细胞株 RAW264.7, IC_{50} = (30.7±0.9)μmol/L][452]; 细胞毒实验无活性 (MTT 实验, 脂多糖/IFN-γ 处理 24h, 3~100 μmol/L 未表现细胞毒性)[452]. 【来源】阜康阿魏根 *Ferula fukanensis*. 【文献】452.

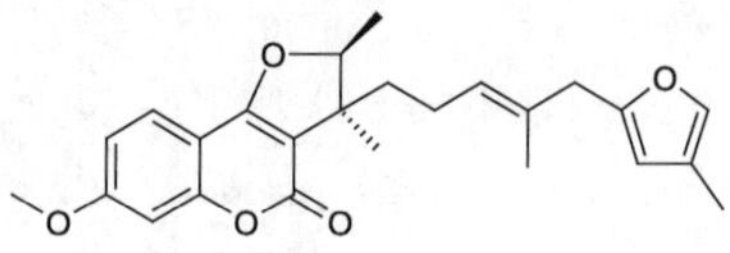

1071 Fukanefuromarin G 阜康阿魏呋喃并香豆素 G*

2,3-Dihydro-7-methoxy-2*R**,3*R**-dimethyl-2-[4-methyl-5-(4-methyl-2-furyl)-3(*E*)-pentenyl]-furo[3,2-*c*]coumarin

$C_{25}H_{28}O_5$ (408.50). 无色油状物, $[\alpha]_D^{23} = -8.9°$ (*c* = 0.18, 甲醇). 【类型】呋喃并香豆素类. 【活性】NO 生成抑制剂 [由脂多糖/IFN-*γ* 活化的类似巨噬细胞株 RAW264.7, IC_{50} = (27.3±2.3)μmol/L][452]; 细胞毒实验无活性 (MTT 实验, 脂多糖/IFN-*γ* 处理 24h, 3~100μmol/L 未表现细胞毒性)[452]. 【来源】阜康阿魏根 *Ferula fukanensis*. 【文献】452.

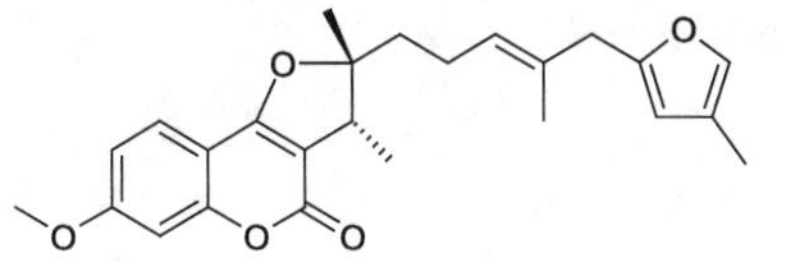

1072 5-*O*-*β*-*D*-Glucopyranosyl-6-hydroxyangelicin 5-*O*-*β*-*D*-吡喃葡萄糖基-6-羟基白芷素*

$C_{17}H_{16}O_{10}$ (380.31). 亮黄色无定形粉末, $[\alpha]_D^{20}$ = +4.1° (*c* = 0.15, 吡啶). 【类型】呋喃并香豆素类. 【活性】抗炎 (抗细胞增殖, 人单核细胞、涉及从外周血分离的 T 淋巴细胞、B 淋巴细胞、巨噬细胞, IC_{50} = 33.4μmol/L; 对照环孢霉素, IC_{50} = 12nmol/L)[842]. 【来源】兰屿落叶榕 *Ficus ruficaulis* var. *antaoensis* (叶: 产率 = 0.00454% 鲜重). 【文献】842.

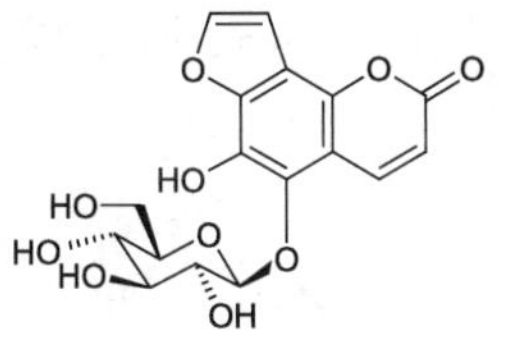

1073 Heraclenin 独活内酯 (环氧欧前胡内酯)

Epoxyimperatorin $C_{16}H_{14}O_5$ (286.29). 淡黄色细针状晶体 (己烷–乙酸乙酯), mp (+) 111℃, (−) 106.5~108.0℃, (±) 113.0~114.5℃. $[\alpha]_{589nm}^{23}$ = +25.8°; $[\alpha]_{500nm}^{23}$ = +29.5°; $[\alpha]_{450nm}^{23}$ = +41.6°; $[\alpha]_{400nm}^{23}$ = +66.4° (*c* = 1.085, 吡啶); $[\alpha]_D^{32}$ = +22° (吡啶). 【类型】呋喃并香豆素类. 【活性】抗炎 (大鼠, 角叉菜胶引起的足肿胀模型, 100 mg/kg orl, 抑制率 = 69%); 解痉 (大鼠肠 *in vitro*); 心血管活性 (增加动脉张力和心肌收缩性); 呼吸兴奋剂 (大鼠, 1~2mg/kg); T-细胞增殖抑制剂[637]. 【来源】枸橘核 *Poncirus trifoliata*, 印度九里香 *Murraya koenigii*, 灰白独活* *Heracleum canescens*, 光荣茵芋 *Skimmia laureola*, 北方当归* *Angelica ursina*, 栓翅芹 *Prangos pabularia*, 奥帕草 *Oppopanax chironium* (根). 【文献】6, 184, 273, 637.

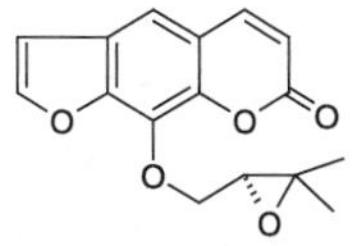

1074 Imperatorin 欧前胡内酯 (前胡醚; 欧前胡素; 欧芹属素乙)

[482-44-0] $C_{16}H_{14}O_4$ (270.29). 黄色无定形粉末, mp 102~104℃. 【类型】呋喃并香豆素类. 【活性】NO 生成抑制剂 (脂多糖活化的鼠腹膜巨噬细胞, IC_{50} = 60μmol/L, 对照 *L*-NMMA, IC_{50} = 28μmol/L)[735]; 对肿瘤细胞 KBV200 的多重耐药性有逆转作用 (明显)[470]; PGE_2 生成抑制剂 (大鼠腹膜巨噬细胞, 脂多糖诱导的 PGE_2 生成, 0.1μmol/L; 抑制脂多糖诱导的 COX-2 和 mPGES 表达, 不是直接抑制 COX-1 和 COX-2 本身)[972]; T-细胞增殖抑制剂[637]; 细胞毒 (24h: HL-60, IC_{50} = 18.8μg/mL, 对照阿霉素 IC_{50} < 0.10μg/mL; P_{388}, IC_{50} = 20.2μg/mL, 阿霉素 IC_{50} < 0.10μg/mL; Colon205, IC_{50} > 50μg/mL, 阿霉素 IC_{50} = 0.63μg/mL; HeLa, IC_{50} > 50μg/mL, 阿霉素 IC_{50} = 0.15μg/mL)[1011]; 细胞毒 (12h: HL-60, IC_{50} = 26.9 μg/mL, 对照阿霉素 IC_{50} = 0.18μg/mL; 原代培养人周围血单核细胞 PBMC, IC_{50} = 68.1μg/mL, SI = 2.5, 阿霉素 IC_{50} = 0.54μg/mL, SI = 3.3)[1011]; 抗利什曼原虫 [利什曼原虫属 *Leishmania major* 前鞭毛体, 10μmol/L, 存活率 = (70.5±5.0)%, 1μmol/L, 存活率 = (83.0±1.9)%, 对照两性霉素 B, 10μmol/L, 存活率 = (0.20±0.04)%, 1μmol/L, 存活率 = (71.9±4.4)%][604]; 抗真菌实验无活性 (硅胶 TLC, 瓜枝霉菌, 对照制霉菌素, MIA = 0.2μg)[604]. 【来源】奥帕草 *Oppopanax chironium* (根), 白芷 *Angelica dahurica* [Syn. *Angelica porphyrocaulis*] (干燥根: 6 产地含量范围 = 0.065%~0.141%, 平均含量 = 0.104%[1025]), 北沙参 *Glehnia littoralis* (根: 6 产地平均含量 = 0.00109%)[1025], 臭山羊 *Orixa japonica* (茎: 产率 = 0.001%干重)[835], 防风 *Saposhnikovia divaricata* [Syn. *Ledebouriella seseloides*], 分叉当归 *Angelica furcijuga* (花), 杭白芷 *Angelica taiwaniana* (干燥根: 19 产地含量范围 = 0.042%~0.168%, 平均含量 = 0.103%)[1025], 九里香 *Murraya paniculata* [Syn. *Chalcas paniculata*], 欧前胡 *Peucedanum ostruthium* (1933 年 E.Späth 从该植物中分离)[1023], 祁白芷 *Angelica dahurica* cv. *Qibaizhi* (晒干燥根: 10 产地含量范围 = 0.142%~ 0.296%, 平均含量 = 0.213%)[1029], 蛇床子 *Cnidium monnieri* (成熟种子: 含量范围 = 1.8%~2.2%[1022], 平均含量 = 1.30%[1025]), 松叶防风 *Seseli yunnanense*, 云南羌活 *Pleurospermum rivulorum*, 云前胡 *Peucedanum rubricaule*, *Niphogeton ternata*, *Thamnosma rhodesica* (根). 【文献】2, 8, 20, 109, 111, 171, 470, 604, 637, 669, 735, 835, 972, 1011, 1022, 1023, 1025, 1029.

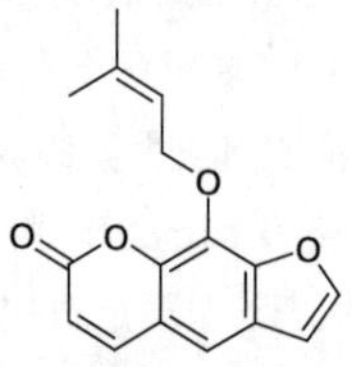

1075 Isoimperatorin 异欧前胡内酯 (异欧前胡素)

Ausraptin [482-45-1] $C_{16}H_{14}O_4$ (270.29). mp 109~101℃. 【类型】呋喃并香豆素类. 【活性】抗氧化剂 (DPPH 清除剂, EC_{50} = 34.6μg/mL = 171μmol/L, 对照抗坏血酸, EC_{50} = 1.6μg/mL = 9.1μmol/L)[667]; NO 生成抑制剂 [脂多糖活化的鼠腹膜巨噬细胞, 100μmol/L, 抑制率 = (82.5±4.5)%, 对照 *L*-NMMA, 100μmol/L, 抑制率 = (79.2±0.9%)][735]; PGE_2 生成抑制剂 (大鼠腹膜巨噬细胞, 脂多糖诱导的 PGE_2 生成, 30μmol/L; 抑制脂多糖诱导的 COX-2 和 mPGES 表达, 不是直接抑制 COX-1 和 COX-2 本身)[972]; AChE 抑制剂 (*in vitro*, IC_{50} = 69μmol/L)[514]. 【来源】白芷 *Angelica dahurica* [Syn. *Angelica porphyrocaulis*] (干燥根: 6 产地含量范围 = 0.042%~0.069%, 平均含量 = 0.052%)[1025], 北沙参 *Glehnia littoralis* (根: 6 产地平均含量 = 0.00798%)[1025], 朝鲜当归 *Angelica gigas* (地下部分)[514], 独活 *Angelica pubescens* f. *biserrata* [Syn. *Angelica pubescens*], 分叉当归 *Angelica furcijuga* (花), 杭白芷 *Angelica taiwaniana* (干燥根: 19 产地含量范围 = 0.032%~0.070%, 平均含量 = 0.053%)[1025], 宽叶羌活 *Notopterygium forbesii* [Syn. *Notopterygium franchetii*], 祁白芷 *Angelica dahurica* cv. *Qibaizhi* (晒干燥根: 10 产地含量范围 = 0.060%~0.216%, 平均含量 = 0.110%)[1029], 羌活 *Notopterygium incisum*, *Niphogeton ternata*. 【文献】4, 41, 47, 91, 117, 171, 514, 667, 669, 735, 972, 1022, 1025, 1029.

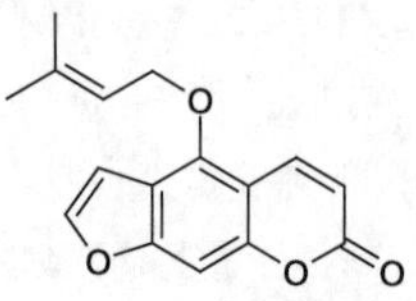

1076 Notopterol 5'-羟基香柑素

[88206-46-6] $C_{21}H_{22}O_5$ (354.41). 【类型】呋喃并香豆素类. 【活性】止痛 (小鼠, orl, 醋酸诱导扭尾法, 呈量效关系); 镇静 (小鼠, orl, 10~30mg/kg, 明显延长戊巴比妥睡眠时间); 抗炎 (小鼠, orl, 100mg/kg, 明显抑制血管通透性的增加). 【来源】羌活 *Notopterygium incisum*, 宽叶羌活 *Notopterygium forbesii* [Syn. *Notopterygium franchetii*]. 【文献】2, 41, 91, 117, 171, 396.

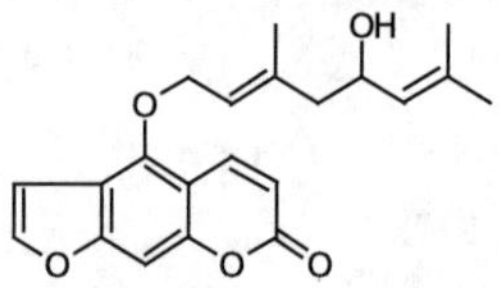

1077 (*S*)-(−)-Oxypeucedanin (*S*)-(−)-氧化前胡素*

$C_{16}H_{14}O_5$ (286.29). 【类型】呋喃并香豆素类. 【活性】NO 生成抑制剂 (脂多糖活化的鼠腹膜巨噬细胞, IC_{50} = 57μmol/L, 对照 *L*-NMMA, IC_{50} = 28μmol/L)[735]. 【来源】分叉当归 *Angelica furcijuga* (花). 【文献】735.

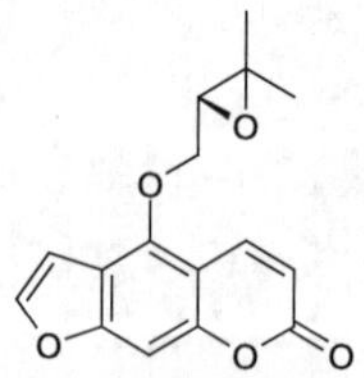

1078 (*S*)-(−)-Oxypeucedanin hydrate (*S*)-(−)-水合氧化前胡素

$C_{16}H_{16}O_6$ (304.30). 【类型】呋喃并香豆素类. 【活性】NO 生成抑制剂 [脂多糖活化的鼠腹膜巨噬细胞,

100μmol/L, 抑制率 = (15.1±3.0)%, 对照 *L*-NMMA, 100μmol/L, 抑制率 = (79.2±0.9)%][735]. 【来源】分叉当归 *Angelica furcijuga* (花). 【文献】735.

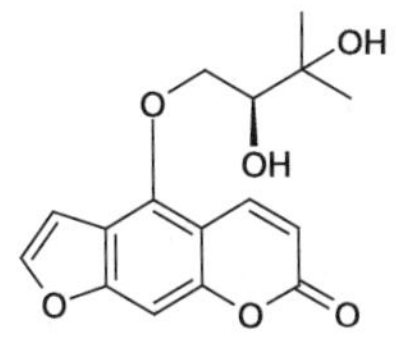

1079 Phellopterin 珊瑚菜素

[2543-94-4] $C_{17}H_{16}O_5$ (300.31). mp 102℃. 【类型】呋喃并香豆素类. 【活性】PGE_2 生成抑制剂 (大鼠腹膜巨噬细胞, 脂多糖诱导的 PGE_2 生成, 30μmol/L; 抑制脂多糖诱导的 COX-2 和 mPGES 表达, 不是直接抑制 COX-1 和 COX-2 本身)[972]. 【来源】白芷 *Angelica dahurica* [Syn. *Angelica porphyrocaulis*], 大叶牛防风 *Heracleum mantegazzianum*, 防风 *Saposhnikovia divaricata* [Syn. *Ledebouriella seseloides*], 光滑当归* *Angelica glabra*, 杭白芷 *Angelica taiwaniana*, 祁白芷 *Angelica dahurica* cv. *qibaizhi*, 羌活 *Notopterygium incisum*, 下延古当归 *Archangelica decurrens*, 阿魏属 *Ferula alliacea*. 【文献】2, 117, 171, 273, 972.

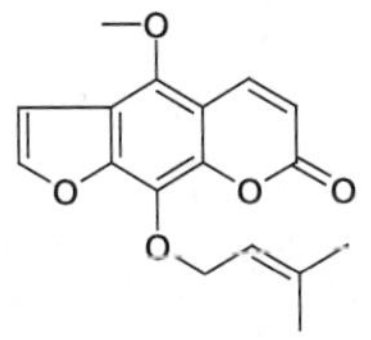

1080 4,5',8-Trimethyl psoralen 4,5',8-三甲基补骨脂素

[3902-71-4] $C_{14}H_{12}O_3$ (228.25). 【类型】呋喃并香豆素类. 【活性】刺激剂 (引起接触性皮炎). 【来源】旱芹 *Apium graveolens*. 【文献】170.

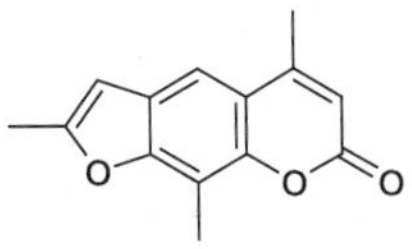

1081 Xanthotoxol 黄毒酚 (花椒毒酚)

[2009-24-7] $C_{11}H_6O_4$ (202.17). mp 251~252℃. 【类型】呋喃并香豆素类. 【活性】细胞毒 (HeLa); 抗氧化剂 (DPPH 清除剂, EC_{50} = 25.7μg/mL = 192μmol/L, 对照抗坏血酸, EC_{50} = 1.6μg/mL = 9.1μmol/L)[667]; NO 生成抑制剂 [脂多糖活化的鼠腹膜巨噬细胞, 100 μmol/L, 抑制率 = (45.1±4.0)%, 对照 *L*-NMMA, 100μmol/L, 抑制率 = (79.2±0.9)%][735]. 【来源】北沙参 *Glehnia littoralis* (地下部分), 分叉当归 *Angelica furcijuga* (花), 枸橘 *Poncirus trifoliata*, 杭白芷 *Angelica taiwaniana*, 欧防风 *Pastinaca sativa*, 羌活 *Notopterygium incisum*, 蛇床子 *Cnidium monnieri* (成熟种子: 4 批样本平均含量 = 0.015%)[1025], 亚洲独活* *Heracleum lanatum* var. *asiaticum*, 圆当归 *Angelica archangelica*, 云南羌活 *Pleurospermum rivulorum*, 云前胡 *Peucedanum rubricaule*. 【文献】2, 20, 41, 91, 115, 170, 171, 667, 735, 1025.

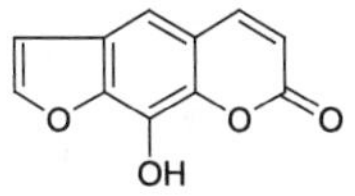

10.4 吡喃并香豆素类

1082 3'-Angeloyl-*cis*-khellactone 3'-当归酰基 *cis*-凯林内酯

$C_{19}H_{20}O_6$ (344.37). 【类型】吡喃并香豆素类. 【活性】NO 生成抑制剂 (脂多糖活化的鼠腹膜巨噬细胞, IC_{50} = 82μmol/L, 对照 *L*-NMMA, IC_{50} = 28μmol/L)[735]. 【来源】分叉当归 *Angelica furcijuga* (花). 【文献】735.

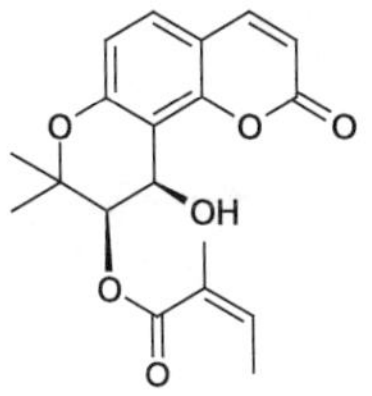

1083 Calophyllolide 红厚壳内酯

[548-27-6] $C_{26}H_{24}O_5$ (416.48). mp 160℃. 【类型】吡喃并香豆素类. 【活性】抗关节炎药; 抗炎 (大鼠, ip, 角叉菜胶引起的足肿胀模型, 40mg/kg, 抑制率 = 60.7%, 大鼠, orl, 角叉菜胶引起的足肿胀模型, ED_{50} = 140mg/kg); 细胞毒 (KB, IC_{50} = 3.5 μg/mL)[617]; 抗菌 (金黄色葡萄球菌, 20μg/盘, DIZ =16.0mm; 大肠杆菌, 20μg/盘, 无活性; 鳗弧菌, 20μg/盘, 无活性)[617]; 抗

真菌实验无活性 (热带假丝酵母, 20μg/盘)[617]. 【来源】海棠果 *Calophyllum inophyllum* (根皮和坚果). 【文献】170, 172, 617.

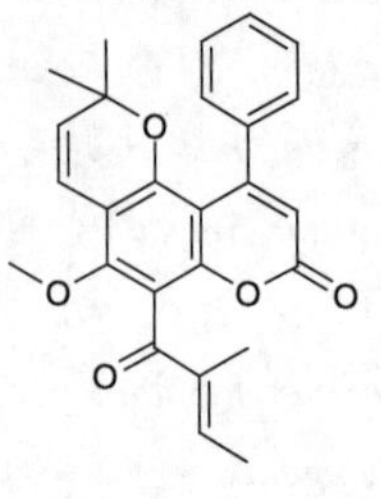

1084 (3'*R*,4'*R*)-3'-Epoxyangeloyloxy-4'-acetoxy-3',4'-dihydroseselin (3'*R*,4'*R*)-3'-环氧当归酰氧-4'-乙酰氧-3',4'-二氢邪蒿内酯

$C_{21}H_{22}O_8$ (402.40). 【类型】吡喃并香豆素类. 【活性】抗过敏. 【来源】施氏当归* *Angelica shkiokiana*. 【文献】170.

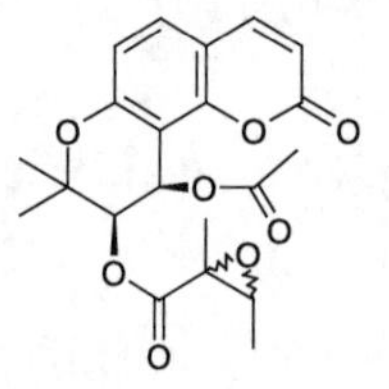

1085 Isoepoxypteryxin 异环氧北美芹素*

$C_{21}H_{22}O_8$ (402.40). 【类型】吡喃并香豆素类. 【活性】NO 生成抑制剂 (脂多糖活化的鼠腹膜巨噬细胞, IC_{50} = 53μmol/L, 对照 *L*-NMMA, IC_{50} = 28μmol/L)[735]. 【来源】分叉当归 *Angelica furcijuga* (花). 【文献】735.

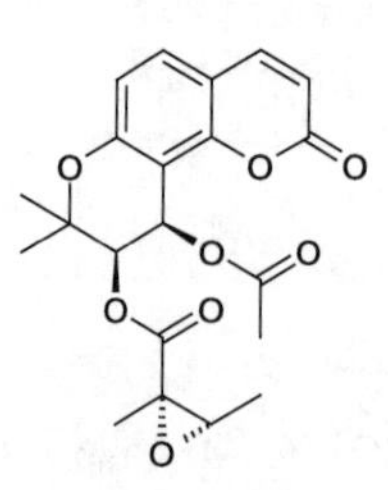

1086 Isopteryxin 异北美芹素*

$C_{21}H_{22}O_7$ (386.41). 【类型】吡喃并香豆素类. 【活性】NO 生成抑制剂 (脂多糖活化的鼠腹膜巨噬细胞, IC_{50} = 8.8μmol/L, 对照 *L*-NMMA, IC_{50} = 28μmol/L)[735]. 【来源】分叉当归 *Angelica furcijuga* (花). 【文献】735.

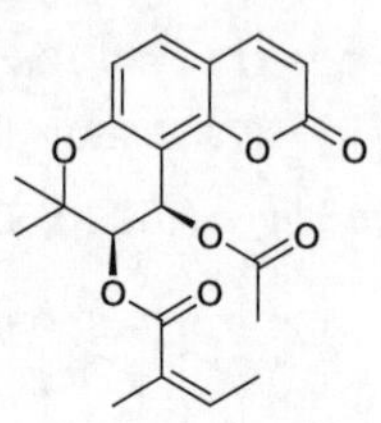

1087 Qianhucoumarin A 前胡香豆素 A

Laserpitin; 3'(*R*)-Hydroxy-4'(*R*)-tigloyloxy-3',4'-dihydroseslin

$C_{19}H_{20}O_6$ (344.37). 白色棱柱状晶体, mp 123~126℃, $[\alpha]_D^{20}$ = +209.6° (*c* = 0.5, 三氯甲烷). 【类型】吡喃并香豆素类. 【活性】NO 生成抑制剂 [脂多糖活化的鼠腹膜巨噬细胞, 100μmol/L, 抑制率 = (24.9±4.0)%, 对照 *L*-NMMA, 100μmol/L, 抑制率 = (79.2±0.9)%][735]. 【来源】白花前胡 *Peucedanum praeruptorum*, 分叉当归 *Angelica furcijuga* (花). 【文献】32, 735.

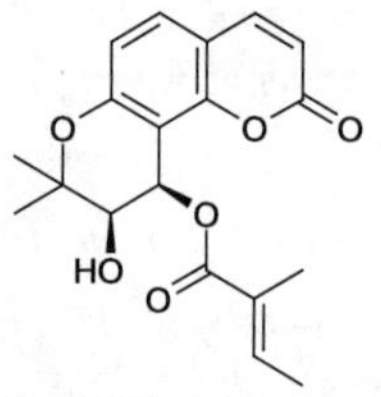

1088 Tomentolide A 毛红厚壳内酯 A

$C_{25}H_{22}O_5$ (402.45). mp 201~205℃. 【类型】吡喃并香豆素类. 【活性】抗炎 (大鼠, 角叉菜胶引起的足肿胀模型, 40mg/kg ip, 抑制率 = 39.2%). 【来源】茸毛胡桐 *Calophyllum tomentosum*. 【文献】172.

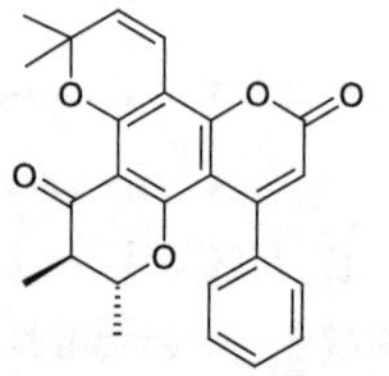

1089 Tomentolide B 毛红厚壳内酯 B

$C_{22}H_{24}O_5$ (368.43). mp 158~160℃. 【类型】吡喃并香豆素类. 【活性】抗炎 (大鼠, 角叉菜胶引起的足肿胀模型, 40mg/kg ip, 抑制率 = 24.5%). 【来源】茸毛胡桐 *Calophyllum tomentosum*. 【文献】172.

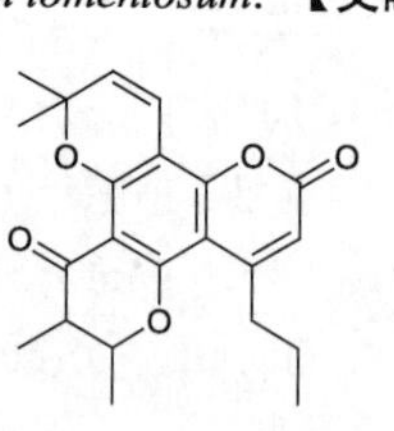

10.5 异 香 豆 素

1090 Hydrangenol 八仙花酚 (绣球酚)

[480-47-7] $C_{15}H_{12}O_4$ (256.26). mp 181℃. 【类型】异香豆素. 【活性】抗真菌; 变应原 (八仙花所含变应原之一); 细胞毒实验无活性 (*in vitro*, HONE-1 和 NUGC 癌细胞株, 无明显活性)[520]. 【来源】八仙花 *Hydrangea macrophylla*, 瑟博格绣球* *Hydrangea macrophylla* var. *thunbergii*, 中国绣球 *Hydrangea chinensis* (根)[520]. 【文献】6, 170, 273, 520.

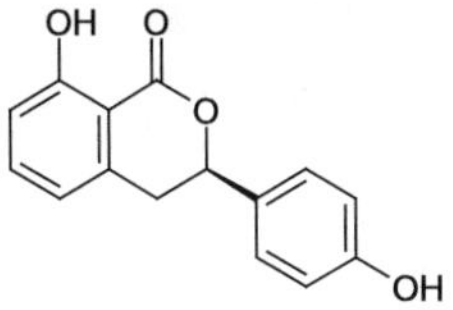

1091 Thunberginol A 甘茶酚 A

[147666-80-6] $C_{15}H_{10}O_5$ (270.24). 黄色菱形晶体, mp 240℃ (甲醇−水). 【类型】异香豆素. 【活性】抗过敏; 抗菌 (核粒梭形杆菌, MIC = 10mg/L; 瑞斯特杆菌, MIC = 5mg/L). 【来源】地梭罗 *Marchantia polymorpha*. 【文献】184.

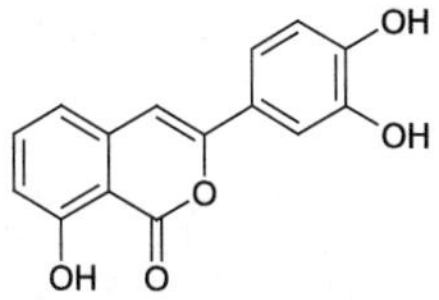

11. 木 脂 体

11.1 木 脂 体

1092 Acanthoside B 无梗五加苷 B (丁香树脂酚葡萄糖苷)

Syringaresinol-4'-*O*-*β*-*D*-glucopyranoside; (+)-Syringaresinol *O*-*β*-*D*-glucopyranoside [7374-79-0] $C_{28}H_{36}O_{13}$ (580.59). 无定形粉末, mp 150℃, $[\alpha]_D^{26} = -23.8°$ (c = 0.08, 甲醇). 【类型】木脂体. 【活性】免疫调节剂; 醛糖还原酶抑制剂 (IC_{50} > 100 μmol/L, 100μmol/L 抑制率 = 38%, 对照依帕司他, IC_{50} = 0.072μmol/L). 【来源】杜仲 *Eucommia ulmoides*, 厚朴 *Magnolia officinalis*, 黄花稔 *Sida acuta*, 火焰花 *Phlogacanthus curviflorus* (根: 产率 = 0.0011%干重), 假灰色九里香婆婆纳* *Veronica thymoides* ssp. *pseudocinerea*, 蓝筛朴 *Sambucus sieboldiana* (叶), 水母雪莲花 *Saussurea medusa* (全株), 无梗五加皮 *Acanthopanax sessiliflorus*, 细茎石斛 *Dendrobium moniliforme* (茎: 产率 = 0.002%干重)[811], 小龙叶阔苞菊* *Baccharis dracunculifolia* (地上部分). 【文献】2, 6, 104, 170, 171, 613, 675, 678, 761, 811, 846.

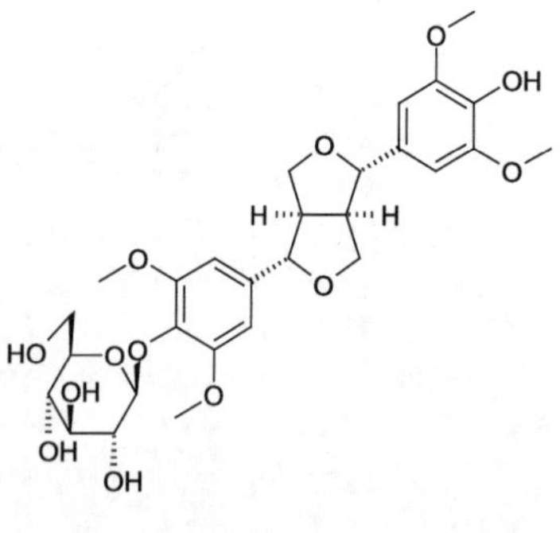

1093 Acanthoside D 无梗五加苷 D (五加苷 E)

Eleutheroside E [96038-87-8] $C_{34}H_{46}O_{18}$ (742.73). 无色针状晶体 (稀甲醇), mp 245~247℃, $[\alpha]_D$ = −33°; mp 235℃, $[\alpha]_D$ = 0° (c = 5.0, 50%甲醇); mp 265~272℃, $[\alpha]_D^{20}$ = −5° (c = 0.5, 甲醇). 【类型】木脂体. 【活性】镇静; 抗应激反应; 预防前列腺和睾丸萎缩. 【来源】无梗五加皮 *Acanthopanax sessiliflorus*. 【文献】6, 28, 170, 171, 172.

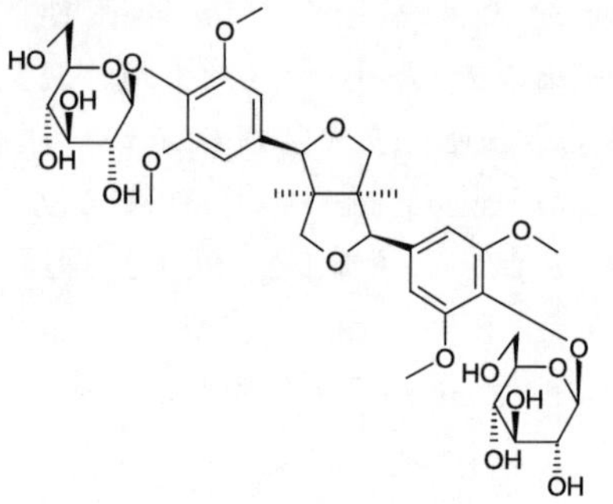

1094 Calocedrin 台湾翠柏皂苷 A

$C_{20}H_{18}O_7$ (370.36). 【类型】木脂体. 【活性】抗炎 (细胞因子网络调节器: 抑制 RAW264.7 细胞中脂多糖活化的 TNF-α 的产生, IC_{50} > 150μmol/L)[725]. 【来源】似紫檀* *Pterocarpus santalinus* (心材). 【文献】725.

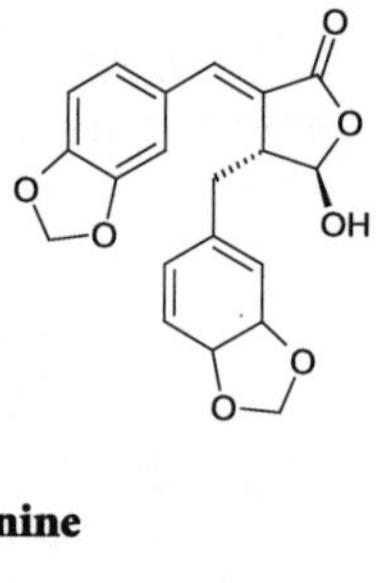

1095 (−)-Chicanine

$C_{20}H_{22}O_5$ (342.40). 无色无定形体. 【类型】木脂体. 【活性】NO 生成抑制剂 (鼠, 由脂多糖/IFN 活化的类巨噬细胞株 RAW264.7, IC_{50} = 44.1μmol/L, 对照槲皮素, IC_{50} = 26.8μmol/L)[442]; 抗氧化剂 (DPPH 清除剂)[714]. 【来源】蜂巢草 *Leucas aspera* (全株), 海风藤 *Piper kadsura* [Syn. *Piper futokadsura*]. 【文献】442, 714.

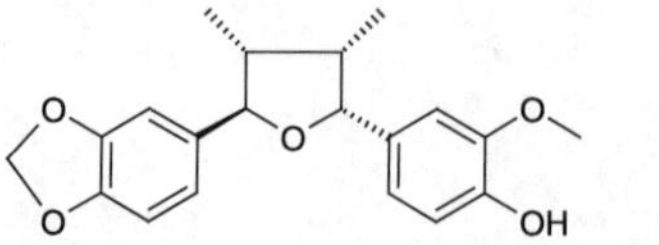

1096 [(2*S*,3*R*,4*R*)-4-(3,4-Dimethoxybenzyl)-2-(3,4-dimethoxyphenyl)-tetrahydrofuran-3-yl]-methyl (2*Z*)-2-methylbut-2-en-oate [(2*S*,3*R*,4*R*)-4-(3,4-二甲氧基苯甲基)-2-(3,4-二甲氧基苯基)-四氢呋喃-3-基]-(2*Z*)-2-甲基丁-2-烯-酸甲酯*

$C_{27}H_{34}O_7$ (470.57). 【类型】木脂体. 【活性】抗炎[抗水肿, 对照肿块 = (7.8±0.3)mg, 100μg/cm^2, 肿块 = (4.0± 0.6)mg, $P<0.05$, 肿块缩小 49%,消炎痛(苛甲新)肿块 = (3.4±0.3)mg, $P<0.05$, 肿块缩小 56%][872]; 白三烯生物合成抑制剂 (*in vitro*, IC_{50} = 10.7μmol/L, $P<0.05$, 对照 Zileuton, IC_{50} = 10.4μmol/L, $P<0.05$)[894]. 【来源】高山火绒草 *Leontopodium alpinum* (根). 【文献】872, 894.

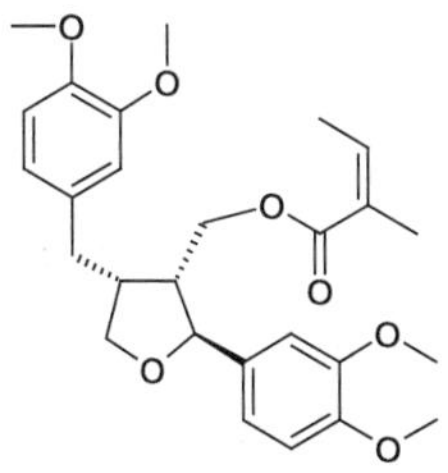

1097 Diphyllin acetylapioside 二叶草素乙酰基芹菜糖苷

$C_{28}H_{26}O_{12}$ (554.51). 【类型】木脂体. 【活性】抗炎(5-脂加氧酶抑制剂)[724]. 【来源】西班牙芸香草 *Haplophyllum hispanicum*. 【文献】724.

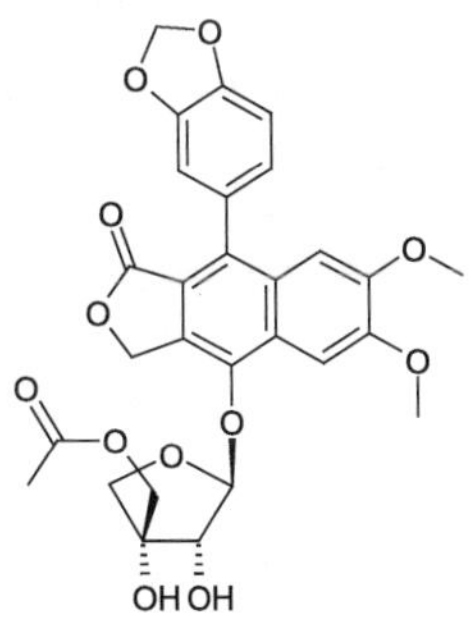

1098 Eucommin A 杜仲脂素 A

(+)-Medioresinol monoglucoside [99633-12-2] $C_{27}H_{34}O_{12}$ (550.56). 【类型】木脂体. 【活性】免疫调节剂 【来源】杜仲 *Eucommia ulmoides*, 黄蝉 *Allemanda neriifolia*. 【文献】2.

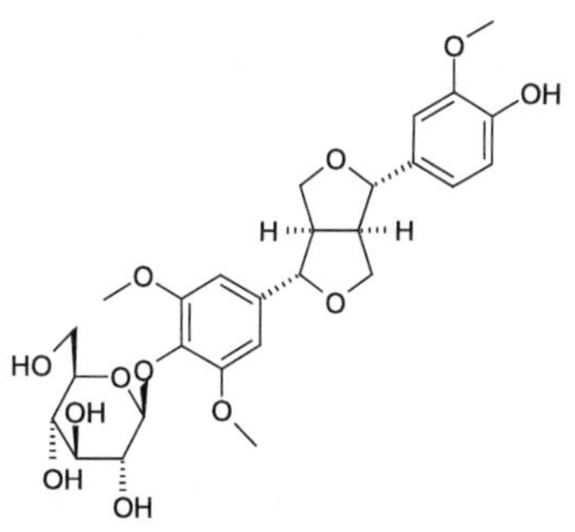

1099 Futokadsurin A 海风藤素 A*

(7*S*,8*S*,7'*S*,8'*R*)-3,4,3'-Trimethoxy-4'-hydroxy-7,7'-epoxylignan $C_{21}H_{26}O_5$ (358.44). 无色油状物, $[\alpha]_D^{25}$ = +12.3° (*c* = 1.09, 三氯甲烷). 【类型】木脂体. 【活性】NO 生成抑制剂 (鼠, 由脂多糖/IFN 活化的类巨噬细胞株 RAW264.7, IC_{50} = 47.2μmol/L, 对照槲皮素, IC_{50} = 26.8 μmol/L)[442]. 【来源】海风藤 *Piper kadsura* [Syn. *Piper futokadsura*]. 【文献】442.

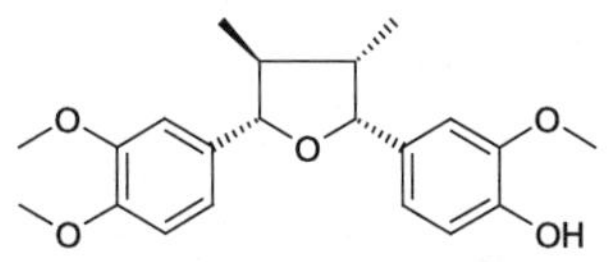

1100 Futokadsurin B 海风藤素 B*

(7*R*,8*R*,7'*R*,8'*S*)-3,4-Dimethoxy-3',4'-methylenedioxy-7,7'-epoxylignan $C_{21}H_{24}O_5$ (356.42). 无色针状晶体, mp 102℃, $[\alpha]_D^{23}$ = +33.7° (*c* = 1.18, 三氯甲烷). 【类型】木脂体. 【活性】NO 生成抑制剂 (鼠, 由脂多糖/IFN 活化的类巨噬细胞株 RAW264.7, IC_{50} = 55.0μmol/L, 对照槲皮素, IC_{50} = 26.8μmol/L)[442]. 【来源】海风藤 *Piper kadsura* [Syn. *Piper futokadsura*]. 【文献】442.

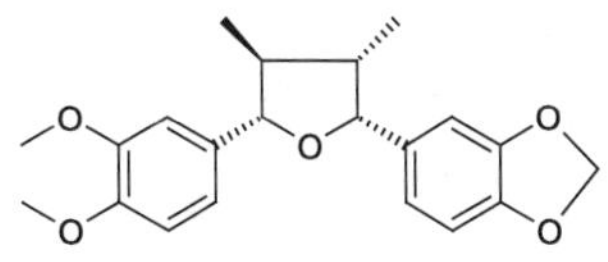

1101 Futokadsurin C 海风藤素 C*

(7*R*,8*R*,7'*S*,8'*S*)-3,4-Methylenedioxy-3',4'-dimethoxy-7,7'-epoxylignan $C_{21}H_{24}O_5$ (356.42). 无色油状物, $[\alpha]_D^{23}$ = −11.7° (*c* = 3.26, 三氯甲烷).【类型】木脂体.【活性】NO 生成抑制剂 (鼠, 由脂多糖/IFN 活化的类巨噬细胞株 RAW264.7, IC_{50} = 79.2μmol/L, 对照槲皮素, IC_{50} = 26.8μmol/L)[442].【来源】海风藤 *Piper kadsura*

[Syn. *Piper futokadsura*]. 【文献】442.

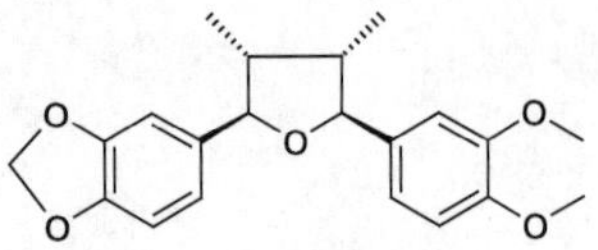

1102 (−)-Galbacin (−)-日本楠脂素

$C_{20}H_{20}O_5$ (340.38). 【类型】木脂体. 【活性】NO 生成抑制剂 (鼠, 由脂多糖/IFN 活化的类巨噬细胞株 RAW264.7, IC_{50} = 47.7μmol/L, 对照槲皮素, IC_{50} = 26.8μmol/L)[442]. 【来源】海风藤 *Piper kadsura* [Syn. *Piper futokadsura*], 玉兰 *Magnolia denudata* [Syn. *Magnolia heptapata*]. 【文献】442, 732.

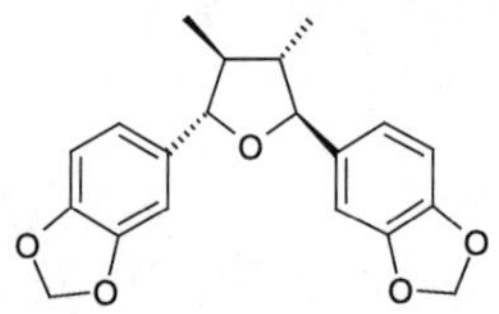

1103 (−)-Galbelgin

$C_{22}H_{28}O_5$ (372.47). 【类型】木脂体. 【活性】NO 生成抑制剂 (鼠, 由脂多糖/IFN 活化的类巨噬细胞株 RAW264.7, IC_{50} > 100μmol/L, 对照槲皮素, IC_{50} = 26.8 μmol/L)[442]. 【来源】海风藤 *Piper kadsura* [Syn. *Piper futokadsura*]. 【文献】442.

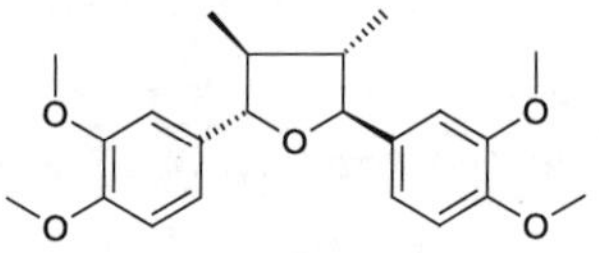

1104 (±)-Galgravin

$C_{22}H_{28}O_5$ (372.47). 【类型】木脂体. 【活性】NO 生成抑制剂 (鼠, 由脂多糖/IFN 活化的类巨噬细胞株 RAW264.7, IC_{50} = 33.4μmol/L, 对照槲皮素, IC_{50} = 26.8 μmol/L)[442]. 【来源】海风藤 *Piper kadsura* [Syn. *Piper futokadsura*], 玉兰 *Magnolia denudata* [Syn. *Magnolia heptapata*]. 【文献】442, 732.

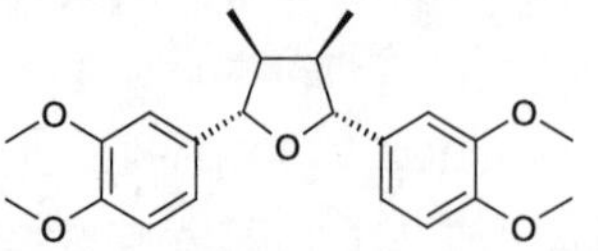

1105 (1*S*,2*R*,5*S*,6*R*)-2-(4-Hydroxyphenyl)-6-(3-methoxy-4-hydroxyphenyl)-3,7-dioxabicyclo[3.3.0]octane (1*S*,2*R*,5*S*,6*R*)-2-(4-羟基苯基)-6-(3-甲氧基-4-羟基苯基)-3,7-双氧双环[3.3.0]辛烷*

$C_{19}H_{20}O_5$ (328.37). 白色无定形固体, $[\alpha]_D^{23}$ = −66.9° (*c* = 0.28, 三氯甲烷). 【类型】木脂体. 【活性】抑制诱导型氮氧化物合酶 iNOS 的基因表达 (脂多糖诱导的, RAW264.7 细胞)[458]. 【来源】短蛇菰* *Balanophora abbreviata*. 【文献】458.

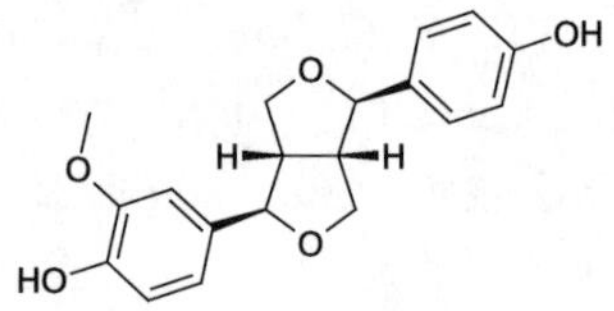

1106 Isochaihulactone 异柴胡内酯*

$C_{22}H_{22}O_7$ (398.42). 白色针状结晶, mp 137~138℃, $[\alpha]_D^{25}$ = −29.0° (*c* = 0.5, 三氯甲烷). 【类型】木脂体. 【活性】细胞毒 (人周围血 T 细胞, 剂量 = 2.0μg/mL, T 细胞存活率 = 73%)[548]; 免疫抑制剂 (抑制 CD28 共刺激的 IL-2 的分泌, 剂量 = 2.0μg/mL, 抑制率 = 54%)[548]. 【来源】红柴胡 *Bupleurum scorzonerifolium* (根). 【文献】548.

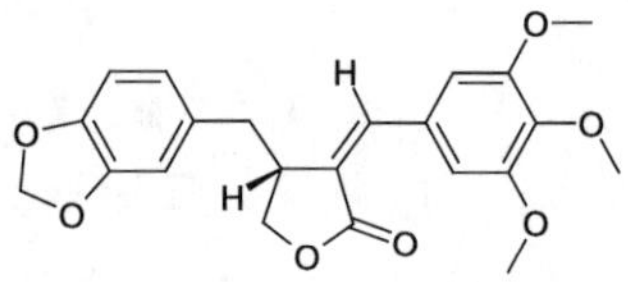

1107 Isolariciresinol 异落叶松醇*

(+)-Isolariciresinol [548-29-8] $C_{20}H_{24}O_6$ (360.41). 无色针状晶体 (甲醇−三氯甲烷), mp 158~160℃; 114~115℃ (水−甲醇), $[\alpha]_D^{20}$ = +64.6° (*c* = 1.5, 丙酮), $[\alpha]_D^{20}$ = +34.0° (*c* = 0.10, 甲醇). 【类型】木脂体. 【活性】中枢镇静 (鼠); *β*-己糖胺酶抑制实验无活性 [RBL-2H3 细胞, 抑制 *β*-己糖胺酶的释放, 100μmol/L, 抑制率 = (6.0±8.5)%][716]; 抗氧化剂 (DPPH 清除剂, SC_{50} = 12μmol/L, SC_{50} 为对 40μmol/L DPPH 自由基降低 50%所需的浓度)[722]; 细胞毒实验无活性 (100 μg/mL: KB、LNCaP 和 Col2 细胞)[939]; NO 生成抑制剂 (*in vitro*, 脂多糖活化的大鼠腹膜巨噬细胞, 3、10、30、100μmol/L, 抑制率分别为−0.6%、0.6%、5.1%、7.5%; 对照 *L*-NMMA, 3、10、30、100μmol/L, 抑制率分别为 10.3%、15%、34.1%、63.1%)[798]. 【来源】

桫拉木 *Salacia prinoides* [Syn. *Salacia chinensis*] (茎), 小红参 *Rubia yunnanensis* (根: 产率 = 0.0050%干重)[798], 紫杉 *Taxus cuspidata*, 异株荨麻 *Urtica dioica*, 越南裂榄* *Bursera tonkinensis* (根). 【文献】184, 273, 716, 722, 798, 939.

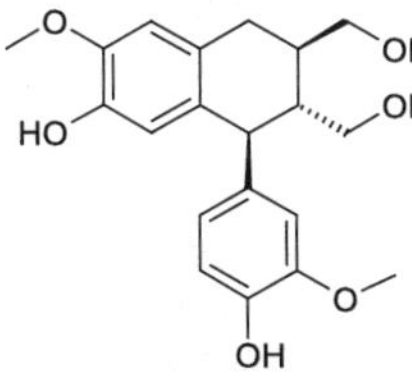

1108 Justicidin A 爵床脂定 A

[25001-57-4] $C_{22}H_{18}O_7$ (394.38). mp 263℃. 【类型】木脂体. 【活性】细胞毒 (KB ED_{50} < 1.0μg/mL, HeLa ED_{50} = 10μg/mL); 细胞毒 (*in vitro*, 212, ED_{50} = 0.0227 μg/mL, 对照顺铂, ED_{50} = 1.3μg/mL; CaSKi, ED_{50} = 0.0030μg/mL, 对照放射菌素 D, ED_{50} = 0.0019 μg/mL; Hep3B, ED_{50} = 0.029μg/mL, 对照氟尿嘧啶, ED_{50} = 0.0715μg/mL; SiHa, ED_{50} = 0.0074μg/mL, 对照放射菌素 D, ED_{50} = 0.00081μg/mL; $HepG_2$, ED_{50} = 0.020 μg/mL, 对照氟尿嘧啶, ED_{50} = 0.033 μg/mL; HT29, 未实验, 对照氟尿嘧啶, ED_{50} = 0.074 μg/mL; HCT116, 未实验, 对照氟尿嘧啶, ED_{50} = 0.48μg/mL; MCF7, ED_{50} = 0.39μg/mL; MCF7- ras, ED_{50} = 0.074μg/mL)[774]; TNF-α 形成增强剂 (鼠类巨噬细胞 RAW264.7, 脂多糖刺激的 TNF-α 形成, 高活性)[774]; 抗疟疾 (恶性疟原虫, IC_{50} = 1.9μg/mL, IC_{90} = 4.5μg/mL); 鱼毒 (毒性相当于鱼藤酮). 【来源】爵床 *Rostellularia procumbens* [Syn. *Justicia procumbens*] (全株: 产率 = 0.004%干重[774]; 1972 年 M.Okigawa 等从该植物中分离[1023]). 【文献】6, 402, 403, 404, 774, 1023.

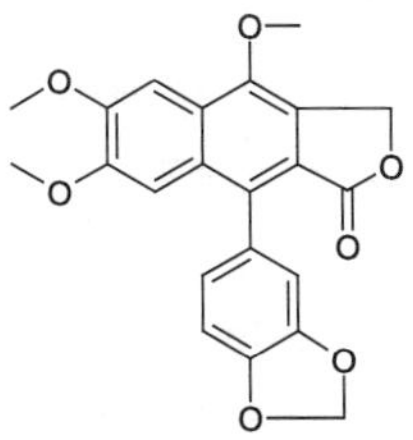

1109 Kaerophyllin 香叶芹素*

Chaerophyllin [75590-33-9] $C_{21}H_{20}O_6$ (368.39). 【类型】木脂体. 【活性】细胞毒 (人周围血 T 细胞, 剂量 = 2.0μg/mL, T 细胞存活率 = 71%)[548]; 免疫抑制剂 (抑制 CD28 共刺激的 IL-2 的分泌, 剂量 = 2.0μg/mL, 抑制率 = 49%)[548]. 【来源】红柴胡 *Bupleurum scorzonerifolium* (根). 【文献】548.

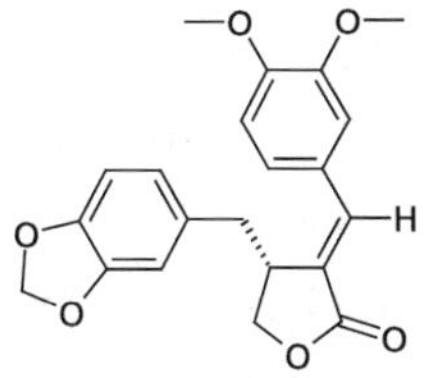

1110 (+)-Lariciresinol (+)-落叶松醇

(7'*S*,8*R*,8'*R*)-(+)-Lariciresinol [27003-73-2] $C_{20}H_{24}O_6$ (360.41). 无色无定形粉末. 【类型】木脂体. 【活性】NO 生成抑制剂 (*in vitro*, 脂多糖活化的大鼠腹膜巨噬细胞, 3、10、30、100μmol/L, 抑制率分别为 3%、5.5%、−8.2%、11.9%; 对照 *L*-NMMA, 3、10、30、100μmol/L, 抑制率分别为 10.3%、15%、34.1%、63.1%)[798]; β-己糖胺酶释放抑制剂 [RBL-2H3 细胞, 100μmol/L, 抑制率 = (14.0±4.8)%][716]. 【来源】红海椒 *Capsicum annuum* (茎和根: 产率 = 0.00014%干重)[838], 蒙古黄芪 *Astragalus mongholicus*, 小红参 *Rubia yunnanensis* (根: 产率 = 0.018%干重)[798], 异叶铁杉 *Tsuga heterophylla* (边材), 窄叶南洋杉 *Araucaria angustifolia*. 【文献】171, 628, 716, 798, 838.

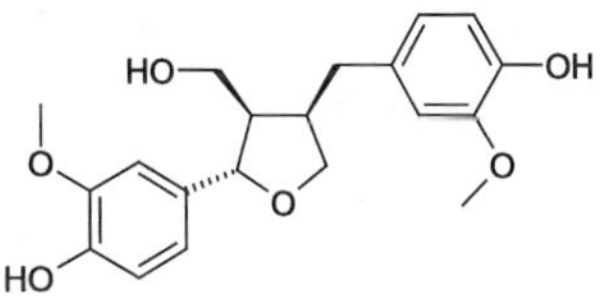

1111 (+)-Lariciresinol-4-*β*-*D*-glucopyranoside (+)-落叶松醇-4-*β*-*D*-吡喃葡萄糖苷

$C_{26}H_{34}O_{11}$ (522.55). 浅黄色无定形粉末. 【类型】木脂体. 【活性】抗炎 (细胞因子网络调节器: 抑制 RAW264.7 细胞中脂多糖活化的 TNF-α 的产生, IC_{50} = 50-100 μmol/L)[725]. 【来源】风毛菊 *Saussurea japonica*, 日本黄连 *Coptis japonica* (茎). 【文献】414, 725.

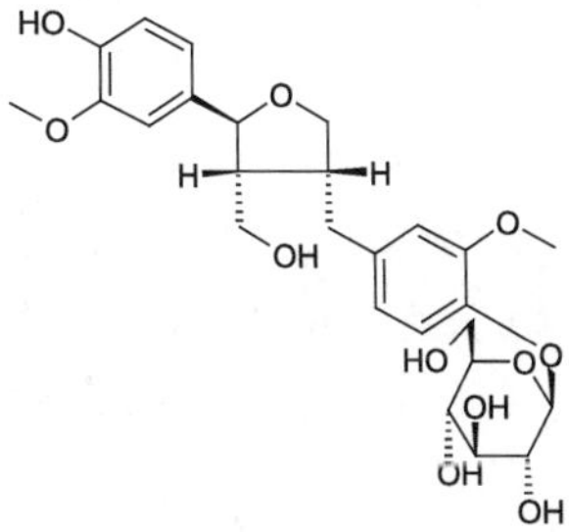

1112　Liriodendrin 鹅掌楸苷 (丁香树脂酚双葡萄糖苷)

(+)-Syringaresinol-di-*O*-*β*-*D*-glucoside [573-44-4] $C_{34}H_{46}O_{18}$ (742.73). 晶体 (乙醇), mp 269~270℃, $[\alpha]_D^{18} = -18.5°$ ($c = 0.2$, 吡啶). 【类型】木脂体. 【活性】细胞毒; 钙拮抗 (蛙心脏单细胞); 促性腺作用; 抗疲劳和促进干扰素诱生; 血管紧张素转化酶 ACE 抑制剂; 抗肝毒; 止痛 (小鼠, 醋酸诱导的扭体模型) ; 强壮功能 (小鼠, 延长游泳时间); 抗锥虫 (*Trypanosoma brucei rhodesiense*, IC_{50} = 34.4μg/mL, 对照米拉索普, IC_{50} = 0.00098μg/mL; *Trypanosoma cruzi*, IC_{50} > 90μg/mL, 对照苄硝唑, IC_{50} = 1.06μg/mL)[880]; 抗利什曼原虫 (杜氏利什曼原虫, IC_{50} = 11.6μg/mL, 对照米替福新, IC_{50} = 0.102μg/mL)[880]; 抗疟疾 (恶性疟原虫, IC_{50} > 50μg/mL, 对照青蒿素, IC_{50} = 0.0022μg/mL)[880]; 细胞毒 (L6, IC_{50} > 90μg/mL, 对照鬼臼毒素, IC_{50} = 0.008μg/mL)[880]; 抗炎 (*in vivo*, 角叉菜胶诱导的大鼠后脚趾肿, 5mg/kg, 90min, 抑制率 = 40%); 止痛 (鼠, *in vivo*, 醋酸诱导的疼痛模型和热板模型, 5mg/kg)[988]. 【来源】刺五加 *Acanthopanax senticosus* [Syn. *Eleutherococcus senticosus*], 杜仲 *Eucommia ulmoides*, 柳穿鱼 *Linaria vulgaris*, 肉苁蓉 *Cistanche deserticola*, 棕盔糙苏* *Phlomis brunneogaleata*. 【文献】2, 171, 273, 352, 353, 354, 355, 356, 357, 358, 688, 880, 988.

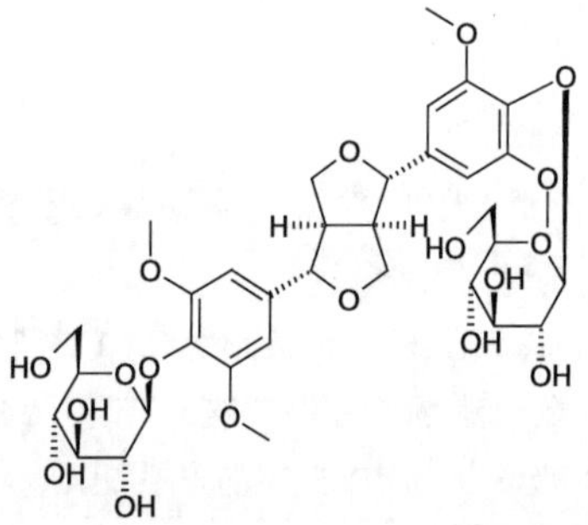

1113　(+)-Lyoniresinol-4,4'-bis-*O*-*β*-*D*-glucopyranoside (+)-南烛木树脂酚-4,4'-双-*O*-*β*-*D*-吡喃葡萄糖苷*

$C_{34}H_{48}O_{18}$ (744.75). 无色胶黏固体, $[\alpha]_D^{25} = +18.2°$ (c = 0.21, 甲醇). 【类型】木脂体. 【活性】脂加氧酶抑制剂 [Ⅰ-B 型脂加氧酶(1.13.11.12), IC_{50} = (41.5±1.7)μmol/L, 对照黄芩素, IC_{50} = (22.6±0.1)μmol/L][733]. 【来源】异花木兰 *Indigofera heteranthazha* (全株). 【文献】733.

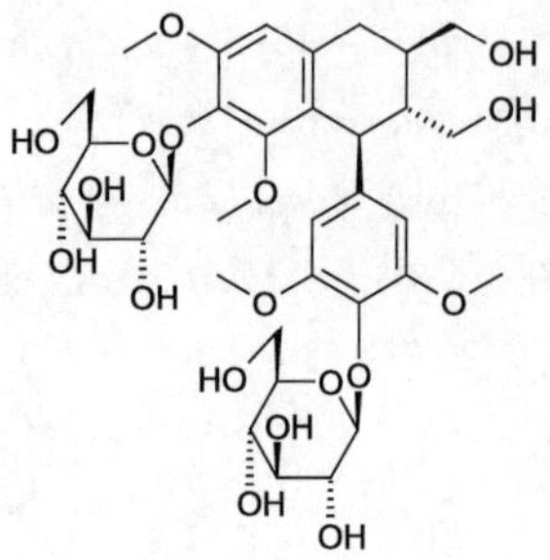

1114　Machilin F 红楠素 F*

[114488-90-3] $C_{20}H_{22}O_5$ (342.40). 【类型】木脂体. 【活性】NO 生成抑制剂 (鼠, 由脂多糖/IFN 活化的类巨噬细胞株 RAW264.7, IC_{50} = 85.9μmol/L, 对照槲皮素, IC_{50} = 26.8μmol/L)[442]. 【来源】海风藤 *Piper kadsura* [Syn. *Piper futokadsura*], 红楠皮 *Machilus thunbergii*. 【文献】273, 442.

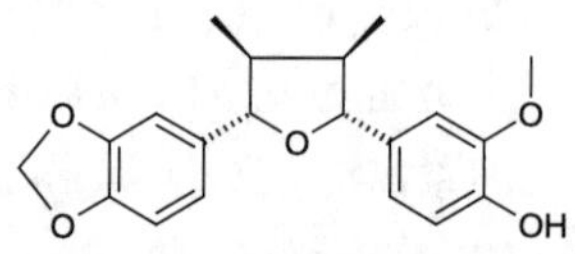

1115　(−)-Machilusin 楠鲁新*

[61989-57-9] $C_{21}H_{24}O_5$ (356.42). 【类型】木脂体. 【活性】NO 生成抑制剂 (鼠, 由脂多糖/IFN 活化的类巨噬细胞株 RAW264.7, IC_{50} = 39.2μmol/L, 对照槲皮素, IC_{50} = 26.8μmol/L)[442]. 【来源】海风藤 *Piper kadsura* [Syn. *Piper futokadsura*], 日本楠 *Machilus japonica*. 【文献】273, 442.

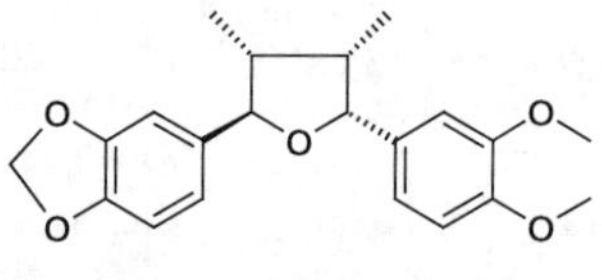

1116　Manassantin A 马纳萨亭 A*

$C_{42}H_{52}O_{11}$ (732.88). 无色粉末, mp 82~85℃, $[\alpha]_D^{25}$ = −102.1° (c = 0.5, 三氯甲烷). 【类型】木脂体. 【活性】抗炎 (转录核因子 NF-κB 抑制剂, IC_{50} = 2.5 μmol/L)[545]; 抑制 PMA 诱导的 ICAM-1 表达 (MIC = 1.0 nmol/L)[1015]. 【来源】三白草 *Saururus chinensis* (根), 鱼腥草 *Houttuynia cordata*, 三白草属 *Saururus* sp. 【文献】431, 545, 1015.

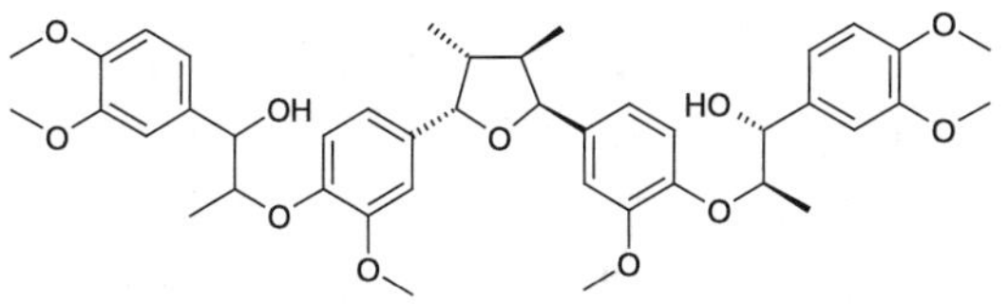

1117 Manassantin B 马纳萨亭 B*

$C_{41}H_{48}O_{11}$ (716.83). 无色粉末,mp 83~86℃, $[\alpha]_D^{25} = -99.8°$ (c = 0.5, 三氯甲烷). 【类型】木脂体. 【活性】抗炎 (转录核因子 NF-κB 抑制剂, IC_{50} = 2.7μmol/L)[545]; 抑制 PMA 诱导的 ICAM-1 表达 (MIC = 5.5nmol/L)[1015]. 【来源】三白草 *Saururus chinensis* (根), 鱼腥草 *Houttuynia cordata*, 三白草属 *Saururus* sp. 【文献】431, 545, 1015.

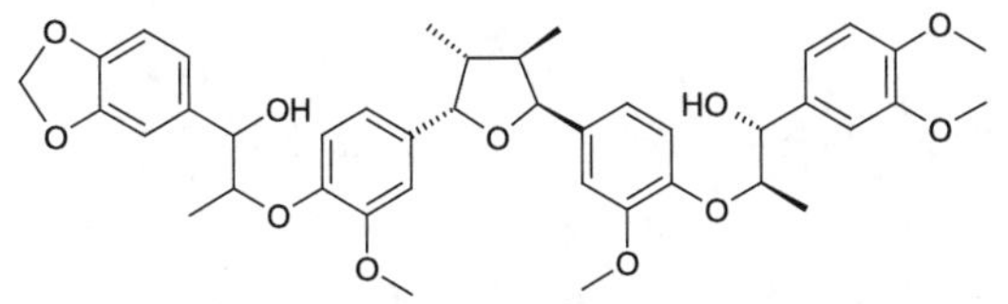

1118 5'-Methoxylariciresinol 5'-甲氧基落叶松醇*

$C_{21}H_{26}O_7$ (390.44). 【类型】木脂体. 【活性】抗炎 [抑制 NO 的生成, 脂多糖活化的鼠腹膜巨噬细胞, 100μmol/L, 抑制率 = (63.3±4.0)%, IC_{50} = 78μmol/L, 对照 *L*-NMMA, IC_{50} = 57μmol/L][716]; *β*-己糖胺酶释放抑制剂 [RBL-2H3 细胞, 100μmol/L, 抑制率 = (15.4±1.7)%, P<0.01][716]. 【来源】小红参 *Rubia yunnanensis* (根). 【文献】716.

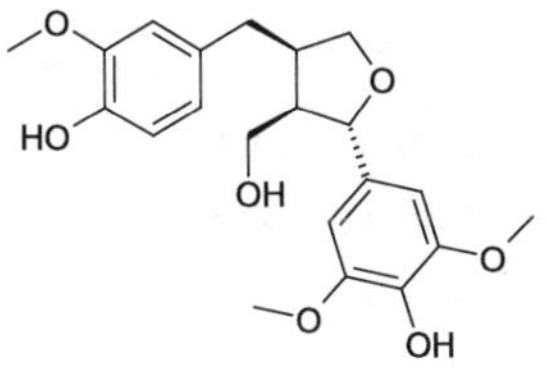

1119 5'-Methoxyyatein 5'-甲氧基亚替因*

Anticancer Lignan PMV70P691-125 $C_{23}H_{26}O_8$ (430.46). 【类型】木脂体. 【活性】COX-2 抑制剂 (活性弱但有选择性, IC_{50} = 247μmol/L, 100μg/mL, 抑制率 = 57%; 对照藜芦酚, IC_{50} = 1.3μmol/L)[618]; COX-1 抑制剂 (100μg/mL, 抑制率 = 17%, 对照藜芦酚, IC_{50} = 1.1μmol/L)[618, 895]. 【来源】*Macrococculus pomiferus* (茎). 【文献】618, 895.

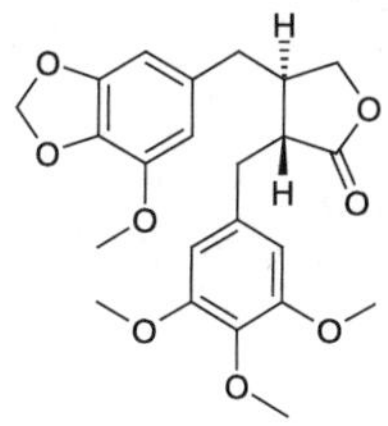

1120 Nectandrin B 甘密树脂素 B

[74683-16-2] $C_{20}H_{24}O_5$ (344.41). 无色油状物. 【类型】木脂体. 【活性】免疫抑制剂 (人, 抑制分裂素诱导的外周血液淋巴细胞增生, IC_{50} = 3.30μg/mL); 5-脂加氧酶抑制剂 (用于治疗花生四烯酸代谢失调引起的疾病); 醛糖还原酶抑制剂. 【来源】短蒟 *Piper mullesua*. 【文献】60, 335, 336.

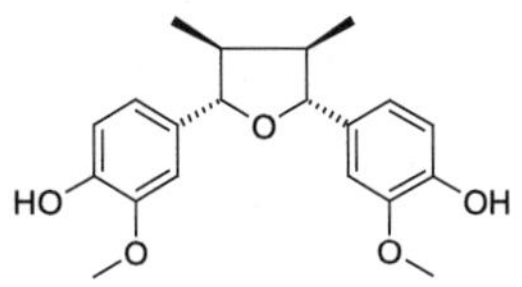

1121 Negundin B 黄荆种素 B*

$C_{20}H_{22}O_6$ (358.39). 白色无定形固体, $[\alpha]_D^{25} = -56°$ (c = 0.11, 甲醇). 【类型】木脂体. 【活性】脂加氧酶抑制剂 [*in vitro*, IC_{50} = (6.25±0.5)μmol/L, 对照黄芩素, IC_{50} = (22.5±0.3)μmol/L][446]; AChE 抑制剂 [*in vitro*, IC_{50} = (254±1)μmol/L, 对照加兰他敏, IC_{50} = 0.5μmol/L][446]; BChE 抑制剂 [*in vitro*, IC_{50} = (194.0±4.4)μmol/L, 对照加兰他敏, IC_{50} = (8.7±0.1) μmol/L][446]. 【来源】黄荆根 *Vitex negundo*. 【文献】446.

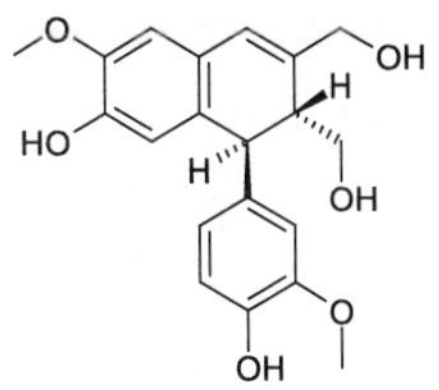

1122 Nemerosin 刺果峨参新*

[17187-79-0] $C_{22}H_{22}O_7$ (398.42). 【类型】木脂体. 【活性】细胞毒 (人周围血 T 细胞, 剂量 = 2.0μg/mL, T 细胞存活率 = 69%)[548]; 免疫抑制剂 (抑制 CD28 共刺激的 IL-2 的分泌, 剂量 = 2.0μg/mL, 抑制率 = 53%)[548]. 【来源】红柴胡 *Bupleurum scorzonerifolium*

(根). 【文献】548.

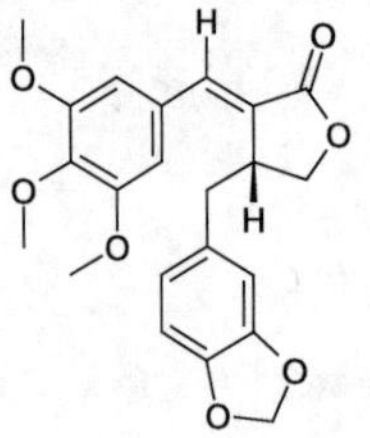

1123　Parabenzlactone 假山胡椒内酯

[27675-77-0] $C_{20}H_{18}O_7$ (370.36). 白色针晶, mp 123~125℃, 159~161℃, $[\alpha]_D^{25} = -11°$ (c = 1.15, 三氯甲烷), $[\alpha]_D^{30} = -25°$ (c = 0.14, 三氯甲烷). 【类型】木脂体. 【活性】免疫抑制剂 (人, 抑制 ConA 诱导的外周血液淋巴细胞增生, IC_{50} = 4.3μg/mL). 【来源】长叶榧树 *Torreya jackii*, 假山胡椒 *Parabenzoin trilobum*. 【文献】335, 561, 562.

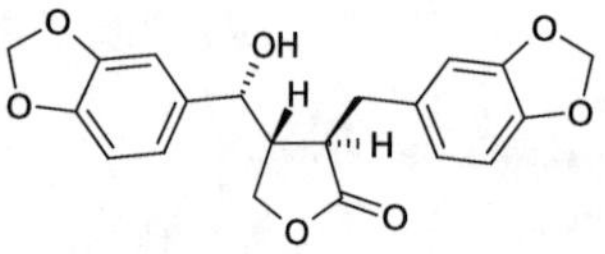

1124　*β*-Peltatin glucoside　*β*-盾叶鬼臼素苷

$C_{28}H_{32}O_{13}$ (576.56). mp 156~159℃. 【类型】木脂体. 【活性】抗肿瘤; 抑制有丝分裂 (鼠腹水癌细胞, 2mg iv, 作用持续 20h); 抑制单性疱疹; LD_{50} (鼠, ip) > 200mg/kg. 【来源】盾叶鬼臼 *Podophyllum peltatum*. 【文献】5, 170.

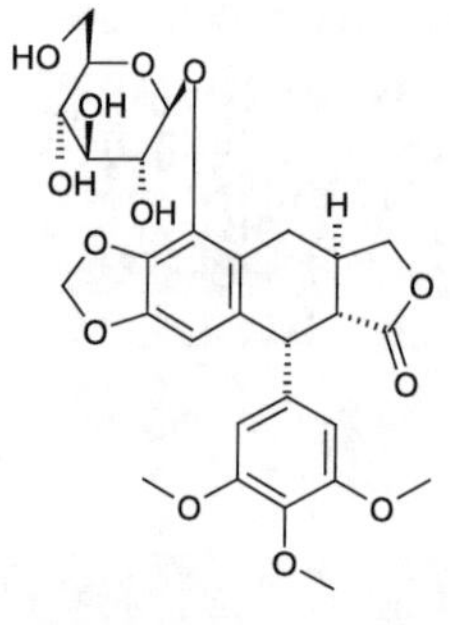

1125　Phillyrin 连翘苷

Forsythin [487-41-2] $C_{27}H_{34}O_{11}$ (534.57). mp (α) 155℃, (β) 185℃, $[\alpha]_D^{21} = +46.9°$ (c = 0.25,甲醇). 【类型】木脂体. 【活性】抗炎 (抑制生成 COX 的代谢物 PGE_2, IC_{50} = 45.6μmol/L; 降低 TXB_2 水平, IC_{50} = 168 μmol/L)[724]. 【来源】阔叶欧女贞 *Phillyrea latifolia* (叶), 连翘 *Forsythia suspensa* (未成熟果实: 平均含量 = 0.393%, 成熟果实: 平均含量 = 0.113%)[1025]. 【文献】2, 171, 273, 724, 1025.

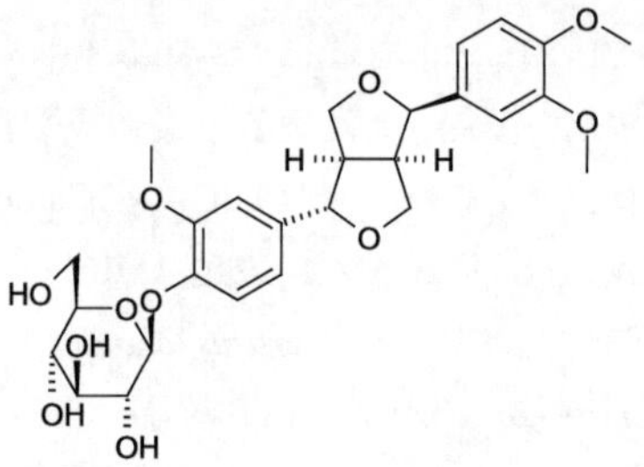

1126　(+)-Pinoresinol　(+)-松脂酚

$C_{20}H_{22}O_6$ (358.40). 【类型】木脂体. 【活性】cAMP 磷酸二酯酶抑制剂; 醛糖还原酶抑制剂 (IC_{50} > 100μmol/L, 100μmol/L 抑制率 = 34%, 对照依帕司他, IC_{50} = 0.072μmol/L)[761]; EBV-EA 活化抑制剂 [TPA 诱导的 EBV-EA 活化, IC_{50} = 398(mol ratio/32 pmol TPA), 对照姜黄素, IC_{50} = 341(mol ratio/32pmol TPA)][888]; 抗炎 (细胞因子网络调节器: 抑制 RAW 264.7 细胞中脂多糖活化的 TNF-α 的生成, IC_{50} = 50~100μmol/L)[725]; 抑制诱导型氮氧化物合酶 iNOS 的基因表达 (脂多糖诱导的, RAW264.7 细胞)[458]; 植物生长刺激剂或抑制剂 (胚根长度: 莴苣, 1μmol/L, 刺激率 > 61%, 10μmol/L, 刺激率 = 30%~60%, 100 μmol/L, 刺激率 > 61%, 1mmol/L, 刺激率 > 61%; 莱菔, 1μmol/L, 刺激率 > 61%, 10μmol/L, 刺激率 > 61%, 100μmol/L, 刺激率 > 61%, 1mmol/L, 刺激率 > 61%; 洋葱, 1μmol/L, 刺激率 = 30%~60%, 10 μmol/L, 刺激率或抑制率 < 10%, 100μmol/L, 刺激率 = 10%~30%, 1mmol/L, 刺激率 = 10%~30%)[919]. 【来源】杜仲 *Eucommia ulmoides*, 连翘 *Forsythia suspensa* (果实: 含量 = 0.121%)[1025], 日本白蜡树 *Fraxinus japonica*, 日本黄连 *Coptis japonica* (茎), 日本鱼鳞松 *Picea jezoensis*, 萨哈林云杉 *Picea glehnii* (茎皮), 水母雪莲花 *Saussurea medusa* (全株), 台湾哥纳香 *Goniothalamus amuyon* (新鲜叶子)[796], 西洋接骨木 *Sambucus nigra*, 异叶铁杉 *Tsuga heterophylla*, 窄叶南洋杉 *Araucaria angustifolia*, 荛花属 *Wikstroemia* sp., 松属 *Pinus* sp. 【文献】170, 458, 725, 761, 796, 888, 919, 1025.

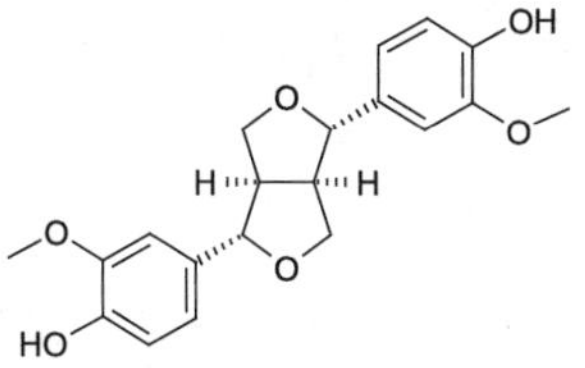

1127 Plicatic acid 大侧柏脂酸

[16462-65-0] $C_{20}H_{22}O_{10}$ (422.40). 【类型】木脂体. 【活性】引起哮喘和鼻炎; 致敏物质. 【来源】北美香柏 *Thuja plicata*. 【文献】170.

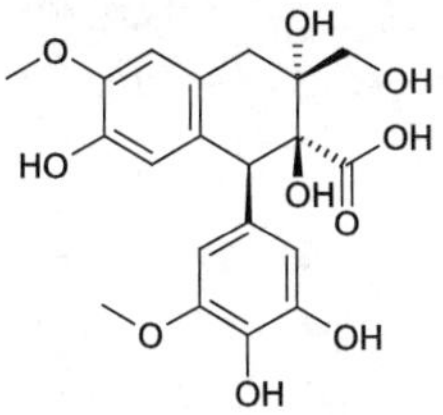

1128 Podophyllotoxin 鬼臼毒素 (足叶草酯毒素; 鬼臼酸内酯)

Condyline; Podophyllinic acid lactone [518-28-5] $C_{22}H_{22}O_8$ (414.42). 溶剂化晶体, mp 114~118℃ (起泡), mp 183.3~184.0℃ (干燥后), $[\alpha]_D^{20}=-132.7°$ (三氯甲烷), 微溶于水, 溶于乙醇、三氯甲烷、丙酮、热苯、冰醋酸.[1024] 【类型】木脂体. 【活性】抗病毒 (麻疹病毒、HSV-1); 细胞毒 (KB, IC_{50} =0.014μmol/L[630], IC_{50} = 0.01μg/mL)[916]; 细胞毒 (鳃足虫致死毒性实验, IC_{50} = 4.5μg/mL)[938]; 细胞毒 (L-6, IC_{50} = 0.0075 μg/mL)[879]; 细胞毒 (L-6, IC_{50} = 0.008μg/mL)[880]; 抑制有丝分裂; 免疫抑制剂; 肠道平滑肌兴奋剂; 用于治疗无花果肉瘤 (5%酊剂, 总有效率 = 100%); 抗生育药; LD_{50} (鼠, orl) = 90mg/kg, (鼠, ip) = 30~35mg/kg. 【来源】白八角莲(贵州八角莲) *Dysosma majorensis* [Syn. *Podophyllum majorense*; *Dysosma lichuanensis*] (根茎: 含量 = 0.50%)[1025], 北美圆柏 *Juniperus virginiana*, 秕鳞八角莲(糠秕八角莲*) *Dysosma furfuracea* (根茎: 不同季节平均含量 = 7.09%)[1025], 叉子圆柏 *Juniperus sabina*, 崇明八角莲 *Dysosma subrosea* (根茎: 含量 = 0.29%)[1025], 臭柏 *Sabina vulgaris*, 川八角莲 *Dysosma veitchii* (根茎: 含量 = 0.089%)[1025], 盾叶鬼臼 *Podophyllum peltatum*, 峨参 *Anthriscus sylvestris*, 广西八角莲 *Dysosma guangxiensis* (根茎: 含量 = 0.12%)[1025], 鬼臼(八角莲) *Dysosma versipellis* [Syn. *Podophyllum versipelle*] (根茎: 含量 = 0.86%[1025]), 六角莲 *Dysosma pleiantha* [Syn. *Podophyllum pleianthum*] (根茎: 含量 = 0.24%)[1025], 山荷叶 *Diphylleia grayi* (根茎: 含量 = 2.8%)[1025], 桃儿七 *Podophyllum emodii* [Syn. *Podophyllum emodii* var. *chinense*; *Podophyllum sikkimenosis; Sinopodophyllum emodii*] (根茎: 3 产地平均含量 = 5.60%[1025]), 窝儿七(南方山荷叶;中华山荷叶) *Diphylleia sinensis* (根茎: 4 产地平均含量 = 2.99%)[1025], 小八角莲 *Dysosma difformis* (根茎: 含量 = 0.22%)[1025]. 【文献】4, 6, 36, 170, 556, 630, 879, 880, 916, 938, 1020, 1024, 1025.

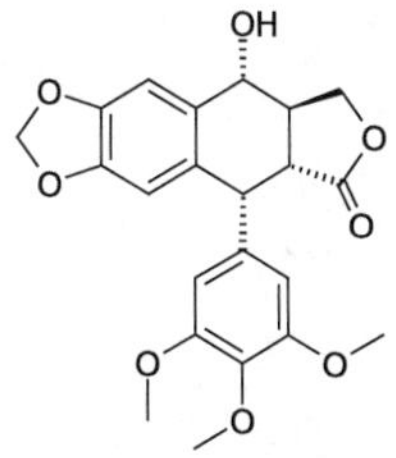

1129 Saucerneol D 三白草醇 D*

$C_{31}H_{36}O_8$ (536.63). 无色粉末, mp 75~76℃, $[\alpha]_D^{25}=-88.1°$ (c = 1.2, 三氯甲烷). 【类型】木脂体. 【活性】抗炎 (转录核因子 NF-κB 抑制剂, IC_{50} = 6.1μmol/L)[545]. 【来源】三白草 *Saururus chinensis* (根). 【文献】545.

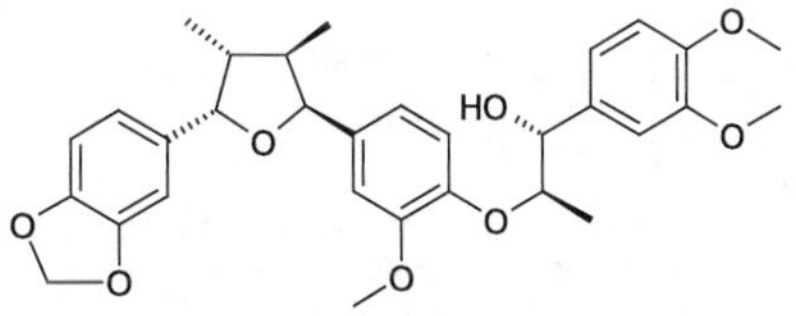

1130 Saucerneol E 三白草醇 E*

$C_{30}H_{34}O_8$ (522.60). 无色粉末, mp 76~78℃, $[\alpha]_D^{25}=-83.0°$ (c = 1.2, 三氯甲烷). 【类型】木脂体. 【活性】抗炎 (转录核因子 NF-κB 抑制剂, IC_{50} = 12.7μmol/L)[545]. 【来源】三白草 *Saururus chinensis* (根). 【文献】545.

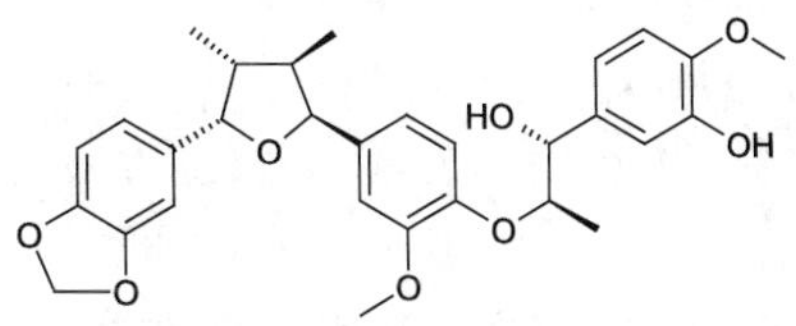

1131 (−)-Saucerneol methyl ether (−)-三白草醇甲基醚*

$C_{32}H_{40}O_8$ (552.67). 无色粉末, mp 72~74℃, $[\alpha]_D^{25} = -63.0°$ (c = 0.5, 三氯甲烷). 【类型】木脂体. 【活性】抗炎 (转录核因子 NF-κB 抑制剂, IC_{50} = 16.9μmol/L)[545]. 【来源】三白草 *Saururus chinensis* (根). 【文献】545.

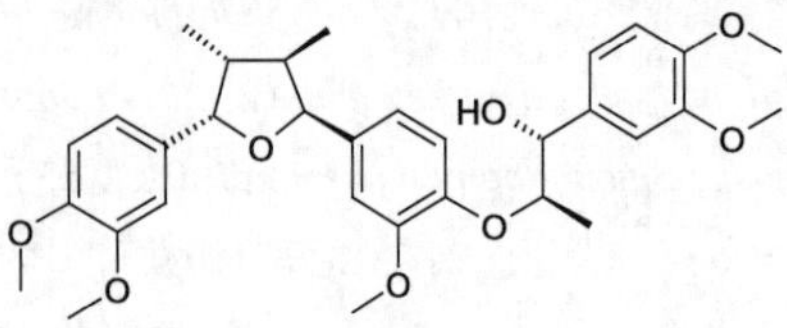

1132 Saucernetin 三白草脂素

(+)-Saucernetin $C_{22}H_{28}O_5$ (372.47). 无色粉末, mp 78~80°C, $[\alpha]_D^{25} = +48.1°$ (c = 0.5, 三氯甲烷). 【类型】木脂体. 【活性】PAF 拮抗剂[170]; 抗炎 (转录核因子 NF-κB 抑制剂, IC_{50} > 30μmol/L)[545]. 【来源】美洲三白草 *Saururus cernuus*, 三白草 *Saururus chinensis* (根). 【文献】170, 545.

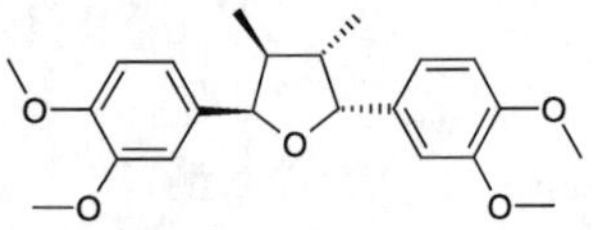

1133 Saucernetin 7 三白草酯素 7

$C_{41}H_{48}O_{11}$ (716.83). 淡棕色固体, $[\alpha]_D^{25} = -13.4°$ (c = 0.01, 甲醇). 【类型】木脂体. 【活性】抗炎 (NO 生成抑制剂, 脂多糖诱导的 Raw264.7 细胞; PGE_2 生成抑制剂, 脂多糖诱导的 Raw264.7 细胞; 以计量依赖方式抑制 iNOS 和 COX-2 蛋白的表达)[1004]. 【来源】鱼腥草 *Houttuynia cordata*, 三白草 *Saururus chinensis*, 三白草属 *Saururus* sp. 【文献】431, 1004.

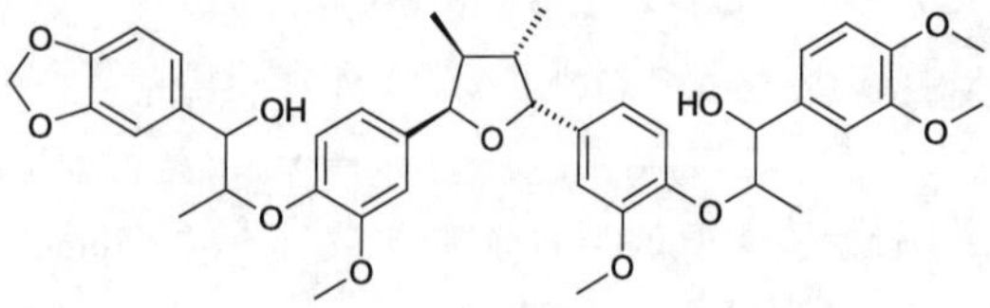

1134 Saucernetin 8 三白草酯素 8

$C_{42}H_{52}O_{11}$ (732.88). 淡棕色固体, $[\alpha]_D^{25} = -15.1°$ (c = 0.01, 甲醇). 【类型】木脂体. 【活性】抗炎 (NO 生成抑制剂, 脂多糖诱导的 RAW264.7 细胞; PGE_2 生成抑制剂, 脂多糖诱导的 RAW264.7 细胞; 以计量依赖方式抑制 iNOS 和 COX-2 蛋白的表达)[1004]. 【来源】鱼腥草 *Houttuynia cordata*, 三白草 *Saururus chinensis*, 三白草属 *Saururus* sp. 【文献】431, 1004.

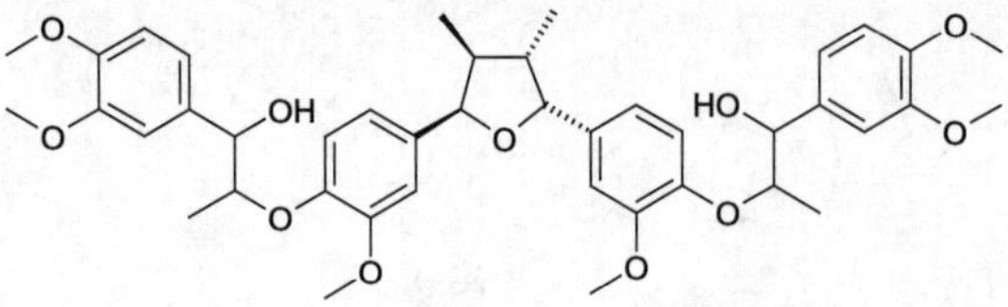

1135 Savinin 台湾杉脂素 (云木香碱)

Saussurine $C_{20}H_{16}O_6$ (352.35). mp 146.4~148.4℃. 【类型】木脂体. 【活性】抗风湿剂; 调整月经周期; 抗炎 (细胞因子网络调节器: 抑制 RAW264.7 细胞中脂多糖活化的 TNF-α 的产生, IC_{50} = 31.9μmol/L)[725]; 细胞毒 (A549, ED_{50} = 6.7μmol/L, ED_{50} = 19.1μg/mL, 对照阿霉素, ED_{50} = 0.01μmol/L, ED_{50} = 0.02μg/mL; MCF7, ED_{50} = 0.5μmol/L, ED_{50} = 1.5μg/mL, 阿霉素, ED_{50} = 0.1μmol/L, ED_{50} = 0.1μg/mL; HT29, ED_{50} = 1.5 μmol/L, ED_{50} = 4.3μg/mL, 阿霉素, ED_{50} = 0.1μmol/L, ED_{50} = 0.1μg/mL)[907]. 【来源】叉子圆柏 *Juniperus sabina*, 臭草 *Ruta graveolens*, 木香 *Saussurea lappa* [Syn. *Aucklandia lappa*], 台湾杉 *Taiwania cryptomerioides* (心材), 无梗五加皮 *Acanthopanax sessiliflorus*, 小果芸香* *Ruta microcarpa*, 似紫檀* *Pterocarpus santalinus* (心材), 爵床属 *Justicia hyssopifolia* (地上部分). 【文献】2, 6, 170, 695, 725, 907, 1022.

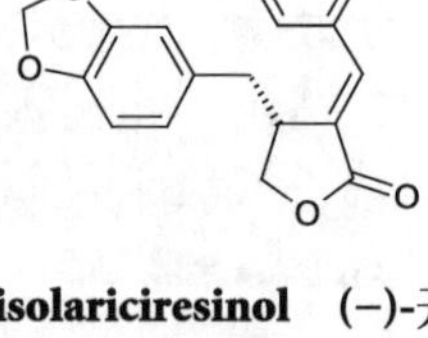

1136 (−)-Secoisolariciresinol (−)-开环异落叶松醇

(8R,8'R)-(−)-Secoisolariciresinol $C_{20}H_{26}O_6$ (362.43). 暗黄色无定形粉末. 【类型】木脂体. 【活性】抗氧化剂 (DPPH 清除剂, EC_{50} = 7.7μg/mL = 21.3μmol/L, 对照抗坏血酸, EC_{50} = 1.6μg/mL = 9.1μmol/L)[667]; 抗氧化剂 (DPPH 清除剂, IC_{50} = 28.9μmol/L, 对照咖啡酸, IC_{50} = 25.5μmol/L)[980]; NO 生成抑制剂 (*in vitro*, 脂多糖活化的大鼠腹膜巨噬细胞, 3、10、30、100

μmol/L, 抑制率分别为−7.3%、6.5%、0.9%、−12.5%; 对照 *L*-NMMA, 3、10、30、100μmol/L, 抑制率分别为 10.3%、15%、34.1%、63.1%)[798]; NO 生成抑制剂 (IC_{50} = 148μmol/L, 对照 *L*-NMMA, IC_{50} = 28.5 μmol/L)[980]; *β*-己糖胺酶抑制实验无活性 [RBL-2H3 细胞, 抑制 *β*-己糖胺酶的释放, 100μmol/L, 抑制率 = (−2.8±5.3)%][716]; 醛糖还原酶抑制剂 (IC_{50} > 100μmol/L, 100μmol/L 抑制率 = 26%, 对照依帕司他, IC_{50} = 0.072μmol/L)[761]; 细胞毒 (*in vitro*, 26-L5, EC_{50} = 5.9μg/mL; HT1080, EC_{50} = 60.2μg/mL; 对照氟尿嘧啶 , Colon26-L5, EC_{50} = 0.29μg/mL; HT1080, EC_{50} = 0.07μg/mL)[789]; 雌激素样活性[981]. 【来源】北沙参 *Glehnia littoralis* (地下部分), 樗叶花椒 *Zanthoxylum ailanthoides*, 水鬼蕉叶 *Hymenocallis littoralis* [Syn. *Hymenocallis americana*; *Pancratium littoralis*], 水母雪莲花 *Saussurea medusa* (全株), 小红参 *Rubia yunnanensis* (根: 产率 = 0.0054%干重)[798], 异叶铁杉 *Tsuga heterophylla* (边材), 云南红豆杉 *Taxus yunnanensis* (树干: 产率 = 0.607%干重), *Sarcomelicope megistophylla*. 【文献】171, 628, 667, 716, 761, 789, 798, 980, 981.

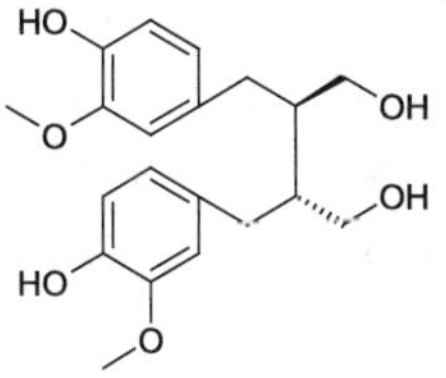

1137 Tracheloside 络石苷

$C_{27}H_{34}O_{12}$ (550.56). mp 168~170℃. 【类型】木脂体. 【活性】络石苷元活性: 细胞毒 (鼠, 淋巴瘤 L5178Y 细胞, ED_{50} = 2.0μmol/L); 抗 HIV (*in vitro* 抗 HIV-1 复制, 0.5μmol/L 对 HIV-1 蛋白 p17 和 p24 的抑制率 = 60%~70%; 钙拮抗 (豚鼠, 钾离子引起的结肠带收缩, IC_{50} = 1.1μmol/L); 抗高血压 (自发性高血压大鼠, 药效强而持久); cAMP 磷酸二酯酶抑制剂 (IC_{50} = 227μmol/L); 抗组胺 (抑制组胺释放, 大鼠, ConA 诱发的肥大细胞释放组胺, IC_{50} = 19μmol/L); 血小板聚集抑制剂 (ADP 诱导的血小板聚集, 0.5mg/mL 抑制率 = 35.4%); PAF 拮抗剂; 平滑肌松弛剂 (气管, EC = 0.1mg/mL). 【来源】络石藤 *Trachelospermum jasminoides*, 日本络石 *Trachelospermum asiaticum* (1958 年高野忠义从该植物中分离)[1023]. 【文献】6, 374, 375, 376, 377, 378, 379, 1023.

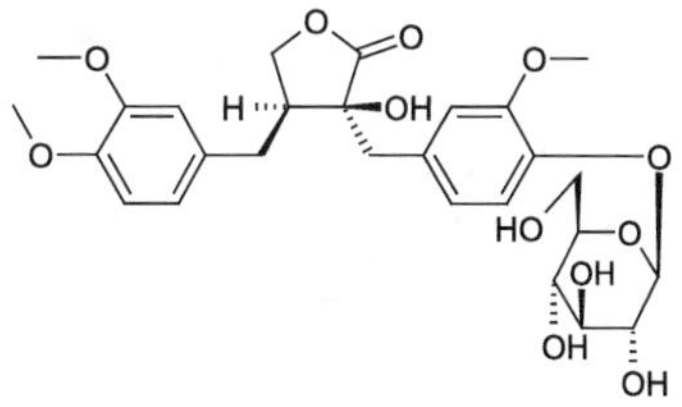

1138 Veraguensin 外拉樟桂脂素

(−)-Veraguensin [19950-55-1] $C_{22}H_{28}O_5$ (372.47). 【类型】木脂体. 【活性】PAF 拮抗剂; NO 生成抑制剂 (鼠, 由脂多糖/IFN 活化的类巨噬细胞株 RAW264.7, IC_{50} = 35.1μmol/L, 对照槲皮素, IC_{50} = 26.8 μmol/L)[442]. 【来源】海风藤 *Piper kadsura* [Syn. *Piper futokadsura*], 渐尖木兰 *Magnolia acuminata*, 玉兰 *Magnolia denudata* [Syn. *Magnolia heptapata*], 辛夷 *Magnolia liliflora*, 美洲三白草 *Saururus cernuus*. 【文献】170, 171, 442.

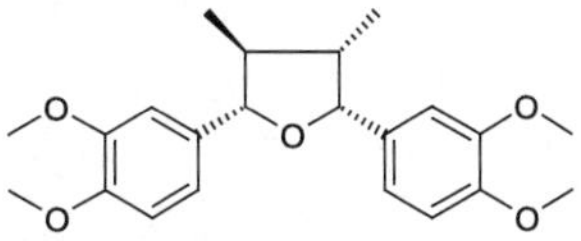

1139 (−)-Zuonin A (−)-佐宁 A

$C_{20}H_{20}O_5$ (340.38). 【类型】木脂体. 【活性】NO 生成抑制剂 (鼠, 由脂多糖/IFN 活化的类巨噬细胞株 RAW264.7, IC_{50} = 88.5μmol/L, 对照槲皮素, IC_{50} = 26.8μmol/L)[442]. 【来源】海风藤 *Piper kadsura* [Syn. *Piper futokadsura*]. 【文献】442.

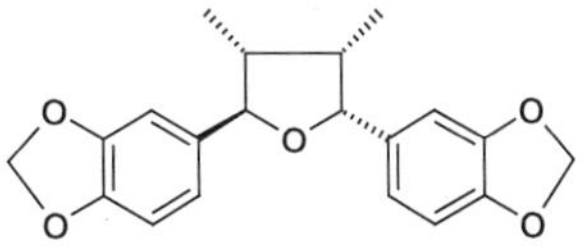

11.2 萘基类木脂体

1140 Negundin A 黄荆种素 A*

$C_{20}H_{16}O_6$ (352.35). 白色无定形固体, mp 125℃. 【类型】萘基类木脂体. 【活性】脂加氧酶抑制剂 [*in vitro*, IC_{50} = (99.5±2.0)μmol/L, 对照黄芩素, IC_{50} = (22.5± 0.3)μmol/

L][446]; AChE 抑制剂 (*in vitro*, IC_{50} > 300 μmol/L, 对照加兰他敏, IC_{50} = 0.5μmol/L)[446]; BChE 抑制剂 [*in vitro*, IC_{50} = (85.0±0.8)μmol/L, 对照加兰他敏, IC_{50} = (8.7±0.1) μmol/L][446]. 【来源】黄荆根 *Vitex negundo*. 【文献】446.

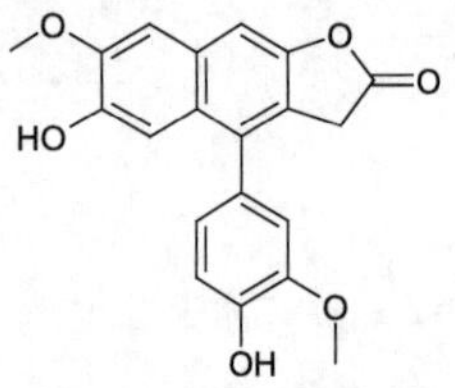

1141 Tuberculatin 瘤状单叶芸香苷*

[90706-10-8] $C_{26}H_{24}O_{11}$ (512.47). 【类型】萘基类木脂体. 【活性】细胞毒 [人 LoVo 细胞系 *in vitro*, IC_{50} = (13.92±1.26)μl/mL][681]; 细胞毒 (*in vitro*, Hep3B, ED_{50} = 0.014μg/mL, 对照氟尿嘧啶, ED_{50} = 0.0715μg/mL; SiHa, ED_{50} = 0.12μg/mL, 对照放线菌素 D, ED_{50} = 0.00081μg/mL; $HepG_2$, ED_{50} = 0.040 μg/mL, 对照氟尿嘧啶, ED_{50} = 0.033μg/mL; HT29, ED_{50} = 0.29μg/mL, 对照氟尿嘧啶, ED_{50} = 0.074 μg/mL; HCT116, ED_{50} = 0.28μg/mL, 对照氟尿嘧啶, ED_{50} = 0.48μg/mL; MCF7, ED_{50} = 0.97μg/mL; MCF7- ras, ED_{50} = 0.090μg/mL)[774]; 增强 TNF-*α* 的形成 (小鼠类巨噬细胞 RAW264.7, 脂多糖诱导的, 强活性)[774]. 【来源】爵床 *Rostellularia procumbens* [Syn. *Justicia procumbens*] (全株: 产率 = 0.0004%干重)[774], 瘤状单叶芸香 *Ruta tuberculata* [Syn. *Haplophyllum tuberculatum*], 拟芸香属 *Haplophyllum patavinum* (苗). 【文献】273, 681, 774.

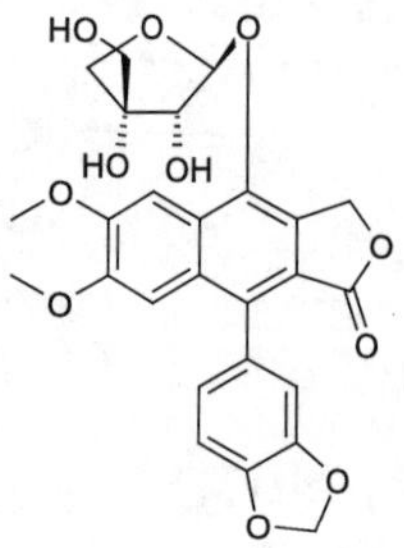

11.3 二苯并环辛二烯木脂体

1142 Benzoylisogomisin O 苯甲酰异戈米辛 O

$C_{30}H_{32}O_8$ (520.58). $[\alpha]_D^{23}$ = −13.5° (*c* = 1.23, 三氯甲烷). 【类型】二苯并环辛二烯木脂体. 【活性】活化 T 细胞的细胞核因子 NFAT 转录因子抑制剂 [IC_{50} = (11.06±1.02)μmol/L, 对照环孢素 A, IC_{50} = (1.20± 0.29) nmol/L][941]. 【来源】冷饭团 *Kadsura coccinea* [syn. *Kadsura chenensis*; *Kadsura hainanensis*], 五味子 *Schisandra chinensis*. 【文献】171, 941.

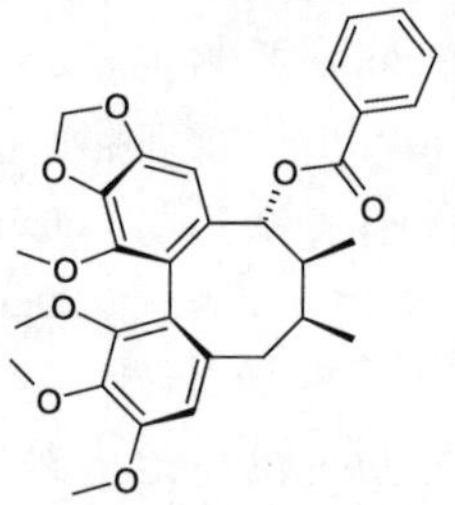

1143 Deoxyschizandrin 五味子甲素 (去氧五味子素)

Wuweizisu A; Schizandrin A [61281-38-7] $C_{24}H_{32}O_6$ (416.52). $[\alpha]_D^{23}$ = +86.7° (*c* = 0.30, 三氯甲烷). 【类型】二苯并环辛二烯木脂体. 【活性】抗肝毒 (鼠, 四氯化碳引起的, 显著的促进肝中糖原的生成); 活化 T 细胞的细胞核因子 NFAT 转录因子抑制剂 [IC_{50} = (7.23±0.21)μmol/L, 对照环孢素 A, IC_{50} = (1.20± 0.29) nmol/L][941]. 【来源】红花五味子 *Schisandra rubriflora*, 华中五味子 *Schisandra sphenanthera* (干燥成熟果实: 12 产地含量范围 = 0.07%~5.65%, 平均含量 = 1.65%)[1025], 五味子(北五味子) *Schisandra chinensis* (干燥成熟果实: 6 产地含量范围 = 0.17%~1.10%, 平均含量 0.52%)[1025]. 【文献】2, 170, 941, 1025.

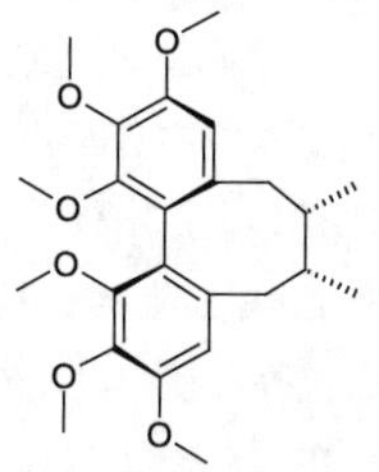

1144 Gomisin E 戈米辛 E

[72960-21-5] $C_{28}H_{34}O_9$ (514.58). $[\alpha]_D^{23}$ = +25.0° (*c* = 0.40, $CHCl_3$). 【类型】二苯并环辛二烯木脂体. 【活性】活化 T 细胞的细胞核因子 NFAT 转录因子抑制剂 [IC_{50} = (4.73±0.09)μmol/L, 对照环孢菌素 A, IC_{50} =

(1.20±0.29)nmol][941]. 【来源】五味子 *Schisandra chinensis*. 【文献】2, 941.

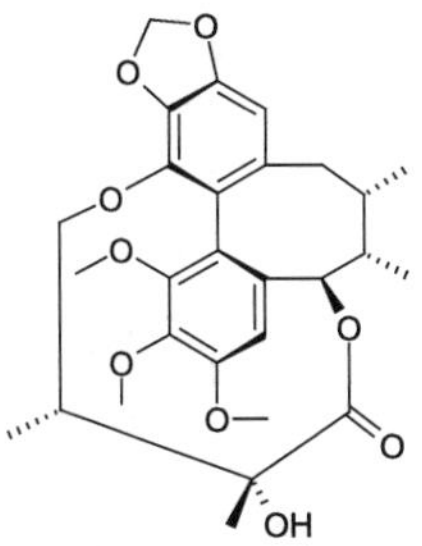

1145 Gomisin J 戈米辛 J

[66280-25-9] $C_{22}H_{28}O_6$ (388.46). 【类型】二苯并环辛二烯木脂体. 【活性】抗肿瘤 (小鼠, TPA 诱导的皮肤肿瘤); 抑制血管收缩 (狗肠系膜动脉, 钙诱导的血管收缩, IC_{50} = 12μmol/L, 前列腺素 $F_{2\alpha}$ 诱导的, IC_{50} = 17μmol/L); 增加冠脉血流 (麻醉犬); 抗肝毒 (大鼠肝细胞, 四氯化碳诱导的 GPT 升高, 0.1 mg/mL); 抗氧化剂 (大鼠肝线粒体, Fe^{2+}/VC 引起的脂质过氧化, IC_{50} = 5.5μmol/L, ADP/NADPH 引起的脂质过氧化, IC_{50} = 4.7μmol/L); 心肌保护剂 (抑制心肌细胞钙异常 产生的丙二醛, 10μmol/L); cAMP 磷酸二酯酶抑制剂 (IC_{50} = 136μmol/L); 抗 HIV (*in vitro*); 抑制胃溃疡 (鼠, orl, 100mg/kg, 防止实验型应激引起的胃溃疡). 【来源】五味子 *Schisandra chinensis*. 【文献】2, 363, 364, 365, 366, 367, 368, 369.

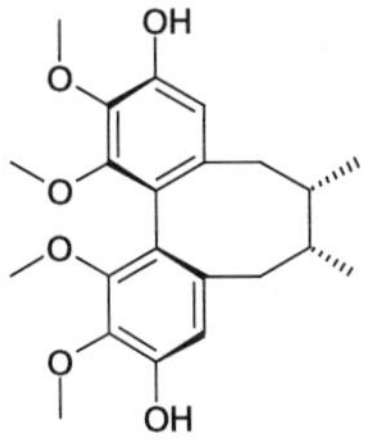

1146 Gomisin N 戈米辛 N

[69176-52-9] $C_{23}H_{28}O_6$ (400.48). $[\alpha]_D^{23} = -83.4°$ (*c* = 1.07, 三氯甲烷). 【类型】二苯并环辛二烯木脂体. 【活性】活化 T 细胞的细胞核因子 NFAT 转录因子抑制剂 [IC_{50} = (1.33±0.05)μmol/L, 对照环孢素 A, IC_{50} = (1.20± 0.29)nmol/L][941]. 【来源】五味子 *Schisandra chinensis*. 【文献】941.

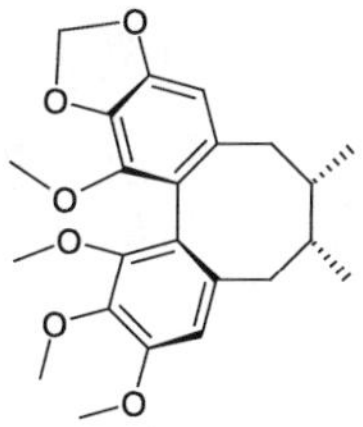

1147 Gomisin T 戈米辛 T

Gomisin T-ol [119139-66-1] $C_{23}H_{30}O_7$ (418.49). 白色无定形粉末, $[\alpha]_D^{23}$ = +60° (*c* = 0.50, 三氯甲烷). 【类型】二苯并环辛二烯木脂体. 【活性】5-脂加氧酶抑制剂 (100μmol/ml, 抑制率 = 55.6%). 【来源】五味子 *Schisandra chinensis*. 【文献】2, 219.

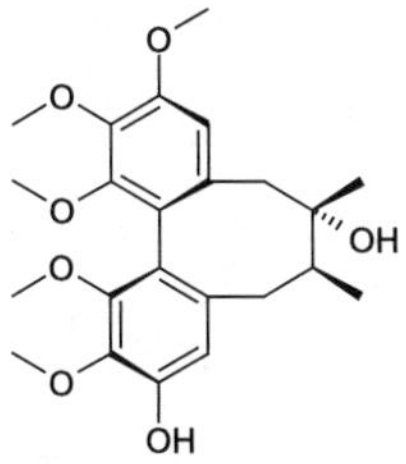

1148 Schisandrol A 五味子醇 A (五味子素)

Wuweizichun A [7432-28-2] $C_{24}H_{32}O_7$ (432.52). mp 118~119℃, 133℃, $[\alpha]_D^{23}$ = +76.1° (*c* = 0.71, 三氯甲烷). 【类型】二苯并环辛二烯木脂体. 【活性】止痛; 退热剂; 解痉; 平滑肌松弛剂; 利胆剂; 抗肝毒 (改善四氯化碳和半乳糖胺对肝的损伤, 减少 SGPT 和 SGOT); 中枢镇静; 抑制胃分泌; 减慢心率; 滋补 (五味子的有效成分); 活化 T 细胞的细胞核因子 NFAT 转录因子抑制剂 [IC_{50} = (1.34± 0.05) μmol/L, 对照环孢菌素 A, IC_{50} = (1.20±0.29) nmol/L][941]. 【来源】胡卢巴 *Trigonella foenum-graecum*, 华中五味子 *Schisandra sphenanthera* (干燥成熟果实: 3 产地含量范围 = 0.004%~0.079%, 平均含量 = 0.04%)[1025], 五味子 (北五味子) *Schisandra chinensis* (干燥成熟果实: 6 产地含量范围 = 2.24%~9.87%, 平均含量 4.39%)[1025]. 【文献】2, 4, 6, 130, 941, 1025.

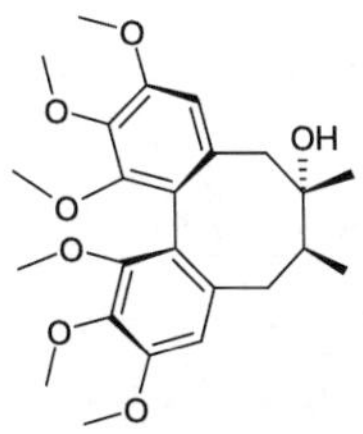

1149 Schisandrol B 五味子醇 B

$C_{23}H_{28}O_7$ (416.48). $[\alpha]_D^{23}$ = +72.2° (*c* = 0.53, 三氯甲烷). 【类型】二苯并环辛二烯木脂体.【活性】活化 T 细胞的细胞核因子 NFAT 转录因子抑制剂 [IC_{50} = (16.37±1.00)μmol/L, 对照环孢素 A, IC_{50} = (1.20±0.29)nmol/L][941].【来源】华中五味子 *Schisandra sphenanthera* (干燥成熟果实: 3 产地含量范围 = 0.027%~0.038%, 平均含量 = 0.032%)[1025], 五味子(北五味子) *Schisandra chinensis* (干燥成熟果实: 6 产地含量范围 = 0.74%~3.75%, 平均含量 1.40%)[1025].【文献】941, 1025.

1150 Schizandrin C 五味子素 C (五味子丙素)

Schisandrin C; Wuweizisu C [61301-33-5] $C_{22}H_{24}O_6$ (384.43). $[\alpha]_D^{23}$ = −57.4° (*c* = 0.85, 三氯甲烷).【类型】二苯并环辛二烯木脂体.【活性】抗肿瘤 (潜在的抗肿瘤促进剂筛选, TPA 诱导的 EBV-EA, mol ratio/TPA = 1000, EBV-EA 的相对百分数 = (2.6± 0.2)% (阳性对照值 32pmol, 20ng TPA =100%), Raji 细胞生存能力 = 70%)[781]; 抗肝毒 (鼠, 四氯化碳或硫代乙酰胺引起的肝细胞毒素, 100mg/kg orl, 降低 SGPT); 活化 T 细胞的细胞核因子 NFAT 转录因子抑制剂 [IC_{50} = (7.54±0.22)μmol/L, 对照环孢素 A, IC_{50} = (1.20±0.29)nmol/L][941].【来源】长梗南五味子 *Kadsura peltigera* [Syn. *Kadsura longipedunculata*], 红花五味子 *Schisandra rubriflora*, 华中五味子 *Schisandra sphenanthera* (干燥成熟果实: 2 产地含量范围 = 0.08%~0.12%, 平均含量 = 0.10%)[1025], 内南五味子 *Kadsura interior* (茎)[781], 五味子(北五味子) *Schisandra chinensis* (干燥成熟果实: 6 产地含量范围 = 0.20%~1.32%, 平均含量 0.60%)[1025].【文献】2, 12, 170, 781, 941, 1025.

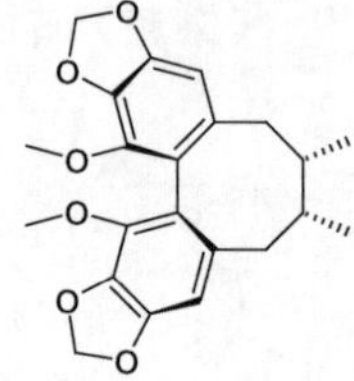

11.4 环丁烷型木脂体

1151 Magnosalin 柳叶玉兰脂素

[81861-74-7] $C_{24}H_{32}O_6$ (416.52). 晶体 (乙醚−己烷), mp 98~99℃, $[\alpha]_D$ = 0° (三氯甲烷).【类型】木脂体(环丁烷型).【活性】抗血管生成 (大鼠, 抑制胎牛血清 fetal bovine serum, FBS 和白介素 IL-1*α* 诱导的血管内皮细胞的形成); 抗炎 (小鼠, 50μg/d, 显著减小肉芽肿的重量和气囊渗出液的体积); 抗风湿剂 (显著抑制白介素 IL-1*α* 诱导的滑液细胞的增殖); CYP3A4 抑制剂和 CYP2D6 抑制剂 (*in vitro*, CYP3A4, IC_{50} = 85.4μmol/L; CYP2D6, IC_{50} > 100μmol/L; 对照酮康唑, CYP3A4, IC_{50} = 0.72μmol/L; 对照奎尼丁, CYP2D6, IC_{50} = 0.082μmol/L)[844].【来源】石荠苎 *Mosla scabra* [Syn. *Mosla punctata*], 荜澄茄 *Piper cubeba* (果实: 产率 = 0.00011%干重)[844].【文献】179, 260, 371, 372, 373, 844.

11.5 新 木 脂 体

1152 (+)-Acuminatin (+)-渐尖木兰亭

$C_{21}H_{24}O_4$ (340.42).【类型】新木脂体.【活性】NO 生成抑制剂 (鼠, 由脂多糖/IFN 活化的类巨噬细胞株 RAW264.7, IC_{50} = 56.7μmol/L, 对照槲皮素, IC_{50} = 26.8 μmol/L)[442].【来源】海风藤 *Piper kadsura* [Syn. *Piper futokadsura*], 渐尖木兰 *Magnolia acuminata*【文献】273, 442.

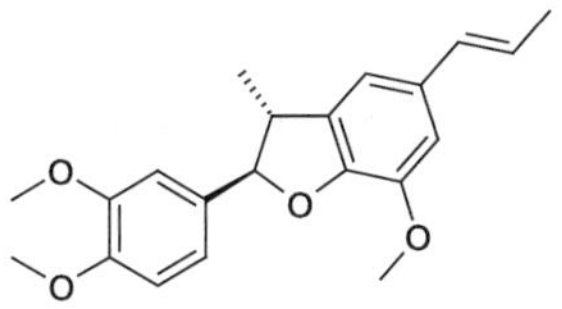

1153 (−)-Denudatin B (−)-白玉兰亭 B

$C_{21}H_{24}O_5$ (356.42). 无色油状液体, $[\alpha]_D^{15} = -76.4°$ (c = 0.11, 三氯甲烷). 【类型】新木脂体. 【活性】PAF 拮抗剂 (IC_{50} = 7.5μmol/L); PAF 受体拮抗剂 (5μg/mL, 抑制率 = 80.1%, 10μg/mL, 抑制率 = 100%); 用于治疗风湿性关节炎和哮喘; 钙拮抗 (28μmol/L, 活性= 100%; 豚鼠结肠带); 血管松弛剂 (抑制钙内流, 增加 cGMP); 抗血小板活性 (非特异性). 【来源】望春玉兰 *Magnolia biondii* [Syn. *Magnolia fargesii*], 海风藤 *Piper kadsura* [Syn. *Piper futokadsura*]. 【文献】31, 170, 289, 298, 299, 300.

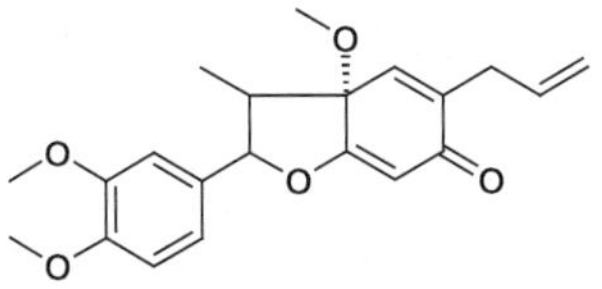

1154 Dimethyl ester of (1α,2α,3α,4α)-2,4-bis(3,4-dihydroxyphenyl)-1,3-cyclobutanedicarboxylic acid (1α,2α,3α,4α)-2,4-双(3,4-二羟基苯基)-1,3-环丁烷二羧酸二甲酯

$C_{20}H_{20}O_8$ (388.38). 无色针状结晶, $[\alpha]_D = 0°$ (c = 0.47, 甲醇). 【类型】新木脂体. 【活性】抗组胺 (抑制组胺释放, 大鼠肥大细胞, 抗原抗体反应引起的, IC_{50} = 16.9μg/mL, 对照消炎痛(茚甲新), IC_{50} = 89.5 μg/mL)[541]; 前列腺素 E_2 生成抑制剂 (30μg/mL, 抑制率 = 76.5%)[541]. 【来源】小花鬼针 *Bidens parviflora* 【文献】541.

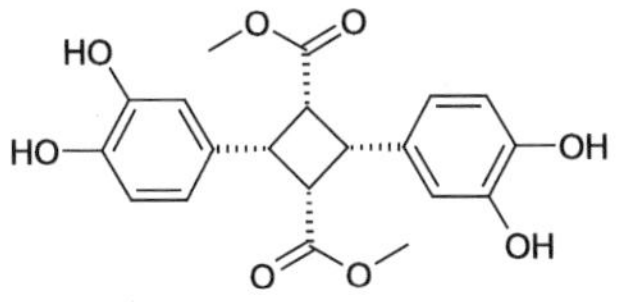

1155 8'-Epi-cleomiscosin A 8'-表-黄花菜木脂素 A*

$C_{20}H_{18}O_8$ (386.36). 无定形粉末, $[\alpha]_D^{25}$ = +15.5° (c = 0.1, 全氘吡啶). 【类型】新木脂体. 【活性】酪氨酸酶抑制剂 [IC_{50} = (1.33±1.06)μmol/L, 对照麴酸 IC_{50} = (16.67±0.52)μmol/L, 对照 *L*-含羞草碱 IC_{50} = (3.68±0.02)μmol/L][444]. 【来源】阿富汗杜鹃花 *Rhododendron collettianum*. 【文献】444.

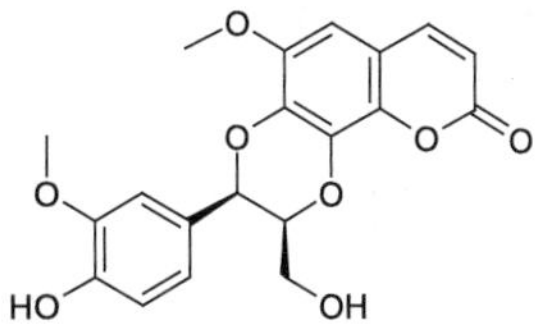

1156 Honokiol 和厚朴酚

[35354-74-6] $C_{18}H_{18}O_2$ (266.34). mp 87.5℃. 【类型】新木脂体. 【活性】保肝 (抑制细胞 LDH, AST 泄漏和细胞死亡, 1.5μmol/L tBH 预处理 1h, 有效剂量 = 20 μmol/L, 40μmol/L; 30μmol/L GalN 预处理, 有效剂量 = 1μmol/L, 5μmol/L 和 20μmol/L)[942]; 保肝 [抑制tBH诱导的脂类过氧化,培养的大鼠肝细胞, 硫代巴比妥酸反应物质 (TBARS)实验, 有效剂量 = 5, 20 和 40μmol/L][942]; 保肝 (抑制解毒剂谷胱甘肽GSH的排空, 用tBH处理的细胞其 GSH 浓度降低为正常值的 17%, 有效剂量 = 5μmol/L, 20μmol/L 和 40μmol/L; 用 GalN 处理的, 有效剂量 = 1μmol/L, 5μmol/L 和 20μmol/L)[942]; 抗氧化剂 (保护大鼠心肺线粒体抗脂类过氧化; 羟基自由基清除剂)[952]; 血小板聚集抑制剂[952]; 抗心律失常[952]; 抗心肌缺血 (心肌缺血再灌注引起的损伤)[952]; 抗心肌梗死 (大鼠, 缩小冠状动脉梗死面积)[952]; 增加缺氧的耐受性 (大鼠, 剂量为 0.01μg/kg, 0.1μg/kg 和 1.0μg/kg 时静脉内输注后无明显的血流动力学变化, 而剂量为 0.1μg/kg 或 1.0μg/kg 时明显缩小梗死的总体积)[952]; 抗菌 (革兰阴性菌和抗酸性细菌); 抗龋齿 (抑制牙齿腐烂); 抗真菌; 中枢镇静; 骨骼肌松弛剂; 杀虫剂. 【来源】凹叶厚朴 *Magnolia biloba*, 厚朴 *Magnolia officinalis* (树皮: 5 产地含量范围 = 1.05%~6.82%, 平均含量 = 4.61%)[1025], 日本厚朴 *Magnolia obovata* (干燥的树皮). 【文献】2, 156, 170, 171, 273, 942, 952, 1022, 1025.

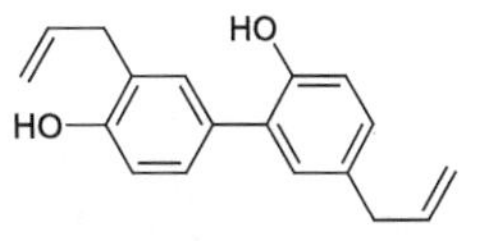

1157 *threo*-(7*S*,8*R*)-1-(4-Hydroxyphenyl)-2-[4-(*E*)-propenylphenoxy]-propan-1-ol 苏式-(7*S*,8*R*)-1-(4-羟基苯基)-2-[4-(*E*)-丙烯基苯氧基]-正丙基-1-醇*

$C_{18}H_{20}O_3$ (284.36). 黄色油状物; $[\alpha]_D^{20} = +24.99°$ (*c* = 0.5, 三氯甲烷). 【类型】新木脂体. 【活性】抑制活化 T 细胞的细胞核因子 NFAT 的转录 [IC_{50} = (15.6±0.4)μmol/L, 对照环孢素 A, IC_{50} = (0.29±0.01) μmol/L][441]. 【来源】华茶藨 *Ribes fasciculatum* var. *chinense*. 【文献】441.

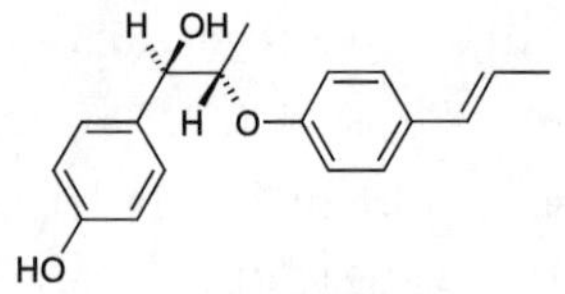

1158 Isoamericanin A 异美商路素 A

[109063-85-6] $C_{18}H_{16}O_6$ (328.32). mp 177~178℃, $[\alpha]_D$ = ±0° (*c* = 1.01). 【类型】新木脂体. 【活性】刺激 PGI_2 释放 (10μmol/L, 使 PGI_2 释放 149.8%); 滋养神经 (10μmol/L, 提高大鼠脑半球胆碱乙酰转移酶的活性). 【来源】美商陆 *Phytolacca americana* [Syn. *Phytolacca decandra*]. 【文献】196, 218.

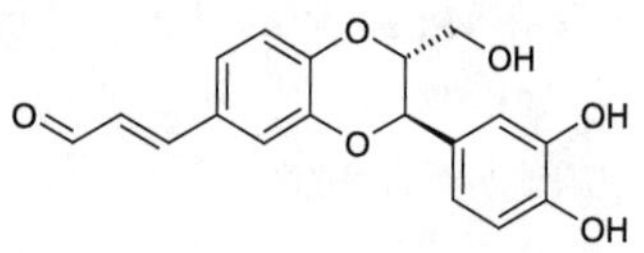

1159 Isoocobullenone 异南非樟桂烯酮*

$C_{21}H_{22}O_6$ (370.41). 【类型】新木脂体. 【活性】抗炎 [5-脂加氧酶抑制剂, IC_{50} > 100μmol/L; COX-1 抑制剂, > 500μmol/L, 无活性, 对照消炎痛(茚甲新), IC_{50} = 3.1μmol/L; COX-2 抑制剂, > 500μmol/L, 无活性, 消炎痛(茚甲新), IC_{50} = 188μmol/L][631]. 【来源】南非樟桂* *Ocotea bullata* (茎皮). 【文献】631.

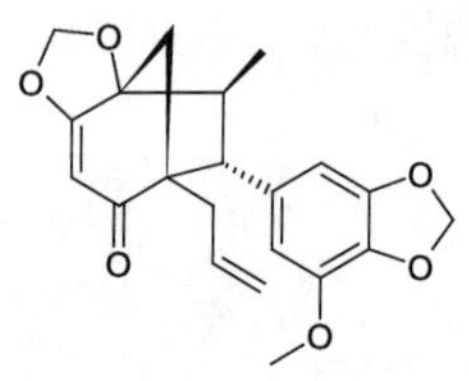

1160 Magnosalicin 柳叶木兰脂素

[93376-03-5] $C_{24}H_{32}O_7$ (432.52). 晶体 (甲醇), mp 134.5~135℃. 【类型】新木脂体. 【活性】PAF 拮抗剂; 用于治疗变应性症和鼻部积脓症. 【来源】柳叶木兰 *Magnolia salicifolia*. 【文献】170, 273.

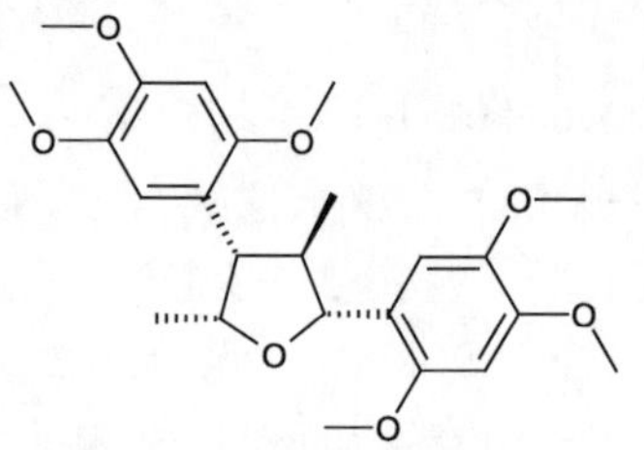

1161 Ocobullenone 南非樟桂烯酮*

$C_{21}H_{22}O_6$ (370.41). 【类型】新木脂体. 【活性】抗炎 [5-脂加氧酶抑制剂, IC_{50} = 100μmol/L; COX-1 抑制剂, > 500μmol/L, 无活性, 对照消炎痛(茚甲新), IC_{50} = 3.1μmol/L; COX-2 抑制剂, > 500μmol/L, 无活性, 消炎痛(茚甲新), IC_{50} = 188μmol/L][631]. 【来源】南非樟桂* *Ocotea bullata* (茎皮). 【文献】631.

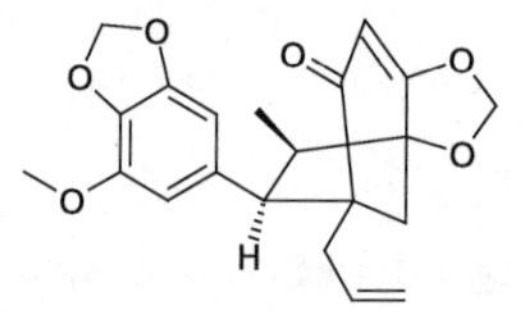

1162 Phyllostadimer A 孟宗竹二聚体 A*

$C_{42}H_{50}O_{16}$ (810.86). 无定形粉末; mp 117~119℃, $[\alpha]_D = -4.0°$ (*c* = 1.0, 三氯甲烷). 【类型】新木脂体. 【活性】抗氧化剂 (脂类过氧化抑制, ADP/Fe^{2+}-诱导的, IC_{50} = 15μmol/L, 对照维生素 E, IC_{50} = 235 μmol/L)[547]. 【来源】孟宗竹 *Phyllostachys edulis* (竹茎). 【文献】547.

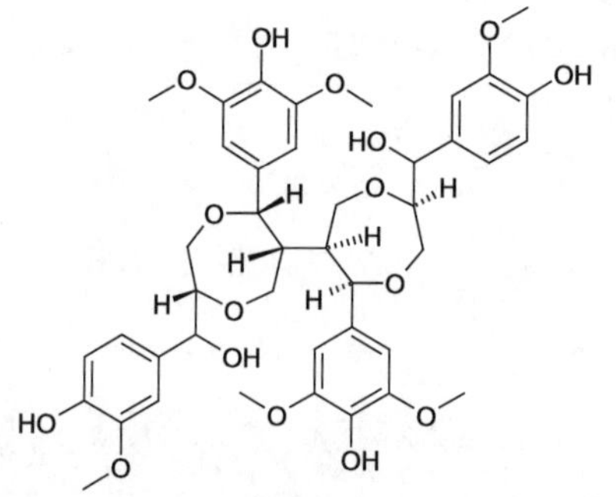

1163 Sauchinone 三白草酮*

$C_{20}H_{20}O_6$ (356.38). 无色针晶, mp 223~225°C, $[\alpha]_D^{25} = -96.2°$ (*c* = 1.7, 三氯甲烷). 【类型】新木脂体.

【活性】抗炎 (脂多糖刺激的 RAW264.7 细胞, NO 生成抑制剂, 通过抑制RelA亚基的反式激活活性来抑制 NF-κB)[1012]. 【来源】三白草 *Saururus chinensis*. 【文献】1012.

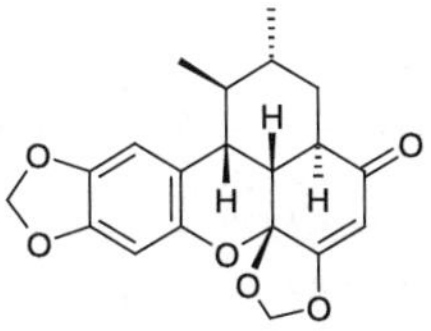

1164 Sibyllenone

$C_{21}H_{22}O_6$ (370.41). 无色晶体, mp 160℃, $[\alpha]_D^{23} = 0°$ ($c = 0.0021$, 三氯甲烷). 【类型】新木脂体. 【活性】抗炎 [5-脂加氧酶抑制剂, $IC_{50} = 18.6\mu mol/L$; COX-1 抑制剂, > 500μmol/L, 无活性, 对照消炎痛(茚甲新), $IC_{50} = 3.1\mu mol/L$; COX-2 抑制剂, > 500 μmol/L, 无活性, 消炎痛(茚甲新), $IC_{50} = 188$ μmol/L][631]. 【来源】南非樟桂* *Ocotea bullata* (茎皮). 【文献】631.

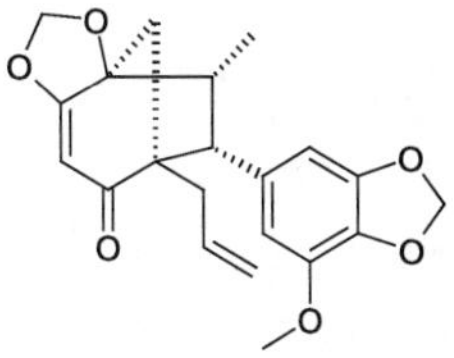

12. 鞣　质

12.1　没食子酯鞣质

1165　Agrimoniin 龙牙草鞣素

$C_{82}H_{54}O_{52}$ (1871.33).【类型】没食子酯鞣质.【活性】抗肿瘤 (S_{180}); 抗腹泻; 止血剂; 抗氧化剂 (大鼠, 肝脂肪线粒体); 驱肠虫剂.【来源】龙芽草 *Agrimonia pilosa*, 日本龙芽草* *Agrimonia japonica*, 蛇含委陵菜 *Potentilla kleiniana*.【文献】170.

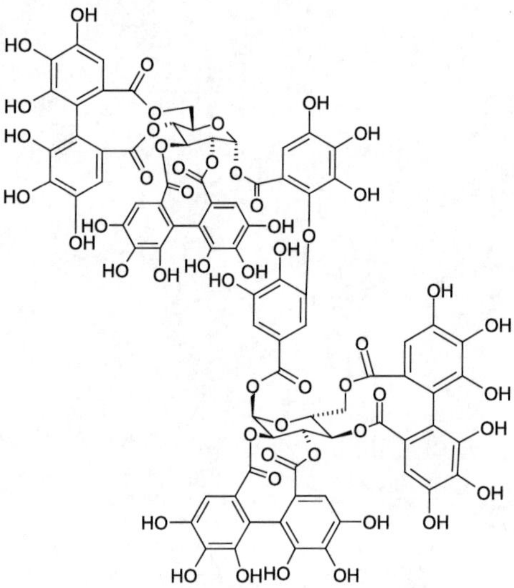

1166　Alnusiin 桤木鞣素

[78836-99-4] $C_{41}H_{26}O_{26}$ (934.65).【类型】没食子酯鞣质.【活性】抗肿瘤 (S_{180}); 抗氧化剂 (脂类过氧化抑制剂, 大鼠, 脂肪细胞线粒体和肝细胞粗粒体).【来源】西博德桤木* *Alnus sieboldiana*.【文献】170.

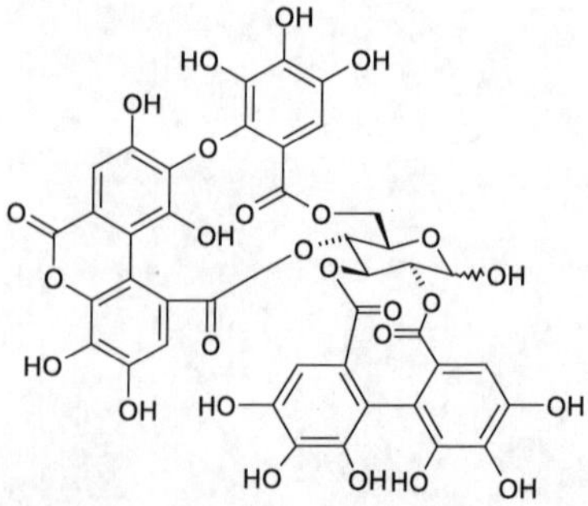

1167　Casuarinin 木麻黄鞣宁

[79786-01-9] $C_{41}H_{28}O_{26}$ (936.66). 纯度 > 98%, $[\alpha]_D^{28}$ = +40.2°.【类型】没食子酯鞣质.【活性】抗氧化剂 (兔, 红细胞膜系统); 抗氧化剂 (大鼠肝细胞粗粒体, 抑制脂类过氧化作用); 抗氧化剂 (类似超氧化物歧化酶活性, EC_{50} = 57.7μmol/L, 对照没食子酸, EC_{50} = 31.7μmol/L, *L*-抗坏血酸, EC_{50} = 34.6μmol/L)[542]; 抗氧化剂 (DPPH 清除剂, EC_{50} = 0.78μmol/L, 对照没食子酸, EC_{50} = 5.88μmol/L, *L*-抗坏血酸, EC_{50} = 6.25 μmol/L)[542]; 细胞毒 (抗细胞增殖, *in vitro*, MCF7, 10μmol/L, 抑制率 = 72.3%; IC_{50} = 6.04μmol/L)[906]; 抗氧化剂 (保护培养的 MDCK 细胞不受过氧化氢诱导的氧化及 DNA 氧化损伤)[638].【来源】阿江榄仁 *Terminalia arjuna* (树皮), 多枝桉 *Eucalyptus viminalis*, 番石榴干 *Psidium guajava*, 费约果 *Feijoa sellowiana*, 胡桃仁 *Juglans regia*, 路路通 *Liquidambar formosana* [Syn. *Liquidambar taiwaniana*], 蒲桃 *Syzygium jambos*.【文献】170, 542, 638, 906.

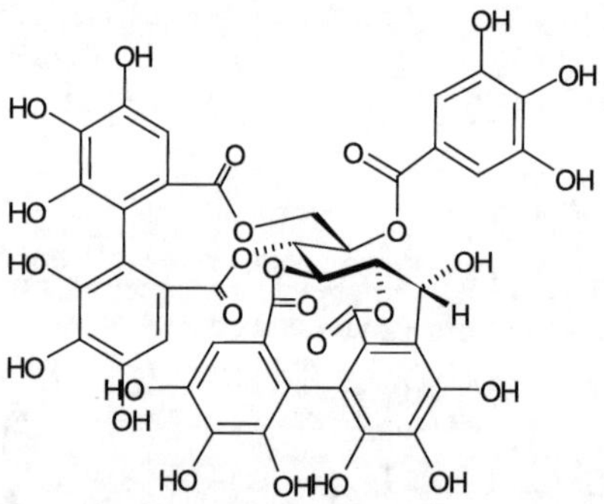

1168　Chebulagic acid 诃子鞣酸

[23094-71-5] $C_{41}H_{30}O_{27}$ (954.68). mp > 240℃.【类型】没食子酯鞣质.【活性】抗氧化剂 (脂类过氧化抑制剂, 大鼠肝细胞线粒体); 促进脂肪分解 (大鼠脂肪细胞, ACTH 诱导的); 抗菌 (胡萝卜软腐欧文菌, IZD = 19 mm/100μg, 对照槲皮素硫酸盐, IZD = 21mm/10μg; 金黄色葡萄球菌, IZD = 11mm/100μg, 槲皮素硫酸盐,

IZD = 14mm/10μg; 邻居棒状杆菌, IZD = 10mm/100μg, 槲皮素硫酸盐, IZD = 28mm/10μg)[924]; 抗真菌 (白念珠菌, IZD = 12mm/100μg, 对照制霉菌素, IZD = 11 mm/20μg)[924]; 黄质氧化酶抑制剂 (IC_{50} = 46.3μg/mL, IC_{50} = 48μmol/L; 对照槲皮素, IC_{50} = 3.4μg/mL, IC_{50} = 10μmol/L)[924]. 【来源】庵摩勒 *Phyllanthus emblica* (果汁和枝叶)[531], 草原老鹳草 *Geranium pratense*, 大叶库诺尼* *Cunonia macrophylla* (叶), 诃子 *Terminalia chebula*, 油柑木皮 *Phyllanthus emblica*, 油柑叶 *Phyllanthus emblica*. 【文献】6, 170, 531, 924.

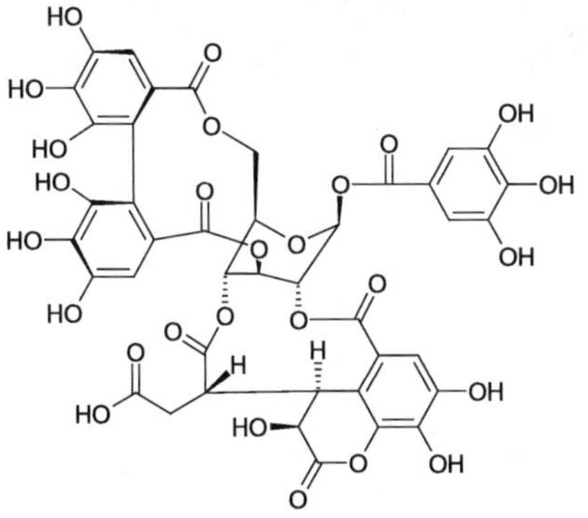

1169 Chebulinic acid 诃子林鞣酸

[18942-26-2] $C_{41}H_{32}O_{27}$ (956.70). mp 234℃. 【类型】没食子酯鞣质. 【活性】抗氧化剂 (脂类过氧化抑制剂, 大鼠肝细胞微粒体); 促进脂肪分解 (由 ACTH 诱导的). 【来源】庵摩勒 *Phyllanthus emblica*, 诃子 *Terminalia chebula*, 油柑木皮 *Phyllanthus emblica*, 油柑叶 *Phyllanthus emblica*. 【文献】6, 170.

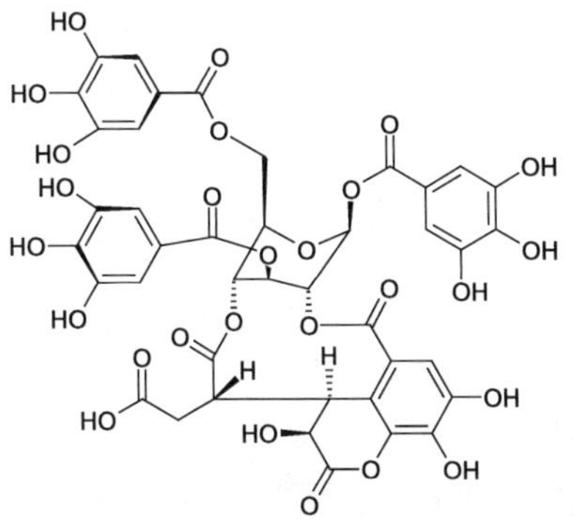

1170 Corilagin 诃子次鞣素

[23094-69-1] $C_{27}H_{22}O_{18}$ (634.47). 黄色物质, mp 211℃, mp 204~205℃. 【类型】没食子酯鞣质. 【活性】抗肝毒 (*in vitro*); 抑制脂肪分解 (大鼠肝细胞微粒体内的脂解, 大鼠脂肪细胞内肾上腺素引起的脂解); TNF-*α* 释放抑制剂 (BALB/3T3 细胞, okadaic acid 刺激的, 平均 IC_{50} = 76μmol/L)[725]; 溶解血栓剂 [大鼠, 剂量依赖方式, 5mg/kg 产生和 20000U/kg 尿激酶类似的再灌注速率, 同时其再闭塞率比尿激酶低, 抑制 1 型血纤维蛋白溶酶原活化抑制剂(PAI-1)的活性并提高组织型血纤维蛋白溶酶原活化剂(tPA)的活性][1021]; 抗菌 (胡萝卜软腐欧文菌, IZD = 20mm/100μg, 对照槲皮素硫酸盐, IZD = 21mm/10μg; 金黄色葡萄球菌, IZD = 12 mm/100μg, 槲皮素硫酸盐, IZD = 14mm/10μg; 邻居棒状杆菌, IZD = 12mm/100μg, 槲皮素硫酸盐, IZD = 28mm/10μg)[924]; 抗真菌 (白念珠菌, IZD = 12 mm/100μg, 对照制霉菌素, IZD = 11mm/20μg)[924]; 黄质氧化酶抑制剂 (IC_{50} = 72.9μg/mL, IC_{50} > 100 μmol/L; 对照槲皮素, IC_{50} = 3.4μg/mL, IC_{50} = 10 μmol/L)[924]. 【来源】庵摩勒 *Phyllanthus emblica* (果汁, 枝叶)[531], 白木乌桕 *Sapium japonicum*, 蓖麻子 *Ricinus communis*, 大叶库诺尼* *Cunonia macrophylla* (叶), 诃子 *Terminalia chebula*, 桐油 *Aleurites cordata* [Syn. *Aleurites fordii*], 乌桕木根皮 *Sapium sebiferum*, 油柑木皮 *Phyllanthus emblica*, 油柑叶 *Phyllanthus emblica*, 毛果槭 *Acer nikoense*, 叶下珠 *Phyllanthus urinaria*, 槭属 *Acer* sp. 【文献】6, 170, 725, 924, 1021.

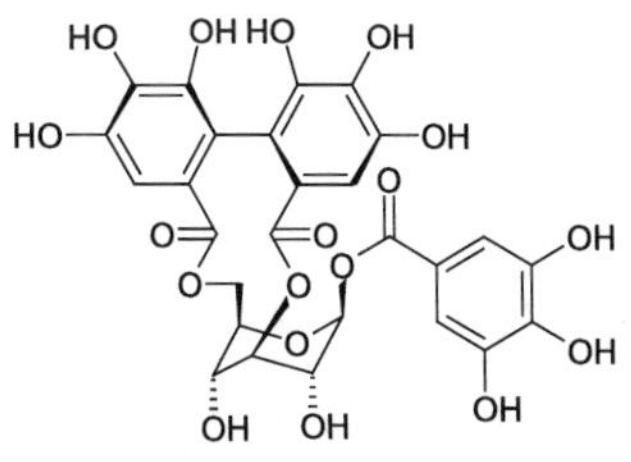

1171 Geraniin 牻牛儿鞣素

[60976-49-0] $C_{41}H_{28}O_{27}$ (952.66). 【类型】没食子酯

鞣质. 【活性】抑制动物脂肪的过氧化作用 (大鼠, 肝微粒体); 抑制脂肪分解 (大鼠, 肾上腺素引起的脂肪细胞); 促进脂肪分解 (ACTH 引起的脂肪细胞); TNF-*α* 释放抑制剂 (BALB/3T3 细胞, okadaic acid 刺激的, 平均 IC_{50} = 43μmol/L)[725]. 【来源】庵摩勒 *Phyllanthus emblica* (枝叶)[531], 毛果槭 *Acer nikoense*, 古柯 *Erythroxylum coca*, 日本马桑 *Coriaria japonica*, 野梧桐 *Mallotus japonicus*, 老鹳草属 *Geranium* sp., 大戟属 *Euphorbia* sp., 槭属 *Acer* sp., 倒挂金钟属 *Fuchsia* sp. 【文献】170, 531, 725.

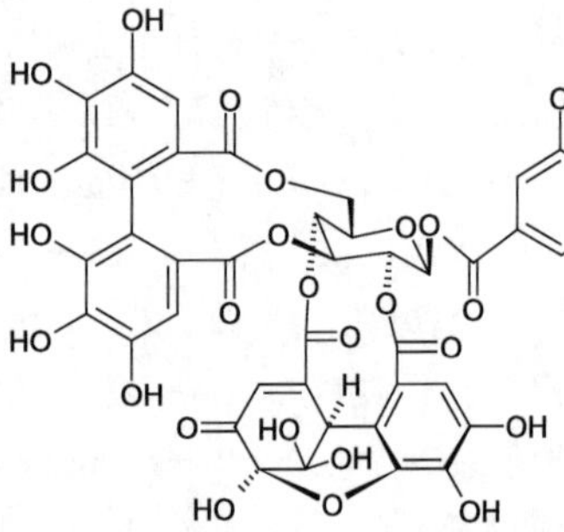

1172　Hamamelitannin 金缕梅鞣质

$C_{20}H_{20}O_{14}$ (484.37). 【类型】没食子酯鞣质. 【活性】5-脂加氧酶抑制剂 (IC_{50} = 1.0~18.7μmol/L)[724]. 【来源】白果 *Ginkgo biloba*, 红栎 *Quercus rubra*, 美洲金缕梅 *Hamamelis virginiana*, 欧洲栗 *Castanea sativa*. 【文献】171, 273, 724.

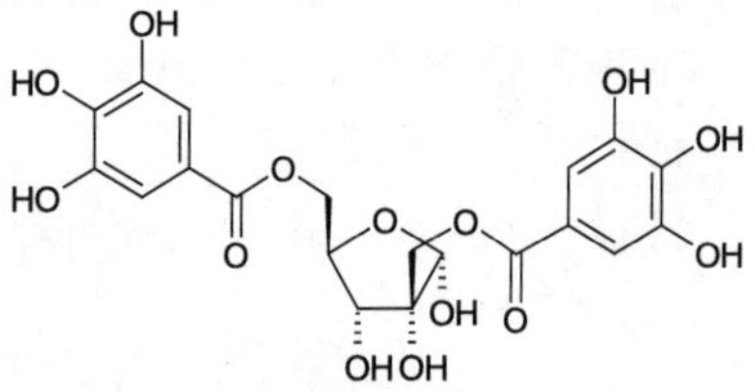

1173　Isoterchebin 异诃子鞣素

[58690-20-3] $C_{41}H_{30}O_{27}$ (954.68). 【类型】没食子酯鞣质. 【活性】抗氧化剂 (大鼠肝细胞细胞核, 抑制脂类过氧化作用). 【来源】山茱萸 *Cornus officinalis* [Syn. *Macrocarpium officinale*]. 【文献】170.

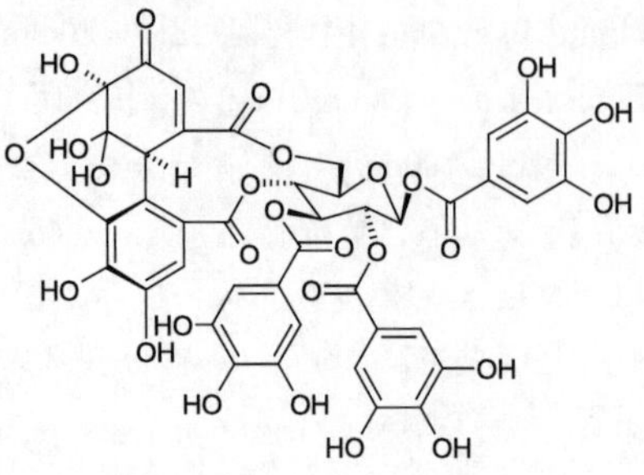

1174　Mallotusinic acid 野梧桐鞣酸

[66421-47-4] $C_{48}H_{32}O_{32}$ (1120.77). 【类型】没食子酯鞣质. 【活性】抗氧化剂 (脂类过氧化抑制剂, 大鼠肝细胞微粒体); 促进脂肪分解 (大鼠脂肪细胞, 肾上腺皮质激素诱导的). 【来源】红背山麻杆 *Alchornea trewioides*, 桐油 *Aleurites cordata* [Syn. *Aleurites fordii*], 野梧桐 *Mallotus japonicus*, 大戟属 *Euphorbia* spp. 【文献】170.

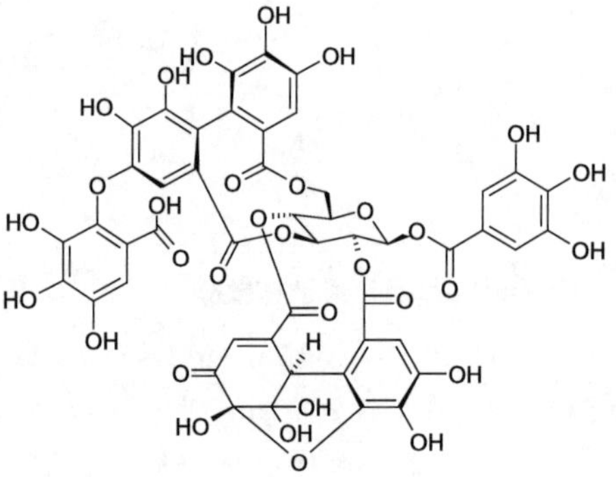

1175　Pedunculagin 花梗鞣素

[7045-42-3] $C_{34}H_{24}O_{22}$ (784.56). 土黄色无定形粉末, 易溶于甲醇和丙酮. 【类型】没食子酯鞣质. 【活性】抗肝毒 (*in vitro*); 抗氧化剂 (猫的肝细胞线粒体, 抑制脂类过氧化作用); 抗氧化剂 (类似超氧化物歧化酶活性, EC_{50} = 63.7μmol/L, 对照没食子酸, EC_{50} = 31.7 μmol/L, *L*-抗坏血酸, EC_{50} = 34.6μmol/L)[542]; 抗氧化剂 (DPPH 清除剂, EC_{50} = 4.72μmol/L, 对照没食子酸, EC_{50} = 5.88μmol/L, *L*-抗坏血酸, EC_{50} = 6.25 μmol/L)[542]. 【来源】白芍 *Paeonia albiflora* [Syn. *Paeonia lactiflora*] (新鲜果实: 产率 = 0.219%鲜重)[799], 胡桃仁 *Juglans regia*, 旌节花 *Stachyurus praecox*, 山茶 *Camellia japonica*, 桃金娘 *Rhodomyrtus tomentosa*, 小木麻黄 *Casuarina stricta*, 栎属 *Quercus* spp., 悬

钩子属 *Rubus* spp., 委陵菜属 *Potentilla* spp., 胡桃属 *Juglans* spp. 【文献】63, 170, 542, 799.

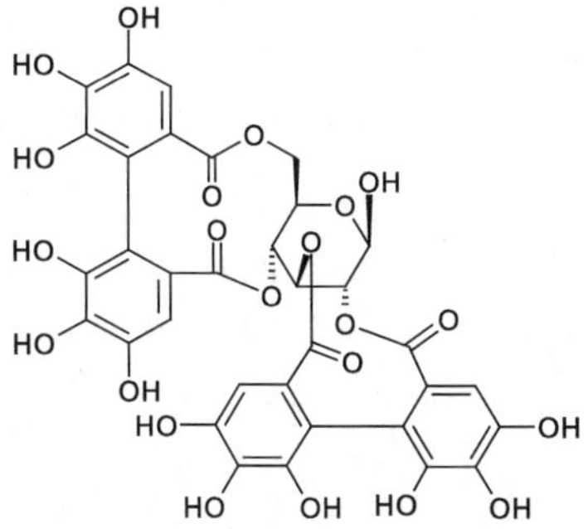

1176 1,2,3,4,6-Pentagalloylglucose 1,2,3,4,6-五没食子酰基葡萄糖

$C_{41}H_{32}O_{26}$ (940.70). 【类型】没食子酯鞣质. 【活性】抗 HIV; 抗氧化剂 (脂类过氧化抑制剂, 肝细胞线粒体和大鼠微粒体); 抗肝毒. 【来源】白蔹 *Ampelopsis japonica* [Syn. *Paullinia japonica*], 白芍 *Paeonia albiflora* [Syn. *Paeonia lactiflora*], 白芍 *Paeonia albiflora* [Syn. *Paeonia lactiflora*] (新鲜果实: 产率 = 0.043%鲜重)[799], 诃子 *Terminalia chebula*, 没食子 *Quercus infectoria* (parasitic bee: *Cynips gallae-tinctoriae*), 牡丹皮 *Paeonia moutan* [Syn. *Paeonia suffruticosa*], 挪威槭 *Acer platanoides*, 日本萍蓬草 *Nuphar japonicum*, 纤细老鹳草 *Geranium robertianum*, 油柑叶 *Phyllanthus emblica* (枝叶), 盐肤木属 *Rhus* sp., 黄栌属 *Cotinus* sp., 倒挂金钟属 *Fuchsia* sp., 柳叶菜属 *Epilobium* sp., 蔷薇属 *Rosa* sp. 【文献】2, 170, 171, 680, 799, 1022.

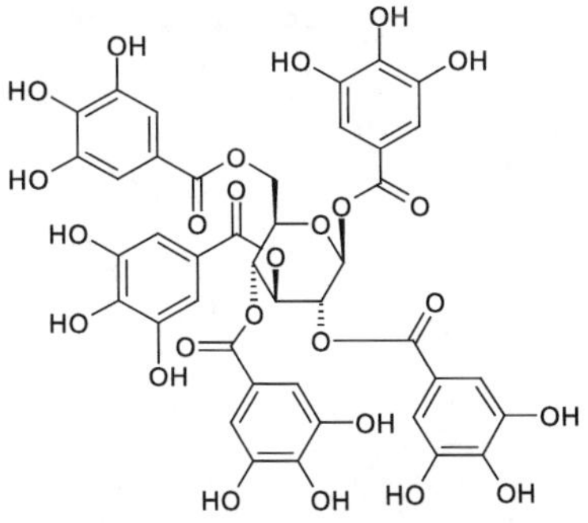

1177 Phyllanthusiin D 叶下珠鞣质 D

Acetonylgeranin A [133145-19-4] $C_{44}H_{32}O_{27}$ (992.71). 无色针状晶体, mp 245~247℃ (水−甲醇). 【类型】没食子酯鞣质. 【活性】升高血压; 抗溃疡 (鼠, 感冒应激反应引起的胃溃疡); 逆转立位性低血压 (清醒的 SHR 大鼠, 六甲双胺 hexamethonium 引起的); 调节胃液中的 cAMP 和盐酸. 【来源】龙眼叶 *Euphoria longan* [Syn. *Dimocarpus longan*]. 【文献】184.

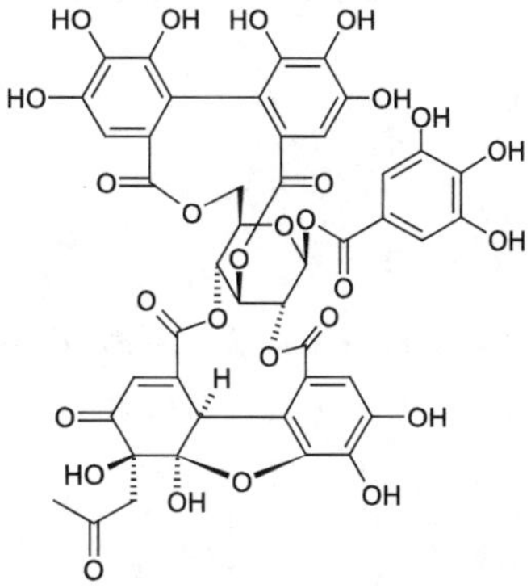

1178 3,3',4-Tri-*O*-methyl ellagic acid 3,3',4-三-*O*-甲基并没食子酸*

3,3',4'-Tri-*O*-methylellagic acid [5145-53-9] $C_{17}H_{12}O_8$ (344.28). mp 297℃ (分解). 【类型】没食子酯鞣质. 【活性】抗氧化剂 (大鼠脑组织 *in vitro*, 测量 LDL 的共轭二烯形成效应或 MDA 水平)[841]; 止血剂; 止痛; 收敛剂. 【来源】地榆 *Sanguisorba officinalis*, 石榴种子 *Punica granatum* (种子: 产率 = 0.00045%)[841], 喜树 *Camptotheca acuminata*, 紫薇根 *Lagerstroemia indica*. 【文献】6, 170, 654, 841, 1022.

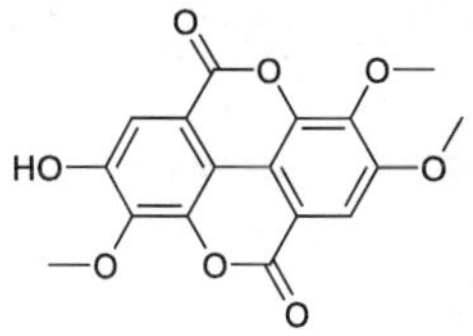

12.2 黄 酮 鞣 质

1179 3T-*O*-α-*L*-Arabinopyranosylcinnamtannin B₁ 3T-*O*-α-*L*-吡喃阿拉伯糖基桂皮丹宁 B₁

$C_{50}H_{44}O_{22}$ (996.89). 亮棕色无定形粉末, $[\alpha]_D = +17.1°$ (*c* = 1, 甲醇). 【类型】黄酮鞣质. 【活性】抗氧化剂 (抑制微粒体中倚赖烟酰胺腺嘌呤二核苷酸磷酸盐

NADPH 的脂质过氧化和亚油酸的自氧化); DPPH 清除剂 (有效清除). 【来源】可可 *Theobroma cacao*. 【文献】406.

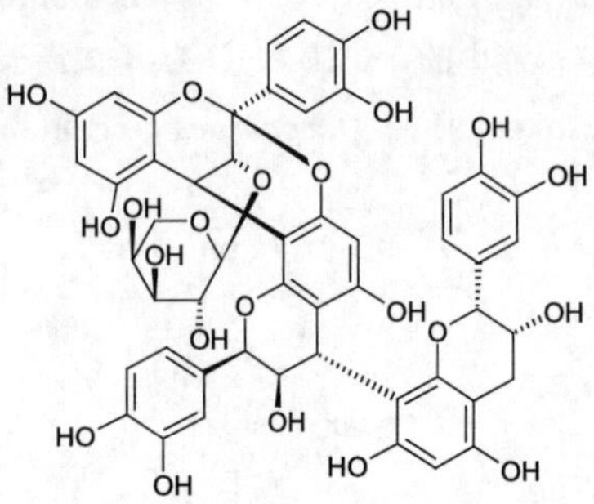

1180 3T-*O*-Arabinopyranosyl-*ent*-epicatechin-(2α→7, 4α→8)-catechin 3T-*O*-吡喃阿拉伯糖-对映-表儿茶素-(2α→7,4α→8)-儿茶素

$C_{35}H_{32}O_{16}$ (708.64). 亮棕色无定形粉末, $[\alpha]_D = -16.4°$ ($c = 1$, 甲醇). 【类型】黄酮鞣质. 【活性】抗氧化剂 (抑制微粒体中倚赖烟酰胺腺嘌呤二核苷酸磷酸盐 NADPH 的脂质过氧化和亚油酸的自氧化); DPPH 清除剂 (有效清除). 【来源】可可 *Theobroma cacao*. 【文献】406.

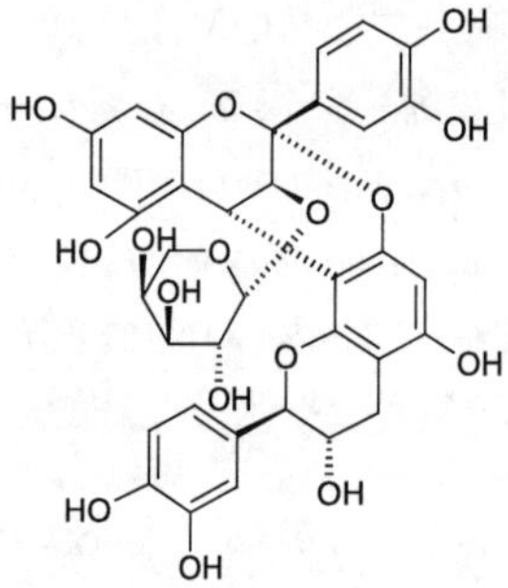

12.3 间苯三酚鞣质

1181 Eckol 鹅掌菜酚

[88798-74-7] $C_{18}H_{12}O_9$ (372.29). 无色小薄片晶体 (丙酮–水), mp 243~244℃; 无定形粉末. 【类型】间苯三酚鞣质. 【活性】抗纤维蛋白溶解 (α_2-巨球蛋白, IC_{50} = 2.5μg/mL, α_2-纤维蛋白溶酶, IC_{50} = 1.6μg/mL); 抗血栓形成; 酪氨酸酶抑制剂; 抗氧化剂 (DPPH 清除剂, IC_{50} = 11.5μmol/L, 对照抗坏血酸, IC_{50} = 10.3 μmol/L)[721]. 【来源】黑昆布 *Ecklonia kurome*, 棕藻 *Ecklonia stolonifera*. 【文献】216, 721.

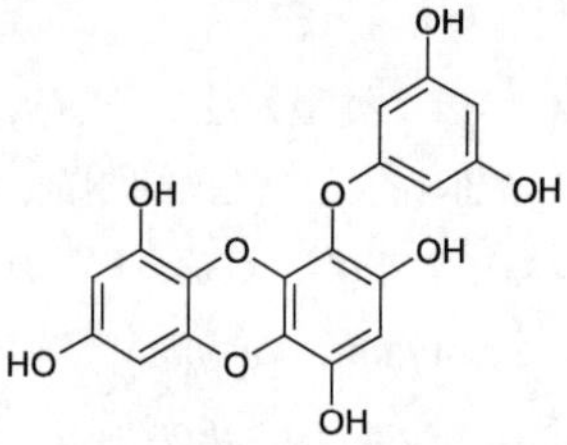

1182 2-*O*-Phloroeckol 2-*O*-间苯三酚基鹅掌菜酚

[89444-89-3] $C_{24}H_{16}O_{12}$ (496.38). 晶体, mp 206~ 207℃. 【类型】间苯三酚鞣质. 【活性】昆虫生长抑制剂; α_2-巨球蛋白抑制剂. 【来源】黑昆布 *Ecklonia kurome*. 【文献】197.

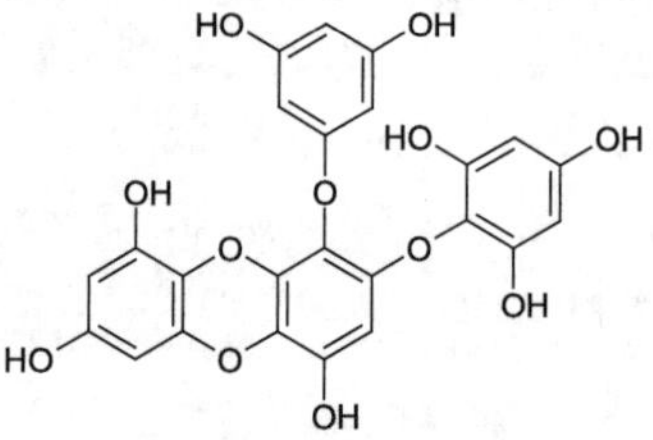

参 考 文 献

1. 汪纪武等. 植物药有效成分手册. 北京: 人民卫生出版社, 1986
2. 阴健等. 中药现代研究与临床应用(1). 北京: 学苑出版社, 1993
3. 阴健等. 中药现代研究与临床应用(3). 北京: 中医古籍出版社, 1997
4. 季宇彬等. 中药抗肿瘤有效成分药理与应用. 哈尔滨: 黑龙江科学技术出版社, 1995
5. 季宇彬等. 中药抗肿瘤有效成分药理与应用. 哈尔滨: 黑龙江科学技术出版社, 1998
6. 江苏新医学院. 中药大辞典. 上海: 上海科学技术出版社, 1977
7. 国家中医药管理局《中华本草》编委会. 中华本草(精选本上下册). 上海: 上海科学技术出版社, 1998
8. 宋振玉等. 中草药现代研究. 第 2 卷. 第 28 章 九里香. 北京: 北京医科大学中国协和医科大学联合出版社, 1996: 333-361
9. 徐国钧等. 中国药材学. 北京: 中国医药科技出版社, 1996: 1154-1156
10. 宋振玉等. 中草药现代研究. 第 1 卷. 第 1 章 附子. 北京: 北京医科大学中国协和医科大学联合出版社, 1995: 21-47
11. Guo XY, et al. Chem Pharm Bull, 2006, 54 (1): 21
12. 王洪洁等. 药学学报, 1985, 20 (11): 832
13. 胡廷默等. 药学学报, 1986, 21 (1): 29
14. Nishibe S, et al. Chem Pharm Bull, 1982, 30: 1048; 4549
15. 王秀纯等. 药学学报, 1986, 21 (3): 183
16. 徐绥绪等. 药学学报, 1987, 22 (10): 750
17. 于德泉等. 药学学报, 1987, 22 (11): 837
18. 李枫等. 药学学报, 1988, 23 (10): 739
19. 王答祺等. 药学学报, 1989, 24 (8): 593
20. 饶高雄等. 药学学报, 1991, 26 (1): 30
21. 陈敏等. 药学学报, 1991, 26 (1): 42
22. 李建北等. 药学学报, 1991, 26 (6): 437
23. 马鹏程等. 药学学报, 1991, 26 (10): 759
24. 刘锁兰等. 药学学报, 1991, 26 (11): 836
25. 王曙等. 药学学报, 1992, 27 (2): 117
26. 罗跃华等. 药学学报, 1992, 27 (2): 125
27. 贾世山等. 药学学报, 1992, 27 (6): 441
28. 姜永涛等. 药学学报, 1992, 27 (7): 528
29. 张卫东等. 药学学报, 1992, 27 (9): 670
30. 张亮等. 药学学报, 1993, 28 (1): 32
31. 马迎等. 药学学报, 1993, 28 (5): 370
32. 孔令义等. 药学学报, 1993, 28 (6): 432
33. 林茂等. 药学学报, 1993, 28 (6): 437
34. 谭沛等. 药学学报, 1993, 28 (7): 522
35. 张清华等. 药学学报, 1993, 28 (9): 673
36. 马辰等. 药学学报, 1993, 28 (9): 690
37. 姚庆强等. 药学学报, 1993, 28 (11): 829
38. 孔令义等. 药学学报, 1994, 29 (4): 276
39. 王爱国等. 药学学报, 1994, 29 (12): 899
40. 张晓峰等. 药学学报, 1995, 30 (3): 211
41. 肖永庆等. 药学学报, 1995, 30 (4): 274
42. 常琪等. 药学学报, 1995, 30 (7): 506
43. 林绥等. 药学学报, 1995, 30 (7): 513
44. 陈若云等. 药学学报, 1995, 30 (7): 526
45. 楼凤昌等. 药学学报, 1995, 30 (8): 588
46. 易以军等. 药学学报, 1995, 30 (9): 718
47. 柳江华等. 药学学报, 1996, 31 (1): 63
48. 唐元清等. 药学学报, 1996, 31 (2): 151
49. 孔令义等. 药学学报, 1996, 31 (7): 524
50. 王智民等. 药学学报, 1996, 31 (10): 764
51. 李教社等. 药学学报, 1996, 31 (11): 849
52. 果德安等. 药学学报, 1997, 32 (4): 282
53. 王芳生等. 药学学报, 1997, 32 (6): 447
54. 沈一生等. 药学学报, 1997, 32 (6): 451
55. 魏锋等. 药学学报, 1997, 32 (10): 765
56. 梁鸿等. 药学学报, 1998, 33 (1): 37
57. 李彤梅等. 药学学报, 1998, 33 (8): 591
58. 张印俊等. 药学学报, 1998, 33 (11): 836
59. 易以军等. 药学学报, 1998, 33 (11): 873
60. 张可等. 云南植物研究, 1998, 20 (3): 374
61. 洪鑫等. 云南植物研究, 1998, 20 (4): 464
62. 丁立生等. 天然产物研究与开发, 1998, 10 (1): 6
63. 刘延泽等. 天然产物研究与开发, 1998, 10 (1): 14
64. 张人伟等. 天然产物研究与开发, 1998, 10 (1): 31
65. 钟永利等. 天然产物研究与开发, 1998, 10 (2): 15
66. 赵伟杰等. 中国药物化学杂志, 1998, 8 (1): 35
67. 相婷等. 中国药物化学杂志, 1998, 8 (1): 44
68. 凌云等. 中国药物化学杂志, 1998, 8 (1): 46
69. 孙朋悦等. 中国药物化学杂志, 1998, 8 (2): 122
70. 佟晓杰等. 中国药学杂志, 1993, 28 (3): 133
71. 陈海生等. 中国药学杂志, 1993, 28 (3): 137
72. 刘金平等. 中国药学杂志, 1993, 28 (5): 277
73. 马兴元等. 中国药学杂志, 1993, 28 (12): 718
74. 王建华等. 中国药学杂志, 1994, 29 (5): 268

75. 赵恒等. 中国药学杂志, 1994, 29 (9): 523
76. 张礼萍等. 中国药学杂志, 1994, 29 (10): 600
77. 李文魁等. 中国药学杂志, 1995, 30 (8): 455
78. 汤海峰等. 中国药学杂志, 1996, 31 (4): 204
79. 迟家平等. 中国药学杂志, 1996, 31 (5): 264
80. 王菊英等. 中国药学杂志, 1996, 31 (5): 266
81. 郭澄等. 中国药学杂志, 1997, 32 (1): 8
82. 桂明玉等. 中国药学杂志, 1997, 32 (4): 204
83. 雷海民等. 中国药学杂志, 1997, 32 (5): 271
84. 白银娟等. 中国药学杂志, 1997, 32 (8): 462
85. 凌云等. 中国药学杂志, 1997, 32 (10): 584
86. 傅宏征等. 中国药学杂志, 1998, 33 (3): 140
87. 孙友富等. 中国中药杂志, 1994, 19 (2): 99
88. 潘炉台等. 中国中药杂志, 1994, 19 (2): 102
89. 周燕生等. 中国中药杂志, 1994, 19 (3): 162
90. 胡幼华等. 中国中药杂志, 1994, 19 (3): 164
91. 肖永庆等. 中国中药杂志, 1994, 19 (7): 421
92. 董小萍等. 中国中药杂志, 1994, 19 (10): 614
93. 徐丽珍等. 中国中药杂志, 1994, 19 (11): 675
94. 彭江南等. 中国中药杂志, 1994, 19 (11): 676
95. 谭洪根等. 中国中药杂志, 1994, 19 (11): 677
96. 张恩娟等. 中国中药杂志, 1993, 18 (1): 37
97. 阮金兰等. 中国中药杂志, 1993, 18 (2): 100
98. 渠桂荣等. 中国中药杂志, 1993, 18 (2): 101
99. 张宏桂等. 中国中药杂志, 1993, 18 (2): 104
100. 赵浩如等. 中国中药杂志, 1993, 18 (4): 226
101. 陈妙华等. 中国中药杂志, 1993, 18 (7): 424
102. 李其生等. 中国中药杂志, 1993, 18 (8): 486
103. 金宝渊等. 中国中药杂志, 1993, 18 (11): 675
104. 曹剑虹等. 中国中药杂志, 1993, 18 (11): 681
105. 饶高雄等. 中国中药杂志, 1993, 18 (12): 736
106. 顾世海等. 中国中药杂志, 1995, 20 (2): 105
107. 吉力等. 中国中药杂志, 1995, 20 (2): 120
108. 王秀坤等. 中国中药杂志, 1995, 20 (3): 168
109. 肖永庆等. 中国中药杂志, 1995, 20 (5): 294
110. 思秀玲等. 中国中药杂志, 1995, 20 (5): 295
111. 肖永庆等. 中国中药杂志, 1995, 20 (7): 423
112. 徐志红等. 中国中药杂志, 1995, 20 (8): 484
113. 刘桂芳等. 中国中药杂志, 1995, 20 (12): 738
114. 饶高雄等. 中国中药杂志, 1995, 20 (12): 740
115. 崔淑莲等. 中国中药杂志, 1995, 20 (12): 743
116. 阔玉凝等. 中国中药杂志, 1996, 21 (4): 232
117. 王曙等. 中国中药杂志, 1996, 21 (5): 295
118. 郭宝林等. 中国中药杂志, 1996, 21 (6): 353
119. 陈广耀等. 中国中药杂志, 1996, 21 (6): 355
120. 陈泽乃等. 中国中药杂志, 1996, 21 (7): 420
121. 鲁学照等. 中国中药杂志, 1996, 21 (7): 424
122. 饶高雄等. 中国中药杂志, 1996, 21 (8): 482
123. 何兰等. 中国中药杂志, 1996, 21 (8): 483
124. 张卫东等. 中国中药杂志, 1996, 21 (9): 550
125. 顾志平等. 中国中药杂志, 1997, 22 (1): 40
126. 魏均娴等. 中国中药杂志, 1997, 22 (4): 228
127. 韦松等. 中国中药杂志, 1997, 22 (5): 293
128. 宋蔚等. 中国中药杂志, 1997, 22 (6): 359
129. 王瑞等. 中国中药杂志, 1997, 22 (7): 421
130. 王栋等. 中国中药杂志, 1997, 22 (8): 486
131. 李更生等. 中国中药杂志, 1997, 22 (9): 548
132. 许旭东等. 中国中药杂志, 1997, 22 (11): 679
133. 鲁学照等. 中国中药杂志, 1997, 22 (11): 680
134. 张兰珍等. 中国中药杂志, 1997, 22 (12): 740
135. 石磊等. 中国中药杂志, 1997, 22 (12): 743
136. 黄浩等. 中国中药杂志, 1998, 23 (1): 37
137. 梁培瑜等. 中国中药杂志, 1998, 23 (1): 39
138. 池静端等. 中国中药杂志, 1998, 23 (1): 40
139. 王英华等. 中国中药杂志, 1998, 23 (2): 96
140. 周法兴等. 中国中药杂志, 1998, 23 (3): 164
141. 王海燕等. 中国中药杂志, 1998, 23 (3): 167
142. 凌云等. 中国中药杂志, 1998, 23 (4): 232
143. 徐丽萍等. 中国中药杂志, 1998, 23 (5): 293
144. 袁阿兴等. 中国中药杂志, 1998, 23 (6): 359
145. 敏德等. 中国中药杂志, 1998, 23 (8): 486
146. 袁久志等. 中国中药杂志, 1998, 23 (9): 548
147. 张亮等. 中国中药杂志, 1998, 23 (9): 549
148. 周雨等. 中国中药杂志, 1998, 23 (9): 551
149. 尚明英等. 中国中药杂志, 1998, 23 (10): 614
150. 马晓强等. 中国中药杂志, 1998, 23 (11): 679
151. 杜海燕等. 中国中药杂志, 1998, 23 (11): 682
152. 汪秋安等. 中国中药杂志, 1998, 23 (11): 683
153. 许旭东等. 中国中药杂志, 1998, 23 (12): 733
154. 阎文玫等. 中国中药杂志, 1998, 23 (12): 735
155. 贾宪生等. 中国中药杂志, 1998, 23 (12): 737
156. 章观德. 中国中药杂志, 1989, 14 (9): 53
157. 王钢力等. 中国中药杂志, 1996, 21 (2): 67
158. 张振德等. 中国药理学报, 1986, 7 (6): 522
159. 金秀莲等. 中国中药杂志, 1994, 19 (11): 695
160. 倪慕云等. 中国中药杂志, 1989, 14 (7): 41
161. 施卫星等. 中国药理学报, 1984, 5 (4): 222
162. Lee BL, et al. J Chromatogr A, 1997, 763 (1-2): 221
163. 李朝明等. 云南植物研究, 1998, 20 (2): 244
164. 徐美珍等. 中国中药杂志, 1997, 22 (10): 631
165. 黄西峰. 中国中药杂志, 1997, 22 (4): 247
166. 褚明艳等. 中草药, 1998, 29 (8): 564

167. 高迎等. 中国中药杂志, 1993, 18 (7): 426
168. 尤春来等. 中国药理学报, 1996, 17 (4): 382
169. 李秀才. 中国中药杂志, 1997, 22 (1): 53
170. 孙文基等. 天然活性成分简明手册. 北京: 中国医药科技出版社, 1998
171. 国家中医药管理局《中华本草》编委会. 中华本草. Vol. 上海:上海科学技术出版社, 1999: 1-30
172. 汪纪武等. 植物药有效成分手册. 北京: 人民卫生出版社, 1986
173. 李春玉等. 药学学报, 1999, 34 (8): 605
174. 金国章. 药学学报, 1987, 22 (6): 472
175. 王红梅等. 天然产物研究与开发, 1999, 11 (2): 4
176. Wu TS, et al. Phytochemistry, 1996, 43 (1): 133
177. Tan RX, et al. Phytochemistry, 1996, 42 (5): 1305
178. Li JX, et al. Planta Med, 1998, 64 (7): 628
179. Wang Q, et al. *Phytochemistry,* 2000, 54 (8): 909
180. Fan W, et al. Biol Pharm Bull, 1999, 22 (2): 157
181. 钟海军等. 中草药, 2000, 31 (7): 488
182. 杨小凤等. 药学学报, 2000, 35 (3): 208
183. 刘蕴秀等. 天然产物研究与开发, 2000, 12 (1): 87
184. 陈蕙芳等. 植物活性成分辞典. 第 1 册. 北京: 中国医药科技出版社, 2001
185. 周激文等. 云南植物研究, 1993, 15 (1): 92
186. 张崇普等. 中国医学科学院学报, 1986, 8 (3): 204
187. 陈林芳等. 中国药理学报, 1985, 6 (3): 156
188. Chem. Abstr., 1993, 119: 195131z
189. 卞如濂等. 药学学报, 1990, 25 (11): 824
190. Singh S, et al. Aust J Chem, 1991, 44 (12): 1789
191. Venkataramaiah C, et al.Chem. Abstr., 1984, 101: 147959g
192. Maeda-Hagiwara M, et al.Chem. Abstr., 1984, 101: 33049e
193. Yamada H, et al.Chem. Abstr., 1990, 112: 137264q
194. Umeyama A, et al.Chem. Abstr., 1993, 118: 451c
195. Suga T, et al. Chem Ind, 1971, (27): 766
196. Hasegawa T, et al. Chem Lett, 1987 (2): 329
197. Fukuyama Y, et al. Chem Lett, 1985 (6): 739
198. Okuyama E, et al. Chem Pharm Bull, 1993, 41 (9): 1670
199. Hikino H, et al. Chem Pharm Bull, 1964, 12 (7): 755
200. Miyao H, et al. Chem Pharm Bull, 1996, 44 (6): 1222
201. Kitagawa I, et al. Chem Pharm Bull, 1983, 31 (2): 698
202. Kitagawa I, et al. Chem Pharm Bull, 1983, 31 (2): 709
203. Kinjo J, et al. Chem Pharm Bull, 1995, 43 (4): 636
204. Yoshikawa M, et al. Chem Pharm Bull, 1997, 45 (7): 1186
205. Wu LJ, et al. Chem Pharm Bull, 1985, 33 (8): 3231
206. Kuroyanagi M, et al. Chem Pharm Bull, 1983, 31 (5): 1544
207. Mizuno M, et al. Chem Pharm Bull, 1991, 39 (4): 945
208. Yoshikawa M, et al. Chem Pharm Bull, 1993, 41 (1): 214
209. Yoshikawa M, et al. Chem Pharm Bull, 1996, 44 (9): 1656
210. Yoshikawa M, et al. Chem Pharm Bull, 1997, 45 (5): 877
211. Mitsui S, et al. Chem Pharm Bull, 1976, 24 (10): 2377
212. Endo T, et al. Chem Pharm Bull, 1981, 29 (4): 1000
213. Nakamura T, et al. Chem Pharm Bull, 1996, 44 (10): 1908
214. Nikaido T, et al. Chem Pharm Bull, 1989, 37 (5): 1392
215. Taniyama T, et al. Chem Pharm Bull, 1988, 36 (8): 2829
216. Fukuyama Y, et al. Chem Pharm Bull, 1989, 37 (2): 349
217. Fukuyama Y, et al. Chem Pharm Bull, 1991, 39 (7): 1877
218. Fukuyama Y, et al. Chem Pharm Bull, 1992, 40 (1): 252
219. Ikeya Y, et al. Chem Pharm Bull, 1988, 36 (10): 3974
220. Shao CJ, et al. Chem Pharm Bull, 1988, 36 (2): 601
221. 徐强等. 中国中药杂志, 1990, 15 (2): 119
222. 王惠康等. 中草药, 1987, 18 (1): 5
223. 徐俊平等. 中草药, 1986, 17 (6): 8
224. 陈延镛. 中草药, 1989, 20 (9): 390
225. Chawla AS, et al. Indian J Chem, 1991, 30B (8): 773
226. Curl CL, et al. JNP, 1988, 51 (1): 122
227. Jurgens TM, et al. JNP, 1994, 57 (2): 230
228. 刘星堦等. 天然产物研究与开发, 1991, 3 (4): 1
229. 喻正坤等. 天然产物研究与开发, 1994, 6 (2): 1
230. Abe F, et al. Phytochemistry, 1991, 30 (10): 3379
231. Kawagishi H, et al. Phytochemistry, 1993, 32 (1): 175
232. Ravn H, et al. Phytochemistry, 1990, 29 (11): 3627
233. Xu J, et al. Phytochemistry, 1997, 44 (8): 1511
234. Gan LX, et al. Phytochemistry, 1986, 25 (10): 2389
235. Chiu MH, et al. Phytochemistry, 1990, 29 (12): 3927
236. Hirotani M, et al. Phytochemistry, 1994, 37 (5): 1403
237. Gariboldi P, et al. Phytochemistry, 1995, 40 (6): 1755
238. Sakamoto S, et al. Phytochemistry, 1992, 31 (4): 1339
239. Aoki T, et al. Phytochemistry, 1990, 29 (11): 3611
240. Miyase T, et al. Phytochemistry, 1991, 30 (6): 2015
241. Itokawa H, et al. Planta Med, 1988, 54 (4): 311
242. Itokawa H, et al. Planta Med, 1987, 53 (1): 32
243. Lee HS, et al. Planta Med, 1997, 63 (3): 266
244. Watanabe H, et al. Planta Med, 1986, 52 (1): 56
245. Xu JP, et al. Planta Med, 1992, 58 (2): 208
246. Kubo M, et al. Planta Med, 1983, 47 (1): 52
247. Claeson P, et al. Planta Med, 1993, 59 (5): 451
248. Claeson P, et al. Planta Med, 1996, 62 (3): 236
249. Tanaka S, et al. Planta Med, 1989, 35 (3): 245
250. Ryu SY, et al. Planta Med, 1996, 62 (4): 361
251. Kiso Y, et al. Planta Med, 1985, 51 (2): 97
252. Ito J, et al. Tetrahedron, 1996, 52 (30): 9991
253. Kobayashi M, et al. 生药学杂志(日), 1989, 43 (3): 230
254. Wu LJ, et al. 药学杂志(日), 1986, 106 (1): 22

255. Tomita M, et al. 药学杂志(日), 1967, 87 (3): 215
256. Sato T, et al. 药学杂志(日), 1985, 105 (12): 1131
257. 邱明华等. 有机化学, 1990, 10 (1): 41
258. 刘国声. 植物学报, 1980, 22 (4): 395
259. 陈蕙芳等. 植物活性成分辞典. 第2册. 北京: 中国医药科技出版社, 2001
260. Badheka LP, et al. Phytochemistry, 1987, 26 (7): 2033
261. Rao KV, et al. Planta Med, 1975, 27 (1): 31
262. 刘锁兰等. 中国中药杂志, 1991, 16 (6): 359
263. 徐丽珍等. 药学学报, 1984, 19 (1): 48
264. Pathok NKR, et al.Chem. Abstr., 1985, 103: 3753d
265. Yagi A, et al. 生药学杂志(日), 1989, 43 (4): 343
266. Kamikado T, et al. Agric Biol Chem, 1978, 42 (8): 1515
267. Itokawa H, et al. Chem Pharm Bull, 1983, 31 (7): 2353
268. El-Khrisy EAM, et al.Chem. Abstr., 1992, 117: 86802g
269. Uno T, et al.Chem. Abstr., 1972, 76: 56567b
270. Chaurasia N, et al.Chem. Abstr., 1986, 104: 85467w
271. Khvorost PP, et al.Chem. Abstr., 1981, 94: 136170d
272. Yakhontova LD, et al. Khim Prir Soed, 1984, (5): 673
273. Buckingham J(Executive Editor): et al. Dictionary of Natural Products, Vol 1-7. London: Chapman & Hall, 1994; 1995, Vol 8; 1996, Vol 9; 1997, Vol 10; 1998, Vol 11
274. Lupi A, et al. Gazz Chin Ital, 1979, 109 (1-2): 9
275. Huang KC, The Pharmacology of Chinese Herbs. Znd ed. Boka Raton, London, NewYork, Washington D.C: CRC Press, 1999
276. 陈蕙芳等. 植物活性成分辞典. 第3册. 北京: 中国医药科技出版社, 2001
277. 屠幼英. 中草药, 1991, 22 (9): 419
278. 崔承彬等. 中草药, 1987, 18 (7): 297
279. 朱善瑾等. 茶叶, 1990, 16 (3): 40
280. Chem Abstr, 1987, 106: P4873s
281. Chem Abstr, 1991, 114: P171330j
282. Chem Abstr, 1993, 118: 37881u
283. 孙麒等. 中草药, 2002, 33 (6): 490
284. Athikomkulchai S, et al. Chem Pharm Bull, 2006, 54 (2): 262
285. 秦文娟等. 中草药, 1988, 19 (11): 486
286. Tatefuji T, et al. Biol Pharm Bull, 1996, 19 (7): 966
287. Chem Abstr, 1996, 125: 292370h
288. Chem Abstr, 1996, 124: 341407r
289. 韩桂秋等. 北京医科大学学报, 1992, 24 (4): 347
290. 郑家润等. 中国医学科学院学报, 1991, 13 (6): 391
291. 郑家润等. 中国医学科学院学报, 1994, 16 (1): 24
292. 卢志强等. 中草药, 2002, 33 (6): 563
293. Chem Abstr, 1988, 108: P35006g
294. Chem Abstr, 1995, 123: P330009r
295. 林志共等. 中国药理学与毒理学杂志, 1987, 1 (2): 93
296. 李晓玉等. 中国药理学与毒理学杂志, 1987, 1 (2): 100
297. Li B, et al. Chem Pharm Bull, 2006, 54 (3): 297
298. 韩桂秋等. 北京医科大学学报, 1987, 19 (4): 243
299. Chen CC, et al. Planta Med, 1988, 54 (5): 438
300. Chem. Abstr., 1990, 113: 224390s
301. 高立等. 新药与临床, 1985, 4 (1): 15
302. Chem Abstr, 1985, 102: 106018b
303. 邓福孝等. 植物学报, 1987, 29 (5): 523
304. Suksamrarn S, et al. Chem Pharm Bull, 2006, 54 (3): 301
305. Liu YL, et al. JNP, 1992, 55 (3): 357
306. Afifi MSA, et al. Phytochemistry, 1993, 34 (3): 839
307. Sacamoto Y, et al. Bull Chem Soc Jpn, 1989, 62 (8): 2450
308. Middleton E, et al. Planta Med, 1987, 53 (4): 325
309. Shimizu M, et al. Phytochemistry, 1984, 23 (9): 1885
310. Hayashi T, et al. JNP, 1988, 51 (2): 345
311. Lale A, et al. JNP, 1996, 59 (3): 273
312. Cimanga K, et al. JNP, 1995, 58 (3): 372
313. Kimura Y, et al. Planta Med, 1987, 53 (2): 148
314. Nishibe S, et al. Chem Pharm Bull, 1982, 30 (3): 1048
315. 匡海学等. 中药通报, 1988, 13 (7): 416
316. Chem Abstr, 1994, 121: 5064a
317. Wu TS, et al. Chem Pharm Bull, 1992, 40 (4): 1069
318. Chem Abstr, 1994, 121: 22398u
319. Nikaido T, et al. Chem Pharm Bull, 1988, 36 (2): 654
320. Kubo M, et al. Chem Pharm Bull, 1984, 32 (12): 5051
321. Nagai T, et al. Planta Med, 1989, 55 (1): 27
322. Chem Abstr, 1991, 114: 199290v
323. Nikaido T, et al. Chem Pharm Bull, 1984, 32 (12): 4929
324. Kimura Y, et al. Chem Pharm Bull, 1986, 34 (3): 1223
325. Chem Abstr, 1991, 115: P182941f
326. Chem Abstr, 1992, 116: P46283m
327. Murata T, et al. Chem Pharm Bull, 1970, 18 (7): 1347
328. Kubo M, et al. Biol Pharm Bull, 1997, 20 (5): 511
329. Chem Abstr, 1983, 98: 172944a
330. Hikino H, et al. 生药学杂志(日), 1982, 36 (2): 150
331. Chem Abstr, 1995, 123: P266078h
332. Kato T, et al. Bull Chem Soc Jpn, 1994, 67 (5): 1394
333. Konoshima T, et al. JNP, 1987, 50 (6): 1167
334. 吴乃居等. 中草药, 1993, 24 (1): 4
335. Hirano T, et al. Planta Med, 1991, 57 (4): 331
336. Chem Abstr, 1991, 114: P69042e
337. Chem Abstr, 1995, 123: 102299e
338. Mora A, et al. Biochem Pharmacol, 1990, 40 (4): 793
339. Konoshima T, et al. 生药学杂志(日), 1989, 43 (2): 135
340. Chem Abstr, 1987, 106: 135219f
341. Hatano T, et al. Chem Pharm Bull, 1988, 36 (6): 2286

342. Hatano T, et al. Chem Pharm Bull, 1989, 37 (11): 3005
343. Kon SC, et al. Planta Med, 1995, 61 (4): 307
344. Shibata S, et al. Planta Med, 1991, 57 (3): 221
345. Okada K, et al. Chem Pharm Bull, 1989, 37 (9): 2528
346. Chem Abstr, 1995, 122: P196954u
347. Chem Abstr, 1995, 122: 51291r
348. Hatano T, et al. Chem Pharm Bull, 1988, 36 (6): 2092
349. Chem Abstr, 1993, 118: P124293x
350. Chen M, et al. Antimicrob Agents Chemother, 1994, 38 (7): 1470
351. Nishibe S, et al. 生药学杂志(日), 1987, 41 (2): 116
352. Lami N, et al. Chem Pharm Bull, 1991, 39 (6): 1551
353. 赵余庆等. 中草药, 1990, 21 (3): 140
354. 续俊文等. 植物学报, 1989, 31 (2): 132
355. Nichibe S, et al. Chem Pharm Bull, 1990, 38 (6): 1763
356. 孔德云等. 中国医药工业杂志, 1992, 23 (5): 215
357. Chem Abstr, 1993, 118: P154549c
358. Chem Abstr, 1996, 124: 298555y
359. Antoun MD, et al. JNP, 1981, 44 (5): 579
360. Chem Abstr, 1994, 121: 26401y
361. 李萍等. 中草药, 1996, 27 (5): 284
362. Yoshikawa M, et al. Chem Pharm Bull, 1995, 43 (7): 1245
363. Suekawa M, et al. 药学杂志(日), 1987, 107 (9): 720
364. Hikino H, et al. Planta Med, 1984, 50 (3): 213
365. 彭红丽等. 中国药理学报, 1996, 17 (6): 538
366. Sakurai H, et al. Chem Pharm Bull, 1992, 40 (5): 1191
367. Chem Abstr, 1992, 116: P99304a
368. Chem Abstr, 1994, 120: P153698e
369. Chem Abstr, 1987, 106: P125882c
370. Chem Abstr, 1983, 98: 65325c
371. Kimura M, et al. Planta Med, 1985, 51 (4): 291
372. Takahashi K, et al. Phytother Res, 1996, 10 (1): 42
373. Kobayashi S, et al. Biol Pharm Bull, 1996, 19 (10): 1304
374. Ichikawa K, et al. Chem Pharm Bull, 1986, 34 (8): 3514
375. Nikaido T, et al. Chem Pharm Bull, 1981, 29 (12): 3586
376. Tsuruga T, et al. Chem Pharm Bull, 1991, 39 (12): 3265
377. Fujimoto T, et al. 生药学杂志(日), 1992, 46 (3): 224
378. Trumm S, et al. Planta Med, 1989, 55 (7): 658
379. Eich E, et al. Planta Med, 1990, 56 (5): 506
380. Aida K, et al. Planta Med, 1989, 55 (1): 22
381. Kobayashi S, et al. Biol Pharm Bull, 1995, 18 (10): 1382
382. Liang HR, et al. Planta Med, 1997, 63 (4): 316
383. Sasaki H, et al. Planta Med, 1989, 55 (5): 458
384. Chem Abstr, 1996, 124: 332914b
385. Haraguchi H, et al. Experientia, 1996, 52 (6): 564
386. Chem Abstr, 1994, 121: P26940y
387. Chem Abstr, 1996, 125: 132642v
388. Chem Abstr, 1995, 123: P296284q
389. Chem Abstr, 1995, 122: P17182w
390. Chem Abstr, 1995, 122: P17183x
391. Kiuchi F, et al. Chem Pharm Bull, 1982, 30 (2): 754
392. Kiuchi F, et al. Chem Pharm Bull, 1992, 40 (2): 387
393. Hikino H, et al. Ethnopharmacol, 1985, 14 (1): 31
394. Chem. Abstr., 1991, 115: P198520d
395. Huang Q, et al. 药学杂志(日), 1990, 110 (12): 936
396. Okuyama E, et al. Chem Pharm Bull, 1993, 41 (5): 926
397. Block E, et al. JACS, 1984, 106 (26): 8295
398. Wagner H, et al. Planta Med, 1987, 53 (3): 305
399. Gali HU, et al. Planta Med, 1994, 60 (3): 235
400. Chem. Abstr., 1996, 124: 115826v
401. Chem. Abstr., 1989, 110: 33463w
402. Gonzales AG, et al. Planta Med, 1979, 36 (3): 200
403. Khalid SA, et al. Ethnopharmacol, 1986, 15 (2): 201
404. Munakata K, et al. Tetrahedron Lett, 1965, (46): 4167
405. 北京市结核病研究所细菌免疫学研究室药物组, 药学论文摘要. 1978, 264
406. Hatano T, et al. Phytochemistry, 2002, 59: 749
407. 邱翠琴等. 新医学, 1979, 10 (2): 601
408. 吴军等. 中草药, 2003, 34 (2): add 6-7
409. Sajeli B, et al. Chem Pharm Bull, 2006, 54 (4): 538
410. Phan MG, et al. Chem Pharm Bull, 2006, 54 (4): 546
411. 黄孝春等. 中草药, 2003, 34 (2): 101
412. Ritchie E, et al. Aust J Chem, 1965, 18: 2015
413. 孙麒等. 中草药, 2002, 33 (3): 276
414. 师彦平等. 中草药, 2002, 33 (9): 772
415. 戴好富等. 天然产物研究与开发, 2002, 14 (1): 9
416. 张慧祯等. 天然产物研究与开发, 2002, 14 (1): 74
417. 梅文莉等. 天然产物研究与开发, 2002, 14 (5): 26
418. 周珊等. 天然产物研究与开发, 2002, 14 (5): 43
419. 吴少华等. 药学学报, 2002, 37 (1): 33
420. 李小妹等. 药学学报, 2002, 37 (1): 69
421. 李娜等. 药学学报, 2001, 36 (12): 944
422. 罗俊等. 药学学报, 2002, 37 (7): 574
423. 鞠建华等. 药学学报, 2002, 37 (10): 788
424. Williams CA, et al. Phytochemistry, 1999, 51: 417
425. Chen B, et al. Phytochemistry, 1999, 51: 683
426. Yesilada E, et al. Phytochemistry, 1999, 51: 903
427. Sekine T, et al. Phytochemistry, 1999, 52: 87
428. Miyase T, et al. Phytochemistry, 1999, 52: 303
429. Miyase T, et al. Phytochemistry, 1999, 52: 311
430. Wu TS, et al. Phytochemistry, 1999, 52: 901
431. 马林等. 中国中药杂志, 2003, 28 (3): 196

432. 秦民坚等. 中草药, 2003, 34 (7): 640
433. 刘悦等. 沈阳药科大学学报, 2003, 20 (1): 55
434. 刘悦等. 沈阳药科大学学报, 2003, 20 (2): 101
435. 李霞等. 沈阳药科大学学报, 2003, 20 (3): 173
436. 郭远强等. 沈阳药科大学学报, 2003, 20 (3): 226
437. 丛悦等. 中国药物化学杂志, 2003, 13 (6): 349
438. Wu PL, et al. Chem Pharm Bull, 2005, 53 (1): 56
439. Khan SB, et al. Chem Pharm Bull, 2005, 53 (1): 86
440. Chumkaew P, et al. Chem Pharm Bull, 2005, 53 (1): 95
441. Dat NT, et al. Chem Pharm Bull, 2005, 53 (1): 114
442. Konishi T, et al. Chem Pharm Bull, 2005, 53 (1): 121
443. Wang LY, et al. Chem Pharm Bull, 2005, 53 (1): 137
444. Ahmad VU, et al. Chem Pharm Bull, 2004, 52 (12): 1458
445. Kundakovic T, et al. Chem Pharm Bull, 2004, 52 (12): 1462
446. Azhar-Ul-Haq et al. Chem Pharm Bull, 2004, 52 (11): 1269
447. Daikonya A, et al. Chem Pharm Bull, 2004, 52 (11): 1326
448. Liu HX, et al. Chem Pharm Bull, 2004, 52 (11): 1339
449. Choudhary MI, et al. Chem Pharm Bull, 2004, 52 (11): 1358
450. Dai SJ, et al. Chem Pharm Bull, 2004, 52 (10): 1190
451. Morikawaq T, et al. Chem Pharm Bull, 2004, 52 (10): 1194
452. Motai T, et al. Chem Pharm Bull, 2004, 52 (10): 1215
453. Wu TS, et al. Chem Pharm Bull, 2004, 52 (10): 1227
454. Sautour M, et al. Chem Pharm Bull, 2004, 52 (10): 1235
455. Tanaka T, et al. Chem Pharm Bull, 2004, 52 (10): 1242
456. Wei F, et al. Chem Pharm Bull, 2004, 52 (10): 1246
457. Saeidnia S, et al. Chem Pharm Bull, 2004, 52 (10): 1249
458. Hosokawa A, et al. Chem Pharm Bull, 2004, 52 (10): 1265
459. Morikawa H, et al. Chem Pharm Bull, 2004, 52 (9): 1086
460. Guo YQ, et al. Chem Pharm Bull, 2004, 52 (9): 1134
461. Lin CH, et al. Chem Pharm Bull, 2004, 52 (9): 1151
462. Kanchanapoom T, et al. Chem Pharm Bull, 2004, 52 (8): 980
463. Kitajima J, et al. Chem Pharm Bull, 2004, 52 (8): 1013
464. Cui CB, et al. Chem Pharm Bull, 1993, 41 (9): 1491
465. 钟纪育等. 云南植物研究, 1984, 6 (3): 344
466. Shoji NA, et al. J Pharm Sci, 1984, 73 (6): 843
467. Kiuchi F, et al. Chem Pharm Bull, 1982, 30: 2279
468. Shoji NA, et al. Planta Med, 1984, (2): 117
469. Smitt UW, et al. Planta Med, 1991, 57 (2): 196
470. 张庆林等. 中草药, 2003, 34 (2): 104
471. Kashiwada Y, et al. Chem Pharm Bull, 1984, 32 (9): 3501
472. Iimuma M, et al. Chem Pharm Bull, 1980, 28 (3): 717
473. Hsu FL, et al. Chem Pharm Bull, 1985, 33 (8): 3293
474. Tada M, et al. Phytochemistry, 1991, 30 (8): 2559
475. Tada M, et al. J Med Chem, 1992, 35 (7): 1209
476. Kashiwada Y, et al. Chem Pharm Bull, 1986, 34 (10): 4083
477. Tanaka R, et al. Phytochemistry, 1991, 30 (12): 4093
478. Akihisa T, et al. Chem Pharm Bull, 1994, 42 (5): 1101
479. Tanaka R, et al. Phytochemistry, 1996, 41 (4): 1163
480. Morimoto S, et al. Chem Pharm Bull, 1986, 34: 643
481. Chen CC, et al. Chem Pharm Bull, 1984, 32 (1): 166
482. Masuda T, et al. Tetrahedron, 1992, 48 (33): 6787
483. Takeda Y, et al. Phytochemistry, 1993, 33 (2): 411
484. Ho ST, et al. Planta Med, 1985 (2): 148
485. Murakami T, et al. Phytochemistry, 1980, 19 (8): 1743
486. Murakami T, et al. 生药学杂志(日), 1988, 42 (3): 171
487. Morimoto S, et al. Chem Pharm Bull, 1986, 34: 633
488. Kashiwada Y, et al. Chem Pharm Bull, 1988, 36 (4): 1545
489. Man'Ko IV, et al. Chem. Abstr., 1966, 64: 4125b
490. Bishay DW, et al. Chem. Abstr., 1989, 110: 92047m
491. Liang Xiao Zhong, et al. Chem. Abstr., 1990, 112: 73775x
492. Qin L, et al. Chem. Abstr., 1992, 116: 21112x
493. 姚荣成等. 云南植物研究, 1989, 11 (2): 215
494. Gaitonde RV, et al. Indian JNP, 1988, 4 (1): 17
495. Vyas AV, et al. Phytochemistry, 1986, 25 (11): 2625
496. Shoyama Y, et al. Phytochemistry, 1986, 25: 1633
497. Matsumoto M, et al. Phytochemistry, 1987, 26: 3225
498. Chang CI, et al. JNP, 2004, 67 (1): 91
499. Itoh A, et al. JNP, 2004, 67 (3): 427
500. Li CY, et al. JNP, 2004, 67 (3): 437
501. Yahara S, et al. JNP, 2004, 67 (3): 500
502. Asili J, et al. JNP, 2004, 67 (4): 631
503. Hou AJ, et al. JNP, 2001, 64 (1): 65
504. Wu TS, et al. JNP, 2001, 64 (1): 71
505. Hwang BY, et al. JNP, 2001, 64 (1): 82
506. Chen SB, et al. JNP, 2001, 64 (1): 85
507. Waffo-Teguo P, et al. JNP, 2001, 64 (1): 136
508. Shi YQ, et al. JNP, 2001, 64 (2): 181
509. Tezuka Y, et al. JNP, 2001, 64 (2): 208
510. Huang JM, et al. JNP, 2001, 64 (4): 428
511. Awale S, et al. JNP, 2001, 64 (5): 592
512. Day SH, et al. JNP, 2001, 64 (5): 608
513. Lin LC, et al. JNP, 2001, 64 (5): 674
514. Kang SY, et al. JNP, 2001, 64 (5): 683
515. Ito H, et al. JNP, 2001, 64 (6): 737
516. Lee TH, et al. JNP, 2001, 64 (6): 865
517. Zhang YJ, et al. JNP, 2001, 64 (6): 870
518. Huang YL, et al. JNP, 2001, 64 (7): 903
519. Chang J, et al. JNP, 2001, 64 (7): 935
520. Patnam R, et al. JNP, 2001, 64 (7): 948
521. Chen CC, et al. JNP, 2001, 64 (7): 990
522. Zhang ZZ, et al. JNP, 2001, 64 (8): 1001
523. Wu TS, et al. JNP, 2001, 64 (8): 1040

524. Tang YP, et al. JNP, 2001, 64 (8): 1107
525. Wu TS, et al. JNP, 2001, 64 (8): 1121
526. Zhao WM, et al. JNP, 2001, 64 (9): 1196
527. Syu WJ, et al. JNP, 2001, 64 (9): 1232
528. Yun BS, et al. JNP, 2001, 64 (9): 1238
529. Lee D, et al. JNP, 2001, 64 (10): 1286
530. Zhu NQ, et al. JNP, 2001, 64 (11): 1460
531. Zhang YJ, et al. JNP, 2001, 64 (12): 1527
532. Ravn H, et al. Phytochemistry, 1988, 27, 3433; 1990, 29: 3627
533. Asada Y, et al. Planta Med, 1981, 42 (2): 202
534. Inoue Masanori, et al. Phytochemistry, 1985, 24 (7): 1602
535. Fang JM, et al. Phytochemistry, 1991, 30 (8): 2793
536. Yang HO, et al. Planta Med, 1995, 61 (1): 37; (6): 519
537. Chem. Abstr., 1995, 123: P296619c.
538. Sasahara M, et al. 生药学杂志(日), 1992, 46 (3): 268
539. 马伟光等. 云南植物研究, 1995, 17 (1): 96
540. Konishi T, et al. Chem Pharm Bull, 1978, 26 (2): 668
541. Wang N, et al. Phytochemistry, 2003, 62: 741
542. Fukuda T, et al. Phytochemistry, 2003, 63: 795
543. Danelutte AP, et al. Phytochemistry, 2003, 64: 555
544. Lee JP, et al. Phytochemistry, 2003, 64: 759
545. Hwang BY, et al. Phytochemistry, 2003, 64: 765
546. Soekamto NH, et al. Phytochemistry, 2003, 64: 831
547. Suga A, et al. Phytochemistry, 2003, 64: 991
548. Chang WL, et al. Phytochemistry, 2003, 64: 1375
549. Cutillo F, et al. Phytochemistry, 2003, 64: 1381
550. Doi K, et al. Chem Pharm Bull, 2001, 49 (2): 151
551. Yoshikawa K, et al. Chem Pharm Bull, 2001, 49 (3): 327
552. Min BS, et al. Chem Pharm Bull, 2001, 49 (5): 546
553. Ishikawa T, et al. Chem Pharm Bull, 2001, 49 (5): 584
554. Kawata Y, et al. Chem Pharm Bull, 2001, 49 (5): 635
555. Nakagawa H, et al. Chem Pharm Bull, 2001, 49 (5): 649
556. Zhao C, et al. Chem Pharm Bull, 2001, 49 (6): 773
557. Shoyama Y, et al. Phytochemistry, 1987, 26 (4): 983
558. Chem Abstr, 1990, 113: 94659y
559. Chem Abstr, 1992, 117: 239911u
560. Kadota S, et al. Chem Pharm Bull, 1993, 41 (3): 487
561. Wada K, et al. Tetrahedron Lett, 1970 (23): 2017
562. 陈仁通等. 中药通报, 1985, 10 (4): 176
563. 王玫馨等. 药学学报, 1983, 18 (2): 113
564. Balde AM, et al. Phytochemistry, 1987, 26 (8): 2415
565. Langenhoven JH, et al. Planta Med, 1988, 54 (4): 373
566. Tanaka T, et al. Phytochemistry, 1995, 40 (6): 1787
567. 孙启良. 中草药, 1988, 19 (4): 146
568. 孙启良. 中草药, 1991, 22 (4): 150
569. Chem Abstr, 1991, 115: 271414d
570. Chem Abstr, 1995, 123: 33549e
571. Conti C, et al. Antimicrob Agents Chemother, 1996, 40 (2): 367
572. Morita H, et al. Tetrahedron, 1994, 50 (23): 6797
573. Morita H, et al. Tetrahedron, 1994, 50 (33): 9975
574. Chem Abstr, 1996, 124: P241760g
575. Morita H, et al. Tetrahedron Lett, 1994, 35 (21): 3563
576. Hashimoto T, et al. Chem Pharm Bull, 1994, 42 (6): 1376
577. Schwartner C, et al. Phytomedicine, 1995, 2 (2): 113
578. Chem Abstr, 1968, 69: 8863d
579. Elix JA, et al. Aust J Chem, 1975, 28 (2): 399
580. Sankawa U, et al. Prostaglandin, 1982, 24 (1): 21
581. Chem Abstr, 1986, 105: 75890k
582. Lin ZM, et al. Phytochemistry, 1991, 30 (4): 1341
583. Jia ZJ, et al. Phytochemistry, 1991, 30 (11): 3745
584. 李忌等. 中国药理学报, 1992, 13 (5): 427
585. Jia ZJ, et al. Phytochemistry, 1993, 34 (4): 1188
586. Li J, et al. Planta Med, 1993, 59 (4): 315
587. 李忌等. 中国药学杂志, 1995, 30 (5): 269
588. Gambaro V, et al. Planta Med, 1986, 52 (1): 20
589. Asakawa Y, et al. Phytochemistry, 1982, 21 (10): 2481
590. Asakawa Y, et al. Phytochemistry, 1991, 30 (1): 235
591. Khan MA, et al. Phytochemistry, 1986, 25 (8): 1945
592. Oshima Y, et al. Phytochemistry, 1993, 33 (1): 179
593. Ohyama M, et al. Chem Pharm Bull, 1994, 42 (10): 2117
594. 徐光等. 药学学报, 1994, 29 (11): 818
595. Cichewicz RH, et al. JNP, 2000, 63 (1): 29
596. Kreher B, et al. Planta Med, 1989, 55 (1): 112
597. Kreher B, et al. Phytochemistry, 1990, 29 (2): 605
598. Yue J, et al. Phytochemistry, 1994, 35 (4): 1023
599. Budzianowski J. Phytochemistry, 1996, 42 (4): 1145
600. Kimura T, et al. Phytochemistry, 2004, 65: 423
601. Erasto P, et al. Phytochemistry, 2004, 65: 875
602. Makino M, et al. Phytochemistry, 2004, 65: 891
603. Zhang X, et al. Phytochemistry, 2004, 65: 929
604. Ahua KM, et al. Phytochemistry, 2004, 65: 963
605. Riaz N, et al. Phytochemistry, 2004, 65: 1129
606. Mutai C, et al. Phytochemistry, 2004, 65: 1159
607. Block S, et al. Phytochemistry, 2004, 65: 1165
608. Mahabusarakama W, et al. Phytochemistry, 2004, 65: 1185
609. Jayasinghe L, et al. Phytochemistry, 2004, 65: 1287
610. Warashina T, et al. Phytochemistry, 2004, 65: 2003
611. Salib JY, et al. Phytochemistry, 2004, 65: 2091
612. Yun YS, et al. Phytochemistry, 2004, 65: 2167
613. Healy PC, et al. Phytochemistry, 2004, 65: 2373
614. Ravindranath N, et al. Phytochemistry, 2004, 65: 2387
615. Waridel P, et al. Phytochemistry, 2004, 65: 2401

616. Ahmed AA, et al. Phytochemistry, 2004, 65: 2539
617. Yimdjo MC, et al. Phytochemistry, 2004, 65: 2789
618. Su BN, et al. Phytochemistry, 2004, 65: 2861
619. Merza J, et al. Phytochemistry, 2004, 65: 2915
620. Yenesew A, et al. Phytochemistry, 2004, 65: 3029
621. Yamada M, et al. Phytochemistry, 2004, 65: 3107
622. Dai SJ, et al. Phytochemistry, 2004, 65: 3135
623. El-Mekkawy S, et al. Phytochemistry, 2000, 53: 457
624. Yahara S, et al. Phytochemistry, 2000, 53: 469
625. Ono M, et al. Phytochemistry, 2000, 53: 479
626. Buchanan GO, et al. Phytochemistry, 2000, 54: 39
627. Tanaka T, et al. Phytochemistry, 2000, 54: 63
628. Kawamura F, et al. Phytochemistry, 2000, 54: 439
629. Kim SR, et al. Phytochemistry, 2000, 54: 503
630. Ankli A, et al. Phytochemistry, 2000, 54: 531
631. Zschocke S, et al. Phytochemistry, 2000, 54: 591
632. Wandji J, et al. Phytochemistry, 2000, 54: 811
633. 黄先荣等. 植物学报, 1981, 23 (3): 222
634. Hagos M, et al. Planta Med, 1987, 53 (1): 27
635. 苗抗立等. 中草药, 1997, 28 (3): 140
636. Kashiwada Y, et al. Chem Pharm Bull, 1984, 32 (9), 3501
637. Márquez N, et al. Planta Med, 2004, 70: 1016
638. Chen CH, et al. Planta Med, 2004, 70: 1022
639. Choi J, et al. Planta Med, 2004, 70: 1027
640. Tsai PL, et al. Planta Med, 2004, 70: 1069
641. Shin S, et al. Planta Med, 2004, 70: 1090
642. Han AR, et al. Planta Med, 2004, 70: 1095
643. Haraldsdottir S, et al. Planta Med, 2004, 70: 1098
644. Min KR, et al. Planta Med, 2004, 70: 1115
645. Lee CJ, et al. Planta Med, 2004, 70: 1119
646. Ko WC, et al. Planta Med, 2004, 70: 1123
647. Gao S, et al. Planta Med, 2004, 70: 1128
648. Yi HH, et al. Planta Med, 2004, 70: 1135
649. Guo JS, et al. Planta Med, 2004, 70: 1150
650. Min BS, et al. Planta Med, 2004, 70: 1166
651. Ohtsuki T, et al. Planta Med, 2004, 70: 1170
652. Matsuda H, et al. Planta Med, 2004, 70: 1201
653. Min BS, et al. Planta Med, 2004, 70: 1210
654. Zhang ZZ, et al. Planta Med, 2004, 70: 1216
655. Tanaka R, et al. Planta Med, 2004, 70: 1234
656. Kuo YC, et al. Planta Med, 2004, 70: 1237
657. Wang N, et al. Chem Pharm Bull, 2001,49 (8): 938
658. Isaka K, et al. Chem Pharm Bull, 2001,49 (9): 1072
659. Narukawa Y, et al. Chem Pharm Bull, 2001,49 (9): 1182
660. Ito H, et al. Chem Pharm Bull, 2001,49 (9): 1229
661. Matsuda H, et al. Chem Pharm Bull, 2001,49 (10): 1368
662. Yoshikawa M, et al. Chem Pharm Bull, 2001,49 (11): 1452
663. Ma SC, et al. Chem Pharm Bull, 2001,49 (11): 1471
664. Wood CA, et al. Chem Pharm Bull, 2001,49 (11): 1477
665. Xiao D, et al. Chem Pharm Bull, 2001,49 (11): 1479
666. Matsuda H, et al. Chem Pharm Bull, 2001,49 (12): 1558
667. Yuan Z, et al. Chem Pharm Bull, 2002, 50 (1): 73
668. Anis E, et al. Chem Pharm Bull, 2002, 50 (1): 112
669. Duan H, et al. Chem Pharm Bull, 2002, 50 (1): 115
670. Matsuda H, et al. Chem Pharm Bull, 2002, 50 (2): 208
671. Liou MJ, et al. Chem Pharm Bull, 2002, 50 (2): 276
672. Ishikawa T, et al. Chem Pharm Bull, 2002, 50 (4): 501
673. Anis I, et al. Chem Pharm Bull, 2002, 50 (4): 515
674. Takahashi H, et al. Chem Pharm Bull, 2002, 50 (4): 541
675. Nagatani Y, et al. Chem Pharm Bull, 2002, 50 (5): 583
676. Xiao K, et al. Chem Pharm Bull, 2002, 50 (5): 605
677. Tewtrakul S, et al. Chem Pharm Bull, 2002, 50 (5): 630
678. Machida K, et al. Chem Pharm Bull, 2002, 50 (5): 669
679. Zhao J, et al. Chem Pharm Bull, 2002, 50 (6): 760
680. Zhang YJ, et al. Chem Pharm Bull, 2002, 50 (6): 841
681. Innocenti G, et al. Chem Pharm Bull, 2002, 50 (6): 844
682. Harput US, et al. Chem Pharm Bull, 2002, 50 (6): 869
683. Li DW, et al. Chem Pharm Bull, 2002, 50 (7): 900
684. Matsuda H, et al. Chem Pharm Bull, 2002, 50 (7): 972
685. Morikawa T, et al. Chem Pharm Bull, 2002, 50 (8): 1045
686. Okawa M, et al. Chem Pharm Bull, 2002, 50 (8): 1097
687. Li CY, et al. Chem Pharm Bull, 2002, 50 (10): 1305
688. Hua H, et al. Chem Pharm Bull, 2002, 50 (10): 1393
689. Takeda Y, et al. Chem Pharm Bull, 2002, 50 (10): 1395
690. Sumino M, et al. Chem Pharm Bull, 2002, 50 (11): 1484
691. Qiu Y, et al. Chem Pharm Bull, 2002, 50 (11): 1507
692. Daikonya A, et al. Chem Pharm Bull, 2002, 50 (12): 1566
693. Kuo YH, et al. Chem Pharm Bull, 2002, 50 (12): 1607
694. López-Martín J, et al. Chem Pharm Bull, 2002, 50 (12): 1616
695. Andrés Pérez J, et al. Chem Pharm Bull, 2004, 52 (1): 130
696. Gao W, et al. Chem Pharm Bull, 2004, 52 (1): 136
697. Wu PL, et al. Chem Pharm Bull, 2004, 52 (3): 345
698. Li S, et al. Chem Pharm Bull, 2004, 52 (4): 439
699. Ahmad VU, et al. Chem Pharm Bull, 2004, 52 (4): 441
700. Wang H, et al. Chem Pharm Bull, 2004, 52 (5): 615
701. Zhou L, et al. Chem Pharm Bull, 2004, 52 (5): 622
702. Morikawa T, et al. Chem Pharm Bull, 2003, 51 (1): 62
703. Wang NH, et al. Chem Pharm Bull, 2003, 51 (1): 68
704. Toriumi Y, et al. Chem Pharm Bull, 2003, 51 (1): 89
705. Begum S, et al. Chem Pharm Bull, 2003, 51 (2): 134
706. Fujiwara Y, et al. Chem Pharm Bull, 2003, 51 (2): 234
707. Riaz N, et al. Chem Pharm Bull, 2003, 51 (3): 252

708. Awale S, et al. Chem Pharm Bull, 2003, 51 (3): 268
709. Shimizu K, et al. Chem Pharm Bull, 2003, 51 (3): 318
710. Kwak WJ, et al. Chem Pharm Bull, 2003, 51 (3): 333
711. Ohashi K, et al. Chem Pharm Bull, 2003, 51 (3): 343
712. Nishida M, et al. Chem Pharm Bull, 2003, 51 (3): 354
713. An RB, et al. Chem Pharm Bull, 2003, 51 (5): 583
714. Sadhu SK, et al. Chem Pharm Bull, 2003, 51 (5): 595
715. Cai XF, et al. Chem Pharm Bull, 2003, 51 (5): 605
716. Tao J, et al. Chem Pharm Bull, 2003, 51 (6): 654
717. Kitajima J, et al. Chem Pharm Bull, 2003, 51 (6): 673
718. Nishida M, et al. Chem Pharm Bull, 2003, 51 (6): 683
719. Suksamrarn S, et al. Chem Pharm Bull, 2003, 51 (7): 857
720. Wu TS, et al. Chem Pharm Bull, 2003, 51 (8): 948
721. Kang HS, et al. Chem Pharm Bull, 2003, 51 (8): 1012
722. Kishi A, et al. Chem Pharm Bull, 2003, 51 (9): 1051
723. Elseedi HR, et al. Chem Pharm Bull, 2003, 51 (12): 1439
724. Calixto JB, et al. Planta Med, 2003, 69 (11): 973
725. Calixto JB, et al. Planta Med, 2004, 70 (1): 93
726. Endo M, et al. Tetrahedron, 1980, 36: 2449
727. Mambu L, et al. Phytochemistry, 2006, 67: 444
728. Deachathai S, et al. Phytochemistry, 2006, 67: 464
729. Mahabusarakam W, et al. Phytochemistry, 2006, 67: 470
730. 赵平等. 天然产物研究与开发, 2004, 16 (2): 172
731. Nakanishi T, et al. Chem Pharm Bull, 2005, 53 (2): 229
732. Li J, et al. Chem Pharm Bull, 2005, 53 (2): 235
733. Azizurrehman, et al. Chem Pharm Bull, 2005, 53 (3): 263
734. Nishimura T, et al. Chem Pharm Bull, 2005, 53 (3): 305
735. Matsuda H, et al. Chem Pharm Bull, 2005, 53 (4): 387
736. Kiem PV, et al. Chem Pharm Bull, 2005, 53 (4): 428
737. Li X, et al. Chem Pharm Bull, 2005, 53 (4): 453
738. Lim JC, et al. Chem Pharm Bull, 2005, 53 (5): 561
739. Kanchanapoom T, et al. Chem Pharm Bull, 2005, 53 (5): 579
740. Furusawa M, et al. Chem Pharm Bull, 2005, 53 (5): 591
741. Wang X, et al. Chem Pharm Bull, 2005, 53 (6): 610
742. Eyong KO, et al. Chem Pharm Bull, 2005, 53 (6): 616
743. Yoon G, et al. Chem Pharm Bull, 2005, 53 (6): 694
744. Awale S, et al. Chem Pharm Bull, 2005, 53 (6): 710
745. Jang DS, et al. Chem Pharm Bull, 2005, 53 (7): 829
746. Chan YY, et al. Chem Pharm Bull, 2005, 53 (7): 836
747. Leu YL, et al. Chem Pharm Bull, 2005, 53 (7): 853
748. Das R, et al. Chem Pharm Bull, 2005, 53 (7): 861
749. Ahmad I, et al. Chem Pharm Bull, 2005, 53 (8): 907
750. Fujimoto H, et al. Chem Pharm Bull, 2005, 53 (8): 923
751. Nguyen MTT, et al. Chem Pharm Bull, 2005, 53 (8): 984
752. Wu Q, et al. Chem Pharm Bull, 2005, 53 (8): 1065
753. Lin YL, et al. Chem Pharm Bull, 2005, 53 (9): 1111
754. Chiu CY, et al. Chem Pharm Bull, 2005, 53 (9): 1118
755. Mori J, et al. Chem Pharm Bull, 2005, 53 (9): 1159
756. Ono M, et al. Chem Pharm Bull, 2005, 53 (9): 1175
757. Dat NT, et al. Chem Pharm Bull, 2005, 53 (9): 1194
758. Xiang T, et al. Chem Pharm Bull, 2005, 53 (9): 1204
759. Suksamrarn A, et al. Chem Pharm Bull, 2005, 53 (10): 1327
760. Kitajima M, et al. Chem Pharm Bull, 2005, 53 (10): 1355
761. Xie H, et al. Chem Pharm Bull, 2005, 53 (11): 1416
762. Han AR, et al. Chem Pharm Bull, 2005, 53 (11): 1466
763. Choudhary MI, et al. Chem Pharm Bull, 2005, 53 (11): 1469
764. Kuroyanagi M, et al. Chem Pharm Bull, 2005, 53 (12): 1519
765. Xu G, et al. Chem Pharm Bull, 2005, 53 (12): 1575
766. Kamiya K, et al. Chem Pharm Bull, 2005, 53 (12): 1597
767. Giang PM, et al. Chem Pharm Bull, 2005, 53 (12): 1600
768. Mimaki Y, et al. Chem Pharm Bull, 2003, 51 (8): 960
769. 董玫等. 天然产物研究与开发, 2004, 16 (4): 290
770. 郭宾崇等. 天然产物研究与开发, 2005, 16 (1): 88
771. 冯宝民等. 中草药, 2004, 35 (1): 12
772. Hui ZJ, et al. JNP, 2002, 65 (1): 89
773. Ma CY, et al. JNP, 2002, 65 (2): 206
774. Day SH, et al. JNP, 2002, 65 (3): 379
775. Wong HF, et al. JNP, 2002, 65 (4): 481
776. Lin JH, et al. JNP, 2002, 65 (5): 638
777. Lin YL, et al. JNP, 2002, 65 (5): 745
778. Hosny M, et al. JNP, 2002, 65 (6): 805
779. Yoshikawa M, et al. JNP, 2002, 65 (8): 1151
780. Park SY, et al. JNP, 2002, 65 (9): 1227
781. Chen DF, et al. JNP, 2002, 65 (9): 1242
782. Liou MJ, et al. JNP, 2002, 65 (9): 1283
783. Zou K, et al. JNP, 2002, 65 (9): 1288
784. Shin D, et al. JNP, 2002, 65 (9): 1315
785. Li CY, et al. JNP, 2002, 65 (10): 1452
786. Yang YL, et al. JNP, 2002, 65 (10): 1462
787. Morikawa T, et al. JNP, 2002, 65 (10): 1468
788. Kim SR, et al. JNP, 2002, 65 (11): 1696
789. Banskota AH, et al. JNP, 2002, 65 (11): 1700
790. Chang JM, et al. JNP, 2002, 65 (11): 1731
791. Hou CC, et al. JNP, 2002, 65 (12): 1759
792. Dou H, et al. JNP, 2002, 65 (12): 1777
793. Usia T, et al. JNP, 2004, 67 (7): 1079
794. Pan WB, et al. JNP, 2003, 66 (1): 161
795. Awale S, et al. JNP, 2003, 66 (2): 255
796. Lan YH, et al. JNP, 2003, 66 (4): 487
797. Hou CC, et al. JNP, 2003, 66 (5): 625
798. Morikawa T, et al. JNP, 2003, 66 (5): 638
799. Tanaka T, et al. JNP, 2003, 66 (6): 759

800. González AG, et al. JNP, 2003, 66 (6): 793
801. He ZD, et al. JNP, 2003, 66 (6): 851
802. Yoshikawa M, et al. JNP, 2003, 66 (7): 922
803. Su CR, et al. JNP, 2003, 66 (7): 990
804. Larsen E, et al. JNP, 2003, 66 (7): 994
805. Wu PL, et al. JNP, 2003, 66 (7): 996
806. Li SH, et al. JNP, 2003, 66 (7): 1002
807. Chiang YM, et al. JNP, 2003, 66 (8): 1070
808. Ochi T, et al. JNP, 2003, 66 (8): 1094
809. Koul S, et al. JNP, 2003, 66 (8): 1121
810. Matsumoto K, et al. JNP, 2003, 66 (8): 1124
811. Zhao CS, et al. JNP, 2003, 66 (8): 1140
812. Jang DS, et al. JNP, 2003, 66 (9): 1166
813. Lee DYW, et al. JNP, 2003, 66 (9): 1171
814. Sun CM, et al. JNP, 2003, 66 (9): 1175
815. Carcache-Blanco EJ, et al. JNP, 2003, 66 (9): 1197; JNP, 2003, 67 (1): 126
816. Wu TS, et al. JNP, 2003, 66 (9): 1207
817. Itoh A, et al. JNP, 2003, 66 (9): 1212
818. Giang PM, et al. JNP, 2003, 66 (9): 1217
819. Han QB, et al. JNP, 2003, 66 (10): 1391
820. Yang C, et al. JNP, 2003, 66 (12): 1554
821. Nguyen MTT, et al. JNP, 2004, 67 (4): 654
822. Ishikawa T, et al. JNP, 2004, 67 (4): 659
823. Xu M, et al. JNP, 2004, 67 (5): 762
824. Mo S, et al. JNP, 2004, 67 (5): 823
825. Kim IH, et al. JNP, 2004, 67 (5): 863
826. Li CQ, et al. JNP, 2004, 67 (6): 978
827. Iwata N, et al. JNP, 2004, 67 (7): 1106
828. Liu X, et al. JNP, 2004, 67 (7): 1147
829. Wang LW, et al. JNP, 2004, 67 (7): 1182
830. Sun BH, et al. JNP, 2004, 67 (9): 1464
831. Ma CH, et al. JNP, 2004, 67 (9): 1598
832. Zheng Y, et al. JNP, 2004, 67 (9): 1617
833. Cheng ZH, et al. JNP, 2004, 67 (10): 1761
834. Weng JR, et al. JNP, 2004, 67 (11): 1796
835. Ito C, et al. JNP, 2004, 67 (11): 1800
836. De Naeyer A, et al. JNP, 2004, 67 (11): 1829
837. Tsukamoto S, et al. JNP, 2004, 67 (11): 1839
838. Kawaguchi Y, et al. JNP, 2004, 67 (11): 1893
839. Min BS, et al. JNP, 2004, 67 (12): 1980
840. Chadwick LR, et al. JNP, 2004, 67 (12): 2024
841. Wang RF, et al. JNP, 2004, 67 (12): 2096
842. Chang MS, et al. JNP, 2005, 68 (1): 11
843. Zhao F, et al. JNP, 2005, 68 (1): 43
844. Usia T, et al. JNP, 2005, 68 (1): 64
845. Yoshikawa K, et al. JNP, 2005, 68 (1): 69
846. Yuan XH, et al. JNP, 2005, 68 (1): 86
847. 刘睿等. 中国药物化学杂志, 2004, 14 (4): 193
848. 毛水春等. 中国药物化学杂志, 2004, 14 (6): 326
849. 朱嘉蓉等. 中国药科大学学报 2004, 35 (4): 368
850. Hu CM, et al. Planta Med, 2004, 70 (1): 23
851. Abad MJ, et al. Planta Med, 2004, 70 (1): 34
852. Lin LC, et al. Planta Med, 2004, 70 (1): 50
853. Naik DG, et al. Planta Med, 2004, 70 (1): 68
854. Nunome S, et al. Planta Med, 2004, 70 (1): 76
855. Njamen D, et al. Planta Med, 2004, 70 (2): 104
856. Morikawa T, et al. Planta Med, 2004, 70 (2): 152
857. Li XM, et al. Planta Med, 2004, 70 (2): 160
858. Chen YC, et al. Planta Med, 2004, 70 (2): 174
859. Choi HS, et al. Planta Med, 2004, 70 (2): 178
860. Lee SW, et al. Planta Med, 2004, 70 (3): 197
861. Ren Y, et al. Planta Med, 2004, 70 (3): 201
862. Yang YL, et al. Planta Med, 2004, 70 (3): 256
863. Chung MY, et al. Planta Med, 2004, 70 (3): 258
864. Gutierrez-Lugo MT, et al. Planta Med, 2004, 70 (3): 263
865. Kiem PV, et al. Planta Med, 2004, 70 (3): 282
866. Heinemann C, et al. Planta Med, 2004, 70 (5): 385
867. Kim SR, et al. Planta Med, 2004, 70 (5): 391
868. Recio MC, et al. Planta Med, 2004, 70 (5): 414
869. Li RW, et al. Planta Med, 2004, 70 (5): 421
870. Schneider I, et al. Planta Med, 2004, 70 (5): 471
871. Laupattarakasem P, et al. Planta Med, 2004, 70 (6): 496
872. Dobner MJ, et al. Planta Med, 2004, 70 (6): 502
873. Gu JQ, et al. Planta Med, 2004, 70 (6): 509
874. Hanawa F, et al. Planta Med, 2004, 70 (6): 531
875. Gülcinİ, et al. Planta Med, 2004, 70 (6): 561
876. Jin JL, et al. Planta Med, 2004, 70 (6): 564
877. Chin YW, et al. Planta Med, 2004, 70 (6): 576
878. Oberthür C, et al. Planta Med, 2004, 70 (7): 642
879. Mbwambo ZH, et al. Planta Med, 2004, 70 (8): 706
880. Kırmızıbekmez H, et al. Planta Med, 2004, 70 (8): 711
881. Dai SJ, et al. Planta Med, 2004, 70 (8): 758
882. Zhong L, et al. Planta Med, 2004, 70 (9): 797
883. Shin KM, et al. Planta Med, 2004, 70 (9): 803
884. Reddy AM, et al. Planta Med, 2004, 70 (9): 823
885. Madureira AM, et al. Planta Med, 2004, 70 (9): 828
886. Budzianowska A, et al. Planta Med, 2004, 70 (9): 834
887. Matsuda H, et al. Planta Med, 2004, 70 (9): 847
888. Tanaka R, et al. Planta Med, 2004, 70 (9): 877
889. Jang DS, et al. Planta Med, 2004, 70 (10): 893
890. Adams M, et al. Planta Med, 2004, 70 (10): 904

891. Dittmann K, et al. Planta Med, 2004, 70 (10): 909
892. Bremner P, et al. Planta Med, 2004, 70 (10): 914
893. Kiss A, et al. Planta Med, 2004, 70 (10): 919
894. Schwaiger S, et al. Planta Med, 2004, 70 (10): 978
895. Kinghorn AD, et al. Planta Med, 2004, 70 (8): 691
896. Gobbo-Neto L, et al. Planta Med, 2005, 71 (1): 3
897. Park SH, et al. Planta Med, 2005, 71 (1): 24
898. Speranza G, et al. Planta Med, 2005, 71 (1): 79
899. Ito C, et al. Planta Med, 2005, 71 (1): 84
900. Oku H, et al. Planta Med, 2005, 71 (1): 90
901. Hsu YL, et al. Planta Med, 2005, 71 (2): 130
902. Lin WY, et al. Planta Med, 2005, 71 (2): 171
903. Curini M, et al. Planta Med, 2005, 71 (2): 194
904. Puapairoj P, et al. Planta Med, 2005, 71 (3): 208
905. Huang GC, et al. Planta Med, 2005, 71 (3): 219
906. Kuo PL, et al. Planta Med, 2005, 71 (3): 237
907. Chang ST, et al. Phytochemistry, 2000, 55: 227
908. Aburjai TA, et al. Phytochemistry, 2000, 55: 407
909. Palazzino G, et al. Phytochemistry, 2000, 55: 411
910. Pauletti PM, et al. Phytochemistry, 2000, 55: 597
911. Wirz A, et al. Phytochemistry, 2000, 55: 941
912. Camacho MdR, et al. Phytochemistry, 2001, 56: 203
913. Mimaki Y, et al. Phytochemistry, 2001, 57: 773
914. Muhammad I, et al. Phytochemistry, 2001, 57: 781
915. Fan C, et al. Phytochemistry, 2001, 57: 1255
916. Heilmann J, et al. Phytochemistry, 2001, 57: 1281
917. Li XM, et al. Phytochemistry, 2001, 58: 591
918. Kraft C, et al. Phytochemistry, 2001, 58: 769
919. D'Abrosca B, et al. Phytochemistry, 2001, 58: 1073
920. Demirezer LÖ, et al. Phytochemistry, 2001, 58: 1213
921. Tang Y, et al. Phytochemistry, 2001, 58: 1251
922. Chacha M, et al. Phytochemistry, 2005, 66: 99
923. Stavri M, et al. Phytochemistry, 2005, 66: 233
924. Fogliani B, et al. Phytochemistry, 2005, 66: 241
925. Tasdemir D, et al. Phytochemistry, 2005, 66: 355
926. Chiang YM, et al. Phytochemistry, 2005, 66: 495
927. Shaheen F, et al. Phytochemistry, 2005, 66: 935
928. Özipek M, et al. Phytochemistry, 2005, 66: 1168
929. Nguyen AT, et al. Phytochemistry, 2005, 66: 1186
930. Zidorn C, et al. Phytochemistry, 2005, 66: 1691
931. Naidoo D, et al. Phytochemistry, 2005, 66: 1724
932. Xie WD, et al. Phytochemistry, 2005, 66: 2340
933. Choudhary MI, et al. Phytochemistry, 2005, 66: 2346
934. Parejo I, et al. Phytochemistry, 2005, 66: 2356
935. Deachathai S, et al. Phytochemistry, 2005, 66: 2368
936. King RR, et al. Phytochemistry, 2005, 66: 2468
937. Misra L, et al. Phytochemistry, 2005, 66: 2702
938. Sivaramakrishna C, et al. Phytochemistry, 2005, 66: 2719
939. Jutiviboonsuk A, et al. Phytochemistry, 2005, 66: 2745
940. Heitzman ME, et al. Phytochemistry, 2005, 66: 5
941. Lee IS, et al. Planta Med, 2003, 69: 63
942. Park EJ, et al. Planta Med, 2003, 69: 33
943. Kim YU, et al. Planta Med, 2003, 69: 72
944. Pu XP, et al. Planta Med, 2003, 69: 65
945. Wollenweber E, et al. Planta Med, 2003, 69: 15
946. Frieae ACG, et al. Planta Med, 2003, 69: 67
947. Tsai JY, et al. Planta Med, 2003, 69: 3
948. Chiou WF, et al. Planta Med, 2003, 69: 9
949. Bardai SE, et al. Planta Med, 2003, 69: 75
950. Mochalska K, et al. Planta Med, 2003, 69: 181
951. Hu CP, et al. Planta Med, 2003, 69: 125
952. Liou KT, et al. Planta Med, 2003, 69: 130
953. Zhang YC, et al. Planta Med, 2003, 69: 148
954. Kavvalias D, et al. Planta Med, 2003, 69: 113
955. Racotoarison O, et al. Planta Med, 2003, 69: 179
956. Tang W, et al. Planta Med, 2003, 69: 97
957. Martin-Nizard F, et al. Planta Med, 2003, 69: 207
958. Heilmann J, et al. Planta Med, 2003, 69: 202
959. Kim KJ, et al. Planta Med, 2003, 69: 274
960. Chaubal R, et al. Planta Med, 2003, 69: 287
961. Hohmann J, et al. Planta Med, 2003, 69: 254
962. Chaturvedula VSP, et al. Planta Med, 2003, 69: 271
963. Li XQ, et al. Planta Med, 2003, 69: 356
964. Ko WC, et al. Planta Med, 2003, 69: 310
965. Valente C, et al. Planta Med, 2003, 69: 361
966. Chaaib F, et al. Planta Med, 2003, 69: 316
967. Faizi S, et al. Planta Med, 2003, 69: 350
968. Lee MH, et al. Planta Med, 2003, 69: 327
969. Cheng KT, et al. Planta Med, 2003, 69: 300
970. Montilla MP, et al. Planta Med, 2003, 69: 472
971. Takano F, et al. Planta Med, 2003, 69: 321
972. Ban SH, et al. Planta Med, 2003, 69: 408
973. Kobayashi Y, et al. Planta Med, 2003, 69: 425
974. Chaturvedula VSP, et al. Planta Med, 2003, 69: 440
975. Park WS, et al. Planta Med, 2003, 69: 459
976. Hilmi F, et al. Planta Med, 2003, 69: 462
977. Topcu G, et al. Planta Med, 2003, 69: 464
978. Ngamrojnavanich N, et al. Planta Med, 2003, 69: 555
979. Chen JJ, et al. Planta Med, 2003, 69: 542
980. Banskota AH, et al. Planta Med, 2003, 69: 500
981. Fokialakis N, et al. Planta Med, 2003, 69: 566
982. Son JK, et al. Planta Med, 2003, 69: 559

983. Tong XT, et al. Planta Med, 2003, 69: 576
984. Hwang BY, et al. Planta Med, 2003, 69: 623
985. Chang KC, et al. Planta Med, 2003, 69: 667
986. Yang C, et al. Planta Med, 2003, 69: 662
987. Jung SH, et al. Planta Med, 2003, 69: 617
988. Jung HJ, et al. Planta Med, 2003, 69: 610
989. Chiang LC, et al. Planta Med, 2003, 69: 705
990. Lin WY, et al. Planta Med, 2003, 69: 757
991. Coldren CD, et al. Planta Med, 2003, 69: 725
992. Chung EY, et al. Planta Med, 2003, 69: 710
993. Kang BY, et al. Planta Med, 2003, 69: 687
994. Lee SW, et al. Planta Med, 2003, 69: 861
995. Sairafianpour M, et al. Planta Med, 2003, 69: 846
996. Rao V S N, et al. Planta Med, 2003, 69: 851
997. Abougazar H, et al. Planta Med, 2003, 69: 814
998. Ning L, et al. Planta Med, 2003, 69: 804
999. Boje K, et al. Planta Med, 2003, 69: 820
1000. Yueqin Z, et al. Planta Med, 2003, 69: 893
1001. Choi J, et al. Planta Med, 2003, 69: 899
1002. Arrieta J, et al. Planta Med, 2003, 69: 905
1003. Battinelli L, et al. Planta Med, 2003, 69: 910
1004. Park HJ, et al. Planta Med, 2003, 69: 947
1005. Ju HK, et al. Planta Med, 2003, 69: 950
1006. Choi SS, et al. Planta Med, 2003, 69: 1001
1007. Lee SM, et al. Planta Med, 2003, 69: 1051
1008. Jang SI, et al. Planta Med, 2003, 69: 1057
1009. Quang DN, et al. Planta Med, 2003, 69: 1063
1010. Shahat AA, et al. Planta Med, 2003, 69: 1068
1011. Yang LL, et al. Planta Med, 2003, 69: 1091
1012. Hwang BY, et al. Planta Med, 2003, 69: 1096
1013. Yun JM, et al. Planta Med, 2003, 69: 1102
1014. Rukachaisirikul V, et al. Planta Med, 2003, 69: 1141
1015. Rho MC, et al. Planta Med, 2003, 69: 1147
1016. Shahat AA, et al. Planta Med, 2003, 69: 1153
1017. Janicsák G, et al. Planta Med, 2003, 69: 1156
1018. Yoshimura H, et al. Planta Med, 2003, 69: 673
1019. Shen Z, et al. Planta Med, 2003, 69: 605
1020. Koulman A, et al. Planta Med, 2003, 69: 433
1021. Shen ZQ, et al. Planta Med, 2003, 69: 1109
1022. 欧明等. 简明中药成分手册. 北京: 中国医药科技出版社, 2003
1023. 刘米达夫著, 杨本文译. 植物化学. 北京: 科学出版社, 1985
1024. 常文保主编, 化学词典. 北京: 科学出版社, 2008
1025. 陈发奎等. 中药有效成分含量测定. 北京: 人民卫生出版社, 2008
1026. Xiuhong Ji 等. 药学学报, 2000, 35 (3): 22
1027. 刘玉军等. 药物分析杂志, 2010, 30 (1): 24
1028. 张元杰等. 药物分析杂志, 2010, 30 (1): 33
1029. 王晓燕等. 药物分析杂志, 2010, 30 (1): 45
1030. 石继亮等. 药物分析杂志, 2010, 30 (1): 114
1031. 裴晓丽等. 药物分析杂志, 2010, 30 (1): 127
1032. 莫炫永等. 药物分析杂志, 2010, 30 (1): 145
1033. 邹国栋等. 药物分析杂志, 2010, 30 (1): 160
1034. 丁平等. 药物分析杂志, 2010, 30 (2): 230
1035. 张冰等. 药物分析杂志, 2010, 30 (2): 233
1036. 姚苗苗等. 药物分析杂志, 2010, 30 (2): 263
1037. 梁泰刚等. 药物分析杂志, 2010, 30 (2): 279
1038. 孟美佳等. 药物分析杂志, 2010, 30 (3): 405
1039. 张因皎等. 药物分析杂志, 2010, 30 (3): 456
1040. 吕美红等. 药物分析杂志, 2010, 30 (3): 460
1041. 胡玥等. 药物分析杂志, 2010, 30 (3): 504
1042. 彭晓霞等. 药物分析杂志, 2010, 30 (3): 522
1043. 曹晓燕等. 药物分析杂志, 2010, 30 (4): 623
1044. 逄楠楠等. 药物分析杂志, 2010, 30 (4): 633
1045. Shen CC, et al. JNP, 2004, 67 (11): 1947
1046. 袁丽春等. 药物分析杂志, 2010, 30 (1): 41

化合物药理活性索引

(按英文字母及中文汉语拼音顺序排列)

Δ^5-脂加氧酶抑制剂 597, 628, 635, 638, 639, 900.
11β-羟甾类脱氢酶抑制剂 456.
12(*S*)-HETE 生成抑制剂 322, 694, 731.
12(*S*)-HETE 生成抑制实验无活性 292.
12(*S*)-脂加氧酶抑制剂 322, 731.
12(*S*)-脂加氧酶抑制实验无活性 292.
12-脂加氧酶抑制剂 572, 577, 759, 766, 807, 813.
15-脂加氧酶抑制剂 346, 480, 481, 531, 572, 590, 599, 776.
3',5'-cAMP-磷酸二酯酶抑制剂 642.
3α-羟基类固醇脱氢酶抑制剂 468, 606.
5-HETE 生成抑制剂 879.
5-羟色胺受体抑制剂, D 受体和 M 受体 286.
5-羟色胺受体阻断剂, 豚鼠子宫 52.
5-羟色胺抑制剂 613, 642.
5-脂加氧酶抑制剂 530, 583, 586, 654, 775, 777, 783, 786, 792, 807, 813, 822, 859, 879, 880, 881, 931, 940, 954, 961, 1120, 1147, 1172.
AChE 抑制剂 332, 334, 337, 338, 727, 1064, 1075, 1121, 1140.
AMV-反转录酶抑制剂 587.
APN 抑制实验无活性 631, 650, 656, 832.
BChE 抑制剂 727, 1121, 1140.
cAMP 磷酸二酯酶抑制剂 454, 455, 456, 577, 581, 591, 593, 603, 609, 610, 611, 641, 665, 879, 880, 881, 900, 1126, 1137, 1145.
CRF 和 CRF 基因表达促进剂 510.
CYP2D6 药物代谢酶抑制剂 636, 1151.
CYP2D6 药物代谢酶抑制实验无活性 209, 731, 782, 786.
CYP3A4 药物代谢酶抑制剂 209, 636, 656, 782, 786, 921, 1151.
CYP3A4 药物代谢酶抑制实验无活性 731.
DNA、蛋白质和脂肪的生物合成促进剂 454, 455.
DNA 和 RNA 中的含氮基质 118.
DNA 生物合成促进剂 606.
DNA 拓扑异构酶 II 抑制剂 577.
$GABA_A$ 受体拮抗剂 280.
H^+,K^+-腺苷三磷酸酶抑制剂 700, 954.
IFN-γ 抑制剂 97, 98, 99, 578, 975, 976.
IL-10 样活性 642, 832.
IL-10 抑制剂 159.
IL-12 抑制剂 577, 726, 994.
IL-1α 抑制剂 594.
IL-1β 抑制剂 97, 98, 99, 122, 139, 159, 338, 468, 526, 528, 529, 578, 594, 843.
IL-1 抑制剂, 鼠腹腔巨噬细胞内外 526.
IL-2 分泌抑制剂 596, 602, 1027, 1106, 1109, 1122.
IL-2 抑制剂 97, 98, 99, 202, 975, 976.
IL-2 抑制剂, 鼠脾细胞 526.
IL-4 释放抑制剂 51.
IL-4 抑制剂 97, 98, 99, 935, 975, 976.
IL-6 释放抑制剂 582, 590, 642, 670, 831, 907.
IL-6 抑制剂 5, 7, 138, 139, 338, 577, 578, 594, 726, 843, 913, 914.
IL-8 分泌抑制剂 343, 344, 345, 386.
IL-8 抑制剂 159, 577, 602, 831, 907.
MIP-1α/β 抑制剂 578.
Na^+,K^+-ATP 酶抑制剂 292, 319, 394, 592, 593.
NADH 氧化酶抑制剂 628, 639, 658.
NFAT 转录因子抑制剂 113, 482, 626, 650, 679, 684, 760, 761, 762, 763, 764, 839, 873, 894, 1142, 1143, 1144, 1146, 1148, 1149, 1150, 1157.
NO 生成抑制剂, 伴随着 iNOS 水平降低而不影响 COX-2 表达水平 148.
NO 生成抑制剂, 神经保护剂, 谷氨酸盐损害的原代培养大鼠皮质细胞 121.
NO 生成抑制剂, 未说明靶细胞种类 189, 191, 202, 237, 238, 239, 249, 250, 251, 258, 259, 260, 264, 274, 290, 387, 388, 389, 390, 392, 489, 490, 526, 528, 574, 577, 578, 590, 592, 593, 602, 665, 670, 671, 683, 716, 718, 806, 870, 927, 1136.
NO 生成抑制剂, 无细胞毒 946, 947, 948, 949.
NO 生成抑制剂, 抑制脂多糖和重组鼠 IFN-γ 活化的鼠 RAW264.7 细胞 NO 生成和 iNOS 基因表达, 进而抑制腹膜肥大细胞释放组胺 922, 923.
NO 生成抑制剂, 有细胞毒 1004, 1005.
NO 生成抑制剂, 脂多糖/IFN-γ 诱导的 RAW264.7 细胞 642, 754, 755, 756, 757, 758, 1057, 1067, 1068, 1069, 1070, 1071.
NO 生成抑制剂, 脂多糖/IFN-γ 诱导的 RAW264.7 细胞, 低(有效)浓度时无细胞毒 28, 690, 701, 702, 703, 962.

NO 生成抑制剂, 脂多糖/IFN-γ 诱导的 RAW264.7 细胞, 细胞毒性强 917, 918, 919, 920, 1032, 1033.
NO 生成抑制剂, 脂多糖/IFN-γ 诱导的鼠大动脉平滑肌培养细胞 203, 218.
NO 生成抑制剂, 脂多糖/IFN-γ 诱导的鼠巨噬细胞 410.
NO 生成抑制剂, 脂多糖/IFN 活化的类巨噬细胞 RAW264.7 1095, 1099, 1100, 1101, 1102, 1103, 1104, 1114, 1115, 1138, 1139, 1152.
NO 生成抑制剂, 脂多糖和重组鼠 IFN-γ 活化的巨噬细胞 262, 620, 621, 642, 696, 697, 698.
NO 生成抑制剂, 脂多糖活化的大鼠腹膜巨噬细胞 547, 548, 550, 551, 552, 553, 554, 556, 559, 560, 852, 856, 995, 1107, 1110, 1136.
NO 生成抑制剂, 脂多糖活化的巨噬细胞 RAW264.7 226, 227, 228, 229, 231, 232.
NO 生成抑制剂, 脂多糖活化的巨噬细胞 RAW264.7, α-葡萄双苋和脂多糖同时处理 958.
NO 生成抑制剂, 脂多糖活化的类巨噬细胞 J774.1 141, 144, 145, 146, 147, 347, 348, 349, 350, 352, 353, 354, 355, 356, 357, 358, 359, 360, 361, 362, 363, 364, 365, 366, 367, 368, 369, 370, 371, 372, 373, 374, 375, 376, 377, 378, 379, 380, 381, 382, 383, 384, 385, 828, 829, 830, 836, 837, 838, 855.
NO 生成抑制剂, 脂多糖活化的鼠腹膜巨噬细胞 1064, 1074, 1075, 1077, 1078, 1081, 1082, 1085, 1086, 1087.
NO 生成抑制剂, 脂多糖活化的鼠巨噬细胞 RAW264.7 754, 755, 756, 757, 758.
NO 生成抑制剂, 脂多糖诱导的, 浓度依赖方式 261, 623, 627, 636, 654.
NO 生成抑制剂, 脂多糖诱导的 RAW264.7 巨噬细胞 208, 209, 210, 532, 537, 539, 545, 1133, 1134.
NO 生成抑制剂, 脂多糖诱导的 RAW264.7 细胞, 通过抑制 RelA 亚基的反式激活活性来抑制 NF-κB 1163.
NO 生成抑制剂, 脂多糖诱导的鼠腹膜巨噬细胞 135, 136, 182, 183, 187, 188, 190, 193, 194, 195, 196, 197, 198, 201, 207, 214, 216, 219, 220, 223, 224, 225, 241, 242, 245, 246, 247, 253, 256, 257, 263, 265, 267, 281, 284, 285, 291, 292, 294, 295, 296, 304, 555, 557, 558, 601, 633, 971, 973, 996, 1118.
NO 生成抑制剂, 脂多糖诱导的鼠腹膜巨噬细胞, 降低 NO 生成和 iNOS 基因表达, 机制为抑制 NF-κB 666.
PAF 拮抗剂 306, 1132, 1137, 1138, 1153, 1160.
PAF 受体拮抗剂 409, 1153.
PDE 异构酶选择性抑制剂 643.
PGE_2 生成抑制剂 62, 186, 187, 261, 290, 507, 532, 537, 539, 545, 578, 594, 623, 627, 636, 654, 677, 678, 831, 843, 848, 869, 872, 906, 907, 927, 943, 954, 1030, 1074, 1075, 1079, 1125, 1133, 1134, 1154.
PGE_2 生成抑制实验无活性 871, 905.
PGE_2 生物合成促进剂 509, 510.
PGE_2 释放抑制剂, 兔滑膜细胞 526.
PGI_2 生物合成促进剂 543.
PGI_2 释放促进剂 768, 1158.
pNPPase 抑制剂 954.
QR 抑制剂 670.
rRNA 和 mRNA 的合成促进剂, 患糖尿病大鼠 455.
TGF-β_1 拮抗剂 505, 545.
TNF-α 分泌抑制剂 343, 344, 345, 386, 642.
TNF-α 生成抑制剂 97, 98, 99, 122, 138, 139, 148, 159, 191, 202, 221, 222, 249, 250, 251, 254, 258, 259, 260, 264, 267, 454, 455, 499, 526, 578, 582, 590, 594, 604, 605, 606, 642, 643, 670, 720, 726, 806, 843, 913, 914, 972, 975, 976, 1016, 1017, 1018, 1019, 1020, 1029, 1094, 1111, 1126, 1135.
TNF-α 释放抑制剂 51, 140, 683, 956, 1170, 1171.
TNF-α 形成增强剂 1108, 1141.
TNF-α 抑制剂 935.
TNF 抑制剂 959, 960.
TXA_2 形成抑制剂 48.
TXB_2 形成抑制剂 665, 694, 869.
α-甘油磷酸新四唑还原酶抑制剂 1015.
α-葡萄糖苷酶抑制剂 577, 587.
α-葡萄糖苷酶抑制实验无活性 906.
β-己糖胺酶释放抑制剂 51, 219, 220, 223, 224, 225, 241, 242, 291, 292, 293, 304, 601, 633, 973, 995, 1110, 1118.
β-己糖胺酶释放抑制剂, IgE 诱导的 606, 607, 608, 613, 614, 616.
β-己糖胺酶抑制剂 136, 177, 178, 300, 303, 548, 549, 553, 554, 555, 935, 965, 966, 967, 968, 978.
β-己糖胺酶抑制实验无活性 135, 547, 550, 551, 552, 556, 557, 558, 559, 679, 680, 852, 856, 996, 1054, 1055, 1061, 1107, 1136.
β-葡萄糖苷酶抑制实验无活性 906.

A

安非他明拮抗剂 68.

B

八仙花变应原成分 1090.
白三烯 B_4 生成抑制剂 578, 617, 618, 717, 834, 835.
白三烯 B_4 抑制剂 654, 879.
白三烯 C_4 抑制剂 869.
白三烯 D_4 拮抗剂 340, 341, 925, 926.

白三烯生物合成抑制剂 23, 24, 25, 26, 27, 37, 179, 180, 181, 395, 694, 695, 1096.
白三烯抑制剂 774.
白细胞活化抑制剂 695.
白细胞渗透效应 179, 180, 185.
白细胞生成促进剂 114, 160, 728, 732, 767, 860, 862, 865, 876.
白细胞弹性蛋白酶 MMP-2/9 抑制剂 577, 642.
白细胞与其受体结合的抑制剂 823.
半数致死剂量 LD_{50} 5, 21, 30, 36, 60, 63, 82, 85, 87, 88, 90, 91, 94, 101, 103, 105, 107, 109, 123, 137, 167, 168, 170, 195, 252, 302, 339, 342, 411, 412, 432, 446, 478, 479, 545, 569, 584, 590, 625, 642, 653, 666, 699, 723, 724, 748, 767, 776, 784, 804, 826, 861, 862, 864, 876, 877, 917, 924, 980, 1015, 1052, 1056, 1060, 1061, 1065, 1066, 1124, 1128.
保肝 955, 973.
保肝，促进肝细胞修复和再生 505.
保肝，促进肝再生 876.
保肝，减少 GPT 676.
保肝，减少三酰甘油在肝中的沉积 495.
保肝，抑制 GaIN 引起的肝细胞毒 670.
保肝，抑制 SGPT 113.
保肝，抑制 tBH 诱导的脂类过氧化 888, 1156.
保肝，抑制丙氨酸氨基转移酶 ALT 505.
保肝，抑制肝损害 514, 515.
保肝，抑制过氧化氢诱导毒性 650.
保肝，抑制解毒剂谷胱甘肽 GSH 的排空 888, 1156.
保肝，抑制巨噬细胞活化，抑制 sALT 和 sAST 水平的升高 454, 456.
保肝，抑制细胞 LDH, AST 泄漏和细胞死亡 888, 1156.
保肝，抑制转氨酶 545.
被动皮肤过敏反应抑制剂 606, 607, 608, 613, 614, 616.
苯二氮䓬受体结合活性 574.
变应原 598, 624, 638, 640, 651, 742, 743, 765, 863, 899, 1007, 1090.
表皮角质化促进剂 533.

C

产卵促进剂 607.
长春碱的细胞毒作用促进剂 454, 456.
成骨细胞分化刺激剂 573.
成骨细胞抑制剂 438.
除草剂 987.
除臭剂 75, 325, 326.
刺激产卵 579.
刺激剂 2, 117, 124, 154, 156, 157, 166, 174, 176, 189, 205, 230, 248, 273, 276, 277, 299, 396, 397, 398, 399, 401, 402, 403, 404, 405, 406, 416, 546, 738, 744, 749, 753, 765, 777, 783, 786, 787, 788, 789, 790, 844, 846, 847, 863, 865, 977, 984, 991, 1006, 1049, 1080.
刺激肉芽发生 533.
刺激肾上腺皮质的功能 302.
刺激生长因子 739.
促醒 8.
催产剂 52.
催眠 12, 167, 168, 252, 526, 840, 843.
催乳激素释放抑制剂 52.
催吐剂 36.

D

丹参中酚性酸的主要成分 1008.
单胺氧化酶 A 抑制剂 332, 334, 337, 950.
单胺氧化酶抑制剂 612, 691, 893, 1061.
单胺氧化酶抑制实验无活性 1053, 1054, 1055, 1058.
胆碱酯酶抑制剂 38, 86, 638, 680.
胆汁分泌促进剂 566, 613, 724, 862.
蛋白激酶 C 活化剂 406.
蛋白激酶 C 抑制剂 590, 628, 642, 665, 669, 714, 957, 958.
蛋白质分解成糖促进剂 719.
低毒 84, 120, 152, 305, 505, 631, 815, 817.
碘化甲状腺氨酸脱碘酶抑制剂 580, 590, 628, 635, 638, 714, 715.
丁公藤有效成分 1061, 1062.
毒素 45, 46, 66, 83, 93, 111, 127, 275, 276, 319, 400, 477, 494, 804, 845, 858.
对卵白蛋白 OVA 诱导的气管超响应的抑制效应 643.
对心肌膜钾通道有双向作用 954.
对血压有双向作用（当心率减慢同时，先升压后降压） 454, 455.
对血压有双向作用（先升压后降压） 70.
对中枢神经系统有双向作用（低剂量下中枢镇静，中等剂量时中枢兴奋，高剂量下麻痹致死） 94.
对中枢神经系统有双向作用（低剂量镇静，高剂量使兴奋） 137.
对中枢神经系统有双向作用（先兴奋后抑制） 41, 252.
对肿瘤细胞 KBV200 的多重耐药性有逆转作用 1074.
多巴胺 D_2 受体拮抗剂 14.
多巴胺受体拮抗剂（中枢神经系统） 14.
多重抗药性蛋白抑制剂 410.

E

儿茶酚-*O*-甲基转移酶抑制剂 670.
儿童必需氨基酸 126.
二氢辅酶Ⅰ (NADH)氧化酶抑制剂 590.
二酰甘油酰基转移酶 DGAT 抑制剂 23, 588, 609, 661, 693.

F

发泡剂 45, 805.
反转录酶抑制剂 669.
芳化酶抑制剂 613.
芳化酶抑制实验无活性 951.
芳香 *L*-氨基酸脱羧酶抑制剂 950.
防腐剂 845, 850.
防止冻疮 607.
肺表面活性剂蛋白 A 基因表达促进剂 578.
辅酶Ⅰ和Ⅱ的成分 80.
腐蚀作用 747.
负变时作用 21.
负性肌力作用 7.

G

改善红细胞变形能力 431, 433.
改善脾淋巴细胞增生 440.
钙拮抗 44, 454, 455, 514, 515, 1112, 1137, 1153.
干扰酒精的新陈代谢 125.
肝和神经保护剂 454.
肝涎酶抑制剂 603.
高毒性 847.
睾酮-5*α*-还原酶抑制剂 877.
骨骼肌松弛剂 791, 878, 1156.
骨骼肌抑制剂 120.
骨髓细胞增殖促进剂 679, 680, 682, 683.
骨髓抑制 83.
光毒作用 30.
光活 DNA 结合活性 30.
光活抗菌 30.
光活抗真菌 30.
光敏剂 994, 1066.
过氧化物酶抑制剂 668, 670.

H

黑木金合欢引起接触皮炎的有效成分 1007.
黑素生成抑制剂 81.
呼吸促进剂 89.
呼吸兴奋剂 1073.
琥珀氧化酶抑制剂 590, 628, 639, 658.
花生四烯酸 5-脂加氧酶选择性抑制剂 583.
花生四烯酸加氧酶抑制剂 592.
还原酶抑制剂 5*α*- 973.
还原酶抑制实验无活性 5α- 243, 683.
环加氧酶抑制剂 586, 629, 777, 782.
环腺嘌呤单核苷酸磷酸二酯酶抑制剂 881.
缓激肽拮抗剂 600.
黄嘌呤氧化酶抑制剂 576, 577, 581, 589, 591, 602, 694, 695.
黄质氧化酶抑制剂 642, 832, 1168, 1170.
磺胺药物拮抗剂 816.
活化肥大细胞 271.
活化淋巴结 4.
活化神经 323.
活化嗜碱粒细胞 271.
活化纤溶酶原 407.
活化中性粒细胞 271.

J

肌肉僵化拮抗剂 791.
肌肉松弛剂 7, 10, 93, 791, 888.
加强由氯丙嗪诱导的中枢神经系统抑制 68.
假蓝靛受体活化剂 62.
减轻瘙痒 158, 845.
减少 LDH 的活动 69.
减少反应性氧中间体的积聚 577, 578.
减少灌注性局部缺血所引起的小鼠学习记忆障碍 954.
减少环孢霉素肾中毒 409.
减少兔眼节点内压 12.
减少血清胆红素和提高尿中胆红素的排出量 494, 495.
减少血清中的胆固醇 454, 455, 495, 680, 716, 718.
减少血清中的胆固醇和三酰甘油 590, 670.
碱性磷酸酶抑制剂 438.
降低昆虫生育能力 38.
降低人白细胞的某些功能 900, 901.
降低鸦片的毒性 230.
降血糖 12, 53, 120, 475, 481, 482, 505, 545, 791.

降血脂 452, 454, 455, 495, 510, 514, 515, 545, 577, 590, 602, 642, 670, 680, 716, 718, 731, 737, 951.
接触排卵刺激剂 653.
解毒剂 4, 280, 573, 751.
解毒剂 (巴比妥中毒) 280.
解毒剂 (酒精和蛇毒) 4.
解毒剂 (眼镜蛇毒) 751.
解痉 3, 14, 22, 31, 39, 41, 47, 48, 60, 152, 154, 170, 569, 574, 590, 602, 612, 613, 628, 638, 682, 691, 724, 795, 840, 861, 865, 876, 878, 1015, 1061, 1064, 1066, 1073, 1148.
精神兴奋药 994.
局部保护剂 319.
局部麻醉剂 12, 89, 103, 105, 109, 795, 849, 852.
局部兴奋剂 160.
巨球蛋白抑制剂 α2- 929, 1182.
巨噬细胞吞噬细胞的功能促进剂 824.
拒食剂 606.
剧毒剂 103, 244, 299, 403, 950.

K

咖啡因拮抗剂 68.
抗 HIV, H9 淋巴细胞 78, 1053, 1054.
抗 HIV, 抑制 HIV 复制 78, 580, 768, 1053, 1054, 1137.
抗 HIV, 抑制 HIV 诱导的巨细胞的形成 694.
抗 HIV-1 406, 408, 474, 635, 642, 768.
抗 HIV-1, HIV-1 感染的 CEM-SS 细胞 408.
抗 HIV-1, HIV-1 整合酶抑制剂 768.
抗 HIV-1, MT-4 细胞 406.
抗 HIV-1, 反转录酶 RT 抑制剂 635, 642.
抗 HIV-1, 核糖核酸酶 H(RnaseH)抑制剂 635.
抗HIV-1, 依赖于DNA的DNA聚合酶DDDP抑制剂 635, 642.
抗 HIV-1, 抑制 HIV-1 诱导的细胞病变效应 406.
抗 HIV-1, 抑制病毒抗原 P24 的产生和合胞体的形成 408.
抗 HIV-1, 整合酶 IN 抑制剂 635, 642.
抗 HIV-1 实验无活性 12, 78, 123.
抗 HIV-1 实验无活性, H9 淋巴细胞 12, 78, 123.
抗 HIV 实验无活性, H9 淋巴细胞 12, 78, 123.
抗阿米巴 36, 45, 218, 476, 528.
抗变应性 951, 1034, 1036.
抗病毒, *H. suis* 病毒 590.
抗病毒, HSV 510, 887, 933.
抗病毒, HSV-1 481, 658, 853, 1128.
抗病毒, HSV-1, DNA 病毒 925.
抗病毒, Para-3 感染的 Hep2 细胞 152.
抗病毒, 带状疱疹病毒 495.
抗病毒, 反转录病毒 994.
抗病毒, 非甲非乙型肝炎病毒 NANB 723.
抗病毒, 哥萨克 B_4 病毒 Gesak-B_4 virus 643.
抗病毒, 黑猩猩肝炎病毒 723.
抗病毒, 呼吸道合胞病毒 RSV 感染的 Hep2 细胞 152.
抗病毒, 脊髓灰质炎病毒 769.
抗病毒, 流行性感冒病毒 587, 832.
抗病毒, 流行性感冒病毒 A 650.
抗病毒, 流行性脊髓灰质炎病毒-1 643.
抗病毒, 麻疹病毒 510, 1128.
抗病毒, 马铃薯病毒 638.
抗病毒, 马亚罗病毒 Mayaro virus 769.
抗病毒, 疱状口腔炎病毒 614, 650, 653.
抗病毒, 疱疹病毒 638.
抗病毒, 疱疹性口炎的 RNA 病毒 925.
抗病毒, 人嗜 T 淋巴细胞性病毒 HTLV-Ⅲ 723.
抗病毒, 人嗜 T 淋巴细胞性病毒Ⅲ型 723.
抗病毒, 水痘病毒 495.
抗病毒, 未说明靶病毒种类 160, 454, 455, 456, 606, 607, 642, 679, 767, 833, 862, 990.
抗病毒, 乙型肝炎病毒 HBV(血液制品中的) 723.
抗病毒, 乙型脑炎病毒(小鼠) 724.
抗病毒, 抑制 HSV-1 复制 454, 455, 456.
抗病毒实验无活性, MDCK 细胞, Flu-A 152.
抗病毒实验无活性, Vero 细胞, HSV-1 152.
抗补体活性 472, 523, 581, 644, 645, 646, 647, 669, 1011, 1013, 1014.
抗赤霉素 446, 447, 448.
抗促性腺激素 639.
抗痤疮剂 746.
抗胆碱能的 41, 43, 47, 142.
抗低血压 409.
抗毒素 578.
抗毒液素 862.
抗风湿剂 49, 545, 833, 849, 994, 1135, 1151.
抗腹泻 12, 22, 679, 778, 1165.
抗肝毒 113, 149, 150, 211, 452, 495, 510, 613, 642, 650, 657, 666, 668, 679, 778, 779, 781, 791, 859, 862, 902, 933, 973, 1053, 1054, 1112, 1143, 1145, 1148, 1150, 1170, 1175, 1176.
抗肝炎 446.
抗高血压 3, 5, 7, 8, 10, 11, 12, 14, 21, 38, 41, 44, 56, 60, 62, 66, 67, 68, 71, 87, 89, 93, 94, 101, 103, 107, 120, 137, 152, 170, 391, 411, 481, 495, 573, 574, 576, 578, 642, 665, 669, 769, 786, 791, 843, 950, 988, 991, 1049, 1052, 1060, 1064, 1137.
抗高血压对心脏无影响 991.
抗过敏 4, 7, 39, 40, 66, 94, 112, 170, 217, 334, 340, 341, 452,

453, 494, 495, 524, 577, 578, 590, 592, 680, 694, 695, 719, 737, 818, 819, 820, 832, 874, 879, 925, 926, 935, 1084, 1091.
抗过敏的β-氨基己糖苷酶抑制剂 936, 937, 938, 939, 970, 997, 998, 999, 1000, 1001, 1002, 1003.
抗过敏及抗炎 581, 687.
抗惊厥 30, 153, 545, 699, 723, 843.
抗菌, *Enteromorpha cloacae* 639, 650, 651, 652.
抗菌, α-链球菌属 157, 832.
抗菌, 八叠球菌属 832.
抗菌, 白喉杆菌 1015.
抗菌, 百日咳杆菌 1015.
抗菌, 扁阔棒状杆菌 900.
抗菌, 变形杆菌 590, 751, 877, 1015.
抗菌, 变异链球菌 12.
抗菌, 变异链球菌 ATCC25175 菌株 155.
抗菌, 表皮葡萄球菌 526, 528, 629, 980, 985.
抗菌, 表皮葡萄球菌 ATCC12228 菌株 155.
抗菌, 病原菌 887.
抗菌, 病原菌 11 种 879.
抗菌, 创伤弧菌 ATCC29307 菌株 155.
抗菌, 鹑鸡肠球菌 CDC-42 菌株 155.
抗菌, 醋酸菌 990.
抗菌, 痤疮棒状杆菌 319.
抗菌, 大肠埃希菌 877, 900.
抗菌, 大肠杆菌 167, 168, 338, 545, 613, 614, 639, 670, 724, 805, 843, 901, 902, 990, 1015, 1050, 1056, 1064.
抗菌, 大肠杆菌 ATCC25922 菌株 155.
抗菌, 大肠杆菌 O157:H7 ATCC43894 菌株 155.
抗菌, 稻热病菌 *Pyricularia oryzae* 665.
抗菌, 地锦草抗菌主要有效成分 1064.
抗菌, 多种葡萄球菌 545, 791.
抗菌, 多种球菌 6.
抗菌, 肺炎杆菌(克雷伯杆菌) 877.
抗菌, 肺炎克雷伯菌 ATCC13883 菌株 155.
抗菌, 肺炎链球菌 167, 168.
抗菌, 肺炎双球菌 157, 305, 528, 590, 840, 1015.
抗菌, 粪肠球菌 ATCC33186 菌株 155.
抗菌, 粪链球菌 843.
抗菌, 弗氏枸橼酸杆菌 ATCC8090 菌株 155.
抗菌, 弗氏志贺菌 1056.
抗菌, 副伤寒杆菌 682.
抗菌, 副伤寒杆菌 A 832.
抗菌, 杆菌属 37.
抗菌, 革兰阳性菌 545, 723, 752, 917.
抗菌, 革兰阴性菌 545, 752, 1156.
抗菌, 光活抗菌 30.
抗菌, 核粒梭形杆菌 12, 1091.
抗菌, 胡萝卜软腐欧文菌 832, 1168, 1170.
抗菌, 胡萝卜软腐欧文菌胡萝卜软腐欧亚种 900.
抗菌, 黄色溶血性葡萄球菌 682.
抗菌, 霍乱弧菌 724.
抗菌, 假单胞菌属 *Pseudomonas cepacia* 900.
抗菌, 酵母菌 545.
抗菌, 结核分枝杆菌 3, 4, 7, 505, 539, 545, 654, 752, 805, 917, 933, 934, 988, 1015, 1048, 1065.
抗菌, 结核分枝杆菌 H37Rv 菌株 985.
抗菌, 金黄色葡萄球菌 157, 167, 168, 275, 319, 325, 326, 332, 334, 351, 528, 545, 590, 613, 614, 638, 639, 665, 670, 682, 694, 695, 724, 751, 765, 776, 805, 832, 832, 840, 843, 877, 900, 917, 980, 985, 990, 991, 1011, 1050, 1056, 1083, 1168, 1170.
抗菌, 金黄色葡萄球菌 ATCC25923 菌株 155, 338, 634, 673, 673, 934.
抗菌, 金黄色葡萄球菌耐 2,6-二甲氧基苯青霉素的 SK1 菌株 634, 673, 673, 934.
抗菌, 金黄色葡萄球菌耐 2,6-二甲氧基苯青霉素的菌株 694.
抗菌, 金黄色葡萄球菌耐药性菌株 332.
抗菌, 巨大芽孢杆菌 987.
抗菌, 卡他球菌 590, 751.
抗菌, 卡他双球菌 157.
抗菌, 抗酸性细菌 1156.
抗菌, 枯草杆菌 37, 275, 325, 326, 351, 545, 590, 665, 670, 694, 695, 843, 917, 1015, 1064.
抗菌, 蜡样芽孢杆菌 526, 528.
抗菌, 痢疾杆菌 590, 613, 614, 638, 639, 751, 832, 990.
抗菌, 链球菌变种 319.
抗菌, 链球菌属 724, 888, 939.
抗菌, 邻居棒状杆菌 832, 1168, 1170.
抗菌, 六种杆菌 6.
抗菌, 铜绿假单胞菌 510, 590, 751, 832, 990, 1056.
抗菌, 铜绿假单胞菌 ATCC27853 菌株 155, 338.
抗菌, 绿色链球菌 167, 168.
抗菌, 麻风分枝杆菌 *Mycobacterium leprae* 67.
抗菌, 奈瑟球菌属 832.
抗菌, 酿脓链球菌 528.
抗菌, 酿脓链球菌 ATCC19615 菌株 155.
抗菌, 胚芽乳杆菌 152.
抗菌, 皮肤表面的细菌 629.
抗菌, 葡萄球菌属 1048.
抗菌, 人病原菌 30 种其中 8 种有效 60.
抗菌, 人结核分枝杆菌 1015.
抗菌, 人结核分枝杆菌 H37Rv 菌株 332, 334.
抗菌, 溶血性β-链球菌 167, 168, 305.

抗菌, 溶血性链球菌 338, 1015.
抗菌, 乳酸菌 990.
抗菌, 瑞斯特杆菌 1091.
抗菌, 伤寒杆菌 590, 613, 614, 638, 639, 682, 751, 832, 990.
抗菌, 嗜麦芽假单胞菌 605, 629, 631, 639, 650, 651, 652, 658.
抗菌, 鼠伤寒沙门菌 ATCC14028 菌株 155.
抗菌, 四联球菌 724.
抗菌, 苏云金芽孢杆菌 159.
抗菌, 梭状杆菌 409.
抗菌, 藤黄微球菌 526, 528.
抗菌, 退热剂 305.
抗菌, 未说明细菌种类 19, 20, 154, 160, 169, 202, 302, 337, 574, 578, 606, 628, 635, 642, 643, 679, 680, 714, 727, 790, 812, 833, 852, 856, 862, 865, 876, 880, 925, 926, 951, 973, 1021, 1051, 1061.
抗菌, 细菌和真菌 40 种 53.
抗菌, 下呼吸道嗜麦芽窄食假单胞菌 *Pseudomonas maltophilia* 900.
抗菌, 易变链球菌 528.
抗菌, 阴沟肠杆菌 605, 629, 658.
抗菌, 阴沟肠杆菌 ATCC23350 菌株 155.
抗菌, 与小檗碱配合抑制金黄色葡萄球菌 494.
抗菌, 植物病原菌 879, 900.
抗菌, 志贺痢疾杆菌 805, 877.
抗菌实验无活性, 大肠杆菌 1083.
抗菌实验无活性, 鳗弧菌 1083.
抗溃疡 11, 13, 41, 43, 47, 49, 88, 90, 92, 94, 170, 206, 243, 255, 268, 269, 270, 292, 314, 315, 316, 317, 318, 319, 323, 475, 476, 478, 479, 494, 513, 545, 563, 574, 612, 630, 679, 686, 691, 700, 751, 815, 858, 862, 875, 888, 889, 932, 934, 1177.
抗风湿性关节炎 658, 715.
抗利尿剂 29.
抗利什曼原虫 138, 431, 433, 478, 582, 767, 859, 902, 1061, 1074, 1112.
抗螺旋体 302.
抗凝血 694.
抗脓毒症 891, 892.
抗疟疾, 恶性疟原虫 431, 433, 476, 582, 1108.
抗疟疾, 恶性疟原虫 3D7 306, 694.
抗疟疾, 恶性疟原虫 D6 617, 618.
抗疟疾, 恶性疟原虫 Dd2 657, 694.
抗疟疾, 恶性疟原虫 FcB1 483, 505.
抗疟疾, 恶性疟原虫 FCR3 药物敏感株 620, 621.
抗疟疾, 恶性疟原虫 K1 耐氯喹菌株 620, 621.
抗疟疾, 恶性疟原虫 W2 617, 618.
抗疟疾, 疟原虫 505.
抗疟疾, 鼠疟原虫 476.
抗疟疾, 未说明二级信息 22, 987, 1063.
抗疟疾, 引起红细胞变化为裂口红细胞 505.
抗疟疾实验无活性, 恶性疟原虫 138, 767, 859, 902, 1112.
抗疟疾实验无活性, 恶性疟原虫 poW 657.
抗龋齿 1156.
抗皮肤移植排斥作用 1066.
抗疲劳 454, 455.
抗疲劳和促进干扰素诱生 1112.
抗贫血 886.
抗人中性粒细胞中白三烯合成 694, 695.
抗神经紧张和抑郁 11.
抗生素 805.
抗生育药 52, 339, 342, 780, 850, 988, 1128.
抗衰老 781.
抗糖尿病并发症 692.
抗痛风 82.
抗痛觉活性 454, 455, 456.
抗突变 731.
抗微生物 12, 580, 629, 665, 932, 934.
抗细胞凋亡 859.
抗细胞镰状化 856.
抗纤维蛋白溶解 1181.
抗雄激素 877.
抗休克 94.
抗血清素 782.
抗血栓形成 319, 338, 514, 577, 594, 600, 887, 955, 988, 1181.
抗炎, 12 脂加氧酶抑制剂, 人血小板, 不影响 COX 水平 578, 596, 602.
抗炎, 15-脂加氧酶抑制剂 577.
抗炎, 5-脂加氧酶抑制剂 577, 930, 1097, 1159, 1161, 1164.
抗炎, COX-1 抑制剂 351, 393, 394, 417, 418, 419, 420, 421, 422, 423, 642, 735, 736, 737, 748, 750, 773, 863, 883, 930, 951, 952, 953, 957, 958, 1119.
抗炎, COX-2 抑制剂 290, 417, 418, 419, 420, 421, 422, 423, 489, 490, 507, 545, 574, 580, 590, 602, 613, 638, 642, 653, 714, 735, 736, 737, 748, 750, 773, 827, 854, 862, 863, 883, 885, 942, 945, 951, 952, 953, 957, 958, 1119.
抗炎, COX-2 抑制剂, 大鼠肾骨髓 590, 638.
抗炎, COX-2 抑制剂, 选择性的 505, 545.
抗炎, COX-2 抑制剂, 抑制 COX-2 表达 290, 489, 490, 574, 580, 602, 613, 642, 653, 714.
抗炎, COX-2 抑制剂, 抑制 COX-2 表达, 通过抑制 NF-κB 489, 490.
抗炎, COX-2 抑制剂, 抑制 COX-2 生成, 大鼠腹膜巨噬细胞 507.

抗炎, COX-2 转录物合成抑制剂 958.

抗炎, COX 抑制剂 643, 654, 666, 667, 668, 786, 940, 961.

抗炎, ICAM-1 的表达 982, 983.

抗炎, ICAM-1 的表达, PMA 诱导的 1116, 1117.

抗炎, IL-12 生成抑制剂 577, 726, 994.

抗炎, IL-12 生成抑制剂, 巨噬细胞, 脂多糖诱导的 726, 994.

抗炎, IL-12 生成抑制剂, 巨噬细胞, 脂多糖诱导的, 抑制 NF-κB 结合 577.

抗炎, IL-1β 生成抑制剂, 人单核细胞, 468.

抗炎, IL-1β 生成抑制剂, 人单核细胞, 脂多糖诱导的 526, 528, 529.

抗炎, IL-2 抑制剂, 降低 T-淋巴细胞中 IL-2 的表达 202.

抗炎, IL-5 抑制剂 574, 575, 590, 591, 635, 649.

抗炎, IL-6 和 IL-8 阻断剂, 人视网膜色素上皮细胞株, 阻断 IL-6 和 IL-8 产生和表达 577, 602.

抗炎, LTC_4 选择性抑制剂, 大鼠腹膜巨噬细胞 577.

抗炎, NF-κB 活化抑制剂, 脂多糖诱导的小鼠 RAW264.7 细胞 202, 388, 389, 390, 392.

抗炎, NF-κB 抑制剂 138, 139, 191, 202, 237, 238, 239, 249, 250, 251, 258, 259, 260, 264, 387, 489, 490, 526, 539, 577, 666, 806, 831, 907, 951, 994, 1163.

抗炎, NF-κB 抑制剂, 人单核细胞, 防止细胞因子 IL-1、IL-6、TNF、IL-8 释放和 PGE_2 合成 831, 907.

抗炎, NF-κB 抑制剂, 脂多糖诱导的 RAW264.7 细胞 191, 202, 249, 250, 251, 258, 259, 260, 264, 806.

抗炎, NO、IL-1β、IL-6 和 TNFα 生成抑制剂 338.

抗炎, PGE_2 生成抑制剂 927.

抗炎, PGE_2 生成抑制剂, TPA 诱导的鼠腹膜巨噬细胞 677, 678.

抗炎, PGE_2 生成抑制剂, 大鼠腹膜巨噬细胞 peritoneal macrophages 507.

抗炎, PGE_2 生成抑制剂, 脂多糖诱导的 RAW264.7 细胞 62, 186, 187, 290, 532, 537, 539, 545, 1133, 1134.

抗炎, PMA 处理的乳腺上皮细胞, 抑制 COX-2 信使核糖核酸的形成和 COX-2 活性, 机制是抑制通过 PKC 的信号转换 951.

抗炎, TNF-α 生成抑制剂 191, 202, 249, 250, 251, 258, 259, 260, 264, 590, 806.

抗炎, TNF-α 生成抑制剂, 巯基化合物取消抑制作用 254.

抗炎, TNF-α 生成抑制剂, 脂多糖/IFN-γ 诱导的 N9 神经胶质细胞 720.

抗炎, TNF-α 生成抑制剂, 脂多糖/IFN-γ 诱导的腹膜巨噬细胞 1029.

抗炎, TNF-α 生成抑制剂, 脂多糖诱导的 RAW264.7 细胞 221, 222, 254, 454, 455, 499, 605, 606, 720, 1016, 1017, 1018, 1019, 1020, 1094, 1111, 1126, 1135.

抗炎, TNF-α 生成抑制剂, 脂多糖诱导的 U937 细胞 454, 455.

抗炎, Ungar 方法 594.

抗炎, 白细胞弹性蛋白酶 MMP-2/9 抑制剂 638, 683.

抗炎, 本品硫酸酯钠有强消炎作用 653.

抗炎, 补体 5a-诱导的趋化性调节和巨噬细胞中发炎细胞因子的产生 122.

抗炎, 动物试验 9, 149, 212, 499, 506, 652.

抗炎, 耳水肿, PMA 和唑酮诱导的 590.

抗炎, 耳水肿, 防止 PMA 引起的水肿和 LO 酶产物的合成, 特别是花生四烯酸诱导的 LTC_4 和 COX 代谢物 444, 445, 504.

抗炎, 防止大鼠嗜碱性细胞 RBL-2H3 刺激的肥大细胞中 TNF-α 和 IL-6 的产生, 机制为阻断 NF-κB 活化 138.

抗炎, 防止脂多糖活化的巨噬细胞中 TNF-α, IL-1β 和 IL-6 的产生, 可能是通过抑制 NF-κB 139.

抗炎, 佛波醇豆蔻酸盐醋酸盐 PMA 刺激的, 引起 *c-fos* 和 TGF-β_1 表达明显降低 951.

抗炎, 福尔马林引起的炎症 391.

抗炎, 改进的 Tan 和 Berridge 方法 102, 104, 105, 106, 108, 527, 915, 916.

抗炎, 钙刺激的炎症, 鼠腹膜巨噬细胞和人血小板 869.

抗炎, 关节炎模型, 甲醛或蛋白引起的 94.

抗炎, 核转录因子-κB 途径 76, 203, 274, 275, 528, 642, 683, 722, 863, 951, 973.

抗炎, 化学发光方法 32, 33, 34, 35.

抗炎, 活性与阿司匹林相当 589.

抗炎, 急性炎症 66, 68.

抗炎, 减少 IFN-γ 诱导的 ICAM-1 蛋白以及人角化细胞中的 mRNA 表达 659.

抗炎, 减少 TNF-α 诱导的黏附分子 VCAM-1 和单核细胞趋化蛋白 MCP-1 水平的上升和人脐带静脉内皮细胞中氧化的低密度脂蛋白上升 1029.

抗炎, 减少白细胞渗透, 测量过氧化物酶的活性 443, 473.

抗炎, 减少毛细血管渗透性和透明质酸酶活性 85.

抗炎, 减少黏附分子的表达, 导致抑制 THP-1 单核细胞到 TNF-α 刺激的人脐带静脉内皮细胞的黏附 1029.

抗炎, 减少黏附分子 VCAM-1 的表达, 高血脂新西兰兔大动脉血管细胞 1029.

抗炎, 减少黏附分子 VCAM-1 的表达, 人脐带静脉内皮细胞中, TNFα 诱导的 1029.

抗炎, 减少黏附分子 VCAM-1 的诱导, TNF-α 和 IL-1β 刺激的人脐带静脉内皮细胞 83.

抗炎, 降低大鼠诱导关节炎的炎症以及醋酸引起的腹部收缩 718.

抗炎, 降低巨噬细胞 J774.A1 中 IL-1α, IL-1β, TNF-α 和 IL-6 mRNAs 的表达 594.

抗炎, 降低毛细管壁和细胞膜的渗透性 719.

抗炎, 降低细胞间黏附分子-1(ICAM-1)的表达, 脂多糖诱导的鼠肝细胞 590.

抗炎，降低细胞间黏附分子-1(ICAM-1)和血管细胞黏附分子-1(VCAM-1)的表达，人单核细胞 THP-1 310, 311, 312, 313.
抗炎，荆芥 10 个抗炎成分中最有效的一个 175.
抗炎，抗水肿 179, 180, 185, 282, 283, 297, 298, 577, 578, 648, 1010, 1059, 1096.
抗炎，抗细胞增殖，人单核细胞，涉及从外周血分离的 T 淋巴细胞、B 淋巴细胞、巨噬细胞 1072.
抗炎，抗炎作用为动脉硬化症、Alzheimer 病、关节炎和胰腺炎模式，提出的作用机制包括巨噬细胞活化抑制剂、脂肪加氧酶抑制剂、环加氧酶 2 抑制剂和通过花生四烯酸途径生成的代谢产物 973.
抗炎，可能处理各种炎症 262.
抗炎，可能是 CCR1 受体的高度选择性的拮抗剂 990.
抗炎，鸟氨酸脱羧酶抑制剂 577.
抗炎，前列腺素类化合物抑制剂，通过 LO 酶途径 951.
抗炎，前列腺素生物合成抑制剂 778, 779, 781.
抗炎，前列腺素生物合成抑制剂，兔肾微粒体 814.
抗炎，溶酶体酶抑制剂，分叶核白细胞 409, 704, 705, 706, 707, 708, 709.
抗炎，实验性大肠炎 577.
抗炎，鼠，TPA 诱导的 525, 729, 730.
抗炎，鼠，甲醛致炎模型 105, 494, 569, 614, 979.
抗炎，鼠，结核菌素反应模型 494.
抗炎，鼠，慢性关节炎模型 199, 505.
抗炎，鼠，棉塞肉芽肿模型 6, 42, 46, 109, 143, 494, 526, 692, 924, 933, 979, 1151.
抗炎，鼠，羊毛球模型 545, 590, 613, 631, 634, 635, 653, 676.
抗炎，鼠，抑制结缔组织渗透性 991.
抗炎，鼠，抑制血管渗透性 215, 723, 724, 904, 906, 1076.
抗炎，鼠耳湿疹慢性发炎模型，重复使用 TPA 443, 473, 717.
抗炎，鼠耳水肿，TPA 诱导的 150, 152, 211, 481, 562, 577, 656, 694, 733.
抗炎，鼠耳水肿，巴豆油诱导的 167, 168, 302, 306, 339, 414, 415, 500, 521, 570, 571, 877.
抗炎，鼠耳水肿，巴豆油诱导的，机制为下调 COX-2 酶 718.
抗炎，鼠耳水肿，花生四烯酸诱导的 694, 900.
抗炎，鼠耳水肿，磷脂酶 A2 诱导的 617, 618.
抗炎，鼠关节炎 21, 521, 625.
抗炎，鼠实验性胃溃疡 244.
抗炎，鼠炎症模型，二甲苯诱导的 486, 492, 501, 502.
抗炎，鼠趾水肿 109, 630, 727, 825.
抗炎，鼠趾水肿，5-HT 诱导的 52, 1051.
抗炎，鼠趾水肿，二甲亚砜诱导的 484, 485, 561.
抗炎，鼠趾水肿，甲醛诱导的 699.
抗炎，鼠趾水肿，角叉菜胶诱导的 6, 46, 52, 53, 71, 87, 151, 152, 153, 170, 199, 200, 204, 272, 275, 324, 449, 450, 494, 505, 579, 583, 584, 641, 657, 717, 808, 843, 877, 902, 904, 906, 933, 958, 969, 974, 1021, 1048, 1050, 1051, 1060, 1065, 1073, 1083, 1088, 1089, 1112.
抗炎，鼠趾水肿，角叉菜胶诱导的，抑制炎性渗出液中白细胞聚集 603.
抗炎，鼠趾水肿，磷脂酶 A_2 诱导的 473, 656.
抗炎，鼠趾水肿，葡聚糖或乙酸诱导的 843.
抗炎，鼠趾水肿，葡聚糖诱导的 170, 1051.
抗炎，鼠趾水肿，组胺诱导的 1050, 1051.
抗炎，水肿和炎症，PMA 诱导的 408.
抗炎，髓过氧化物酶抑制剂 481, 577.
抗炎，提高 RAW264.7 细胞中 TNF-α 水平 577, 578, 602.
抗炎，豚鼠，紫外线照射的红斑反应 1051.
抗炎，豚鼠耳肿，苯甲酸引起的 877.
抗炎，未说明靶组织、作用机制等二级信息 8, 10, 12, 31, 93, 101, 155, 158, 301, 495, 509, 524, 580, 650, 680, 696, 697, 698, 731, 780, 791, 795, 812, 832, 856, 859, 882, 887, 932, 934, 1015, 1056, 1061, 1062.
抗炎，细胞凋亡，K562 细胞，通过抑制 LOX 酶和 COX 酶途径 951.
抗炎，细胞因子生成抑制剂，RAW264.7 细胞，TNF-α 和 IL-6 582, 590, 642, 670.
抗炎，细胞因子生成抑制剂，巨噬细胞，TNF-α、IL-6 和 IL-12 726.
抗炎，细胞因子生成抑制剂，人外周血单核细胞，TNF-α、IL-1β、IL-8 和 IL-10 159.
抗炎，细胞因子生成抑制剂，人周边血单核细胞，TNF-α、IL-4、IL-2 和 IFN-γ 975, 976.
抗炎，细胞因子网络调节器 5, 7, 83, 97, 98, 99, 122, 138, 139, 159, 202, 221, 222, 254, 310, 311, 312, 313, 454, 455, 499, 526, 528, 529, 577, 578, 582, 590, 594, 602, 605, 606, 638, 642, 659, 670, 683, 726, 843, 913, 914, 951, 973, 975, 976, 990, 1016, 1017, 1018, 1019, 1020, 1029, 1094, 1111, 1126, 1135.
抗炎，延迟巨噬细胞补充和抑制细胞因子产生可能是抗炎的基础 122.
抗炎，研发新抗炎药物的先导化合物 594, 843, 973.
抗炎，研发治哮喘新药的先导化合物 590.
抗炎，抑制 5-脂加氧酶代谢物特别是白三烯 C_4 869.
抗炎，抑制 C5a 刺激的 TNF-α 和 IL-1β 的释放 122.
抗炎，抑制 C5a 诱导的 TNF-α 和 IL-1β 释放，RAW264.7 细胞 122.
抗炎，抑制 C6 大鼠神经胶质瘤细胞中前列腺素 E_2 的产生 578.
抗炎，抑制 IL-12 基因启动子的活化 994.
抗炎，抑制 iNOS 37, 148, 332, 334, 337, 338, 534.
抗炎，抑制 iNOS 表达 203, 249, 262, 338, 539, 666, 696, 697, 698, 922, 923, 927, 951, 1057, 1068, 1069, 1105, 1126, 1133,

1134.

抗炎，抑制iNOS表达，TPA处理的人单核细胞THP-1 203.

抗炎，抑制iNOS表达和NO产生，培养细胞，通过阻断IκBα的降解下调NF-κB结合活性 951.

抗炎，抑制iNOS和COX-2蛋白的表达 1133, 1134.

抗炎，抑制iNOS和COX-2蛋白和mRNA表达水平 539.

抗炎，抑制iNOS和COX-2的表达，RAW264.7细胞，无细胞毒性 927.

抗炎，抑制iNOS转录物的合成 958.

抗炎，抑制LTB_4生物合成 578.

抗炎，抑制NF-κB靶标基因例如iNOS和环加氧酶-2的表达 249.

抗炎，抑制NO和PGE_2的过量产生 843.

抗炎，抑制PMA和TNF-α诱导的NF-κB活化，机制不涉及抗氧化剂途径 994.

抗炎，抑制RANTES-诱导的趋化因子受体1细胞的移动,不影响EGF-诱导的趋化因子受体1细胞的移动 990.

抗炎，抑制RAW264.7细胞中mRNA的表达和TNF-α或IL-6的生成 913, 914.

抗炎，抑制β-葡萄糖苷酸酶释放，化合物48/80刺激的大鼠肥大细胞 910, 911.

抗炎，抑制大鼠腹膜中性粒细胞中巯基乙酸盐引起的的积累，抑制鼠巨噬细胞中脂多糖活化的NO生成 655.

抗炎，抑制发炎前期细胞因子IL-1β、IL-6、TNF-α、IFN-γ、MIP-1α/β的表达和产生，免疫超级抗原葡萄球菌外毒素刺激的人外围血单核细胞 578.

抗炎，抑制发炎前期细胞因子TNF-α、IL-1β、IL-4、IL-2和IFN-γ的产生，人外周血单核细胞 97, 98, 99.

抗炎，抑制发炎前期细胞因子TNF-α、IL-1β和IL-6的产生 843.

抗炎，抑制发炎前期细胞因子TNF-α和IL-1β的产生，人单核细胞和巨噬细胞 526.

抗炎，抑制花生四烯酸代谢 593, 665, 788, 880.

抗炎，抑制花生四烯酸代谢，钙离子载体刺激的白细胞，抑制LTB_4产生 834, 835.

抗炎，抑制花生四烯酸代谢和释放 628, 639.

抗炎，抑制环加氧酶代谢物PGE_2、TXB_2 869.

抗炎，抑制前列腺素和白三烯的合成 37.

抗炎，抑制趋化因子如CXC、CC和人白细胞或趋化因子受体感染的细胞结合 577, 578.

抗炎，抑制人滑液纤维原细胞中IL-1β诱导的PGE_2的产生 594.

抗炎，抑制人外周血中性粒细胞的趋化性 772.

抗炎，抑制生成COX的代谢物PGE_2，降低TXB_2水平 848, 906, 1125.

抗炎，抑制兔滑液纤维原细胞中PGE_2和proMMP-9的产生 594.

抗炎，抑制亚硝酸根的积累 910, 911.

抗炎，抑制脂多糖诱导的NF-κB的DNA结合活性，和核中蛋白水平降低有关 539.

抗炎，抑制脂类过氧化，脑脂质体 670, 673, 674, 675.

抗炎，抑制肿瘤促进剂TPA诱导的炎症 359, 360.

抗炎，抑制组胺释放 910, 911.

抗炎，预防人成纤维细胞中由IL-4/TNF-α刺激的eotaxin的产生和mRNA eotaxin的表达 577.

抗炎，预防整合蛋白介导的中性粒细胞黏附和fMLP-或白三烯B_4诱导的移行 5, 7.

抗炎，治疗关节炎 192, 526, 725.

抗炎，治疗子宫颈炎 19, 20.

抗炎，中性粒细胞趋化吸引剂1(CINC-1)生成抑制剂，脂多糖诱导的细胞因子诱导的NRK-52E大鼠肾上皮细胞 221.

抗炎，转录核因子NF-κB抑制剂 1116, 1117, 1129, 1130, 1131, 1132.

抗炎，自由基清除剂 653.

抗炎，阻断NO生成和NOS酶的活性及表达，鼠巨噬细胞和胰腺炎组织 973.

抗炎，阻断TNF-α诱导的HUVECs和THP-1细胞之间的黏附 951.

抗炎，阻断巨噬细胞发炎蛋白(MIP-1α)和人单核细胞的黏合 990.

抗炎，阻断巨噬细胞发炎蛋白(MIP-1α)和用稳定的趋化因子受体1转染的人胚胎肾细胞(HEK)/293的黏合 990.

抗炎，阻断内皮细胞中IL-4诱导的VCAM-1的表达 202.

抗炎，阻断已调节活化其表达和分泌的正常T-细胞(RANTES)和人单核细胞的黏合 990.

抗炎，阻断已调节活化其表达和分泌的正常T-细胞(RANTES)和用稳定的趋化因子受体1转染的人胚胎肾细胞(HEK)/293的黏合 990.

抗炎实验无活性，COX-1生成抑制实验，大鼠腹膜巨噬细胞 507.

抗炎实验无活性，COX-1抑制实验 885, 1159, 1161, 1164.

抗炎实验无活性，COX-2抑制实验 1159, 1161, 1164.

抗炎实验无活性，各种诱导剂诱导的肥大细胞和中性粒细胞 720.

抗炎实验无活性，脂多糖活化的鼠腹膜巨噬细胞 978.

抗氧化剂，ABTS自由基淬灭剂 173.

抗氧化剂，DPPH清除剂 102, 104, 105, 106, 108, 496, 497, 498, 499, 529, 565, 574, 582, 617, 618, 622, 631, 634, 635, 639, 642, 643, 644, 645, 646, 647, 653, 669, 670, 673, 679, 680, 681, 682, 683, 685, 686, 767, 776, 780, 832, 856, 859, 862, 887, 933, 934, 951, 1095, 1107, 1136, 1167, 1175, 1179, 1180, 1181.

抗氧化剂，DPPH清除剂，TLC 565, 642, 832.

抗氧化剂, 超氧化物阴离子清除剂 433, 435, 565, 679, 683, 824, 852, 867, 887, 898, 950, 951.
抗氧化剂, 超氧化物阴离子清除剂, fMLP/CB 或 PMA 激活的人中性粒细胞 505.
抗氧化剂, 超氧化物阴离子清除剂, 超氧化物歧化酶法 635, 642, 643, 653.
抗氧化剂, 超氧化物阴离子清除剂, 抑制超氧化物阴离子的产生, fMLP/CB 方法 391.
抗氧化剂, 超氧化物自由基清除剂 496, 497, 498, 499.
抗氧化剂, 大鼠脑组织, 测量低密度脂蛋白的共轭二烯形成效应或 MDA 水平 1178.
抗氧化剂, 低密度脂蛋白过氧化, Cu^{2+}或 AAPH 诱导的 859.
抗氧化剂, 低密度脂蛋白过氧化, Cu^{2+}诱导的 122, 887, 954.
抗氧化剂, 翻转 $H_2O_2/FeSO_4$ 诱导的大鼠动脉内皮细胞的损伤 122.
抗氧化剂, 防止(组成稳定细胞膜的)不饱和脂肪酸的氧化 565.
抗氧化剂, 分叶核白细胞 PMN 的化学发光响应测定 642.
抗氧化剂, 改善内皮细胞自由基诱导的氧化应激反应 122.
抗氧化剂, 过氧化氢清除剂 496, 497, 498, 499, 678.
抗氧化剂, 化学发光方法 642, 653, 767, 862.
抗氧化剂, 减少 FMLP 诱导的氧化爆发 642.
抗氧化剂, 降低动脉硬化症的风险 122.
抗氧化剂, 抗溶血 152, 657, 671, 895.
抗氧化剂, 抗溶血, AAPH-诱导的红细胞溶血 575, 576, 859.
抗氧化剂, 抗溶血, 大鼠血浆 862.
抗氧化剂, 抗溶血, 过氧化氢诱导的红细胞溶血 694.
抗氧化剂, 抗溶血, 自由基诱导的大鼠红细胞溶血 679, 680, 862.
抗氧化剂, 类似超氧化物歧化酶活性 1167, 1175.
抗氧化剂, 硫氰酸铁方法 859.
抗氧化剂, 羟基自由基清除剂 677, 678, 683, 824, 852, 898, 1156.
抗氧化剂, 上调 50 种基因下调多种其他基因 631.
抗氧化剂, 铁螯合试验 496, 497, 498, 499, 887.
抗氧化剂, 兔红细胞膜的过氧化 1167.
抗氧化剂, 未说明实验方法 325, 326, 526, 565, 602, 613, 686, 843, 859, 877, 951, 961, 973, 979, 985, 990.
抗氧化剂, 细胞色素 C 减少 653.
抗氧化剂, 削弱 Fe^{2+}诱导的细胞膜的氧化 122.
抗氧化剂, 氧自由基清除剂 432, 678, 954.
抗氧化剂, 抑制丙二醛 565, 704, 705, 706, 707, 708, 709, 710, 711, 712, 713.
抗氧化剂, 抑制过氧化氢诱导的氧化及 DNA 氧化损伤, 培养的 MDCK 细胞 1167.
抗氧化剂, 抑制活性氧生成 657.
抗氧化剂, 抑制脂类过氧化, ADP/Fe^{2+}诱导的 76, 77, 565, 1162.
抗氧化剂, 抑制脂类过氧化, Fe^{2+}/H_2O_2 处理后血浆氧化的效应 503.
抗氧化剂, 抑制脂类过氧化, 阿霉素引起的 431, 432, 433, 434, 435, 436, 437, 514, 515.
抗氧化剂, 抑制脂类过氧化, 大鼠肝粗粒体 1166, 1167.
抗氧化剂, 抑制脂类过氧化, 大鼠肝微粒体 1053, 1054, 1055, 1058, 1169, 1174, 1176.
抗氧化剂, 抑制脂类过氧化, 大鼠肝微粒体, ADP+NADPH 诱导的 896, 897, 898, 955.
抗氧化剂, 抑制脂类过氧化, 大鼠肝微粒体, $FeSO_4$+半胱氨酸诱导的 576.
抗氧化剂, 抑制脂类过氧化, 大鼠肝微粒体, 四氯化碳诱导的 576.
抗氧化剂, 抑制脂类过氧化, 大鼠肝细胞核 1173.
抗氧化剂, 抑制脂类过氧化, 大鼠肝细胞膜, Fe^{3+}/抗坏血酸盐诱导过氧化 503.
抗氧化剂, 抑制脂类过氧化, 大鼠肝线粒体 1165, 1166, 1168, 1176.
抗氧化剂, 抑制脂类过氧化, 大鼠肝线粒体, ADP/NADPH 诱导的 951, 1145.
抗氧化剂, 抑制脂类过氧化, 大鼠肝线粒体, Fe^{2+}/VC 引起的 1145.
抗氧化剂, 抑制脂类过氧化, 大鼠肝线粒体, $FeSO_4$ 引起的 587.
抗氧化剂, 抑制脂类过氧化, 大鼠肝匀浆, 过氧化氢引起的 456.
抗氧化剂, 抑制脂类过氧化, 大鼠脑匀浆 672, 688, 689, 1009, 1012, 1031, 1034, 1035, 1036, 1037, 1038, 1039, 1040, 1041, 1042, 1043, 1044, 1045, 1046, 1047.
抗氧化剂, 抑制脂类过氧化, 大鼠心肺线粒体 1156.
抗氧化剂, 抑制脂类过氧化, 肝细胞细胞核和微粒体 768.
抗氧化剂, 抑制脂类过氧化, 猫肝细胞线粒体 1175.
抗氧化剂, 抑制脂类过氧化, 酶的 656.
抗氧化剂, 抑制脂类过氧化, 脑脂质体 670, 673, 674, 675.
抗氧化剂, 抑制脂类过氧化, 脑组织缺氧和低糖引起的 78.
抗氧化剂, 抑制脂类过氧化, 鼠肝 893.
抗氧化剂, 抑制脂类过氧化, 鼠脑、肝和肾细胞中的维生素 C-烟酰胺 ADP 和 Fe^{2+}-半胱氨酸诱导的 887, 954, 1008.
抗氧化剂, 抑制脂类过氧化, 四氯化碳引起的 211.
抗氧化剂, 抑制脂类过氧化, 微粒体 867, 895.
抗氧化剂, 抑制脂类过氧化, 微粒体, Fe^{2+}/VC、CCl_4/NADPH 或 Fe^{3+}/NADPH 引起的 14.
抗氧化剂, 抑制脂类过氧化, 微粒体, 倚赖 NADPH 的和亚油酸的自氧化 681, 685, 1179, 1180.
抗氧化剂, 抑制脂类过氧化, 微粒体 Fe^{2+}-半胱氨酸诱发的

565, 710, 711, 712, 713.

抗氧化剂, 抑制脂类过氧化, 未说明靶组织和方法 565, 940, 950, 951.

抗氧化剂, 抑制脂类过氧化, 线粒体 868.

抗氧化剂, 抑制脂类过氧化, 亚麻酸乳状液的 496, 497, 498, 499.

抗氧化剂, 脂类过氧化实验, 不依赖酶的 320, 321, 327, 328, 329, 330, 331, 656, 887.

抗氧化剂, 脂类过氧化实验, 依赖酶的 320, 321, 327, 328, 329, 330, 331, 887.

抗氧化剂, 自由基清除剂, 未说明自由基种类 149, 694, 786, 879, 880, 1008.

抗氧化剂, 最小化内皮细胞生存能力的损失 122.

抗氧化实验无活性, DCFH 方法, HL-60 细胞 574.

抗氧化实验无活性, DPPH 清除实验 114, 115, 563, 650, 673, 856, 859, 870, 906, 909, 934, 1061, 1075, 1081.

抗氧化实验无活性, DPPH 清除实验, TLC 642, 670.

抗氧化实验无活性, 超氧化物阴离子清除实验, 超氧化物歧化酶法 856.

抗氧化实验无活性, 超氧化物自由基清除实验 650, 887.

抗氧化实验无活性, 类似超氧化物歧化酶活性 114, 115.

抗氧化实验无活性, 抑制超氧化物阴离子的产生, fMLP/CB 方法 394.

抗氧化实验无活性, 抑制脂类过氧化实验 565.

抗氧化实验无活性, 抑制脂类过氧化实验, 大鼠肝微粒体 1061.

抗氧化实验无活性, 抑制脂类过氧化实验, 大鼠肝匀浆, $FeSO_4$ 引起的 456.

抗氧化实验无活性, 抑制脂类过氧化实验, 大鼠肝匀浆, 过氧化氢引起的 454.

抗抑郁 994.

抗阴道毛滴虫 218, 1015.

抗应激反应 866, 1093.

抗有丝分裂 863.

抗诱变剂 680, 767, 832.

抗原生动物 12, 151, 160, 990, 1015.

抗早孕 1066.

抗真菌, 17 种真菌 832.

抗真菌, *Blastoschyzomyces capitatus* KCCM50270 154, 166.

抗真菌, *Deuterophoma tracheiphila* 594.

抗真菌, TLC 613.

抗真菌, 奥杜安小孢子菌 87.

抗真菌, 白念珠菌 87, 590, 609, 832, 883, 885, 980, 1011, 1064, 1168, 1170.

抗真菌, 白念珠菌 KCCM11282 154.

抗真菌, 表皮癣菌属 218.

抗真菌, 病原真菌 877.

抗真菌, 稻梨孢菌* 323.

抗真菌, 发癣菌 *Trichophyton* spp. 37.

抗真菌, 发癣菌属 *Trichophyton* sp. 977.

抗真菌, 腐霉菌 *Pythium* spp. 609.

抗真菌, 瓜枝霉菌 893.

抗真菌, 黑粉菌属 *Ustilago violacea* 987.

抗真菌, 黑曲霉菌 87.

抗真菌, 黑曲霉菌 KCCM11239 154, 166.

抗真菌, 红色发癣菌 1064.

抗真菌, 黄瓜枝孢 609.

抗真菌, 黄曲霉菌 KCCM11453 154.

抗真菌, 黄癣菌 977.

抗真菌, 假丝酵母属 *Candida mycoderma* 670.

抗真菌, 皮肤真菌 37, 87, 673.

抗真菌, 深红色发癣菌 ATCC6345 154, 166.

抗真菌, 丝孢酵母属 *Trichosporon mucoides* KCCM50570 154.

抗真菌, 未说明真菌种类 86, 154, 174, 175, 202, 276, 486, 599, 678, 727, 742, 743, 795, 852, 856, 858, 862, 864, 865, 870, 950, 951, 1048, 1050, 1061, 1090, 1156.

抗真菌, 新型隐球菌 KCCM0564 154.

抗真菌, 须发癣菌 87, 218, 665, 673, 1064.

抗真菌, 有益假丝酵母*KCCM11356 154.

抗真菌, 圆球种子枝孢* 613, 1011.

抗真菌, 枝孢属 *Cladosporium cladosporioides* 613.

抗真菌实验无活性, TLC 1074.

抗真菌实验无活性, 白念珠菌 115, 731, 748.

抗真菌实验无活性, 白念珠菌 KCCM11282 166.

抗真菌实验无活性, 瓜枝霉菌 1074.

抗真菌实验无活性, 黄曲霉菌 KCCM11453 166.

抗真菌实验无活性, 假丝酵母属 *Candida tropicalis* 115, 731, 748, 1083.

抗真菌实验无活性, 平滑球假丝酵母 115, 731, 748.

抗真菌实验无活性, 丝孢酵母属 *Trichosporon mucoides* KCCM50570 166.

抗真菌实验无活性, 新型隐球菌 KCCM0564 166.

抗真菌实验无活性, 有益假丝酵母*KCCM11356 166.

抗脂肪肝, 脂肪肝中除去脂肪 653.

抗肿瘤, 3PS 白血病 726.

抗肿瘤, 558 名肺癌、食管癌、表面转移癌患者临床试验 784.

抗肿瘤, 715 腺癌 731.

抗肿瘤, 755 腺癌 45, 638.

抗肿瘤, B16 487, 488, 639, 657, 768.

抗肿瘤, E0771 乳腺癌 727.

抗肿瘤, EAC 4, 6, 7, 199, 200, 204, 446, 447, 510, 727, 776, 784.

抗肿瘤, EBV-EA 活化抑制剂 1126.
抗肿瘤, EBV-EA 活化抑制剂, TPA 诱导的 481, 576, 657, 973, 1060, 1061, 1064, 1150.
抗肿瘤, Ehrlich 腹水癌 190, 784.
抗肿瘤, ESC 癌 487, 488.
抗肿瘤, HeLa 6.
抗肿瘤, KB 45.
抗肿瘤, L_{1210} 淋巴细胞性白血病 45, 49, 342, 524, 613, 638, 639.
抗肿瘤, L_{342} 肺腺癌 867, 895.
抗肿瘤, Lewis 肺癌 594, 678, 731.
抗肿瘤, MGc-803 胃腺癌 867.
抗肿瘤, MQc80-3 胃腺癌 895.
抗肿瘤, NK/CY 淋巴腺癌 8.
抗肿瘤, Oberling-Guerin 移植骨髓瘤 494.
抗肿瘤, P_{388} 45, 200, 209, 275, 342, 346, 407, 476, 477, 638, 987.
抗肿瘤, P_{388}D1, 抑制细胞生长 209.
抗肿瘤, PC-1 肝细胞瘤 8.
抗肿瘤, Raji 细胞 1060, 1061, 1064, 1150.
抗肿瘤, RNA 肿瘤病毒 1065.
抗肿瘤, S_{180} 肉瘤 4, 6, 7, 319, 446, 447, 487, 488, 505, 600, 638, 677, 678, 727, 776, 777, 815, 858, 990, 1165, 1166.
抗肿瘤, S37 肉瘤 190.
抗肿瘤, S37 小鼠肝癌 342.
抗肿瘤, SMMC-7721 867, 895.
抗肿瘤, SN36 白血病 776.
抗肿瘤, SV40 病毒引起的鼠肿瘤 864.
抗肿瘤, TPA 引起的肿瘤 686, 1145.
抗肿瘤, U14 宫颈癌 190, 784.
抗肿瘤, W_{256} 大鼠瓦克肉瘤 192, 199, 200, 342, 481, 594, 731, 987.
抗肿瘤, 白血病 991.
抗肿瘤, 鼻咽癌 11.
抗肿瘤, 肺癌 157, 893.
抗肿瘤, 肺腺瘤 832.
抗肿瘤, 腹水癌 545.
抗肿瘤, 腹水癌 AH130 和 AH1974 1015.
抗肿瘤, 腹水肝癌 784.
抗肿瘤, 腹水淋巴瘤 9.
抗肿瘤, 肝癌 784.
抗肿瘤, 黑色素瘤 455, 727.
抗肿瘤, 急性白血病 784.
抗肿瘤, 甲基胆蒽诱导的土生纤维肉瘤 780.
抗肿瘤, 甲状腺癌 19, 20.
抗肿瘤, 抗肿瘤促进剂 606, 1060, 1061, 1064.
抗肿瘤, 可能用于治疗脑癌 577, 602.
抗肿瘤, 淋巴细胞白血病 1061.
抗肿瘤, 淋巴管肉瘤 8, 45, 87, 784, 784.
抗肿瘤, 皮肤癌 157.
抗肿瘤, 潜在的抗肿瘤促进剂筛选物 1150.
抗肿瘤, 肉瘤 613.
抗肿瘤, 乳头状瘤 694.
抗肿瘤, 未说明靶肿瘤种类 3, 46, 49, 68, 83, 160, 189, 202, 211, 222, 248, 448, 482, 486, 495, 528, 529, 573, 602, 650, 651, 679, 767, 769, 912, 950, 954, 980, 1124.
抗肿瘤, 胃瘤 893.
抗肿瘤, 抑制 DNA 生物合成 4.
抗肿瘤, 抑制苯并芘的致癌作用 581.
抗肿瘤, 抑制黑色素生成 132, 134, 657, 768.
抗肿瘤, 抑制鼠肺黑色素转移瘤 455.
抗肿瘤, 预防新脉管形成 455.
抗肿瘤, 治疗子宫癌 190.
抗肿瘤, 肿瘤异种移植物 784.
抗肿瘤, 子宫颈癌 19, 20.
抗肿瘤, 自发免疫 190.
抗锥虫 529, 987.
抗锥虫, *Trypanosoma b. rhodesiense* 138, 431, 433, 582, 767, 859, 902, 1112.
抗锥虫, *Trypanosoma brucei brucei* 1061.
抗锥虫, *Trypanosoma cruzi* 138, 431, 433, 505, 545, 582, 767, 859, 902, 1112.
抗锥虫 *Trypanosoma cruzi* 实验无活性 731.
抗组胺 31, 38, 65, 87, 142, 424, 425, 451, 457, 458, 491, 511, 512, 522, 564, 580, 599, 600, 603, 628, 754, 755, 756, 757, 758, 786, 793, 821, 840, 871, 872, 905, 950, 1015, 1022, 1023, 1024, 1025, 1026, 1052, 1137, 1154.
颗粒释放抑制剂 670, 674.
可能有潜力作为处理哮喘的药物 643.
苦味成分 152, 614, 616, 849.
溃疡愈合促进剂 126.
昆虫拒食剂 38, 78, 139, 218, 273, 276, 277, 409, 650, 653, 714, 786, 846.
昆虫生长抑制剂 1182.
昆虫吞噬兴奋剂 650, 653.

L

酪氨酸激酶抑制剂 577, 578, 600, 602, 603.
酪氨酸酶抑制剂 79, 80, 105, 106, 115, 118, 119, 128, 129, 130, 131, 132, 133, 134, 161, 162, 163, 164, 165, 474, 480, 566, 567, 568, 588, 595, 609, 610, 611, 619, 622, 632, 660, 661, 662, 663, 664, 693, 731, 740, 741, 771, 776, 796, 803, 817, 884, 909, 941,

944, 1028, 1053, 1054, 1063, 1155, 1181.
酪氨酸酶抑制实验无活性 102, 104, 108.
酪酸和乳酸细菌生长促进剂 319.
类似雌激素样活性 83, 337, 602, 609, 1060, 1136.
类似麦角胺样作用 52.
类似前列腺素的作用 769, 770.
类似秋水仙碱样作用 84.
类似维生素 C_2 样作用 584.
类似维生素 P 样作用 569, 584, 634, 679.
利胆剂 12, 142, 566, 577, 578, 613, 724, 767, 791, 832, 862, 865, 933, 973, 1060, 1148.
利尿剂 139, 452, 453, 505, 574, 577, 578, 602, 605, 625, 638, 639, 650, 652, 722, 769, 817, 853, 991, 1051, 1060.
楝木的主要有效成分 411, 412.
亮氨酸氨肽酶抑制剂 879.
磷酸二酯酶 3 (PDE3)的选择性抑制剂 643.
磷脂酶 A_2 抑制剂 718.
磷脂酶 $C\gamma_1$ 抑制剂 610, 611, 660, 662, 663, 664.
流感病毒涎酶抑制剂 587.

M

麻痹 74.
麻痹心脏和骨骼肌 10.
麻痹运动神经 857.
麻痹中枢神经系统和呼吸 66.
麻醉剂 158, 857.
毛细血管, 减少毛细血管脆性 642, 653.
毛细血管, 减少毛细血管渗透性 85, 94, 215, 505, 653, 699, 719, 723, 724, 904, 906, 1051, 1076.
毛细血管, 减少伊文思兰自毛细血管壁的渗出 302.
毛细血管, 增加毛细血管渗透性 590.
免疫刺激剂 54, 55, 56, 57, 58, 59.
免疫调节剂 526, 696, 697, 698, 863, 879, 980, 1056, 1092, 1098.
免疫辅助活性, 提高血清中免疫球蛋白水平 459, 460, 461, 462, 463, 464, 465, 466, 467, 469, 470, 471.
免疫抑制剂 69, 95, 96, 100, 184, 233, 234, 235, 236, 240, 279, 332, 333, 335, 336, 337, 338, 339, 426, 427, 428, 429, 438, 439, 441, 442, 526, 535, 536, 538, 542, 544, 596, 602, 797, 798, 799, 800, 801, 802, 809, 810, 811, 868, 886, 902, 908, 991, 992, 993, 1027, 1106, 1109, 1120, 1122, 1123, 1128.
免疫增强 3, 44, 70, 78, 109, 123, 169, 213, 278, 289, 430, 483, 487, 488, 508, 509, 510, 573, 585, 590, 745, 752, 784, 986, 987, 989.
灭螺剂 152, 205, 275, 276, 508, 786, 846.
木薯的主要活性成分 111.
木质素生物合成前体 869, 904.

N

尼古丁拮抗剂 143, 637.
逆转立位性低血压 1177.
黏液素释放刺激剂 545.
鸟氨酸脱羧酶抑制剂 408.
尿酸尿促进剂 138.
凝血酶抑制实验无活性 906.
牛黄解痉作用的主要成分 724.

P

皮炎抑制剂 15, 16, 17, 18, 67, 72, 86, 734.
皮质酮血浆分泌促进剂 454, 456.
平喘 155, 159, 642, 774, 812, 821, 832, 879, 900, 1050, 1060.
平滑肌, 膀胱平滑肌兴奋剂 12.
平滑肌, 肠道平滑肌松弛剂 877.
平滑肌, 肠道平滑肌兴奋剂 12, 1128.
平滑肌, 促进肠运动 767.
平滑肌, 促进小肠运动 74.
平滑肌, 胆道平滑肌松弛剂 47.
平滑肌, 回肠平滑肌松弛剂 286, 495, 521, 637, 877, 963, 964.
平滑肌, 回肠平滑肌松弛剂 590.
平滑肌, 回肠收缩抑制剂 453.
平滑肌, 平滑肌松弛剂 628, 642, 1148.
平滑肌, 气管平滑肌松弛剂 495, 590, 877, 1137.
平滑肌, 十二指肠平滑肌松弛剂 47, 1066.
平滑肌, 胃平滑肌松弛剂 47.
平滑肌, 胃平滑肌兴奋剂 12.
平滑肌, 小肠平滑肌麻痹 776.
平滑肌, 血管、肠、离体子宫、豚鼠气管、豚鼠回肠平滑肌松弛剂, 但能引起大鼠离体膀胱收缩 877.
平滑肌, 血管平滑肌松弛剂 877.
平滑肌, 抑制肠膜静脉收缩 786.
平滑肌, 抑制肠平滑肌运动 21, 120, 475.
平滑肌, 抑制结肠带收缩, 钾离子引起的 1137.
平滑肌, 抑制血管平滑肌钙活化及释放 1060.
平滑肌, 抑制血栓素 A_2 诱导的气管平滑肌收缩 925, 926.
平滑肌, 支气管平滑肌兴奋剂 12, 117.
平滑肌, 子宫平滑肌松弛剂 877.
平滑肌, 子宫收缩抑制剂 454.
平滑肌, 子宫兴奋剂 12, 36, 62, 74, 734, 767, 776.

屏蔽紫外线 816.

Q

前列腺素生物合酶抑制剂 292, 778, 781, 786, 903, 931.
前列腺素生物合成抑制剂 78, 628, 870.
强心剂 87, 166, 505, 721, 722, 791.
强壮剂 1112.
轻泻药 138, 139, 140, 865, 993.
驱肠虫剂 49, 64, 154, 218, 275, 475, 780, 812, 826, 856, 924, 1165.
驱肠虫剂 (蛔虫) 218.
驱肠虫剂 (克氏锥虫) 49.
驱肠虫剂 (绦虫) 64, 780.
驱虫剂 (白蚁) 984.
驱风止痛 860.
祛痰 169, 590.
全数致死剂量 LD_{100} 287, 288.
醛糖还原酶抑制剂 574, 575, 580, 581, 582, 587, 589, 590, 591, 593, 605, 606, 607, 614, 628, 631, 635, 637, 638, 639, 642, 650, 653, 657, 692, 776, 859, 881, 954, 1051, 1092, 1120, 1126, 1136.

R

溶解纤维蛋白 730, 1008.
溶解血栓剂 1170.
溶血 455, 486, 508, 510.
柔毛霉素和长春碱的细胞毒作用促进剂 454, 456.

S

色素 973.
杀虫剂 477, 861, 1156.
杀虫剂 139.
杀精子 526.
杀线虫剂 786, 974.
杀血吸虫剂 (马氏体血吸虫) 189.
杀幼虫剂 (*Heliothis zea* 幼虫) 605.
杀幼虫剂 (埃及伊蚊幼虫) 893.
伤口愈合促进剂 533.
神经保护剂 121, 143, 409, 862, 865, 973.
神经保护实验无活性 972.
神经生长因子 NGF 增强剂 1030.
神经突生长增强剂 454.
肾上腺皮质激素样作用 494, 495.
肾上腺素 α_1,α_2 受体激动剂 12.
肾上腺素能 α_1-受体阻断剂 52.
升高多巴胺代谢物 HVA 69.
升高体温 62.
升高血压 454, 859, 1177.
生长必需要素 413.
生长抑制剂 127.
生化反应试剂 114.
食品添加剂 292.
使磷酸和胆固醇的比率规格化 716.
释放组胺 21.
收敛剂 64, 75, 307, 486, 747, 832, 980, 1178.
缩短血凝和出血时间 767.
缩瞳剂 64.

T

弹性蛋白酶抑制剂 143, 859, 862, 865.
糖皮质激素样作用 (增加肝糖原, 降低心和横纹肌糖原) 545.
特殊茶香味 683.
提高 RNA 聚合酶的活性 455.
提高大鼠脑半球胆碱乙酰转移酶活性 1158.
提高巨噬细胞的蔓延性和迁移率 768.
提高抗癌转移的细胞毒药物的作用 409.
提高粒细胞的噬菌作用 988.
提高生育力 409.
提高吞噬细胞的功能 57.
提高维生素 C 的作用 607.
调节变应性反应 628.
调节肾功能和抑制肾小球再生 456.
调节胃液中的 cAMP 和盐酸 1177.
调节药物免疫学伤害 3.
调整月经周期 1135.
通经 861.
透明质酸酶抑制剂 217, 874.
退热机制为抑制脑内 PG 合成 877.
退热剂 8, 10, 12, 22, 29, 30, 36, 50, 60, 61, 68, 73, 85, 89, 93, 101, 103, 105, 107, 109, 110, 120, 137, 155, 170, 252, 287, 288, 301, 305, 477, 545, 578, 723, 751, 780, 791, 804, 812, 825, 843, 849, 853, 857, 861, 864, 877, 878, 882, 886, 1148.
脱毛剂 128.

W

豌豆和豌豆根瘤共生时起结瘤信号作用 575.
胃保护作用 731.
胃保护作用, 乙醇、茚甲新导致的胃损伤 81.
胃保护作用, 抑制胃分泌 13, 94, 142, 563, 954, 1148.
胃保护作用, 抑制胃溃疡 889, 1145.
胃保护作用, 抑制胃损伤 973.
胃分泌液促进剂 151, 719, 862.
胃分泌液抑制剂 476, 700, 734.
吴茱萸次碱对心脏过敏性反应保护作用的详细研究 (该保护作用和刺激释放 CGRP, 抑制 TNF-α产生有关) 62.
五味子的有效成分 1148.

X

细胞凋亡引导剂 505.
细胞毒, 212 细胞 720, 1108.
细胞毒, 9KB 人表皮鼻咽癌细胞 726.
细胞毒, 9L 大鼠神经胶质瘤细胞 12.
细胞毒, 9PS 小鼠淋巴细胞性白血病细胞 726.
细胞毒, A2780 人卵巢癌细胞 701.
细胞毒, A549 非小细胞肺癌细胞 30, 78, 446, 447, 478, 505, 827, 854, 909, 942, 945, 1135.
细胞毒, AGS 胃腺癌细胞 807.
细胞毒, APM1840 人白血病细胞 726.
细胞毒, B16(F-10)小鼠黑色素瘤细胞 505.
细胞毒, B16 小鼠黑色素瘤细胞 509, 509.
细胞毒, BC-1 人乳腺癌细胞 934.
细胞毒, Bel7402 人肝癌细胞 83.
细胞毒, BGC823 人胃癌细胞 342, 505.
细胞毒, Bowes 皮肤癌细胞 731.
细胞毒, BST 78.
细胞毒, BT549 人乳管癌细胞 55, 57.
细胞毒, B 淋巴细胞 992.
细胞毒, Capan1 胰腺癌细胞 807, 813.
细胞毒, Capan2 胰腺癌细胞 807.
细胞毒, CaSki 人宫颈癌细胞 1108.
细胞毒, CCM2 425.
细胞毒, Col2 人结肠癌细胞 483, 827, 854, 942, 945.
细胞毒, Colon205 结肠癌细胞 995, 1060.
细胞毒, Colon26-L5 鼠结肠癌细胞 367, 973, 1136.
细胞毒, COX-1 抑制剂 679, 951, 952.
细胞毒, COX-2 抑制剂 952.
细胞毒, CTV1 人白血病细胞 726.
细胞毒, DNA 损伤活性 55, 57.
细胞毒, DU145 前列腺癌细胞 515, 520, 670.
细胞毒, EAC 艾氏腹水癌细胞 192, 599, 745, 931, 986.
细胞毒, Ehrlich 腹水癌 19.
细胞毒, EJ-1 人膀胱癌细胞 577, 578, 602.
细胞毒, EL_4 509.
细胞毒, FM3A 鼠乳腺癌细胞 776.
细胞毒, H.Ep.-2 人咽喉上皮瘤细胞 204.
细胞毒, HCT116 人结肠癌细胞 1141.
细胞毒, HeLa-S3 人子宫上皮癌细胞 4, 10.
细胞毒, HeLa 赫拉培养宫颈上皮癌细胞 4, 5, 7, 83, 189, 221, 222, 254, 275, 342, 446, 447, 448, 528, 545, 682, 784, 995, 1081, 1108.
细胞毒, Hep2,2,15 乙肝病毒转染的人肝癌细胞 425.
细胞毒, Hep3B 人肝癌细胞 575, 995, 1060, 1108, 1141.
细胞毒, Hepa1c 1c7 鼠肝癌细胞 78, 581, 670, 691, 903, 1061.
细胞毒, HepG2 人肝癌细胞 189, 221, 222, 425, 510, 577, 578, 1108, 1141.
细胞毒, HL-60 白血病细胞 83, 314, 342, 577, 578, 594, 600, 602, 603, 726, 807, 813, 934, 1074.
细胞毒, HO-8910 人卵巢癌细胞 202, 218.
细胞毒, HONE-1 人鼻咽癌细胞 446, 447, 450, 545.
细胞毒, Hs578T 人乳腺癌细胞 515, 520, 670.
细胞毒, Hs740T 人胃癌细胞 515, 520, 670.
细胞毒, Hs742T 人乳腺癌细胞 520, 670.
细胞毒, Hs756T 人胃癌细胞 515, 520, 670.
细胞毒, HT1080 人纤维肉瘤细胞 368, 481, 694, 827, 854, 942, 945, 973.
细胞毒, HT29 人结肠癌细胞 30, 78, 545, 1135, 1141.
细胞毒, Jurkat-T 人 T 细胞白血病细胞 807.
细胞毒, K562 人白血病细胞 505, 726, 767, 807, 813.
细胞毒, KB ATCC CCL17 人鼻咽癌细胞 221, 255.
细胞毒, KB 人鼻咽癌细胞 55, 57, 272, 342, 446, 447, 448, 476, 478, 510, 526, 528, 545, 575, 580, 594, 639, 670, 909, 912, 934, 1053, 1061, 1083, 1108, 1128.
细胞毒, KG-1 人白血病细胞 726.
细胞毒, KU-1 人膀胱癌细胞 577, 578, 602.
细胞毒, L_{1210}淋巴细胞性白血病细胞 600, 909.
细胞毒, L5178Y 淋巴肉瘤细胞 1137.
细胞毒, L-6 大鼠骨骼成肌细胞 1128.
细胞毒, LO2 人肝细胞 218.
细胞毒, LoVo 人结肠癌细胞 1141.
细胞毒, LOX-IMVI 黑色素瘤细胞 505.
细胞毒, LXFL529L 人大细胞肺癌细胞 577, 578, 600, 602, 603.
细胞毒, Ma7373 鼠乳腺癌细胞 784.

细胞毒, MBT-2 鼠膀胱癌细胞 577, 578, 602.
细胞毒, MCF7/6 人乳腺癌细胞 609.
细胞毒, MCF7-ras 人乳腺癌细胞 1108, 1141.
细胞毒, MCF7 人乳腺癌细胞 78, 87, 342, 446, 447, 478, 479, 481, 1108, 1135, 1141, 1167.
细胞毒, MDA-MB-435 人乳腺癌细胞 577.
细胞毒, MH_1C_1 509.
细胞毒, MMOC 模型抑制 DMBA 诱导的肿瘤前期损伤 581, 670, 691.
细胞毒, MRC-5 人二倍体胚胎细胞 621.
细胞毒, MTT 实验 314, 410.
细胞毒, NCI-H1417 人小细胞肺癌细胞 807.
细胞毒, NCI-H187 人小细胞肺癌细胞 934.
细胞毒, NCI-H460 人肺癌细胞 481.
细胞毒, NK/LY 腹水癌 590.
细胞毒, NUGC-3 人胃癌细胞 446, 447, 450.
细胞毒, OVCAR-3 卵巢腺癌细胞 189, 221, 222, 807.
细胞毒, P_{388} 小鼠淋巴细胞性白血病细胞 12, 30, 60, 78, 425, 509, 510, 581, 731, 909, 1053.
细胞毒, PANC1 人胰腺癌细胞 807.
细胞毒, PC3 人前列腺癌细胞 505, 807.
细胞毒, PD 实验 78.
细胞毒, PLC/PRF/5 人肝癌细胞 577, 578.
细胞毒, S-180V 784.
细胞毒, SF268 人脑癌细胞 481.
细胞毒, SiHa 人宫颈癌细胞 1108, 1141.
细胞毒, SK-MEL-2 人黑色素瘤细胞 505.
细胞毒, SK-MEL 人恶性黑色素瘤细胞 55, 57.
细胞毒, SK-OV-3 卵巢腺癌细胞 55, 57.
细胞毒, SMMC-7721 人肝癌细胞 202, 218.
细胞毒, SNU638 人胃腺癌细胞 827, 854, 942, 945.
细胞毒, sulforhodamine-B 实验 609.
细胞毒, T47D 人乳腺癌细胞 807.
细胞毒, T 淋巴细胞 992.
细胞毒, U14 小鼠宫颈癌细胞 784.
细胞毒, U937 人单核细胞白血病细胞 83, 202.
细胞毒, V-79 细胞 300.
细胞毒, Vero 绿猴肾肿瘤细胞 55, 57.
细胞毒, W-18Va-2 细胞 275.
细胞毒, WI-38 人肺成纤维细胞(正常人双倍纤维细胞) 275.
细胞毒, WiDr 结肠腺癌细胞 807.
细胞毒, 白血病 573.
细胞毒, 蛋白定量实验 314.
细胞毒, 放射增敏剂 784.
细胞毒, 肝癌细胞 545.
细胞毒, 机制可能是抑制氧的积累和谷胱甘肽的消耗 784.
细胞毒, 降低肿瘤细胞胸苷摄入和谷胱甘肽水平 780.
细胞毒, 结肠癌 701.
细胞毒, 巨噬细胞 992.
细胞毒, 抗细胞增殖 577, 578, 594, 602, 767.
细胞毒, 抗细胞增殖, 6 种食管癌细胞 12.
细胞毒, 抗细胞增殖, Colon26-L5 367.
细胞毒, 抗细胞增殖, HT1080 368.
细胞毒, 抗细胞增殖, MCF7 1167.
细胞毒, 抗细胞增殖, 人 T 淋巴细胞 577.
细胞毒, 抗细胞增殖实验无活性, Colon26-L5 352, 359, 360, 368.
细胞毒, 抗细胞增殖实验无活性, HT1080 352, 359, 360, 367.
细胞毒, 抗增生, A-2780 701.
细胞毒, 抗增生, PMA 诱导的 408.
细胞毒, 抗增生, 结肠癌细胞 701.
细胞毒, 抗增生, 牛肺动脉内皮细胞 CPAE 677, 678.
细胞毒, 抗增生, 人乳腺癌细胞 701.
细胞毒, 抗增生, 用 WST-8 增生试剂测量细胞毒活性 87.
细胞毒, 裸鼠的人肠黏液腺癌 784.
细胞毒, 培养人咽喉上皮癌细胞 199.
细胞毒, 人淋巴细胞 592.
细胞毒, 人咽喉表皮癌细胞 H.Ep.2 275.
细胞毒, 人周围血 T 细胞 596, 602, 1027, 1106, 1109, 1122.
细胞毒, 乳腺癌细胞 701.
细胞毒, 鳃足虫致死毒性实验 1128.
细胞毒, 鼠乳腺器官培养实验 78, 691.
细胞毒, 未说明靶细胞种类 12, 55, 57, 202, 211, 248, 276, 514, 594, 623, 651, 987, 1004, 1005, 1112.
细胞毒, 纤维肉瘤细胞株 780.
细胞毒, 抑制 DNA、RNA、蛋白质、胆固醇的生物合成 192.
细胞毒, 抑制 DNA、RNA、蛋白质的生物合成 529.
细胞毒, 抑制 TPA 促进的 ^{32}P 与 HeLa 细胞磷脂的结合 694.
细胞毒, 抑制雌激素受体阳性的 MCF7 人乳腺癌细胞, 加入雌激素该作用不可逆 577.
细胞毒, 抑制鼠 MO4 细胞侵入鸡胚胎心脏片段 594.
细胞毒, 抑制细胞生长 577, 578, 600, 602, 603.
细胞毒, 抑制细胞生长, B16 509.
细胞毒, 抑制细胞生长, EL_4 509.
细胞毒, 抑制细胞生长, HepG2 577, 578.
细胞毒, 抑制细胞生长, MCF7 481.
细胞毒, 抑制细胞生长, MDA-MB-435 577.
细胞毒, 抑制细胞生长, MH_1C_1 509.
细胞毒, 抑制细胞生长, NCI-H460 481.
细胞毒, 抑制细胞生长, SF268 481.
细胞毒, 用氧化剂实验测细胞毒 715, 832.
细胞毒, 有希望的抗癌药先导化合物 691.

细胞毒, 诱导醌还原酶实验 78, 581, 670, 691, 903, 1061.
细胞毒, 诱导细胞凋亡, B16 509.
细胞毒, 诱导细胞凋亡, HL-60 934.
细胞毒, 诱导细胞分化, HL-60 477, 594.
细胞毒实验无活性, 9KB 1064.
细胞毒实验无活性, A2780 322, 480, 505, 563.
细胞毒实验无活性, A549 78, 123, 731, 856, 865, 1053, 1054.
细胞毒实验无活性, AGS 813, 822.
细胞毒实验无活性, Bel7402 342, 505.
细胞毒实验无活性, Bowes 865.
细胞毒实验无活性, BT549 55, 58, 58.
细胞毒实验无活性, BXPC3 577, 578.
细胞毒实验无活性, Calu1 481, 563.
细胞毒实验无活性, Capan1 822.
细胞毒实验无活性, Capan2 813, 822.
细胞毒实验无活性, CEM 957.
细胞毒实验无活性, Col2 322, 1107.
细胞毒实验无活性, Colon205 545, 1061, 1074.
细胞毒实验无活性, Colon26-L5 352, 359, 360, 368.
细胞毒实验无活性, HeLa 481, 505, 563, 594, 1060, 1061, 1074.
细胞毒实验无活性, Hep3B 545, 1061.
细胞毒实验无活性, HepG2 679.
细胞毒实验无活性, HGF 536, 613, 665.
细胞毒实验无活性, HL-60 505, 574, 822.
细胞毒实验无活性, HM02 679.
细胞毒实验无活性, HONE-1 731, 1064, 1090.
细胞毒实验无活性, Hs742T 515.
细胞毒实验无活性, HSC-2 536, 613, 665.
细胞毒实验无活性, HSG 665.
细胞毒实验无活性, HT1080 352, 359, 360, 367, 691, 1136.
细胞毒实验无活性, HT29 78, 731, 856.
细胞毒实验无活性, Jurkat-T 813, 822.
细胞毒实验无活性, K562 481, 563, 731, 822, 865.
细胞毒实验无活性, KB 55, 58, 60, 322, 410, 483, 505, 545, 641, 995, 1060, 1061, 1107.
细胞毒实验无活性, L_{1210} 445, 505.
细胞毒实验无活性, L6 138, 431, 433, 582, 767, 859, 902, 1112.
细胞毒实验无活性, LNCaP 78, 322, 483, 653, 731, 773, 856, 1107.
细胞毒实验无活性, LNCaP-FGC 515, 520, 670.
细胞毒实验无活性, Lu1 322, 483.
细胞毒实验无活性, MCF 679.
细胞毒实验无活性, MCF7 78, 123, 188, 505, 731, 865, 1053, 1054.
细胞毒实验无活性, MRC-5 620.
细胞毒实验无活性, NCI-H1417 813, 822.
细胞毒实验无活性, NSCLC-N6 480, 481.
细胞毒实验无活性, NUGC 731, 1064, 1090.
细胞毒实验无活性, OVCAR-3 813, 822.
细胞毒实验无活性, P_{388} 322, 856, 1074.
细胞毒实验无活性, PANC1 813, 822.
细胞毒实验无活性, PC3 813, 822.
细胞毒实验无活性, Raji 481, 563.
细胞毒实验无活性, RAW264.7 262, 1057, 1067, 1068, 1069, 1070, 1071.
细胞毒实验无活性, SK-MEL 55, 58.
细胞毒实验无活性, SK-OV-3 55, 58.
细胞毒实验无活性, T24S 731, 865.
细胞毒实验无活性, T47D 813, 822.
细胞毒实验无活性, Vero 55, 58, 481, 563.
细胞毒实验无活性, WiDr 813, 822.
细胞毒实验无活性, Wish 481, 563.
细胞毒实验无活性, 哺乳动物细胞 55, 57.
细胞毒实验无活性, 鳃足虫致死毒性实验 592, 593.
细胞毒实验无活性, 未说明靶细胞种类 28, 946, 947, 948, 949.
细胞毒实验无活性, 原代培养人周围血单核细胞 1074.
细胞核因子(核转录因子)NF-κB 抑制剂 (脂多糖诱导的 NF-κB 转录活性, NF-κB 是调节炎症和免疫基因表达的转录因子) 138, 139, 864, 890.
细胞色素 CyP1A 抑制剂 670.
细胞生长抑制剂 832.
细胞生存能力 527, 915, 916.
下调 COX-2 基因表达 696, 697, 698.
下调 IL-1β 基因表达 696, 697, 698.
下调 IL-6 基因表达 696, 697, 698.
纤维蛋白溶解促进剂 887.
显著减少血浆外渗 687.
腺嘌呤环化酶抑制剂 887.
香精合成的前体 750.
香料 292.
消化液分泌促进剂 790.
消肿 86, 795, 826, 870, 903.
心血管活性 (保护心肌) 1145.
心血管活性 (刺激心脏) 70.
心血管活性 (改善心肌新陈代谢和促进心肌功能恢复) 1056.
心血管活性 (减慢心率) 3, 44, 66, 103, 1148.
心血管活性 (减少心肌梗死面积) 69.
心血管活性 (减少心肌氧消耗) 1056.
心血管活性 (抗动脉粥样硬化) 545.
心血管活性 (抗心肌梗死) 1156.
心血管活性 (抗心肌缺血) 3, 1056, 1156.

心血管活性 (抗心肌损坏) 954.
心血管活性 (抗心律失常) 3, 7, 21, 47, 66, 68, 69, 70, 80, 105, 115, 152, 454, 455, 456, 643, 791, 1156.
心血管活性 (提高心肌收缩力) 69, 119.
心血管活性 (提高心肌收缩力和提高心率) 786.
心血管活性 (兴奋心脏) 723.
心血管活性 (抑制蛙离体心脏) 94.
心血管活性 (抑制心肌收缩) 3, 101.
心血管活性 (抑制心肌细胞钙异常产生的丙二醛) 1145.
心血管活性 (抑制心肌细胞中游离基的含量) 455.
心血管活性 (抑制心脏) 120, 276.
心血管活性 (抑制心脏和松弛动脉) 988.
心血管活性 (增加动脉张力和心肌收缩性) 1073.
心血管活性 (增加冠脉血流) 13, 590, 768, 1008, 1056, 1145.
心血管活性 (增加脑血流) 1060.
心血管活性 (增加心房收缩性) 68.
兴奋剂 1049.
性腺作用促进剂 1112.
选择性的 α-甘露糖苷酶抑制剂 615.
血管紧张素转化酶 ACE 抑制剂 631, 650, 656, 682, 832, 1112.
血管扩张剂 3, 12, 44, 53, 62, 89, 117, 264, 292, 323, 454, 455, 456, 573, 641, 723, 921, 1060.
血管扩张剂, 冠状动脉 13, 152, 170, 573, 642, 950, 1060.
血管扩张剂, 脑血管 53.
血管扩张剂, 外周血管 53.
血管生成抑制剂 438, 677, 678, 692, 1151.
血管收缩剂 52, 70, 119, 770, 990.
血管收缩抑制剂 453, 1145.
血管松弛剂 3, 12, 1153.
血管松弛剂, 抑制钙内流, 增加 cGMP 1153.
血小板聚集促进剂或抑制剂 (低浓度时为促进剂; 高浓度时为抑制剂) 547.
血小板聚集选择性抑制剂 394.
血小板聚集抑制剂 4, 5, 6, 7, 10, 47, 48, 66, 78, 170, 409, 455, 481, 505, 545, 574, 580, 586, 594, 600, 613, 642, 643, 682, 687, 695, 714, 731, 748, 768, 786, 792, 877, 887, 893, 897, 951, 954, 979, 985, 988, 990, 1051, 1060, 1061, 1137, 1156.
血小板聚集抑制实验无活性 391.

Y

延长大鼠生育周期 734.
延胡索的主要有效成分 13.
炎症和过敏症的重要介质 117.
羊角拗苷的主要成分之一 721.
胰蛋白酶抑制剂 600.
乙二醛酶 I 抑制剂 577.
乙酰胆碱拮抗剂 637.
乙酰胆碱转移酶活化剂 453.
抑制[^{125}I]sauvagine 和促肾上腺皮质激素释放素-1 受体结合 994.
抑制 LDL 的氧化 669, 686.
抑制 RBL-2H3 细胞的去粒过程 334.
抑制 β-氨基己糖苷酶的脱粒和释放 (不影响该酶的活性) 563, 639, 682.
抑制 γ-氨基丁酸和 β-丙氨酸的吞噬 64.
抑制癌发生 863, 951.
抑制癌细胞侵入 679, 680, 682, 683, 684, 737, 738.
抑制癌细胞侵入实验无活性 650, 653.
抑制癌症的促进剂 483, 669.
抑制白介素 IL-1α 诱导的滑液细胞的增殖 1151.
抑制大鼠皮肤被动变态反应 786.
抑制大鼠中性粒细胞 687.
抑制单性疱疹 1124.
抑制动物脂肪过氧化 1171.
抑制肥大细胞释放 β-葡萄糖醛酸酶, 溶菌酶和组胺 687.
抑制过氧化物形成 687.
抑制化学制剂致癌 1051.
抑制活化蛋白-1 的活化 642.
抑制肌动球蛋白-腺苷三磷酸系统 120.
抑制交感神经和直接松弛血管 669.
抑制粒细胞和淋巴细胞 980.
抑制内毒素, 促进纤维蛋白溶解 433.
抑制人粒细胞的噬菌作用, 低剂量时刺激其活性 981.
抑制乳酸菌 680.
抑制射精 985.
抑制神经胶原增殖 719.
抑制神经末端 665.
抑制嗜碱粒细胞释放组胺 581, 586.
抑制糖尿病大鼠的肾损害 455.
抑制细胞增殖 691.
抑制细胞增殖, T-细胞 1073, 1074.
抑制细胞增殖, 周围血单核细胞 PBMC 683.
抑制血液中胆红素 566.
抑制亚油酸氧化 599.
抑制羊红细胞抗体和刀豆球蛋白 A 引起的淋巴细胞再生 615.
抑制胰岛素降解 817, 832.
抑制乙酰胆碱 41.
抑制由溶血卵磷脂引起的无核细胞 K^+ 渗漏 4.
抑制有丝分裂 63, 1124, 1128.
抑制脂肪分解 509, 606, 1170, 1171.
抑制中性粒细胞释放 β-葡萄糖醛酸酶 581.

抑制自发性运动 14, 68, 107.
抑制组胺释放 424, 425, 451, 457, 458, 491, 511, 512, 522, 564, 580, 599, 600, 603, 628, 754, 755, 756, 757, 758, 786, 821, 871, 872, 905, 950, 1022, 1023, 1024, 1025, 1026, 1137, 1154.
抑制最低程度氧化的 LDL 诱导的分子毒性 859.
茵陈蒿的有效成分 1060.
引起急性肾小球坏死 123.
引起接触性皮炎 189, 205, 248, 273, 276, 277, 765, 783, 787, 788, 847, 863, 865, 1006, 1080.
引起结膜炎 847.
引起皮炎 400.
引起人皮肤变应性反应 851.
引起硒中毒 794.
引起哮喘和鼻炎 1127.
引起心律不齐 2, 101.
营养素 737.
由 5-HT 引起的体温下降拮抗剂 786.
有力的肿瘤促进剂 405.
有助于产生新的结缔组织 533.
诱变剂 123, 342, 629, 638, 651, 786.
诱导产生雌激素合成酶和血红蛋白 580.
诱导发汗 64.
诱导人纤维原细胞基因表达变化 533, 534, 540, 541.
诱导豌豆根瘤菌与豌豆共生时结瘤基因表达 613.
诱导豌豆瘤细菌和连生宿主的基因表达 605.
诱导细胞分化 599.
诱导细胞色素的活性 893.
诱导脂肪过氧化 714.
诱食剂, 蚕 638.
诱食剂, 柳十星叶甲 582.
鱼毒 1108.
预防 AIDS 517, 518, 519.
预防溃疡 91.
预防前列腺和睾丸萎缩 1093.

Z

在豌豆与豌豆根瘤菌相互作用时, 起结瘤信号作用 574.
增加白细胞 3.
增加动脉张力和降低静脉内张力 590.
增加缺氧的耐受性 12, 13, 167, 168, 573, 1156.
增加血糖 85, 94.
增加药物透皮吸收 738.
增加胰蛋白酶活性 154.
镇静 8, 12, 14, 29, 68, 71, 75, 90, 91, 92, 107, 137, 153, 156, 157, 170, 287, 408, 578, 699, 723, 751, 840, 843, 852, 876, 1056, 1064, 1076, 1093.
镇咳 21, 195, 590, 631, 723, 731, 817.
镇咳、祛痰 156, 157, 174, 175, 307, 639, 642, 840, 988, 1050, 1061.
镇吐药 629.
整合蛋白 MAC-1 抑制剂 577, 578.
正性肌力作用 70, 78.
脂肪分解促进剂 1168, 1169, 1171, 1174.
脂肪酶抑制剂 670.
脂肪酸合成抑制剂 642.
脂加氧酶抑制剂 170, 171, 172, 173, 308, 309, 516, 517, 518, 519, 520, 577, 666, 667, 668, 671, 682, 841, 842, 921, 928, 950, 1113, 1121, 1140.
植物发芽/生长抑制剂/促进剂 78.
植物发芽促进剂 1061.
植物发芽抑制剂 529, 1061.
植物抗毒素 951.
植物生长刺激剂 124.
植物生长刺激剂或抑制剂 1126.
植物生长调节剂 205, 476, 667, 668.
植物生长抑制剂 83, 950.
止痛 5, 7, 8, 10, 12, 14, 21, 30, 47, 60, 61, 62, 68, 76, 101, 103, 105, 109, 120, 142, 143, 153, 155, 158, 167, 168, 170, 199, 200, 204, 287, 408, 630, 631, 751, 780, 804, 812, 833, 843, 849, 862, 864, 904, 906, 1056, 1060, 1076, 1112, 1148, 1178.
止吐剂 782, 786, 857.
止血剂 650, 679, 767, 862, 1165, 1178.
治疗 AP 综合征 573.
治疗艾滋病 408.
治疗变形虫痢疾 990.
治疗变应性症和鼻部积脓症 1160.
治疗变应性紫癜 985.
治疗糙皮病、口腔炎和舌炎 80.
治疗痤疮和其他色素疾病 746.
治疗动脉硬化、高脂血症、血栓、冠心病 695.
治疗动脉粥样硬化 657.
治疗多动性锥体外运动障碍 14.
治疗风湿病和麻痹 230.
治疗风湿痛和神经痛 1061, 1062.
治疗风湿性关节炎 63.
治疗风湿性关节炎和哮喘 1153.
治疗腹水肝硬化 990.
治疗杆菌性痢疾 66.
治疗肝炎 666, 667, 933, 990.
治疗高血压和风湿痛 10.
治疗冠心病 13, 170.

治疗呼吸道和肠道传染病 301.
治疗化脓性伤口、烧伤和皮肤感染 1015.
治疗霍奇金病、绒毛膜癌、淋巴肉瘤 63.
治疗急性心肌局部缺血 170.
治疗恐惧、焦虑和愁思 11.
治疗溃疡 912.
治疗类风湿关节炎 657.
治疗痢疾 528.
治疗麻风病 15, 16, 17, 18.
治疗毛细血管疾病 653.
治疗脑血栓和动脉粥样硬化 53.
治疗银屑病(牛皮癣)、风湿性关节炎和白血病 342.
治疗皮肤病 67, 72, 74, 280, 325, 326.
治疗皮肤病、肝病和炎症 1.
治疗皮肤病和癣 850.
治疗皮炎 86.
治疗偏头痛(血管舒缩性头痛) 202.
治疗气管炎 853.
治疗气管炎的镇咳 635.
治疗气管炎和痢疾 46.
治疗肾功能不全 634.
治疗湿疹 734.
治疗糖尿病 817.
治疗痛风中起关键作用 116.
治疗头痛、神经痛、瘙痒、呼吸道发炎萎缩性鼻炎和声哑 158.
治疗胃功能混乱 793.
治疗胃溃疡 41.
治疗无花果肉瘤 1128.
治疗吸烟引起的高血压和心动过速 323.
治疗矽肺 7.
治疗消化道溃疡 43.
治疗小儿胃功能混乱 686.
治疗哮喘和变应性疾病 880.
治疗哮喘和支气管炎 1060.
治疗心肌局部缺血和心肌梗死 338.
治疗心绞痛 718.
治疗心力衰竭和房性心率失常 593.
治疗癣和疥 411, 412.
治疗血管性头痛及偏头痛 14.
治疗原发性Ⅰ, Ⅱ期高血压 14.
治疗月经不调和女性更年期综合征 732.
治疗支气管炎 642.
治疗中耳炎、甲沟炎、脓包疮、烧伤感染、化脓性扁桃体炎和肠炎 751.
致癌促进剂 403.
致癌物质 123, 416.
致癌助剂 398, 406.
致幻剂 893.
致畸 85, 128, 893.
致甲状腺肿 128.
致惊厥 2.
致痉 411.
致敏物质 156, 767, 785, 844, 1127.
致死剂量 LD 8, 83, 160, 638, 639, 652, 722, 1050.
中枢神经系统活性 55, 57, 612, 877.
中枢镇静 10, 11, 30, 46, 64, 66, 107, 120, 751, 878, 933, 994, 1066, 1107, 1148, 1156.
中性肽链内切酶 NEP 抑制剂 631, 650, 656, 832.
滋补 886, 1148.
滋养神经 1158.
总 cAMP-和 cGMP-磷酸二酯酶(PDE)抑制剂 643.
组氨酸脱羧酶抑制剂 613, 670.
组胺分泌促进剂 266.
组胺拮抗剂 286, 521, 637, 963, 964.
组织因子表达抑制剂, 白介素Ⅰ诱导的人单核细胞组织因子的表达, 抗促凝 581.
组织因子表达抑制剂, 人透明蛋白白细胞中白介素-1 诱导的组织因子表达 599.
组织因子抑制剂 493.
组织因子抑制实验无活性 505, 545.
最小致死剂量 MLD 10, 218.

化合物中文名称索引

(按汉字拼音排序. 化合物名称中表示结构所用的 *D*-、*L*-、*dl*、*R*-、*S*-、*E*-、*Z*-、*O*-、*N*-、*C*-、*H*-、*cis*-、*trans*-、*ent*-、*meso*-、*erythro*-、*threo*-、*rel*-、*sec*-、*chiro*-、*para*-、*exo*-、*m*-、*o*-、*p*-、*n*-、*α*-、*β*-、*γ*-、*δ*-、*ε*-、*κ*-、*ξ*-、*ψ*-、*ω*-、*Δ*、(+)、(−)、(±)、0、1、2、3、4、5、6、7、8、9、{、}、[、]、(、)、,、;、:、*、'、"、'''、→ 等符号都不参加排序; 异、别、正、邻、间、对、移等文字参加排序, 标星号*的中文名是本书编者命名的)

A

阿弗苷 A 725.
阿替新 110.
阿维新 D 489.
阿维新 G 490.
N-trans-阿魏酰基酪胺 78.
艾叶内酯* 264.
爱思形刺桐素 A* 617.
爱思形刺桐素 B* 618.
安可任 67.
安息香苷 A* 472.
安息香苷 B* 523.
安息香木质素内酯 A* 1014.
β-桉叶醇 216.
桉叶双烯酮 215.
桉叶-11-烯-4*α*-醇* 223.
1,8-桉叶油素 155.
桉油精 812.
1,8-桉油素 812.
p-氨基苯甲酸 816.
奥可梯木种碱 11.
奥托吉素 925.
澳洲茄胺 85.
澳洲茄次碱 85.

B

八角枫碱 15.
八角枫马京 17.
八角枫辛 16.
八角尼萨亭 A 287.
八角尼萨亭 B 288.
八仙花酚 1090.
巴豆醇 405.
巴豆醇-12-巴豆酸酯-13-葵酸酯 407.
巴豆醇-4-甲氧基-12-十四酸酯-13-乙酸酯 406.
巴西红厚壳素 932.
巴西灵 1021.
巴西苏木素 1021.
白果黄素 716.
白果苦内酯 B 409.
白果素 716.
白花丹苷 989.
白花丹醌 988.
白及联菲 A 997.
白芥子苷 977.
白藜芦醇 951.
白瑞香素 1056.
白芍酮 468.
白头翁内酯 805.
白鲜皮苷 A* 213.
白杨素 580.
白羽扇豆苷元* 673.
(−)-白玉兰亭 B 1153.
白芷素 1066.
败酱质 II* 148.
斑蝥素 160.
(*E*)-半日花-8(17),12-二烯-15,16-二醛* 304.
棒石松碱 73.
包山油柑酚 909.
宝藿苷 VI 585.
报春花素 598.
贝壳杉烯酸 394.
o-苯二甲酸二乙酯 826.
苯酚 845.
苯甲酰异戈米辛 O 1142.
苯乙胺 844.
3T-*O*-吡喃阿拉伯糖-对映-表儿茶素-(2*α*→7,4*α*→8)-儿茶素 1180.

3T-*O*-*α*-*L*-吡喃阿拉伯糖基桂皮丹宁 B_1 1179.
3-*O*-*α*-*L*-吡喃阿拉伯糖基-23-羟基熊果酸 532.
3T-*O*-*β*-*D*-吡喃半乳糖基桂皮丹宁 B_1 685.
2*β*(2*S*)-*O*-*β*-*D*-吡喃半乳糖基-7(*E*)-三十三烯酸甲酯* 740.
28-*O*-*β*-*D*-吡喃葡萄糖基-2*α*-3*β*-二羟基齐墩果-12-烯-24,28-二酸* 493.
5-*O*-*β*-*D*-吡喃葡萄糖基-6-羟基白芷素* 1072.
8-*O*-*β*-*D*-吡喃葡萄糖基-6-羟基-2-甲基-4*H*-1-苯并吡喃-4-酮* 1028.
3-*O*-*β*-*D*-吡喃葡萄糖基-23-羟基熊果酸* 537.
荜茇明宁碱 81.
边缘绵马酚 924.
扁蒴藤素 528.
杓蓝素 1006.
4-表莪术烯醇* 256.
(−)表儿茶素 680.
表儿茶素-8-*C*-*β*-*D*-吡喃半乳糖苷 681.
表粉蕊黄杨胺 AⅡ 88.
8'-表-黄花菜木脂素 A* 1155.
L-表没食子儿茶素 682.
表没食子儿茶素 3-没食子酸酯 683.
滨蒿内酯 1060.
槟榔次碱 64.
丙二酸 749.
薄荷醇 158.
薄荷脑 158.

C

菜蓟苦素 254.
苍白柄肉齿菌素 A* 414.
苍白柄肉齿菌素 B* 415.
苍白粉藤酚 957.
苍术酮 211.
草蒿脑 876.
草木犀酸 889.
层孔菌苷 C* 418.
层孔菌苷 D* 419.
层孔菌苷 E* 420.
层孔菌苷 F* 421.
层孔菌苷 G* 422.
层孔菌苷 H* 423.
柴胡皂苷 B_2 509.
柴胡皂苷 D 510.
产妊酚 565.
颤杨新苷* 853.
长春花碱 63.
长春碱 63.
α-常春藤皂苷 499.
常春藤皂苷 C 498.
β-常山碱 36.
朝藿定 C 585.
朝鲜连翘苷 879.
朝鲜裸菀炔 B* 760.
朝鲜裸菀炔 E* 761.
朝鲜裸菀炔 F* 762.
朝鲜裸菀炔 G* 763.
朝鲜五加酸 A 344.
车前草苷 A 896.
车前草苷 B 897.
车前草苷 D 898.
车前酯苷 881.
车前子苷 615.
车前子苷 A 896.
沉香木质素 1054.
赪桐甾醇 728.
E-橙花叔醇 178.
橙皮苷 607.
橙皮素 606.
橙皮酸 882.
翅柄钩藤碱 57.
臭椿酮 476.
臭山羊酮 A* 28.
除虫菊新 205.
川陈皮素 594.
穿心莲甲素 302.
垂盆草苷 113.
垂子买麻藤素 B* 943.
唇形草鞣质酸 887.
雌三醇 732.
次黄嘌呤 116.
刺果峨参新* 1122.
刺槐宁 652.
刺槐素 569.
刺楸苷 A* 506.
刺楸皂苷 A* 499.
刺乌头碱 105.
刺五加苷 B 906.
刺五加叶苷 C_1 522.
刺五加叶苷 D_1 491.
刺续断醇 A* 975.
刺续断醇 B* 976.

粗糠柴素 A* 922.
粗糠柴素 B* 923.
粗毛果白坚木碱 50.
翠雀亭 104.

D

大波斯菊苷 575.
大侧柏脂酸 1127.
大车前苷 900.
大豆皂苷 A_1 514.
大豆皂苷 A_2 515.
大豆皂苷 A_3 516.
大豆皂苷 A_4 517.
大豆皂苷 A_5 518.
大豆皂苷 A_6 519.
大豆皂苷 V 520.
大马士革宁 825.
1-*trans*-5-*trans*-大牻牛儿酮 195.
(+)-大牻牛儿酮 4,5-环氧化物* 196.
大青苷 625.
大籽买麻藤宁 B* 956.
丹参酚酸 A 954.
丹参酸乙 1008.
丹参酮 I 337.
丹参酮 IIa 338.
丹皮酚 843.
胆酸 723.
3'-当归酰基 *cis*-凯林内酯 1082.
当药苦苷 153.
倒地拱素 7.
倒捻子亭* 934.
道氏艾素 A 248.
敌克冬种碱 71.
滇南蛇藤碱 230.
滇乌碱 109.
滇紫草素 A* 841.
滇紫草素 B* 842.
颠茄定 40.
丁香酚 877.
丁香酚甲醚 878.
丁香苷 906.
丁香苦苷 906.
丁香树脂酚葡萄糖苷 1092.
丁香树脂酚双葡萄糖苷 1112.
丁香酸 852.
顶花防己碱 4.
东莨菪苷 1062.
东莨菪内酯 1061.
东莨菪素 1061.
毒胡萝卜内酯素 271.
T2 毒素 299.
独活内酯 1073.
杜宾定 29.
杜衡素 A 818.
杜衡素 B 819.
杜衡素 C 820.
杜鹃酮 195.
杜仲脂素 A 1098.
椴苷 656.
椴树苷* 656.
堆心菊素 275.
对苯醌 847.
对羟基苯乙醇-*β*-*D*-葡萄糖苷 848.
对映-7*α*,9*α*-二羟基-15*β*-[(2*Z*)-2-甲基-丁-2-烯酰氧基]贝壳杉-16-烯-19-酸甲酯* 395.
β-盾叶鬼臼素苷 1124.
多花芍药宁 A* 171.
多花芍药宁 B* 172.
多花芍药宁 C* 173.

E

莪术奥酮 188.
莪术二酮 190.
莪术呋喃二烯 193.
莪术呋喃二烯酮 194.
莪术呋喃醚酮 207.
莪术呋喃烯酮 188.
莪术烯醇 253.
莪术烯醇内酯 A* 294.
莪术烯醇内酯 B* 295.
莪术烯酮* 296.
鹅掌菜酚 1181.
鹅掌楸苷 1112.
厄麻宁* 636.
(+)-儿茶素 679.
trans-1,7-二苯基-1-庚烯基-5-醇 974.
二苯乙烯苷 955.
20*S*,22*R*,23*S*,24*R*-16*β*,23;22,25-二环氧-环木菠萝烷-3*β*,23,24-三醇 3-*O*-*β*-*D*-吡喃葡萄糖基-(1→2)-*β*-*D*-吡喃葡萄糖基-(1→2)-*β*-*D*-吡喃木糖苷* 442.

20*S*,22*R*,23*S*,24*R*-16β,23;22,25-二环氧-环木菠萝烷-3β,23,24-三醇 3-*O*-(6-*O*-*trans*-异阿魏酰基-β-*D*-吡喃葡萄糖基)-(1→2)-β-*D*-吡喃葡萄糖基-(1→2)-β-*D*-吡喃木糖苷* 441.
β,β-二甲基丙烯酰欧紫草素 985.
(*E*)-3-(3,4-二甲氧基苯基)-2-丙烯-1-基(*Z*)-2-[(*Z*)-2-甲基-2-丁烯酰氧基甲基]丁烯酸酯* 831.
4-(3,4-二甲氧基苯基)-丁-1,3-二烯* 827.
3,4-二甲氧基苯基 1-*O*-β-*D*-[5-*O*-(3,4-二甲氧基苯甲酰基)]-芹糖基-(1→6)-β-*D*-吡喃葡萄糖苷* 828.
(±)-*trans*-3-(3,4-二甲氧基苯基)-4-[(*E*)-3,4-二甲氧基苯乙烯基]环己-1-烯* 942.
3,4-二甲氧基苯基 1-*O*-β-*D*-[5-*O*-(4-甲氧基苯甲酰基)]-芹糖基-(1→6)-β-*D*-吡喃葡萄糖苷* 830.
3,4-二甲氧基苯基 1-*O*-β-*D*-[5-*O*-(4-羟基苯甲酰基)]-芹糖基-(1→6)-β-*D*-吡喃葡萄糖苷* 829.
[(2*S*,3*R*,4*R*)-4-(3,4-二甲氧基苯甲基)-2-(3,4-二甲氧基苯基)-四氢呋喃-3-基]-(2*Z*)-2-甲基丁-2-烯-酸甲酯* 1096.
二甲氧基苯甲酰基益母草苷 A* 141.
6,7-二甲氧基香豆素 1060.
3,4-二-*O*-咖啡酰基奎宁酸 768.
3,4-二-*O*-咖啡酰基奎宁酸甲酯* 874.
(−)-16,17-二羟基-16β-贝壳杉-19-酸 391.
7α,14β-二羟基贝壳杉-16-烯-15-酮* 392.
2-(2,4-二羟基苯基)-6-羟基苯并呋喃 1009.
3β,7α-二羟基-5-豆甾烯 730.
5,4'-二羟基-7-甲氧基黄酮-3-*O*-[α-*L*-吡喃鼠李糖基(1→3)-*O*-α-*L*-吡喃鼠李糖基(1→6)-*O*-β-*D*-吡喃葡萄糖苷]* 626.
5,3'-二羟基-4'-甲氧基-7-甲氧基甲酰基黄酮醇* 627.
3,3'-二羟基-2-(4-羟基苯甲基)-5-甲氧基联苄* 937.
1-[2,4-二羟基-3-(3-羟基-2-甲氧基-3-甲基丁基)-6-甲氧基苯基]-3-(4-羟基苯基)丙烯酮* 690.
5,7-二羟基-3,6,4'-三甲氧基黄酮* 654.
3(ζ),8(ζ)-二羟基十碳-9-烯-4,6-炔-1-*O*-β-*D*-吡喃葡萄糖苷* 759.
5,2'-二羟基-6,7,8,6'-四甲氧基黄酮 600.
2α,19α-二羟基-3-酮-12-熊果烯-28-酸* 535.
7,8-二羟基香豆素 1056.
3,9-二羟基紫檀-6a-烯* 1034.
二氢辟汗草苷* 875.
15,17-二氢丹参酮Ⅰ 333.
二氢丹参酮Ⅰ 334.
15,17-二氢丹参酮Ⅱa 332.
(+)-二氢非瑟素 658.
二氢葫芦素 B 450.
二氢槲皮素 659.
二氢黄腐醇* 962.
2,3-二氢-7-甲氧基-2*S**,3*R**-二甲基-2-[4-甲基-5-(4-甲基-2-呋喃基)-3(*E*)-戊烯基]-呋喃并[3,2-*c*]香豆素* 1068.
6'',7''-二氢-5',5'''-联辣椒素* 77.
2,3-二氢-7-羟基-2*S**,3*R**-二甲基-2-[4-甲基-5-(4-甲基-2-呋喃基)-3(*E*)-戊烯基]-呋喃并[3,2-*c*]香豆素* 1067.
(2*S*)-1,2-二-*O*-[(9*Z*,12*Z*,15*Z*)-十八碳-9,12,15-三烯酰基]-3-*O*-β-*D*-吡喃半乳糖基丙三醇* 772.
二萜化合物 EF-D 401.
二戊烯 156.
二烯丙基硫化物 789.
二叶草素乙酰基芹菜糖苷 1097.
1β,6α-二乙酰氧基-8β,9β-二苯甲酰氧基-β-二氢沉香呋喃* 232.

F

法生油酸 739.
番茄定 86.
番茄苷 87.
番茄碱糖苷 87.
番茄素 87.
番樱桃宁* 1027.
翻白叶苷 A 656.
(+)-芳姜黄酮 187.
芳香堆心菊素 272.
防已碱 21.
防已诺林碱 5.
粉防已碱 7.
粉蕊黄杨环氮碱 A 91.
粉蕊黄杨碱 A 90.
风毛菊碱 A 268.
风毛菊碱 B 269.
风毛菊碱 C 270.
10α-*H*-呋喃橐吾烯酮 290.
1β-呋喃酰基-2β,3α,7α,8β,11-五乙酰氧基-4α,5α-二羟基-二氢沉香呋喃* 233.
1β-呋喃酰基-2β,3α,7α,8β,11-五乙酰氧基-5α-羟基-二氢沉香呋喃* 234.
福木酮 L* 910.
福木酮 M* 911.
阜康阿魏呋喃并香豆素 E* 1069.
阜康阿魏呋喃并香豆素 F* 1070.
阜康阿魏呋喃并香豆素 G* 1071.
阜康阿魏香豆素 B* 1057.

G

伽臼苏内酯 A*　245.
伽臼苏内酯 B*　246.
甘草次酸　494.
甘草苷元　612.
甘草酸　495.
甘草甜素　495.
甘草皂苷　495.
甘茶酚 A　1091.
甘密树脂素 B　1120.
橄榄苦苷　152.
高黄绿桑素　941.
高良姜素　629.
藁本酚　184.
戈米辛 E　1144.
戈米辛 J　1145.
戈米辛 N　1146.
戈米辛 T　1147.
根皮素　714.
钩果草苷　143.
钩藤碱 D　58.
钩藤碱 E*　55.
钩藤碱 F　59.
构橘苷　616.
古柯液碱　40.
β-谷甾醇　731.
瓜叶乌头乙素　109.
冠裸穗豚草素　273.
光千金藤定碱　14.
光叶桑酮 A　704.
光叶桑酮 B　705.
光叶桑酮 D　706.
光叶桑酮 H　707.
光叶桑酮 I　708.
光叶桑酮 J　709.
光叶桑酮 K　710.
光叶桑酮 L　711.
光叶桑酮 M　712.
光叶桑酮 N　713.
癸酰乙醛　752.
鬼臼毒素　1128.
鬼臼酸内酯　1128.
鬼针草苷 D　757.
鬼针炔苷 A_1　754.
鬼针炔苷 A_2　755.
鬼针炔苷 B　756.
鬼针炔苷 C　757.
桂皮醛　864.
桂皮酸　865.

H

哈巴俄苷　143.
哈吉宁 D*　688.
哈吉宁 E*　689.
海风藤内酰胺 S　122.
海风藤素 A*　1099.
海风藤素 B*　1100.
海风藤素 C*　1101.
L-8(14),15-海松二烯-19-羧酸　351.
含羞草碱　128.
汉防己碱　7.
汉防己乙素　5.
汉黄芩苷　603.
汉黄芩素　602.
汉黄芩素-7-*O*-葡萄糖醛酸苷　603.
诃子次鞣素　1170.
诃子林鞣酸　1169.
诃子鞣酸　1168.
和厚朴酚　1156.
褐绿白坚木碱　49.
黑芥子苷　790.
黑木金合欢素　1007.
红古豆碱　40.
红厚壳内酯　1083.
红花黄色素 A　699.
红景天苷　848.
红景天腈苷 A*　112.
红楠素 F*　1114.
红球姜酮　209.
红球姜酮氧化物　210.
红松内酯　306.
红缘层孔菌酸 A*　417.
猴头菌酮 H　1030.
厚朴酚　888.
胡黄连苦苷 I　149.
胡黄连苦苷 II　150.
胡麻苷元　597.
胡麻素　597.
胡枝子酚 A_1*　1035.

胡枝子酚 A_2* 1036.
胡枝子酚 A_3* 1037.
胡枝子酚 A_4* 1038.
胡枝子酚 A_5* 1039.
胡枝子酚 A_6* 1040.
胡枝子酚 B_1* 1012.
胡枝子酚 B_2* 1041.
胡枝子酚 B_3* 1042.
胡枝子酚 C_1* 1043.
胡枝子酚 D_3* 1044.
胡枝子酚 D_4* 1045.
胡枝子酚 D_5* 1046.
胡枝子酚 D_6* 1047.
胡枝子酚 E_2* 672.
胡枝子酚 F_1* 1031.
葫芦素 E 446.
葫芦素 I 447.
葫芦素 J 448.
葫芦素 R* 449.
槲皮苷 650.
槲皮素 642.
槲皮素-3-*O*-*β*-*D*-半乳糖苷 631.
槲皮素-3-*O*-*α*-*L*-吡喃鼠李糖苷 650.
槲皮素-3-甲醚 643.
槲皮素-3-*O*-*β*-*D*-木糖-(1→4)-*α*-*L*-鼠李糖苷 648.
槲皮素 3-*O*-[(2,3,4-三乙酰基-*α*-吡喃鼠李糖基)-(1→6)]-*β*-吡喃半乳糖苷* 647.
槲皮素 3-*O*-[(2,3,4-三乙酰基-*α*-吡喃鼠李糖基)-(1→6)]-3,4-二乙酰基-*β*-吡喃半乳糖苷* 646.
槲皮素 3-*O*-[(2,3,4-三乙酰基-*α*-吡喃鼠李糖基)-(1→6)]-4-乙酰基-*β*-吡喃半乳糖苷 645.
槲皮素 3-*O*-[(2,3,4-三乙酰基-*α*-吡喃鼠李糖基)-(1→6)]-3-乙酰基-*β*-吡喃半乳糖苷* 644.
槲皮素-3-芸香糖苷 653.
琥珀酸 751.
花梗鞣素 1175.
花椒毒酚 1081.
花旗松素 659.
花旗松素-3-*O*-*α*-*L*-鼠李糖苷 657.
花生四烯酸 734.
桦木酚-3-甲醚 654.
槐阿地辛 604.
槐胺碱 69.
槐定碱 70.
槐苷 676.
环己肽 RA-V 135.
环己肽 RA-XII 136.
环烯醚萜 CPB-53-710-1 145.
环烯醚萜 CPB-53-710-2 146.
(3'*R*,4'*R*)-3'-环氧当归酰氧-4'-乙酰氧-3',4'-二氢邪蒿内酯 1084.
环氧欧前胡内酯 1073.
7*α*-11*α*-环氧-5*β*-羟基-9-愈创木烯-8-酮* 257.
3*α*,4*α*-环氧如匹寇林 C* 258.
3*α*,4*α*-环氧如匹寇林 D* 259.
3*α*,4*α*-环氧如匹寇林 E* 260.
(±)-12,13-环氧油酸 736.
黄柏内酯 475.
黄常山碱乙 36.
黄豆黄素 671.
黄毒酚 1081.
黄腐醇 701.
黄腐醇 B 702.
黄腐醇 D 703.
黄花菜木脂素 A 1053.
黄花菜木脂素 C 1054.
黄花菜木脂素 D 1055.
黄荆种素 A* 1140.
黄荆种素 B* 1121.
黄连素 12.
黄木灵 931.
黄芪甲苷 433.
黄芪皂苷 I 430.
黄芪皂苷 II 431.
黄芪皂苷 III 432.
黄芪皂苷 IV 433.
黄芪皂苷 V 434.
黄芪皂苷 VI 435.
黄芪皂苷 VII 436.
黄芪皂苷 VIII 437.
黄芩苷 578.
黄芩苷元 577.
黄芩黄酮 II 600.
黄芩素 577.
黄芩素-7-葡萄糖醛酸苷 578.
黄芩新素 600.
黄酮 586.
(+)-黄颜木素 658.
茴香脑 860.
茴香素 804.

J

鸡脚参醇 O* 369.
鸡脚参醇 A* 359.
鸡脚参醇 B* 360.
鸡脚参醇 D* 361.
鸡脚参醇 F* 362.
鸡脚参醇 G* 363.
鸡脚参醇 H* 364.
鸡脚参醇 I* 365.
鸡脚参醇 J* 366.
鸡脚参醇 K* 367.
鸡脚参醇 N* 368.
鸡脚参醇 R* 370.
鸡脚参醇 T* 371.
鸡脚参醇 U* 372.
鸡脚参醇 V* 373.
鸡脚参醇 W* 374.
鸡脚参醇 X* 375.
鸡脚参醇 Y* 376.
鸡脚参酮 A* 377.
积雪草苷 534.
积雪草酸 533.
积雪草种苷 534.
吉奥诺苷 A_1 908.
吉奥诺苷 B_1 886.
3-甲氨基-*L*-丙氨酸 127.
甲基别牛筋果酮 1049.
甲基丁香酚 878.
甲基胡椒酚 876.
3-*O*-甲基槲皮素 643.
5-甲基尿嘧啶 118.
1-甲基-2-壬基-4(1*H*)-喹诺酮 24.
2-甲基-1,3,6-三羟基蒽醌 995.
3-甲基-1-{2-[(1*R**,2*S**,5*R**,6*R**)-2,5,6-三(乙酰氧基)-4-甲基-3-环己烯基]-丙基}-2-丁烯基(*Z*)-2-甲基-2-丁烯酸酯* 185.
甲基山药素III 939.
1-甲基-2-(4*Z*,7*Z*)-4,7-十三碳二烯-4(1*H*)-喹诺酮* 26.
1-甲基-2-[(6*Z*,9*Z*)-6,9-十五碳二烯基]-4(1*H*)-喹诺酮 25.
1-甲基-2-[(*Z*)-6-十一碳烯基]-4(1*H*)-喹诺酮 27.
cis-甲基异丁香酚 839.
trans-甲基异丁香酚 840.
4'-*O*-甲基柚皮素* 608.
12-*O*-甲基烛台鼠尾草酮* 331.
7-甲氧基白杨素 601.
1-(4'-甲氧基苯基)-(1*S*,2*R*)-丙二醇* 892.
1-(4'-甲氧基苯基)-(1*R*,2*S*)-丙二醇* 891.
6-*O*-(4-甲氧基苯甲酰基)-益母草苷 A* 147.
2-甲氧基-9,10-二氢菲-4,5-二醇 1002.
4-甲氧基-9,10-二氢菲-2,7-二醇 1003.
5'-甲氧基-黄花菜木脂素 A 1054.
5'-甲氧基落叶松醇* 1118.
3-甲氧基-4-羟基-*trans*-苯丙烯酸正十八酯 894.
4'-甲氧基-5-羟基-8-3,3-二甲基烯丙基黄酮-3-鼠李糖基-(1→2)鼠李糖苷-7-葡萄糖苷 585.
6-甲氧基-7-羟基香豆素 1061.
5'-甲氧基亚替因* 1119.
假繁缕素 A 129.
假繁缕素 B 130.
假繁缕素 C 131.
假繁缕素 D 132.
假繁缕素 F 133.
假繁缕素 G 134.
假山胡椒内酯 1123.
间苯三酚-*β*-*D*-葡萄糖苷 929.
2-*O*-间苯三酚基鹅掌菜酚 1182.
(+)-渐尖木兰亭 1152.
箭头唐松草碱 8.
姜酚 782.
姜花素 D 300.
姜黄二酮 190.
姜黄素 973.
姜黄酮 186.
姜黄奠二酮* 281.
[10]-姜辣二酮 781.
姜辣素 782.
[6]-姜酮醇 782.
姜烯酚 786.
姜油酮 857.
降虫菊酸 744.
绞股蓝皂苷III 454.
脚骨脆醇 A 310.
脚骨脆醇 B 311.
脚骨脆酮 A 312.
脚骨脆酮 B 313.
桔梗皂苷 D 507.
芥子醇 904.
芥子醇葡萄糖苷 906.
芥子醛 903.
金钗石斛糖苷 A* 278.
金钗石斛糖苷 B* 279.

金粉蕨素 286.
金缕梅鞣质 1172.
金钱吊乌龟碱 4.
金圣草(黄)素 581.
金丝桃蒽酮 994.
金丝桃苷 631.
金丝桃素 994.
金银花苷 C* 500.
近琴巴豆醇 B 315.
近琴巴豆醇 C 316.
近琴巴豆醇 D 317.
近琴巴豆醇 E 318.
京尼平 142.
九节龙皂苷 I 487.
九节龙皂苷 II 488.
聚果榕酸* 930.
卷心菜素 793.
爵床脂定 A 1108.

K

咖啡酸 862.
咖啡酸苯乙酯 863.
咖啡酸异戊烯酯 899.
卡尔德酚 777.
开环鸡脚参醇 B* 380.
(−)-开环异落叶松醇 1136.
蒈烯-3 176.
莰非醇 635.
康夫仑亭* 1022.
抗溃疡维生素 793.
柯嗪 993.
可的松 719.
枯杷碱 22.
苦参查耳酮 693.
苦参醇 588.
苦参醇 A* 660.
苦参黄烷酮 G* 619.
苦参酮 609.
苦参新醇 B 610.
苦参新醇 E 611.
苦参新醇 H 661.
苦参新醇 L 662.
苦参新醇 M 663.
苦参新醇 N 664.
苦豆碱 66.
块茎葛素 1048.
阔叶千里光碱 43.

L

拉帕酚 987.
拉司佛宁* 809.
拉司佛宁二乙酸酯* 810.
辣椒碱 76.
辣椒素 76.
蓝堇辛 1.
(+)-狼毒素 717.
莨菪亭 1061.
老刺木碱 61.
雷公藤春碱 100.
雷公藤红素 526.
雷公藤甲素 342.
雷公藤明碱 95.
雷公藤内酯 342.
雷公藤内酯醇 342.
雷公藤宁 A 340.
雷公藤宁 B 341.
雷公藤宁碱 96.
雷公藤宁碱 A 97.
雷公藤宁碱 B 98.
雷公藤宁碱 C 99.
雷公藤三萜酸 A' 521.
藜芦酚 951.
藜芦酚-*E*-去氢二聚体* 952.
藜芦酚-(*E*)-去氢二聚体-11-*O*-*β*-*D*-吡喃葡萄糖苷* 953.
连翘苷 1125.
连翘脂苷 A 879.
连翘脂苷 C 880.
了哥王根酮* 262.
邻-甲氧基桂皮醛 890.
林地蒿内酯 251.
林地蒿双内酯 B 249.
林地蒿双内酯 D 250.
灵芝酸 C 425.
灵芝-8-烯酸 D 424.
硫磺菊素 715.
瘤状单叶芸香苷* 1141.
柳杉树脂酚 322.

柳叶木兰脂素 1160.
柳叶玉兰脂素 1151.
龙胆定碱 93.
龙胆碱 94.
龙胆苦苷 151.
龙胆宁 94.
龙胆酸 833.
龙牙草鞣素 1165.
耧斗菜苷 C 426.
耧斗菜苷 D 427.
耧斗菜苷 E 428.
耧斗菜苷 F 429.
芦丁 653.
芦荟树脂 H 570.
芦荟树脂 I 571.
吕宋楸毛素 C* 696.
吕宋楸毛素 D* 697.
吕宋楸毛素 E* 698.
绿玉树因子 Ti_2 402.
绿原酸 767.
罗伞树酮 774.
螺粉蕊黄杨碱 A 92.
络石苷 1137.
落新妇苷 657.
(+)-落叶松醇 1110.
(+)-落叶松醇-4-*β-D*-吡喃葡萄糖苷 1111.

M

马兜铃内酰胺 BII 121.
马兜铃酸 123.
马兜铃酸 A 123.
马兜铃酸 I 123.
马疯木毒素 403.
马栗树皮苷 1051.
马栗树皮素 1050.
马纳萨亭 A* 1116.
马纳萨亭 B* 1117.
(2*β*,3*β*)-马斯里酸 503.
马先蒿苷 A 895.
麦角内酯 274.
麦角生碱 52.
麦角甾苷 859.
满山红色烯 A* 1023.
满山红色烯 B* 1024.
满山红色烯 C* 1025.
满山红色烯 D* 1026.
芒果苷 933.
牻牛儿鞣素 1171.
莽草毒素 804.
猫眼草苷元 624.
毛地黄苷 A 900.
毛地黄苷 B 901.
毛地黄苷 C 902.
毛红厚壳内酯 A 1088.
毛红厚壳内酯 B 1089.
毛柳苷 848.
毛蕊花苷 859.
毛束霉新 B* 811.
毛束霉新 C* 797.
毛束霉新 D* 798.
毛束霉新 H* 799.
毛束霉新 I* 800.
毛束霉新 J* 801.
毛束霉新 K* 802.
帽柱木非灵 56.
(+)-没食子儿茶素 684.
梅笠草醌 981.
孟宗竹二聚体 A* 1162.
迷迭香酸 887.
密花娃儿藤碱 45.
蜜茱萸亭 655.
棉花苷 649.
棉花皮苷 630.
模绕酸 504.
墨盖蘑菇氨酸 125.
没食子酸 832.
木防己碱 10.
木蝴蝶素 A 596.
木麻黄鞣宁 1167.
木犀草素 590.
木犀草素-7-*O*-葡萄糖苷 582.
木犀草素-4'-*O*-葡萄糖苷 591.
木香烯内酯 189.
穆坪马兜铃酰胺 78.

N

南非樟桂烯酮* 1161.
南美豆黄酮 572.
南蛇藤酚 A 387.
南蛇藤灵 D* 237.
南蛇藤灵 H* 238.
南蛇藤灵 I* 239.
南蛇藤素 526.
南烛醇 A 411.
南烛醇 B 412.
(+)-南烛木树脂酚-4,4'-双-*O*-*β*-*D*-吡喃葡萄糖苷* 1113.
楠鲁新* 1115.
尼格发亭碱 65.
β-黏霉烯醇 527.
尿嘧啶 119.
尿囊素 75.
宁扁萼苔素 D 940.
柠檬苦素 474.
柠檬内酯 1052.
D-柠檬烯 157.
柠檬油素 1052.
牛扁宁碱 106.
牛磺酸 791.
牛筋果色原酮 A 1049.
努特卡扁柏酮 292.

O

欧夹竹桃苷丙 722.
欧前胡内酯 1074.
欧前胡素 1074.
欧芹属素乙 1074.
欧妥吉酮 926.
(−)-欧紫草素 980.

P

帕萨克布明 A* 478.
帕萨克布明 B* 479.
派利文碱 60.
α-蒎烯 174.
β-蒎烯 175.
攀援鱼藤宁* 675.
啤酒花酮 A* 1032.
啤酒花酮 B* 1033.
啤酒花酮 C* 918.
啤酒花酮 D* 919.
啤酒花酮 E* 920.
匹米立因子 P_2 396.
平卧稻花素 408.
瓶千里光碱 41.
坡模醇酸-3*β*-*O*-*α*-*L*-2-乙酰氧基吡喃阿拉伯糖基-28-*O*-*β*-*D*-吡喃葡萄糖苷 543.
α-葡萄双芪 958.
葡萄素 B 959.
葡萄素 C 960.
蒲公英赛醇 563.
蒲公英赛-14-烯-3*β*-醇* 562.
蒲公英酸-1'-*O*-*β*-*D*-吡喃葡萄糖苷* 206.
蒲公英萜醇 563.

Q

七叶树苷 1051.
七叶树内酯 1050.
七叶皂苷 486.
七叶皂苷 Ⅰa* 492.
1*β*,2*β*,3*α*,5*α*,7*β*,8*β*,11-七乙酰氧基-二氢沉香呋喃* 235.
桤木鞣素 1166.
桤木酮 969.
槭苷元 A 965.
槭苷元 B 966.
槭苷元 E 967.
槭苷元 K 968.
漆斑菌酮 A* 79.
漆醇 788.
漆树黄酮 628.
齐墩果酸 505.
奇果菌素 564.
千层纸素 A 596.
千层纸素甲 624.
千层纸素乙 640.
千金藤素 4.
前胡醚 1074.
前胡香豆素 A 1087.
前花靛 B_2 669.
前列腺素 A_1 769.
前列腺素 B_1 770.

茜素 991.
2β(2S)-羟基-7(E)-三十三烯酸甲酯* 741.
3'-(4''-羟基苯基)-苯甲酸丙酯* 885.
3-(2-羟基苯基)丙酸 889.
(1S,2R,5S,6R)-2-(4-羟基苯基)-6-(3-甲氧基-4-羟基苯基)-3,7-双氧双环[3.3.0]辛烷* 1105.
(2S)-(O-羟基苯基)乳酸盐* 884.
2-(4-羟基苯基)乙基 1-O-β-D-[5-O-(3,4-二甲氧基苯甲酰基)]-芹糖基-(1→6)-β-D-吡喃葡萄糖苷* 837.
2-(4-羟基苯基)乙基-1-O-β-D-[5-O-(4-甲氧基苯甲酰基)]-芹糖基-(1→6)-β-D-吡喃葡萄糖苷* 836.
2-(4-羟基苯基)乙基-1-O-β-D-[5-O-(4-羟基苯甲酰基)]-芹糖基-(1→6)-β-D-吡喃葡萄糖苷* 838.
1-(p-羟基苯甲基)-4-甲氧基-9,10-二氢菲-2,7-二醇 1000.
1-p-羟基苯甲基-4-甲氧基菲-2,7-二醇 1001.
6-O-4-羟基苯甲酰基筋骨草醇 144.
5-(3''-羟基丙基)-7-甲氧基-2-(3',4'-亚甲二氧基苯基)苯并呋喃* 1011.
13-羟基大牻牛儿酮* 198.
4-[(2''E)-7''-羟基-3'',7''-二甲基八碳-2''-烯基]-2',3,4',5-四羟基-trans-芪* 944.
3'-(4''-羟基-3'',5'-二甲氧基苯基)- 苯甲酸丙酯* 883.
3-(4-羟基-3,5-二甲氧基苯基)-2-丙烯醇 904.
2-(4-羟基-3,5-二甲氧基-苯基)-10-甲氧基-3-甲基-2,3-二氢-1,4,5-三氧杂-菲-6-酮* 1058.
4-羟基-3,5-二甲氧基苯甲酸 852.
5-羟基红球姜酮* 208.
羟基鸡脚参醇 A* 381.
羟基鸡脚参醇 B* 382.
羟基鸡脚参醇 C* 383.
羟基鸡脚参醇 D* 384.
羟基鸡脚参醇 E* 385.
羟基积雪草苷 541.
羟基积雪草酸 540.
4-羟基-3-(3-甲基-2-丁烯基)苯乙酮* 835.
(±)-trans-3-(4-羟基-3-甲氧基苯基)-4-[(E)-3,4-二甲氧基苯乙烯基]环己-1-烯* 945.
p-羟基-m-甲氧基苯甲酸 856.
16-羟基雷公藤内酯 339.
羟基连翘苷 880.
4-羟基-3-(2-羟基-3-异戊烯基)苯乙酮* 834.
2-羟基-3,5,5-三甲基环己-2-烯-1,4-二酮* 165.
6-羟基山柰酚-3,6,4'-三甲基醚 654.
羟基蓍素* 261.
1α-羟基-2-酮坡模醇酸* 538.
5'-羟基香柑素 1076.
23-羟基熊果酸 539.
羟基乙酸 753.
(2R*,3S*)-1-(2-[1-(羟甲基)乙烯基]-3-[β-D-葡萄糖基氧]-2,3-二氢苯并[b]呋喃-5-基)-1-乙酮* 1010.
茄解定 85.
芹菜苷元 574.
芹菜苷元-7-O-葡萄糖苷 575.
芹菜苷元-7-O-新陈皮糖苷 576.
芹菜脑 861.
芹菜素 574.
秦艽甲素 94.
秦艽碱甲 94.
秦皮甲素 1051.
秦皮乙素 1050.
青藤碱 21.
5β-氢-8,11,13-松香三烯-6α-醇 324.
秋拉考醇 A 963.
秋拉考醇 B 964.
秋水仙常春藤苷 E* 496.
秋水仙常春藤苷 F* 497.
秋水仙苷 84.
秋水仙碱 83.
秋水仙素 83.
麴酸 803.
去甲粉防己碱 5.
7-去甲基银杏双黄酮 716.
去甲苦参醇 595.
去甲木防己内酯 266.
10-去甲秋水仙碱 82.
trans-去氢巴豆宁* 314.
7-去氢多孔甾醇 729.
6-去氢姜辣二酮 778.
10-去氢姜辣二酮 779.
去氢鲁考定 255.
去氢松香酸 323.
去氢延胡索甲素 13.
去氢延胡索碱 13.
去氢紫堇碱 13.
去氧穿心莲内酯 302.
去氧胆酸 724.
3-去氧鬼针炔苷 B* 758.
去氧拉巴醌 984.
去氧五味子素 1143.
14-去氧-14-O-乙酰基鸡脚参醇 Y* 350.
去乙酰车叶草苷酸 140.
7-O-去乙酰基鸡脚参醇 B* 347.

3-*O*-去乙酰基鸡脚参醇 I* 348.
2-*O*-去乙酰基鸡脚参醇 J* 349.
全缘叶特萨菊苷 A* 217.

R

染料木素 670.
人参炔醇 765.
人参皂苷 Rb_1 454.
人参皂苷 Rb_2 455.
人参皂苷 Rd 456.
壬二酸 746.
忍冬苦苷 589.
日本花柏醇 326.
日本花柏醛 325.
(–)-日本楠脂素 1102.
柔毛地胆宁 200.
柔毛地胆素 204.
柔毛地胆亭 199.
肉苁蓉苷 A 866.
肉苁蓉苷 D 867.
肉苁蓉苷 F 868.
肉豆蔻醚 893.
肉豆蔻酸 750.
肉桂酸 865.
瑞诺木烯内酯 221.
瑞香内酯 1056.
瑞香素 1056.

S

萨那套莱斯因子 K_1 399.
三白草醇 D* 1129.
三白草醇 E* 1130.
(–)-三白草醇甲基醚* 1131.
三白草酮* 1163.
三白草脂素 1132.
三白草酯素 7 1133.
三白草酯素 8 1134.
[(1*R**,3a*S*,6*R*)-1,3a,6-三甲基-1,3a,4,5,5a,6,7,8-八氢环戊烷[*c*]戊烯-2-基]甲基乙酸酯* 283.
3,3',4-三-*O*-甲基并没食子酸* 1178.
4,5',8-三甲基补骨脂素 1080.
5,7,8-三甲基母育酚 565.
3,5,5-三甲基-4-羟基-1-环己酮-2-烯* 771.
1,3,3-三甲基-2-氧杂二环[2.2.2]辛烷 155.
1-(3,4,5-三甲氧基苯基)-2-丙烯基 2-(2-甲基-2*Z*-丁烯酰氧基甲基)-2*Z*-丁烯酸酯* 907.
4-(2,4,5-三甲氧基苯基)-丁-1,3-二烯* 854.
3,4,5-三甲氧基苯基-1-*O*-*β*-*D*-[5-*O*-(4-甲氧基苯甲酰基)]-芹糖基-(1→6)-*β*-*D*-吡喃葡萄糖苷* 855.
5,6,7-三甲氧基香豆素 1063.
三面刀升麻苷 B 439.
三七皂苷 A 459.
三七皂苷 C 460.
三七皂苷 D 461.
三七皂苷 E_1 454.
三七皂苷 G 462.
三七皂苷 H 463.
三七皂苷 I 464.
三七皂苷 K 465.
三七皂苷 L 466.
三七皂苷 N 467.
3*α*,7*α*,12*α*-三羟基-5*β*-胆甾烷酸 723.
三羟基蒽醌 992.
5,7,4'-三羟基-6,5'-二异戊烯基异黄酮* 673.
1,3*R*,8*R*-三羟基十碳-9-烯-4,6-炔* 766.
1*β*,2*α*,19*α*-三羟基-3-酮-熊果-12-烯-28-酸 544.
2*α*,3*α*,19*α*-三羟基熊果-12-烯-28-酸 536.
3,5,4'-三羟基芪 951.
1*β*,7*β*,8*α*-三乙酰氧基-2*β*-呋喃酰基-4*α*-羟基-11-异丁酰氧基-二氢沉香呋喃 240.
伞形花内酯 1064.
散亭 654.
桑根酮 D 665.
桑黄素 638.
桑黄酮 C 593.
桑色素 638.
桑色烯 592.
桑素 593.
桑辛素 592.
色胺酮 37.
山达皂苷 A 511.
山达皂苷 B 512.
山豆根查耳酮 700.
山黄皮碱 D 48.
山黄皮宁 508.
山姜黄酮醇 633.
山莨菪碱 47.
山柰酚 635.
山柰酚-3-*O*-*α*-*L*-吡喃鼠李糖基-(1→6)-*β*-*D*-吡喃半乳糖基

-7-*O*-α-*L*-吡喃鼠李糖苷*　652.
山柰酚-3,4-二-*O*-甲醚*　636.
山柰酚-7-鼠李糖苷　637.
山柰酚-3-*O*-(6"-香豆酰基)-葡萄糖苷*　656.
山柰苷　634.
山柰素　635.
山小柑碱　31.
山药素III　936.
山楂醌 A*　982.
山楂醌 B*　983.
珊瑚菜素　1079.
珊塔玛内酯素　222.
商陆苷元 A　561.
商陆苷元 B　484.
商陆苷元 C　485.
芍药苷　170.
蛇麻酮　917.
蛇婆子碱 Z　137.
射干醇 A　775.
射干酚 A　775.
射干苷　677.
射干醛　546.
α-生育酚　565.
圣草酚　605.
尸胺　124.
cis-9,*cis*-12-十八碳二烯酸　737.
1-*O*-(9*Z*,12*Z*-十八碳二烯酰基)-甘油*　773.
十六烷酸　748.
2(*E*),9(*Z*),16-十七碳三烯-4,6-二炔-8-醇*　764.
5-十三烷基-1,3-苯二醇　783.
3-(十五碳-10-烯基)-儿茶酚　785.
石斛苷 A　289.
石松碱　74.
石松亭碱　72.
矢车菊黄素　623.
视黄醇　413.
柿双醌　986.
手掌参素 A*　998.
手掌参素 B*　999.
手掌参素 D*　938.
鼠李素　651.
7-*O*-α-鼠李糖基(1→6)-β-葡萄糖基染料木素*　674.
树脂大戟醇　398.
树脂大戟毒素　397.
(1α,2α,3α,4α)-2,4-双(3,4-二羟基苯基)-1,3-环丁烷二羧酸二甲酯　1154.
6,8-双(*C*-β-葡萄糖基)-芹菜素　579.
1,7-双(4-羟基苯基)-1,4,6-庚三烯-3-酮　972.
(1α,2α,3β,4β)-3,4-双(4-羟基苯基)-1,2-环丁烷二羧酸-6,6'-蔗糖酯*　905.
2',6'-双(*p*-羟基苯甲基)-3,3'-二羟基-5-甲氧基联苄　970.
双(4-羟基桂皮酰基)甲烷　971.
1β,2β-双乙酰氧基-6α-苯甲酰氧基-9α-肉桂酰氧基-β-二氢沉香呋喃*　231.
水飞蓟宾　666.
水飞蓟宁　668.
水飞蓟亭　667.
水合黄柏苷　622.
(*S*)-(−)-水合氧化前胡素　1078.
水杨苷　849.
水杨酸　850.
睡茄素 A　727.
丝胶树碱　89.
斯瓦替宁*　108.
12-四癸酰基佛波醇 13-乙酸酯　406.
四国荛花素 B*　620.
四国荛花素 C*　621.
2,2,5,7-四甲基-4-羟基-6-(2-羟乙基)茚满酮　286.
5,7,3',4',-四羟基黄烷醇　680.
5,6,3',4'-四羟基-7-甲氧基黄酮　597.
2,3,5,4'-四羟基芪-2-*O*-β-*D*-葡萄糖苷　955.
四氢鸭脚木碱　53.
四神经内酯素 A　277.
松柏苷　869.
松柏醛　870.
松萝醛酮 A*　915.
松萝醛酮 B*　916.
松萝酸　1015.
松香酸　319.
4-松油醇　159.
(+)-松脂酚　1126.
苏莫咖苷*　386.
苏木因　1029.
苏式-(7*S*,8*R*)-1-(4-羟基苯基)-2-[4-(*E*)-丙烯基苯氧基]-正丙基-1-醇*　1157.
酸浆苦味素 B　726.
酸藤子酚　780.
酸藤子素　780.
酸枣仁皂苷 A_1　457.
酸枣仁皂苷 C　458.

T

塔斯品碱 1065.
台湾翠柏皂苷 A 1094.
台湾杉脂素 1135.
桃金娘醇 169.
桃叶珊瑚苷 138.
提琴状山柰素 A* 927.
惕压酚毒素 400.
天名精内酯 252.
甜橙素 599.
甜没药姜黄醇 182.
甜没药姜黄酮 183.
条叶蓟素 583.
铁破锣皂苷 O 438.
2-酮坡模醇酸* 542.
头花千金藤碱 4.
土羌活醇 B-8,9-二乙酸酯* 177.
土羌活内酯 A* 303.
吐尔瑞苦酚 E 787.
托苞地钱素 B 961.
脱水穿心莲内酯 301.
脱水淫羊藿素-3-*O*-*α*-*L*-鼠李糖基-7-*O*-*β*-*D*-吡喃葡萄糖苷 573.

W

娃儿藤碱 46.
外拉樟桂脂素 1138.
威灵仙二糖皂苷 CP_{3b} 499.
维生素 A 413.
维生素 E 565.
维生素 U 793.
沃尔诺苷 I 1016.
沃尔诺苷 II 1017.
沃尔诺苷III 1018.
沃尔诺苷IV 1019.
沃尔诺苷 V 1020.
乌头碱 103.
无梗五加苷 B 1092.
无梗五加苷 D 1093.
吴茱萸次碱 62.
吴茱萸卡平碱 23.
五加醇 345.
五加苷 E 1093.
五加酸 343.
5,6,7,3',4'-五甲氧基黄酮 599.
3,5,7,3',4'-五甲氧基黄酮 641.
1,2,3,4,6-五没食子酰基葡萄糖 1176.
五羟黄酮-3-芸香 653.
3,5,7,2',4'-五羟基黄酮 638.
3,5,7,3',4'-五羟基黄酮-3-*O*-芸香糖苷 653.
五味子丙素 1150.
五味子醇 A 1148.
五味子醇 B 1149.
五味子甲素 1143.
五味子素 1148.
五味子素 C 1150.
1-[(戊酰基)间苯三酚基]-*β*-*D*-吡喃葡萄糖苷* 928.

X

西法安生 4.
西黑马灵 666.
西洋参皂苷III 469.
西洋参皂苷IV 470.
西洋参皂苷V 471.
烯丙基硫化物 789.
硒-甲基-*L*-硒基半胱氨酸 794.
细辛醛 821.
仙茅苷 824.
仙茅皂苷 G 440.
线叶泽兰素 192.
腺齿紫金牛醌 823.
腺苷 115.
腺嘌呤 114.
腺嘌呤核苷 115.
相思子醌 A 687.
香草酸 856.
1-*p*-香豆酰-*α*-*L*-吡喃鼠李糖 873.
(6-*O*-(*E*)-*p*-香豆酰基)-*β*-*D*-呋喃果糖基-(2→1)-*α*-*D*-吡喃葡萄糖苷* 872.
(6-*O*-(*E*)-*p*-香豆酰基)-*β*-*D*–呋喃果糖基-(2→1)-(6-*O*-(*E*)-*p*-香豆酰基)-*α*-*D*-吡喃葡萄糖苷* 871.
香荆芥酚 154.
香芹酚 154.
α-香树脂醇 531.
香叶木苷 584.
香叶芹素* 1109.
小白菊内酯 202.
小檗胺 3.

小檗碱 12.
小红参波醇 A 547.
小红参波醇 F 548.
小红参波酮 B* 559.
小红参波酮 C'* 549.
小红参波酮 C* 560.
小红参醇 A* 550.
小红参醇 B* 551.
小红参醇 C* 552.
小红参醇 D* 553.
小红参醇 E* 554.
小红参醇 G* 555.
小红参蒽醌* 996.
小红参苷 I * 556.
小红参苷III* 557.
小红参苷IV* 558.
小红参萘酚苷 A* 978.
小唐松草碱 II 9.
泻根醇酸 524.
12-*O*-2*Z*,4*E*-辛二烯酰基-4-去氧巴豆醇-13-醋酸酯 404.
新穿心莲内酯 305.
新莪术二酮* 201.
新莪术烯醇* 265.
新鸡脚参醇 A* 352.
新鸡脚参醇 B* 353.
新西兰牡荆苷 II 579.
新雄蕊状直管草醇 A* 354.
杏黄罂粟碱 2.
胸腺嘧啶 118.
雄蕊状直管草醇 A* 355.
雄蕊状直管草醇 B* 356.
雄蕊状直管草醇 C* 357.
雄蕊状直管草醇 D* 358.
熊果酚苷 817.
熊果苷 817.
熊果酸 545.
绣球酚 1090.
续随子醇 416.

Y

鸦胆子属苷 B 477.
鸭嘴花醇碱 38.
鸭嘴花碱酮 39.
亚麻苦苷 111.
cis-9,*cis*-12-亚油酸 737.
亚油酸甘油酯 I 773.
亚洲积雪草酸 533.
烟锅草苷 575.
烟酰胺 80.
1*β*-烟酰基-2*β*,5*α*,7*β*-三乙酰氧基-4*α*-羟基-11-异丁酰氧基-8*α*-呋喃酰基-二氢沉香呋喃* 236.
羊角拗苷 721.
羊角衣酸 822.
杨梅黄素 639.
杨梅树皮素 639.
洋艾素 244.
洋丁香酚苷 859.
7-氧代异多花白树醇 525.
氧化苦参碱 68.
(*S*)-(−)-氧化前胡素* 1077.
氧化苏木精 1029.
野百合宁 42.
野甘草酸 C* 410.
野菊花醇 212.
野漆树苷 576.
野梧桐鞣酸 1174.
野鸦椿内酯* 808.
野鸦椿酸 536.
叶下珠鞣质 D 1177.
仪花苷 A* 921.
乙酸羽扇豆醇酯 482.
2-乙烯基-1,3-二硫杂-4-环己烯 792.
乙酰基欧紫草素 979.
乙酰基酸枣仁皂苷 B 451.
乙酰基-11-酮-*β*-乳香脂酸 530.
3-乙酰乌头碱 101.
6*α*-乙酰氧基-9*β*-苯甲酰氧基-1*β*-肉桂酰氧基-8*β*-丁酰氧基-*β*-二氢沉香呋喃 226.
6*α*-乙酰氧基-9*β*-苯甲酰氧基-1*β*-肉桂酰氧基-8*β*-(2-甲基丁酰氧基)-*β*-二氢沉香呋喃 227.
1'-乙酰氧基丁香酚乙酸酯 815.
6*α*-乙酰氧基-1*β*,8*β*-二苯甲酰氧基-9*β*-羟基-*β*-二氢沉香呋喃 228.
1*β*-乙酰氧基-7*α*,14*β*-二羟基贝壳杉-16-烯-15-酮 388.
18-乙酰氧基-7*α*,14*β*-二羟基贝壳杉-16-烯-15-酮 389.
1'-乙酰氧基胡椒酚乙酸酯 858.
3*β*-乙酰氧基齐墩果-12-烯-28-酸 483.
18-乙酰氧基-7*α*-羟基贝壳杉-16-烯-15-酮 390.
(1*R**,3*S**,4*R**,6*S**)-9-(乙酰氧基)-4-羟基-1-[(2Z)-2-甲基丁-2-烯酰氧基]甜没药-10(11)-烯 181.
3*β*-乙酰氧基-17*β*-羟基-雄甾-5-烯 733.

6α-乙酰氧基-1β,8β,9β-三苯甲酰氧基-β-二氢沉香呋喃 229.
(1R*,3S*,4R*,6S*)-9-(乙酰氧基)-4 乙酰氧基-1-[(2Z)-2-甲基丁-2-烯酰氧基]甜没药-2(3),10(11)-二烯 179.
(1R*,3S*,4R*,6S*)-9-(乙酰氧基)-4-乙酰氧基-1-[(2Z)-2-甲基丁-2-烯酰氧基]甜没药-10(11)-烯 180.
乙氧基白屈菜红碱 19.
乙氧基血根碱 20.
蚁酸 747.
异阿魏酸 882.
异北美芹素* 1086.
异补骨脂素 1066.
异柴胡内酯* 1106.
异橙皮苷 614.
异翅柄钩藤碱 55.
异丁酰野梧桐色原烯 912.
异莪术呋喃二烯 193.
异莪术呋喃二烯酮 194.
异莪术烯醇 263.
异甘草苷 692.
异甘草苷元 691.
异高山黄芩素 587.
异钩藤碱 44.
异诃子鞣素 1173.
异环氧北美芹素* 1085.
异柯母烷* 297.
D-异龙脑 167.
L-异龙脑 168.
异绿原酸 B 768.
异落叶松醇* 1107.
异帽柱木非灵* 54.
异美商路素 A 1158.
异南非樟桂烯酮* 1159.
异欧前胡内酯 1075.
异欧前胡素 1075.
异七叶皂苷 Ⅰa* 501.
异七叶皂苷 Ⅰb* 502.
异三叶木防己碱 6.
异莎草醇 219.
异鼠李素-3,4'-二葡萄糖苷* 632.
异土木香内酯 218.
16αH,17-异戊酸酯-对映-贝壳杉烷-19-酸* 393.
6-异戊烯基-4,4a-二甲基-1,2,3,4,4a,5,6,7-八氢-萘-1-醇* 291.
异樱花素 608.
益肝灵 666.
益智仁醇 A* 220.
益智仁醇 C* 293.
益智仁烯酮 A* 224.
益智仁烯酮 B* 225.
益智仁烯酮二醇 A* 241.
益智仁烯酮二醇 B* 242.
薏苡仁酯 745.
薏苡素 120.
茵芋碱 30.
淫羊藿苷 573.
淫羊藿苷 C 585.
淫羊藿黄酮苷 573.
银柴胡苷 D* 935.
银柴胡碱 C* 51.
银桦酚 783.
银胶菊素' 276.
银杏二酚 776.
银杏黄素 718.
银杏双黄酮 718.
银杏素 718.
隐丹参酮 332.
隐海松酸 346.
印八角枫林碱 18.
印防己苦内酯 280.
印防己素 280.
樱草醌 846.
鹰爪豆皂苷* 513.
油酸 738.
柚皮苷 614.
柚皮苷元 613.
柚皮素 613.
羽扇豆醇 481.
羽扇烯酮 480.
郁金香苷 A* 742.
郁金香苷 B* 743.
薁 243.
鸢尾啶苷 677.
鸢尾苷 677.
鸢尾黄素 678.
鸢尾醌 A 784.
鸢尾种苷元 678.
原白头翁素 805.
原莪术烯醇 267.
原矢车菊素 B_2 669.
原矢车菊素 B_4 686.
原夏至草苦素 307.

云木香碱 1135.
云南石仙桃宁 A* 1004.
云南石仙桃宁 B* 1005.
云南石仙桃芪 A* 946.
云南石仙桃芪 B* 947.
云南石仙桃芪 C* 948.
云南石仙桃芪 D* 949.
云杉鞣酚 950.
E-云杉芪酚 950.
芸香苷 653.

Z

藏红花素 566.
藏红花素 3* 567.
藏红花亭 B* 161.
藏红花亭 H* 568.
藏红花亭 J* 162.
藏红花亭 K* 163.
藏红花亭 L* 164.
泽泻醇 A 单乙酸酯 452.
泽泻醇 B 453.
泽泻醇氧化物 1 247.
斩龙剑醌 A* 335.
斩龙剑醌 B* 336.
獐牙菜苦苷 153.
獐牙菜苦素 153.
樟脑 166.
胀果甘草查耳酮 A 694.
胀果甘草查耳酮 B 695.
沼泽树花酸 814.
6-正-戊基-α-吡喃酮* 796.
芝麻酚 851.
直管草醌 C* 378.
直管草醌 D* 379.
烛台鼠尾草内酯 327.
烛台鼠尾草三环醌 321.
烛台鼠尾草三环酮 320.
烛台鼠尾草烯酮 B 328.
烛台鼠尾草烯酮 B 甲酯 329.
烛台鼠尾草烯酮醌 330.
准噶尔乌头碱 107.
着色酮 529.
梓苷 139.
紫草素 990.
紫丁香苷 906.
紫花杜鹃素丁 631.
紫花冠毛蕊花苷 C 908.
紫花洋地黄叶苷 B 901.
棕榈酸 748.
足叶草酯毒素 1128.
L-组氨酸 126.
组胺 117.
祖师麻甲素 1056.
醉椒素 795.
左旋紫草素 980.
(−)-佐宁 A 1139.

(本书中下列 32 个化合物无中文名称:
32, 33, 34, 35, 102, 191, 197, 203, 214, 282, 284, 285, 298, 308, 309, 443, 444, 445, 473, 720, 735, 806, 807, 813, 913, 914, 1013, 1059, 1095, 1103, 1104, 1164.)

化合物英文名称索引

(含本书正文中的英文别名)

(按英文字母顺序排序. 名称中表示结构所用的 *D*-、*L*-、*dl*、*R*-、*S*-、*E*-、*Z*-、*O*-、*N*-、*C*-、*H*-、*cis*-、*trans*-、*ent*-、*meso*-、*erythro*-、*threo*-、*rel*-、*sec*-、*chiro*-、*para*-、*exo*-、*m*-、*o*-、*p*-、*n*-、*α*-、*β*-、*γ*-、*δ*-、*ε*-、*κ*-、*ξ*-、*ψ*-、*ω*-、*Δ*、(+)、(−)、(±)、0、1、2、3、4、5、6、7、8、9、{、}、[、]、(、)、,、;、:、*、'、"、'''、→ 等符号都不参加排序)

A

7,13-Abietadien-18-oil acid 319.
8,11,13-Abietatrien-18-oic acid 323.
Abietic acid 319.
Abruquinone A 687.
Absinthin 244.
Acacetin 569.
Acamelin 1007.
Acanthoic acid 343.
Acanthokoreoic acid A 344.
Acanthol 345.
Acanthoside B 1092.
Acanthoside D 1093.
Acerogenin A 965.
Acerogenin B 966.
Acerogenin E 967.
Acerogenin K 968.
Acetonylgeranin A 1177.
(1*R**,3*S**,4*R**,6*S**)-9-(Acetoxy)-4-acetoxy-1-[(2*Z*)-2-methylbut-2-enoyloxy]bisabol-2(3),10(11)-diene 179.
(1*R**,3*S**,4*R**,6*S**)-9-(Acetoxy)-4-acetoxy-1-[(2*Z*)-2-methylbut-2-enoyloxy]bisabol-10(11)-ene 180.
6*α*-Acetoxy-9*β*-benzoyloxy-1*β*-cinnamoyloxy-8*β*-butanoyloxy-*β*-dihydroagarofuran 226.
6*α*-Acetoxy-9*β*-benzoyloxy-1*β*-cinnamoyloxy-8*β*-(2-methylbutanoyloxy)-*β*-dihydroagarofuran 227.
1'-Acetoxychavicol acetate 858.
6*α*-Acetoxy-1*β*,8*β*-dibenzoyloxy-9*β*-hydroxy-*β*-dihydroagarofuran 228.
1*β*-Acetoxy-7*α*,14*β*-dihydroxykaur-16-en-15-one 388.
18-Acetoxy-7*α*,14*β*-dihydroxykaur-16-en-15-one 389.
3*β*-Acetoxy-11*α*,23-dihydroxytaraxer-14-en-28-oic acid 561.
1'-Acetoxyeugenol acetate 815.
3*β*-Acetoxy-17*β*-hydroxy-androst-5-ene 733.
18-Acetoxy-7*α*-hydroxykaur-16-en-15-one 390.
(1*R**,3*S**,4*R**,6*S**)-9-(Acetoxy)-4-hydroxy-1-[(2Z)-2-methylbut-2-enoyloxy]bisabol-10(11)-ene 181.
3*α*-Acetoxylanosta-8,24(31)-dien-21-oic acid 21-*O*-*β*-*D*-xylopyranoside 422.
1*β*-Acetoxyl-2*β*,6*α*,9*α*-trifuroyloxydihydro-*β*-agarofuran 239.
3*β*-Acetoxyolean-12-en-28-oic acid 483.
6*α*-Acetoxy-1*β*,8*β*,9*β*-tribenzoyloxy-*β*-dihydroagarofuran 229.
3-Acetylaconitine 101.
Acetylalkannin 979.
Acetyljujuboside B 451.
Acetyl-11-keto-*β*-boswellic acid 530.
3*β*-Acetyloleanolic acid 483.
N-Acetylsepaconitine 102.
1-[6-(3-Acetyl-2,4,6-trihydroxy-5-methyl-benzyl)-5,7-dihydroxy-2,2-dimethyl-2*H*-chromen-8-yl]-2-methyl-butan-1-one 923.
Acinospesigenin A 561.
Acinospesigenin B 484.
Acinospesigenin C 485.
Aconitine 103.
Acrovestone 909.
Acteoside 859.
(+)-Acuminatin 1152.
Adenine 114.
Adenine nucleoside 115.
Adenine riboside 115.
Adenosine 115.
Adouetine Z 137.
Aescin 486.

Aesculetin 1050.
Aesculetin dimethylether 1060.
Aesculin 1051.
Aethalic acid 748.
Afaxin 413.
Aferoside A 725.
Agrimoniin 1165.
Ailanthone 476.
Alamarine 15.
Alangicine 16.
Alangimarckine 17.
Alangimarine 18.
Alismoxide 1 247.
Alisol A monoacetate 452.
Alisol B 453.
Alizarin 991.
(−)-Alkannin 980.
Alkylresorcinol B 776.
Allantoin 75.
26-*O*-*β*-*D*-Allopyranosyl-(16*S*,20*S*,22*S*)-16*β*,22-epoxy-16*α*-methoxy-3*β*,26-dihydroxy-cycloartan-24-one-3-*O*-*β*-*D*-glucopyranosyl-(1→2)-*β*-*D*-glucopyranoside 426.
4-Allyl-2-methoxyphenol 877.
Allyl monosulfide 789.
Allyl sulphide 789.
Alnusiin 1166.
Alnustone 969.
Aloeresin H 570.
Aloeresin I 571.
Aloperine 66.
p-Aminobenzoic acid 816.
Amoradicin 604.
Amurensin 622.
α-Amyrin 531.
Anacarol 777.
Anacrotine 42.
Anadanthoflavone 572.
Anchoic acid 746.
Anemonol 805.
Anethole 860.
Angelicin 1066.
21-*O*-Angeloyl-22-*O*acetylprotoaescigenin-3-*O*-[*β*-*D*-glucopyranosyl (1→2)][*β*-*D*-glucopyranosyl(1→4)]-*β*-*D*-glucopyranosiduronic acid 486.
21-*O*-Angeloyl-28-*O*-acetylprotoaescigenin-3-*O*-[*β*-*D*-glucopyranosyl (1→2)][*β*-*D*-glucopyranosyl(1→4)]-*β*-*D*-glucopyranosiduronic acid 502.
3'-Angeloyl-*cis*-khellactone 1082.
8-Angeloyloxy-1*α*-hydroxy-3*α*,4*α*-epoxy-5*α*,7*αH*-10(14),11(13)-guaiadien-12,6*α*-olide 258.
Anhydroicaritin-3-*O*-*α*-*L*-rhamnosyl-7-*O*-*β*-*D*-glucopyranoside 573.
Anisatin 804.
Anisodamine 47.
Ankorine 67.
Annotine 72.
Anthragallol 992.
Anticancer Lignan PMV70P691-125 1119.
Anticancer Stilbenoid PMV70P691-144 952.
Apigenin 574.
Apigenin-7-*O*-glucoside 575.
Apigenin-7-*O*-neohesperidoside 576.
Apigenside 575.
Apiole 861.
Aquilegioside C 426.
Aquilegioside D 427.
Aquilegioside E 428.
Aquilegioside F 429.
Aquillochin 1054.
3-*O*-*α*-*L*-Arabinopyranosyl-23-hydroxyursolic acid 532.
Arachidonic acid 734.
Arborinine 31.
Arbutin 817.
Ardipusilloside Ⅰ 487.
Ardipusilloside Ⅱ 488.
Ardisianone 774.
Arecaidine 64.
Aristolactam BII 121.
Aristolochic acid 123.
Aristolochic acid A 123.
Aristolochic acid Ⅰ 123.
Armepavine 2.
Aromaticin 272.
Arteglasin A 248.
Arteminolide B 249.
Arteminolide D 250.
Artemisolide 251.
Asarumin A 818.
Asarumin B 819.
Asarumin C 820.
Asarylaldehyde 821.
Asiatic acid 533.

Asiaticoside 534.
Aspidodasycarpine 50.
Astilbin 657.
Astragaloside Ⅰ 430.
Astragaloside Ⅱ 431.
Astragaloside Ⅲ 432.
Astragaloside Ⅳ 433.
Astragaloside Ⅴ 434.
Astragaloside Ⅵ 435.
Astragaloside Ⅶ 436.
Astragaloside Ⅷ 437.
Astrasieversianin Ⅷ 431.
Atisine 110.
Atractylone 211.
Atractyloxide 211.
Aucubin 138.
Aurantiin 614.
Ausraptin 1075.
Avicin D 489.
Avicin G 490.
Azelaic acid 746.
Azulene 243.

B

Baeomycesic acid 822.
Baicalein 577.
Baicalein-7-glucuronide 578.
Baicalin 578.
Bakuchicin 1066.
Ballodiolic acid 308.
Ballotenic acid 309.
Baogongteng B 1061.
Batatacin Ⅲ 936.
Batatasin Ⅲ 936.
Beesioside O 438.
Belamcandal 546.
Belamcandaphenol 775.
Belamcandol A 775.
Bellaradine 40.
1,3-Benzodioxol-5-ol 851.
4*H*-1-Benzopyran-4-one,3,5,7-trihydroxy-2-phenyl 629.
1,4-Benzoquinone 847.
3-*O*-Benzoyl-7-*O*-deacetylorthosiphol M 368.
Benzoylisogomisin O 1142.
Berbamine 3.
Berberine 12.
Betuletol 3-methyl ether 654.
Bicoloirin 1051.
Bidenoside D 757.
Bidensyneoside A_1 754.
Bidensyneoside A_2 755.
Bidensyneoside B 756.
Bidensyneoside C 757.
Bilobetin 716.
Bilobol 776.
Bisacumol 182.
Bisacurone 183.
6,8-Bis(*C*-*β*-glucosyl)-apigenin 579.
2',6'-Bis(*p*-hydroxybenzyl)-3,3'-dihydroxy-5-methoxybibenzyl 970.
Bis(4-hydroxycinnamoyl)methane 971.
1,7-Bis(4-hydroxy-3-methoxyphenyl)-1,6-heptadiene-3,5-dione 973.
1,7-Bis(4-hydroxyphenyl)-1,4,6-heptatrien-3-one 972.
β-Bitter acid 917.
Blestriarene A 997.
2-Bornanone 166.
Brasilin 1021.
Brazilin 1021.
Bruceoside B 477.
Bryonolic acid 524.

C

Cabagin-U 793.
Cadaverine 124.
Caffeic acid 862.
Caffeic acid phenethyl ester 863.
3-Caffeoylquinid acid 767.
Calocedrin 1094.
Calophyllolide 1083.
Camphor 166.
Candelabrone 320.
Candelabroquinone 321.
Candesalvolactone 327.
Candesalvone B 328.
Candesalvone B methyl ester 329.
Candesalvoquinone 330.
Cannabiscetin 639.
Cantharides camphor 160.
Cantharidin 160.

Capsaicin 76.
2-Carboxyl-1,4-naphthohydroquinone-4-*O*-*β*-*D*-glucopyranoside 978.
Cardanol 777.
Cardol monoene 776.
Carene-3 176.
Carpesia lactone 252.
Carvacrol 154.
Casearinol A 310.
Casearinol B 311.
Casearinone A 312.
Casearinone B 313.
Casuarinin 1167.
Catalpin 139.
Catalposide 139.
(+)-Catechin 679.
Catechinic acid 679.
Catechuic acid 679.
Caulophyllogenin 3-*O*-*α*-*L*-rhamnopyranosyl(1→2)-*α*-*L*-arabinopyranoside 506.
Celapanine 230.
Celaphanol A 387.
Celastrol 526.
Centaureidin 623.
Centauridin 654.
Centellasaponin A 534.
Cepharanone B 121.
Cepharanthine 4.
Cetylic acid 748.
Chaerophyllin 1109.
(+)-Chamaejasmin 717.
Chebulagic acid 1168.
Chebulinic acid 1169.
(−)-Chicanine 1095.
Chimaphylin 981.
Chimonin 933.
Chlorogenic acid 767.
Chlorophorin 941.
Cholic acid 723.
5*β*-Cholic acid 723.
Chrysanthemic acid 744.
Chrysanthemol 212.
Chrysanthemyl alcohol 212.
Chrysatroic acid 1061.
Chrysazin 993.
Chrysin 580.
Chrysoeriol 581.
Chrysograyanin 624.
Cichorigenin 1050.
Cimiaceroside B 439.
Cinaroside 582.
1,8-Cineole 155.
Cinnamaldehyde 864.
Cinnamic acid 865.
Cinnamic aldehyde 864.
6'-Cinnamoylcatalpol 149.
Cirantin 607.
Cirontin 607.
Cirsiliol 583.
Cistanoside A 866.
Cistanoside D 867.
Cistanoside F 868.
Citropten 1052.
Citroside A 140.
Citrus-hesperidin 607.
Ciwujianoside C_1 522.
Ciwujianoside D_1 491.
Clausine D 48.
Clavatine 73.
Cleomiscosin A 1053.
Cleomiscosin C 1054.
Cleomiscosin D 1055.
Cleosandrin 1053.
Clerosterol 728.
Coculine 21.
Coixenolide 745.
Coixol 120.
Colchiceine 82.
Colchicine 83.
Colchicoside 84.
Condyline 1128.
Confluentin 1022.
Coniferin 869.
Coniferyl aldehyde 870.
Coprine 125.
Corbisterol 729.
Corilagin 1170.
(*S*)-Coriolic acid 735.
Cornudentanone 823.
Coronarin D 300.
Coronopilin 273.
Cortisone 719.

Cosmosiin 575.
Costunolide 189.
(6-*O*-(*E*)-*p*-Coumaroyl)-*β*-*D*-fructofuranosyl-(2→1)-(6-*O*-(*E*)-*p*-coumaroyl)-*α*-*D*-glucopyranoside 871.
(6-*O*-(*E*)-*p*-Coumaroyl)-*β*-*D*-fructofuranosyl-(2→1)-*α*-*D*-glucopyranoside 872.
1-(*p*-Coumaroyl)-*α*-*L*-rhamnopyranose 873.
Covitol 565.
Crataequinone A 982.
Crataequinone B 983.
Crocin 566.
Crocin-1 566.
Crocin 3 567.
Crocusatin B 161.
Crocusatin H 568.
Crocusatin J 162.
Crocusatin K 163.
Crocusatin L 164.
Crotalaburnine 42.
Cryptojaponol 322.
Cryptopimaric acid 346.
Cryptotanshinone 332.
Crysoeriol 581.
Cucurbitacin E 446.
Cucurbitacin I 447.
Cucurbitacin J 448.
Cucurbitacin R 449.
Cunabic acid 394.
Curcarabranol A 284.
Curcarabranol B 285.
Curculigosaponin G 440.
Curculigoside 824.
Curcumadione 281.
Curcumenol 253.
Curcumenolactone A 294.
Curcumenolactone B 295.
Curcumenone 296.
Curcumin 973.
Curdione 190.
Curzerenone 188.
Cuscohygrine 40.
Cuskhygrine 40.
Cusparine 22.
Cyanidol 679.
Cyclosan 994.
Cymaroside 582.
2-*p*-Cymenol 154.
Cynaropicrin 254.
Cypripedin 1006.
Cyrtophylin 625.

D

Damascenine 825.
Danshensuan B 1008.
Daphnetin 1056.
Daurichromene A 1023.
Daurichromene B 1024.
Daurichromene C 1025.
Daurichromene D 1026.
Deacetyl asperulosidic acid 140.
Deacetyllaurenobiolide 191.
2-*O*-Deacetylorthosiphol A 367.
7-*O*-Deacetylorthosiphol B 347.
3-*O*-Deacetylorthosiphol B 367.
3-*O*-Deacetylorthosiphol I 348.
2-*O*-Deacetylorthosiphol J 349.
Deca-8(*E*)-en-4,6-diyne-1,3,10-triol 1-*O*-*β*-*D*-glucopyranoside 757.
Decanoylacetaldehyde 752.
3(*R*)-Deca-4,6,8-triyne-1,3-diol 1-*O*-*β*-*D*-glucopyranoside 756.
3(*R*),8(*E*)-8-Decene-4,6-diyne-1,3-diol 1-*O*-*β*-*D*-glucopyranoside 754.
(*E*)-8-Decene-4,6-diyne-1,10-diol 1-*O*-*β*-*D*-glucopyranoside 758.
Dehydroabietic acid 323.
Dehydroandrographolide 301.
Dehydrocorydaline 13.
trans-Dehydrocrotonin 314.
6-Dehydrogingerdione 778.
10-Dehydrogingerdione 779.
11-Dehydro-17-hydroxycorticosterone 719.
Dehydroleucodin 255.
7-Dehydroporiferasterol 729.
Delphatine 104.
Demethyltetrandrine 5.
Dendronobiloside A 278.
Dendronobiloside B 279.
Dendroside A 289.
(−)-Denudatin B 1153.
14-Deoxo-14-*O*-acetylorthosiphol Y 350.
Deoxyandrographolide 302.
3-Deoxybidensyneoside B 758.
Deoxycholic acid 724.

7-Deoxycholic acid 724.

Deoxylapachol 984.

Deoxyschizandrin 1143.

$1\beta,2\beta$-Diacetoxy-6α-benzoyloxy-9α-cinnamoyloxy-β-dihydroagarofuran 231.

$1\beta,6\alpha$-Diacetoxy-$8\beta,9\beta$-dibenzoyloxy-β-dihydroagarofuran 232.

$1\beta,8\beta$-Diacetoxyl-$6\alpha,9\alpha$-difuroyloxydihydro-β-agarofuran 238.

1,5-Diaminopentane 124.

3,4-Di-*O*-caffeoylquinic acid 768.

3,4-Di-*O*-caffeoylquinic acid methyl ester 874.

Dichotomine C 51.

Dichotomoside D 935.

β-Dichroine 36.

Dictamnolactone 475.

Dictamnoside A 213.

β-Dictyopterol 214.

20*S*,22*R*,23*S*,24*R*-16β,23;22,25-Diepoxy-cycloartane-3β,23,24-triol 3-*O*-β-*D*-glucopyranosyl-(1→2)-β-*D*-glucopyranosyl-(1→2)-β-*D*-xylopyranoside 442.

20*S*,22*R*,23*S*,24*R*-16β,23;22,25-Diepoxy-cycloartane-3β,23,24-triol 3-*O*-(6-*O*-*trans*-isoferuloyl-β-*D*-glucopyranosyl)-(1→2)-β-*D*-glucopyranosyl-(1→2)-β-*D*-xylopyranoside 441.

Diethylphthalate 826.

Dihydrocucurbitacin B 450.

23,24-Dihydrocucurbitacin B 450.

6'',7''-Dihydro-5',5'''-dicapsaicin 77.

(+)Dihydrofisetin 658.

2,3-Dihydro-7-hydroxy-2*S**,3*R**-dimethyl-2-[4-methyl-5-(4-methy l-2-furyl)-3(*E*)-pentenyl]-furo[3,2-*c*]coumarin 1067.

1-[(9,10-Dihydro-4-hydroxy-2-methoxy-7-phenanthrenyl)oxy]-4,7-dihydroxy-2-methoxy-9,10-dihydrophenanthrene 1005.

(*R*)-2,3-Dihydro-3-hydroxy-pyrrolo[2,1-b]quinazolin-9(1*H*)-one 39.

Dihydromelilotoside 875.

2,3-Dihydro-7-methoxy-2*S**,3*R**-dimethyl-2-[4-methyl-5-(4-methyl-2-furyl)-3(*E*)-pentenyl]-furo[3,2-*c*]coumarin 1068.

2,3-Dihydro-7-methoxy-2*S**,3*R**-dimethyl-3-[4-methyl-5-(4-methyl-2-furyl)-3(*E*)-pentenyl]-furo[3,2-*c*]coumarin 1069.

2,3-Dihydro-7-methoxy-2*R**,3*R**-dimethyl-3-[4-methyl-5-(4-methyl-2-furyl)-3(*E*)-pentenyl]-furo[3,2-*c*]coumarin 1070.

2,3-Dihydro-7-methoxy-2*R**,3*R**-dimethyl-2-[4-methyl-5-(4-methyl-2-furyl)-3(*E*)-pentenyl]-furo[3,2-*c*]coumarin 1071.

Dihydroquercetin 659.

15,17-Dihydrotanshinone Ⅰ 333.

Dihydrotanshinone Ⅰ 334.

15,16-Dihydrotanshinone Ⅰ 334.

15,17-Dihydrotanshinone Ⅱa 332.

Dihydroxanthohumol 962.

α,β-Dihydroxanthohumol 962.

1,8-Dihydroxy-anthraquinone 993.

10-(3,4-Dihydroxybenzyl)-isorhapontigenin 943.

3,3'-Dihydroxy-2,6-bis(4-hydroxybenzyl)-5-methoxybibenzyl 970.

trans-3,4-Dihydroxycinnamic acid 862.

7,8-Dihydroxycoumarin 1056.

3(ζ),8(ζ)-Dihydroxydec-9-en-4,6-yne-1-*O*-β-*D*-glucopyranoside 759.

trans-3,3'-Dihydroxy-2',5-dimethoxystilbene 948.

1-[5,7-Dihydroxy-2,2-dimethyl-6-(2,4,6-trihydroxy-3-isobutyryl-5-methyl-benzyl)-2*H*-chromen-8-yl]-2-methyl-butan-1-one 922.

4,7-Dihydroxyflavanone 612.

5,7-Dihydroxyflavone 580.

3,3'-Dihydroxy-2-(4-hydroxybenzyl)-5-methoxybibenzyl 937.

1-[2,4-Dihydroxy-3-(3-hydroxy-2-methoxy-3-methylbutyl)-6-methoxyphenyl]-3-(4-hydroxyphenyl)propenone 690.

(−)-16,17-Dihydroxy-16β-kauran-19-oic acid 391.

$7\alpha,14\beta$-Dihydroxykaur-16-en-15-one 392.

5,7-Dihydroxy-4'-methoxyflavone 569.

5,4'-Dihydroxy-7-methoxyflavone-3-*O*-[α-*L*-rhamnopyranosyl(1→3)-*O*-α-*L*-rhamnopyranosyl(1→6)-*O*-β-*D*-glucopyranoside] 626.

5,3'-Dihydroxy-4'-methoxy-7-methoxycarbonylflavonol 627.

3,5-Dihydroxy-7-methoxy-2-phenyl-4*H*-1-benzopyran-4-one 633.

1-[5,7-Dihydroxy-2-methyl-6-(3-methyl-but-2-enyl)-2-(4-methyl-pent-3-enyl)-2*H*-chromen-8-yl]-3-(3,4-dihydroxy-phenyl)-propenone 698.

(*rel*)-4,6-Dihydroxy-5-[3-methyl-(*E*)-propenoic acid-3-yl]-7β-glucopyranosyl-{$2\alpha,3\beta$-dihydrobenzofuran}-(3,2:b)-[$4\alpha,5\beta$-dihydroxy-6a-hydroxymethyltetrahydropyran] 930.

$3\beta,17\beta$-Dihydroxy-28-norolean-12-en-16-one 3-*O*-[α-*L*-rhamopyranoside-(1→2)-β-*D*-glucuronopyranoside] 523.

24*S*,25-Dihydroxy-3-oxolanost-8-en-21-oic acid 417.

$2\alpha,19\alpha$-Dihydroxy-3-oxo-12-ursen-28-oic acid 535.

$3\alpha,19\alpha$-Dihydroxy-2-oxo-12-ursen-28-oic acid 542.

$3\beta,7\beta$-Dihydroxy-4α-$4\beta,8\beta,10\beta,14\alpha$-pentamethyl-$5\alpha$-gon-16-en-2-one 3-*O*-[$\beta$-*D*-glucopyranoside-(1→2)-β-*D*-glucopyranoside] 472.

3,4-Dihydroxy-β-phenethyl-*O*-β-*D*-glucopyranosyl-(1→3)-4-*O*-caffeoyl-β-*D*-glucopyranoside 900.

3,4-Dihydroxy-β-phenethyl-*O*-β-*D*-gluco-pyranosyl-(1→3)-*O*-α-*L*-rhmnopyranosy1-(1→6)-4-*O*-caffeoyl-β-*D*-glucopyranoside 901.

3-(3,4-Dihydroxy-phenyl)-1-[6-(3,7-dimethyl-octa-2,6-dienyl)-5,7-dihydroxy-2,2-dimethyl-2*H*-chromen-8-yl]-propenone 697.
2-(2,4-Dihydroxyphenyl)-6-hydroxybenzofuran 1009.
10,12-Dihydroxypicrotoxane 10,12-di-*O*-*β*-*D*-glucopyranoside 278.
3,9-Dihydroxypterocarp-6a-ene 1034.
5,2'-Dihydroxy-6,7,8,6'-tetamethoxyflavone 600.
4',5-Dihydroxy-3,3',7,8-tetramethoxyflavone 655.
5,7-Dihydroxy-3,6,4'-trimethoxyflavone 654.
trans-3,3'-Dihydroxy-2',4',5-trimethoxystilbene 946.
trans-3,4'-Dihydroxy-2',3',5-trimethoxystilbene 947.
2,5-Dihydroxy-3-undecyl-2,5-cyclohexadiene-1,4-dione 780.
2,(3,4-Dihyroxyphenyl)-3,5,7-trihydroxy-4*H*-1-benzopyran-4-one 642.
6-*O*-(3,4-Dimethoxybenzoyl)-ajugol 141.
[(2*S*,3*R*,4*R*)-4-(3,4-Dimethoxybenzyl)-2-(3,4-dimethoxyphenyl)-tetrahydrofuran-3-yl]-methyl (2*Z*)-2-methylbut-2-en-oate 1096.
5,7-Dimethoxycoumarin 1052.
6,7-Dimethoxycoumarin 1060.
11,12-Di-methoxy-3,4-furo-1,2-naphthoquinone 982.
11,12-Dimetho-xy-5-hydroxy-3,4-furo-1,2-naphthoquinone 983.
(7*R*,8*R*,7'*R*,8'*S*)-3,4-Dimethoxy-3',4'-methylenedioxy-7,7'-epoxylignan 1100.
4-(3,4-Dimethoxyphenyl)-but-1,3-diene 827.
3,4-Dimethoxyphenyl 1-*O*-*β*-*D*-[5-*O*-(3,4-dimethoxybenzoyl)]-apiofuranosyl-(1→6)-*β*-*D*-glucopyranoside 828.
(±)-*trans*-3-(3,4-Dimethoxyphenyl)-4-[(*E*)-3,4-dimethoxystyryl] cyclohex-1-ene 942.
3,4-Dimethoxyphenyl 1-*O*-*β*-*D*-[5-*O*-(4-hydroxybenzoyl)]-apiofuranosyl-(1→6)-*β*-*D*-glucopyranoside 829.
3,4-Dimethoxyphenyl 1-*O*-*β*-*D*-[5-*O*-(4-methoxybenzoyl)]-apiofuranosyl-(1→6)-*β*-*D*-glucopyranoside 830.
(*E*)-3-(3,4-Dimethoxyphenyl)-2-propen-1-yl (*Z*)-2-[(*Z*)-2-methyl-2-butenoyloxymethyl] butenoate 831.
1,2-Dimethoxy-4-(1-*cis*-propenyl)-benzene 839.
β,*β*-Dimethylacrylalkannin 985.
9,9-Dimethyl-6*α*,8*β*-di(*γ*,*γ*-dimethylallyl)-3,4-[2*β*-(2'-hydroxyisopropyl)-2,3-dihydrofuran]-2*α*-(1-oxo-2-methylpropyl)-8*α*-*H*-*cis*-bicyclo [3.3.1]nona-1,5-dione 910.
9,9-Dimethyl-6*α*,8*β*-di(*γ*,*γ*-dimethylallyl)-3,4-[2*α*-(2'-hydroxyisopropyl)-2,3-dihydrofuran]-2*α*-(1-oxo-2-methylpropyl)-8*α*-*H*-*cis*-bicyclo [3.3.1]nona-1,5-dione 911.
Dimethyl ester of (1*α*,2*α*,3*α*,4*α*)-2,4-bis(3,4-dihydroxyphenyl)-1,3-cyclobutanedicarboxylic acid 1154.
1-[6-(3,7-Dimethyl-octa-2,6-dienyl)-5,7-dihydroxy-2,2-dimethyl-2 *H*-chromen-8-yl]-3-(4-hydroxy-phenyl)-propenone 696.
(2*S*)-1,2-Di-*O*-[(9*Z*,12*Z*,15*Z*)-octadeca-9,12,15-trienoyl]-3-*O*-*β*-*D*-galactopyranosyl glycerol 772.
Diosmin 584.
Diospyrin 986.
Dipentene 156.
trans,*trans*-1,7-Diphenyl-1,3-heptadien-5-one 969.
trans-1,7-Diphenyl-1-hepten-5-ol 974.
trans-1,7-Diphenyl-5-hydroxy-1-heptene 974.
Diphyllin acetylapioside 1097.
Distylin 659.
Diterpenoid EF-D 401.
Diterpenoid SP Ⅱ 391.
Divaricoside 721.
Dubinidine 29.

E

Eckol 1181.
Eemanin 636.
Egonol 1011.
Eleutheroside E 1093.
Embelin 780.
(−)-Epicatechin 680.
Epicatechin-8-*C*-*β*-*D*-galactopyranoside 681.
8'-Epi-cleomiscosin A 1155.
4-Epicurcumenol 256.
L-Epigallocatechin 682.
(−)-Epigallocatechin 682.
(−)-Epigallocatechin-3-*O*-gallate 683.
Epigallocatechin 3-gallate (EGCG) 683.
3-Epi-isomasticadienolalic acid 443.
Epimedin C 585.
Epipachysamine AII 88.
(3'*R*,4'*R*)-3'-Epoxyangeloyloxy-4'-acetoxy-3',4'-dihydroseselin 1084.
13*α*(21)-Epoxyeurycomanone 479.
7*α*-11*α*-Epoxy-5*β*-hydroxy-9-guaiaen-8-one 257.
Epoxyimperatorin 1073.
(16*S*,20*S*,22*S*)-16*β*,22-Epoxy-16*α*-methoxy-3*β*,25,26-trihydroxy-cycloartan-24-one 3-*O*-*β*-*D*-glucopyranosyl-(1→2)-*β*-*D*-glucopyranoside 429.
(±)-12,13-Epoxyoleic acid 736.
3*α*,4*α*-Epoxyrupicolin C 258.
3*α*,4*α*-Epoxyrupicolin D 259.
3*α*,4*α*-Epoxyrupicolin E 260.
1(10),11-Eremophiladien-2-one 292.

Ergolide 274.
Ergosine 52.
Eriodictyol 605.
Escin Ⅰa 492.
Esculetin 1050.
Esculin 1051.
Estragole 876.
Estratriol 732.
Estriol 732.
1,2-Ethanedicarboxylic acid 751.
5(*R*)-5-Ethenyl-3-formamido-5-hydroxy-2-cyclopenten-1-one 79.
Ethoxychelerythrine 19.
Ethoxysanguinarine 20.
Eucalyptol 812.
Eucommin A 1098.
5*αH*-Eudesma-4(15),11(13)-dien-12,8*β*-olide 218.
(+)-Eudesma-4(15),7(11)-dien-8-one 215.
β-Eudesmol 216.
Eugenin 1027.
Eugenol 877.
Eugenol methyl ether 878.
Eupahyssopin 192.
Eupassopin 192.
Euphorbia factor Ti_2 402.
Eurycomanone 478.
Euscaphic acid 536.
Euscapholide 808.
Euxanthogen 933.
Evocarpine 23.

F

Fanchinin 7.
Fangchinoline 5.
Febrivugine 36.
N-trans-Feruloyltyramine 78.
Fisetin 628.
Flaconitine 101.
Flavone 586.
Flemiphilippinin D 611.
Fomitopinic acid A 417.
Fomitoside C 418.
Fomitoside D 419.
Fomitoside E 420.
Fomitoside F 421.
Fomitoside G 422.
Fomitoside H 423.
Formic acid 747.
Forsythiaside 879.
Forsythin 1125.
Forsythoside A 879.
Forsythoside C 880.
Fukanefuromarin E 1069.
Fukanefuromarin F 1070.
Fukanefuromarin G 1071.
Fukanemarin B 1057.
Fumaricine 1.
Funtumine 89.
Furanodiene 193.
Furanodienone 194.
10*α*-*H*-Furanoligularenone 290.
Furanoligularenone 290.
1*β*-Furanoyl-2*β*,3*α*,7*α*,8*β*,11-pentaacetoxy-4*α*,5*α*-dihydroxy-dihydroagarofuran 233.
1*β*-Furanoyl-2*β*,3*α*,7*α*,8*β*,11-pentaacetoxy-5*α*-hydroxy-dihydroagarofuran 234.
(+)-Fustin 658.
Futokadsurin A 1099.
Futokadsurin B 1100.
Futokadsurin C 1101.

G

Gajutsulactone A 245.
Gajutsulactone B 246.
3-*O*-{[*β*-*D*-Galactopyranosyl-(1→2)-*β*-*D*-glucuronopyranosyl]}-22-*O*-[*β*-*D*-glucopyranosyl(1→3)-*α*-*L*-arabinopyranosyl] soyasapogenol A 515.
Galangin 629.
(−)-Galbacin 1102.
(−)-Galbelgin 1103.
(±)-Galgravin 1104.
Gallic acid 832.
(+)-Gallocatechin 684.
Ganode-8-en-ric acid D 424.
Ganoderic acid C 425.
Ganoderic acid D 424.
Garcinielliptone L 910.
Garcinielliptone M 911.
Genipin 142.
Genistein 670.
Gentianadine 93.

Gentianine 94.
Gentiopicrin 151.
Gentiopicroside 151.
Gentisic acid 833.
Geraniin 1171.
4-Geranyl-2',3,4',5-tetrahydroxy-*trans*-stilbene 941.
1-*trans*,5-*trans* Germacrone 195.
1(10)*E*,4*E*-Germacrone 195.
(+)-Germacrone 4,5-epoxide 196.
Gertiopicrin 151.
[10]-Gingerdione 781.
[6]-Gingerol 782.
Ginkgetin 718.
Ginkgolide B 409.
Ginsenoside Rb_1 454.
Ginsenoside Rb_2 455.
Ginsenoside Rd 456.
Glaucogenin C 3-*O*-*β*-*D*-cymaropyranosyl-(1→4)-*α*-*L*-diginopyranosyl-(1→4)-*β*-*D*-thevetopyranoside 720.
Glaucopine A 414.
Glaucopine B 415.
Glaziovine 11.
Glechomanolide 197.
28-*O*-*β*-*D*-Glucopyranosyl-2*α*-3*β*-dihydroxyolean-12-ene-24,28-dioic acid 493.
26-*O*-*β*-*D*-Glucopyranosyl-(16*S*,20*S*,22*S*)-16*β*,22-epoxy-16*α*-methoxy-3*β*,26-dihydroxy-cycloartan-24-one-3-*O*-*β*-*D*-glucopyranosyl-(1→2)-*β*-*D*-glucopyranoside 427.
26-*O*-*β*-*D*-Glucopyranosyl (16*S*,20*S*,22*S*)-16*β*,22-epoxy-16*α*-methoxy-3*β*,25,26-trihydroxy-cycloartan-24-one 3-*O*-*β*-*D*-glucopyranosyl-(1→2)-*β*-*D*-glucopyranoside 428.
3-*O*-[*β*-*D*-Glucopyranosyl-(1→2)-*β*-*D*-galactopyranosyl(1→2)-*β*-*D*-glucuronopyranosyl]soyasapogenol B 520.
3-*O*-*β*-*D*-Glucopyranosyl hederagenin 28-*O*-*α*-*L*-rhamnopyranosyl (1→2)-[*β*-*D*-xylopyranosyl(1→6)]-*β*-*D*-glucopyranosyl ester 500.
5-*O*-*β*-*D*-Glucopyranosyl-6-hydroxyangelicin 1072.
8-*O*-*β*-*D*-Glucopyranosyl-6-hydroxy-2-methyl-4*H*-1-benzopyran-4-one 1028.
3-*O*-*β*-*D*-Glucopyranosyl-23-hydroxyursolic acid 537.
2-*β*-*D*-Glucopyranosyloxy-4,6-dihydroxyisovalerophenone 921.
(*E*)-4-(*β*-*D*-Glucopyranosyloxy)-2-(hydroxymethyl)-2-butenenitrile 113.
(*Z*)-4-(*β*-*D*-Glucopyranosyloxy)-2-methyl-2-butenenitrile 112.
3-*O*-[*β*-*D*-Glucopyranosyl-(1→6)-[*β*-*D*-xylopyranosyl-(1→2)]-*β*-*D*-glucopyranosyl-(1→3)-[*α*-*D*-fucopyranosyl-(1→2)]-*α*-*L*-arabinopyranoside] 457.
3-(2-*O*-*β*-*D*-Glucosylphenyl)propanoic acid 875.
2-*β*-*D*-Glucosyl-1,3,6,7-tetrahydroxyxanthone 933.
Glutin-5-en-3*β*-ol 527.
β-Glutinol 527.
Glyceryl linolenate Ⅰ 773.
Glycitein 671.
Glycolic acid 753.
Glycyrrhetinic acid 494.
Glycyrrhetinic acid glycyside 495.
Glycyrrhizic acid 495.
Glycyrrhizin 495.
Glycyrrhizinic acid 495.
Gnetumontanin B 956.
Gnetupendin B 943.
Gomisin E 1144.
Gomisin J 1145.
Gomisin N 1146.
Gomisin T 1147.
Gomisin T-ol 1147.
Gossypin 630.
Greenhartin 987.
Grevillol 783.
Grifolin 564.
Guangsangon A 704.
Guangsangon B 705.
Guangsangon D 706.
Guangsangon H 707.
Guangsangon I 708.
Guangsangon J 709.
Guangsangon K 710.
Guangsangon L 711.
Guangsangon M 712.
Guangsangon N 713.
Guatambuinine 49.
Gymconopin A 998.
Gymconopin B 999.
Gymconopin D 938.
Gymnasterkoreayne B 760.
Gymnasterkoreayne E 761.
Gymnasterkoreayne F 762.
Gymnasterkoreayne G 763.
Gypenoside Ⅲ 454.
Gypenoside Ⅷ 456.

H

Haginin D 688.
Haginin E 689.
Hamamelitannin 1172.
Hanfangchin A 7.
Harpagoside 143.
Hederacolchiside E 496.
Hederacolchiside F 497.
Hederagenin-3-*O*-*α*-*L*-rhamnopyranosyl-(1→2)-*α*-*L*-arabinopyranoside 499.
Hederasaponin C 498.
α-Hederin 499.
Hedychilactone A 303.
Hedychiol B 8,9-diacetate 177.
Helenalin 275.
Hellicoside 881.
Hematein 1029.
1*β*,2*β*,3*α*,5*α*,7*β*,8*β*,11-Heptaacetoxy-dihydroagarofuran 235.
2(*E*),9(*Z*),16-Heptadecatriene-4,6-diyne-8-ol 764.
Heraclenin 1073.
Hericenone H 1030.
Hesperetic acid 882.
Hesperetin 606.
Hesperetinic acid 882.
Hesperidin 607.
Hesperitin 606.
Hexadecanoic acid 748.
Hexahydro-3*α*,7*α*-dimethyl-4,7-epoxyisobenzofuran-1,3-dione 160.
4,4*α*,5,6,7,8-Hexahydro-4,4*α*-dimethyl-6-(1-methylethenyl)-2(3*H*)-naphthalene 292.
3,3',4',5,5',7-Hexahydroxyflavone 639.
Histamine 117.
L-Histidine 126.
Homotrilobine 6.
Honokiol 1156.
Houttuynin 752.
2,6,9-Humulatrien-8-one 209.
Hydrangenol 1090.
5*β*-Hydro-8,11,13-abietatrien-6*α*-ol 324.
Hydrocoumaric acid 889.
Hydroxyacetic acid 753.
25-Hydroxy-3*α*-acetoxylanost-8-en-21-oic acid 21-*O*-*β*-*D*-xylopyranoside 420.
Hydroxyachillin 261.
8-Hydroxyapigenin 587.
Hydroxybenzene 845.
6-*O*-(4-Hydroxybenzoyl)-ajugol 144.
1-(*p*-Hydroxybenzyl)-4-methoxy-9,10-dihydrophenanthrene-2,7-diol 1000.
1-*p*-Hydroxybenzyl-4-methoxyphenanthrene-2,7-diol 1001.
Hydroxybrazilein 1029.
7-Hydroxycoumarin 1064.
1-Hydroxy-2,3-dimethoxy-10-acetoxymethylacridone 34.
4-Hydroxy-3,5-dimethoxybenzoic acid 852.
2-(4-Hydroxy-3,5-dimethoxy-phenyl)-10-methoxy-3-methyl-2,3-dihydro-1,4,5-trioxa-phenanthren-6-one 1058.
3-(4-Hydroxy-3,5-dimethoxyphenyl)-prop-2-enol 904.
3'-(4''-Hydroxy-3'',5'-dimethoxyphenyl)-propyl benzoate 883.
2*R*-(7'-Hydroxy-4',8'-dimethyl-3'*E*,8'-nonadienyl)-5-hydroxy-2,7-dimethyl-2*H*-chromene 1023.
2*R*-(8'-Hydroxy-4',8'-dimethyl-3'*E*,6'*Z*-nonadienyl)-5-hydroxy-2,7-dimethyl-2*H*-chromene 1025.
2*R*-(9'-Hydroxy-4',8'-dimethyl-3'*E*,7'*E*-nonadienyl)-5-hydroxy-2,7-dimethyl-2*H*-chromene 1026.
4-[(2''*E*)-7''-Hydroxy-3'',7''-dimethyloct-2''-enyl]-2',3,4',5-tetrahydroxy-*trans*-stilbene 944.
13-Hydroxygermacrone 198.
5-Hydroxy-2*E*,6*E*,9*E*-humulatrien-8-one 208.
4-Hydroxy-3-(2-hydroxy-3-isopentenyl)acetophenone 834.
6-Hydroxykaempferol 3,6,4'-trimethylether 654.
3*β*-Hydroxy-masticadienolic acid 444.
2'-Hydroxy-4'-methoxyacetophenone 843.
p-Hydroxy-*m*-methoxy-benzonic acid 856.
4-Hydroxy-3-methoxy-*trans*-cinnamaldehyde 870.
5-Hydroxy-7-methoxyflavone 601.
14-Hydroxy-13-methoxy-8-oxocyatha-3,11-diene-12-carbaldehyde 414.
14-Hydroxy-11-methoxy-8-oxocyatha-3,12-diene-12-carbaldehyde 415.
4-Hydroxy-7-methoxy-3-[1,2,6-trimethyl-7-(4-methyl-2-furyl)-hepta-2(*E*),5(*E*)-dienyl]-coumarin 1057.
4-Hydroxy-3-(3-methyl-2-butenyl)acetophenone 835.
1-Hydroxy-4-(3-methyl-2-butenyl)-9*H*-carbazole-3-carboxaldehyde 48.
2*R*-(3'-Hydroxy-8'-methyl-4'-methyliden-7'-nonaenyl)-5-hydroxy-2,7-dimethyl-2*H*-chromene 1024.
5-Hydroxy-2-methyl-1,4-naphthoquinone 988.
2-(Hydroxymethyl)phenyl-*β*-*D*-glucopyranoside 849.
(2*R**,3*S**)-1-(2-[1-(Hydroxymethyl)vinyl]-3-[*β*-*D*-glucosyloxy]-2,

3-dihydrobenzo[*b*]furan-5-yl)-1-ethanone 1010.
7-Hydroxy-2-octen-5-olide 808.
3-Hydroxy-12-oleanen-28-oic acid 505.
1*α*-Hydroxy-2-oxopomolic acid 538.
(2,3)*trans*-*N*-(*p*-Hydroxyphenethyl)ferulamide 78.
p-Hydroxyphenethyl-*β*-*D*-glucoside 848.
7-[2-(3-Hydroxyphenethyl)-4-hydroxy-6-methoxyphenoxy]-4-hydroxy-2-methoxy-9,10-dihydrophenanthrene 1004.
2-(4-Hydroxyphenyl)ethyl 1-*O*-*β*-*D*-[5-*O*-(3,4-dimethoxybenzoyl)]-apiofuranosyl-(1→6)-*β*-*D*-glucopyranoside 837.
2-(4-Hydroxyphenyl)ethyl-1-*O*-*β*-*D*-[5-*O*-(4-hydroxybenzoyl)]-apiofuranosyl-(1→6)-*β*-*D*-glucopyranoside 838.
2-(4-Hydroxyphenyl)ethyl-1-*O*-*β*-*D*-[5-*O*-(4-methoxybenzoyl)]-apiofuranosyl-(1→6)-*β*-*D*-glucopyranoside 836.
(2*S*)-(*O*-Hydroxyphenyl)lactate 884.
(1*S*,2*R*,5*S*,6*R*)-2-(4-Hydroxyphenyl)-6-(3-methoxy-4-hydroxyphenyl)-3,7-dioxabicyclo[3.3.0]octane 1105.
3-(2-Hydroxyphenyl)propanoic acid 889.
threo-(7*S*,8*R*)-1-(4-Hydroxyphenyl)-2-[4-(*E*)-propenylphenoxy]-propan-1-ol 1157.
3'-(4''-Hydroxyphenyl)-propyl benzoate 885.
5-(3''-Hydroxypropyl)-7-methoxy-2- (3',4'-dimethoxyphenyl)-benzofuran 3''-*O*-[*β*-*D*-xylopyranoside- (1→6)-*β*-*D*-glucopyranoside 1014.
5-(3''-Hydroxypropyl)-7-methoxy-2-(3',4'-methylenedioxyphenyl) benzofuran 1011.
3'(*R*)-Hydroxy-4'(*R*)-tigloyloxy-3',4'-dihydroseslin 1087.
trans-3-Hydroxy-2',3',5-trimethoxystilbene(6) 949.
2-Hydroxy-3,5,5-trimethylcyclohex-2-ene-1,4-dione 165.
4-Hydroxy-3,5,5-trimethyl-2-cyclohexen-1-one 771.
16-Hydroxytriptolide 339.
23-Hydroxyursolic acid 539.
5-Hydroxyzerumbone 208.
Hypericin 994.
Hyperin 631.
Hyperoside 631.
Hyperricum red 994.
Hypoxanthine 116.

I

Icariin 573.
Ikshusterol 730.
Imperatorin 1074.
Inapine glucosinalbate 977.
Indicanone 262.
Integrifoside A 217.
Ioniceroside C 500.
Iridoid CPB-53-710-1 145.
Iridoid CPB-53-710-2 146.
Irisquinone 784.
Irisquinone A 784.
Isoalantolactone 218.
Isoamericanin A 1158.
D-Isoborneol 167.
L-Isoborneol 168.
Isobutyrylmallotochromene 912.
Isochaihulactone 1106.
Isochlorogenic acid B 768.
Isocomene 297.
Isocurcumenol 263.
Isocyperol 219.
Isoepoxypteryxin 1085.
Isoescin Ⅰa 501.
Isoescin Ⅰb 502.
Isoferulic acid 882.
Isofuranodiene 193.
Isofuranodienone 194.
Isohenin 218.
Isoimperatorin 1075.
Isolariciresinol 1107.
(+)-Isolariciresinol 1107.
Isoliquiritigenin 691.
Isoliquiritin 692.
Isomallotochromanol 913.
Isomallotochromene 914.
Isomasticadienonalic acid 473.
Isomitraphylline 54.
Isoocobullenone 1159.
6-Isopropenyl-4,4a-dimethyl-1,2,3,4,4a,5,6,7-octahydro-naphthalen-1-ol 291.
Isopsoralen 1066.
Isopteropodine 55.
Isopteryxin 1086.
Isorhamnetin-3,4'-diglucoside 632.
Isorhyncophylline 44.
7-Isorhyncophylline 44.
Isosakuranetin 608.
Isoscutellarein 587.
Isoterchebin 1173.
Isotrilobine 6.
16*αH*,17-Isovalerate-*ent*-kauran-19-oic acid 393.
Izalpinin 633.

J

Jacareubin 932.
Jionoside A_1 908.
Jionoside B_1 886.
Jujuboside A_1 457.
Jujuboside C 458.
Justicidin A 1108.

K

Kaemferol 3,7-di-*O*-*α*-rhamnopyranoside 634.
Kaempferitrin 634.
Kaempferol 635.
Kaempferol-3-*O*-(6''-coumaroyl)-glucoside 656.
Kaempferol-3,4-di-*O*-methyl ether 636.
Kaempferol-3-*O*-*α*-*L*-rhamnopyranosyl-(1→6)-*β*-*D*-galactopyranosyl-7-*O*-*α*-*L*-rhamnopyranoside 652.
Kaempferol-7-rhamnoside 637.
Kaempferol-7-*O*-*α*-*L*-rhamnoside 637.
Kaerophyllin 1109.
Kakkonein 1048.
Kalopanasaponin A 499.
Kalopanax septemlobus asponin A 499.
L-Kaur-16-en-19-oic acid 394.
Kaurenoic acid 394.
Kawain 795.
Kojic acid 803.
Kosamol A 660.
Kuraridin 693.
Kurarinol 588.
Kurarinone 609.
Kushenol B 610.
Kushenol E 611.
Kushenol H 661.
Kushenol L 662.
Kushenol M 663.
Kushenol N 664.
Kuwanon C 593.

L

(*E*)-Labda-8(17),12-diene-15,16-dial 304.
Labiatenic acid 887.
Lapachol 987.
Lappaconitine 105.
(+)-Lariciresinol 1110.
(7'*S*,8*R*,8'*R*)-(+)-Lariciresinol 1110.
(+)-Lariciresinol-4-*β*-*D*-glucopyranoside 1111.
Laserpitin 1087.
Lathyrol 416.
Lespedezol A_1 1035.
Lespedezol A_2 1036.
Lespedezol A_3 1037.
Lespedezol A_4 1038.
Lespedezol A_5 1039.
Lespedezol A_6 1040.
Lespedezol B_1 1012.
Lespedezol B_2 1041.
Lespedezol B_3 1042.
Lespedezol C_1 1043.
Lespedezol D_3 1044.
Lespedezol D_4 1045.
Lespedezol D_5 1046.
Lespedezol D_6 1047.
Lespedezol E_2 672.
Lespedezol F_1 1031.
Leucaenol 128.
Licochalcone A 694.
Licochalcone B 695.
Ligustilone 184.
Limettin 1052.
D-Limonene 157.
(*R*)-(+)-Limonene 157.
Limonin 474.
Linamarin 111.
cis-9,*cis*-12-Linoleic acid 737.
Liquiritigenin 612.
Liriodendrin 1112.
Lobaric acid 813.
Longissiminone A 915.
Longissiminone B 916.
Lonicerin 589.
Lupalbigenin 673.
Lupenone 480.
Lupenyl acetate 482.
Lupeol 481.
Lupeol acetate 482.
Lupulone 917.
Lupulone A 1032.

Lupulone B 1033.
Lupulone C 918.
Lupulone D 919.
Lupulone E 920.
Luteolin 590.
Luteolin-7-*O*-glucoside 582.
Luteolin-4'-*O*-glucoside 591.
Luteolin-7-*O*-*α*-*L*-rhamnopyranosyl(1→2)-*β*-*D*-glucopyranoside 589.
Lycopersicin 87.
Lycopersidin 87.
Lycopodine 74.
Lyoniol A 411.
Lyoniol B 412.
(+)-Lyoniresinol-4,4'-bis-*O*-*β*-*D*-glucopyranoside 1113.
Lysidiside A 921.

M

Machilin F 1114.
(−)-Machilusin 1115.
Madecassic acid 540.
Madecassoside 541.
Magnolenin 906.
Magnolol 888.
Magnosalicin 1160.
Magnosalin 1151.
Mallotophilippen A 922.
Mallotophilippen B 923.
Mallotophilippen C 696.
Mallotophilippen D 697.
Mallotophilippen E 698.
Mallotusinic acid 1174.
Malonic acid 749.
Manassantin A 1116.
Manassantin B 1117.
Mancinellin 403.
Mangiferin 933.
Mangostin 934.
α-Mangostin 934.
Margaspidin 924.
Margaspidin BB 924.
(2*β*,3*β*)-Maslinic acid 503.
Masticadienolic acid 444.
Masticadienonic acid 445.
Masutakeside Ⅰ 1013.
Matrine *N*-oxide 68.
(+)-Medioresinol monoglucoside 1098.
Melilotic acid 889.
1,8-*p*-Menthadiene 156.
Menthol 158.
Mesatlantin E 255.
Methanoic acid 747.
4-Methoxyallylbenzene 876.
6-*O*-(4-Methoxybenzoyl)-ajugol 147.
2-Methoxycinnamaldehyde 890.
5'-Methoxy-cleomiscosin A 1054.
2-Methoxy-9,10-dihydrophenanthrene-4,5-diol 1002.
4-Methoxy-9,10-dihydrophenanthrene-2,7-diol 1003.
6-Methoxy-7-hydroxycoumarin 1061.
4'-Methoxy-5-hydroxy-8-3,3-dimethyl allylflavone-3-rhamnosyl-(1→2)rhamnoside-7-glucoside 585.
5'-Methoxylariciresinol 1118.
1-(4'-Methoxyphenyl)-(1*R*,2*S*)-propanediol 891.
1-(4'-Methoxyphenyl)-(1*S*,2*R*)-propanediol 892.
1-Methoxy-4-(1-propenyl)benzene 860.
3-Methoxytanapartholide 806.
3'-Methoxy-4',5,7-trihydroxyflavone 581.
5'-Methoxyyatein 1119.
8*α*-Methybutyryloxy-1*α*-hydroxy-3*α*,4*α*-epoxy-5*α*,7*αH*-10(14),11(13)-guaiadien-12,6*α*-olide 259.
3-Methyl-1-{2-[(1*R**,2*S**,5*R**,6*R**)-2,5,6-tri(acetyloxy)-4-methyl-3-cyclohexenyl]-propyl}-2-butenyl (*Z*)-2-methyl-2-butenoate 185.
5-*O*-Methylalloptaeroxylin 1049.
3-Methylamin*o*-*L*-alanine 127.
3'-*O*-Methylbatatasin Ⅲ 939.
1-[(3-Methylbutanoyl)phloroglucinyl]-*β*-*D*-glucopyranoside 921.
12-*O*-Methylcandesalvone B 331.
Methyl *ent*-7*α*,9*α*-dihydroxy-15*β*-[(2*Z*)-2-methyl-but-2-enoyloxy]kaur-16-en-19-oate 395.
(7*R*,8*R*,7'*S*,8'*S*)-3,4-Methylenedioxy-3',4'-dimethoxy-7,7'-epoxylignan 1101.
Methyl eugenol 878.
Methyl-2*β*(2*S*)-*O*-*β*-*D*-galactopyranosyl-7(*E*)-tetratriacontenoate 740.
Methyl-2*β*(2*S*)-hydroxyl-7(*E*)-tritriacontenoate 741.
cis-Methyl isoeugenol 839.
trans-Methyl isoeugenol 840.
1-Methyl-2-nonyl-4(1*H*)-quinolone 24.
1-Methyl-2-[(6*Z*,9*Z*)-6,9-pentadecadienyl]-4(1*H*)-quinolone 25.
3-*O*-Methylquercetin 643.

1-Methyl-2-(4*Z*,7*Z*)-4,7-tridecadienyl-4(1*H*)-quinolinone　26.
2-Methyl-1,3,6-trihydroxyanthraquinone　995.
1-Methyl-2-[(*Z*)-6-undecenyl]-4(1*H*)-quinolone　27.
5-Methyluracil　118.
Mimosine　128.
Mioton　76.
Mitraphylline　56.
Modhephene　298.
Molephantin　199.
Molephantinin　200.
Morin　638.
Morinol A　975.
Morinol B　976.
Morolic acid　504.
Morusin　592.
Moupinamide　78.
Moxartenolide　264.
3-MQ　643.
Mulberrin　593.
Mulberrochromene　592.
Multifidin　112.
Myricetin　639.
Myricetol　639.
Myristic acid　750.
Myristicin　893.
Myrothenone A　79.
Myrtenol　169.

N

Naringenin　613.
(2*S*)-Naringenin　613.
Naringin　614.
Nectandrin B　1120.
Negundin A　1140.
Negundin B　1121.
Nemerosin　1122.
Neoandrographolide　305.
Neocurcumenol　265.
Neocurdione　201.
Neoorthosiphol A　352.
Neoorthosiphol B　353.
(+)-Nerolidol　178.
E-Nerolidol　178.
Niacin　80.
Nicotinamide　80.
1*β*-Nicotinoyl-2*β*,5*α*,7*β*-triacetoxy-4*α*-hydroxy-11-isobutyryloxy-8*α*-furanoyl-dihydroagarofuran　236.
Nigrifactin　65.
Nobiletin　594.
Nootkatone　292.
Norkurarinol　595.
Noroxylin　577.
Norstaminol A　354.
Nortrilobolide　266.
Notoginsenoside A　459.
Notoginsenoside C　460.
Notoginsenoside D　461.
Notoginsenoside G　462.
Notoginsenoside H　463.
Notoginsenoside I　464.
Notoginsenoside K　465.
Notoginsenoside L　466.
Notoginsenoside N　467.
Notopterol　1076.
Nubiletin　594.

O

Obaculactone　475.
Obliquin　1059.
Ocobullenone　1161.
cis-9,*cis*-12-Octadecadienoic acid　737.
1-*O*-(9*Z*,12*Z*-Octadecadienoyl) glycerol　773.
Octadecanyl 3-(4-hydroxy-3-methoxy-phenyl)-acrylate ester　894.
Octadecanyl-3-methoxy-4-hydroxy benzeneacrylate　894.
12-*O*-2*Z*,4*E*-Octadienoyl-4-deoxyphorbol-13-acetate　404.
Oleandrin　722.
Olean-12-en-23-al-2*β*,3*β*-dihydroxy-30-methoxycarbonyl-28-oic acid 484.
Olean-12-en-23-al-2*β*,3*β*,11*α*-trihydroxy-30-methoxycarbonyl-28-oic acid　485.
Oleanolic acid　505.
Oleic acid　738.
cis-Oleic acid　738.
Oleoeuropeine　152.
Oleovitamin A　413.
Oleuropein　152.
Olivacine　49.
Onitin　286.
Onosmin A　841.

Onosmin B 842.
Orbiculin D 237.
Orbiculin H 238.
Orbiculin I 239.
Orixalone A 28.
Oroxylin 596.
Oroxylin A 596.
Orthosiphol A 359.
Orthosiphol B 360.
Orthosiphol D 361.
Orthosiphol F 362.
Orthosiphol G 363.
Orthosiphol H 364.
Orthosiphol I 365.
Orthosiphol J 366.
Orthosiphol K 367.
Orthosiphol N 368.
Orthosiphol O 369.
Orthosiphol R 370.
Orthosiphol T 371.
Orthosiphol U 372.
Orthosiphol V 373.
Orthosiphol W 374.
Orthosiphol X 375.
Orthosiphol Y 376.
Orthosiphonone A 377.
Orthosiphononc C 378.
Orthosiphonone D 379.
Osage orange 638.
Otogirin 925.
Otogirone 926.
7-Oxoisomultiflorenol 525.
3-Oxolanosta-8,24-dien-21-oic acid 21-*O*-*β*-*D*-xylopyranoside 418.
3-Oxolanosta-8,24(31)-dien-21-oic acid 21-*O*-*β*-*D*-xylopyranoside 419.
2-Oxopomolic acid 542.
Oxyayanin A 624.
Oxyayanin B 640.
Oxymatrine 68.
(*S*)-(−)-Oxypeucedanin 1077.
(*S*)-(−)-Oxypeucedanin hydrate 1078.
Oxyphyllenodiol A 241.
Oxyphyllenodiol B 242.
Oxyphyllenone A 224.
Oxyphyllenone B 225.
Oxyphyllol A 220.
Oxyphyllol C 293.

P

Pachysandrine A 90.
Pachystermine A 91.
Paeoniflorin 170.
Paeonin A 171.
Paeonin B 172.
Paeonin C 173.
Paeonol 843.
Palbinone 468.
Paleatin B 961.
Pallidol 957.
Palmitic acid 748.
Paludosic acid 814.
Panaxynol 765.
Panduratin A 927.
3-(Pantadec-10-enyl)-catechol 785.
Parabenzlactone 1123.
Parthenin 276.
Parthenolide 202.
Pasakbumin A 478.
Pasakbumin B 479.
Pathenolide 203.
Patridoid Ⅱ 148.
Pedalitin 597.
Pedicularioside A 895.
Pedunculagin 1175.
β-Peltatin glucoside 1124.
1,2,3,4,6-Pentagalloylglucose 1176.
3,5,7,2',4'-Pentahydroxyflavone 638.
4*β*,9*α*,12*β*,13*α*,20-Pentahydroxy-1,6-tigliadien-3-one 405.
5,6,7,3',4'-Pentamethoxyflavone 599.
3,5,7,3',4'-Pentamethoxyflavone 641.
1-[(Pentanoyl)phloroglucinyl]-*β*-*D*-glucopyranoside 928.
6-*n*-Pentyl-*α*-pyrone 796.
Perforatin A 1049.
Pericarsaponin Pk 498.
Perivine 60.
Perrottetin D 940.
Phantomolin 204.
Phellopterin 1079.
Phenethylamine 844.

Phenethyl caffeate　863.
Phenol　845.
Phenol-2-carboxylic acid　850.
3-Phenylacrylic acid　865.
2-Phenylchromone　586.
Phillyrin　1125.
Phloretin　714.
Phlorin　929.
Phloroacetophenone　931.
2-*O*-Phloroeckol　1182.
Phorbol　405.
Phorbol-4-methoxy-12-myristate-13-acetate　406.
Phorbol-12-tiglate-13-caprate　407.
Phorbol 12-tiglate 13-decanonate　407.
Phoyunbene A　946.
Phoyunbene B　947.
Phoyunbene C　948.
Phoyunbene D　949.
Phoyunnanin A　1004.
Phoyunnanin B　1005.
Phyllanthusiin D　1177.
Phyllostadimer A　1162.
Physalin B　726.
E-Piceatannol　950.
Picroside Ⅰ　149.
Picroside Ⅱ　150.
Picrotin　280.
Pictoside A　506.
L-Pimara-8(14),15-dien-19-oic acid　351.
ent-Pimara-8(14),15-dien-19-oic acid　351.
Pimelea factor P_2　396.
α-Pinene　174.
β-Pinene　175.
(+)-Pinoresinol　1126.
Pinusolide　306.
Piperlactam S　122.
Piperlonguminine　81.
Pisiferal　325.
Pisiferol　326.
Plantagoside　615.
Plantagoside A　896.
Plantainoside A　896.
Plantainoside B　897.
Plantainoside D　898.
Plantamajoside　900.
Platycodin D　507.
Platyphylline　43.
Plaunol B　315.
Plaunol C　316.
Plaunol D　317.
Plaunol E　318.
Plicatic acid　1127.
Plumbagin　988.
Plumbaside A　989.
Podophyllinic acid lactone　1128.
Podophyllotoxin　1128.
Pomolic acid-3*β*-*O*-*α*-*L*-2-acetoxyarabinopyranosyl-28-*O*-*β*-*D*-glucopyranoside　543.
Ponciretin　608.
Poncirin　616.
Potengriffioside A　656.
Premarrubiin　307.
Prenyl caffeate　899.
Primetin　598.
Primin　846.
Pristimerin　528.
Proanthocyanidin B_2　669.
Procurcumenol　267.
Procyanidin B_2　669.
Procyanidin B_4　686.
Propanedioic acid　749.
Prosapogenin CP_{3b}　499.
Prostaglandin A_1　769.
Prostaglandin B_1　770.
Prostratin　408.
Protoanemonin　805.
Protolichesterinic acid　807.
Pseudostellarin A　129.
Pseudostellarin B　130.
Pseudostellarin C　131.
Pseudostellarin D　132.
Pseudostellarin F　133.
Pseudostellarin G　134.
Pteropodine　57.
Puberanine　106.
Purpureaside A　900.
Purpureaside B　901.
Purpureaside C　902.
Pyrethrosin　205.
2,4-Pyrimidinediol　119.

Q

Qianhucoumarin A 1087.
Quercetin 642.
Quercetin-3-*O*-*β*-*D*-galactoside 631.
Quercetin-3-methyl ether 643.
Quercetin-3-*O*-*α*-*L*-rhamnopyranoside 650.
Quercetin-3-*O*-(6''-*O*-*α*-rhamnopyranosyl)-*β*-glucopyranoside 653.
Quercetin-3-rutinoside 653.
Quercetin-3-*O*-[(2,3,4-triacetyl-*α*-rhamnopyranosyl)-(1→6)]-3-acetyl-*β*-galactopyranoside 644.
Quercetin-3-*O*-[(2,3,4-triacetyl-*α*-rhamnopyranosyl)-(1→6)]-4-acetyl-*β*-galactopyranoside 645.
Quercetin-3-*O*-[(2,3,4-triacetyl-*α*-rhamnopyranosyl)-(1→6)]-3,4-diacetyl-*β*-galactopyranoside 646.
Quercetin-3-*O*-[(2,3,4-triacetyl-*α*-rhamnopyranosyl)-(1→6)]-*β*-galactopyranoside 647.
Quercetin-3-*O*-*β*-*D*-xylose-(1→4)-*α*-*L*-rhamnoside 648.
Quercimeritrin 649.
Quercitrin 650.
Quinone 847.
Quinquenoside Ⅲ 469.
Quinquenoside Ⅳ 470.
Quinquenoside Ⅴ 471.
Quracol A 963.
Quracol B 964.

R

Racemosic acid 930.
Randianin 508.
Rasfonin 809.
Rasfonin diacetate 810.
Resiniferatoxin 397.
Resiniferonol 398.
Resveratrol 951.
Resveratrol *E*-dehydrodimer 952.
Resveratrol (*E*)-dehydrodimer 11-*O*-*β*-*D*-glucopyranoside 953.
Retinol 413.
Reynosin 221.
Rhamnetin 651.
7-*O*-*α*-Rhamno(1→6)-*β*-glucosylgenistein 674.
3-*O*-[*α*-*L*-Rhamnopyranosyl-(1→2)-*β*-*D*-gluco-pyranosyl-(1→3)][*β*-*D*-glucopyranosyl-(1→2)]-*α*-*L*-arabinopyranosyl cyclamiretin A 487.
3-*O*-[*α*-*L*-Rhamnopyranosyl-(1→2)-*O*-*β*-*D*-glucopyranosyl-(1→2)-*β*-*D*-glucuronopyranosyl]-3*β*,16*β*,22*β*,24-tetrahydroxy-olean-12-ene 513.
Rhodiocyanoside A 112.
Rhodioloside 848.
Rhoifolin 576.
Rhoifoloside 576.
9-*β*-*D*-Ribofuranosyl-9*H*-purin-6-amine 115.
Robinin 652.
Rosmarinic acid 887.
Rubia akane RA-V 135.
Rubia akane RA-XII 136.
Rubianol A 550.
Rubianol B 551.
Rubianol C 552.
Rubianol D 553.
Rubianol E 554.
Rubianol G 555.
Rubianoside Ⅰ 556.
Rubianoside Ⅲ 557.
Rubianoside Ⅳ 558.
Rubianthraquinone 996.
Rubiarbonol A 547.
Rubiarbonol F 548.
Rubiarbonone B 559.
Rubiarbonone C' 549.
Rubiarbonone C 560.
Rubiarboside F 558.
Rubinaphthin A 978.
Rutaecarpine 62.
Rutin 653.
Rutoside 653.

S

Safflor yellow A 699.
Safflower yellow A 699.
Saikosaponin B_2 509.
Saikosaponin D 510.
Salicin 849.
Salicoside 849.
Salicylic acid 850.
Salidroside 848.
Salvianolic acid A 954.

Salvianolic acid B　1008.

Sanchinoside E_1　454.

Sandosaponin A　511.

Sandosaponin B　512.

Sanggenon D　665.

Santamarin　222.

Santamarine　222.

Santin　654.

Spartium junceum saponin　513.

Sarmentogenin 3-*O*-*α*-oleandroside　721.

Sarmentosin　113.

Sarracine　41.

Saucerneol D　1129.

Saucerneol E　1130.

(−)-Saucerneol methyl ether　1131.

Saucernetin　1132.

(+)-Saucernetin　1132.

Saucernetin 7　1133.

Saucernetin 8　1134.

Sauchinone　1163.

Saussureamine A　268.

Saussureamine B　269.

Saussureamine C　270.

Saussurine　1135.

Savinin　1135.

Scandenin　675.

Schisandrin C　1150.

Schisandrol A　1148.

Schisandrol B　1149.

Schizandrin A　1143.

Schizandrin C　1150.

Scopadulcic acid C　410.

Scoparone　1060.

Scopoletin　1061.

Scopolin　1062.

(−)-Secoisolariciresinol　1136.

(8*R*,8'*R*)-(−)-Secoisolariciresinol　1136.

Secoorthosiphol B　380.

Selina-4(15),7(11)-dien-8-one　215.

Selina-4(14),7(11)-dien-8-one　215.

Selin-11-en-4*α*-ol　223.

Se-Methyl-*L*-selenocysteine　794.

Sesamol　851.

Shashenoside Ⅰ　906.

Shekanin　677.

Shikonin　990.

6-Shogaol　786.

Shogaol　786.

trans-6-Shogaol　786.

Sibiriquinone A　335.

Sibiriquinone B　336.

Sibyllenone　1164.

Sigmoidin A　617.

Sigmoidin B　618.

Sikokianin B　620.

Sikokianin C　621.

Silibinin　666.

Silphinene　282.

Silybin　666.

Silybin A　666.

Silychristin　667.

Silydianin　668.

Sinalbine　977.

Sinapaldehyde　903.

Sinapyl alcohol　904.

Sinapyl alcohol 4'-*O*-*β*-glucopyranoside　906.

Sinensetin　599.

Sinigrin　790.

Sinomenine　21.

Siphonol A　381.

Siphonol B　382.

Siphonol C　383.

Siphonol D　384.

Siphonol E　385.

β-Sitosterol　731.

Skimmianine　30.

Skullcapflavone Ⅱ　600.

Solasodine　85.

Songorine　107.

Sophoradin　700.

Sophoraflavanone G　619.

(−)-Sophoramide　69.

Sophoramine　69.

Sophoricoside　676.

Sophoridine　70.

Sophorin　653.

8*α*-Sovaleryloxy-1*α*-hydroxy-3*α*,4*α*-epoxy-5*α*,7*αH*-10(14),11(13)-guaiadien-12,6*α*-olide　260.

Soyasaponin A_1　514.

Soyasaponin A_2　515.

Soyasaponin A_3 516.
Soyasaponin A_4 517.
Soyasaponin A_5 518.
Soyasaponin A_6 519.
Soyasaponin Bd 511.
Soyasaponin V 520.
Speciophylline 58.
Spiperlactam S 122.
Spiropachysine A 92.
(+)-Spiropachysine A 92.
Staminol A 355.
Staminol B 356.
Staminol C 357.
Staminol D 358.
Stepholidine 14.
$\Delta^{5,25}$-Stigmastadienol 728.
Stigmast-5-ene-3*β*,7*α*-diol 730.
(3*β*,24*R*)Stigmast-5-en-3-ol 731.
Styptysat 76.
Styraxlignolide A 1014.
Styraxoside A 472.
Styraxoside B 523.
Succinic acid 751.
6,6'-Sucrose ester of (1*α*,2*α*,3*β*,4*β*)-3,4-bis(4-hydroxyphenyl)-1,2-cyclobutanedicarboxylic acid 905.
Sulfuretin 715.
Sumogaside 386.
Suspensaside 880.
Swatinine 108.
Swertiamarin 153.
Sylvic acid 319.
Synaptolepis factor K_1 399.
(+)-Syringaresinol-di-*O*-*β*-*D*-glucoside 1112.
Syringaresinol-4'-*O*-*β*-*D*-glucopyranoside 1092.
(+)-Syringaresinol *O*-*β*-*D*-glucopyranoside 1092.
Syringic acid 852.
Syringin 906.
Syringopicroside 906.

T

Tanetin 654.
Tanshinone Ⅰ 337.
Tanshinone Ⅱa 338.
3T-*O*-*α*-*L*-Arabinopyranosylcinnamtannin B_1 1179.
3T-*O*-Arabinopyranosyl-*ent*-epicatechin-(2*α*→7,4*α*→8)-catechin 1180.
Taraxer-14-en-3*β*-ol 562.
Taraxerol 563.
Taraxinic acid-1'-*O*-*β*-*D*-glucopyranoside 206.
Taspine 1065.
Taurine 791.
Taxifolin 659.
Taxifolin-3-*O*-*α*-*L*-rhamnoside 657.
Tectochrysin 601.
Tectoridin 677.
Tectorigenin 678.
Tectorigin 677.
Ternatin 655.
Terpinen-4-ol 159.
Tetradecanoic acid 750.
12-Tetradecanoylphorbol 13-acetate 406.
Tetrahydroalstonine 53.
(3*α*)-3,4,5,6-Tetrahydroalstonine 53.
5,7,3',4',-Tetrahydroxyflavanol 680.
5,7,8,4'-Tetrahydroxyflavone 587.
5,7,3',4'-Tetrahydroxyflavone 590.
3,7,3',4'-Tetrahydroxyflavone 628.
3,5,7,4'-Tetrahydroxyflavone 635.
3',4',5,7-Tetrahydroxyflavonol-3-*β*-*D*-galactoside 631.
5,6,3',4'-Tetrahydroxy-7-methoxyflavone 597.
3,5,3',4'-Tetrahydroxystilbene 950.
2,3,5,4'-Tetrahydroxystilbene-2-*O*-*β*-*D*-glucoside 955.
2,2,5,7-Tetramethyl-4-hydroxy-6-(2-hydroxyethyl)-indanone 286.
Tetrandrine 7.
Tetraneurin A 277.
3T-*O*-*β*-*D*-Galactopyranosylcinnamtannin B_1 685.
Thalcimine 8.
Thalictiin 575.
Thalmine 9.
Thalsimine 8.
Thapsigargin 271.
Thaspine 1065.
Thunberginol A 1091.
Thymine 118.
21-*O*-Tigloyl-22-*O*-acetylprotoaescigenin-3-*O*-[*β*-*D*-glucopyranosyl (1→2)][*β*-*D*-glucopyranosyl(1→4)]-*β*-*D*-glucopyranosiduronic acid 492.
21-*O*-Tigloyl-28-*O*-acetylprotoaescigenin-3-*O*-[*β*-*D*-glucopyranosyl (1→2)][*β*-*D*-glucopyranosyl(1→4)]-*β*-*D*-glucopyranosiduronic acid 501.

Tiliroside 656.
Tingenone 529.
Tinyatoxin 400.
α-Tocopherol 565.
Toddaliopsin A 32.
Toddaliopsin B 33.
Toddaliopsin C 34.
Toddaliopsin D 35.
Tomatidine 86.
Tomatin 87.
Tomatine 87.
α-Tomatine 87.
Tomentolide A 1088.
Tomentolide B 1089.
Tracheloside 1137.
(±)-*trans*-3-(4-Hydroxy-3-methoxyphenyl)-4-[(E)-3,4-dimethoxystyryl]cyclohex-1-ene 945.
Tremulacin 853.
1β,7β,8α-Triacetoxy-2β-furanoyl-4α-hydroxy-11-isobutyryloxy-dihydroagarofuran 240.
Trichurusin B 811.
Trichurusin C 797.
Trichurusin D 798.
Trichurusin H 799.
Trichurusin I 800.
Trichurusin J 801.
Trichurusin K 802.
5-Tridecyl-1,3-benzenediol 783.
10β,12,14-Trihydroxyalloaromadendrane 14-*O*-β-*D*-glucopyranoside 289.
1,3,5-Trihydroxybenzene 1-*O*-β-*D*-glucoside 929.
3,4,5-Trihydroxybenzoic acid 832.
4,2',4'-Trihydroxychalcone 691.
3α,7α,12α-Trihydroxy-5β-cholanic acid 723.
1,3*R*,8*R*-Trihydroxydec-9-en-4,6-yne 766.
5,7,4'-Trihydroxy-6,5'-diprenylisoflavone 673.
5,7,4'-Trihydroxyflavanone 613.
2',4',7-Trihydroxyisoflavene 688.
1β,2α,19α-Trihydroxy-3-oxo-12-ursen-28-oic acid 544.
6α,10,12-Trihydroxypicrotoxane 10-*O*-β-*D*-glucopyranoside 279.
3,5,4'-Trihydroxystilbene 951.
5,6,3'-Trihydroxy-3,7,4'-trimethoxyflavone 640.
2α,3α,19α-Trihydroxyurs-12-en-28-oic acid 536.
2α,3β,23-Trihydroxyurs-12-en-28-oic acid *O*-α-*L*-rhamnopyranosyl-(1→4)-*O*-β-*D*-glucopyranosyl-(1→6)-β-*D*-glucopyranosyl ester 534.
Trilobine 10.
1,2,3-Trimethoxy-10-acetoxymethylacridone 33.
1,2,3-Trimethoxyacridone 32.
5,6,7-Trimethoxycoumarin 1063.
(7*S*,8*S*,7'*S*,8'*R*)-3,4,3'-Trimethoxy-4'-hydroxy-7,7'-epoxylignan 1099.
1-2,3-Trimethoxy-10-methoxymethylacridone 35.
1,2,4-Trimethoxyphenyl-5-aldehyde 821.
4-(2,4,5-Trimethoxyphenyl)-but-1,3-diene 854.
3,4,5-Trimethoxyphenyl 1-*O*-β-*D*-[5-*O*-(4-methoxybenzoyl)]-apiofuranosyl-(1→6)-β-*D*-glucopyranoside 855.
1-(3,4,5-Trimethoxyphenyl)-2-propenyl 2-(2-methyl-2*Z*-butenoyloxymethyl)- 2*Z*-butenoate 907.
[(1*R**,3a*S*,6*R*)-1,3a,6-Trimethyl-1,3a,4,5,5a,6,7,8-octahydrocyclopenta[*c*]pentalen-2-yl]methyl acetate 283.
3,3',4-Tri-*O*-methyl ellagic acid 1178.
3,3',4'-Tri-*O*-methylellagic acid 1178.
3,5,5-Trimethyl-2-hydroxy-1,4-cyclohexadion-2-ene 165.
3,5,5-Trimethyl-4-hydroxy-1-cyclohexanon-2-ene 771.
1,3,3-Trimethyl-2-oxabicyclo[2.2.2]octane 155.
4,5',8-Trimethyl psoralen 1080.
5,7,8-Trimethyltocal 565.
Tripterine 526.
Triptinin A 340.
Triptinin B 341.
Triptoditerpenic acid B 340.
Triptolide 342.
Triptotriterpenic acid A' 521.
Tryptanthrine 37.
T2 Toxin 299.
Tuberculatin 1141.
Tuberosin 1048.
Tuliposide A 742.
Tuliposide B 743.
Turmeric yellow 973.
Turmerone 186.
β-Turmerone 186.
Turricolol E 787.
(+)-*ar*-Turumerone 187.
Tylocrebrine 45.
Tylophorine 46.

U

Umbellatine 12.
Umbelliferone 1064.

Uncarine C 57.
Uncarine D 58.
Uncarine E 55.
Uncarine F 59.
Uracil 119.
Urs-12-en-3*β*-ol 531.
Ursolic acid 545.
β-Ursolic acid 545.
Urushiol Ⅲ 788.
Usnic acid 1015.
Usninic acid 1015.

V

Vaccenic acid 739.
Vanillic acid 856.
6-Vanilloylcatalpol 150.
Vasicinol 38.
Vasicinone 39.
L-Vasicinone 39.
Veraguensin 1138.
(−)-Veraguensin 1138.
Veranisatin A 287.
Veranisatin B 288.
Verbascoside 859.
Vertine 71.
Vicenin 2 579.
Vinblastine 63.
Vincaleukoblastine 63.
α-Viniferin 958.
2-Vinyl-1,3-dithia-4-cyclohexene 792.
Vitamin A 413.
Vitamin B 607.
Vitamin E 565.
Vitamin U 793.
Vitas-U 793.
Viteolin 565.
Vitisin B 959.
Vitisin C 960.
Vobasine 61.

W

Wiedemannioside C 908.
Wilfordside 95.
Wilfornine 96.
Wilfornine A 97.
Wilfornine B 98.
Wilfornine C 99.
Wilfotrine 100.
Withaferin A 727.
Wogonin 602.
Wogonin-7-*O*-glucuronide 603.
Wogonoside 603.
Woorenoside Ⅰ 1016.
Woorenoside Ⅱ 1017.
Woorenoside Ⅲ 1018.
Woorenoside Ⅳ 1019.
Woorenoside Ⅴ 1020.
Wuweizichun A 1148.
Wuweizisu A 1143.
Wuweizisu C 1150.

X

Xanthohumol 701.
Xanthohumol B 702.
Xanthohumol D 703.
Xanthotoxol 1081.
Xanthoxylin 931.
3-*O*-[*α*-*L*-Xylopyranosyl-(1→2)-*β*-*D*-glucopyranosyl-(1→4)][*β*-*D*-glucopyranosyl-(1→2)-*β*-*D*-glucopyranosyl-(1→2)]-*α*-*L*-rhamnopyranosyl cyclamiretin A 488.

Y

Yemuoside YM14 522.
Yunaconitine 109.

Z

Zederone 207.
Zedoarone 188.
Zerumbone 209.
Zerumboneoxide 210.
Zingerone 857.
Zostrix 76.
(−)-Zuonin A 1139.

植物中文名称及活性成分索引

(按植物中文名称汉语拼音顺序排序，标星号*的中文名是本书编者命名的)

A

阿比西尼亚刺桐 *Erythrina abyssinica* (豆科) 617, 618.
阿比西尼亚牛筋果* *Harrisonia abyssinica* (苦木科) 1049.
阿富汗杜鹃花 *Rhododendron collettianum* (杜鹃花科) 1028, 1053, 1054, 1063, 1155.
阿江榄仁 *Terminalia arjuna* (使君子科) 1167.
阿拉伯胶金合欢 *Acacia nilotica* (豆科) 642, 679, 680, 682, 733, 767.
阿拉伯金合欢 *Acacia arabica* (豆科) 832.
阿拉伯婆婆纳 *Veronica persica* (玄参科) 138, 139, 859.
阿魏属 *Ferula alliacea* (伞形科) 1079.
阿魏属 *Ferula* spp. (伞形科) 1064.
埃及田菁(印度田菁) *Sesbania sesban* (豆科) 738, 851.
矮茄* *Solanum demissum* (茄科) 86.
矮紫金牛 *Ardisia humilis* (紫金牛科) 780.
艾菊 *Chrysanthemum vulgare* (菊科) 166.
艾菊属 *Tanacetum* spp. (菊科) 202.
艾纳香 *Blumea balsamifera* (菊科) 931.
艾斯卡罗属 *Escallonia* sp. (虎耳草科) 580, 629.
艾叶 *Artemisia argyi* (菊科) 159, 264, 531.
爱思形刺桐* *Erythrina sigmoidea* (豆科) 617, 618.
安倍菊 *Amberboa muricata* (菊科) 254.
安哥拉八角枫 *Alangium lamarckii* (八角枫科) 15, 16, 17, 18, 67.
安古斯图腊树 *Galipea officinalis* (芸香科) 22.
安徽贝母 *Fritillaria anhuiensis* (百合科) 115.
安氏金丝桃 *Hypericum ancherii* (藤黄科) 933.
安息香 *Styrax benzoin* (安息香科) 865.
安息香属 *Styrax* sp. (安息香科) 865.
桉叶 *Eucalyptus globulus* (桃金娘科) 812.
庵摩勒 *Phyllanthus emblica* (大戟科) 481, 680, 682, 684, 929, 1168, 1169, 1170, 1171.
暗紫贝母 *Fritillaria unibracteata* (百合科) 731.
凹叶厚朴 *Magnolia biloba* (木兰科) 216, 1156.
奥列格龙胆* *Gentiana olgae* (龙胆科) 93.
奥帕草 *Oppopanax chironium* (伞形科) 1073, 1074.
奥氏龙胆* *Gentiana olivieri* (龙胆科) 93.
澳大利亚桑* *Morus australis* (桑科) 593.
澳洲茄 *Solanum aviculare* [Syn. *Solanum laciniatum*] (茄科) 85.

B

八角黄皮 *Clausena anisata* (芸香科) 860.
八角茴香 *Illicium verum* (八角科) 287, 288, 860, 876, 891, 892.
八角属 *Illicium merrillianum* (八角科) 804.
八仙草 *Galium aparine* (茜草科) 584, 607.
八仙花 *Hydrangea macrophylla* (虎耳草科) 1090.
巴贝酸藤子 *Embelia barbeyana* (紫金牛科) 780.
巴旦杏仁 *Prunus amygdalus* (蔷薇科) 605, 659.
巴豆 *Croton tiglium* (大戟科) 405, 406, 407, 731, 748, 750.
巴豆属 *Croton hutchinsonianus* (大戟科) 883, 885.
巴戟天 *Morinda officinalis* (茜草科) 731.
巴洛草属 *Ballota limbata* (唇形科) 308, 309.
巴西胡桐 *Calophyllum brasiliense* (藤黄科) 932.
菝葜 *Smilax china* [Syn. *Smilax japonica*] (百合科) 731.
霸王鞭 *Euphorbia royleana* (大戟科) 1171.
白八角莲 *Dysosma majorensis* [Syn. *Podophyllum majorense*; *Dysosma lichuanensis*] (小檗科) 1128.
白菖 *Acorus calamus* (天南星科) 166, 748, 821, 839, 840, 877, 973.
白刺花 *Sophora viciifolia* (豆科) 68, 69, 584.
白刺花叶 *Sophora viciifolia* (豆科) 584.
白椴 *Tilia alburnum* (椴树科) 634.
白饭豆(菜豆) *Phaseolus vulgaris* (豆科) 115, 511, 512, 520, 637.
白钩藤 *Uncaria sessilifructus* [Syn. *Nauclea sessilifructus*] (茜草科) 54, 56, 59.
白果 *Ginkgo biloba* (银杏科) 409, 635, 642, 653, 679, 680, 716, 718, 731, 737, 747, 776, 777, 1172.
白果根 *Ginkgo biloba* (银杏科) 409.
白果叶(银杏叶) *Ginkgo biloba* (银杏科) 409, 574, 635, 642, 650, 684, 716, 718.
白果紫草 *Lithospermum officinale* (紫草科) 990.
白蒿 *Artemisia sieversiana* (菊科) 244.
白喉乌头 *Aconitum leucostomum* (毛茛科) 102.

白花丹 *Plumbago zeylanica* (白花丹科) 988.
白花龙胆 *Gentiana algida* (龙胆科) 94.
白花前胡 *Peucedanum praeruptorum* (伞形科) 832, 1087.
白花蛇舌草 *Oldenlandia diffusa* [Syn. *Hedyotis diffusa*] (茜草科) 505, 545.
白花射干 *Iris dichotoma* (鸢尾科) 677, 678.
白花映山红 *Rhododendron mucronatum* (杜鹃花科) 639, 659, 852.
白花油麻藤 *Mucuna birdwoodiana* (豆科) 78.
白芨 *Bletilla striata* (兰科) 936, 939, 997, 1001.
白坚木 *Aspidosperma campus-belus* (夹竹桃科) 49.
白僵蚕 *Bombyx mori* (家蚕蛾科) 481.
白芥子 *Sinapis alba* [Syn. *Brassica alba*; *Brassica hirta*] (十字花科) 731, 977.
白蜡树 *Fraxinus chinensis* (木犀科) 152, 1050.
白藜芦 *Veratrum album* (百合科) 951.
白蔹 *Ampelopsis japonica* [Syn. *Paullinia japonica*] (葡萄科) 524, 832, 1176.
白毛茛 *Hydrastis canadensis* (毛茛科) 12.
白茅根 *Imperata cylindrica* var. *major* (禾本科) 120.
白梅花 *Prunus mume* (蔷薇科) 653, 767.
白木乌桕 *Sapium japonicum* (大戟科) 1170.
白皮松 *Pinus bungeana* (松科) 157.
白千层 *Melaleuca leucadendra* (桃金娘科) 812.
白屈菜 *Chelidonium majus* (罂粟科) 12, 117.
白色白鲜* *Dictamnus albus* (芸香科) 30, 475.
白芍 *Paeonia albiflora* [Syn. *Paeonia lactiflora*] (毛茛科) 170, 468, 731, 832, 843, 845, 1175, 1176.
白术 *Atractylodes macrocephala* [Syn. *Atractylis macrocephala*] (菊科) 211, 215.
白头翁 *Pulsatilla chinensis* (毛茛科) 483, 805.
白薇 *Cynanchum atratum* (萝藦科) 720.
白鲜皮 *Dictamnus dasycarpus* (芸香科) 30, 213, 475.
白鲜属 *Dictamnus* spp. (芸香科) 474.
白泻根 *Bryonia alba* (葫芦科) 446, 447, 448.
白药子 *Stephania cepharantha* (防己科) 3, 4, 7, 10, 12.
白羽扇豆 *Lupinus albus* (豆科) 673.
白芝麻 *Sesamum indicum* [Syn. *Sesamum orientale*] (胡麻科) 851.
白芷 *Angelica dahurica* [Syn. *Angelica porphyrocaulis*] (伞形科) 748, 1061, 1064, 1066, 1074, 1075, 1079.
百部(对叶百部) *Stemona tuberosa* (百部科) 747, 751.
百合 *Lilium brownii* var. *viridulum* [Syn. *Lilium brownii* var. *colchesteri*] (百合科) 83.
百里香 *Thymus serpyllum* (唇形科) 574.
百日草 *Zinnia elegans* (菊科) 575.
百蕊草 *Thesium chinense* (檀香科) 635, 751.
柏子仁 *Biota orientalis* [Syn. *Thuja orientalis*; *Platycladus orientalis*] (柏科) 306.
败酱(白花败酱) *Patrinia villosa* (败酱科) 790.
斑鸠 *Streptopelia orientalis* (鸠鸽科) 822.
斑蝥 *Mylabris phalerata*, *Mylabris cichorii* (芫青科) 160.
斑纹芦荟 *Aloe vera* var. *chinensis* (百合科) 737.
斑疹钟花树 *Tabebuia impetiginosa* (夹竹桃科) 828, 829, 830, 836, 837, 855.
板蓝根 *Isatis indigotica* (十字花科) 37, 115, 731, 790, 850, 852, 977.
半边莲 *Lobelia chinensis* [Syn. *Lobelia radicans*] (桔梗科) 751.
半日花科多种植物 family Cistaceae spp. (半日花科) 590.
半夏 *Pinellia ternata* (天南星科) 126, 731.
半枝莲 *Scutellaria barbata* [Syn. *Scutellaria rivularis*] (唇形科) 602.
瓣蕊唐松草 *Thalictrum petaloideum* (毛茛科) 3, 12.
包山油柑 *Acronychia vestita* (芸香科) 909.
苞萼獐牙菜 *Swertia calycina* (龙胆科) 153.
抱茎苦荬菜 *Ixeris sonchifolia* (菊科) 115.
抱茎獐牙菜 *Swertia franchetiana* (龙胆科) 151, 153.
北苍术 *Atractylodes chinensis* (菊科) 211, 215, 216, 474.
北方当归* *Angelica ursina* (伞形科) 1073.
北方枸杞根皮 *Lycium chinense* var. *potaninii* (茄科) 1061.
北方乌头 *Aconitum septentrionale* (毛茛科) 105.
北京石韦 *Pyrrosia davidii* (水龙骨科) 767, 933.
北京杨 *Populus beijingensis* (杨柳科) 580, 849.
北马兜铃 *Aristolochia contorta* (马兜铃科) 123, 731.
北马兜铃根 *Aristolochia contorta* (马兜铃科) 75, 123, 731.
北美鹅掌楸 *Liriodendron tulipifera* (木兰科) 1060.
北美红杉 *Sequoia sempervirens* (杉科) 405.
北美红杉属 *Sequoia* sp. (杉科) 870.
北美葶苈子 *Lepidium virginicum* (十字花科) 734.
北美香柏 *Thuja plicata* (柏科) 1127.
北美圆柏 *Juniperus virginiana* (柏科) 1128.
北沙参 *Glehnia littoralis* (伞形科) 115, 642, 653, 767, 856, 862, 1061, 1074, 1075, 1081, 1136.
北乌头(草乌) *Aconitum kusnezoffii* (毛茛科) 101, 103, 109.
北玄参 *Scrophularia buergeriana* (玄参科) 143, 862, 865.
北野菊 *Chrysanthemum boreale* (菊科) 155, 574.
北越钩藤(印支钩藤) *Uncaria homomalla* [Syn. *Uruparia homomalla*; *Uruparia tonkinensis*; *Uruparia lanosa* var. *parvifora*] (茜草科) 54, 55, 56, 57, 58, 59.
贝加尔唐松草 *Thalictrum baicalense* (毛茛科) 731.
秕鳞八角莲(糠秕八角莲*) *Dysosma furfuracea* (小檗科) 1128.
荜茇 *Piper longum* (胡椒科) 81.

荜茇根 *Piper longum* (胡椒科)　81.
荜澄茄 *Piper cubeba* (胡椒科)　821, 1151.
蓖麻子 *Ricinus communis* (大戟科)　1170.
辟汗草 *Melilotus suaveolens* (豆科)　875, 889, 1050, 1051, 1064.
边孢鳞毛蕨 *Dryopteris marginalis* (鳞毛蕨科)　924.
边缘鳞毛蕨 *Dryopteris marginata* (鳞毛蕨科)　924.
萹蓄 *Polygonum aviculare* (蓼科)　642, 650, 767, 832, 862, 1061.
蝙蝠葛 *Menispermum dauricum* (防己科)　21.
蝙蝠葛根 *Menispermum dauricum* (防己科)　7, 14, 21, 850.
鞭打绣球 *Hemiphragma heterophyllum* (玄参科)　898.
扁蒴藤 *Pristimera indica* (翅子藤科)　528.
扁桃 *Mangifera persiciformis* (漆树科)　563, 642, 933.
扁枝槲寄生 *Viscum articulactum* (桑寄生科)　505.
变豆菜叶败酱* *Patrinia saniculaefolia* (败酱科)　148.
变豆菜属 *Sanicula* sp. (伞形科)　887.
变种长叶暗罗 *Polyalthia longifolia* var. *pendula* (番荔枝科)　75.
遍地金 *Hypericum wightianum* (藤黄科)　631, 642, 653, 994.
杓兰 *Cypripedium calceolus* (兰科)　1006.
滨蒿 *Artemisia maritima* (菊科)　812.
槟榔 *Areca catechu* (棕榈科)　64, 669, 679, 737, 748, 750.
冰岛衣 *Cetraria islandica* (梅衣科)　807.
冰片 *Dryobalanops aromatica* (龙脑香科)　166, 167, 168, 505, 533.
并头草(盔状黄芩) *Scutellaria galericulata* (唇形科)　629.
并头黄芩 *Scutellaria scordifolia* (唇形科)　577, 578.
波罗蜜属 *Artocarpus fretessi* (桑科)　592, 593.
波氏吴茱萸(贵州吴茱萸) *Evodia rutaecarpa* var. *bodinieri* (芸香科)　62.
波斯罂粟 *Papaver persicum* (罂粟科)　2.
菠菜 *Spinacia oleracea* (藜科)　117, 565.
播娘蒿 *Descurainia sophia* (十字花科)　977.
伯利兹花椒 *Zanthoxylum belizense* (芸香科)　1052.
孛艾大戟 *Euphorbia peplus* (大戟科)　397, 400.
泊森大戟* *Euphorbia poisonii* (大戟科)　481.
博落回 *Macleaya cordata* (罂粟科)　19, 20.
薄荷 *Mentha haplocalyx* [Syn. *Mentha canadaensis*; *Mentha arvensis* var. *haplocalyx*; *Mentha arvensis*] (唇形科)　157, 158, 174, 862, 887.
薄荷属 *Mentha* sp. (唇形科)　157.
补骨脂 *Psoralea corylifolia* (豆科)　750, 1066.
捕蝇草 *Dionaea muscipula* (茅膏菜科)　988, 989.
布氏龙胆 *Gentiana burseri* (龙胆科)　151.

C

彩纹千金藤* *Stephania discolor* (防己科)　7.
菜蓟 *Cynara scolymus* (菊科)　254.
蚕茧 *Bombyx mori* (家蚕蛾科)　481.
苍白柄肉齿菌* *Sarcodon glaucopus* (革菌科)　414, 415.
苍白秤钩风 *Diploclisia glaucescens* (防己科)　78.
苍白粉藤 *Cissus pallida* (葡萄科)　957.
苍术(茅苍术) *Atractylodes lancea* (菊科)　115, 211, 215, 216, 906.
草贝母 *Iphigenia indica* (百合科)　83.
草豆蔻 *Alpinia katsumadai* (姜科)　969, 974.
草莓 *Fragaria ananassa* (蔷薇科)　656, 921.
草芍药 *Paeonia obovata* (毛茛科)　170.
草乌桕 *Stillingia sylvatica* [Syn. *Sapium sylvatica*] (大戟科)　408.
草香豌豆 *Lathyrus sativus* (豆科)　124.
草原老鹳草 *Geranium pratense* (牻牛儿苗科)　680, 832, 1168.
侧柏叶 *Thuja orientalis* [Syn. *Platycladus orientalis*; *Biota orientalis*] (柏科)　306, 639, 642, 650.
梣皮 *Fraxinus rhynchophylla* [Syn. *Fraxinus chinensis* var. *rhynchophylla*] (木犀科)　1050, 1051.
叉子圆柏(新疆圆柏) *Juniperus sabina* (柏科)　280, 1128, 1135.
插入十万错* *Asystasia intrusa* (爵床科)　859.
茶叶 *Camellia sinensis* [Syn. *Thea sinensis*] (茶科)　679, 680, 682, 683, 684, 767.
察隅遍地金 *Hypericum wightianum* subsp. *axillare* (藤黄科)　631.
檫树 *Sassafras tzumu* (樟科)　877.
柴胡(北柴胡) *Bupleurum chinense* (伞形科)　157, 169, 292, 510, 634, 748, 845, 877, 1066.
柴胡属 *Bupleurum* spp. (伞形科)　510.
柴首 *Bupleurum chaishoui* (伞形科)　292.
蟾酥 *Bufo bufo gargarizans*; *Bufo melanostictus* (蟾蜍科)　731.
颤杨 *Populus tremuloides* (杨柳科)　845, 853.
长白山报春 *Primula modesta* (报春花科)　598.
长春花 *Catharanthus roseus* [Syn. *Vinca rosea*; *Lochera rosea*] (夹竹桃科)　53, 56, 60, 63, 115.
长梗南五味子 *Kadsura peltigera* [Syn. *Kadsura longipedunculata*] (五味子科)　1150.
长花瓣柯桠树* *Vouacapoua macropetala* (豆科)　950.
长花钩藤* *Uncaria longiflora* (茜草科)　54, 55, 56, 57, 58, 59.
长吉黄 *Rheum* sp. (Kashiwada Y, et al. Chem Pharm Bull, 1986, 34 (10): 4083) *Rheum* sp. (蓼科)　669.
长矩延胡索 *Corydalis longicalcarata* (罂粟科)　12, 13.
长毛风毛菊 *Saussurea superba* [Syn. *Saussurea hieracioides*] (菊科)　906.
长毛含笑* *Michelia lanuginosa* (木兰科)　202.
长柔毛委陵菜 *Potentilla griffithii* var. *velutina* (蔷薇科)　656.

长尾粗叶木 *Lasianthus acuminatissimus* (茜草科) 140.
长叶车前 *Plantago lanceolata* (车前科) 138, 859, 898, 900.
长叶榧树 *Torreya jackii* (红豆杉科) 1123.
长叶水麻 *Debregeasia longifolia* (荨麻科) 832.
长叶天名精 *Carpesium longifolium* (菊科) 202, 218, 731.
常春藤 *Hedera nepalensis* var. *sinensis* (五加科) 499.
常春藤属 *Hedera* sp. (五加科) 1062.
常山 *Dichroa febrifuga* (虎耳草科) 36.
朝鲜大百里香* *Thymus magnus* (唇形科) 154, 166.
朝鲜当归 *Angelica gigas* (伞形科) 1064, 1075.
朝鲜冷杉* *Abies koreana* (松科) 731.
朝鲜连翘* *Forsythia koreana* (木犀科) 879.
朝鲜裸菀* *Gymnaster koraiensis* (菊科) 760, 761, 762, 763, 764.
朝鲜五加 *Acanthopanax koreanum* (五加科) 343, 344, 345, 386.
朝鲜淫羊藿 *Epimedium koreanum* (小檗科) 573, 585, 612, 631, 718, 767.
车前 *Plantago asiatica* (车前科) 114, 138, 505, 545, 615, 731, 859, 881, 896, 897, 898, 900.
车桑仔叶 *Dodonaea viscosa* (无患子科) 767, 862, 1053, 1054.
车桑仔属 *Dodonaea* spp. (无患子科) 654.
沉香 *Aquilaria agallocha* (瑞香科) 1054.
柽柳(西河柳) *Tamarix chinensis* (柽柳科) 642, 832.
城口十大功劳(沈氏十大功劳;木黄连) *Mahonia shenii* (小檗科) 12.
橙子 *Citrus junos* (芸香科) 474, 475.
橙子核 *Citrus junos* (芸香科) 474, 475.
秤杆升麻(林泽兰,野马追) *Eupatorium lindleyanum* (菊科) 631, 642.
齿瓣延胡索 *Corydalis remota* [Syn. *Corydalis bulbosa* var. *typica*] (罂粟科) 12.
齿翅决明* *Cassia dentata* (豆科) 951.
齿叶草 *Odontites serotina* (玄参科) 138.
齿叶铁仔 *Myrsine semiserrata* (紫金牛科) 780.
赤桉(洋草果) *Eucalyptus camaldulensis* (桃金娘科) 653.
赤楠 *Syzygium buxifolium* (桃金娘科) 545.
赤芍 *Paeonia lactiflora* wild (毛茛科) 170, 731, 843.
赤杨 *Alnus japonica* (桦木科) 480, 527, 531, 650, 654.
虫牙药 *Isodon ternifolius* (唇形科) 545.
崇明八角莲 *Dysosma subrosea* (小檗科) 1128.
臭柏 *Sabina vulgaris* (柏科) 346, 1128.
臭草(芸香) *Ruta graveolens* (芸香科) 30, 31, 653, 1064, 1135.
臭山羊 *Orixa japonica* (芸香科) 28, 30, 1074.
臭梧桐根 *Clerodendron trichotomum* (马鞭草科) 728.
樗白皮 *Ailanthus altissima* (苦木科) 476.
樗叶花椒 *Zanthoxylum ailanthoides* (芸香科) 1136.
樗叶花椒皮 *Zanthoxylum ailanthoides* (芸香科) 30.
除虫菊 *Chrysanthemum cinerariaefolium* (菊科) 205, 623, 744.
雏艾菊 *Tanacetum parthenium* (菊科) 654.
川八角莲 *Dysosma veitchii* (小檗科) 642, 1128.
川产九节龙 *Ardisia pusilla* (紫金牛科) 487, 488.
川赤芍 *Paeonia veitchii* (毛茛科) 170.
川党参 *Codonopsis tangshen* (桔梗科) 563, 906.
川滇金丝桃 *Hypericum forrestii* (藤黄科) 631.
川滇十大功劳 *Mahonia veitchiorum* (小檗科) 12.
川滇淫羊藿(宝兴淫羊藿) *Epimedium davidii* (小檗科) 573, 585.
川东獐牙菜(鱼胆草) *Swertia davidii* (龙胆科) 151, 153.
川鄂淫羊藿 *Epimedium fargesii* (小檗科) 573, 585.
川黄芩 *Scutellaria hypericifolia* (唇形科) 577, 578, 596, 602, 603.
川橘 *Citrus nobilis* (芸香科) 594.
川木香 *Vladimiria souliei* [Syn. *Jurinea souliei*] (菊科) 189, 292.
川上泷弥钩藤 *Uncaria kawakamii* (茜草科) 56.
川西淫羊藿 *Epimedium elongatum* (小檗科) 573.
川西獐牙菜 *Swertia mussotii* (龙胆科) 505, 933.
川芎 *Ligusticum chuanxiong* [Syn. *Ligusticum wallichii*] (伞形科) 413, 731, 737, 748, 862.
川续断 *Dipsacus asperoides* (川续断科) 731, 845.
穿心莲 *Andrographis paniculata* [Syn. *Justicia paniculata*] (爵床科) 301, 302, 305.
垂桤木 *Alnus pendula* (桦木科) 629, 969.
垂子买麻藤 *Gnetum pendulum* (买麻藤科) 943.
春黄菊属 *Anthemis* sp. (菊科) 1062.
莼 *Brasenia schreberi* (睡莲科) 117.
慈菇 *Sagittaria sagittifolia* (泽泻科) 346.
刺菜蓟 *Cynara cardunculus* (菊科) 254.
刺果松 *Pinus aristata* (松科) 580.
刺花椒 *Zanthoxylum acanthopodium* (芸香科) 1060.
刺槐花 *Robinia pseudoacacia* (豆科) 569, 612, 691.
刺桧 *Juniperus oxycedrus* (柏科) 292.
刺蒺藜 *Tribulus terrestris* (蒺藜科) 78.
刺芒柄花 *Ononis spinosa* (豆科) 678.
刺楸树皮 *Kalopanax septemlobus* (五加科) 499.
刺三甲 *Acanthopanax trifoliatus* (五加科) 351, 393, 394.
刺天茄 *Solanum khasianum* (茄科) 78, 85.
刺五加 *Acanthopanax senticosus* [Syn. *Eleutherococcus senticosus*] (五加科) 491, 522, 642, 731, 906, 1112.
刺五加叶 *Acanthopanax senticosus* [Syn. *Eleutherococcus senticosus*] (五加科) 505, 545, 731.
葱白 *Allium fistulosum* (百合科) 789.
楤木 *Aralia chinensis* (五加科) 505, 1060.
粗糙龙胆 *Gentiana scabra* var. *buesgeri* (龙胆科) 151.

粗茎秦艽 *Gentiana crassicaulis* (龙胆科) 94, 151, 153.
粗糠柴(吕宋楸毛) *Mallotus philippinensis* (大戟科) 922, 923.
粗毛甘草 *Glycyrrhiza aspera* (豆科) 494, 495, 692.
粗毛果白坚木 *Aspidosperma dasycarpon* (夹竹桃科) 50.
粗毛南蛇藤 *Celastrus strigillosus* (卫矛科) 526.
粗毛淫羊藿 *Epimedium acuminatum* (小檗科) 573, 585.
粗叶脉胡椒* *Piper crassinervium* (胡椒科) 613.
粗叶脉密花树* *Rapanea neurophylla* (紫金牛科) 780.
粗硬毛滇紫草* *Onosma hispida* (紫草科) 574, 575, 841, 842.
粗壮咖啡 *Coffea robusta* (茜草科) 768.
粗壮龙胆 *Gentiana robusta* (龙胆科) 151, 153.
粗壮女贞(四川苦丁茶) *Ligustrum robustum* (木犀科) 575, 576, 859.
粗壮酸藤子 *Embelia robusta* (紫金牛科) 780.
醋柳果(沙棘) *Hippophae rhamnoides* (胡颓子科) 413, 565, 635, 639, 642, 653, 679, 731, 737, 748, 750, 751, 767, 832.
簇花獐牙菜 *Swertia fasciculata* (龙胆科) 151, 153.
催眠睡茄 *Withania somnifera* (茄科) 727.
催吐萝芙木 *Rauvolfia vomitoria* (夹竹桃科) 53.

D

达达赫面包果* *Artocarpus dadah* (桑科) 951.
达乌里秦艽(小秦艽) *Gentiana dahurica* (龙胆科) 94, 151.
大白顶草 *Senecio oryzetorum* (菊科) 41, 43.
大波斯菊 *Cosmos bipinnata* (菊科) 575.
大驳骨 *Adhatoda vasica* (爵床科) 38, 39.
大草蔻 *Alpinia speciosa* (姜科) 893.
大车前 *Plantago major* (车前科) 138, 505, 545, 577, 578, 582, 590, 615, 629, 731, 737, 748, 750, 767, 833, 850, 852, 859, 865, 900.
大豆 *Glycine max* (豆科) 515, 520, 670, 671.
大花红景天(宽瓣红景天) *Rhodiola crenulata* [Syn. *Rhodiola euryphylla*] (景天科) 637, 848.
大花淫羊藿 *Epimedium grandiflorum* (小檗科) 573.
大黄(药用大黄) *Rheum officinale* (蓼科) 832.
大戟科多种植物 family Euphorbiaceae spp. (大戟科) 590.
大戟属 *Euphorbia* sp. (大戟科) 405, 1174.
大戟属 *Euphorbia* spp. (大戟科) 639.
大蓟 *Cirsium japonicum* (菊科) 531.
大金钱草(金钱草,过路黄) *Lysimachia christinae* (报春花科) 634, 635, 642.
大丽花属 *Dahlia* sp. (菊科) 613.
大良姜 *Alpinia galanga* (姜科) 166, 629, 815, 858, 877.
大青杨 *Populus ussuriensis* (杨柳科) 849.
大青叶 *Isatis indigotica* (十字花科) 37, 115, 731, 748.
大三叶升麻 *Cimicifuga heracleifolia* (毛茛科) 882.
大蒜 *Allium sativum* (百合科) 115, 789, 792.
大头橐吾 *Ligularia japonica* [Syn. *Arnica japonica*; *Senecio japonica*] (菊科) 43.
大菟丝子 *Cuscuta japonica* (旋花科) 635, 642.
大星芹 *Astrantia major* (芸香科) 505, 887.
大血藤 *Sargentodoxa cuneata* (大血藤科) 767.
大叶桉叶 *Eucalyptus robusta* (桃金娘科) 812, 832.
大叶柴胡 *Bupleurum longiradiatum* (伞形科) 510.
大叶冬青 *Ilex latifolia* (冬青科) 481.
大叶钩藤 *Uncaria macrophylla* (茜草科) 44.
大叶厚朴 *Magnolia rostrata* (木兰科) 888.
大叶金花草 *Stenoloma chusanum* (鳞始蕨科) 852.
大叶库诺尼* *Cunonia macrophylla* (火把树科) 832, 1168, 1170.
大叶帽柱木 *Mitragyna macrophylla* (茜草科) 56.
大叶牛防风 *Heracleum mantegazzianum* (伞形科) 1079.
大叶唐松草 *Thalictrum faberi* (毛茛科) 3, 12.
大叶土木香 *Inula grandis* (菊科) 218.
大叶香薷 *Mosla dianthera* (唇形科) 156, 157.
大叶杨 *Populus lasiocarpa* (杨柳科) 849.
大叶芸香草 *Haplophyllum perforatum* (芸香科) 29.
大枣 *Ziziphus jujuba* (鼠李科) 12, 505, 545, 653, 679, 737, 748, 750.
大籽买麻藤 *Gnetum montanum* f. *megalocarpum* (买麻藤科) 956.
大籽獐牙菜 *Swertia macrosperma* (龙胆科) 151, 153.
丹参 *Salvia miltiorrhiza* (唇形科) 332, 334, 337, 338, 545, 578, 731, 862, 882, 887, 954, 1008.
单穗石松 *Lycopodium annotinum* (石松科) 72.
单叶蔓荆子 *Vitex rotundifolia* [Syn. *Vitex trifollia* var. *simplicifolia*] (马鞭草科) 174, 175, 413.
单籽蒿* *Artemisia monosperma* (菊科) 759, 766.
单子山楂 *Crataegus monogyna* (蔷薇科) 680.
淡黄木犀草 *Reseda luteola* (木犀草科) 590.
淡黄獐牙菜 *Swertia punicea* var. *lutescens* (龙胆科) 151, 153.
当归 *Angelica sinensis* (伞形科) 114, 115, 119, 154, 413, 746, 748, 750, 751, 845, 1061.
当归属 *Angelica* spp. (伞形科) 1064.
当药(中国獐牙菜*) *Swertia chinensis* (龙胆科) 153.
党参 *Codonopsis pilosula* (桔梗科) 174, 563, 746, 748, 750, 906.
倒挂金钟属 *Fuchsia* sp. (柳叶菜科) 1171, 1176.
倒卵叶蒲公英根 *Taraxacum obovatum* (菊科) 206.
倒捻子 *Garcinia mangostana* (藤黄科) 657, 669, 680, 934.
道氏蒿 *Artemisia douglasiana* (菊科) 248.
得拉克巴豆 *Croton draconoide* (大戟科) 1065.

德国鸢尾 *Iris germanica* (鸢尾科) 678.
灯油藤子 *Celastrus paniculatus* (卫矛科) 230.
敌克冬 *Decodon verticillatus* (千屈菜科) 71.
地不容 *Stephania delavayi* [Syn. *Stephania epigaea*] (防己科) 4.
地耳草(田基黄) *Hypericum japonicum* (藤黄科) 631.
地锦草 *Euphorbia humifusa* (大戟科) 642, 832, 1061, 1064.
地梭罗(地钱) *Marchantia polymorpha* (地钱科) 1091.
地桃花 *Urena lobata* (锦葵科) 933.
地下车轴草 *Trifolium subterraneum* (豆科) 124.
地衣 *Thamnolia vermicularis* var. *subuliformis Thamnolia vermicularis* var. *subuliformis* (地茶科) 822.
地榆 *Sanguisorba officinalis* (蔷薇科) 536, 631, 832, 1178.
地中海毛蕊花 *Verbascum sinuatum* (玄参科) 859.
滇白珠树 *Gaultheria yunnanensis* (杜鹃花科) 850.
滇黄芩 *Scutellaria amoena* (唇形科) 577, 578, 580, 596, 600, 602, 603, 731.
滇龙胆(坚龙胆) *Gentiana rigescens* (龙胆科) 94, 151, 153, 731.
滇牡丹 *Paeonia delavayi* (毛茛科) 170.
滇南红厚壳 *Calophyllum polyanthum* (藤黄科) 545, 731, 832.
滇芹 *Sinodielsia yunnanensis* (伞形科) 1061.
滇西乌头 *Aconitum bulleyanum* (毛茛科) 109.
滇紫草 *Onosma paniculatum* (紫草科) 979, 985, 990.
颠茄 *Atropa belladonna* (茄科) 40, 1061, 1064.
吊灯树 *Kigelia pinnata* (紫葳科) 987.
叠鞘石斛 *Dendrobium aurantiacum* var. *denneanum* (兰科) 1060.
丁公藤 *Erycibe obtusifolia* (旋花科) 1061, 1062.
丁香 *Syzygium aromaticum* [Syn. *Eugenia caryophyllata*] (桃金娘科) 505, 651, 877.
东北刺人参 *Oplopanax elatus* (五加科) 906.
东北鹤虱 *Lappula echinata* (紫草科) 115, 873.
东北龙胆(条叶龙胆) *Gentiana manshurica* (龙胆科) 151, 153.
东北石杉 *Huperzia miyoshiana* (石杉科) 74.
东北天南星 *Arisaema amurense* (天南星科) 731.
东北延胡索 *Corydalis ambigua* var. *amurensis* [Syn. *Corydalis ambigua*] (罂粟科) 13.
东方钩藤* *Uncaria orientalis* (茜草科) 54, 55, 56, 57, 58, 59.
东方乌檀 *Nauclea orientalis* (茜草科) 731.
东风橘根 *Atalantia buxifolia* [Syn. *Severinia buxifolia*] (芸香科) 731.
东京巴豆* *Croton tonkinensis* (大戟科) 388, 389, 390, 392.
东莨菪 *Scopolia japonica* (茄科) 1061, 1062.
东瀛珊瑚木 *Aucuba japonica* (山茱萸科) 138.
冬虫夏草 *Cordyceps sinensis* (麦角菌科) 114, 115, 116, 119, 731, 737, 748.
冬凌草(碎米桠) *Rabdosia rubescens* (唇形科) 155, 157, 174, 505, 545, 748.
都咸子 *Anacardium occidentale* (漆树科) 613, 776, 777.
豆科多种植物 family Fabaceae spp. (豆科) 590, 635.
毒参 *Conium maculatum* (伞形科) 862.
毒胡萝卜 *Thapsia garganica* (菊科) 266, 271.
毒灰毛豆 *Tephrosia toxicaria* (豆科) 480, 581, 670, 691.
毒马草属 *Sideritis ozturkii* (唇形科) 859.
毒漆藤 *Toxicodendron radicans* (漆树科) 788.
毒鱼鼠尾草 *Salvia pisidica* (唇形科) 325.
独活 *Angelica pubescens* f. *biserrata* [Syn. *Angelica pubescens*] (伞形科) 174, 1061, 1064, 1066, 1075.
独活属 *Heracleum* sp. (伞形科) 1064.
独一味 *Lamiophlomis rotata* [Syn. *Phlomis rotata*] (唇形科) 576.
杜衡 *Asarum forbesii* (马兜铃科) 737, 818, 819, 820, 877.
杜虹花(紫珠叶;老蟹根;止血草) *Callicarpa formosana* (马鞭草科) 641, 859.
杜松实 *Juniperus rigida* (柏科) 176, 322, 860.
杜仲 *Eucommia ulmoides* (杜仲科) 138, 142, 545, 635, 731, 767, 862, 869, 906, 1092, 1098, 1112, 1126.
杜仲叶 *Eucommia ulmoides* (杜仲科) 138, 642, 767.
短棒石斛 *Dendrobium capillipes* (兰科) 1060.
短萼黄连 *Coptis chinensis* var. *brevisepala* (毛茛科) 12.
短梗胡枝子 *Lespedeza cyrtobotrya* (豆科) 634.
短蒟 *Piper mullesua* (胡椒科) 1120.
短毛金线草根(蓼子七根) *Antenoron neofiliforme* (蓼科) 669.
短绒毛钩藤* *Uncaria veluntina* (茜草科) 54, 55, 56, 57, 58, 59.
短蛇菰* *Balanophora abbreviata* (蛇菇科) 1105.
短葶山麦冬 *Liriope muscari* (百合科) 505, 545.
短叶绢蒿 *Artemisia brevifolia* (菊科) 931.
椴属 *Tilia* sp. (椴树科) 658.
椴属 *Tilia* spp. (椴树科) 656.
堆心菊 *Helenium autumnale* (菊科) 275.
对叶元胡 *Corydalis ledebouriana* (罂粟科) 12, 13.
盾叶鬼臼 *Podophyllum peltatum* (小檗科) 280, 1124, 1128.
钝苞雪莲(瑞苓草;黑紫风毛菊) *Saussurea nigrescens* (菊科) 653, 906.
钝叶车轴草 *Trifolium dubium* (豆科) 951.
钝叶大戟* *Euphorbia obtusifolia* var. *obtusifolia* (大戟科) 639.
钝叶桂皮 *Cinnamomum bejolghota* [Syn. *Cinnamomum obtusifolium*; *Laurus bejolghota*] (樟科) 669.
多变小冠花 *Coronilla varia* (豆科) 1061, 1064.
多根乌头 *Aconitum karakolicum* (毛茛科) 107.
多花菜豆 *Phaseolus coccineus* (豆科) 749.
多花芍药 *Paeonia emodi* (毛茛科) 171, 172, 173, 832.
多蕊白花菜* *Cleome icosandra* (白花菜科) 1053.

多伞阿魏 *Ferula ferulaeoides* (伞形科) 1067, 1068.
多穗蓼 *Polygonum polystachyum* (蓼科) 642, 650.
多香果 *Pimenta dioica* (桃金娘科) 877.
多叶棘豆 *Oxytropis myriophylla* (豆科) 498.
多枝桉 *Eucalyptus viminalis* (桃金娘科) 1167.
多枝柴胡 *Bupleurum polyclonum* (伞形科) 509.
多足蕨 *Polypodium vulgare* (水龙骨科) 767.

E

峨参 *Anthriscus sylvestris* (伞形科) 1128.
峨嵋野黄连 *Coptis omeiensis* (毛茛科) 12.
鹅不食草 *Centipeda minima* (菊科) 643.
鹅绒委陵菜 *Potentilla anserina* (蔷薇科) 680.
儿茶钩藤(方儿茶) *Uncaria gambir* (茜草科) 56, 679, 680, 832.
耳状报春花 *Primula auricula* (报春花科) 843.
二沟黄芪 *Astragalus bisulcatus* (豆科) 794.
二翼托苞地钱 *Marchantia paleacea* var. *diptera* (地钱科) 961.

F

番荔枝 *Annona squamosa* (番荔枝科) 78, 391, 394.
番茄 *Lycopersicon esculentum* (茄科) 86, 87, 653.
番石榴干 *Psidium guajava* (桃金娘科) 832, 1167.
番石榴叶 *Psidium guajava* (桃金娘科) 877.
番泻叶 *Cassia angustifolia* (豆科) 635.
芳香堆心菊 *Helenium aromaticum* (菊科) 272, 275.
芳香姜 *Zingiber aromaticum* (姜科) 209, 636, 731, 782, 786.
防风 *Saposhnikovia divaricata* [Syn. *Ledebouriella seseloides*] (伞形科) 174, 216, 731, 1074, 1079.
防己(粉防己) *Stephania tetrandra* (防己科) 5, 7, 12.
防己叶菝葜 *Smilax menispermoidea* (百合科) 950, 951.
飞机草 *Eupatorium odoratum* (菊科) 608.
飞龙掌血 *Toddalia asiatica* [Syn. *Toddalia aculeata*; *Paullinia asiatica*] (芸香科) 30, 584, 877.
非州紫葳 *Newbouldia laevis* (紫葳科) 987.
非洲闭鞘姜 *Costus afer* (姜科) 725.
非洲钩藤* *Uncaria africana* (茜草科) 54, 56.
费菜 *Sedum aizoon* (景天科) 817.
费约果 *Feijoa sellowiana* (桃金娘科) 1167.
分叉当归 *Angelica furcijuga* (伞形科) 635, 1064, 1074, 1075, 1077, 1078, 1081, 1082, 1085, 1086, 1087.
分蘖葱头 *Allium cepa* var. *agrogatum* (百合科) 769.
分枝珀菊* *Amberboa ramosa* (菊科) 574, 740, 741.
粉团花 *Hydrangea paniculata* (虎耳草科) 1064.
风轮菜 *Clinopodium chinense* (唇形科) 608.
风毛菊(八楞木) *Saussurea japonica* (菊科) 1111.
风信子属 *Hyacinthus* sp. (百合科) 864.
枫香寄生 *Viscum articulatum* (桑寄生科) 505.
枫香树 *Liquidambar formosana* [Syn. *Liquidambar taiwaniana*] (金缕梅科) 156, 157.
蜂巢草 *Leucas aspera* (唇形科) 1095.
蜂斗菜 *Petasites japonicus* (菊科) 176.
蜂毒 *Apis cerana* (蜜蜂科) 117.
蜂胶 *Apis mellifera ligustica* (蜜蜂科) 569, 574, 580, 629, 633, 635, 642, 651, 863.
凤梨 *Ananas comosus* (凤梨科) 730.
风毛菊属 *Saussurea amarafisch* (菊科) 653, 906.
风毛菊属 *Saussurea prostrata* (菊科) 653, 906.
风毛菊属 *Saussurea soroseris* (菊科) 653, 906.
佛手 *Citrus medica* var. *sarcodactylis* (芸香科) 584, 607, 1052.
茯苓 *Poria cocos* (多孔菌科) 114, 748.
福橘 *Citrus tangemna* (芸香科) 475.
福木 *Garcinia subelliptica* (藤黄科) 910, 911.
福瑞紫薇* *Lagerstroemia fauriei* (千屈菜科) 71.
福寿草 *Adonis amurensis* (毛茛科) 1061, 1064.
腐叶榕* *Ficus septica* (桑科) 46.
附子 *Aconitum carmichaeli* (毛茛科) 103, 104, 119.
阜康阿魏根 *Ferula fukanensis* (伞形科) 1057, 1067, 1068, 1069, 1070, 1071.
覆盆子 *Rubus idaeus* (蔷薇科) 686.

G

干地黄 *Rehmannia glutinosa* [Syn. *Rehmannia glutinosa* f. *huechingensis*] (玄参科) 115, 138, 144, 731, 737, 748, 750, 751, 859, 865, 866, 868, 879, 886, 900, 901, 902, 908.
干姜 *Zingiber officinale* (姜科) 155, 157, 781, 782, 786, 857.
甘草 *Glycyrrhiza uralensis* (豆科) 494, 495, 579, 612, 653, 691, 692, 731.
甘草属 *Glycyrrhiza* spp. (豆科) 612.
甘蓝 *Brassica oleracea* var. *capitata* (十字花科) 767, 793.
甘松 *Nardostachys chinensis* (败酱科) 176, 216, 1066.
甘肃贝母 *Fritillaria przewalskii* (百合科) 115.
甘肃黄芩 *Scutellaria rehderiana* (唇形科) 577, 578, 596, 602.
甘肃山楂 *Crataegus kansuensis* (蔷薇科) 631, 653.
甘西鼠尾草 *Salvia przewalskii* (唇形科) 332, 334, 337, 338.
甘蔗 *Saccharum sinensis* (禾本科) 753.
柑橘属 *Citrus medica* var. *etrog* (芸香科) 1060, 1061, 1064.
柑橘属 *Citrus* sp. (芸香科) 174, 616, 852.
柑橘属 *Citrus* spp. (芸香科) 474.

柑橘属 *Citrus sulcata* (芸香科) 1060, 1064.
柑橘属 *Citrus tamurana* (芸香科) 1060.
柑皮(广陈皮,茶枝柑皮) *Citrus chachiensis* (芸香科) 607.
橄榄属 *Canarium* sp. (橄榄科) 563.
赣皖乌头 *Aconitum finetianum* (毛茛科) 105.
刚果河止泻木* *Holarrhena congolensis* (夹竹桃科) 89.
岗松 *Baeckea frutescens* (桃金娘科) 156, 157.
高报春 *Primula elatior* (报春花科) 846.
高樗 *Ailanthus excelsa* (苦木科) 476.
高贵春黄菊* *Anthemis nobilis* (菊科) 862.
高贵假紫草* *Arnebia nobilis* (紫草科) 980.
高黄绿桑 *Chlorophora excelsa* (桑科) 941, 944.
高加索蓝盆花* *Scabiosa caucasica* (川续断科) 584.
高加索乌头 *Aconitum orientale* (毛茛科) 105.
高加索罂粟 *Papaver caucasicum* (罂粟科) 2.
高良姜 *Alpinia officinarum* (姜科) 174, 629, 642, 812, 877.
高梅缨瓣 *Crossopetalum gaumeri* (卫矛科) 526, 528.
高山火绒草 *Leontopodium alpinum* (菊科) 179, 180, 181, 185, 282, 283, 297, 298, 394, 395, 1010, 1059, 1096.
高乌头 *Aconitum sinomontanum* (毛茛科) 105, 109.
藁本 *Ligusticum sinense* (伞形科) 184, 893.
革叶猕猴桃 *Actinidia rubricaulis* var. *coriacea* (猕猴桃科) 862.
葛根 *Pueraria lobata* [Syn. *Pueraria thunbergiana*; *Pueraria pseudohirsuta*] (豆科) 75, 652, 670, 731, 1048, 1060.
葛缕子(藏茴香) *Carum carvi* (伞形科) 157.
葛上亭长 *Epicauta gorhami* (芫青科) 160.
钩藤 *Uncaria rhynchophylla* [Syn. *Nauclea rhynchophylla*] (茜草科) 44, 55, 57, 631, 680.
钩藤属 *Uncaria bernaysii* (茜草科) 54, 55, 56, 57, 58, 59.
钩藤属 *Uncaria donisii* (茜草科) 55, 57, 58, 59.
钩藤属 *Uncaria perrottetii* (茜草科) 54, 56, 57, 58, 59.
钩藤属 *Uncaria roxburghiana* (茜草科) 55, 57, 58, 59.
钩藤属 *Uncaria sterrophylla* (茜草科) 54, 55, 56, 57, 58, 59.
狗舌草 *Tephroseris kirilowii* [Syn. *Senecio integrifolius* var. *fauriei*] (菊科) 43.
枸骨树皮 *Ilex cornuta* (冬青科) 115, 481.
枸骨叶 *Ilex cornuta* (冬青科) 115, 543, 545.
枸橘 *Poncirus trifoliata* (芸香科) 30, 475, 576, 607, 614, 616, 1081.
枸橘核 *Poncirus trifoliata* (芸香科) 1073.
枸橘叶 *Poncirus trifoliata* (芸香科) 576, 616.
枸橘枳壳 *Poncirus trifoliata* (芸香科) 614.
枸橘枳实 *Poncirus trifoliata* (芸香科) 614.
枸杞根皮(地骨皮) *Lycium chinense* (茄科) 731, 737, 865, 1061.
枸杞叶 *Lycium chinense* (茄科) 116.
枸杞子 *Lycium chinense* (茄科) 481, 731, 737, 791, 865, 1061.
构棘 *Cudrania cochinchinensis* (桑科) 613.
构树 *Broussonetia papyrifera* (桑科) 613, 951.
古柯 *Erythroxylum coca* (古柯科) 40, 865, 1171.
古蔺野连 *Coptis gulinensis* (毛茛科) 12.
骨节草 *Equisetum palustre* (木贼科) 637.
骨碎补(槲蕨) *Drynaria fortunei* (槲蕨科) 614, 731.
栝楼 *Trichosanthes kirilowii* (葫芦科) 524, 525, 737, 748, 750, 856.
瓜蒂 *Cucumis melo* (葫芦科) 446.
瓜叶乌头 *Aconitum hemsleyanum* (毛茛科) 109.
关苍术 *Atractylodes japonica* (菊科) 215, 216.
关木通(东北马兜铃) *Aristolochia manshuriensis* (马兜铃科) 78, 123, 505, 731, 856.
冠裸穗豚草 *Ambrosia psilostachya* var. *coronopifolia* (菊科) 273.
管花秦艽(管花龙胆) *Gentiana siphonantha* (龙胆科) 94.
管花肉苁蓉 *Cistanche tubulosa* (列当科) 115.
贯叶连翘(贯叶金丝桃) *Hypericum perforatum* (藤黄科) 631, 642, 650, 653, 680, 994.
贯众 *Dryopteris crassirhizoma* (鳞毛蕨科) 614.
灌木柴胡 *Bupleurum fruticosum* (伞形科) 831, 907.
光慈姑 *Tulipa edulis* (百合科) 83.
光果甘草 *Glycyrrhiza glabra* (豆科) 494, 495, 612, 691, 692, 695.
光滑当归* *Angelica glabra* (伞形科) 1079.
光洁秋海棠* *Begonia glabra* (秋海棠科) 655.
光茎茜草 *Rubia wallichiana* (茜草科) 545, 731, 995, 1060, 1061.
光荣茵芋 *Skimmia laureola* (芸香科) 1073.
光石韦 *Pyrrosia calvata* (水龙骨科) 933.
光叶巴豆 *Croton oblongifolius* [Syn. *Croton laevigatus*] (大戟科) 394.
光叶丁公藤 *Erycibe schmidtii* (旋花科) 748, 767, 1061, 1062.
光叶蛇葡萄 *Ampelopsis brevipedunculata* var. *hancei* (葡萄科) 957.
光叶猪屎豆 *Crotalaria incana* (豆科) 42.
光枝勾儿茶 *Berchemia polyphylla* var. *leioclada* (鼠李科) 653.
广布丁公藤* *Erycibe expansa* (旋花科) 670.
广防己 *Aristolochia fangchi* (马兜铃科) 75, 123, 731.
广藿香 *Pogostemon cablin* [Syn. *Mentha cablin*] (唇形科) 574, 575, 651, 864, 877.
广西八角莲 *Dysosma guangxiensis* (小檗科) 1128.
广西莪术 *Curcuma kwangsiensis* (姜科) 973.
圭亚那钩藤 *Uncaria guianensis* (茜草科) 54, 55, 56, 57, 58.
鬼灯笼 *Clerodendron fortunatum* (马鞭草科) 728.
鬼盖 *Coprinus atramentarius* (蘑菇科) 114, 116, 125, 481, 844.

鬼箭锦鸡儿 *Caragana jubata* (豆科) 639.
鬼臼 *Dysosma versipellis* [Syn. *Podophyllum versipelle*] (小檗科) 1128.
鬼针草(婆婆针) *Bidens bipinnata* (菊科) 757.
贵州獐牙菜(四数獐牙菜) *Swertia kouitchensis* (龙胆科) 151, 153.
桂皮 *Cinnamomum japonicum* (樟科) 864, 865, 877.
桂枝 *Cinnamomum cassia* [Syn. *Cinnamomum aromaticum*] (樟科) 669, 731, 864, 865, 875, 889, 890, 890.
过江龙 *Lycopodium complanatum* (石松科) 74.

H

哈达石荠苧 *Orthodon hadai* (唇形科) 154.
孩儿茶 *Acacia catechu* (豆科) 628, 679, 680.
海巴戟 *Morinda citrifolia* (茜草科) 140, 991.
海风藤 *Piper kadsura* [Syn. *Piper futokadsura*] (胡椒科) 122, 731, 821, 1095, 1099, 1100, 1101, 1102, 1103, 1104, 1114, 1115, 1138, 1139, 1152, 1153.
海南狗牙花 *Ervatamia hainanensis* (夹竹桃科) 61.
海柿* *Diospyros maritima* (柿科) 1061.
海松子 *Pinus koraiensis* (松科) 156, 157, 176.
海棠果 *Calophyllum inophyllum* (藤黄科) 932, 1083.
海虾 *Penaeus orientalis* (对虾科) 116.
海洋大戟 *Euphorbia paralias* (大戟科) 894.
海州骨碎补 *Davallia mariesii* (骨碎补科) 669.
含羞草 *Mimosa pudica* (豆科) 128.
韩信草 *Scutellaria indica* (唇形科) 587.
汉城细辛 *Asarum sieboldii* var. *seoulensis* (马兜铃科) 123.
汉防己 *Aristolochia heterophylla* (马兜铃科) 7, 123.
旱芹 *Apium graveolens* (伞形科) 749, 753, 893, 1080.
旱芹变种 *Apium graveolens* var. *dulce* (伞形科) 574.
旱生卷柏 *Selaginella stauntoniana* (卷柏科) 718.
杭白芷 *Angelica taiwaniana* (伞形科) 1074, 1075, 1079, 1081.
蒿属 *Artemisia* sp. (菊科) 222, 613, 768, 1062.
蒿属 *Artemisia* spp. (菊科) 1064.
好望角芦荟 *Aloe ferox* (百合科) 570, 571.
好望角罗汉松 *Podocarpus elongatu* (罗汉松科) 716.
诃子 *Terminalia chebula* (使君子科) 832, 1168, 1169, 1170, 1176.
禾叶风毛菊 *Saussurea graminea* (菊科) 653, 906.
何首乌 *Polygonum multiflorum* (蓼科) 78, 731, 951, 955.
和他草 *Waltheria americana* (梧桐科) 137.
河岸黄檀 *Dalbergia riparia* (豆科) 677.
河北杨 *Populus hopeiensis* (杨柳科) 849.
河套大黄 *Rheum hotaoense* (蓼科) 832.
核果木属 *Drypetes molunduana Drypetes molunduana* (大戟科) 483.
荷花玉兰 *Magnolia grandiflora* (木兰科) 888, 906.
荷叶 *Nelumbo nucifera* (睡莲科) 2, 631.
褐花雪莲 *Saussurea phaeantha* (菊科) 906.
褐绿白坚木 *Aspidosperma olivaceum* (夹竹桃科) 49.
褐色钟花树 *Tabebuia avellanedae* (夹竹桃科) 141, 144, 145, 146, 147, 828, 829, 830, 836, 837, 838, 855.
赫尔梯山马茶 *Tabernaemontana holstii* (夹竹桃科) 60.
鹤虱风 *Daucus carota* (伞形科) 821.
黑白坚木* *Aspidosperma nigricans* (夹竹桃科) 49.
黑百合 *Fritillaria camtschatcensis* (百合科) 85.
黑柴胡 *Bupleurum smithii* (伞形科) 509, 510.
黑大豆 *Glycine max* (豆科) 124, 514, 515, 516, 517, 518, 519, 520, 670, 671, 731, 852.
黑胡桃 *Juglans nigra* (胡桃科) 903.
黑昆布 *Ecklonia kurome* (翅藻科) 1181, 1182.
黑蔓(东北雷公藤) *Tripterygium regelii* (卫矛科) 526.
黑木金合欢 *Acacia melanoxylon* (豆科) 631, 1007.
黑忍冬 *Lonicera nigra* (忍冬科) 505.
黑水缬草 *Valeriana amurensis* (败酱科) 590.
黑种草 *Nigella damascena* (毛茛科) 825.
黑紫梨果寄生* *Scurrura atropurpurea* (桑寄生科) 650, 653, 679, 680, 683, 737, 738.
横根费菜 *Sedum kamtschaticum* (景天科) 630, 1050.
衡州乌药 *Cocculus laurifolius* (防己科) 10.
红背山麻杆 *Alchornea trewioides* (大戟科) 1174.
红柴胡(狭叶柴胡) *Bupleurum scorzonerifolium* (伞形科) 292, 510, 596, 602, 1027, 1106, 1109, 1122.
红车轴草 *Trifolium pratense* (豆科) 670.
红根草 *Salvia prionitis* (唇形科) 332, 334, 337, 338.
红海椒 *Capsicum annuum* (茄科) 76, 77, 78, 1110.
红厚壳属 *Calophyllum* sp. (藤黄科) 932.
红花 *Carthamus tinctorius* (菊科) 115, 565, 635, 642, 653, 699, 728, 731, 737, 748, 750.
红花除虫菊 *Chrysanthemum coccineum* (菊科) 205.
红花龙胆 *Gentiana rhodantha* (龙胆科) 151, 153.
红花鹿蹄草 *Pyrola incarnata* (鹿蹄草科) 545, 981.
红花五味子 Z1572 *Schisandra rubriflora* (五味子科) 1143, 1150.
红桦皮 *Betula platyphylla* (桦木科) 483.
红茴香 *Illicium henryi* (八角科) 804.
红剪秋罗 *Lychnis dioica* (石竹科) 405.
红筷子 *Chamaenerion angustifolium* [Syn. *Epilobium angustifolium*] (柳叶菜科) 505, 631, 650, 656, 832.
红栎 *Quercus rubra* (壳斗科) 1172.

红麻 *Apocynum lancifolium* (夹竹桃科) 642.
红毛七 *Leontice robustum* (小檗科) 1065.
红毛五加皮 *Acanthopanax giraldii* [Syn. *Acanthopanax giraldii* var. *inermis*; *Eleutherococcus giraldii*] (五加科) 115, 499, 906.
红母鸡草 *Desmodium gangeticum* (豆科) 844.
红楠皮 *Machilus thunbergii* (樟科) 679, 1061, 1114.
红娘子 *Huechys sanguinea* (蝉科) 160.
红七叶树 *Aesculus carnea* (七叶树科) 680.
红球姜 *Zingiber zerumbet* (姜科) 208, 209, 210.
红松 *Pinus koraiensis* (松科) 306.
红纹马先蒿 *Pedicularis striata* (玄参科) 895.
红缘层孔菌 *Fomitopsis pinicola* [Syn. *Fomes pinicola*; *Polyporus pinicola*] (多孔菌科) 417, 418, 419, 420, 421, 422, 423.
红直獐牙菜 *Swertia erythrosticta* (龙胆科) 151, 153.
猴头菌 *Hericium erinaceus* [Syn. *Hydnum erinaceus*] (齿菌科) 1030.
厚朴 *Magnolia officinalis* (木兰科) 157, 159, 174, 176, 216, 888, 903, 1092, 1156.
厚叶钩藤* *Uncaria callophylla* (茜草科) 54, 56.
厚叶岩白菜 *Bergenia crassifolia* (虎耳草科) 817.
胡葱 *Allium ascalonicum* (百合科) 691.
胡黄连 *Picrorhiza kurrooa* (玄参科) 149, 150.
胡椒属 *Piper chaba* (胡椒科) 81.
胡卢巴 *Trigonella foenum-graecum* (豆科) 94, 126, 613, 832, 1061, 1148.
胡麻叶 *Sesamum indicum* (胡麻科) 597.
胡荽子(芫荽子) *Coriandrum sativum* (伞形科) 156, 157, 166.
胡桃仁 *Juglans regia* (胡桃科) 114, 115, 1167, 1175.
胡桃叶 *Juglans regia* (胡桃科) 832.
胡桃属 *Juglans* spp. (胡桃科) 631, 1175.
湖北栝楼 *Trichosanthes hupehensis* (葫芦科) 524.
湖北山麦冬 *Liriope spicata* var. *prolifera* (百合科) 115.
湖北山楂 *Crataegus hupehensis* (蔷薇科) 545, 631, 653.
湖北十大功劳 *Mahonia confusa* (小檗科) 12.
葫芦七 *Ligularia fischeri* (菊科) 290.
葫芦七变种* *Ligularia fischeri* var. *spiciformis* (菊科) 290.
槲寄生 *Viscum coloratum* (桑寄生科) 324, 505.
槲寄生属 *Viscum* sp. (桑寄生科) 904.
蝴蝶花 *Iris japonica* (鸢尾科) 546.
蝴蝶花豆 *Clitoria ternatea* (豆科) 115.
虎耳草 *Saxifraga stolonifera* (虎耳草科) 817.
虎杖 *Polygonum cuspidatum* (蓼科) 574, 582, 642, 650, 679, 832, 951, 955.
虎杖叶 *Polygonum cuspidatum* (蓼科) 631, 650, 653.
互生红景天(对叶红景天) *Rhodiola subopposita* (景天科) 848.
互生叶白千层 *Melaleuca alternifolia* (桃金娘科) 159.
花白蜡树 *Fraxinus ornus* (木犀科) 1050, 1051.
花椒 *Zanthoxylum bungeanum* (芸香科) 30, 155, 159, 876.
花椒根 *Zanthoxylum bungeanum* (芸香科) 30.
华茶藨 *Ribes fasciculatum* var. *chinense* (虎耳草科) 113, 482, 626, 679, 684, 839, 873, 894, 1157.
华东蓝刺头 *Echinops grijsii* (菊科) 157, 731, 737, 748.
华钩藤 *Uncaria sinensis* (茜草科) 44, 55, 57, 58, 59, 862, 1061.
华南功劳木(日本十大功劳) *Mahonia japonica* (小檗科) 3, 12.
华南猕猴桃 *Actinidia glaucophylla* (猕猴桃科) 862.
华南忍冬(山银花) *Lonicera confusa* (忍冬科) 767.
华桑 *Morus cathayana* (桑科) 665.
华中五味子 *Schisandra sphenanthera* (五味子科) 1143, 1148, 1149, 1150.
化香树叶 *Platycarya strobilacea* (胡桃科) 832.
化州柚(化橘红,毛橘红) *Citrus grandis* var. *tomentosa* (芸香科) 576, 599, 613, 614.
桦木属 *Betula* spp. (桦木科) 631, 654.
淮通 *Aristolochia moupinensis* (马兜铃科) 78, 123, 731.
槐 *Sophora japonica* (豆科) 642, 653, 670, 676.
槐角 *Sophora japonica* (豆科) 642, 653, 670, 676.
槐属 *Sophora* sp. (豆科) 579.
环节松萝 *Usnea diffracta* (松萝科) 1015.
荒野独行菜 *Lepidium campestre* (十字花科) 734.
黄柏(黄檗) *Phellodendron amurense* (芸香科) 12, 475, 622, 731.
黄扁柏 *Chamaecyparis nootkatensis* (柏科) 292.
黄蝉 *Allemanda neriifolia* (夹竹桃科) 1098.
黄菖蒲(黄鸢尾) *Iris pseudacorus* (鸢尾科) 784.
黄甘草 *Glycyrrhiza kansuensis* (豆科) 494, 495, 579, 692, 694, 731.
黄根姜黄* *Curcuma xanthorrhiza* (姜科) 969, 973.
黄果茄 *Solanum xanthocarpum* (茄科) 1050.
黄海棠 *Hypericum ascyron* (藤黄科) 631, 635, 642, 653.
黄蒿 *Artemisia scoparia* [Syn. *Artemisia capillaris* var. *scoparia*] (菊科) 174, 175, 653, 746, 767, 850, 861, 877, 1060, 1061.
黄褐毛忍冬 *Lonicera fulvotomentosa* (忍冬科) 499, 590, 767, 862.
黄花败酱 *Patrinia scabiosaefolia* (败酱科) 499, 505, 1061.
黄花草 *Cleome viscosa* (白花菜科) 1053.
黄花儿柳 *Salix caprea* (杨柳科) 679.
黄花蒿 *Artemisia annua* (菊科) 155, 157, 166, 167, 168, 174, 175, 292, 581, 582, 583, 590, 635, 642, 643, 651, 653, 731, 850, 1060, 1061, 1062.
黄花夹竹桃 *Thevetia neriifolia* [Syn. *Thevetia peruviana*] (夹竹桃科) 482.
黄花木 *Piptanthus nepalensis* (豆科) 670, 676.
黄花稔 *Sida acuta* (锦葵科) 78, 1061, 1092.

黄花鼠尾草 *Salvia flava* (唇形科) 332, 334, 337, 338.
黄花仔 *Sida cordifolia* (锦葵科) 38, 39, 844.
黄金树 *Catalpa speciosa* (紫葳科) 139.
黄槿 *Hibiscus tiliaceus* (锦葵科) 987.
黄荆根 *Vitex negundo* (马鞭草科) 1121, 1140.
黄连 *Coptis chinensis* (毛茛科) 12, 474, 475.
黄练芽 *Pistacia chinensis* (漆树科) 628, 658, 659, 832.
黄龙胆 *Gentiana lutea* (龙胆科) 151, 481, 531.
黄栌 *Cotinus coggygria* (漆树科) 715, 832.
黄栌枝叶 *Cotinus coggygria* var. *cinerea* (漆树科) 832.
黄栌属 *Cotinus* sp. (漆树科) 715, 1176.
黄缅桂(黄兰) *Michelia champaca* (木兰科) 202, 203.
黄牛木(黄牛茶) *Cratoxylum cochinchinense* (藤黄科) 934.
黄皮树 *Phellodendron chinense* (芸香科) 12.
黄芪(膜荚黄芪) *Astragalus membranaceus* (豆科) 114, 115, 430, 431, 432, 433, 434, 435, 436, 437, 635, 642, 731, 748.
黄杞 *Engelhardia roxburghiana* (胡桃科) 505, 731.
黄芩 *Scutellaria baicalensis* (唇形科) 577, 578, 580, 587, 596, 600, 602, 603, 605, 731, 748.
黄三七 *Souliea vaginata* (毛茛科) 439, 882.
黄蜀葵花 *Abelmoschus manihot* (锦葵科) 631, 639, 642.
黄檀属 *Dalbergia* sp. (豆科) 678.
黄檀属 *Dalbergia* spp. (豆科) 612.
黄菀 *Senecio nemorensis* (菊科) 41.
黄薇 *Heimia myrtifolia* (菊科) 71.
黄乌头* *Aconitum anthora* (毛茛科) 110.
黄羽扇豆 *Lupinus luteus* (豆科) 670.
蝗虫 *Romalea microptera* 847.
灰白独活* *Heracleum canescens* (伞形科) 1073.
灰苞蒿 *Artemisia roxbugiana* (菊科) 531.
灰胡桃 *Juglans cinerea* (胡桃科) 870.
灰绿延胡索(灰绿黄堇) *Corydalis adunca* (罂粟科) 12, 13.
回回豆(鹰嘴豆) *Cicer arietinum* (豆科) 612, 691, 1056.
回回苏 *Perilla frutescens* var. *crispa* (唇形科) 731.
回回苏梗 *Perilla frutescens* var. *crispa* (唇形科) 157, 158, 174, 887, 893.
茴芹 *Pimpinella anisum* (伞形科) 860.
茴芹属 *Pimpinella* sp. (伞形科) 1064.
茴香 *Foeniculum vulgare* (伞形科) 156, 157, 852, 860, 865, 876, 1064.
茴香茎叶 *Foeniculum vulgare* (伞形科) 833, 852.
喙果绞股蓝 *Gynostemma yixingense* (葫芦科) 454.
火麻仁 *Cannabis sativa* (桑科) 78.
火焰花 *Phlogacanthus curviflorus* (爵床科) 481, 731, 1092.
藿香 *Agastache rugosus* (唇形科) 157, 174, 175, 505, 569, 731, 860, 876.

J

鸡冠子 *Celosia cristada* (苋科) 413, 737, 738, 750.
鸡毛松 *Podocarpus imbricatus* (罗汉松科) 346.
鸡屎藤 *Paederia scandens* (茜草科) 817.
鸡屎藤果 *Paederia scandens* (茜草科) 505.
鸡嗉子 *Cornus capitata* [Syn. *Dendrobenthamia capitata*] (山茱萸科) 929.
鸡娃草 *Plumbagella micrantha* (白花丹科) 988.
鸡眼草 *Kummerowia striata* (豆科) 574, 575, 590, 591, 635, 649.
鸡子白 *Gallus gallus domesticus* (雉科) 816.
鸡子黄 *Gallus gallus domesticus* (雉科) 816.
鸡子木 *Sinoadina racemosa* [Syn. *Adina racemosa*] (茜草科) 631, 635, 642, 653, 767.
姬蕨 *Hypolepis punctata* [Syn. *Polypodium punctatum*] (碗蕨科) 286.
积雪草 *Centella asiatica* (伞形科) 533, 534, 540, 541.
及己 *Chloranthus serratus* (金粟兰科) 193.
吉氏红景天(寒地红景天*) *Rhodiola algida* (景天科) 848.
极宽刺桐* *Erythrina latissima* (豆科) 670.
极香蓍草* *Achillea fragrantissima* (菊科) 583.
急性子 *Impatiens balsamina* (凤仙花科) 852.
棘旋花* *Convolvulus erinaceus* (旋花科) 40.
棘云实 *Caesalpinia echinata* (豆科) 1021.
蒺藜苗 *Tribulus terrestris* (蒺藜科) 653.
戟叶鼠尾草 *Salvia bulleyana* (唇形科) 332, 334, 337, 338.
荠菜 *Capsella bursa-pastoris* (十字花科) 584, 607, 658, 790
荠菜子 *Capsella bursa-pastoris* (十字花科) 584
蓟罂粟 *Argemone mexicana* (罂粟科) 12, 643.
檵木 *Loropetalum chinense* (金缕梅科) 767, 832.
加拿大报春* *Primula mistassinica* (报春花科) 598.
加拿大苍耳 *Xanthium canadense* (菊科) 218.
加拿大细辛 *Asarum canadense* (马兜铃科) 123.
加那利美登木 *Maytenus canariensis* (卫矛科) 528, 529.
加杨 *Populus canadensis* (杨柳科) 580, 849.
加州七叶树 *Aesculus californica* (七叶树科) 680.
加州山松 *Pinus monticola* (松科) 580.
夹竹桃科多种植物 family Apocynaceae spp. (夹竹桃科) 61, 635.
家独行菜 *Lepidium sativum* (十字花科) 83.
家麻树 *Sterculia foetida* (梧桐科) 562.
嘉兰 *Gloriosa superba* (百合科) 83.
假单胞菌洋槐* *Robinia pseudomonas* (豆科) 652.
假灰色九里香婆婆纳* *Veronica thymoides* ssp. *pseudocinerea*

Veronica thymoides ssp. *pseudocinerea* (玄参科) 582, 1092.
假荆芥 *Nepeta cataria* (唇形科) 877.
假连翘 *Duranta repens* (马鞭草科) 1060.
假马鞭 *Stachytarpheta jamaicensis* (马鞭草科) 767.
假马齿苋(白花猪母菜) *Bacopa monniera* (玄参科) 574, 590, 896, 897.
假山胡椒 *Parabenzoin trilobum* 1123.
假紫草 *Arnebia guttata* (紫草科) 979, 990.
尖白坚木* *Aspidosperma cuspa* (夹竹桃科) 50.
尖叶梣 *Fraxinus szaboana* [Syn. *Fraxinus chinensis* var. *acuminata*] (木犀科) 1050, 1051, 1061.
尖叶番泻叶 *Cassia acutifolia* (豆科) 635.
尖紫苏 *Perilla frutescens* var. *acuta* [Syn. *Perilla frutescens* var. *purpurascens*] (唇形科) 158.
尖紫苏叶 *Perilla frutescens* var. *acuta* [Syn. *Perilla frutescens* var. *purpurascens*] (唇形科) 157, 158, 174, 175, 579, 731, 862, 877, 887, 893.
柬埔寨古柯* *Erythroxylum cambodianum* (古柯科) 653, 679, 680.
剪秋罗毛蕊花 *Verbascum lychnites* (玄参科) 139, 569.
渐尖澳杨 *Homalanthus acuminatus* (大戟科) 408.
渐尖木兰 *Magnolia acuminata* (木兰科) 1138, 1152.
箭杆杨 *Populus nigra* var. *thevestina* (杨柳科) 849.
箭叶橐吾根 *Ligularia sagitta* (菊科) 481, 545, 731.
箭叶淫羊藿 *Epimedium sagittatum* (小檗科) 573, 585, 642, 737.
江孜沙棘 *Hippophae rhamnoides* subsp. *gyantsensis* (胡颓子科) 653.
姜黄 *Curcuma longa* (姜科) 182, 183, 186, 187, 972, 973.
豇豆属 *Vigna* sp. (豆科) 652.
降真香(降香) *Dalbergia odorifera* (豆科) 612.
酱 *Glycine max* (豆科) 124, 803.
交让木 *Daphniphyllum macropodum* (虎皮楠科) 140.
胶豨莶 *Siegesbeckia gummifer* (菊科) 391.
蕉柑 *Citrus tankan* (芸香科) 594, 599, 607.
蕉柑皮 *Citrus tankan* (芸香科) 594, 607.
角茴香属 *Hypecoum* sp. (罂粟科) 78.
角柱花(兰雪花) *Ceratostigma plumbaginoides* (白花丹科) 988.
绞股蓝 *Gynostemma pentaphyllum* (葫芦科) 454, 456, 653, 749.
脚骨脆属 *Casearia guianensis* (大风子科) 310, 311, 312, 313.
桔梗 *Platycodon grandiflorum* (桔梗科) 507.
芥子 *Brassica juncea* (十字花科) 790.
金草 *Hedyotis acutangula* (茜草科) 563.
金沸草 *Inula japonica* (菊科) 218, 590.
金粉蕨 *Onychium siliculosum* (中国蕨科) 286.
金粉蕨属 *Onychium auratum* (中国蕨科) 286.
金柑 *Fortunella japonica* (芸香科) 594.
金合欢属 *Acacia* spp. (豆科) 844.
金花猕猴桃 *Actinidia chrysantha* (猕猴桃科) 862.
金花小檗 *Berberis wilsonae* (小檗科) 12.
金鸡勒 *Cinchona ledgeriana* (茜草科) 993.
金鸡纳属 *Cinchona* spp. (茜草科) 767.
金橘叶 *Fortunella margarita* (芸香科) 594.
金链花猪屎豆 *Crotalaria laburnifolia* (豆科) 42.
金毛狗(狗脊) *Cibotium barometz* [Syn. *Polypodium barometz*] (蚌壳蕨科) 286, 862.
金钱苦叶草 *Chrysosplenium grayanum* (虎耳草科) 624.
金钱蒲 *Acorus gramineus* (天南星科) 840.
金雀根 *Caragana sinica* (豆科) 957.
金刷把 *Cladonia fallax* (石蕊科) 1015.
金丝马尾连 *Thalictrum glandulosissimum* (毛茛科) 3, 12.
金丝梅 *Hypericum patulum* (藤黄科) 631, 642, 653.
金丝桃属 *Hypericum* spp. (藤黄科) 767.
金粟兰 *Chloranthus spicatus* (金粟兰科) 193.
金线草 *Glechoma longituba* (唇形科) 158.
金银花(忍冬) *Lonicera japonica* (忍冬科) 154, 174, 500, 581, 589, 590, 731, 767, 862, 877.
金樱子 *Rosa laevigata* (蔷薇科) 536.
金鱼 *Carassius auratus* (鲤科) 633.
金钟花 *Forsythia viridissima* (木犀科) 859.
锦鸡儿 *Caragana chamlagu* (豆科) 958.
近戟泽兰 *Eupatorium subhastatum* (菊科) 605.
近琴状巴豆 *Croton sublyratus* (大戟科) 315, 316, 317, 318.
近无柄金丝桃 *Hypericum subsessile* (藤黄科) 631, 642.
京梨猕猴桃 *Actinidia callosa* var. *henryi* (猕猴桃科) 862.
京尼平(格尼木) *Genipa americana* (茜草科) 142.
荆芥 *Schizonepeta tenuifolia* [Syn. *Nepeta tenuifolia*] (唇形科) 157, 174, 175, 582, 590, 606, 607.
旌节花 *Stachyurus praecox* (旌节花科) 1175.
九节茶(肿节风) *Sarcandra glabra* [Syn. *Chloranthus glaber*] (金粟兰科) 751.
九里香 *Murraya paniculata* [Syn. *Chalcas paniculata*] (芸香科) 30, 157, 174, 175, 176, 599, 877, 1061, 1062, 1074.
韭菜 *Allium tuberosum* (百合科) 115.
菊蒿 *Tanacetum vulgare* (菊科) 654.
菊蒿属 *Tanacetum* sp. (菊科) 222.
菊花 *Chrysanthemum morifolium* [Syn. *Dendranthema morifolium*] (菊科) 114, 569, 575, 582, 589, 590, 767.
菊苣 *Cichorium intybus* (菊科) 531, 1050, 1051.
菊科多种植物 family Asteraceae spp. (菊科) 277, 590.
菊芋 *Helianthus tuberosus* (菊科) 833.
橘皮(陈皮) *Citrus reticulata* (芸香科) 154, 157, 174, 474, 594, 599, 607, 614, 731.

橘色毛蕊花* *Verbascum phlomoides* (玄参科) 566.
枸橼 *Citrus medica* (芸香科) 157, 475, 607, 751, 1052.
枸橼叶 *Citrus medica* (芸香科) 1052.
蒟酱叶 *Piper betle* (胡椒科) 154, 877, 878.
巨桉 *Eucalyptus grandis* (桃金娘科) 833.
巨杉 *Sequoia gigantea* (杉科) 405.
具蜜金合欢 *Acacia mellifera* (豆科) 480, 481.
具蜜鼠尾草 *Salvia mellifera* (唇形科) 325.
锯齿桑* *Morus serrata* (桑科) 638.
聚果榕 *Ficus racemosa* (桑科) 930.
聚花石斛* *Dendrobium thyrsiflorum* (兰科) 1060.
卷柏 *Selaginella tamariscina* (卷柏科) 115, 574.
绢毛黄檀 *Dalbergia sericea* (豆科) 691.
绢毛蔷薇 *Rosa sericea* (蔷薇科) 536.
爵床 *Rostellularia procumbens* [Syn. *Justicia procumbens*] (爵床科) 1108, 1141.
爵床属 *Justicia hyssopifolia* (爵床科) 1135.
君迁子 *Diospyros lotus* (柿科) 481.

K

卡拉巴丹参 *Salvia karabachensis* (唇形科) 337.
卡瓦胡椒 *Piper methysticum* (胡椒科) 795.
卡朱巴豆 *Croton cajucara* (大戟科) 314.
开口箭 *Tupistra chinensis* (百合科) 731, 852, 856.
柯属 *Lithocarpus* sp. (壳斗科) 563.
可可 *Theobroma cacao* (梧桐科) 681, 685, 767, 1179, 1180.
克什米尔翠雀 *Delphinium cashmerianum* (毛茛科) 105.
克氏蒿* *Artemisia klotzschiana* (菊科) 877.
孔石莼 *Ulva pertusa* (石莼科) 864, 877.
枯苞 *Sauromatum guttatum* (天南星科) 850.
苦参 *Sophora flavescens* [Syn. *Sophora angustfolia*] (豆科) 68, 69, 70, 588, 595, 609, 610, 611, 619, 660, 661, 662, 663, 664, 693, 701.
苦地胆 *Elephantopus scaber* (菊科) 481, 482.
苦豆根 *Sophora alopecuroides* (豆科) 70.
苦豆子 *Sophora alopecuroides* (豆科) 66, 68, 69, 70.
苦蒿 *Conyza blinii* (菊科) 642, 751, 862.
苦荞麦 *Fagopyrum tataricum* (蓼科) 653.
苦檀子 *Millettia pachycarpa* (豆科) 673.
苦味堆心菊 *Helenium amarum* (菊科) 272.
苦蘵 *Physalis angulata* (茄科) 726.
库若龙胆* *Gentiana kuroo* (龙胆科) 1060.
库松木属 *Cussonia bancoensis* (五加科) 532, 537, 539, 545.
块茎糙苏 *Phlomis tuberosa* (唇形科) 862.
块茎葛* *Pueraria tuberosa* (豆科) 1048.
块茎马兜铃 *Aristolochia tuberosa* (马兜铃科) 123.
宽苞十大功劳 *Mahonia eurybracteata* (小檗科) 12.
宽木属 *Eurycoma* sp. (省沽油科) 478, 479.
宽叶千里光 *Senecio platyphyllus* (菊科) 43.
宽叶羌活 *Notopterygium forbesii* [Syn. *Notopterygium franchetii*] (伞形科) 157, 159, 174, 175, 1075, 1076.
宽叶香蒲 *Typha latifolia* (香蒲科) 642, 730, 747, 751.
款冬花 *Tussilago farfara* (菊科) 631, 653, 832.
昆明鸡血藤 *Millettia dielsiana* (豆科) 730.
昆明山海棠 *Tripterygium hypoglaucum* (卫矛科) 100, 340, 342, 483, 521, 679, 682, 686.
阔苞菊属 *Baccharis* spp. (菊科) 767.
阔叶猕猴桃(多花猕猴桃) *Actinidia latifolia* (猕猴桃科) 862.
阔叶欧女贞 *Phillyrea latifolia* (木犀科) 848, 906, 1125.
阔叶缬草 *Valeriana officinalis* var. *latifolia* (败酱科) 156, 157, 174, 175.

L

喇叭粉石蕊 *Cladonia chlorophaea* (石蕊科) 814.
蜡烛果 *Aegiceras corniculatum* (紫金牛科) 780.
辣薄荷 *Mentha piperita* (唇形科) 887.
辣根 *Armoracia lapathifolia* (十字花科) 790.
辣椒 *Capsicum frutescens* (茄科) 76, 85.
莱菔 *Raphanus sativus* (十字花科) 833.
莱菔子 *Raphanus sativus* (十字花科) 977.
莱克巴豆 *Croton lechleri* (大戟科) 1065.
兰屿白芨 *Bletilla formosana* (兰科) 574, 635, 970, 1000, 1001.
兰屿落叶榕 *Ficus ruficaulis* var. *antaoensis* (桑科) 653, 1072.
蓝盆花属 *Scabiosa* spp. (川续断科) 767.
蓝蓆朴 *Sambucus sieboldiana* (忍冬科) 1092.
狼毒 *Stellera chamaejasme* (瑞香科) 717, 1056, 1064.
狼毒大戟 *Euphorbia fischeriana* (大戟科) 408.
狼杷草 *Bidens tripartita* (菊科) 574, 590, 642, 1050.
莨菪子(天仙子) *Hyoscyamus niger* (茄科) 40, 47, 78, 653, 731, 738, 748, 750, 773, 856, 1053.
老鹳草 *Geranium wilfordii* (牻牛儿苗科) 631.
老鹳草属 *Geranium* sp. (牻牛儿苗科) 1171.
老鼠簕 *Acanthus ilicifolius* (爵床科) 574, 642.
老鸦柿 *Diospyros rhombifolia* (柿科) 653.
雷公藤 *Tripterygium wilfordii* (卫矛科) 95, 96, 97, 98, 99, 100, 202, 233, 234, 235, 236, 240, 323, 339, 340, 341, 342, 521, 526, 594.
肋果沙棘(黑刺) *Hippophae neurocarpa* (胡颓子科) 653.
类叶升麻 *Cimicifuga asiatica* (毛茛科) 882.
棱核槲寄生 *Viscum angulatum* (桑寄生科) 613.

冷饭团 *Kadsura coccinea* [Syn. *Kadsura chenensis*; *Kadsura hainanensis*] (五味子科) 1142.
冷杉属 *Abies* sp. (松科) 176, 869.
梨叶 *Pyrus bretschneideri* (蔷薇科) 817.
漓江前胡 *Peucedanum govanianum* var. *bicolo* (伞形科) 642.
黎檬 *Citrus limonia* (芸香科) 1050.
黎檬根 *Citrus limonia* (芸香科) 833.
黎檬皮 *Citrus limonia* (芸香科) 607, 731.
黎檬叶 *Citrus limonia* (芸香科) 833.
藜 *Chenopodium album* (藜科) 78.
藜芦 *Veratrum nigrum* (百合科) 83.
李属 *Prunus* sp. (蔷薇科) 670.
鲤鱼 *Cyprinus carpio* (鲤科) 117.
丽江柴胡 *Bupleurum rockii* (伞形科) 509.
丽江黄芩 *Scutellaria likiangensis* (唇形科) 577, 596, 602.
丽江乌头 *Aconitum forrestii* [Syn. *Aconitum likiangense*] (毛茛科) 109.
利奇槐 *Sophora leachiana* (豆科) 957.
栎属 *Quercus* sp. (壳斗科) 870, 903.
栎属 *Quercus* spp. (壳斗科) 1175.
栗色鼠尾草 *Salvia castanea* (唇形科) 332, 334, 337, 338.
㑊木 *Lyonia ovalifolia* (杜鹃花科) 411, 412, 605, 657.
痢止蒿 *Ajuga forrestii* (唇形科) 569.
连钱草(活血丹) *Glechoma lungituba* (唇形科) 545.
连翘 *Forsythia suspensa* (木犀科) 157, 159, 166, 174, 175, 176, 505, 545, 603, 879, 880, 1060, 1125, 1126.
连翘属 *Forsythia* sp. (木犀科) 859.
莲叶桐 *Hernandia sonora* [Syn. *Hernandia ovigera*] (莲叶桐科) 735, 736, 773.
莲子 *Nelumbo nucifera* (睡莲科) 2.
廉姜 *Alpinia chinensis* (姜科) 633.
镰孢霉属 *Fusarium tricinctum* 299.
镰形黄芪* *Astragalus falcatus* (豆科) 652.
楝叶吴茱萸 *Evodia meliifolia* (芸香科) 475.
凉山杜鹃 *Rhododendron huianum* (杜鹃花科) 635, 642.
辽东楤木 *Aralia elata* (五加科) 505, 508.
辽藁本 *Ligusticum jeholense* (伞形科) 893.
辽宁山楂 *Crataegus sanguinea* (蔷薇科) 631, 653.
辽细辛 *Asarum heterotropoides* var. *mandshuricum* (马兜铃科) 123, 155, 157, 174, 876, 878, 893.
疗伤绒毛花 *Anthyllis vulneraria* (豆科) 628.
蓼科多种植物 family Polygonaceae spp. (蓼科) 631.
蓼蓝果 *Polygonum tinctorium* (蓼科) 37.
蓼属 *Polygonum* sp. *Polygonum* sp. (蓼科) 653.
了哥王根 *Wikstroemia indica* (瑞香科) 262, 620, 621.
列当 *Orobanche coerulescens* (列当科) 859.
烈味裂榄 *Bursera graveolens* (橄榄科) 481.
林背子 *Toxicodendron succedaneum* [Syn. *Rhus succedanea*] (漆树科) 576, 628, 658.
林地蒿* *Artemisia sylvatica* (菊科) 191, 249, 250, 251, 258, 259, 260, 264, 806.
林生玄参 *Scrophularia nodosa* (玄参科) 143, 584, 865.
林石蚕 *Teucrium scorodonia* (唇形科) 887.
鳞片玄参* *Scrophularia lepidota* (玄参科) 138.
灵芝(赤芝) *Ganoderma lucidum* (多孔菌科) 115, 424, 425.
岭南杜鹃 *Rhododendron mariae* (杜鹃花科) 642, 650.
岭南槐树 *Sophora tomentosa* (豆科) 691.
铃兰 *Convallaria keiskei* [Syn. *Convallaria majalis*] (百合科) 631, 680.
流苏石斛 *Dendrobium fimbriatum* var. *oculatum* (兰科) 731.
硫球蛇根草 *Ophiorrhiza liukiuensis* (茜草科) 545, 631, 731, 767, 1061.
瘤状单叶芸香 *Ruta tuberculata* [Syn. *Haplophyllum tuberculatum*] (芸香科) 1141.
柳白皮 *Salix babylonica* (杨柳科) 849.
柳穿鱼 *Linaria vulgaris* (玄参科) 906, 1112.
柳杉 *Cryptomeria fortunei* (杉科) 216, 322, 346.
柳叶菜属 *Epilobium* sp. (柳叶菜科) 1176.
柳叶梣(宿柱白蜡树) *Fraxinus stylosa* (木犀科) 906, 1050, 1051.
柳叶木兰 *Magnolia salicifolia* (木兰科) 860, 1160.
柳枝 *Salix babylonica* (杨柳科) 849.
柳属 *Salix* sp. (杨柳科) 582, 849.
六角莲 *Dysosma pleiantha* [Syn. *Podophyllum pleianthum*] (小檗科) 1128.
龙胆 *Gentiana scabra* (龙胆科) 94, 151, 153.
龙胆属 *Gentiana* sp. (龙胆科) 833.
龙葵 *Solanum nigrum* (茄科) 85.
龙脑膏香 *Dryobalanops aromatica* (龙脑香科) 483.
龙吐珠 *Clerodendrum thomsonae* (马鞭草科) 138.
龙须藤 *Bauhinia championii* (豆科) 599.
龙血树 *Dracaena draco* (百合科) 691, 731.
龙芽草 *Agrimonia pilosa* (蔷薇科) 631, 1165.
龙眼独活 *Aralia fargesii* (五加科) 1050, 1060, 1061, 1064.
龙眼叶 *Euphoria longan* [Syn. *Dimocarpus longan*] (无患子科) 650, 669, 1177.
露兜簕花 *Pandanus tectorius* (露兜树科) 156, 157.
卢氏冬凌草 *Isodon rubescens* var. *lushiensis* (唇形科) 597, 642.
庐山石韦 *Pyrrosia sheareri* (水龙骨科) 731, 767, 862, 933.
芦根 *Phragmites communis* (禾本科) 120.
芦荟(库拉索芦荟) *Aloe vera* [Syn. *Aloe barbadensis*] (百合科) 653, 748, 751.

陆地棉 *Gossypium hirsutum* [Syn. *Gossypium mexicanum*] (锦葵科) 649, 845.
陆均松属 *Dacrydium* sp. (罗汉松科) 718.
鹿草 *Rhaponticum carthamoides* (菊科) 574.
鹿角漆树 *Rhus typhina* (漆树科) 75, 832.
鹿茸 *Cervus nippon*; *Cervus elaphus* (鹿科) 116, 413.
鹿衔草 *Pyrola calliantha* [Syn. *Pyrola rotundifolia* ssp. *chinensis*] (鹿蹄草科) 631, 642, 817, 832, 981.
路边青 *Clerodendron cyrtophyllum* (马鞭草科) 625, 728.
路路通 *Liquidambar formosana* [Syn. *Liquidambar taiwaniana*] (金缕梅科) 1167.
驴豆 *Onobrychis viciifolia* (豆科) 691.
驴食草属 *Onobrychis* spp. (豆科) 612.
吕宋楸毛(粗糠柴) *Mallotus philippinensis* (大戟科) 696, 697, 698.
绿背桂花(东方绿白) *Excoecaria cochinchinensis* var. *viridis* (大戟科) 832.
绿玉树 *Euphorbia tirucalli* (大戟科) 402, 404.
葎草 *Humulus japonicus* [Syn. *Humulus scandens*] (桑科) 582, 917.
罗布麻 *Apocynum venetum* (夹竹桃科) 631, 635, 642, 679.
罗勒 *Ocimum basilicum* (唇形科) 176, 812, 860, 877, 878.
罗勒属 *Ocimum* sp. (唇形科) 877.
罗伞树 *Ardisia quinquegona* (紫金牛科) 774.
萝芙木 *Rauvolfia verticillata* (夹竹桃科) 652.
萝芙木茎叶 *Rauvolfia verticillata* (夹竹桃科) 652.
萝芙木属 *Rauvolfia* spp. (夹竹桃科) 481.
裸穗豚草 *Ambrosia psilostachya* (菊科) 276.
络石藤 *Trachelospermum jasminoides* (夹竹桃科) 61, 576, 591, 1137.
骆驼蒿 *Peganum nigellastrum* (蒺藜科) 39.
骆驼蓬 *Peganum harmala* (蒺藜科) 39.
骆驼蓬子 *Peganum harmala* (蒺藜科) 39.
落地生根 *Bryophyllum pinnatum* (景天科) 531, 648.
落萼叶下珠 *Phyllanthus flexuosus* (大戟科) 481.
落花生 *Arachis hypogaea* (豆科) 565, 590, 669, 686, 951.
落叶松叶金丝桃* *Hypericum laricifolium* (藤黄科) 642, 862.
落叶松属 *Larix* sp. (松科) 869.

M

麻花 *Cannabis sativa* (桑科) 877.
麻花艽 *Gentiana straminea* (龙胆科) 94, 151.
麻黄(草麻黄) *Ephedra sinica* (麻黄科) 574, 635, 844.
麻柳叶 *Pterocarya stenoptera* (胡桃科) 850.
马鞭草 *Verbena officinalis* (马鞭草科) 115, 545.
马岛臭檀 *Evodia madagascariensis* (芸香科) 655.
马兜铃 *Aristolochia debilis* [Syn. *Aristolochia longa*] (马兜铃科) 75, 123.
马疯木 *Hippomane mancinella* (大戟科) 403, 931.
马桂花 *Embelia oblongifolia* (紫金牛科) 780.
马蓝根 *Baphicacanthus cusia* [Syn. *Strobilanthes cusia*] (爵床科) 37, 481, 859.
马蔺 *Iris pallasii* var. *chinensis* (鸢尾科) 784.
马蔺子 *Iris lactea* var. *chinensis* [Syn. *Iris pallasii* var. *chinensis*] (鸢尾科) 784.
马铃薯 *Solanum tuberosum* (茄科) 78, 1048.
马钱子 *Strychnos nux-vomica* (马钱科) 531, 767, 848.
马桑 *Coriaria sinica* [Syn. *Coriaria nepalensis*] (马桑科) 832.
马桑叶 *Coriaria sinica* [Syn. *Coriaria nepalensis*] (马桑科) 832.
马蹄叶 *Caltha palustris* (毛茛科) 499, 731, 805, 1061, 1064.
马尾连(多叶唐松草) *Thalictrum foliolosum* (毛茛科) 3, 8, 12.
马尾松叶 *Pinus massoniana* (松科) 174.
麦冬 *Ophiopogon japonicus* (百合科) 78, 115, 505.
麦角菌 *Claviceps purpurea* (麦角菌科) 52, 117.
麦芽(大麦芽) *Hordeum vulgare* (禾本科) 749.
鳗鲡鱼 *Anguilla japonica* (鳗鲡科) 117.
满山红(兴安杜鹃) *Rhododendron dauricum* (杜鹃花科) 195, 564, 631, 635, 642, 650, 659, 852, 1022, 1023, 1024, 1025, 1026, 1061.
曼陀罗子 *Datura metel* (茄科) 737, 738.
蔓荆子 *Vitex trifolia* (马鞭草科) 155, 731, 737, 738, 750, 845.
蔓性千斤拔(菲律宾千斤拔) *Flemingia philippinensis* [Syn. *Moghania philippinensis*] (豆科) 611.
蔓枝龙胆 *Gentiana leptoclada* (龙胆科) 151.
芒萁骨 *Dicranopteris pedata* [Syn. *Polypodium pedatum*; *Dicranopteris dichotoma*] (里白科) 650, 731.
杧果 *Mangifera indica* (漆树科) 628, 832, 933.
杧果树皮 *Mangifera indica* (漆树科) 482.
杧果叶 *Mangifera indica* (漆树科) 933.
牻牛儿苗 *Erodium stephanianum* (牻牛儿苗科) 642.
猫须草 *Clerodendranthus spicatus* (唇形科) 505, 545, 599.
猫眼草 *Euphorbia lunulata* (大戟科) 631, 635, 642, 650, 832, 1050.
毛八角枫 *Alangium kurzii* (八角枫科) 67.
毛白杨 *Populus tomentosa* (杨柳科) 580, 849.
毛草龙(水丁香) *Ludwigia octovalvis* (柳叶菜科) 505, 545.
毛刺锦鸡儿 *Caragana tibetica* (豆科) 950, 951.
毛地黄(紫花洋地黄) *Digitalis purpurea* (玄参科) 862, 900, 901, 902.
毛地黄鼠尾草(银紫丹参) *Salvia digitaloides* (唇形科) 332, 334,

337, 338.
毛茛 *Ranunculus japonicus* (毛茛科) 805.
毛茛科多种植物 family Ranunculaceae spp. (毛茛科) 635, 805.
毛梗豨莶 *Siegesbeckia orientalis* var. *glabrescens* [Syn. *Siegesbeckia glabrescens*] (菊科) 751.
毛钩藤 *Uncaria hirsuta* (茜草科) 54, 56, 631, 653.
毛果地锦 *Euphorbia chamaesyce* (大戟科) 525.
毛果杜鹃 *Rhododendron seniavinii* (杜鹃花科) 642.
毛果槭 *Acer nikoense* (槭科) 679, 680, 683, 856, 965, 966, 967, 968, 1054, 1055, 1061, 1170, 1171.
毛果算盘子 *Glochidion eriocarpum* (大戟科) 481.
毛果一枝黄花(新疆一枝黄花) *Solidago virgaurea* (菊科) 653.
毛杭子梢 *Campylotropis hirtella* (豆科) 669.
毛花猕猴桃 *Actinidia eriantha* (猕猴桃科) 862.
毛剪秋罗 *Lychnis coronaria* (石竹科) 565.
毛莲蒿 *Artemisia vestita* (菊科) 531, 597, 882.
毛脉蓼 *Pleuropterus ciliinervis* (蓼科) 951.
毛曼陀罗叶 *Datura innoxia* (茄科) 40, 612, 862.
毛曼陀罗子 *Datura innoxia* (茄科) 737, 738.
毛泡桐 *Paulownia tomentosa* (玄参科) 545, 859, 869, 904, 906.
毛蕊花 *Verbascum thapsus* (玄参科) 138.
毛山楂 *Crataegus maximowiczii* (蔷薇科) 631, 653.
毛束霉 半知菌 imperfect fungi *Trichurus terrophilus* (半知菌) 797, 798, 799, 800, 801, 802, 809, 810, 811.
毛仙茅* *Curculigo pilosa* (仙茅科) 824.
毛杨梅 *Myrica esculent* (杨梅科) 683.
毛叶藜芦 *Veratrum grandiflorum* (百合科) 951.
毛叶卫矛 *Euonymus sacrosancta* (菊科) 631.
毛獐牙菜 *Swertia pubescens* (龙胆科) 151, 153.
毛枝卷柏(布朗卷柏) *Selaginella braunii* (卷柏科) 718.
茅膏菜 *Drosera peltata* var. *lunata* (茅膏菜科) 988.
茅膏菜属 *Drosera* sp. (茅膏菜科) 117.
玫瑰花 *Rosa rugosa* (蔷薇科) 832, 877.
美登木属 *Maytenus* sp. (卫矛科) 529.
美观马先蒿 *Pedicularis decora* (玄参科) 895.
美国海墨菊 *Hymenoclea salsola* (菊科) 273.
美国夏腊梅 *Calycanthus floridus* (腊梅科) 812.
美国梓 *Catalpa bignonioides* (紫葳科) 139.
美花风毛菊 *Saussurea pulchella* (菊科) 653, 906.
美丽番红花 *Crocus speciosus* (鸢尾科) 566.
美丽特勒菊 *Telekia speciosa* (菊科) 218.
美丽藤黄* *Garcinia speciosa* (藤黄科) 680.
美商陆(垂序商陆) *Phytolacca americana* [Syn. *Phytolacca decandra*] (商陆科) 483, 505, 1158.
美味猕猴桃 *Actinidia deliciosa* (猕猴桃科) 862.
美洲金缕梅 *Hamamelis virginiana* (金缕梅科) 683, 1172.
美洲南蛇藤 *Celastrus scandens* (卫矛科) 526.
美洲三白草 *Saururus cernuus* (三白草科) 1132, 1138.
美洲野百合 *Crotalaria anagyroides* (豆科) 42.
蒙古黄芪 *Astragalus mongholicus* (豆科) 430, 431, 432, 433, 635, 731, 737, 1110.
蒙古栎 *Quercus mongolica* (壳斗科) 527.
蒙古山萝卜 *Scabiosa comosa* (川续断科) 753.
蒙桑 *Morus mongolica* (桑科) 592, 593.
孟宗竹 *Phyllostachys edulis* (禾本科) 1162.
迷迭香 *Rosmarinus officinalis* (唇形科) 531, 584, 887.
猕猴梨 *Actinidia arguta* (猕猴桃科) 679, 862.
猕猴桃 *Actinidia chinensis* (猕猴桃科) 862.
米孔丹属 *Miconia* sp. (野牡丹科) 846.
米仔兰属 *Aglaia ponapensis* (楝科) 903.
秘鲁钩藤* *Uncaria tomentosa* (茜草科) 54, 55, 56, 57, 58, 545, 680.
秘鲁香胶 *Myroxylon pereirae* (豆科) 865.
密花豆 *Spatholobus suberectus* (豆科) 730.
密花石斛 *Dendrobium densiflorum* (兰科) 1060, 1061.
密花树属 *Rapanea* sp. (紫金牛科) 780.
密花豚草 *Ambrosia confertiflora* (菊科) 222.
密花娃儿藤 *Tylophora crebriflora* (萝藦科) 45, 46.
密蒙花 *Buddleja officinalis* (马钱科) 569, 574, 590, 859.
蜜茱萸属 *Melicope* spp. (芸香科) 655.
绵毛钩藤* *Uncaria lanosa* (茜草科) 54, 55, 56, 57, 58, 59, 679.
绵毛马兜铃(寻骨风) *Aristolochia mollissima* (马兜铃科) 75, 123, 731.
绵藤 *Celastrus hypoleucus* (卫矛科) 634.
棉花 *Gossypium herbaceum* (锦葵科) 117, 850.
面头叶 *Kleinhovia hospita* (肉豆蔻科) 653.
明党参 *Changium smyrnioides* (伞形科) 751.
明显花柱长柱琉璃草* *Lindelofia stylosa* (紫草科) 887.
膜质脚骨脆* *Casearia membranacea* (大风子科) 78, 731, 856.
磨盘草 *Abutilon indicum* (锦葵科) 630.
魔杖花属 *Sparaxis* sp. (鸢尾科) 988.
没食子 *Quercus infectoria* (壳斗科) 832, 852, 1176.
没药 *Commiphora myrrha* [Syn. *Commiphora molmol*] (橄榄科) 156, 188, 864, 877.
母菊 *Matricaria chamomilla* [Syn. *Matricaria recutita*] (菊科) 243.
牡丹皮 *Paeonia moutan* [Syn. *Paeonia suffruticosa*] (毛茛科) 170, 832, 843, 1176.
木鳖子 *Momordica cochinchinensis* (葫芦科) 505.
木柴胡 *Bupleurum fruticescens* (伞形科) 1060.
木防己 *Cocculus trilobus* [Syn. *Cocculus sarmentosus*] (防己科) 6, 10.

木瓜 *Chaenomeles sinensis* (蔷薇科) 493, 505, 545.

木蝴蝶 *Oroxylum indicum* (紫葳科) 577, 578, 580.

木蝴蝶树皮 *Oroxylum indicum* (紫葳科) 578, 596.

木槿花 *Hibiscus syriacus* (锦葵科) 1053, 1054, 1055, 1058, 1061.

木槿皮 *Hibiscus syriacus* (锦葵科) 731, 746.

木槿子 *Hibiscus syriacus* (锦葵科) 565.

木橘 *Aegle marmelos* (芸香科) 1060, 1064.

木棉花 *Bombax malabaricum* [Syn. *Gossampinus malabarica*] (木棉科) 933.

木薯地上部分 *Manihot esculenta* (大戟科) 480, 563.

木天蓼 *Actinidia polygama* (猕猴桃科) 862.

木通 *Akebia quinata* (木通科) 505, 731.

木犀草科多种植物 family Resedaceae spp. (木犀草科) 590.

木香 *Saussurea lappa* [Syn. *Aucklandia lappa*] (菊科) 189, 218, 221, 222, 254, 268, 269, 270, 731, 737, 748, 906, 1135.

木贼 *Equisetum hiemale* (木贼科) 118, 635, 642, 751, 862.

木贼麻黄 *Ephedra equisetina* (麻黄科) 865.

牧地香豌豆 *Lathyrus pratensis* (豆科) 591.

苜蓿(紫苜蓿) *Medicago sativa* (豆科) 157, 751.

苜蓿属 *Medicago* spp. (豆科) 612.

N

内华依瓦菊 *Iva nevadensis* (菊科) 276.

内南五味子 *Kadsura interior* (五味子科) 1150.

纳氏西瓜* *Citrullus naudinianus* (葫芦科) 448.

奶桑 *Morus macroura* (桑科) 704, 705, 706, 707, 708, 709, 710, 711, 712, 713.

南川冠唇花 *Microtoena prainiana* (唇形科) 574, 590, 607, 1061.

南川升麻 *Cimicifuga nanchuanensis* (毛茛科) 882.

南丹参 *Salvia bowleyana* (唇形科) 332, 334, 337, 338.

南方菟丝子 *Cuscuta australis* (旋花科) 635, 642, 862.

南非钩麻 *Harpagophytum procumbens* (胡麻科) 143, 859, 862, 865.

南非樟桂* *Ocotea bullata* (樟科) 1159, 1161, 1164.

南瓜 *Cucurbita moschata* (葫芦科) 114.

南鹤虱 *Daucus carota* (伞形科) 157, 159, 174, 821, 840, 893, 1064.

南美槐属 *Myroxylon* spp. (豆科) 612.

南欧丹参 *Salvia sclarea* (唇形科) 338.

南蛇藤 *Celastrus orbiculatus* [Syn. *Celastrus articulatus*] (卫矛科) 680.

南蛇藤根 *Celastrus orbiculatus* [Syn. *Celastrus articulatus*] (卫矛科) 237, 238, 239, 387, 526.

南蛇藤果 *Celastrus orbiculatus* [Syn. *Celastrus articulatus*] (卫矛科) 226, 227, 228, 229, 231, 232.

南蛇藤叶 *Celastrus orbiculatus* [Syn. *Celastrus articulatus*] (卫矛科) 637.

南蛇藤属 *Celastrus stephanotifolius* (卫矛科) 387.

南酸枣(广枣) *Choerospondias axillaris* (漆树科) 832.

南投秋海棠 *Begonia nantoensis* (秋海棠科) 446, 447, 450.

尼泊尔老鹳草 *Geranium nepalense* (牻牛儿苗科) 634.

尼罗河柽柳* *Tamarix nilotica* (柽柳科) 832.

尼日利亚两蕊苏木 *Distemonanthus benthamianus* (豆科) 624, 640.

拟丹参 *Salvia sinica* (唇形科) 332, 334, 337, 338.

拟光石韦 *Pyrrosia pseudocalvata* (水龙骨科) 767, 933.

拟芸香属 *Haplophyllum patavinum* (芸香科) 1141.

黏报春* *Primula viscosa* (报春花科) 843.

黏毛黄芩 *Scutellaria viscidula* (唇形科) 577, 578, 596, 600, 602, 603.

黏性埃勒菊 *Egletes viscosa* 655.

宁扁萼苔 *Radula perrottetii* (扁萼苔科) 940.

宁夏枸杞根皮 *Lycium barbarum* (茄科) 1061.

宁夏枸杞子 *Lycium barbarum* (茄科) 1061.

柠檬 *Citrus limon* (芸香科) 584, 606, 607, 614, 862, 1052.

柠檬皮 *Citrus limon* (芸香科) 579, 584, 607, 614, 862.

柠檬叶 *Citrus limon* (芸香科) 714, 1050.

牛扁 *Aconitum barbatum* var. *puberulum* [Syn. *Aconitum ochranthum*] (毛茛科) 105, 106.

牛黄 *Bos taurus domesticus*; *Bubalus bubalis* (牛科) 723, 724, 791.

牛筋果 *Harrisonia perforata* (苦木科) 1049.

牛舌头 *Sonchus arvensis* (菊科) 574.

牛肾 *Bos taurus domesticus*; *Bubalus bubalis* (牛科) 719.

牛栓藤属 *Connarus ritchiei* (牛栓藤科) 780.

牛西西(巴天酸模) *Rumex patientia* (蓼科) 679.

牛膝 *Achyranthes bidentata* (苋科) 505.

扭旋金合欢* *Acacia tortilis* ssp. *raddiana* (豆科) 963, 964.

浓大戟* *Euphorbia fortissima* (大戟科) 401.

女贞子 *Ligustrum lucidum* (木犀科) 152, 483, 505, 545, 848.

挪威槭 *Acer platanoides* (槭科) 1176.

O

欧薄荷 *Mentha longifolia* (唇形科) 605, 607.

欧当归属 *Levisticum* sp. (伞形科) 887.

欧防风 *Pastinaca sativa* (伞形科) 893, 1081.

欧曼陀罗根 *Datura stramonium* (茄科) 40, 1051.

欧前胡 *Peucedanum ostruthium* (伞形科) 1074.

欧鼠李 *Rhamnus frangula* [Syn. *Frangula alnus*] (鼠李科) 2.
欧乌头 *Aconitum napellus* (毛茛科) 103.
欧细辛 *Asarum europaeum* (马兜铃科) 821, 840.
欧夏至草 *Marrubium vulgare* (唇形科) 307, 859.
欧州菘蓝 *Isatis tinctoria* (十字花科) 37.
欧洲赤松 *Pinus sylvestris* (松科) 876.
欧洲刺柏 *Juniperus communis* (柏科) 292, 322, 731.
欧洲夹竹桃 *Nerium oleander* (夹竹桃科) 722.
欧洲蓝茉莉 *Plumbago europaea* (白花丹科) 988.
欧洲冷杉 *Abies alba* (松科) 157.
欧洲栗 *Castanea sativa* (壳斗科) 1172.
欧洲耧斗菜 *Aquilegia vulgaris* (毛茛科) 426, 427, 428, 429.
欧洲七叶树 *Aesculus hippocastanum* (七叶树科) 486, 650, 1050, 1051.
欧洲桤木 *Alnus glutinosa* (桦木科) 623.
欧洲山杨 *Populus tremula* (杨柳科) 853.
欧洲卫矛 *Euonymus europaeus* (卫矛科) 2.
欧洲小檗 *Berberis vulgaris* (小檗科) 3.
欧洲油菜 *Brassica napus* (十字花科) 650.
欧洲云杉 *Picea abies* (松科) 950.
欧紫草 *Alkanna tinctoria* (紫草科) 980, 985.

P

排钱草根 *Desmodium pulchellum* [Syn. *Phyllodium pulchellum*] (豆科) 531.
攀援鱼藤 *Derris scandens* (豆科) 581, 670, 673, 674, 675.
攀枝钩藤(倒钩风;鹰爪风) *Uncaria scandens* [Syn. *Nauclea pilosa*; *Uruparia pilosa*; *Uncaria pilosa*] (茜草科) 54, 55, 56, 57, 58, 59.
泡囊草 *Physochlaina physaloides* (茄科) 40.
泡桐 *Paulownia fortunei* (玄参科) 906.
喷瓜 *Ecballium elaterium* (葫芦科) 446, 447.
蓬子菜 *Galium verum* (茜草科) 767.
披针漆树* *Rhus lanceolata* (漆树科) 1062.
披针叶钩藤*(倒挂金钩) *Uncaria lancifolia* (茜草科) 54, 56.
枇杷 *Eriobotrya japonica* (蔷薇科) 166.
枇杷核 *Eriobotrya japonica* (蔷薇科) 536.
枇杷叶 *Eriobotrya japonica* (蔷薇科) 174, 175, 545, 731.
啤酒花 *Humulus lupulus* (桑科) 690, 701, 702, 703, 917, 918, 919, 920, 962, 1032, 1033.
啤酒花菟丝子 *Cuscuta lupuliformis* (旋花科) 635, 642.
平贝母 *Fritillaria ussuriensis* (百合科) 115.
平车前 *Plantago depressa* (车前科) 114, 138, 505, 545.
平莪术 *Curcuma zedoaria* [Syn. *Curcuma aeruginosa*] (姜科) 182, 183, 186, 187, 188, 190, 193, 194, 195, 196, 197, 198, 201, 207, 214, 216, 245, 246, 247, 253, 256, 257, 263, 265, 267, 281, 284, 285, 294, 295, 296, 971, 972, 973.
平滑发亮钩藤*(双钩藤) *Uncaria laevigata* (茜草科) 54, 55, 56, 58.
平滑蜂斗菜* *Petasites laevigatus* (菊科) 43.
平卧稻花 *Pimelea prostrata* (瑞香科) 408.
苹果属 *Malus* spp. (蔷薇科) 669.
瓶千里光 *Senecio sarracenicus* (菊科) 41.
瓶子草属 *Sarracenia* sp. (瓶子草科) 117.
婆罗门参属 *Tragopogon* sp. (菊科) 579.
婆罗门皂荚 *Cassia fistula* (豆科) 669.
破斧木属 *Schinopsis* sp. (漆树科) 658.
匍匐茎兔耳草* *Lagotis stolonifera* (玄参科) 900.
葡萄 *Vitis vinifera* (葡萄科) 669, 679, 832, 833, 951, 952, 953, 957, 958, 960.
葡萄叶木槿 *Hibiscus vitifolius* (锦葵科) 630.
葡萄柚 *Citrus paradisi* (芸香科) 292, 614.
葡萄柚大红橘杂交种 *Citrus paradisi* x *Citrus tangerina* (芸香科) 475.
葡萄属 *Vitis* spp. (葡萄科) 951.
蒲公英 *Taraxacum mongolicum* (菊科) 767, 862.
蒲黄 *Typha angustata* (香蒲科) 642, 653, 731, 734, 748, 751.
蒲桃 *Syzygium jambos* (桃金娘科) 1167.
朴属 *Celtis* sp. (榆科) 1062.
普洱茶 *Camellia sinensis* var. *assamica* (茶科) 613.
普通鹿蹄草 *Pyrola decorata* (鹿蹄草科) 631.

Q

七叶树 *Aesculus chinensis* (七叶树科) 486, 492, 501, 502.
七叶树属 *Aesculus* spp. (七叶树科) 669.
桤木属 *Alnus* spp. (桦木科) 654.
槭属 *Acer* sp. (槭科) 1170, 1171.
漆斑菌属 *Myrothecium* sp. 79, 796.
漆子 *Rhus verniciflua* [Syn. *Toxicadendron verniciflum*] (漆树科) 658, 715.
祁白芷 *Angelica dahurica* cv. *qibaizhi* (伞形科) 115, 1074, 1075, 1079.
祁州一枝蒿 *Conyza canadensis* [Syn. *Erigeron canadensis*] (菊科) 852.
其瑞塔獐牙菜 *Swertia chirata* (龙胆科) 153.
千金子 *Euphorbia lathyris* (大戟科) 416, 1050, 1051, 1056.
千里光属 *Senecio* spp. (菊科) 43, 767.
千年不烂心 *Solanum dulcamara* (茄科) 85.
千屈菜 *Lythrum salicaria* (千屈菜科) 767, 832.
牵牛子 *Pharbitis nil* (旋花科) 832.

前胡 *Angelica decursiva* [Syn. *Peucedanum decursivum*] (伞形科) 876.

荨麻(麻叶荨麻) *Urtica cannabina* (荨麻科) 584, 747, 904.

黔岭淫羊藿(近裂淫羊藿) *Epimedium leptorrhizum* (小檗科) 585.

茜草根 *Rubia cordifolia* (茜草科) 135, 136, 483, 991, 995.

羌活 *Notopterygium incisum* (伞形科) 157, 159, 174, 175, 731, 737, 738, 748, 750, 856, 861, 1075, 1076, 1079, 1081.

枪刀药 *Hypoestes purpurea* [Syn. *Justicia purpurea*; *Hypoestes sinica*] (爵床科) 481.

蔷薇属 *Rosa* sp. (蔷薇科) 1176.

乔桧 *Pinus excelsa* (松科) 580.

荞麦 *Fagopyrum esculentum* (蓼科) 653.

荞麦秸 *Fagopyrum esculentum* (蓼科) 653.

巧茶 *Catha edulis* (卫矛科) 528.

茄叶 *Solanum melongena* (茄科) 85, 117.

茄子 *Solanum melongena* (茄科) 114.

芹属 *Apium* sp. (伞形科) 1064.

秦艽 *Gentiana macrophylla* (龙胆科) 94, 151, 609.

秦岭白蜡树(秦岭梣) *Fraxinus paxiana* (木犀科) 1050, 1051.

秦岭珠子参 *Panax japonicus* var. *major* (五加科) 456.

琴状凹唇姜 *Boesenbergia pandurata* (姜科) 641.

青风藤 *Sinomenium acutum* (防己科) 21, 731.

青果 *Canarium album* (橄榄科) 154, 531, 812, 832.

青蒿 *Artemisia apiacea* [Syn. *Artemisia carvifolia*; *Artemisia caruifolia*] (菊科) 748.

青椒 *Zanthoxylum schinifolium* (芸香科) 30, 860, 1060, 1064.

青梅 *Vatica rassak* (龙脑香科) 951.

青木香(马兜铃根) *Aristolochia debilis* [Syn. *Aristolochia longa*] (马兜铃科) 7, 75, 123, 817.

青娘子 *Lytta caraganae* (芫青科) 160.

青葙 *Celosia argentea* (苋科) 731.

青杨 *Populus cathayana* (杨柳科) 849.

青叶胆 *Swertia mileensis* (龙胆科) 505.

清亮百合* *Lilium candidum* (百合科) 865.

清明花 *Beaumontia grandiflora* (夹竹桃科) 722.

秋木瓜(皱皮木瓜) *Chaenomeles lagenaria* [Syn. *Chaenomeles speciosa*] (蔷薇科) 505.

秋水仙 *Colchicum autumnale* (百合科) 82, 83, 84.

秋水仙常春藤* *Hedera colchica* (五加科) 496, 497.

蚯蚓 *Pheretima aspergillum*; *Allolobophora caliginosa trapezoides* (钜蚓科; 正蚓科) 116.

球花党参 *Codonopsis subglobosa* (桔梗科) 563.

球花牛奶菜 *Marsdenia globifera* (萝藦科) 531.

球花属 *Globularia* sp. (球花科) 865.

球花醉鱼草 *Buddleja globosa* (马钱科) 859.

球穗千斤拔 *Flemingia strobilifera* (豆科) 614.

曲轴海金沙(牛抄藤) *Lygodium flexuosum* [Syn. *Lygodium pinnatifidum*; *Ophioglossum flexuosum*] (海金沙科) 653.

屈曲花 *Iberis amara* (十字花科) 447.

全蝎 *Buthus martensi* (钳蝎科) 748, 791.

全缘叶波罗蜜* *Artocarpus integrifolia* (桑科) 638.

全缘叶特萨菊 *Tessaria integriforia* (菊科) 217, 874.

拳参 *Polygonum bistorta* (蓼科) 680, 832.

拳叶苏铁 *Cycas circinalis* (苏铁科) 127.

犬齿蔷薇(大蔷薇) *Rosa canina* (蔷薇科) 772.

雀梅藤 *Sageretia theezans* [Syn. *Sageretia thea*] (鼠李科) 563, 751.

R

染料木 *Genista tinctoria* (豆科) 670.

染色桑 *Morus tinctoria* (桑科) 638.

荛花属 *Wikstroemia* sp. (瑞香科) 1126.

人参 *Panax ginseng* [Syn. *Panax schinseng*] (五加科) 114, 115, 454, 455, 456, 635, 731, 737, 748, 751, 850.

人工蛹虫草 *Cordyceps militaris* cv (麦角菌科) 114, 115, 119.

忍冬藤 *Lonicera japonica* (忍冬科) 499, 589, 767.

忍冬属 *Lonicera* sp. (忍冬科) 869.

日本安息香茎皮* *Styrax japonica* (安息香科) 472, 523, 563, 906, 1011, 1013, 1014.

日本白蜡树 *Fraxinus japonica* (木犀科) 152, 1126.

日本粗榧 *Cephalotaxus harringtonia* (三尖杉科) 718.

日本鬼灯擎 *Rodgersia podophylla* (虎耳草科) 650.

日本厚朴 *Magnolia obovata* (木兰科) 888, 1156.

日本花柏 *Chamaecyparis pisifera* (柏科) 325, 326, 351, 574.

日本黄柏 *Phellodendron japonicum* (芸香科) 62, 480, 622, 642, 731, 856, 862, 1050, 1060, 1061, 1064.

日本黄连 *Coptis japonica* (毛茛科) 1016, 1017, 1018, 1019, 1020, 1111, 1126.

日本苦楝 *Melia azedarach* var. *japonica* (楝科) 679.

日本鳞毛蕨 *Dryopteris sacrosancta* (鳞毛蕨科) 924.

日本龙芽草* *Agrimonia japonica* (蔷薇科) 1165.

日本鹿蹄草 *Pyrola japonica* (鹿蹄草科) 505, 545, 642, 731, 817, 981.

日本络石 *Trachelospermum asiaticum* (夹竹桃科) 1137.

日本马桑 *Coriaria japonica* (马桑科) 1171.

日本莽草 *Illicium anisatum* (八角科) 804.

日本楠 *Machilus japonica* (樟科) 1115.

日本女贞 *Ligustrum japonicum* (木犀科) 152.

日本萍蓬草 *Nuphar japonicum* (睡莲科) 1176.

日本七叶树 *Aesculus turbinata* (七叶树科) 1050, 1053.

日本香薷* *Elsholtzia nipponica* (唇形科) 845.
日本小檗 *Berberis thunbergii* (小檗科) 3, 12.
日本辛夷 *Magnolia kobus* (木兰科) 876.
日本樱花 *Prunus yedoensis* (蔷薇科) 613.
日本鱼鳞松 *Picea jezoensis* (松科) 1126.
日本獐牙菜 *Swertia japonica* (龙胆科) 153.
茸毛胡桐 *Calophyllum tomentosum* (藤黄科) 1088, 1089.
榕树 *Ficus microcarpa* (桑科) 545.
榕属 *Ficus* spp. (桑科) 481.
柔毛肖乳香 *Schinus molle* (五味子科) 443, 473, 717.
柔毛淫羊藿 *Epimedium pubescens* (小檗科) 573, 585.
茉毛地胆草 *Elephantopus mollis* (菊科) 199, 200, 204.
肉苁蓉 *Cistanche deserticola* (列当科) 731, 751, 859, 867, 902, 1112.
肉豆蔻 *Myristica fragrans* (肉豆蔻科) 174, 750, 840, 877, 878, 893.
肉桂 *Cinnamomum cassia* [Syn. *Cinnamomum aromaticum*] (樟科) 669, 864, 865, 889.
汝兰 *Stephania hernandifolia* (防己科) 5, 6.
乳香 *Boswellia carterii* (漆树科) 156, 157, 530.
乳源杜鹃 *Rhododendron lingii* (杜鹃花科) 642.
入地金牛(两面针) *Zanthoxylum nitidum* (芸香科) 584, 1060.
薜笃香 *Pistacia terebinthus* (漆树科) 444, 445, 504.
瑞香花 *Daphne odora* (瑞香科) 1056, 1064.
瑞香科多种植物 family Thymelaeaceae spp. (瑞香科) 396, 399.

S

萨哈林云杉 *Picea glehnii* (松科) 951, 1126.
塞尔维亚蓍草 *Achillea alexandri-regis* (菊科) 531, 653, 731, 768, 865.
赛莨菪 *Anisodus luridus* (茄科) 40.
三白草 *Saururus chinensis* (三白草科) 121, 631, 650, 1116, 1117, 1129, 1130, 1131, 1132, 1133, 1134, 1163.
三白草属 *Saururus* sp. (三白草科) 1116, 1117, 1133, 1134.
三齿拉瑞阿 *Larrea tridentata* (蒺藜科) 574, 655.
三分三 *Scopolia acutangula* [Syn. *Anisodus acutangulus*] (茄科) 40.
三花龙胆 *Gentiana triflora* (龙胆科) 151.
三尖杉 *Cephalotaxus fortunei* (三尖杉科) 574, 581, 718.
三角叶黄连 *Coptis deltoidea* (毛茛科) 12.
三棱 *Sparganium stoloniferum* (黑三棱科) 635, 731.
三面刀 *Cimicifuga acerina* (毛茛科) 439, 882.
三七 *Panax pseudo-ginseng* var. *notoginseng* [Syn. *Panax notoginseng*] (五加科) 454, 455, 456, 459, 460, 461, 462, 463, 464, 465, 466, 467, 469, 470, 471, 642, 731, 748, 765.
三七草 *Gynura segetum* [Syn. *Gynura japonica*] (菊科) 731, 748.
三七花蕾 *Panax pseudo-ginseng* var. *notoginseng* [Syn. *Panax notoginseng*] (五加科) 454, 455, 456, 461, 765.
三条筋 *Cinnamomum tamala* (樟科) 864, 877.
三维治番樱桃* *Eugenia sandwicensis* (桃金娘科) 832.
三消草 *Trifolium repens* (豆科) 117.
三叶蜜茱萸 *Melicope triphylla* (芸香科) 641.
三叶木通 *Akebia trifoliata* (木通科) 498, 534.
三叶鼠尾草 *Salvia trijuga* (唇形科) 332, 334, 337, 338, 536.
三叶藤橘属 *Luvunga* spp. (芸香科) 474.
伞花密花树* *Rapanea umbellata* (紫金牛科) 780.
伞形科多种植物 family Apiaceae spp. (伞形科) 590, 642.
伞形屈曲花 *Iberis umbellata* (十字花科) 446.
散花巴豆 *Croton sparsiflorus* (大戟科) 11.
桑白皮 *Morus alba* (桑科) 592, 593, 638, 665, 1061.
桑黄 *Phellinus igniarius* (多孔菌科) 852, 862, 894.
桑寄生 *Loranthus parasiticus* [Syn. *Loranthus chinenis*; *Taxillus chinensis*] (桑寄生科) 481, 505, 642, 650.
桑叶 *Morus alba* (桑科) 114, 481, 592, 638, 642, 653, 767, 843, 877, 1061, 1062.
桑枝 *Morus alba* (桑科) 592, 593, 638.
瑟博格绣球(土常山)* *Hydrangea macrophylla* var. *thunbergii* (虎耳草科) 1090.
沙戟属 *Chrozophora* spp. (大戟科) 767.
沙橘属 *Eremocitrus* sp. 616.
沙梨叶 *Pyrus pyrifolia* (蔷薇科) 817.
沙生蜡菊 *Helichrysum arenarium* (菊科) 613.
沙塘木 *Acronychia pedunculata* (芸香科) 909.
沙枣 *Elaeagnus angustifolia* (胡颓子科) 505, 679, 680.
砂仁(阳春砂) *Amomum villosum* (姜科) 166.
砂生槐 *Sophora moorcroftiana* (豆科) 68.
山茶 *Camellia japonica* (茶科) 680, 1175.
山慈菇 *Asarum sagittarioides* (马兜铃科) 83.
山地堆心菊* *Helenium autumnale* var. *montanum* (菊科) 275.
山地乌头 *Aconitum monticola* (毛茛科) 107.
山地香茶菜 *Isodon oresbia* (唇形科) 545.
山豆根 *Sophora subprostrata* [Syn. *Sophora tonkinensis*] (豆科) 68, 481, 516, 670, 700.
山荷叶(日本二叶草) *Diphylleia grayi* (小檗科) 280, 635, 1128.
山黄皮 *Clausena excavata* (芸香科) 48.
山姜属 *Alpinia* sp. (姜科) 865.
山里红 *Crataegus pinnatifida* var. *major* (蔷薇科) 531, 545, 631, 653, 767.
山蚂蝗 *Desmodium racemosum* [Syn. *Podocarpium podocarpum* var. *oxyphyllum*] (豆科) 634.

山柰 *Kaempferia galanga* (姜科) 176, 635.
山稔叶 *Rhodomyrtus tomentosa* (桃金娘科) 481.
山桃茎白皮 *Prunus davidiana* (蔷薇科) 613.
山桃枝 *Prunus davidiana* (蔷薇科) 613.
山莴苣 *Lactuca indica* (菊科) 574, 590, 642, 653, 767.
山杨 *Populus davidiana* (杨柳科) 580, 601, 849.
山药 *Dioscorea batatas* [Syn. *Dioscorea opposita*] (薯蓣科) 75, 115, 731, 748, 936.
山野豌豆 *Vicia amoena* (豆科) 635.
山樱桃 *Prunus tomentosa* (蔷薇科) 650, 679.
山楂 *Crataegus pinnatifida* (蔷薇科) 545, 631, 653, 737, 748, 751, 767, 862, 982, 983.
山楂属 *Crataegus* spp. (蔷薇科) 669, 844.
山茱萸 *Cornus officinalis* [Syn. *Macrocarpium officinale*] (山茱萸科) 413, 505, 545, 737, 748, 832, 878, 1173.
山竹子 *Garcinia multiflora* (藤黄科) 613.
珊瑚枝属 *Stereocaulon alpinum* (珊瑚枝科) 813.
鳝藤 *Anodendron affine* (夹竹桃科) 602.
商陆 *Phytolacca esculenta* [Syn. *Phytolacca acinosa*] (商陆科) 117, 484, 485, 561.
少齿小檗 *Berberis potaninii* (小檗科) 3, 12.
蛇床子 *Cnidium monnieri* (伞形科) 1074, 1081.
蛇含委陵菜 *Potentilla kleiniana* (蔷薇科) 1165.
蛇葡萄 *Ampelopsis brevipedunculata* (葡萄科) 635, 951.
射干 *Belamcanda chinensis* (鸢尾科) 546, 677, 678, 775, 933.
麝香 *Moschus moschiferus*; *Moschus berezovskii*; *Moschus sifanicus* (鹿科) 75.
麝香草 *Thymus vulgaris* (唇形科) 154, 159, 862, 887.
麝香蓍草 *Achillea moschata* (菊科) 877.
伸蒿* *Artemisia porrecta* (菊科) 860.
伸筋草 *Lycopodium japonicum* [Syn. *Lycopodium clavatum*] (石松科) 73, 74.
深红红景天 *Rhodiola coccinea* (景天科) 848.
神香草叶泽兰 *Eupatorium hyssopifolium* (菊科) 192.
肾叶天竺葵 *Pelargonium reniforme* (牻牛儿苗科) 1063.
升麻 *Cimicifuga foetida* (毛茛科) 850, 862, 882.
升麻属 *Cimicifuga* sp. (毛茛科) 439, 441, 442.
升木 *Lithraea caustica* 785.
生姜 *Zingiber officinale* (姜科) 155, 157, 159, 166, 167, 168, 174, 176, 178, 216, 778, 779, 782, 786, 857, 878.
胜红蓟 *Ageratum conyzoides* (菊科) 599.
圣地红景天 *Rhodiola sacra* (景天科) 112, 113, 635, 731, 832, 848, 862, 1064.
施氏当归* *Angelica shkiokiana* (伞形科) 1084.
湿生扁蕾 *Gentianopsis paludosa* (龙胆科) 545, 590.
蓍属 *Achillea* spp. (菊科) 654.
十大功劳木 *Mahonia bealei* (小檗科) 12.
十字花科多种植物 family Brassicaceae spp. (十字花科) 635.
石菖蒲 *Acorus tatarinowii* (天南星科) 877, 878.
石柑子 *Pothos chinensis* (天南星科) 751.
石斛 *Dendrobium nobile* (兰科) 278, 279, 289, 292.
石虎 *Evodia rutaecarpa* var. *officinalis* (芸香科) 62.
石榴皮 *Punica granatum* (石榴科) 832.
石榴种子 *Punica granatum* (石榴科) 1178.
石龙芮 *Ranunculus sceleratus* (毛茛科) 805.
石楠 *Photinia serrulata* (蔷薇科) 505, 545.
石荠苧 *Mosla scabra* [Syn. *Mosla punctata*] (唇形科) 1151.
石蕊属 *Cladonia* sp. (石蕊科) 1015.
石韦 *Pyrrosia lingua* (水龙骨科) 635, 642, 731, 767, 933.
石香薷 *Mosla chinensis* [Syn. *Orthodon chinensis*] (唇形科) 154, 877.
石指甲(垂盆草) *Sedum sarmentosum* (景天科) 113, 642.
石竹 *Dianthus chinensis* (石竹科) 877.
莳萝属 *Anethum* sp. (伞形科) 887.
莳萝子 *Anethum graveolens* (伞形科) 157, 906.
柿蒂 *Diospyros kaki* (柿科) 505, 832.
柿叶 *Diospyros kaki* (柿科) 505, 545.
柿属 *Diospyros* sp. (柿科) 563, 986, 988.
收敛两翼木 *Amphipterygium adstringens* (三柱科) 731.
手掌参 *Gymnadenia conopsea* (兰科) 936, 937, 938, 939, 970, 997, 998, 999, 1000, 1001, 1002, 1003.
疏花缬草* *Valeriana laxiflora* (败酱科) 505, 539, 545, 654.
鼠李 *Rhamnus davurica* (鼠李科) 635.
鼠曲草 *Gnaphalium affine* [Syn. *Gnaphalium multiceps*] (菊科) 591.
鼠曲风毛菊(鼠曲雪兔子) *Saussurea gnaphaloides* (菊科) 653, 906.
鼠掌老鹳草 *Geranium sibiricum* (牻牛儿苗科) 832.
薯莨 *Dioscorea cirrhosa* [Syn. *Dioscorea pogonoides*] (薯蓣科) 669.
树脂半日花 *Csitus ladaniferus* (半日花科) 812.
树脂大戟 *Euphorbia resinifera* (大戟科) 527.
栓翅芹 *Prangos pabularia* (伞形科) 1073.
双边栝楼(中华栝楼) *Trichosanthes rosthornii* [Syn. *Trichosanthes uniflora*] (葫芦科) 737, 750.
双叶细辛 *Asarum caulescens* (马兜铃科) 215.
水朝阳 *Inula helianthus-aquatica* (菊科) 274.
水飞蓟 *Silybum marianum* (菊科) 666, 667, 668.
水鬼蕉叶 *Hymenocallis littoralis* [Syn. *Hymenocallis americana*; *Pancratium littoralis*] (石蒜科) 1136.
水茴香 *Limnophila rugosa* (玄参科) 860, 876.
水接骨丹 *Epilobium hirsutum* (柳叶菜科) 832.

水蓼 *Polygonum hydropiper* (蓼科) 650.
水流豆 *Pongamia pinnata* (豆科) 480, 481.
水麻艿 *Polygonum thunbergii* (蓼科) 650.
水母雪莲 *Saussurea medusa* (菊科) 574, 575, 582, 589, 590, 591, 642, 1092, 1126, 1136.
水茄 *Solanum torvum* (茄科) 727.
水芹 *Oenanthe javanica* (伞形科) 826.
水曲柳 *Fraxinus mandshurica* (木犀科) 1050, 1051.
水松 *Codium fragile* (松藻科) 728.
水团花 *Adina pilulifera* [Syn. *Cephalanthus pilulifera*] (茜草科) 504.
水仙花 *Narcissus tazetta* var. *chinensis* (石蒜科) 877.
水仙属 *Narcissus* sp. (石蒜科) 864.
水杨木白皮 *Salix purpurea* (杨柳科) 849.
水杨枝叶 *Salix purpurea* (杨柳科) 849.
水栀 *Gardenia jasminoides* var. *grandiflora* (茜草科) 566.
睡菜 *Menyanthes trifoliata* (龙胆科) 94, 188.
丝瓜 *Luffa cylindrica* (葫芦科) 524.
丝胶树 *Funtumia elastica* (夹竹桃科) 89.
司格蒙旋花* *Convolvulus scammonia* (旋花科) 1061.
斯密牡丹草 *Leontice smirnowii* (小檗科) 1065.
斯特文黄檀 *Dalbergia stevensonii* (豆科) 612, 691.
四齿四棱草 *Schnabelia tetradonta* (唇形科) 574, 731, 746.
四川产大黄 *Rheum* sp. (*Chem Pharm Bull*, 1988, 36 (4), 1545) *Rheum* sp. (蓼科) 950.
四川淫羊藿 *Epimedium sutchuenense* (小檗科) 573.
四国黄芪* *Astragalus shikokianus* (豆科) 652.
四季青 *Ilex chinensis* [Syn. *Ilex purpurea*] (冬青科) 862, 906.
四棱蜡树 *Fraxinus quudrangulata* (木犀科) 869.
四裂红景天 *Rhodiola quadrifida* (景天科) 848.
似荆芥巴豆* *Croton nepetaefolius* (大戟科) 878.
似肉托果叶蜜茱萸* *Melicope semecarpifolia* (芸香科) 30.
似紫檀* *Pterocarpus santalinus* (豆科) 833, 889, 1094, 1135.
松萝 *Usnea longissima* (松萝科) 527, 915, 916, 1015.
松潘乌头 *Aconitum sungpanense* (毛茛科) 109.
松香 *Pinus massoniana* (松科) 319.
松叶防风 *Seseli yunnanense* (伞形科) 1074.
松属 *Pinus maritime* (松科) 659.
松属 *Pinus* sp. (松科) 1126.
苏打其柑橘 *Citrus sudachii* (芸香科) 474, 475.
苏合香 *Liquidambar orientalis* (金缕梅科) 865.
苏库巴斗花 *Himatanthus sucuuba* (夹竹桃科) 482.
苏木 *Caesalpinia sappan* (豆科) 832, 1021, 1029.
苏铁树果 *Cycas revoluta* (苏铁科) 114.
素花党参 *Codonopsis pilosula* var. *modesta* [Syn. *Codonopsis modesta*] (桔梗科) 563.
素馨叶白英 *Solanum jasminoides* (茄科) 85.
粟猪殃殃 *Galium mollugo* (茜草科) 607.
酸浆 *Physalis alkekengi* (茄科) 726.
酸藤子属 *Embelia kilimandscharica* (紫金牛科) 780.
酸藤子属 *Embelia tsjersium-cottam* (紫金牛科) 780.
酸枣 *Ziziphus jujuba* var. *spinosa* (鼠李科) 505, 545.
酸枣仁 *Ziziphus jujuba* var. *spinosa* (鼠李科) 451, 457, 458.
穗花马先蒿 *Pedicularis spicata* (玄参科) 895.
穗状百金花 *Centaurium spicatum* (龙胆科) 644, 645, 646, 647.
娑罗子 *Aesculus wilsonii* (七叶树科) 486.
桫拉木 *Salacia prinoides* [Syn. *Salacia chinensis*] (翅子藤科) 529, 679, 680, 682, 933, 1107.
锁阳 *Cynomorium songaricum* (锁阳科) 545.

T

塔尤泻瓜 *Cayaponia tayuya* (葫芦科) 449, 450.
台湾安息香 *Styrax formosanus* (安息香科) 1011.
台湾檫木 *Sassafras randainense* (樟科) 877, 888.
台湾粗榧 *Cephalotaxus wilsoniana* (三尖杉科) 574, 575.
台湾蜂斗菜* *Petasites formosanus* (菊科) 481.
台湾芙蓉 *Hibiscus taiwanensis* (锦葵科) 78, 731, 852, 856, 862, 903, 1053, 1054, 1060, 1061.
台湾哥纳香 *Goniothalamus amuyon* (番荔枝科) 731, 865, 1126.
台湾果松 *Pinus armandii* var. *mastersiana* (松科) 306.
台湾胡椒* *Piper taiwanense* (胡椒科) 121, 877.
台湾黄檗 *Phellodendron amurense* var. *wilsonii* (芸香科) 474, 480, 622, 635, 642, 731, 856, 1061, 1064.
台湾筋骨草 *Ajuga taiwanensis* (唇形科) 635, 731, 856.
台湾枇杷 *Eriobotrya deflexa* (蔷薇科) 535, 536, 538, 542, 544.
台湾蒲公英 *Taraxacum formosanum* (菊科) 80, 206, 731, 767, 852, 856, 862, 870.
台湾千金藤 *Stephania sasakii* (防己科) 3, 4.
台湾杉 *Taiwania cryptomerioides* (杉科) 1135.
台湾绣线菊 *Spiraea formosana* (蔷薇科) 527, 731.
台中鼠李 *Rhamnus nakaharai* (鼠李科) 643, 643.
苔景天 *Sedum acre* (景天科) 124.
太白花 *Cladonia stellaris* [Syn. *Cladonia alpestris*] (石蕊科) 1015.
太平洋鳞毛蕨 *Dryopteris pacifica* (鳞毛蕨科) 924.
唐古特大黄 *Rheum tanguticum* (蓼科) 679, 832.
唐松草属 *Thalictrum* sp. (毛茛科) 9.
桃儿七 *Podophyllum emodii* [Syn. *Podophyllum emodii* var. *chinense*; *Podophyllum sikkimenosis*; *Sinopodophyllum emodii*] (小檗科) 1128.

桃花 *Prunus persica* (蔷薇科) 613.
桃金娘 *Rhodomyrtus tomentosa* (桃金娘科) 1175.
桃茎白皮 *Prunus persica* (蔷薇科) 613.
桃仁 *Prunus persica* (蔷薇科) 679.
桃叶 *Prunus persica* (蔷薇科) 613.
桃枝 *Prunus persica* (蔷薇科) 613.
提琴状山奈* *Kaempferia pandurata* (姜科) 927.
天冬属 *Asparagus* sp. (百合科) 869.
天花粉 *Trichosanthes kirilowii* (葫芦科) 524, 737, 748.
天脚板 *Aucuba chinensis* ssp. *omeiensis* (山茱萸科) 138.
天料木 *Homalium cochinchinensis* (天料木科) 853.
天麻 *Gastrodia elata* (兰科) 731, 748, 751.
天名精 *Carpesium abrotanoides* (菊科) 252.
天名精果 *Carpesium abrotanoides* (菊科) 252.
天南星 *Arisaema consanguineum* (天南星科) 114, 731.
天女木兰 *Magnolia sieboldii* (木兰科) 904, 906.
天平山淫羊藿 *Epimedium myrianthum* (小檗科) 585.
天荞麦根 *Fagopyrum cymosum* [Syn. *Polygonum cymosum*] (蓼科) 650, 653, 669, 751.
天茄子 *Solanum indicum* (茄科) 78, 85, 1061.
天山大黄 *Rheum wittrocki* (蓼科) 950, 951.
天山秦艽 *Gentiana tianschanica* (龙胆科) 94.
田葱 *Philydrum lanuginosum* (田葱科) 653.
田基麻科多种植物 family Hydrophyllaceae spp. (田基麻科) 787.
甜菜 *Beta vulgaris* (藜科) 505, 749.
甜橙 *Citrus sinensis* (芸香科) 475, 599, 606, 929.
甜牛至* *Origanum majorana* (唇形科) 817, 877.
甜山竹子* *Garcinia dulcis* (藤黄科) 574, 631, 634, 673, 680, 934, 934.
甜舌草 *Lippia dulcis* (马鞭草科) 859.
条叶蓟 *Cirsium lineare* (菊科) 583.
贴生千里光* *Senecio adnatus* (菊科) 43.
铁破锣 *Beesia calthaefolia* (毛茛科) 438, 882.
铁线蕨属 *Adiantum* sp. (铁线蕨科) 614.
铁线子属 *Achras* spp. (山榄科) 481.
铁仔 *Myrsine africana* (紫金牛科) 780.
葶苈子 *Lepidium apetalum* [Syn. *Lepidium micranthum*] (十字花科) 977.
挺茎遍地金(挺金丝桃) *Hypericum elodeoides* (藤黄科) 631, 653.
同形裂片胡枝子* *Lespedeza homoloba* (豆科) 672, 688, 689, 1009, 1012, 1031, 1034, 1035, 1036, 1037, 1038, 1039, 1040, 1041, 1042, 1043, 1044, 1045, 1046, 1047.
茼蒿属 *Chrysanthemum parthenium* (菊科) 203.
茼蒿属 *Chrysanthemum* sp. (菊科) 222.
茼蒿属 *Chrysanthemum* spp. (菊科) 202.
桐油 *Aleurites cordata* [Syn. *Aleurites fordii*] (大戟科) 1063, 1170, 1174.
铜色鸡纳树* *Cinchona cuprea* (茜草科) 862.
头花杜鹃 *Rhododendron capitatum* (杜鹃花科) 174.
头花龙胆 *Gentiana cephalantha* (龙胆科) 151, 153.
秃毛冬青 *Ilex pubescens* var. *glaber* (冬青科) 1061.
秃叶黄皮树 *Phellodendron chinense* var. *glabriusculum* (芸香科) 731.
土当归 *Aralia cordata* (五加科) 351, 391, 394, 505.
土耳其斯坦龙胆* *Gentiana turkestanorum* (龙胆科) 93.
土茯苓 *Smilax glabra* (百合科) 657, 659, 852.
土瓜狼毒 *Euphorbia prolifera* (大戟科) 1061.
土黄连 *Berberis julianae* (小檗科) 12.
土荆芥 *Chenopodium ambrosioides* (藜科) 637.
土连翘 *Hymenodictyon excelsum* (茜草科) 992, 1051.
土木香 *Inula helenium* (菊科) 218.
土羌活 *Hedychium coronarium* (姜科) 177, 178, 300, 303, 812.
土砂仁 *Alpinia japonica* (姜科) 166.
土香薷 *Origanum vulgare* (唇形科) 154, 614.
菟丝子 *Cuscuta chinensis* (旋花科) 631, 635, 642.
团集艾纳香* *Blumea glomerata* (菊科) 594.
退热止泻木 *Holarrhena febrifuga* (夹竹桃科) 89.
豚草属 *Ambrosia* sp. (菊科) 202.
臀形果 *Pygeum topengii* (蔷薇科) 536.
驼峰楝属 *Guarea rhopalocarpa* (楝科) 1061.
椭圆钩藤 *Uncaria elliptica* (茜草科) 54, 56, 653, 680.

W

娃儿藤 *Tylophora floribunda* (萝藦科) 45, 46.
弯萼金丝桃 *Hypericum curvisepalum* (藤黄科) 631, 653.
弯曲天南星 *Arisaema curvatum* (天南星科) 83.
豌豆 *Pisum sativum* (豆科) 124.
碗蕨属 *Dicksonia gigantean* (蚌壳蕨科) 286.
万寿菊叶 *Tagetes erecta* (菊科) 634.
王瓜 *Trichosanthes cucumeroides* (葫芦科) 634.
望春玉兰 *Magnolia biondii* [Syn. *Magnolia fargesii*] (木兰科) 12, 1153.
望江南 *Cassia occidentalis* (豆科) 993.
威尔士绿绒蒿(英绿绒蒿) *Meconopsis cambrica* (罂粟科) 11.
威灵仙 *Clematis chinensis* (毛茛科) 499, 780, 805.
威氏鼠尾草 *Salvia wiedemannii* (唇形科) 325.
维多利亚金合欢* *Acacia victoria* (豆科) 489, 490.

委陵菜 *Potentilla chinensis* (蔷薇科) 545, 635, 642, 832.
委陵菜属 *Potentilla* spp. (蔷薇科) 1175.
温郁金(片姜黄) *Curcuma wengujin* (姜科) 190.
文冠木 *Xanthoceras sorbifolia* (无患子科) 639, 642.
问荆 *Equisetum arvense* (木贼科) 286.
窝儿七 *Diphylleia sinensis* (小檗科) 635, 1128.
沃氏桉* *Eucalyptus wandoo* (桃金娘科) 951.
乌桕木根皮 *Sapium sebiferum* (大戟科) 832, 931, 1170.
乌桕叶 *Sapium sebiferum* (大戟科) 832.
乌桕属 *Sapium* spp. (大戟科) 405.
乌毛蕨 *Blechnum orientale* (乌毛蕨科) 767.
乌梅 *Prunus mume* (蔷薇科) 613.
乌苏里藜芦 *Veratrum nigrum* var. *ussuriense* (百合科) 951.
乌头(川乌) *Aconitum carmichaeli* (毛茛科) 103, 107, 119.
乌头属 *Aconitum leave* (毛茛科) 102, 104, 105, 106, 108.
乌头属 *Aconitum* sp. (毛茛科) 110.
乌心石 *Michelia compressa* var. *formosana* (木兰科) 222.
巫山淫羊藿 *Epimedium wushanense* (小檗科) 573, 585.
无刺柯桠树 *Andira inermis* (豆科) 657.
无梗五加皮 *Acanthopanax sessiliflorus* (五加科) 505, 545, 731, 1092, 1093, 1135.
无核蜜橘 *Citrus unshiu* (芸香科) 606, 607, 608, 613, 614.
无花果 *Ficus carica* (桑科) 481.
无花果叶 *Ficus carica* (桑科) 481.
无患子叶 *Sapindus mukorossi* (无患子科) 574.
无距耧斗菜 *Aquilegia ecalcarata* (毛茛科) 574, 590.
无距淫羊藿 *Epimedium ecalcaratum* (小檗科) 573.
无卷须西瓜 *Citrullus ecirrhosus* (葫芦科) 448.
无漏子 *Phoenix dactylifera* (棕榈科) 482, 586.
无毛山楂 *Crataegus pinnatifida* var. *psilosa* (蔷薇科) 631, 653.
吴茱萸 *Evodia rutaecarpa* (芸香科) 23, 24, 25, 26, 27, 62, 157, 475.
吴茱萸属 *Evodia* spp. (芸香科) 474.
梧桐白皮 *Firmiana simplex* (梧桐科) 480.
蜈蚣 *Scolopendra subspinipes mutilans* (蜈蚣科) 117.
五层龙属 *Salacia* sp. (翅子藤科) 529.
五加皮 *Acanthopanax gracilistylus* (五加科) 731, 906.
五脉百里香(地椒) *Thymus quinquecostatus* (唇形科) 154, 166.
五色梅 *Lantana camara* (马鞭草科) 748.
五味子(北五味子) *Schisandra chinensis* (五味子科) 157, 159, 174, 292, 565, 1142, 1143, 1144, 1145, 1146, 1147, 1148, 1149, 1150.
五桠果 *Dillenia indica* (五桠果科) 832.
五桠果科多种植物 family Dilleniaceae spp. (五桠果科) 635.
五主脉大戟* *Euphorbia quinquecostata* (大戟科) 397, 398.

X

西班牙芸香草 *Haplophyllum hispanicum* (芸香科) 1097.
西伯利亚红松 *Pinus sibirica* (松科) 306, 951.
西博德桤木* *Alnus sieboldiana* (桦木科) 1166.
西藏胡黄连 *Picrorhiza scrophulariiflora* (玄参科) 138, 149, 150, 856, 865, 898.
西藏秦艽 *Gentiana tibetica* (龙胆科) 94.
西藏沙棘 *Hippophae thibetana* (胡颓子科) 653.
西藏铁线莲* *Clematis tibetana* (毛茛科) 498, 499.
西番莲 *Passiflora caerulea* (西番莲科) 832.
西番莲科多种植物 family Passifloraceae spp. (西番莲科) 590.
西门肺草 *Symphytum officinale* (紫草科) 887.
西南石韦 *Pyrrosia gralla* (水龙骨科) 767.
西南獐牙菜 *Swertia cincta* (龙胆科) 151, 153.
西欧鸢尾 *Iris florentina* (鸢尾科) 750.
西西里漆树 *Rhus coriaria* (漆树科) 832.
西洋参 *Panax quinquefolium* (五加科) 454, 455, 456, 737, 748.
西洋接骨木 *Sambucus nigra* (忍冬科) 1126.
西洋梨 *Pyrus communis* (蔷薇科) 817.
希腊杠柳 *Periploca graeca* (萝藦科) 1050.
菥蓂 *Thlaspi arvense* (十字花科) 790.
菥蓂子 *Thlaspi arvense* (十字花科) 790.
锡兰肉桂 *Cinnamomum zeylanicum* (樟科) 864.
锡生藤 *Cissampelos pareira* (防己科) 7.
锡叶藤 *Tetracera asiatica* (五桠果科) 651.
膝瓣乌头(东川乌头) *Aconitum geniculatum* (毛茛科) 109.
喜马红景天 *Rhodiola himalansis* (景天科) 848.
喜马旋覆花 *Inula royleana* (菊科) 218.
喜树 *Camptotheca acuminata* (蓝果树科) 631, 642, 1178.
细柄十大功劳(近三脉十大功劳) *Mahonia gracilipes* (小檗科) 12.
细长南美豆 *Anadenanthera colubrine* (豆科) 480, 481, 531, 572.
细梗香草(满山香) *Lysimachia capillipes* (报春花科) 635.
细茎石斛 *Dendrobium moniliforme* (兰科) 1092.
细卷鸦葱 *Scorzonera hispanica* (菊科) 869.
细深山紫堇 *Corydalis pallida* var. *tenuis* (罂粟科) 13.
细辛 *Asarum sieboldii* (马兜铃科) 123, 154, 155, 157, 159, 174, 876, 877, 878, 893.
细叶堆心菊 *Helenium tenuifolium* (菊科) 275.
细叶功劳木 *Mahonia fortunei* (小檗科) 3, 12.
细毡毛忍冬(细苞忍冬) *Lonicera similis* (忍冬科) 767, 862.
狭钩藤 *Uncaria attenuata* (茜草科) 56, 58.
狭序唐松草(西藏水黄连) *Thalictrum atriplex* (毛茛科) 3, 12.

狭叶红景天 *Rhodiola kirilowii* (景天科) 848.
狭叶胡椒 *Piper angustifolium* (胡椒科) 861.
狭叶锦鸡儿 *Caragana stenophylla* (豆科) 958.
狭叶香蒲 *Typha angustifolia* (香蒲科) 613, 635, 642, 731.
狭叶獐牙菜 *Swertia angustifolia* (龙胆科) 151, 153.
霞天膏 *Bos taurus domesticus* (牛科) 116.
下垂澳杨 *Homalanthus nutans* (大戟科) 408.
下延古当归 *Archangelica decurrens* (伞形科) 1079.
夏枯草 *Prunella vulgaris* (唇形科) 505, 545, 582, 590, 631.
仙鹤草 *Agrimonia pilosa* var. *japonica* (蔷薇科) 575, 582, 631, 642, 653, 679, 731, 832, 862.
仙鹤草根 *Agrimonia pilosa* var. *japonica* (蔷薇科) 659.
仙茅 *Curculigo orchioides* (仙茅科) 440, 824, 852.
仙人掌 *Opuntia dillenii* (仙人掌科) 642, 643, 653, 856.
纤细老鹳草 *Geranium robertianum* (牻牛儿苗科) 1176.
鲜地黄(怀庆地黄;生地) *Rehmannia glutinosa* [Syn. *Rehmannia glutinosa* f. *huechingensis*] (玄参科) 115, 902.
鲜黄小檗(黄刺皮) *Berberis diaphana* (小檗科) 3, 12.
咸酸蕴 *Embelia ribes* (紫金牛科) 780.
显齿蛇葡萄 *Ampelopsis grossedentata* [Syn. *Ampelopsis cantoniesis* var. *grossedentata*] (葡萄科) 639.
显脉香茶菜 *Rabdosia nervosa* (唇形科) 323.
显脉獐牙菜 *Swertia nervosa* (龙胆科) 151, 153.
线萼黄连 *Coptis linearisepala* (毛茛科) 12.
线叶柴胡 *Bupleurum angustissimum* (伞形科) 510.
腺齿紫金牛 *Ardisia cornudentata* (紫金牛科) 774, 823.
腺梗豨莶 *Siegesbeckia orientalis* var. *pubescens* [Syn. *Siegesbeckia pubescens*] (菊科) 391, 731.
腺叶忍冬 *Lonicera hypoglauca* (忍冬科) 767.
相思子 *Abrus precatorius* (豆科) 495, 687, 832.
香车叶草 *Asperula odorata* (茜草科) 991.
香豆 *Dipteryx odorata* (豆科) 581.
香蜂花 *Melissa officinalis* (唇形科) 887.
香附(莎草) *Cyperus rotundus* (莎草科) 219.
香根芹 *Osmorhiza aristata* var. *laxa* (伞形科) 860.
香加皮(杠柳) *Periploca sepium* (萝藦科) 531.
香蕉 *Musa paradisiaca* var. *sapientum* [Syn. *Musa sapientum*] (芭蕉科) 117.
香茅 *Cymbopogon citratus* (禾本科) 589.
香唐松草 *Thalictrum foetidum* (毛茛科) 653.
香蕈 *Lentinus edodes* (口蘑科) 114.
香杨 *Populus koreana* (杨柳科) 849.
香茵芋 *Skimmia japonica* (芸香科) 30.
香橼 *Citrus wilsonii* (芸香科) 475, 1052.
香樟 *Cinnamomum parthenoxylum* [Syn. *Cinnamomum porrectum*] (樟科) 877.
响叶杨 *Populus adenopoda* (杨柳科) 849.
向日葵茎髓 *Helianthus annuus* (菊科) 1062.
向日葵叶 *Helianthus annuus* (菊科) 1062.
向日葵籽 *Helianthus annuus* (菊科) 1062.
象皮木 *Alstonia scholaris* (夹竹桃科) 53, 482, 531.
小八角莲(水八角莲;包袱七) *Dysosma difformis* (小檗科) 1128.
小草乌 *Delphinium yunnanense* (毛茛科) 877.
小盖鼠尾草 *Salvia microstegia* (唇形科) 325.
小冠花属 *Coronilla* spp. (豆科) 1064.
小果咖啡 *Coffea arabica* (茜草科) 767, 768, 862.
小果南烛 *Lyonia ovalifolia* var. *elliptica* (杜鹃花科) 411, 412.
小果十大功劳 *Mahonia bodinieri* (小檗科) 12.
小果唐松草 *Thalictrum microgynum* (毛茛科) 3, 12.
小果芸香* *Ruta microcarpa* (芸香科) 1135.
小黑杨 *Populus xiaohei* (杨柳科) 580, 849.
小红参(云南茜草) *Rubia yunnanensis* (茜草科) 135, 136, 547, 548, 549, 550, 551, 552, 553, 554, 555, 556, 557, 558, 559, 560, 731, 852, 856, 978, 995, 996, 1107, 1110, 1118, 1136.
小花凤毛菊 *Saussurea parviflora* (菊科) 653, 906.
小花鬼针 *Bidens parviflora* (菊科) 754, 755, 756, 757, 758, 871, 872, 905, 1154.
小花木榄果* *Bruguiera parviflora* (红树科) 480, 481.
小蓟(刺儿菜) *Cirsium setosum* [Syn. *Cerratula setosa*; *Cirsium segetum*; *Cephalanoplos segetum*] (菊科) 653, 767.
小角柱花(小兰雪花) *Ceratostigma minus* (白花丹科) 989.
小接筋草 *Huperzia selago* [Syn. *Lycopodium selago*] (石杉科) 74.
小连翘 *Hypericum erectum* (藤黄科) 925, 926, 994.
小龙叶阔苞菊* *Baccharis dracunculifolia* (菊科) 874, 1092.
小麦 *Triticum aestivum* [Syn. *Triticum vulgare*] (禾本科) 75, 565, 579, 731.
小米草 *Euphrasia officinalis* (大戟科) 138.
小木麻黄 *Casuarina stricta* (木麻黄科) 1175.
小婆婆纳 *Veronica serpyllifolia* (玄参科) 138.
小乔木紫金牛 *Ardisia arborescens* (紫金牛科) 531, 731, 751.
小青杨 *Populus pseudo-simonii* (杨柳科) 580, 849.
小头堆心菊 *Helenium microcephalum* (菊科) 275.
小头铁仔* *Myrsine capitellata* (紫金牛科) 780.
小萱草根 *Hemerocallis minor* (百合科) 83.
小野芝麻(地绵绵) *Galeobdolon chinense* [Syn. *Lamium chinense*] (唇形科) 859.
小叶梣 *Fraxinus bungeana* (木犀科) 1050, 1051.
小叶贯众 *Matteuccia struthiopteris* (球子蕨科) 731, 734, 767.
小叶黑柴胡 *Bupleurum smithii* var. *parvifolium* (伞形科) 510.
小叶红光树 *Knema globularia* (肉豆蔻科) 659, 715.
小叶菊蒿 *Tanacetum microphyllum* (菊科) 261, 623, 627, 636,

654.
小叶买麻藤 *Gnetum parvifolium* [Syn. *Gnetum indicum*] (买麻藤科) 951.
小叶枇杷(烈香杜鹃) *Rhododendron anthopogonoides* (杜鹃花科) 157, 631.
小叶杨 *Populus simonii* (杨柳科) 849.
小芸木 *Micromelum integerrimum* (芸香科) 1061.
肖乳香 *Schinus terebinthifolius* (五味子科) 776, 777.
楔葡萄 *Vitis coignetiae* (葡萄科) 959.
蝎尾菊 *Koelpinia linearis* (菊科) 1050.
斜基粗叶木 *Lasianthus wallichii* (茜草科) 140.
斜茎獐牙菜 *Swertia patens* (龙胆科) 153.
缬草 *Valeriana officinalis* (败酱科) 862, 882.
缬草属 *Valeriana* spp. (败酱科) 767.
薤白 *Allium macrostemon* (百合科) 115, 769, 770.
心形蒲桃* *Syzygium cordatum* (桃金娘科) 832.
辛夷 *Magnolia liliflora* (木兰科) 877, 1138.
新藏假紫草 *Arnebia euchroma* (紫草科) 979, 980, 985, 990.
新疆藁本(叶鞘藁本*) *Conioselinum vaginatum* (伞形科) 750, 893.
新疆蓝刺头 *Echinops ritro* (菊科) 531, 731.
新疆杨 *Populus alba* var. *pyramdalis* (杨柳科) 580, 849.
新西兰牡荆 *Vitex lucens* (马鞭草科) 579.
兴安升麻 *Cimicifuga dahurica* (毛茛科) 731, 862, 882.
杏仁 *Prunus armeniaca* (蔷薇科) 737, 748, 750.
雄蕊状鼠尾草* *Salvia staminea* (唇形科) 322, 483, 574, 575, 590, 731.
雄蕊状直管草 *Orthosiphon stamineus* [Syn. *Orthosiphon aristatus*; *Orthosiphon grandiflorus*; *Orthosiphon spicatus*] (唇形科) 347, 348, 349, 350, 352, 353, 354, 355, 356, 357, 358, 359, 360, 361, 362, 363, 364, 365, 366, 367, 368, 369, 370, 371, 372, 373, 374, 375, 376, 377, 378, 379, 380, 381, 382, 383, 384, 385.
熊胆 *Selenarctos thibetanus*; *Ursus arctos* (熊科) 723, 724.
熊果 *Arctostaphylos uva-ursi* (杜鹃花科) 817.
绣球鼠尾草* *Salvia hydrangea* (唇形科) 505.
锈色安息香 *Styrax ferrugineus* (安息香科) 1011.
徐长卿 *Cynanchum paniculatum* (萝藦科) 843.
叙利亚马利筋 *Asclepias syriaca* (萝藦科) 739.
宣威乌头 *Aconitum nagarum* var. *lasiandrum* (毛茛科) 101, 107.
玄参 *Scrophularia ningpoensis* (玄参科) 143, 731, 865.
玄参科多种植物 family Scrophulariaceae spp. (玄参科) 590.
悬钩子属 *Rubus* spp. (蔷薇科) 1175.
悬铃木属 *Platanus* sp. (悬铃木科) 658.
旋覆花 *Inula britannica* (菊科) 635, 642, 767, 850, 852, 862, 1061.
雪莲(天山雪莲;新疆雪莲) *Saussurea involucrata* (菊科) 653, 906.
雪山林 *Pachysandra terminalis* (黄杨科) 88, 90, 91, 92.
雪上一枝蒿 *Aconitum brachypodum* (毛茛科) 103.
熏倒牛 *Biebersteinia heterostemon* (牻牛儿苗科) 1064.
薰衣草属 *Lavandula* sp. (唇形科) 864.
栒子属 *Cotoneaster* spp. (蔷薇科) 669.

Y

鸦胆子 *Brucea javanica* [Syn. *Brucea sumatrana*; *Rhus javanica*] (苦木科) 477, 737, 738, 748, 1053.
鸭儿芹 *Cryptotaenia japonica* (伞形科) 156, 157.
牙买加樱桃 *Muntingia calabura* 691.
崖椒属 *Fagara xanthoxyloides* (芸香科) 481.
亚麻 *Linum usitatissimum* (亚麻科) 111, 737.
亚麻子 *Linum usitatissimum* (亚麻科) 111.
亚洲独活* *Heracleum lanatum* var. *asiaticum* (伞形科) 1081.
烟草 *Nicotiana tabacum* (茄科) 729, 1062.
烟锅草(东亚唐松草) *Thalictrum thunbergii* (毛茛科) 3, 12, 575.
延胡索(元胡) *Corydalis yanhusuo* [Syn. *Corydalis turtschaninovii* f. *yanhusuo*] (罂粟科) 12, 13.
芫花 *Daphne genkwa* (瑞香科) 574, 590, 656.
芜菁还阳参 *Crepis napifera* (菊科) 206.
岩青兰(毛建草) *Dracocephalum rupestre* (唇形科) 582.
岩香菊 *Chrysanthemum lavandulifolium* (菊科) 255.
盐肤木属 *Rhus* sp. (漆树科) 658, 1176.
盐麸子 *Rhus chinensis* [Syn. *Rhus semialata*] (漆树科) 832.
盐生肉苁蓉 *Cistanche salsa* (列当科) 859, 867, 902.
扬子小连翘(过路黄;肝红) *Hypericum faberi* (藤黄科) 631, 653, 994.
羊角拗子 *Strophanthus divaricatus* (夹竹桃科) 721.
羊角棉 *Alstonia mairei* (夹竹桃科) 53.
羊角藤 *Morinda umbellata* (茜草科) 991.
杨梅 *Myrica rubra* (杨梅科) 481, 531, 639.
杨梅树皮 *Myrica rubra* (杨梅科) 545, 563, 639, 650, 682, 731, 832.
杨属 *Populus* sp. (杨柳科) 580, 849, 865, 899.
杨属 *Populus* spp. (杨柳科) 863.
洋常春藤 *Hedera helix* (五加科) 498, 499.
洋葱 *Allium cepa* (百合科) 115, 405, 789.
洋金花(白曼陀罗) *Datura metel* (茄科) 47.
洋蒲桃叶(莲雾叶) *Syzygium samarangense* (桃金娘科) 639, 642, 683.
洋茜草 *Rubia tinctorum* (茜草科) 991.
洋蓍草 *Achillea millefolium* (菊科) 243, 574, 862, 877.

药蜀葵 *Althaea officinalis* (锦葵科) 852.
药水八角 *Gratiola officinalis* (玄参科) 446, 447.
药用白前 *Vincetoxicum officinale* [Syn. *Cynanchum vincetoxicum*] (萝藦科) 46.
药用丹参* *Salvia officinalis* (唇形科) 583, 887.
药用丹参叶* *Salvia officinalis* (唇形科) 574.
药用倒提壶 *Cynoglossum officinale* (紫草科) 43, 75.
药用甘蔗* *Saccharum officinarum* (禾本科) 730.
药用黑面神叶* *Breynia officinalis* (大戟科) 817.
药用牡丹 *Paeonia officinalis* (毛茛科) 170.
药用蒲公英 *Taraxacum officinale* (菊科) 563, 574, 575, 582, 590, 642, 731, 737, 738, 767, 862.
药用球果紫堇 *Fumaria officinalis* (罂粟科) 1.
椰子瓤 *Cocos nucifera* (棕榈科) 565, 731.
野杜仲 *Euonymus grandiflorus* (卫矛科) 117.
野甘草 *Scoparia dulcis* (玄参科) 120, 410.
野菰 *Aeginetia indica* (列当科) 413.
野黑樱 *Prunus serotina* (蔷薇科) 1061.
野黑种草 *Nigella arvensis* (毛茛科) 825.
野花椒叶 *Zanthoxylum simulans* (芸香科) 1060.
野姜 *Zingiber cassumunar* (姜科) 827, 854, 942, 945.
野菊 *Chrysanthemum indicum* (菊科) 212, 248, 292.
野菊花 *Chrysanthemum indicum* (菊科) 569, 575, 582, 590, 767.
野梨枝叶 *Pyrus calleryana* (蔷薇科) 817.
野欧白芥 *Sinapis arvensis* (十字花科) 977.
野漆树叶(木蜡树叶) *Rhus sylvestris* (漆树科) 576, 628, 658.
野山楂 *Crataegus cuneata* (蔷薇科) 545, 631, 653, 767.
野升麻 *Cimicifuga simplex* (毛茛科) 439, 882.
野生千里光* *Senecio sylvaticus* (菊科) 41.
野梧桐 *Mallotus japonicus* (大戟科) 653, 683, 912, 913, 914, 1171, 1174.
野香茅 *Cymbopogon goeringii* (禾本科) 840.
野鸦椿 *Euscaphis japonica* (省沽油科) 808.
野芝麻属 *Lamium* sp. (唇形科) 143.
叶下珠 *Phyllanthus urinaria* (大戟科) 635, 642, 653, 832, 1170.
夜关门 *Lespedeza cuneata* (豆科) 751.
夜香树 *Cestrum nocturnum* (茄科) 877.
一枝蒿 *Achillea alpina* [Syn. *Achillea sibirica*] (菊科) 166.
一枝黄花 *Solidago virgaurea* var. *leiocarpa* [Syn. *Solidago decurrens*] (菊科) 650, 862.
一种不稳定的霉菌代谢物 unsteadiness mould's metabolite 65.
伊比利亚栎 *Quercus iberica* (壳斗科) 642.
伊夸(多花蒿) *Artemisia myriantha* (菊科) 255.
伊朗青兰* *Dracocephalum kotschyi* (唇形科) 505, 545, 731.
伊沃斯景天 *Sedum ewersii* (景天科) 1050.
依瓦菊 *Iva frutescens* (菊科) 623.
依瓦菊属 *Iva* sp. (菊科) 273.
仪花 *Lysidice rhodostegia* (豆科) 921.
异花木兰 *Indigofera heteranthazha* (豆科) 921, 928, 1113.
异花吴茱萸 *Evodia baberi* (芸香科) 62.
异叶败酱(墓头回) *Patrinia heterophylla* (败酱科) 292.
异叶假繁缕(太子参) *Pseudostellaria heterophylla* (石竹科) 126, 129, 130, 131, 132, 133, 134.
异叶肉托果 *Semecarpus heterophylla* (漆树科) 785.
异叶天南星 *Arisaema heterophyllum* (天南星科) 731.
异叶铁杉 *Tsuga heterophylla* (松科) 1110, 1126, 1136.
异叶乌头 *Aconitum heterophyllum* (毛茛科) 110.
异叶杨 *Populus heterophylla* (杨柳科) 853.
异株荨麻 *Urtica dioica* (荨麻科) 117, 635, 642, 653, 730, 731, 751, 767, 862, 1061, 1107.
益母草 *Leonurus heterophyllus* [Syn. *Leonurus artemisia*] (唇形科) 653, 656.
益智仁 *Alpinia oxyphylla* (姜科) 219, 220, 223, 224, 225, 241, 242, 291, 292, 293, 304, 601, 633, 737, 738.
意大利蜡菊* *Helichrysum italicum* (菊科) 656, 834, 835.
薏米 *Coix lacryma-jobi* (禾本科) 120.
薏苡仁 *Coix lacryma-jobi* var. *ma-yuen* (禾本科) 120, 745.
翼核果 *Ventilago leiocarpa* (鼠李科) 481, 563.
阴行草 *Siphonostegia chinensis* (玄参科) 877.
茵陈蒿 *Artemisia capillaris* (菊科) 157, 174, 175, 631, 642, 731, 737, 738, 750, 845, 862, 877, 878, 1060, 1061.
茵芋 *Skimmia reevesiana* (芸香科) 30.
淫羊藿 *Epimedium brevicornum* (小檗科) 573, 585, 631, 634, 748.
银白槭 *Acer saccharinum* (槭科) 870, 903.
银白杨 *Populus alba* (杨柳科) 580, 849.
银不换 *Cyclea barbata* (防己科) 7.
银柴胡 *Stellaria dichotoma* var. *lanceolata* (石竹科) 51, 602, 935.
银粉报春 *Primula pulverulenta* (报春花科) 586.
银合欢 *Leucaena glauca* [Syn. *Leucaena leucocephala*] (豆科) 128.
银桦 *Grevillea robusta* (山龙眼科) 783.
银桦属 *Grevillea* spp. (山龙眼科) 783.
银胶菊 *Parthenium hysterophorus* (菊科) 273, 276.
银胶菊属 *Parthenium* spp. (菊科) 202.
银线草 *Chloranthus japonicus* (金粟兰科) 193.
银洲柴胡 *Bupleurum yinchowense* (伞形科) 509, 510.
印度防己 *Anamirta paniculata* (防己科) 280.
印度九里香 *Murraya koenigii* (芸香科) 1073.
印度楝 *Azadiractica indica* (楝科) 474.

印度马兜铃* *Aristolochia indica* (马兜铃科) 123.
印度棉* *Gossypium indicum* (锦葵科) 630.
印度木防己* *Cocculus indicus* (防己科) 280.
印度娃儿藤 *Tylophora asthmatica* [Syn. *Tylophora indica*] (萝藦科) 46.
英国欧石南 *Erica vagans* (杜鹃花科) 1050.
英国山楂 *Crataegus oxyacantha* (蔷薇科) 767, 1051.
罂粟 *Papaver somniferum* (罂粟科) 862.
樱叶荚蒾 *Viburnum prunifolium* (忍冬科) 849.
鹰不泊 *Zanthoxylum avicennae* (芸香科) 584.
鹰爪豆 *Spartium junceum* (豆科) 513.
鹰嘴豆属 *Cicer* spp. (豆科) 612.
迎山红 *Rhododendron mucronulatum* (杜鹃花科) 659, 852.
硬核 *Scleropyrum wallichianum* (檀香科) 731.
硬毛金丝桃 *Hypericum hirsutum* (藤黄科) 639.
硬水黄连 *Thalictrum simplex* [Syn. *Thalictrum simplex* var. *brevipes*] (毛茛科) 3, 8, 12.
永宁独活 *Heracleum yungningense* (伞形科) 1066.
蛹虫草 *Cordyceps militaris* (麦角菌科) 115.
幽暗地锦* *Euphorbia stygiana* (大戟科) 525.
油柑根 *Phyllanthus emblica* (大戟科) 481.
油柑木皮 *Phyllanthus emblica* (大戟科) 481, 832, 1168, 1169, 1170.
油柑叶 *Phyllanthus emblica* (大戟科) 481, 605, 613, 635, 642, 650, 653, 683, 832, 1168, 1169, 1170, 1176.
油橄榄 *Olea europaea* (木犀科) 152, 503, 505.
油叶黄芪* *Astragalus oleifolius* (豆科) 431, 433.
柚(光七爪,光橘红) *Citrus grandis* (芸香科) 475, 576, 613, 614, 616, 1064.
柚核 *Citrus grandis* (芸香科) 475.
柚木 *Tectona grandis* (马鞭草科) 984.
有柄石韦 *Pyrrosia petiolosa* (水龙骨科) 767, 933.
有色紫金牛* *Ardisia colorata* (紫金牛科) 634, 639, 642, 776, 780, 832.
有限鸭脚树 *Alstonia restricta* (夹竹桃科) 53.
鱼腥草 *Houttuynia cordata* (三白草科) 121, 174, 631, 642, 650, 653, 731, 737, 748, 752, 767, 1116, 1117, 1133, 1134.
羽叶丁香 *Syringa pinnafolia* (桃金娘科) 209.
羽叶三七 *Panax japonicus* var. *bipinnatifidus* (五加科) 454.
玉克柑橘 *Citrus yuko* (芸香科) 475.
玉兰 *Magnolia denudata* [Syn. *Magnolia heptapata*] (木兰科) 1102, 1104, 1138.
玉铃花 *Styrax obassia* (安息香科) 1011.
玉蜀黍 *Zea mays* (禾本科) 731.
玉簪叶车前* *Plantago hostifolia* (车前科) 898.
芋大黄 *Rheum* sp. (Kashiwada Y, et al. Chem Pharm Bull, 1984, 32 (9), 3501) *Rheum* sp. (蓼科) 950.
郁金 *Curcuma aromatica* (姜科) 166, 186, 190, 973.
郁金香 *Tulipa gesneriana* (百合科) 742, 743, 850.
郁金香杂交种 *Tulipa hybrida* (百合科) 742, 743.
郁李仁 *Prunus japonica* [Syn. *Cerasus japonica*] (蔷薇科) 634.
预知子 *Akebia quinata* (木通科) 499, 505, 773.
鸢尾(川射干) *Iris tectorum* (鸢尾科) 677, 678.
元宝草 *Hypericum sampsonii* (藤黄科) 631, 642, 994.
园丛红景天 *Rhodiola juparensis* (景天科) 848.
原蚕沙 *Bombyx mori* (家蚕蛾科) 481.
圆柏 *Sabina chinensis* (柏科) 574.
圆当归 *Angelica archangelica* (伞形科) 1081.
圆萼刺续断 *Morina chinensis* (川续断科) 975, 976.
圆叶捕蝇草 *Dionaea rotundifolia* (茅膏菜科) 989.
圆叶鹿蹄草 *Pyrola rotundifolia* (鹿蹄草科) 817.
圆叶茅膏菜 *Drosera rotundifolia* (茅膏菜科) 988.
圆枝卷柏(红枝卷柏) *Selaginella sanguinolenta* (卷柏科) 718.
约翰司通山马茶 *Tabernaemontana johnstonii* (夹竹桃科) 60.
月桂子 *Laurus nobilis* (樟科) 189, 877.
月季花 *Rosa chinensis* (蔷薇科) 832.
越橘叶 *Vaccinium vitis-idaea* (杜鹃花科) 680, 817, 848.
越南裂榄* *Bursera tonkinensis* (橄榄科) 1107.
越西木香 *Vladimiria denticulata* (菊科) 189.
云南甘草 *Glycyrrhiza yunnanensis* (豆科) 494, 691, 731.
云南含笑 *Michelia yunnanensis* (木兰科) 202, 221.
云南红豆杉 *Taxus yunnanensis* (红豆杉科) 870, 1136.
云南红景天 *Rhodiola yunnanesis* (景天科) 848.
云南黄连 *Coptis teetoides* [Syn. *Coptis teeta*] (毛茛科) 12.
云南羌活 *Pleurospermum rivulorum* (伞形科) 1074, 1081.
云南沙棘 *Hippophae rhamnoides* subsp. *yunnanensis* (胡颓子科) 653.
云南山楂 *Crataegus scabrifolia* (蔷薇科) 631, 653, 751.
云南石仙桃 *Pholidota yunnanensis* (兰科) 946, 947, 948, 949, 1004, 1005.
云南鼠尾草(滇丹参) *Salvia yunnanensis* (唇形科) 332, 334, 337, 338.
云南穗花杉 *Amentotaxus yunnanensis* (红豆杉科) 731.
云南菟丝子 *Cuscuta reflexa* (旋花科) 906.
云南樟 *Cinnamomum glanduliferum* (樟科) 893.
云前胡 *Peucedanum rubricaule* (伞形科) 1074, 1081.
云杉属 *Picea* sp. (松科) 176.
云实叶 *Caesalpinia decapetala* (豆科) 481, 642, 951.
芸香叶蒿 *Artemisia sativum* (菊科) 166.
芸香属 *Ruta* spp. (芸香科) 1064.

Z

栽培柑橘* *Citrus cultivars* (芸香科) 833.
赞比西巴豆 *Croton zambesicus* (大戟科) 531, 731.
藏边大黄 *Rheum emodi* [Syn. *Rheum australe*] (蓼科) 679, 832.
藏红花 *Crocus sativus* (鸢尾科) 80, 115, 118, 119, 161, 162, 163, 164, 165, 567, 568, 632, 635, 771, 884.
藏茄(山莨菪) *Anisodus tanguticus* [Syn. *Scopolia tangutica*] (茄科) 40, 47, 1050.
皂荚 *Gleditsia sinensis* [Syn. *Gleditsia horrida*] (豆科) 505.
皂荚刺 *Gleditsia sinensis* [Syn. *Gleditsia horrida*] (豆科) 731.
泽泻 *Alisma orientale* [Syn. *Alisma plantago-aquatica* var. *orientale*] (泽泻科) 452, 453.
窄叶半枫荷 *Pterospermum lanceaefolium* (梧桐科) 635, 642, 650, 731, 1061.
窄叶南洋杉 *Araucaria angustifolia* (南洋杉科) 1110, 1126.
窄竹叶柴胡 *Bupleurum marginatum* var. *stenophyllum* (伞形科) 292.
毡毛石韦 *Pyrrosia drakeana* (水龙骨科) 767.
斩龙剑(草本威灵仙) *Veronicastrum sibiricum* (玄参科) 332, 333, 335, 336, 337, 338, 582, 589.
展萼金丝桃 *Hypericum lancasteri* (藤黄科) 631, 642.
獐牙菜 *Swertia pseudochinensis* (龙胆科) 151, 153.
獐牙菜属 *Swertia* sp. (龙胆科) 1062.
樟木 *Cinnamomum camphora* (樟科) 154, 166, 243, 812, 861, 877.
樟树皮 *Cinnamomum camphora* (樟科) 669.
掌叶半夏 *Pinellia pedatisecta* (天南星科) 115, 116, 118, 119, 731.
掌叶大黄 *Rheum palmatum* (蓼科) 679, 832, 991, 993.
胀果甘草 *Glycyrrhiza inflata* (豆科) 494, 495, 612, 691, 692, 694, 695, 731.
沼泽树花 *Ramalina paludosa* (松萝科) 814.
照山白 *Rhododendron micranthum* (杜鹃花科) 631, 635, 642, 852, 1061.
浙贝母 *Fritillaria verticillata* var. *thunbergii* [Syn. *Fritillaria thunbergii*] (百合科) 115.
浙江獐牙菜 *Swertia hickinii* (龙胆科) 151, 153.
珍珠梅 *Sorbaria sorbifolia* (蔷薇科) 642, 817.
知母 *Anemarrhena asphodeloides* (百合科) 80, 718, 933.
栀子 *Gardenia jasminoides* [Syn. *Gardenia florida*] (茜草科) 140, 142, 545, 566, 731, 767, 768.
蜘蛛香 *Valeriana jatamansii* [Syn. *Valeriana wallichii*] (败酱科) 157, 174, 767, 862.
直立靛兰 *Indigofera arrecta* (豆科) 634.
直立婆婆纳 *Veronica arvensis* (玄参科) 138.
纸质山马茶 *Tabernaemontana chartacea* (夹竹桃科) 60.
枳壳 *Citrus aurantium* (芸香科) 475, 594, 599, 607, 614.
枳实 *Citrus aurantium* (芸香科) 474, 576, 589, 599, 607, 614.
置疑小檗 *Berberis dubia* (小檗科) 3, 12.
中国沙棘 *Hippophae rhamnoides* subsp. *sinensis* (胡颓子科) 642, 653.
中国绣球 *Hydrangea chinensis* (虎耳草科) 731, 1064, 1090.
中国旋覆花 *Inula britannica* var. *chinensis* (菊科) 635, 642, 750.
中华鸡屎藤* *Paederia chinensis* (茜草科) 845.
中间茅膏菜* *Drosera intermedia* (茅膏菜科) 989.
中亚苦蒿 *Artemisia absinthium* (菊科) 244.
中亚沙棘 *Hippophae rhamnoides* subsp. *turkestanica* (胡颓子科) 642, 653.
重唇鱼 *Hemibarbus labeo* (鲤科) 124.
绉纹唐松草 *Thalictrum rugosum* (毛茛科) 8.
皱叶鹿蹄草 *Pyrola rugosa* (鹿蹄草科) 545.
皱叶木兰 *Magnolia praecocissima* (木兰科) 202.
皱叶欧芹 *Petroselinum crispum* (伞形科) 861, 893.
朱红硫黄色绚孔菌* *Laetiporus sulphureus* var. *miniatus* (多孔菌科) 1013.
朱红柿* *Diospyros cinnabarina* (柿科) 832.
朱栾 *Citrus decumana* (芸香科) 614.
朱砂莲 *Aristolochia kaempferi* (马兜铃科) 123.
猪笼草属 *Nepenthes* sp. (猪笼草科) 117.
猪秧秧属 *Galium* sp. (茜草科) 991.
硃砂根 *Ardisia crenata* (紫金牛科) 780.
蛛丝红纹马先蒿 *Pedicularis striata* ssp. *arachnoidea* (玄参科) 895.
竹柏 *Myrica nagi* [Syn. *Podocarpus nagi*] (罗汉松科) 639, 680.
竹节三七(大叶三七) *Panax pseudo-ginseng* var. *japonicus* (五加科) 454, 456, 462.
竹叶柴胡 *Bupleurum marginatum* (伞形科) 510.
竹叶椒(毛竹叶花椒) *Zanthoxylum planispinum* (芸香科) 30.
烛台鼠尾草* *Salvia candelabrum* (唇形科) 320, 321, 327, 328, 329, 330, 331.
爪哇柘树* *Cudrania javanensis* (桑科) 951.
锥叶柴胡 *Bupleurum bicaule* (伞形科) 510.
准葛尔乌头 *Aconitum soongaricum* (毛茛科) 107.
着色刺楸* *Kalopanax pictum* (五加科) 499, 506.
着色栎* *Quercus tinctoria* (壳斗科) 650.
姊妹树 *Millingtonia hortensis* (紫葳科) 483.
梓白皮 *Catalpa ovata* (紫葳科) 139, 852, 882, 984.
梓木 *Catalpa ovata* (紫葳科) 138.
梓实 *Catalpa ovata* (紫葳科) 139.

梓叶 *Catalpa ovata* (紫葳科) 139.
紫背鹿蹄草 *Pyrola atropurpurea* (鹿蹄草科) 631.
紫草 *Lithospermum erythrorhizon* (紫草科) 862, 979, 985, 990.
紫丹参 *Salvia przewalskii* var. *mandarinorum* (唇形科) 332, 334, 337, 338.
紫丹藤(台湾紫丹;清饭藤) *Tournefortia sarmentosa* (紫草科) 887, 954.
紫地黄 *Rehmannia glutinosa* var. *purpurea* (玄参科) 902.
紫丁香 *Syringa oblata* (木犀科) 906.
紫番荔枝 *Annona purpurea* (番荔枝科) 11.
紫河车 *Homo sapiens* (人科) 719, 732.
紫红獐牙菜 *Swertia punicea* (龙胆科) 151, 153.
紫胡(三岛柴胡) *Bupleurum falcatum* (伞形科) 509, 510.
紫花高乌头 *Aconitum excelsum* (毛茛科) 105.
紫花冠毛蕊花* *Verbascum wiedemannianum* (玄参科) 859, 908.
紫花景天 *Hylotelephium mingjinianum* (景天科) 637.
紫金莲 *Ceratostigma willmottianum* (白花丹科) 988.
紫金牛 *Ardisia japonica* (紫金牛科) 650, 780.
紫萁 *Osmunda japonica* (紫萁科) 751.
紫杉(东北红豆杉) *Taxus cuspidata* (红豆杉科) 1107.
紫苏 *Perilla frutescens* var. *arguta* (唇形科) 737.
紫苏叶 *Perilla frutescens* var. *arguta* (唇形科) 731.
紫穗槐 *Amorpha fruticosa* (豆科) 604, 812.
紫檀属 *Pterocarpus* sp. (豆科) 680.
紫藤 *Wisteria sinensis* (豆科) 75.
紫菀 *Aster tataricus* (菊科) 642, 860.
紫葳(凌霄花) *Campsis grandiflora* (紫葳科) 505, 574.
紫薇根 *Lagerstroemia indica* (千屈菜科) 1178.
紫薇花 *Lagerstroemia indica* (千屈菜科) 832.
紫雪花 *Plumbago indica* (白花丹科) 988.
紫云英 *Astragalus sinicus* (豆科) 114.
自扣草 *Ranunculus cantoniensis* (毛茛科) 805.
棕盔糙苏* *Phlomis brunneogaleata* (唇形科) 582, 767, 859, 902, 1112.
棕榈皮 *Trachycarpus fortunei* (棕榈科) 679, 832.
棕藻 *Ecklonia stolonifera Ecklonia stolonifera* (翅藻科) 1181.
总状花藜 *Chenopodium championii* (藜科) 599.
总状假瑞香 *Daphnopsis racemosa* 408.
总状升麻 *Cimicifuga racemosa* (毛茛科) 882.
总状土木香 *Inula racemosa* (菊科) 218, 218.

(下列 18 种原植物在本丛书中无中文名)
Bolusanthus speciosus (豆科) 670.
Cedrelopsis grevei (松科) 1060.
Juliania adstringens (三柱科) 444, 445, 505, 731.
Lychnophora ericoides (菊科) 579.
Macrococculus pomiferus (防己科) 1119.
Matayba arborescens 1053.
Niphogeton ternata (伞形科) 1074, 1075.
Nuxia sphaerocephala (马钱科) 483, 505, 569, 601.
Pericopsis angolensis 950.
Prinostemma aspera 528.
Ptaeroxylon obliquum 1049.
Sarcomelicope glauca 30.
Sarcomelicope megistophylla 1136.
Soulamea soulameoides 1053.
Streptothris chromogena 847.
Thamnosma rhodesica (芸香科) 1074.
Toddaliopsis bremekampii (芸香科) 32, 33, 34, 35.
Warionia saharae 221, 255.

植物拉丁学名及活性成分索引

(按英文字母顺序排序)

A

Abelmoschus manihot 631, 639, 642.
Abies alba 157.
Abies koreana 731.
Abies sp. 176, 869.
Abrus precatorius 495, 687, 832.
Abutilon indicum 630.
Acacia arabica 832.
Acacia catechu 628, 679, 680.
Acacia melanoxylon 631, 1007.
Acacia mellifera 480, 481.
Acacia nilotica 642, 679, 680, 682, 733, 767.
Acacia spp. 844.
Acacia tortilis ssp. *raddiana* 963, 964.
Acacia victoria 489, 490.
Acanthopanax giraldii [Syn. *Acanthopanax giraldii* var. *inermis*; *Eleutherococcus giraldii*] 115, 499, 906.
Acanthopanax gracilistylus 731, 906.
Acanthopanax koreanum 343, 344, 345, 386.
Acanthopanax senticosus [Syn. *Eleutherococcus senticosus*] 491, 505, 522, 545, 642, 731, 906, 1112.
Acanthopanax sessiliflorus 505, 545, 731, 1092, 1093, 1135.
Acanthopanax trifoliatus 351, 393, 394.
Acanthus ilicifolius 574, 642.
Acer nikoense 679, 680, 683, 856, 965, 966, 967, 968, 1054, 1055, 1061, 1170, 1171.
Acer platanoides 1176.
Acer saccharinum 870, 903.
Acer sp. 1170, 1171.
Achillea alexandri-regis 531, 653, 731, 768, 865.
Achillea alpina [Syn. *Achillea sibirica*] 166.
Achillea fragrantissima 583.
Achillea millefolium 243, 574, 862, 877.
Achillea moschata 877.
Achillea spp. 654.
Achras spp. 481.
Achyranthes bidentata 505.
Aconitum anthora 110.
Aconitum barbatum var. *puberulum* [Syn. *Aconitum ochranthum*] 105, 106.
Aconitum brachypodum 103.
Aconitum bulleyanum 109.
Aconitum carmichaeli 103, 104, 107, 119.
Aconitum excelsum 105.
Aconitum finetianum 105.
Aconitum forrestii [Syn. *Aconitum likiangense*] 109.
Aconitum geniculatum 109.
Aconitum hemsleyanum 109.
Aconitum heterophyllum 110.
Aconitum karakolicum 107.
Aconitum kusnezoffii 101, 103, 109.
Aconitum leave 102, 104, 105, 106, 108.
Aconitum leucostomum 102.
Aconitum monticola 107.
Aconitum nagarum var. *lasiandrum* 101, 107.
Aconitum napellus 103.
Aconitum orientale 105.
Aconitum septentrionale 105.
Aconitum sinomontanum 105, 109.
Aconitum soongaricum 107.
Aconitum sp. 110.
Aconitum sungpanense 109.
Acorus calamus 166, 748, 821, 839, 840, 877, 973.
Acorus gramineus 840.
Acorus tatarinowii 877, 878.
Acronychia pedunculata 909.
Acronychia vestita 909.
Actinidia arguta 679, 862.
Actinidia callosa var. *henryi* 862.
Actinidia chinensis 862.
Actinidia chrysantha 862.
Actinidia deliciosa 862.
Actinidia eriantha 862.
Actinidia glaucophylla 862.

Actinidia latifolia 862.
Actinidia polygama 862.
Actinidia rubricaulis var. *coriacea* 862.
Adhatoda vasica 38, 39.
Adiantum sp. 614.
Adina pilulifera [Syn. *Cephalanthus pilulifera*] 504.
Adonis amurensis 1061, 1064.
Aegiceras corniculatum 780.
Aeginetia indica 413.
Aegle marmelos 1060, 1064.
Aesculus californica 680.
Aesculus carnea 680.
Aesculus chinensis 486, 492, 501, 502.
Aesculus hippocastanum 486, 650, 1050, 1051.
Aesculus spp. 669.
Aesculus turbinata 1050, 1053.
Aesculus wilsonii 486.
Agastache rugosus 157, 174, 175, 505, 569, 731, 860, 876.
Ageratum conyzoides 599.
Aglaia ponapensis 903.
Agrimonia japonica 1165.
Agrimonia pilosa 631, 1165.
Agrimonia pilosa var. *japonica* 575, 582, 631, 642, 653, 679, 731, 832, 862.
Agrimonia pilosa var. *japonica* 659.
Ailanthus altissima 476.
Ailanthus excelsa 476.
Ajuga forrestii 569.
Ajuga taiwanensis 635, 731, 856.
Akebia quinata 499, 505, 731, 773.
Akebia trifoliata 498, 534.
Alangium kurzii 67.
Alangium lamarckii 15, 16, 17, 18, 67.
Alchornea trewioides 1174.
Aleurites cordata [Syn. *Aleurites fordii*] 1063, 1170, 1174.
Alisma orientale [Syn. *Alisma plantago-aquatica* var. *orientale*] 452, 453.
Alkanna tinctoria 980, 985.
Allemanda neriifolia 1098.
Allium ascalonicum 691.
Allium cepa 115, 405, 789.
Allium cepa var. agrogatum 769.
Allium fistulosum 789.
Allium macrostemon 115, 769, 770.
Allium sativum 115, 789, 792.
Allium tuberosum 115.
Alnus glutinosa 623.
Alnus japonica 480, 527, 531, 650, 654.
Alnus pendula 629, 969.
Alnus sieboldiana 1166.
Alnus spp. 654.
Aloe ferox 570, 571.
Aloe vera [Syn. *Aloe barbadensis*] 653, 748, 751.
Aloe vera var. *chinensis* 737.
Alpinia chinensis 633.
Alpinia galanga 166, 629, 815, 858, 877.
Alpinia japonica 166.
Alpinia katsumadai 969, 974.
Alpinia officinarum 174, 629, 642, 812, 877.
Alpinia oxyphylla 219, 220, 223, 224, 225, 241, 242, 291, 292, 293, 304, 601, 633, 737, 738.
Alpinia sp. 865.
Alpinia speciosa 893.
Alstonia mairei 53.
Alstonia restricta 53.
Alstonia scholaris 53, 482, 531.
Althaea officinalis 852.
Amberboa muricata 254.
Amberboa ramosa 574, 740, 741.
Ambrosia confertiflora 222.
Ambrosia psilostachya 276.
Ambrosia psilostachya var. *coronopifolia* 273.
Ambrosia spp. 202.
Amentotaxus yunnanensis 731.
Amomum villosum 166.
Amorpha fruticosa 604, 812.
Ampelopsis brevipedunculata 635, 951.
Ampelopsis brevipedunculata var. *hancei* 957.
Ampelopsis grossedentata [Syn. *Ampelopsis cantoniesis* var. *grossedentata*] 639.
Ampelopsis japonica [Syn. *Paullinia japonica*] 524, 832, 1176.
Amphipterygium adstringens 731.
Anacardium occidentale 613, 776, 777.
Anadenanthera colubrine 480, 481, 531, 572.
Anamirta paniculata 280.
Ananas comosus 730.
Andira inermis 657.
Andrographis paniculata [Syn. *Justicia paniculata*] 301, 302, 305.
Anemarrhena asphodeloides 80, 718, 933.
Anethum graveolens 157, 906.
Anethum sp. 887.

Angelica archangelica 1081.
Angelica dahurica [Syn. *Angelica porphyrocaulis*] 748, 1061, 1064, 1066, 1074, 1075, 1079.
Angelica dahurica cv. *qibaizhi* 115, 1074, 1075, 1079.
Angelica decursiva [Syn. *Peucedanum decursivum*] 876.
Angelica furcijuga 635, 1064, 1074, 1075, 1077, 1078, 1081, 1082, 1085, 1086, 1087.
Angelica gigas 1064, 1075.
Angelica glabra 1079.
Angelica pubescens f. *biserrata* [Syn. *Angelica pubescens*] 174, 1061, 1064, 1066, 1075.
Angelica shkiokiana 1084.
Angelica sinensis 114, 115, 119, 154, 413, 746, 748, 750, 751, 845, 1061.
Angelica spp. 1064.
Angelica taiwaniana 1074, 1075, 1079, 1081.
Angelica ursina 1073.
Anguilla japonica 117.
Anisodus luridus 40.
Anisodus tanguticus [Syn. *Scopolia tangutica*] 40, 47, 1050.
Annona purpurea 11.
Annona squamosa 78, 391, 394.
Anodendron affine 602.
Antenoron neofiliforme 669.
Anthemis nobilis 862.
Anthemis sp. 1062.
Anthriscus sylvestris 1128.
Anthyllis vulneraria 628.
Apis cerana 117.
Apis mellifera ligustica 569, 574, 580, 629, 633, 635, 642, 651, 863.
Apium graveolens 749, 753, 893, 1080.
Apium graveolens var. *dulce* 574.
Apium sp. 1064.
Apocynum lancifolium 642.
Apocynum venetum 631, 635, 642, 679.
Aquilaria agallocha 1054.
Aquilegia ecalcarata 574, 590.
Aquilegia vulgaris 426, 427, 428, 429.
Arachis hypogaea 565, 590, 669, 686, 951.
Aralia chinensis 505, 1060.
Aralia cordata 351, 391, 394, 505.
Aralia elata 505, 508.
Aralia fargesii 1050, 1060, 1061, 1064.
Araucaria angustifolia 1110, 1126.
Archangelica decurrens 1079.
Arctostaphylos uva-ursi 817.
Ardisia arborescens 531, 731, 751.
Ardisia colorata 634, 639, 642, 776, 780, 832.
Ardisia cornudentata 774, 823.
Ardisia crenata 780.
Ardisia humilis 780.
Ardisia japonica 650, 780.
Ardisia pusilla 487, 488.
Ardisia quinquegona 774.
Areca catechu 64, 669, 679, 737, 748, 750.
Argemone mexicana 12, 643.
Arisaema amurense 731.
Arisaema consanguineum 114, 731.
Arisaema curvatum 83.
Arisaema heterophyllum 731.
Aristolochia contorta 75, 123, 731.
Aristolochia debilis [Syn. *Aristolochia longa*] 7, 75, 123, 817.
Aristolochia fangchi 75, 123, 731.
Aristolochia heterophylla 7, 123.
Aristolochia indica 123.
Aristolochia kaempferi 123.
Aristolochia manshuriensis 78, 123, 505, 731, 856.
Aristolochia mollissima 75, 123, 731.
Aristolochia moupinensis 78, 123, 731.
Aristolochia tuberosa 123.
Armoracia lapathifolia 790.
Arnebia euchroma 979, 980, 985, 990.
Arnebia guttata 979, 990.
Arnebia nobilis 980.
Artemisia absinthium 244.
Artemisia annua 155, 157, 166, 167, 168, 174, 175, 292, 581, 582, 583, 590, 635, 642, 643, 651, 653, 731, 850, 1060, 1061, 1062.
Artemisia apiacea [Syn. *Artemisia carvifolia*; *Artemisia caruifolia*] 748.
Artemisia argyi 159, 264, 531.
Artemisia brevifolia 931.
Artemisia capillaris 157, 174, 175, 631, 642, 731, 737, 738, 750, 845, 862, 877, 878, 1060, 1061.
Artemisia douglasiana 248.
Artemisia klotzschiana 877.
Artemisia maritima 812.
Artemisia monosperma 759, 766.
Artemisia myriantha 255.
Artemisia porrecta 860.
Artemisia roxbugiana 531.
Artemisia sativum 166.

Artemisia scoparia [Syn. *Artemisia capillaris* var. *scoparia*] 174, 175, 653, 746, 767, 850, 861, 877, 1060, 1061.
Artemisia sieversiana 244.
Artemisia sp. 222, 613, 768, 1062.
Artemisia spp. 1064.
Artemisia sylvatica 191, 249, 250, 251, 258, 259, 260, 264, 806.
Artemisia vestita 531, 597, 882.
Artocarpus dadah 951.
Artocarpus fretessi 592, 593.
Artocarpus integrifolia 638.
Asarum canadense 123.
Asarum caulescens 215.
Asarum europaeum 821, 840.
Asarum forbesii 737, 818, 819, 820, 877.
Asarum heterotropoides var. *mandshuricum* 123, 155, 157, 174, 876, 878, 893.
Asarum sagittarioides 83.
Asarum sieboldii 123, 154, 155, 157, 159, 174, 876, 877, 878, 893.
Asarum sieboldii var. *seoulensis* 123.
Asclepias syriaca 739.
Asparagus sp. 869.
Asperula odorata 991.
Aspidosperma campus-belus 49.
Aspidosperma cuspa 50.
Aspidosperma dasycarpon 50.
Aspidosperma nigricans 49.
Aspidosperma olivaceum 49.
Aster tataricus 642, 860.
Astragalus bisulcatus 794.
Astragalus falcatus 652.
Astragalus membranaceus 114, 115, 430, 431, 432, 433, 434, 435, 436, 437, 635, 642, 731, 748.
Astragalus mongholicus 430, 431, 432, 433, 635, 731, 737, 1110.
Astragalus oleifolius 431, 433.
Astragalus shikokianus 652.
Astragalus sinicus 114.
Astrantia major 505, 887.
Asystasia intrusa 859.
Atalantia buxifolia [Syn. *Severinia buxifolia*] 731.
Atractylodes chinensis 211, 215, 216, 474.
Atractylodes japonica 215, 216.
Atractylodes lancea 115, 211, 215, 216, 906.
Atractylodes macrocephala [Syn. *Atractylis macrocephala*] 211, 215.
Atropa belladonna 40, 1061, 1064.
Aucuba chinensis ssp. *omeiensis* 138.
Aucuba japonica 138.
Azadiractica indica 474.

B

Baccharis dracunculifolia 874, 1092.
Baccharis spp. 767.
Bacopa monniera 574, 590, 896, 897.
Baeckea frutescens 156, 157.
Balanophora abbreviata 1105.
Ballota limbata 308, 309.
Baphicacanthus cusia [Syn. *Strobilanthes cusia*] 37, 481, 859.
Bauhinia championii 599.
Beaumontia grandiflora 722.
Beesia calthaefolia 438, 882.
Begonia glabra 655.
Begonia nantoensis 446, 447, 450.
Belamcanda chinensis 546, 677, 678, 775, 933.
Berberis diaphana 3, 12.
Berberis dubia 3, 12.
Berberis julianae 12.
Berberis potaninii 3, 12.
Berberis thunbergii 3, 12.
Berberis vulgaris 3.
Berberis wilsonae 12.
Berchemia polyphylla var. *leioclada* 653.
Bergenia crassifolia 817.
Beta vulgaris 505, 749.
Betula platyphylla 483.
Betula pubescens 730, 843.
Betula spp. 631, 654.
Bidens bipinnata 757.
Bidens parviflora 754, 755, 756, 757, 758, 871, 872, 905, 1154.
Bidens tripartita 574, 590, 642, 1050.
Biebersteinia heterostemon 1064.
Biota orientalis [Syn. *Thuja orientalis*; *Platycladus orientalis*] 306.
Blechnum orientale 767.
Bletilla formosana 574, 635, 970, 1000, 1001.
Bletilla striata 936, 939, 997, 1001.
Blumea balsamifera 931.
Blumea glomerata 594.
Boesenbergia pandurata 641.
Bolusanthus speciosus 670.
Bombax malabaricum [Syn. *Gossampinus malabarica*] 933.

Bombyx mori　481.
Bos taurus domesticus　116, 719, 723, 724, 791.
Boswellia carterii　156, 157, 530.
Brasenia schreberi　117.
Brassica juncea　790.
Brassica napus　650.
Brassica oleracea var. *capitata*　767, 793.
Breynia officinalis　817.
Broussonetia papyrifera　613, 951.
Brucea javanica [Syn. *Brucea sumatrana*; *Rhus javanica*]　477, 737, 738, 748, 1053.
Bruguiera parviflora　480, 481.
Bryonia alba　446, 447, 448.
Bryophyllum pinnatum　531, 648.
Buddleja globosa　859.
Buddleja officinalis　569, 574, 590, 859.
Bufo bufo gargarizans; *Bufo melanostictus*　731.
Bupleurum angustissimum　510.
Bupleurum bicaule　510.
Bupleurum chaishoui　292.
Bupleurum chinense　157, 169, 292, 510, 634, 748, 845, 877, 1066.
Bupleurum falcatum　509, 510.
Bupleurum fruticescens　1060.
Bupleurum fruticosum　831, 907.
Bupleurum longiradiatum　510.
Bupleurum marginatum　510.
Bupleurum marginatum var. *stenophyllum*　292.
Bupleurum polyclonum　509.
Bupleurum rockii　509.
Bupleurum scorzonerifolium　292, 510, 596, 602, 1027, 1106, 1109, 1122.
Bupleurum smithii　509, 510.
Bupleurum smithii var. *parvifolium*　510.
Bupleurum spp.　510.
Bupleurum yinchowense　509, 510.
Bursera graveolens　481.
Bursera tonkinensis　1107.
Buthus martensi　748, 791.

C

Caesalpinia decapetala　481, 642, 951.
Caesalpinia echinata　1021.
Caesalpinia sappan　832, 1021, 1029.
Callicarpa formosana　641, 859.
Calophyllum brasiliense　932.
Calophyllum inophyllum　932, 1083.
Calophyllum polyanthum　545, 731, 832.
Calophyllum sp.　932.
Calophyllum tomentosum　1088, 1089.
Caltha palustris　499, 731, 805, 1061, 1064.
Calycanthus floridus　812.
Camellia japonica　680, 1175.
Camellia sinensis [Syn. *Thea sinensis*]　679, 680, 682, 683, 684, 767.
Camellia sinensis var. *assamica*　613.
Campsis grandiflora　505, 574.
Camptotheca acuminata　631, 642, 1178.
Campylotropis hirtella　669.
Canarium album　154, 531, 812, 832.
Canarium sp.　563.
Cannabis sativa　78, 877.
Capsella bursa-pastoris　584, 607, 658, 790.
Capsicum annuum　76, 77, 78, 1110.
Capsicum frutescens　76, 85.
Caragana chamlagu　958.
Caragana jubata　639.
Caragana sinica　957.
Caragana stenophylla　958.
Caragana tibetica　950, 951.
Carassius auratus　633.
Carpesium abrotanoides　252.
Carpesium longifolium　202, 218, 731.
Carthamus tinctorius　115, 565, 635, 642, 653, 699, 728, 731, 737, 748, 750.
Carum carvi　157.
Casearia guianensis　310, 311, 312, 313.
Casearia membranacea　78, 731, 856.
Cassia acutifolia　635.
Cassia angustifolia　635.
Cassia dentata　951.
Cassia fistula　669.
Cassia occidentalis　993.
Castanea sativa　1172.
Casuarina stricta　1175.
Catalpa bignonioides　139.
Catalpa ovata　138, 139, 852, 882, 984.
Catalpa speciosa　139.
Catha edulis　528.
Catharanthus roseus [Syn. *Vinca rosea*; *Lochera rosea*]　53, 56, 60, 63, 115.

Cayaponia tayuya 449, 450.

Cedrelopsis grevei 1060.

Celastrus hypoleucus 634.

Celastrus orbiculatus [Syn. *Celastrus articulatus*] 226, 227, 228, 229, 231, 232, 237, 238, 239, 387, 526, 680.

Celastrus paniculatus 230.

Celastrus scandens 526.

Celastrus stephanotifolius 387.

Celastrus strigillosus 526.

Celosia argentea 731.

Celosia cristada 413, 737, 738, 750.

Celtis sp. 1062.

Centaurium spicatum 644, 645, 646, 647.

Centella asiatica 533, 534, 540, 541.

Centipeda minima 643.

Cephalotaxus fortunei 574, 581, 718.

Cephalotaxus harringtonia 718.

Cephalotaxus wilsoniana 574, 575.

Ceratostigma minus 989.

Ceratostigma plumbaginoides 988.

Ceratostigma willmottianum 988.

Cervus nippon 116, 413.

Cestrum nocturnum 877.

Cetraria islandica 807.

Chaenomeles lagenaria [Syn. *Chaenomeles speciosa*] 505.

Chaenomeles sinensis 493, 505, 545.

Chamaecyparis nootkatensis 292.

Chamaecyparis pisifera 325, 326, 351, 574.

Chamaenerion angustifolium [Syn. *Epilobium angustifolium*] 505, 631, 650, 656, 832.

Changium smyrnioides 751.

Chelidonium majus 12, 117.

Chenopodium album 78.

Chenopodium ambrosioides 637.

Chenopodium championii 599.

Chloranthus japonicus 193.

Chloranthus serratus 193.

Chloranthus spicatus 193.

Chlorophora excelsa 941, 944.

Choerospondias axillaris 832.

Chrozophora spp. 767.

Chrysanthemum boreale 155, 574.

Chrysanthemum cinerariaefolium 205, 623, 744.

Chrysanthemum coccineum 205.

Chrysanthemum indicum 212, 248, 292, 569, 575, 582, 590, 767.

Chrysanthemum lavandulifolium 255.

Chrysanthemum morifolium [Syn. *Dendranthema morifolium*] 114, 569, 575, 582, 589, 590, 767.

Chrysanthemum parthenium 203.

Chrysanthemum sp. 222.

Chrysanthemum spp. 202.

Chrysanthemum vulgare 166.

Chrysosplenium grayanum 624.

Cibotium barometz [Syn. *Polypodium barometz*] 286, 862.

Cicer arietinum 612, 691, 1056.

Cicer spp. 612.

Cichorium intybus 531, 1050, 1051.

Cimicifuga acerina 439, 882.

Cimicifuga asiatica 882.

Cimicifuga dahurica 731, 862, 882.

Cimicifuga foetida 850, 862, 882.

Cimicifuga heracleifolia 882.

Cimicifuga nanchuanensis 882.

Cimicifuga racemosa 882.

Cimicifuga simplex 439, 882.

Cimicifuga sp. 439, 441, 442.

Cinchona cuprea 862.

Cinchona ledgeriana 993.

Cinchona spp. 767.

Cinnamomum bejolghota [Syn. *Cinnamomum obtusifolium*; *Laurus bejolghota*] 669.

Cinnamomum camphora 154, 166, 243, 669, 812, 861, 877.

Cinnamomum cassia [Syn. *Cinnamomum aromaticum*] 669, 731, 864, 865, 875, 889, 890.

Cinnamomum glanduliferum 893.

Cinnamomum japonicum 864, 865, 877.

Cinnamomum parthenoxylum [Syn. *Cinnamomum porrectum*] 877.

Cinnamomum tamala 864, 877.

Cinnamomum zeylanicum 864.

Cirsium japonicum 531.

Cirsium lineare 583.

Cirsium setosum [Syn. *Cerratula setosa*; *Cirsium segetum*; *Cephalanoplos segetum*] 653, 767.

Cissampelos pareira 7.

Cissus pallida 957.

Cistanche deserticola 731, 751, 859, 867, 902, 1112.

Cistanche salsa 859, 867, 902.

Cistanche tubulosa 115.

Citrullus ecirrhosus 448.

Citrullus naudinianus 448.

Citrus aurantium 474, 475, 576, 589, 594, 599, 607, 614

Citrus chachiensis 607.

Citrus cultivars 833.

Citrus decumana 614.

Citrus grandis 475, 576, 613, 614, 616, 1064.

Citrus grandis var. *tomentosa* 576, 599, 613, 614.

Citrus junos 474, 475.

Citrus limon 579, 584, 606, 607, 614, 714, 862, 1052.

Citrus limonia 607, 713, 833, 1050.

Citrus medica 157, 475, 607, 751, 1052.

Citrus medica var. *etrog* 1060, 1061, 1064.

Citrus medica var. *sarcodactylis* 584, 607, 1052.

Citrus nobilis 594.

Citrus paradisi 292, 614.

Citrus paradisi x *Citrus tangerina* 475.

Citrus reticulata 154, 157, 174, 474, 594, 599, 607, 614, 731.

Citrus sinensis 475, 599, 606, 929.

Citrus sp. 174, 616, 852.

Citrus spp. 474.

Citrus sudachii 474, 475.

Citrus sulcata 1060, 1064.

Citrus tamurana 1060.

Citrus tangemna 475.

Citrus tankan 594, 599, 607.

Citrus unshiu 606, 607, 608, 613, 614.

Citrus wilsonii 475, 1052.

Citrus yuko 475.

Cladonia chlorophaea 814.

Cladonia fallax 1015.

Cladonia sp. 1015.

Cladonia stellaris [Syn. *Cladonia alpestris*] 1015.

Clausena anisata 860.

Clausena excavata 48.

Claviceps purpurea 52, 117.

Clematis chinensis 499, 780, 805.

Clematis tibetana 498, 499.

Cleome icosandra 1053.

Cleome viscosa 1053.

Clerodendranthus spicatus 505, 545, 599.

Clerodendron cyrtophyllum 625, 728.

Clerodendron fortunatum 728.

Clerodendron trichotomum 728.

Clerodendrum thomsonae 138.

Clinopodium chinense 608.

Clitoria ternatea 115.

Cnidium monnieri 1074, 1081.

Cocculus indicus 280.

Cocculus laurifolius 10.

Cocculus trilobus [Syn. *Cocculus sarmentosus*] 6, 10.

Cocos nucifera 565, 731.

Codium fragile 728.

Codonopsis pilosula 174, 563, 746, 748, 750, 906.

Codonopsis pilosula var. *modesta* [Syn. *Codonopsis modesta*] 563.

Codonopsis subglobosa 563.

Codonopsis tangshen 563, 906.

Coffea arabica 767, 768, 862.

Coffea robusta 768.

Coix lacryma-jobi 120.

Coix lacryma-jobi var. *ma-yuen* 120, 745.

Colchicum autumnale 82, 83, 84.

Commiphora myrrha [Syn. *Commiphora molmol*] 156, 188, 864, 877.

Conioselinum vaginatum 750, 893.

Conium maculatum 862.

Connarus ritchiei 780.

Convallaria keiskei [Syn. *Convallaria majalis*] 631, 680.

Convolvulus erinaceus 40.

Convolvulus scammonia 1061.

Conyza blinii 642, 751, 862.

Conyza canadensis [Syn. *Erigeron canadensis*] 852.

Coprinus atramentarius 114, 116, 125, 481, 844.

Coptis chinensis 12, 474, 475.

Coptis chinensis var. *brevisepala* 12.

Coptis deltoidea 12.

Coptis gulinensis 12.

Coptis japonica 1016, 1017, 1018, 1019, 1020, 1111, 1126.

Coptis linearisepala 12.

Coptis omeiensis 12.

Coptis teetoides [Syn. *Coptis teeta*] 12.

Cordyceps militaris 115.

Cordyceps militaris cv 114, 115, 119.

Cordyceps sinensis 114, 115, 116, 119, 731, 737, 748.

Coriandrum sativum 156, 157, 166.

Coriaria japonica 1171.

Coriaria sinica [Syn. *Coriaria nepalensis*] 832.

Cornus capitata [Syn. *Dendrobenthamia capitata*] 929.

Cornus officinalis [Syn. *Macrocarpium officinale*] 413, 505, 545, 737, 748, 832, 878, 1173.

Coronilla spp. 1064.

Coronilla varia 1061, 1064.

Corydalis adunca 12, 13.

Corydalis ambigua var. *amurensis* [Syn. *Corydalis ambigua*] 13.

Corydalis ledebouriana 12, 13.
Corydalis longicalcarata 12, 13.
Corydalis pallida var. *tenuis* 13.
Corydalis remota [Syn. *Corydalis bulbosa* var. *typica*] 12.
Corydalis yanhusuo [Syn. *Corydalis turtschaninovii* f. *yanhusuo*] 12, 13.
Cosmos bipinnata 575.
Costus afer 725.
Cotinus coggygria 715, 832.
Cotinus coggygria var. *cinerea* 832.
Cotinus sp. 715, 1176.
Cotoneaster spp. 669.
Crataegus cuneata 545, 631, 653, 767.
Crataegus hupehensis 545, 631, 653.
Crataegus kansuensis 631, 653.
Crataegus maximowiczii 631, 653.
Crataegus monogyna 680.
Crataegus oxyacantha 767, 1051.
Crataegus pinnatifida 545, 631, 653, 737, 748, 751, 767, 862, 982, 983.
Crataegus pinnatifida var. *major* 531, 545, 631, 653, 767.
Crataegus pinnatifida var. *psilosa* 631, 653.
Crataegus sanguinea 631, 653.
Crataegus scabrifolia 631, 653, 751.
Crataegus spp. 669, 844.
Cratoxylum cochinchinense 934.
Crepis napifera 206.
Crocus sativus 80, 115, 118, 119, 161, 162, 163, 164, 165, 567, 568, 632, 635, 771, 884.
Crocus speciosus 566.
Crossopetalum gaumeri 526, 528.
Crotalaria anagyroides 42.
Crotalaria incana 42.
Crotalaria laburnifolia 42.
Croton cajucara 314.
Croton draconoide 1065.
Croton hutchinsonianus 883, 885.
Croton lechleri 1065.
Croton nepetaefolius 878.
Croton oblongifolius [Syn. *Croton laevigatus*] 394.
Croton sparsiflorus 11.
Croton sublyratus 315, 316, 317, 318.
Croton tiglium 405, 406, 407, 731, 748, 750.
Croton tonkinensis 388, 389, 390, 392.
Croton zambesicus 531, 731.
Cryptomeria fortunei 216, 322, 346.
Cryptotaenia japonica 156, 157.
Csitus ladaniferus 812.
Cucumis melo 446.
Cucurbita moschata 114.
Cudrania cochinchinensis 613.
Cudrania javanensis 951.
Cunonia macrophylla 832, 1168, 1170.
Curculigo orchioides 440, 824, 852.
Curculigo pilosa 824.
Curcuma aromatica 166, 186, 190, 973.
Curcuma kwangsiensis 973.
Curcuma longa 182, 183, 186, 187, 972, 973.
Curcuma wengujin 190.
Curcuma xanthorrhiza 969, 973.
Curcuma zedoaria [Syn. *Curcuma aeruginosa*] 182, 183, 186, 187, 188, 190, 193, 194, 195, 196, 197, 198, 201, 207, 214, 216, 245, 246, 247, 253, 256, 257, 263, 265, 267, 281, 284, 285, 294, 295, 296, 971, 972, 973.
Cuscuta australis 635, 642, 862.
Cuscuta chinensis 631, 635, 642.
Cuscuta japonica 635, 642.
Cuscuta lupuliformis 635, 642.
Cuscuta reflexa 906.
Cussonia bancoensis 532, 537, 539, 545.
Cycas circinalis 127.
Cycas revoluta 114.
Cyclea barbata 7.
Cymbopogon citratus 589.
Cymbopogon goeringii 840.
Cynanchum atratum 720.
Cynanchum paniculatum 843.
Cynara cardunculus 254.
Cynara scolymus 254.
Cynoglossum officinale 43, 75.
Cynomorium songaricum 545.
Cyperus rotundus 219.
Cyprinus carpio 117.
Cypripedium calceolus 1006.

D

Dacrydium sp. 718.
Dahlia sp. 613.
Dalbergia odorifera 612.
Dalbergia riparia 677.
Dalbergia sericea 691.

Dalbergia sp. 678.
Dalbergia spp. 612.
Dalbergia stevensonii 612, 691.
Daphne genkwa 574, 590, 656.
Daphne odora 1056, 1064.
Daphniphyllum macropodum 140.
Daphnopsis racemosa 408.
Datura innoxia 40, 612, 737, 738, 862.
Datura metel 47, 737, 738.
Datura stramonium 40, 1051.
Daucus carota 157, 159, 174, 821, 840, 893, 1064.
Davallia mariesii 669.
Debregeasia longifolia 832.
Decodon verticillatus 71.
Delphinium cashmerianum 105.
Delphinium yunnanense 877.
Dendrobium aurantiacum var. *denneanum* 1060.
Dendrobium capillipes 1060.
Dendrobium densiflorum 1060, 1061.
Dendrobium fimbriatum var. *oculatum* 731.
Dendrobium moniliforme 1092.
Dendrobium nobile 278, 279, 289, 292.
Dendrobium thyrsiflorum 1060.
Derris scandens 581, 670, 673, 674, 675.
Descurainia sophia 977.
Desmodium gangeticum 844.
Desmodium pulchellum [Syn. *Phyllodium pulchellum*] 531.
Desmodium racemosum [Syn. *Podocarpium podocarpum* var. *oxyphyllum*] 634.
Dianthus chinensis 877.
Dichroa febrifuga 36.
Dicksonia gigantean 286.
Dicranopteris pedata [Syn. *Polypodium pedatum*; *Dicranopteris dichotoma*] 650, 731.
Dictamnus albus 30, 475.
Dictamnus dasycarpus 30, 213, 475.
Dictamnus spp. 474.
Digitalis purpurea 862, 900, 901, 902.
Dillenia indica 832.
Dionaea muscipula 988, 989.
Dionaea rotundifolia 989.
Dioscorea batatas [Syn. *Dioscorea opposita*] 75, 115, 731, 748, 936.
Dioscorea cirrhosa [Syn. *Dioscorea pogonoides*] 669.
Diospyros cinnabarina 832.
Diospyros kaki 505, 545, 832.
Diospyros lotus 481.
Diospyros maritima 1061.
Diospyros rhombifolia 653.
Diospyros sp. 563, 986, 988.
Diphylleia grayi 280, 635, 1128.
Diphylleia sinensis 635, 1128.
Diploclisia glaucescens 78.
Dipsacus asperoides 731, 845.
Dipteryx odorata 581.
Distemonanthus benthamianus 624, 640.
Dodonaea spp. 654.
Dodonaea viscosa 767, 862, 1053, 1054.
Dracaena draco 691, 731.
Dracocephalum kotschyi 505, 545, 731.
Dracocephalum rupestre 582.
Drosera intermedia 989.
Drosera peltata var. *lunata* 988.
Drosera rotundifolia 988.
Drosera sp. 117.
Drynaria fortunei 614, 731.
Dryobalanops aromatica 166, 167, 168, 483, 505, 533.
Dryopteris crassirhizoma 614.
Dryopteris marginalis 924.
Dryopteris marginata 924.
Dryopteris pacifica 924.
Dryopteris sacrosancta 924.
Drypetes molunduana 483.
Duranta repens 1060.
Dysosma difformis 1128.
Dysosma furfuracea 1128.
Dysosma guangxiensis 1128.
Dysosma majorensis [Syn. *Podophyllum majorense*; *Dysosma lichuanensis*] 1128.
Dysosma pleiantha [Syn. *Podophyllum pleianthum*] 1128.
Dysosma subrosea 1128.
Dysosma veitchii 642, 1128.
Dysosma versipellis [Syn. *Podophyllum versipelle*] 1128.

E

Ecballium elaterium 446, 447.
Echinops grijsii 157, 731, 737, 748.
Echinops ritro 531, 731.
Ecklonia kurome 1181, 1182.
Ecklonia stolonifera 1181.
Egletes viscosa 655.

Elaeagnus angustifolia 505, 679, 680.
Elephantopus mollis 199, 200, 204.
Elephantopus scaber 481, 482.
Elsholtzia nipponica 845.
Embelia barbeyana 780.
Embelia kilimandscharica 780.
Embelia oblongifolia 780.
Embelia ribes 780.
Embelia robusta 780.
Embelia tsjersium-cottam 780.
Engelhardia roxburghiana 505, 731.
Ephedra equisetina 865.
Ephedra sinica 574, 635, 844.
Epicauta gorhami 160.
Epilobium hirsutum 832.
Epilobium sp. 1176.
Epimedium acuminatum 573, 585.
Epimedium brevicornum 573, 585, 631, 634, 748.
Epimedium davidii 573, 585.
Epimedium ecalcaratum 573.
Epimedium elongatum 573.
Epimedium fargesii 573, 585.
Epimedium grandiflorum 573.
Epimedium koreanum 573, 585, 612, 631, 718, 767.
Epimedium leptorrhizum 585.
Epimedium myrianthum 585.
Epimedium pubescens 573, 585.
Epimedium sagittatum 573, 585, 642, 737.
Epimedium sutchuenense 573.
Epimedium wushanense 573, 585.
Equisetum arvense 286.
Equisetum hiemale 118, 635, 642, 751, 862.
Equisetum palustre 637.
Eremocitrus sp. 616.
Erica vagans 1050.
Eriobotrya deflexa 535, 536, 538, 542, 544.
Eriobotrya japonica 166, 174, 175, 536, 545, 731.
Erodium stephanianum 642.
Ervatamia hainanensis 61.
Erycibe expansa 670.
Erycibe obtusifolia 1061, 1062.
Erycibe schmidtii 748, 767, 1061, 1062.
Erythrina abyssinica 617, 618.
Erythrina latissima 670.
Erythrina sigmoidea 617, 618.
Erythroxylum cambodianum 653, 679, 680.
Erythroxylum coca 40, 865, 1171.
Escallonia sp. 580, 629.
Eucalyptus camaldulensis 653.
Eucalyptus globulus 812.
Eucalyptus grandis 833.
Eucalyptus robusta 812, 832.
Eucalyptus viminalis 1167.
Eucalyptus wandoo 951.
Eucommia ulmoides 138, 142, 545, 635, 731, 767, 862, 869, 906, 1092, 1098, 1112, 1126.
Eucommia ulmoides 138, 642, 767.
Eugenia sandwicensis 832.
Euonymus europaeus 2.
Euonymus grandiflorus 117.
Euonymus sacrosancta 631.
Eupatorium hyssopifolium 192.
Eupatorium lindleyanum 631, 642.
Eupatorium odoratum 608.
Eupatorium subhastatum 605.
Euphorbia chamaesyce 525.
Euphorbia fischeriana 408.
Euphorbia fortissima 401.
Euphorbia humifusa 642, 832, 1061, 1064.
Euphorbia lathyris 416, 1050, 1051, 1056.
Euphorbia lunulata 631, 635, 642, 650, 832, 1050.
Euphorbia obtusifolia var. *obtusifolia* 639.
Euphorbia paralias 894.
Euphorbia peplus 397, 400.
Euphorbia poisonii 481.
Euphorbia prolifera 1061.
Euphorbia quinquecostata 397, 398.
Euphorbia resinifera 527.
Euphorbia royleana 1171.
Euphorbia sp. 405, 1174.
Euphorbia spp. 639.
Euphorbia stygiana 525.
Euphorbia tirucalli 402, 404.
Euphoria longan [Syn. *Dimocarpus longan*] 650, 669, 1177.
Euphrasia officinalis 138.
Eurycoma sp. 478, 479.
Euscaphis japonica 808.
Evodia baberi 62.
Evodia madagascariensis 655.
Evodia meliifolia 475.
Evodia rutaecarpa 23, 24, 25, 26, 27, 62, 157, 475.
Evodia rutaecarpa var. *bodinieri* 62.

Evodia rutaecarpa var. *officinalis* 62.
Evodia spp. 474.
Excoecaria cochinchinensis var. *viridis* 832.

F

Fagara xanthoxyloides 481.
Fagopyrum cymosum [Syn. *Polygonum cymosum*] 650, 653, 669, 751.
Fagopyrum esculentum 653.
Fagopyrum tataricum 653.
family Apiaceae spp. 590, 642.
family Apocynaceae spp. 61, 635.
family Asteraceae spp. 277, 590.
family Brassicaceae spp. 635.
family Cistaceae spp. 590.
family Dilleniaceae spp. 635.
family Euphorbiaceae spp. 590.
family Fabaceae spp. 590, 635.
family Hydrophyllaceae spp. 787.
family Passifloraceae spp. 590.
family Polygonaceae spp. 631.
family Ranunculaceae spp. 635, 805.
family Resedaceae spp. 590.
family Scrophulariaceae spp. 590.
family Thymelaeaceae spp. 396, 399.
Feijoa sellowiana 1167.
Ferula alliacea 1079.
Ferula ferulaeoides 1067, 1068.
Ferula fukanensis 1057, 1067, 1068, 1069, 1070, 1071.
Ferula spp. 1064.
Ficus carica 481.
Ficus microcarpa 545.
Ficus racemosa 930.
Ficus ruficaulis var. *antaoensis* 653, 1072.
Ficus septica 46.
Ficus spp. 481.
Firmiana simplex 480.
Flemingia philippinensis [Syn. *Moghania philippinensis*] 611.
Flemingia strobilifera 614.
Foeniculum vulgare 156, 157, 833, 852, 860, 865, 876, 1064.
Fomitopsis pinicola [Syn. *Fomes pinicola*; *Polyporus pinicola*] 417, 418, 419, 420, 421, 422, 423.
Forsythia koreana 879.
Forsythia sp. 859.
Forsythia suspensa 157, 159, 166, 174, 175, 176, 505, 545, 603, 879, 880, 1060, 1125, 1126.
Forsythia viridissima 859.
Fortunella japonica 594.
Fortunella margarita 594.
Fragaria ananassa 656, 921.
Fraxinus bungeana 1050, 1051.
Fraxinus chinensis 152, 1050.
Fraxinus japonica 152, 1126.
Fraxinus mandshurica 1050, 1051.
Fraxinus ornus 1050, 1051.
Fraxinus paxiana 1050, 1051.
Fraxinus quadrangulata 869.
Fraxinus rhynchophylla [Syn. *Fraxinus chinensis* var. *rhynchophylla*] 1050, 1051.
Fraxinus stylosa 906, 1050, 1051.
Fraxinus szaboana [Syn. *Fraxinus chinensis* var. *acuminata*] 1050, 1051, 1061.
Fritillaria anhuiensis 115.
Fritillaria camtschatcensis 85.
Fritillaria przewalskii 115.
Fritillaria unibracteata 731.
Fritillaria ussuriensis 115.
Fritillaria verticillata var. *thunbergii* [Syn. *Fritillaria thunbergii*] 115.
Fuchsia sp. 1171, 1176.
Fumaria officinalis 1.
Funtumia elastica 89.
Fusarium tricinctum 299.

G

Galeobdolon chinense [Syn. *Lamium chinense*] 859.
Galipea officinalis 22.
Galium aparine 584, 607.
Galium mollugo 607.
Galium sp. 991.
Galium verum 767.
Gallus gallus domesticus 816.
Ganoderma lucidum 115, 424, 425.
Garcinia dulcis 574, 631, 634, 673, 680, 934.
Garcinia mangostana 657, 669, 680, 934.
Garcinia multiflora 613.
Garcinia speciosa 680.
Garcinia subelliptica 910, 911.
Gardenia jasminoides [Syn. *Gardenia florida*] 140, 142, 545, 566, 731, 767, 768.

Gardenia jasminoides var. *grandiflora* 566.
Gastrodia elata 731, 748, 751.
Gaultheria yunnanensis 850.
Genipa americana 142.
Genista tinctoria 670.
Gentiana algida 94.
Gentiana burseri 151.
Gentiana cephalantha 151, 153.
Gentiana crassicaulis 94, 151, 153.
Gentiana dahurica 94, 151.
Gentiana kuroo 1060.
Gentiana leptoclada 151.
Gentiana lutea 151, 481, 531.
Gentiana macrophylla 94, 151, 609.
Gentiana manshurica 151, 153.
Gentiana olgae 93.
Gentiana olivieri 93.
Gentiana rhodantha 151, 153.
Gentiana rigescens 94, 151, 153, 731.
Gentiana robusta 151, 153.
Gentiana scabra 94, 151, 153.
Gentiana scabra var. *buesgeri* 151.
Gentiana siphonantha 94.
Gentiana sp. 833.
Gentiana straminea 94, 151.
Gentiana tianschanica 94.
Gentiana tibetica 94.
Gentiana triflora 151.
Gentiana turkestanorum 93.
Gentianopsis paludosa 545, 590.
Geranium nepalense 634.
Geranium pratense 680, 832, 1168.
Geranium robertianum 1176.
Geranium sibiricum 832.
Geranium sp. 1171.
Geranium wilfordii 631.
Ginkgo biloba 409, 635, 642, 653, 679, 680, 716, 718, 731, 737, 747, 776, 777, 1172.
Ginkgo biloba 409, 574, 635, 642, 650, 684, 716, 718.
Glechoma longituba 158.
Glechoma lungituba 545.
Gleditsia sinensis [Syn. *Gleditsia horrida*] 505, 731.
Glehnia littoralis 115, 642, 653, 767, 856, 862, 1061, 1074, 1075, 1081, 1136.
Globularia sp. 865.
Glochidion eriocarpum 481.
Gloriosa superba 83.
Glycine max 124, 514, 515, 516, 517, 518, 519, 520, 670, 671, 731, 852.
Glycine max 124, 803.
Glycyrrhiza aspera 494, 495, 692.
Glycyrrhiza glabra 494, 495, 612, 691, 692, 695.
Glycyrrhiza inflata 494, 495, 612, 691, 692, 694, 695, 731.
Glycyrrhiza kansuensis 494, 495, 579, 692, 694, 731.
Glycyrrhiza spp. 612.
Glycyrrhiza uralensis 494, 495, 579, 612, 653, 691, 692, 731.
Glycyrrhiza yunnanensis 494, 691, 731.
Gnaphalium affine [Syn. *Gnaphalium multiceps*] 591.
Gnetum montanum f. *megalocarpum* 956.
Gnetum parvifolium [Syn. *Gnetum indicum*] 951.
Gnetum pendulum 943.
Goniothalamus amuyon 731, 865, 1126.
Gossypium herbaceum 117, 850.
Gossypium hirsutum [Syn. *Gossypium mexicanum*] 649, 845.
Gossypium indicum 630.
Gratiola officinalis 446, 447.
Grevillea robusta 783.
Grevillea spp. 783.
Guarea rhopalocarpa 1061.
Gymnadenia conopsea 936, 937, 938, 939, 970, 997, 998, 999, 1000, 1001, 1002, 1003.
Gymnaster koraiensis 760, 761, 762, 763, 764.
Gynostemma pentaphyllum 454, 456, 653, 749.
Gynostemma yixingense 454.
Gynura segetum [Syn. *Gynura japonica*] 731, 748.

H

Hamamelis virginiana 683, 1172.
Haplophyllum hispanicum 1097.
Haplophyllum patavinum 1141.
Haplophyllum perforatum 29.
Harpagophytum procumbens 143, 859, 862, 865.
Harrisonia abyssinica 1049.
Harrisonia perforata 1049.
Hedera colchica 496, 497.
Hedera helix 498, 499.
Hedera nepalensis var. *sinensis* 499.
Hedera sp. 1062.
Hedychium coronarium 177, 178, 300, 303, 812.
Hedyotis acutangula 563.
Heimia myrtifolia 71.

Helenium amarum 272.
Helenium aromaticum 272, 275.
Helenium autumnale 275.
Helenium autumnale var. *montanum* 275.
Helenium microcephalum 275.
Helenium tenuifolium 275.
Helianthus annuus 1062.
Helianthus tuberosus 833.
Helichrysum arenarium 613.
Helichrysum italicum 656, 834, 835.
Hemerocallis minor 83.
Hemibarbus labeo 124.
Hemiphragma heterophyllum 898.
Heracleum canescens 1073.
Heracleum lanatum var. *asiaticum* 1081.
Heracleum mantegazzianum 1079.
Heracleum sp. 1064.
Heracleum yungningense 1066.
Hericium erinaceus [Syn. *Hydnum erinaceus*] 1030.
Hernandia sonora [Syn. *Hernandia ovigera*] 735, 736, 773.
Hibiscus syriacus 565, 731, 746, 1053, 1054, 1055, 1058, 1061.
Hibiscus taiwanensis 78, 731, 852, 856, 862, 903, 1053, 1054, 1060, 1061.
Hibiscus tiliaceus 987.
Hibiscus vitifolius 630.
Himatanthus sucuuba 482.
Hippomane mancinella 403, 931.
Hippophae neurocarpa 653.
Hippophae rhamnoides 413, 565, 635, 639, 642, 653, 679, 731, 737, 748, 750, 751, 767, 832.
Hippophae rhamnoides subsp. *gyantsensis* 653.
Hippophae rhamnoides subsp. *sinensis* 642, 653.
Hippophae rhamnoides subsp. *turkestanica* 642, 653.
Hippophae rhamnoides subsp. *yunnanensis* 653.
Hippophae thibetana 653.
Holarrhena congolensis 89.
Holarrhena febrifuga 89.
Homalanthus acuminatus 408.
Homalanthus nutans 408.
Homalium cochinchinensis 853.
Homo sapiens 719, 732.
Hordeum vulgare 749.
Houttuynia cordata 121, 174, 631, 642, 650, 653, 731, 737, 748, 752, 767, 1116, 1117, 1133, 1134.
Huechys sanguinea 160.
Humulus japonicus [Syn. *Humulus scandens*] 582, 917.
Humulus lupulus 690, 701, 702, 703, 917, 918, 919, 920, 962, 1032, 1033.
Huperzia miyoshiana 74.
Huperzia selago [Syn. *Lycopodium selago*] 74.
Hyacinthus sp. 864.
Hydrangea chinensis 731, 1064, 1090.
Hydrangea macrophylla 1090.
Hydrangea macrophylla var. *thunbergii* 1090.
Hydrangea paniculata 1064.
Hydrastis canadensis 12.
Hylotelephium mingjinianum 637.
Hymenocallis littoralis [Syn. *Hymenocallis americana*; *Pancratium littoralis*] 1136.
Hymenoclea salsola 273.
Hymenodictyon excelsum 992, 1051.
Hyoscyamus niger 40, 47, 78, 653, 731, 738, 748, 750, 773, 856, 1053.
Hypecoum sp. 78.
Hypericum ancherii 933.
Hypericum ascyron 631, 635, 642, 653.
Hypericum curvisepalum 631, 653.
Hypericum elodeoides 631, 653.
Hypericum erectum 925, 926, 994.
Hypericum faberi 631, 653, 994.
Hypericum forrestii 631.
Hypericum hirsutum 639.
Hypericum japonicum 631.
Hypericum lancasteri 631, 642.
Hypericum laricifolium 642, 862.
Hypericum patulum 631, 642, 653.
Hypericum perforatum 631, 642, 650, 653, 680, 994.
Hypericum sampsonii 631, 642, 994.
Hypericum spp. 767.
Hypericum subsessile 631, 642.
Hypericum wightianum 631, 642, 653, 994.
Hypericum wightianum subsp. *axillare* 631.
Hypoestes purpurea [Syn. *Justicia purpurea*; *Hypoestes sinica*] 481.
Hypolepis punctata [Syn. *Polypodium punctatum*] 286.

I

Iberis amara 447.
Iberis umbellata 446.
Ilex chinensis [Syn. *Ilex purpurea*] 862, 906.
Ilex cornuta 115, 481, 543, 545.

Ilex latifolia 481.
Ilex pubescens var. *glaber* 1061.
Illicium anisatum 804.
Illicium henryi 804.
Illicium merrillianum 804.
Illicium verum 287, 288, 860, 876, 891, 892.
Impatiens balsamina 852.
Imperata cylindrica var. *major* 120.
Indigofera arrecta 634.
Indigofera heteranthazha 921, 928, 1113.
Inula britannica 635, 642, 767, 850, 852, 862, 1061.
Inula britannica var. *chinensis* 635, 642, 750.
Inula grandis 218.
Inula helenium 218.
Inula helianthus-aquatica 274.
Inula japonica 218, 590.
Inula racemosa 218.
Inula royleana 218.
Iphigenia indica 83.
Iris dichotoma 677, 678.
Iris florentina 750.
Iris germanica 678.
Iris japonica 546.
Iris lactea var. *chinensis* [Syn. *Iris pallasii* var. *chinensis*] 784.
Iris pallasii var. *chinensis* 784.
Iris pseudacorus 784.
Iris tectorum 677, 678.
Isatis indigotica 37, 115, 731, 748, 790, 850, 852, 977.
Isatis tinctoria 37.
Isodon oresbia 545.
Isodon rubescens var. *lushiensis* 597, 642.
Isodon ternifolius 545.
Iva frutescens 623.
Iva nevadensis 276.
Iva sp. 273.
Ixeris sonchifolia 115.

J

Juglans cinerea 870.
Juglans nigra 903.
Juglans regia 114, 115, 832, 1167, 1175.
Juglans spp. 631, 1175.
Juliania adstringens 444, 445, 505, 731.
Juniperus communis 292, 322, 731.
Juniperus oxycedrus 292.
Juniperus rigida 176, 322, 860.
Juniperus sabina 280, 1128, 1135.
Juniperus virginiana 1128.
Justicia hyssopifolia 1135.

K

Kadsura coccinea [Syn. *Kadsura chenensis*; *Kadsura hainanensis*] 1142.
Kadsura interior 1150.
Kadsura peltigera [Syn. *Kadsura longipedunculata*] 1150.
Kaempferia galanga 176, 635.
Kaempferia pandurata 927.
Kalopanax pictum 499, 506.
Kalopanax septemlobus 499.
Kigelia pinnata 987.
Kleinhovia hospita 653.
Knema globularia 659, 715.
Koelpinia linearis 1050.
Kummerowia striata 574, 575, 590, 591, 635, 649.

L

Lactuca indica 574, 590, 642, 653, 767.
Laetiporus sulphureus var. *miniatus* 1013.
Lagerstroemia fauriei 71.
Lagerstroemia indica 832, 1178.
Lagotis stolonifera 900.
Lamiophlomis rotata [Syn. *Phlomis rotata*] 576.
Lamium sp. 143.
Lantana camara 748.
Lappula echinata 115, 873.
Larix sp. 869.
Larrea tridentata 574, 655.
Lasianthus acuminatissimus 140.
Lasianthus wallichii 140.
Lathyrus pratensis 591.
Lathyrus sativus 124.
Laurus nobilis 189, 877.
Lavandula sp. 864.
Lentinus edodes 114.
Leontice robustum 1065.
Leontice smirnowii 1065.
Leontopodium alpinum 179, 180, 181, 185, 282, 283, 297, 298, 394, 395, 1010, 1059, 1096.

Leonurus heterophyllus [Syn. *Leonurus artemisia*] 653, 656.
Lepidium apetalum [Syn. *Lepidium micranthum*] 977.
Lepidium campestre 734.
Lepidium sativum 83.
Lepidium virginicum 734.
Lespedeza cuneata 751.
Lespedeza cyrtobotrya 634.
Lespedeza homoloba 672, 688, 689, 1009, 1012, 1031, 1034, 1035, 1036, 1037, 1038, 1039, 1040, 1041, 1042, 1043, 1044, 1045, 1046, 1047.
Leucaena glauca [Syn. *Leucaena leucocephala*] 128.
Leucas aspera 1095.
Levisticum sp. 887.
Ligularia fischeri 290.
Ligularia fischeri var. *spiciformis* 290.
Ligularia japonica [Syn. *Arnica japonica*; *Senecio japonica*] 43.
Ligularia sagitta 481, 545, 731.
Ligusticum chuanxiong [Syn. *Ligusticum wallichii*] 413, 731, 737, 748, 862.
Ligusticum jeholense 893.
Ligusticum sinense 184, 893.
Ligustrum japonicum 152.
Ligustrum lucidum 152, 483, 505, 545, 848.
Ligustrum robustum 575, 576, 859.
Lilium brownii var. *viridulum* [Syn. *Lilium brownii* var. *colchesteri*] 83.
Lilium candidum 865.
Limnophila rugosa 860, 876.
Linaria vulgaris 906, 1112.
Lindelofia stylosa 887.
Linum usitatissimum 111, 737.
Lippia dulcis 859.
Liquidambar formosana [Syn. *Liquidambar taiwaniana*] 156, 157, 1167.
Liquidambar orientalis 865.
Liriodendron tulipifera 1060.
Liriope muscari 505, 545.
Liriope spicata var. *prolifera* 115.
Lithocarpus sp. 563.
Lithospermum erythrorhizon 862, 979, 985, 990.
Lithospermum officinale 990.
Lithraea caustica 785.
Lobelia chinensis [Syn. *Lobelia radicans*] 751.
Lonicera confusa 767.
Lonicera fulvotomentosa 499, 590, 767, 862.
Lonicera hypoglauca 767.
Lonicera japonica 154, 174, 499, 500, 581, 589, 590, 731, 767, 862, 877.
Lonicera nigra 505.
Lonicera similis 767, 862.
Lonicera sp. 869.
Loranthus parasiticus [Syn. *Loranthus chinenis*; *Taxillus chinensis*] 481, 505, 642, 650.
Loropetalum chinense 767, 832.
Ludwigia octovalvis 505, 545.
Luffa cylindrica 524.
Lupinus albus 673.
Lupinus luteus 670.
Luvunga spp. 474.
Lychnis coronaria 565.
Lychnis dioica 405.
Lychnophora ericoides 579.
Lycium barbarum 1061.
Lycium chinense 116, 481, 731, 737, 791, 865, 1061.
Lycium chinense var. *potaninii* 1061.
Lycopersicon esculentum 86, 87, 653.
Lycopodium annotinum 72.
Lycopodium complanatum 74.
Lycopodium japonicum [Syn. *Lycopodium clavatum*] 73, 74.
Lygodium flexuosum [Syn. *Lygodium pinnatifidum*; *Ophioglossum flexuosum*] 653.
Lyonia ovalifolia 411, 412, 605, 657.
Lyonia ovalifolia var. *elliptica* 411, 412.
Lysidice rhodostegia 921.
Lysimachia capillipes 635.
Lysimachia christinae 634, 635, 642.
Lythrum salicaria 767, 832.
Lytta caraganae 160.

M

Machilus japonica 1115.
Machilus thunbergii 679, 1061, 1114.
Macleaya cordata 19, 20.
Macrococculus pomiferus 1119.
Magnolia acuminata 1138, 1152.
Magnolia biloba 216, 1156.
Magnolia biondii [Syn. *Magnolia fargesii*] 12, 1153.
Magnolia denudata [Syn. *Magnolia heptapata*] 1102, 1104, 1138.
Magnolia grandiflora 888, 906.
Magnolia kobus 876.
Magnolia liliflora 877, 1138.

Magnolia obovata 888, 1156.
Magnolia officinalis 157, 159, 174, 176, 216, 888, 903, 1092, 1156.
Magnolia praecocissima 202.
Magnolia rostrata 888.
Magnolia salicifolia 860, 1160.
Magnolia sieboldii 904, 906.
Mahonia bealei 12.
Mahonia bodinieri 12.
Mahonia confusa 12.
Mahonia eurybracteata 12.
Mahonia fortunei 3, 12.
Mahonia gracilipes 12.
Mahonia japonica 3, 12.
Mahonia shenii 12.
Mahonia veitchiorum 12.
Mallotus japonicus 653, 683, 912, 913, 914, 1171, 1174.
Mallotus philippinensis 696, 697, 698, 922, 923.
Malus spp. 669.
Mangifera indica 482, 628, 832, 933.
Mangifera persiciformis 563, 642, 933.
Manihot esculenta 480, 563.
Marchantia paleacea var. *diptera* 961.
Marchantia polymorpha 1091.
Marrubium vulgare 307, 859.
Marsdenia globifera 531.
Matayba arborescens 1053.
Matricaria chamomilla [Syn. *Matricaria recutita*] 243.
Matteuccia struthiopteris 731, 734, 767.
Maytenus canariensis 528, 529.
Maytenus sp. 529.
Meconopsis cambrica 11.
Medicago sativa 157, 751.
Medicago spp. 612.
Melaleuca alternifolia 159.
Melaleuca leucadendra 812.
Melia azedarach var. *japonica* 679.
Melicope semecarpifolia 30.
Melicope spp. 655.
Melicope triphylla 641.
Melilotus suaveolens 875, 889, 1050, 1051, 1064.
Melissa officinalis 887.
Menispermum dauricum 7, 14, 21, 850.
Mentha haplocalyx [Syn. *Mentha canadaensis*; *Mentha arvensis* var. *haplocalyx*; *Mentha arvensis*] 157, 158, 174, 862, 887.
Mentha longifolia 605, 607.
Mentha piperita 887.
Mentha sp. 157.
Menyanthes trifoliata 94, 188.
Michelia champaca 202, 203.
Michelia compressa var. *formosana* 222.
Michelia lanuginosa 202.
Michelia yunnanensis 202, 221.
Miconia sp. 846.
Micromelum integerrimum 1061.
Microtoena prainiana 574, 590, 607, 1061.
Millettia dielsiana 730.
Millettia pachycarpa 673.
Millingtonia hortensis 483.
Mimosa pudica 128.
Mitragyna macrophylla 56.
Momordica cochinchinensis 505.
Morina chinensis 975, 976.
Morinda citrifolia 140, 991.
Morinda officinalis 731.
Morinda umbellata 991.
Morus alba 114, 481, 592, 593, 638, 642, 653, 665, 767, 843, 877, 1061, 1062.
Morus australis 593.
Morus cathayana 665.
Morus macroura 704, 705, 706, 707, 708, 709, 710, 711, 712, 713.
Morus mongolica 592, 593.
Morus serrata 638.
Morus tinctoria 638.
Moschus moschiferus; *Moschus berezovskii*; *Moschus sifanicus* 75.
Mosla chinensis [Syn. *Orthodon chinensis*] 154, 877.
Mosla dianthera 156, 157.
Mosla scabra [Syn. *Mosla punctata*] 1151.
Mucuna birdwoodiana 78.
Muntingia calabura 691.
Murraya koenigii 1073.
Murraya paniculata [Syn. *Chalcas paniculata*] 30, 157, 174, 175, 176, 599, 877, 1061, 1062, 1074.
Musa paradisiaca var. *sapientum* [Syn. *Musa sapientum*] 117.
Mylabris phalerata; *Mylabris cichorii* 160.
Myrica esculent 683.
Myrica nagi [Syn. *Podocarpus nagi*] 639, 680.
Myrica rubra 481, 531, 545, 563, 639, 650, 682, 731, 832.
Myristica fragrans 174, 750, 840, 877, 878, 893.
Myrothecium sp. 79, 796.

Myroxylon pereirae 865.
Myroxylon spp. 612.
Myrsine africana 780.
Myrsine capitellata 780.
Myrsine semiserrata 780.

N

Narcissus sp. 864.
Narcissus tazetta var. *chinensis* 877.
Nardostachys chinensis 176, 216, 1066.
Nauclea orientalis 731.
Nelumbo nucifera 2, 631.
Nepenthes sp. 117.
Nepeta cataria 877.
Nerium oleander 722.
Newbouldia laevis 987.
Nicotiana tabacum 729, 1062.
Nigella arvensis 825.
Nigella damascena 825.
Niphogeton ternata 1074, 1075.
Notopterygium forbesii [Syn. *Notopterygium franchetii*] 157, 159, 174, 175, 1075, 1076.
Notopterygium incisum 157, 159, 174, 175, 731, 737, 738, 748, 750, 856, 861, 1075, 1076, 1079, 1081.
Nuphar japonicum 1176.
Nuxia sphaerocephala 483, 505, 569, 601.

O

Ocimum basilicum 176, 812, 860, 877, 878.
Ocimum sp. 877.
Ocotea bullata 1159, 1161, 1164.
Odontites serotina 138.
Oenanthe javanica 826.
Oldenlandia diffusa [Syn. *Hedyotis diffusa*] 505, 545.
Olea europaea 152, 503, 505.
Onobrychis spp. 612.
Onobrychis viciifolia 691.
Ononis spinosa 678.
Onosma hispida 574, 575, 841, 842.
Onosma paniculatum 979, 985, 990.
Onychium auratum 286.
Onychium siliculosum 286.
Ophiopogon japonicus 78, 115, 505.
Ophiorrhiza liukiuensis 545, 631, 731, 767, 1061.
Oplopanax elatus 906.
Oppopanax chironium 1073, 1074.
Opuntia dillenii 642, 643, 653, 856.
Origanum majorana 817, 877.
Origanum vulgare 154, 614.
Orixa japonica 28, 30, 1074.
Orobanche coerulescens 859.
Oroxylum indicum 577, 578, 580.
Oroxylum indicum 578, 596.
Orthodon hadai 154.
Orthosiphon stamineus [Syn. *Orthosiphon aristatus*; *Orthosiphon grandiflorus*; *Orthosiphon spicatus*] 347, 348, 349, 350, 352, 353, 354, 355, 356, 357, 358, 359, 360, 361, 362, 363, 364, 365, 366, 367, 368, 369, 370, 371, 372, 373, 374, 375, 376, 377, 378, 379, 380, 381, 382, 383, 384, 385.
Osmorhiza aristata var. *laxa* 860.
Osmunda japonica 751.
Oxytropis myriophylla 498.

P

Pachysandra terminalis 88, 90, 91, 92.
Paederia chinensis 845.
Paederia scandens 505, 817.
Paeonia albiflora [Syn. *Paeonia lactiflora*] 170, 468, 731, 832, 843, 845, 1175, 1176.
Paeonia delavayi 170.
Paeonia emodi 171, 172, 173, 832.
Paeonia lactiflora wild 170, 731, 843.
Paeonia moutan [Syn. *Paeonia suffruticosa*] 170, 832, 843, 1176.
Paeonia obovata 170.
Paeonia officinalis 170.
Paeonia veitchii 170.
Panax ginseng [Syn. *Panax schinseng*] 114, 115, 454, 455, 456, 635, 731, 737, 748, 751, 850.
Panax japonicus var. *bipinnatifidus* 454.
Panax japonicus var. *major* 456.
Panax pseudo-ginseng var. *japonicus* 454, 456, 462.
Panax pseudo-ginseng var. *notoginseng* [Syn. *Panax notoginseng*] 454, 455, 456, 459, 460, 461, 462, 463, 464, 465, 466, 467, 469, 470, 471, 642, 731, 748, 765.
Panax quinquefolium 454, 455, 456, 737, 748.
Pandanus tectorius 156, 157.
Papaver caucasicum 2.
Papaver persicum 2.

Papaver somniferum 862.
Parabenzoin trilobum 1123.
Parthenium hysterophorus 273, 276.
Parthenium spp. 202.
Passiflora caerulea 832.
Pastinaca sativa 893, 1081.
Patrinia heterophylla 292.
Patrinia saniculaefolia 148.
Patrinia scabiosaefolia 499, 505, 1061.
Patrinia villosa 790.
Paulownia fortunei 906.
Paulownia tomentosa 545, 859, 869, 904, 906.
Pedicularis decora 895.
Pedicularis spicata 895.
Pedicularis striata 895.
Pedicularis striata ssp. *arachnoidea* 895.
Peganum harmala 39.
Peganum nigellastrum 39.
Pelargonium reniforme 1063.
Penaeus orientalis 116.
Pericopsis angolensis 950.
Perilla frutescens var. *acuta* [Syn. *Perilla frutescens* var. *purpurascens*] 157, 158, 174, 175, 579, 731, 862, 877, 887, 893.
Perilla frutescens var. *arguta* 731, 737.
Perilla frutescens var. *crispa* 157, 158, 174, 731, 887, 893.
Periploca graeca 1050.
Periploca sepium 531.
Petasites formosanus 481.
Petasites japonicus 176.
Petasites laevigatus 43.
Petroselinum crispum 861, 893.
Peucedanum govanianum var. *bicolo* 642.
Peucedanum ostruthium 1074.
Peucedanum praeruptorum 832, 1087.
Peucedanum rubricaule 1074, 1081.
Pharbitis nil 832.
Phaseolus coccineus 749.
Phaseolus vulgaris 115, 511, 512, 520, 637.
Phellinus igniarius 852, 862, 894.
Phellodendron amurense 12, 475, 622, 731.
Phellodendron amurense var. *wilsonii* 474, 480, 622, 635, 642, 731, 856, 1061, 1064.
Phellodendron chinense 12.
Phellodendron chinense var. *glabriusculum* 731.
Phellodendron japonicum 62, 480, 622, 642, 731, 856, 862, 1050, 1060, 1061, 1064.
Pheretima aspergillum 116.
Phillyrea latifolia 848, 906, 1125.
Philydrum lanuginosum 653.
Phlogacanthus curviflorus 481, 731, 1092.
Phlomis brunneogaleata 582, 767, 859, 902, 1112.
Phlomis tuberosa 862.
Phoenix dactylifera 482, 586.
Pholidota yunnanensis 946, 947, 948, 949, 1004, 1005.
Photinia serrulata 505, 545.
Phragmites communis 120.
Phyllanthus emblica 481, 605, 613, 635, 642, 650, 653, 680, 682, 683, 684, 832, 1168, 1169, 1170, 1171, 1176.
Phyllanthus flexuosus 481.
Phyllanthus urinaria 635, 642, 653, 832, 1170.
Phyllostachys edulis 1162.
Physalis alkekengi 726.
Physalis angulata 726.
Physochlaina physaloides 40.
Phytolacca americana [Syn. *Phytolacca decandra*] 483, 505, 1158.
Phytolacca esculenta [Syn. *Phytolacca acinosa*] 117, 484, 485, 561.
Picea abies 950.
Picea glehnii 951, 1126.
Picea jezoensis 1126.
Picea sp. 176.
Picrorhiza kurrooa 149, 150.
Picrorhiza scrophulariiflora 138, 149, 150, 856, 865, 898.
Pimelea prostrata 408.
Pimenta dioica 877.
Pimpinella anisum 860.
Pimpinella sp. 1064.
Pinellia pedatisecta 115, 116, 118, 119, 731.
Pinellia ternata 126, 731.
Pinus aristata 580.
Pinus armandii var. *mastersiana* 306.
Pinus bungeana 157.
Pinus excelsa 580.
Pinus koraiensis 156, 157, 176, 306.
Pinus maritime 659.
Pinus massoniana 174, 319.
Pinus monticola 580.
Pinus sibirica 306, 951.
Pinus sp. 1126.
Pinus sylvestris 876.

Piper angustifolium 861.

Piper betle 154, 877, 878.

Piper chaba 81.

Piper crassinervium 613.

Piper cubeba 821, 1151.

Piper kadsura [Syn. *Piper futokadsura*] 122, 731, 821, 1095, 1099, 1100, 1101, 1102, 1103, 1104, 1114, 1115, 1138, 1139, 1152, 1153.

Piper longum 81.

Piper methysticum 795.

Piper mullesua 1120.

Piper taiwanense 121, 877.

Piptanthus nepalensis 670, 676.

Pistacia chinensis 628, 658, 659, 832.

Pistacia terebinthus 444, 445, 504.

Pisum sativum 124.

Plantago asiatica 114, 138, 505, 545, 615, 731, 859, 881, 896, 897, 898, 900.

Plantago depressa 114, 138, 505, 545.

Plantago hostifolia 898.

Plantago lanceolata 138, 859, 898, 900.

Plantago major 138, 505, 545, 577, 578, 582, 590, 615, 629, 731, 737, 748, 750, 767, 833, 850, 852, 859, 865, 900.

Platanus sp. 658.

Platycarya strobilacea 832.

Platycodon grandiflorum 507.

Pleuropterus ciliinervis 951.

Pleurospermum rivulorum 1074, 1081.

Plumbagella micrantha 988.

Plumbago europaea 988.

Plumbago indica 988.

Plumbago zeylanica 988.

Podocarpus elongatu 716.

Podocarpus imbricatus 346.

Podophyllum emodii [Syn. *Podophyllum emodii* var. *chinense*; *Podophyllum sikkimenosis*; *Sinopodophyllum emodii*] 1128.

Podophyllum peltatum 280, 1124, 1128.

Pogostemon cablin [Syn. *Mentha cablin*] 574, 575, 651, 864, 877.

Polyalthia longifolia var. *pendula* 75.

Polygonum aviculare 642, 650, 767, 832, 862, 1061.

Polygonum bistorta 680, 832.

Polygonum cuspidatum 574, 582, 642, 650, 679, 832, 951, 955.

Polygonum cuspidatum 631, 650, 653.

Polygonum hydropiper 650.

Polygonum multiflorum 78, 731, 951, 955.

Polygonum polystachyum 642, 650.

Polygonum sp. 653.

Polygonum thunbergii 650.

Polygonum tinctorium 37.

Polypodium vulgare 767.

Poncirus trifoliata 30, 475, 576, 607, 614, 616, 1081, 1073.

Pongamia pinnata 480, 481.

Populus adenopoda 849.

Populus alba 580, 849.

Populus alba var. *pyramdalis* 580, 849.

Populus beijingensis 580, 849.

Populus canadensis 580, 849.

Populus cathayana 849.

Populus davidiana 580, 601, 849.

Populus heterophylla 853.

Populus hopeiensis 849.

Populus koreana 849.

Populus lasiocarpa 849.

Populus nigra var. *thevestina* 849.

Populus pseudo-simonii 580, 849.

Populus simonii 849.

Populus sp. 580, 849, 865, 899.

Populus spp. 863.

Populus tomentosa 580, 849.

Populus tremula 853.

Populus tremuloides 845, 853.

Populus ussuriensis 849.

Populus xiaohei 580, 849.

Poria cocos 114, 748.

Potentilla anserina 680.

Potentilla chinensis 545, 635, 642, 832.

Potentilla griffithii var. *velutina* 656.

Potentilla kleiniana 1165.

Potentilla spp. 1175.

Pothos chinensis 751.

Prangos pabularia 1073.

Primula auricula 843.

Primula elatior 846.

Primula mistassinica 598.

Primula modesta 598.

Primula pulverulenta 586.

Primula viscosa 843.

Prinostemma aspera 528.

Pristimera indica 528.

Prunella vulgaris 505, 545, 582, 590, 631.

Prunus amygdalus 605, 659.

Prunus armeniaca 737, 748, 750.
Prunus davidiana 613.
Prunus japonica [Syn. *Cerasus japonica*] 634.
Prunus mume 613, 653, 767.
Prunus persica 613.
Prunus persica 613, 679.
Prunus serotina 1061.
Prunus sp. 670.
Prunus tomentosa 650, 679.
Prunus yedoensis 613.
Pseudostellaria heterophylla 126, 129, 130, 131, 132, 133, 134.
Psidium guajava 832, 877, 1167.
Psoralea corylifolia 750, 1066.
Ptaeroxylon obliquum 1049.
Pterocarpus santalinus 833, 889, 1094, 1135.
Pterocarpus sp. 680.
Pterocarya stenoptera 850.
Pterospermum lanceaefolium 635, 642, 650, 731, 1061.
Pueraria lobata [Syn. *Pueraria thunbergiana*; *Pueraria pseudohirsuta*] 75, 652, 670, 731, 1048, 1060.
Pueraria tuberosa 1048.
Pulsatilla chinensis 483, 805.
Punica granatum 832, 1178.
Pygeum topengii 536.
Pyrola atropurpurea 631.
Pyrola calliantha [Syn. *Pyrola rotundifolia* ssp. *chinensis*] 631, 642, 817, 832, 981.
Pyrola decorata 631.
Pyrola incarnata 545, 981.
Pyrola japonica 505, 545, 642, 731, 817, 981.
Pyrola rotundifolia 817.
Pyrola rugosa 545.
Pyrrosia calvata 933.
Pyrrosia davidii 767, 933.
Pyrrosia drakeana 767.
Pyrrosia gralla 767.
Pyrrosia lingua 635, 642, 731, 767, 933.
Pyrrosia petiolosa 767, 933.
Pyrrosia pseudocalvata 767, 933.
Pyrrosia sheareri 731, 767, 862, 933.
Pyrus bretschneideri 817.
Pyrus calleryana 817.
Pyrus communis 817.
Pyrus pyrifolia 817.

Q

Quercus iberica 642.
Quercus infectoria 832, 852, 1176.
Quercus mongolica 527.
Quercus rubra 1172.
Quercus sp. 870, 903.
Quercus spp. 1175.
Quercus tinctoria 650.

R

Rabdosia nervosa 323.
Rabdosia rubescens 155, 157, 174, 505, 545, 748.
Radula perrottetii 940.
Ramalina paludosa 814.
Ranunculus cantoniensis 805.
Ranunculus japonicus 805.
Ranunculus sceleratus 805.
Rapanea neurophylla 780.
Rapanea sp. 780.
Rapanea umbellata 780.
Raphanus sativus 833, 977.
Rauvolfia spp. 481.
Rauvolfia verticillata 652.
Rauvolfia vomitoria 53.
Rehmannia glutinosa [Syn. *Rehmannia glutinosa* f. *huechingensis*] 115, 138, 144, 731, 737, 748, 750, 751, 859, 865, 866, 868, 879, 886, 900, 901, 902, 908.
Rehmannia glutinosa var. *purpurea* 902.
Reseda luteola 590.
Rhamnus davurica 635.
Rhamnus frangula [Syn. *Frangula alnus*] 2.
Rhamnus nakaharai 643, 643.
Rhaponticum carthamoides 574.
Rheum emodi [Syn. *Rheum australe*] 679, 832.
Rheum hotaoense 832.
Rheum officinale 832.
Rheum palmatum 679, 832, 991, 993.
Rheum sp. 669.
Rheum sp. 950.
Rheum tanguticum 679, 832.
Rheum wittrocki 950, 951.
Rhodiola algida 848.

Rhodiola coccinea 848.
Rhodiola crenulata [Syn. *Rhodiola euryphylla*] 637, 848.
Rhodiola himalansis 848.
Rhodiola juparensis 848.
Rhodiola kirilowii 848.
Rhodiola quadrifida 848.
Rhodiola sacra 112, 113, 635, 731, 832, 848, 862, 1064.
Rhodiola subopposita 848.
Rhodiola yunnanesis 848.
Rhododendron anthopogonoides 157, 631.
Rhododendron capitatum 174.
Rhododendron collettianum 1028, 1053, 1054, 1063, 1155.
Rhododendron dauricum 195, 564, 631, 635, 642, 650, 659, 852, 1022, 1023, 1024, 1025, 1026, 1061.
Rhododendron huianum 635, 642.
Rhododendron lingii 642.
Rhododendron mariae 642, 650.
Rhododendron micranthum 631, 635, 639, 642, 659, 852, 1061.
Rhododendron mucronulatum 659, 852.
Rhododendron seniavinii 642.
Rhodomyrtus tomentosa 481, 1175.
Rhus chinensis [Syn. *Rhus semialata*] 832.
Rhus coriaria 832.
Rhus lanceolata 1062.
Rhus sp. 658, 1176.
Rhus sylvestris 576, 628, 658.
Rhus typhina 75, 832.
Rhus verniciflua [Syn. *Toxicadendron verniciflum*] 658, 715.
Ribes fasciculatum var. *chinense* 113, 482, 626, 679, 684, 839, 873, 894, 1157.
Ricinus communis 1170.
Robinia pseudoacacia 569, 612, 691.
Robinia pseudomonas 652.
Rodgersia podophylla 650.
Romalea microptera 847.
Rosa canina 772.
Rosa chinensis 832.
Rosa laevigata 536.
Rosa rugosa 832, 877.
Rosa sericea 536.
Rosa sp. 1176.
Rosmarinus officinalis 531, 584, 887.
Rostellularia procumbens [Syn. *Justicia procumbens*] 1108, 1141.
Rubia cordifolia 135, 136, 483, 991, 995.
Rubia tinctorum 991.
Rubia wallichiana 545, 731, 995, 1060, 1061.
Rubia yunnanensis 135, 136, 547, 548, 549, 550, 551, 552, 553, 554, 555, 556, 557, 558, 559, 560, 731, 852, 856, 978, 995, 996, 1107, 1110, 1118, 1136.
Rubus idaeus 686.
Rubus spp. 1175.
Rumex patientia 679.
Ruta graveolens 30, 31, 653, 1064, 1135.
Ruta microcarpa 1135.
Ruta spp. 1064.
Ruta tuberculata [Syn. *Haplophyllum tuberculatum*] 1141.

S

Sabina chinensis 574.
Sabina vulgaris 346, 1128.
Saccharum officinarum 730.
Saccharum sinensis 753.
Sageretia theezans [Syn. *Sageretia thea*] 563, 751.
Sagittaria sagittifolia 346.
Salacia prinoides [Syn. *Salacia chinensis*] 529, 679, 680, 682, 933, 1107.
Salacia sp. 529.
Salix babylonica 849.
Salix caprea 679.
Salix purpurea 849.
Salix sp. 582, 849.
Salvia bowleyana 332, 334, 337, 338.
Salvia bulleyana 332, 334, 337, 338.
Salvia candelabrum 320, 321, 327, 328, 329, 330, 331.
Salvia castanea 332, 334, 337, 338.
Salvia digitaloides 332, 334, 337, 338.
Salvia flava 332, 334, 337, 338.
Salvia hydrangea 505.
Salvia karabachensis 337.
Salvia mellifera 325.
Salvia microstegia 325.
Salvia miltiorrhiza 332, 334, 337, 338, 545, 578, 731, 862, 882, 887, 954, 1008.
Salvia officinalis 574, 583, 887.
Salvia pisidica 325.
Salvia prionitis 332, 334, 337, 338.
Salvia przewalskii 332, 334, 337, 338.
Salvia przewalskii var. *mandarinorum* 332, 334, 337, 338.
Salvia sclarea 338.
Salvia sinica 332, 334, 337, 338.
Salvia staminea 322, 483, 574, 575, 590, 731.

Salvia trijuga 332, 334, 337, 338, 536.
Salvia wiedemannii 325.
Salvia yunnanensis 332, 334, 337, 338.
Sambucus nigra 1126.
Sambucus sieboldiana 1092.
Sanguisorba officinalis 536, 631, 832, 1178.
Sanicula sp. 887.
Sapindus mukorossi 574.
Sapium japonicum 1170.
Sapium sebiferum 832, 931, 1170.
Sapium spp. 405.
Saposhnikovia divaricata [Syn. *Ledebouriella seseloides*] 174, 216, 731, 1074, 1079.
Sarcandra glabra [Syn. *Chloranthus glaber*] 751.
Sarcodon glaucopus 414, 415.
Sarcomelicope glauca 30.
Sarcomelicope megistophylla 1136.
Sargentodoxa cuneata 767.
Sarracenia sp. 117.
Sassafras randainense 877, 888.
Sassafras tzumu 877.
Sauromatum guttatum 850.
Saururus cernuus 1132, 1138.
Saururus chinensis 121, 631, 650, 1116, 1117, 1129, 1130, 1131, 1132, 1133, 1134, 1163.
Saururus sp. 1116, 1117, 1133, 1134.
Saussurea amarafisch 653, 906.
Saussurea gnaphaloides 653, 906.
Saussurea graminea 653, 906.
Saussurea involucrata 653, 906.
Saussurea japonica 1111.
Saussurea lappa [Syn. *Aucklandia lappa*] 189, 218, 221, 222, 254, 268, 269, 270, 731, 737, 748, 906, 1135.
Saussurea medusa 574, 575, 582, 589, 590, 591, 642, 1092, 1126, 1136.
Saussurea nigrescens 653, 906.
Saussurea parviflora 653, 906.
Saussurea phaeantha 906.
Saussurea prostrata 653, 906.
Saussurea pulchella 653, 906.
Saussurea soroseris 653, 906.
Saussurea superba [Syn. *Saussurea hieracioides*] 906.
Saxifraga stolonifera 817.
Scabiosa caucasica 584.
Scabiosa comosa 753.
Scabiosa spp. 767.
Schinopsis sp. 658.
Schinus molle 443, 473, 717.
Schinus terebinthifolius 776, 777.
Schisandra chinensis 157, 159, 174, 292, 565, 1142, 1143, 1144, 1145, 1146, 1147, 1148, 1149, 1150.
Schisandra rubriflora 1143, 1150.
Schisandra sphenanthera 1143, 1148, 1149, 1150.
Schizonepeta tenuifolia [Syn. *Nepeta tenuifolia*] 157, 174, 175, 582, 590, 606, 607.
Schnabelia tetradonta 574, 731, 746.
Scleropyrum wallichianum 731.
Scolopendra subspinipes mutilans 117.
Scoparia dulcis 120, 410.
Scopolia acutangula [Syn. *Anisodus acutangulus*] 40.
Scopolia japonica 1061, 1062.
Scorzonera hispanica 869.
Scrophularia buergeriana 143, 862, 865.
Scrophularia lepidota 138.
Scrophularia ningpoensis 143, 731, 865.
Scrophularia nodosa 143, 584, 865.
Scurrura atropurpurea 650, 653, 679, 680, 683, 737, 738.
Scutellaria amoena 577, 578, 580, 596, 600, 602, 603, 731.
Scutellaria baicalensis 577, 578, 580, 587, 596, 600, 602, 603, 605, 731, 748.
Scutellaria barbata [Syn. *Scutellaria rivularis*] 602.
Scutellaria galericulata 629.
Scutellaria hypericifolia 577, 578, 596, 602, 603.
Scutellaria indica 587.
Scutellaria likiangensis 577, 596, 602.
Scutellaria rehderiana 577, 578, 596, 602.
Scutellaria scordifolia 577, 578.
Scutellaria viscidula 577, 578, 596, 600, 602, 603.
Sedum acre 124.
Sedum aizoon 817.
Sedum ewersii 1050.
Sedum kamtschaticum 630, 1050.
Sedum sarmentosum 113, 642.
Selaginella braunii 718.
Selaginella sanguinolenta 718.
Selaginella stauntoniana 718.
Selaginella tamariscina 115, 574.
Selenarctos thibetanus; *Ursus arctos* 723, 724.
Semecarpus heterophylla 785.
Senecio adnatus 43.
Senecio nemorensis 41.
Senecio oryzetorum 41, 43.

Senecio platyphyllus 43.
Senecio sarracenicus 41.
Senecio spp. 43, 767.
Senecio sylvaticus 41.
Sequoia gigantea 405.
Sequoia sempervirens 405.
Sequoia sp. 870.
Sesamum indicum 597.
Sesamum indicum [Syn. *Sesamum orientale*] 851.
Sesbania sesban 738, 851.
Seseli yunnanense 1074.
Sida acuta 78, 1061, 1092.
Sida cordifolia 38, 39, 844.
Sideritis ozturkii 859.
Siegesbeckia gummifer 391.
Siegesbeckia orientalis var. *glabrescens* [Syn. *Siegesbeckia glabrescens*] 751.
Siegesbeckia orientalis var. *pubescens* [Syn. *Siegesbeckia pubescens*] 391, 731.
Silybum marianum 666, 667, 668.
Sinapis alba [Syn. *Brassica alba*; *Brassica hirta*] 731, 977.
Sinapis arvensis 977.
Sinoadina racemosa [Syn. *Adina racemosa*] 631, 635, 642, 653, 767.
Sinodielsia yunnanensis 1061.
Sinomenium acutum 21, 731.
Siphonostegia chinensis 877.
Skimmia japonica 30.
Skimmia laureola 1073.
Skimmia reevesiana 30.
Smilax china [Syn. *Smilax japonica*] 731.
Smilax glabra 657, 659, 852.
Smilax menispermoidea 950, 951.
Solanum aviculare [Syn. *Solanum laciniatum*] 85.
Solanum demissum 86.
Solanum dulcamara 85.
Solanum indicum 78, 85, 1061.
Solanum jasminoides 85.
Solanum khasianum 78, 85.
Solanum melongena 85, 114, 117.
Solanum nigrum 85.
Solanum torvum 727.
Solanum tuberosum 78, 1048.
Solanum xanthocarpum 1050.
Solidago virgaurea 653.
Solidago virgaurea var. *leiocarpa* [Syn. *Solidago decurrens*] 650, 862.
Sonchus arvensis 574.
Sophora alopecuroides 66, 68, 69, 70.
Sophora flavescens [Syn. *Sophora angustfolia*] 68, 69, 70, 588, 595, 609, 610, 611, 619, 660, 661, 662, 663, 664, 693, 701.
Sophora japonica 642, 653, 670, 676.
Sophora leachiana 957.
Sophora moorcroftiana 68.
Sophora sp. 579.
Sophora subprostrata [Syn. *Sophora tonkinensis*] 68, 481, 516, 670, 700.
Sophora tomentosa 691.
Sophora viciifolia 68, 69, 584.
Sorbaria sorbifolia 642, 817.
Soulamea soulameoides 1053.
Souliea vaginata 439, 882.
Sparaxis sp. 988.
Sparganium stoloniferum 635, 731.
Spartium junceum 513.
Spatholobus suberectus 730.
Spinacia oleracea 117, 565.
Spiraea formosana 527, 731.
Stachytarpheta jamaicensis 767.
Stachyurus praecox 1175.
Stellaria dichotoma var. *lanceolata* 51, 602, 935.
Stellera chamaejasme 717, 1056, 1064.
Stemona tuberosa 747, 751.
Stenoloma chusanum 852.
Stephania cepharantha 3, 4, 7, 10, 12.
Stephania delavayi [Syn. *Stephania epigaea*] 4.
Stephania discolor 7.
Stephania hernandifolia 5, 6.
Stephania sasakii 3, 4.
Stephania tetrandra 5, 7, 12.
Sterculia foetida 562.
Stereocaulon alpinum 813.
Stillingia sylvatica [Syn. *Sapium sylvatica*] 408.
Streptopelia orientalis 822.
Streptothris chromogena 847.
Strophanthus divaricatus 721.
Strychnos nuxvomica 531, 767, 848.
Styrax benzoin 865.
Styrax ferrugineus 1011.
Styrax formosanus 1011.
Styrax japonica 472, 523, 563, 906, 1011, 1013, 1014.
Styrax obassia 1011.

Styrax sp. 865.
Swertia angustifolia 151, 153.
Swertia calycina 153.
Swertia chinensis 153.
Swertia chirata 153.
Swertia cincta 151, 153.
Swertia davidii 151, 153.
Swertia erythrosticta 151, 153.
Swertia fasciculata 151, 153.
Swertia franchetiana 151, 153.
Swertia hickinii 151, 153.
Swertia japonica 153.
Swertia kouitchensis 151, 153.
Swertia macrosperma 151, 153.
Swertia mileensis 505.
Swertia mussotii 505, 933.
Swertia nervosa 151, 153.
Swertia patens 153.
Swertia pseudochinensis 151, 153.
Swertia pubescens 151, 153.
Swertia punicea 151, 153.
Swertia punicea var. *lutescens* 151, 153.
Swertia sp. 1062.
Symphytum officinale 887.
Syringa oblata 906.
Syringa pinnafolia 209.
Syzygium aromaticum [Syn. *Eugenia caryophyllata*] 505, 651, 877.
Syzygium buxifolium 545.
Syzygium cordatum 832.
Syzygium jambos 1167.
Syzygium samarangense 639, 642, 683.

T

Tabebuia avellanedae 141, 144, 145, 146, 147, 828, 829, 830, 836, 837, 838, 855.
Tabebuia impetiginosa 828, 829, 830, 836, 837, 855.
Tabernaemontana chartacea 60.
Tabernaemontana holstii 60.
Tabernaemontana johnstonii 60.
Tagetes erecta 634.
Taiwania cryptomerioides 1135.
Tamarix chinensis 642, 832.
Tamarix nilotica 832.
Tanacetum microphyllum 261, 623, 627, 636, 654.
Tanacetum parthenium 654.
Tanacetum sp. 222.
Tanacetum spp. 202.
Tanacetum vulgare 654.
Taraxacum formosanum 80, 206, 731, 767, 852, 856, 862, 870.
Taraxacum mongolicum 767, 862.
Taraxacum obovatum 206.
Taraxacum officinale 563, 574, 575, 582, 590, 642, 731, 737, 738, 767, 862.
Taxus cuspidata 1107.
Taxus yunnanensis 870, 1136.
Tectona grandis 984.
Telekia speciosa 218.
Tephroseris kirilowii [Syn. *Senecio integrifolius* var. *fauriei*] 43.
Tephrosia toxicaria 480, 581, 670, 691.
Terminalia arjuna 1167.
Terminalia chebula 832, 1168, 1169, 1170, 1176.
Tessaria integriforia 217, 874.
Tetracera asiatica 651.
Teucrium scorodonia 887.
Thalictrum atriplex 3, 12.
Thalictrum baicalense 731.
Thalictrum faberi 3, 12.
Thalictrum foetidum 653.
Thalictrum foliolosum 3, 8, 12.
Thalictrum glandulosissimum 3, 12.
Thalictrum microgynum 3, 12.
Thalictrum petaloideum 3, 12.
Thalictrum rugosum 8.
Thalictrum simplex [Syn. *Thalictrum simplex* var. *brevipes*] 3, 8, 12.
Thalictrum sp. 9.
Thalictrum thunbergii 3, 12, 575.
Thamnolia vermicularis var. *subuliformis* 822.
Thamnosma rhodesica 1074.
Thapsia garganica 266, 271.
Theobroma cacao 681, 685, 767, 1179, 1180.
Thesium chinense 635, 751.
Thevetia neriifolia [Syn. *Thevetia peruviana*] 482.
Thlaspi arvense 790.
Thuja orientalis [Syn. *Platycladus orientalis*; *Biota orientalis*] 306, 639, 642, 650.
Thuja plicata 1127.
Thymus magnus 154, 166.
Thymus quinquecostatus 154, 166.
Thymus serpyllum 574.

Thymus vulgaris 154, 159, 862, 887.
Tilia alburnum 634.
Tilia sp. 658.
Tilia spp. 656.
Toddalia asiatica [Syn. *Toddalia aculeata*; *Paullinia asiatica*] 30, 584, 877.
Toddaliopsis bremekampii 32, 33, 34, 35.
Torreya jackii 1123.
Tournefortia sarmentosa 887, 954.
Toxicodendron radicans 788.
Toxicodendron succedaneum [Syn. *Rhus succedanea*] 576, 628, 658.
Trachelospermum asiaticum 1137.
Trachelospermum jasminoides 61, 576, 591, 1137.
Trachycarpus fortunei 679, 832.
Tragopogon sp. 579.
Tribulus terrestris 78, 653.
Trichosanthes cucumeroides 634.
Trichosanthes hupehensis 524.
Trichosanthes kirilowii 524, 525, 737, 748, 750, 856.
Trichosanthes rosthornii [Syn. *Trichosanthes uniflora*] 737, 750.
Trichurus terrophilus 797, 798, 799, 800, 801, 802, 809, 810, 811.
Trifolium dubium 951.
Trifolium pratense 670.
Trifolium repens 117.
Trifolium subterraneum 124.
Trigonella foenum-graecum 94, 126, 613, 832, 1061, 1148.
Tripterygium hypoglaucum 100, 340, 342, 483, 521, 679, 682, 686.
Tripterygium regelii 526.
Tripterygium wilfordii 95, 96, 97, 98, 99, 100, 202, 233, 234, 235, 236, 240, 323, 339, 340, 341, 342, 521, 526, 594.
Triticum aestivum [Syn. *Triticum vulgare*] 75, 565, 579, 731.
Tsuga heterophylla 1110, 1126, 1136.
Tulipa edulis 83.
Tulipa gesneriana 742, 743, 850.
Tulipa hybrida 742, 743.
Tupistra chinensis 731, 852, 856.
Tussilago farfara 631, 653, 832.
Tylophora asthmatica [Syn. *Tylophora indica*] 46.
Tylophora crebriflora 45, 46.
Tylophora floribunda 45, 46.
Typha angustata 642, 653, 731, 734, 748, 751.
Typha angustifolia 613, 635, 642, 731.
Typha latifolia 642, 730, 747, 751.

U

Ulva pertusa 864, 877.
Uncaria africana 54, 56.
Uncaria attenuata 56, 58.
Uncaria bernaysii 54, 55, 56, 57, 58, 59.
Uncaria callophylla 54, 56.
Uncaria donisii 55, 57, 58, 59.
Uncaria elliptica 54, 56, 653, 680.
Uncaria gambir 56, 679, 680, 832.
Uncaria guianensis 54, 55, 56, 57, 58.
Uncaria hirsuta 54, 56, 631, 653.
Uncaria homomalla [Syn. *Uruparia homomalla*; *Uruparia tonkinensis*; *Uruparia lanosa* var. *parvifora*] 54, 55, 56, 57, 58, 59.
Uncaria kawakamii 56.
Uncaria laevigata 54, 55, 56, 58.
Uncaria lancifolia 54, 56.
Uncaria lanosa 54, 55, 56, 57, 58, 59, 679.
Uncaria longiflora 54, 55, 56, 57, 58, 59.
Uncaria macrophylla 44.
Uncaria orientalis 54, 55, 56, 57, 58, 59.
Uncaria perrottetii 54, 56, 57, 58, 59.
Uncaria rhynchophylla [Syn. *Nauclea rhynchophylla*] 44, 55, 57, 631, 680.
Uncaria roxburghiana 55, 57, 58, 59.
Uncaria scandens [Syn. *Nauclea pilosa*; *Uruparia pilosa*; *Uncaria pilosa*] 54, 55, 56, 57, 58, 59.
Uncaria sessilifructus [Syn. *Nauclea sessilifructus*] 54, 56, 59.
Uncaria sinensis 44, 55, 57, 58, 59, 862, 1061.
Uncaria sterrophylla 54, 55, 56, 57, 58, 59.
Uncaria tomentosa 54, 55, 56, 57, 58, 545, 680.
Uncaria veluntina 54, 55, 56, 57, 58, 59.
Urena lobata 933.
Urtica cannabina 584, 747, 904.
Urtica dioica 117, 635, 642, 653, 730, 731, 751, 767, 862, 1061, 1107.
Usnea diffracta 1015.
Usnea longissima 527, 915, 916, 1015.

V

Vaccinium vitis-idaea 680, 817, 848.
Valeriana amurensis 590.

Valeriana jatamansii [Syn. *Valeriana wallichii*] 157, 174, 767, 862.
Valeriana laxiflora 505, 539, 545, 654.
Valeriana officinalis 862, 882.
Valeriana officinalis var. *latifolia* 156, 157, 174, 175.
Valeriana spp. 767.
Vatica rassak 951.
Ventilago leiocarpa 481, 563.
Veratrum album 951.
Veratrum grandiflorum 951.
Veratrum nigrum 83.
Veratrum nigrum var. *ussuriense* 951.
Verbascum lychnites 139, 569.
Verbascum phlomoides 566.
Verbascum sinuatum 859.
Verbascum thapsus 138.
Verbascum wiedemannianum 859, 908.
Verbena officinalis 115, 545.
Veronica arvensis 138.
Veronica persica 138, 139, 859.
Veronica serpyllifolia 138.
Veronica thymoides ssp. *pseudocinerea* 582, 1092.
Veronicastrum sibiricum 332, 333, 335, 336, 337, 338, 582, 589.
Viburnum prunifolium 849.
Vicia amoena 635.
Vigna sp. 652.
Vincetoxicum officinale [Syn. *Cynanchum vincetoxicum*] 46.
Viscum angulatum 613.
Viscum articulactum 505.
Viscum articulatum 505.
Viscum coloratum 324, 505.
Viscum sp. 904.
Vitex lucens 579.
Vitex negundo 1121, 1140.
Vitex rotundifolia [Syn. *Vitex trifollia* var. *simplicifolia*] 174, 175, 413.
Vitex trifolia 155, 731, 737, 738, 750, 845.
Vitis coignetiae 959.
Vitis spp. 951.
Vitis vinifera 669, 679, 832, 833, 951, 952, 953, 957, 958, 960.
Vladimiria denticulata 189.
Vladimiria souliei [Syn. *Jurinea souliei*] 189, 292.
Vouacapoua macropetala 950.

W

Waltheria americana 137.
Warionia saharae 221, 255.
Wikstroemia indica 262, 620, 621.
Wikstroemia sp. 1126.
Wisteria sinensis 75.
Withania somnifera 727.

X

Xanthium canadense 218.
Xanthoceras sorbifolia 639, 642.

Z

Zanthoxylum acanthopodium 1060.
Zanthoxylum ailanthoides 30, 1136.
Zanthoxylum avicennae 584.
Zanthoxylum belizense 1052.
Zanthoxylum bungeanum 30, 155, 159, 876.
Zanthoxylum nitidum 584, 1060.
Zanthoxylum planispinum 30.
Zanthoxylum schinifolium 30, 860, 1060, 1064.
Zanthoxylum simulans 1060.
Zea mays 731.
Zingiber aromaticum 209, 636, 731, 782, 786.
Zingiber cassumunar 827, 854, 942, 945.
Zingiber officinale 155, 157, 159, 166, 167, 168, 174, 176, 178, 216, 778, 779,781, 782, 786, 857, 878.
Zingiber zerumbet 208, 209, 210.
Zinnia elegans 575.
Ziziphus jujuba 12, 505, 545, 653, 679, 737, 748, 750.
Ziziphus jujuba var. *spinosa* 451, 457, 458, 505, 545.

附录1 缩写和符号表

12(*S*)-HETE	12(*S*)-羟基-5,8,10,14-二十碳四烯酸
^{125}I-TGF-β_1	^{125}I-转化生长因子-β_1
5-FU	5-氟尿嘧啶
5-HT	5-羟色胺
AAPH	2,2'-偶氮-双-(2-脒基丙烷)-二盐酸自由基
ACE	血管紧张素转化酶
AChE	乙酰胆碱酯酶
ACTH	促肾上腺皮质激素
AD	阿尔茨海默病
ADM	多柔比星
ADP	腺苷二磷酸
AIDS	艾滋病
ALS	肌萎缩性脊髓侧索硬化
AMV	鸟成髓细胞性白血病病毒
AP-1	活化蛋白-1
APN	氨肽酶 N
APV	*dl*-2-氨基-5-膦酰基戊酸
ASA	乙酰水杨酸
AST	天冬氨酸转氨酶
AT-Ⅲ	抗凝血酶-Ⅲ
ATPase	腺苷三磷酸酶
BACE1	β-分泌酶 1
BChE	丁酰胆碱酯酶
BLM	博来霉素
BST	鳃足虫致死毒性实验
C5a	补体 5a
cAMP	环腺苷单磷酸
CAPE	咖啡酸苯乙基酯
CB	细胞松弛素 B
CC	一个趋化因子家族(巨噬细胞发炎蛋白 MIP-1β, 单核细胞趋化蛋白 MCP-2 和 C 淋巴细胞趋化因子)
CC$_0$	最低细胞毒浓度
CC$_{50}$	半数细胞毒浓度
CCR1	趋化因子受体1
CD	使酶(诱导)活性加倍所需浓度
CD$_{50}$	半数痉挛剂量
cGMP	环鸟苷酸
CGRP	降血钙素基因相关肽
CHO	中国鼠卵巢
CI	化学预防指数(=IC$_{50}$/CD)
CIC	完全抑制浓度
CIMC	完全抑制最小浓度
CINC-1	细胞因子诱导的中性粒细胞趋化吸引剂1
CMV	巨细胞病毒
CNQX	6-氰基-7-硝基喹喔啉-2,3-二酮
ConA	伴刀豆球蛋白 A
COX-1	环加氧酶-1
COX-2	环加氧酶-2
CRF	促肾上腺皮质激素释放因子
CV-3988	*rac*-3-(*N*-*n*-十八烷基氨基甲酰基氧)-2-甲氧基丙基-2-噻唑乙基磷酸酯
CXC	基质源因子 SDF-1α 和白介素-8
CYP1A	细胞色素P450 1A
CYP2D6	细胞色素P450 2D6
CYP3A4	细胞色素P450 3A4
d	天
***D*-GalN**	*D*-半乳糖胺
DIZ	抑制区直径
DMBA	二甲基苯并蒽
DMDP	(2*R*,3*R*,4*R*,5*R*)-2,5-二羟基甲基-3,4-二羟基吡咯烷
DMSO	二甲亚砜
DPI	二亚苯基碘
DPPH	1,1-联苯-2-间-苦基偕腙肼自由基
DS8000	平均分子量 8000 的右旋糖苷
DSCG	色甘酸二钠
EBV-EA	爱泼斯坦-巴尔病毒早期抗原
EC	有效浓度
EC$_{50}$	半数有效浓度
EC$_{95}$	95%有效浓度
ED	有效剂量
ED$_{25}$	四分之一有效剂量
ED$_{50}$	半数有效剂量(浓度)
EGCG	表没食子儿茶精没食子酸酯
EGF	表皮生长因子
EGFR	表皮生长因子受体
ERK	细胞外信号调解性激酶
Flu-A	流感病毒 A
fMLP	*N*-甲酰基-*L*-甲硫氨酰基-*L*-leucyl亮氨酰-*L*-苯丙氨酸
G6PD	葡萄糖-6-磷酸盐脱氢酶
GABA	γ-氨基丁酸
GalN	半乳糖胺
GI	生长抑制
GI$_{50}$	半数抑制生长浓度
GOT	谷氨酸草酰乙酸转氨酶

Gp 胃保护效应
GPT 谷氨酸丙酮酸转氨酶
GTP 鸟嘌呤核苷三磷酸盐
GVHR 移植物-宿主反应
h 小时
HAD 人免疫缺损病毒性痴呆
HBeAg 人B型肝炎e抗原
HBsAg 人B型肝炎表面抗原
HBV 乙型肝炎病毒
HC_{50} 半数溶血浓度
HD 亨廷顿病
HIV 人免疫缺损病毒
HIV-1 人免疫缺损病毒-1
HIV-1 IN 人免疫缺损病毒-1 整合酶
HIV-1 RT 人免疫缺损病毒-1 反转录酶
HIV-RT 人免疫缺损病毒反转录酶
HSV-1 1 型单纯疱疹病毒
HSV-2 2 型单纯疱疹病毒
HVA 高香草酸
ia 动脉注射
IC 抑制浓度
IC_{50} 半数抑制浓度(抑制中浓度)
IC_{100} 完全抑制浓度
ICAM-1 细胞间细胞黏附分子-1
ICR ICR 小鼠(印记对照区小鼠)
ID_{50} 半数抑制剂量
IFN-γ 干扰素-γ
IgE 免疫球蛋白 E
IL-1α 白介素-1α
IL-1β 白介素-1β
IL-2 白介素-2
IL-4 白介素-4
IL-5 白介素-5
IL-6 白介素-6
IL-8 白介素-8
IL-10 白介素-10
IL-12 白介素-12
im 肌内注射
iNOS 诱导型氮氧化物合酶
InRt 抑制率
ip 腹膜内注射
i.t. 鞘内注射
iv 静脉内注射
IZA 抑制区面积(mm^2)
IZD 抑制区直径(mm)
JNK c-Jun氨基端激酶

LC_{50} 半数致死浓度
LCIC 最低完全抑制浓度
LD 致死剂量
LD_{100} 全数致死剂量
LD_{50} 半数致死剂量
LDH 乳酸(盐)脱氢酶
LDL 低密度脂蛋白
***L*-NMMA** N^G-单甲基-*L*-精氨酸
LOX 脂加氧酶
LTB_4 白三烯 B_4
LTC_4 白三烯 C_4
MA 最小量
MABA 测抗结核活性的药理模型
MAC-1 整合蛋白 MAC-1
MAO-A 单胺氧化酶 A
MAPK 促分裂原激活性蛋白激酶激酶
MCC 最小杀细胞浓度
MCP 单核细胞趋化蛋白
MDA 亚甲基二羟安非他明
MDA 丙二醛
MDR 多重耐药性
MED 最小有效剂量
MFC 最小杀真菌浓度
MIA 最小抑制量(μg/盘)
MIC 最小(有效)抑制浓度
MIC_{80} 有效抑制 80%的最小浓度
MIC_{90} 有效抑制 90%的最小浓度
min 分
MIP-1α/β 巨噬细胞发炎蛋白
MIQ 最小抑制量(μg)
MK-801 地佐环平(Dizocipline maleate)
MLC 最小致死浓度
MLD 最小致死剂量
MMDC 最低形态变形浓度
MMOC 小鼠乳腺组织培养模型
mPGES 微粒体前列腺素 E 合成酶
MPP^+ 1-甲基-4-苯基吡啶鎓离子
MRSA 耐 2,6-二甲氧基苯青霉素的金黄色葡萄球菌
MSSA 对 2,6-二甲氧基苯青霉素敏感金黄色葡萄球菌
MTC 最低毒性浓度
MTT 用于细胞毒活性测定的基于四唑的比色法
MTT 测定巨噬细胞生长的方法
n 平行实验数
NADH 还原烟酰胺腺嘌呤二核苷酸(还原辅酶 I)
NADPH 细胞色素 C 还原酶
NCCLS 标准抗菌活性测试方法

NDGA 去甲二氢愈创木脂酸
NEP 中性肽链内切酶
NF-κB 核转录因子-κB
NFAT 活化 T 细胞的细胞核因子
NGF 神经生长因子
NOR1 (+/-)-(*E*)-4-甲基-2-[(*E*)-羟基亚氨基]-5-硝基-6-甲氧基-3-己烯酰胺
NOS 一氧化氮合成酶
orl 口服
OVA 卵清蛋白
OZ 调理酵母聚糖
P450 细胞色素 P450
PAF 血小板活化因子
PAF 血小板聚集因子
Para-3 3型副流感病毒
PBMC 人周围血单核细胞
PCA reaction 被动皮肤过敏反应
PD 一种细胞毒模型的名称
pD2(pEC$_{50}$) 最大响应 50%所需克分子浓度负对数
PDE 磷酸二酯酶
pEC$_{50}$(pD2) 最大响应 50%所需克分子浓度负对数
PEP 脯氨酰肽链内切酶
PGD$_2$ 前列腺素 D$_2$
PGE$_2$ 前列腺素 E$_2$
PGF$_{2α}$ 前列腺素 F$_{2α}$
PGH$_2$ 前列腺素 H$_2$
PGI$_2$ 前列腺环素
PHA 植物凝集素
pIC$_{50}$ 半数抑制所需克分子浓度负对数
PKC 蛋白激酶 C
PMA(TPA) 佛波醇-12-十四酸盐-13-醋酸盐
pNPPase 对-硝苯基磷酸酯酶
PRA 斑点缩小实验
PTH 副甲状腺激素
PTP1B 蛋白酪氨酸磷酸(酯)酶 1B
QR 醌还原酶
Raji 爱泼斯坦-巴尔病毒转化的B细胞株
RM 相对移动性
ROS 反应性氧物种
RSV 呼吸道合胞病毒
RT 反转录酶
sALT 血清丙氨酸转氨酶
sAST 血清天冬氨酸转氨酶
sc 皮下注射
SC$_{50}$ 清除50%自由基的浓度
ScRt 清除率
SDF 基质源因子
SGOT 血清谷氨酸草酰乙酸转氨酶
SGPT 血清谷氨酸丙酮酸转氨酶
SHR rat 自发性高血压大鼠
SI 选择指数 细胞毒 CC$_{50}$/治疗目标 EC$_{50}$
SI 选择指数 细胞毒 IC$_{50}$/治疗目标 IC$_{50}$
SI 选择指数 细胞毒 IC$_{50}$/治疗目标 MIC
SIZ 磺胺异噁唑
SNP 硝普钠
SOD 超氧化物歧化酶
SP-A 肺表面活性剂蛋白 A
SRSA 过敏反应的慢反应物质
Syn. 同义词
TACE *α*-分泌酶
TBARS 硫代巴比妥酸反应物实验
TC$_{50}$ 50%细胞毒浓度
TGF-*β*$_1$ 转化生长因子-$β_1$
TGI 生长被完全抑制时的浓度
TI 治疗指数(=IC$_{50}$/EC$_{50}$)
TNF*α* 肿瘤坏死因子 *α*
TPA(PMA) 12-*O*-十四酰基佛波醇-13-醋酸酯
TrkA 编码为TrkA蛋白的原癌基因
TXA$_2$ 血栓素 A$_2$
TXB$_2$ 血栓素 B$_2$
VCAM-1 血管细胞黏附分子-1
VHR protein 人体基因所编码的双重底物特异性蛋白酪氨酸磷酸酶
VRE 抗万古霉素肠球菌
VSE 万古霉素敏感肠球菌
VSV 水疱性口炎病毒
XTT 3'-[1-(苯基氨基羰基)-3,4-四唑镓双(4-甲氧基-6-硝基苯)磺酸钠

附录 2 癌细胞代码

(包括少数常用非癌细胞代码)

1A9	人卵巢癌(细胞)
212	诱导性 Ha-*ras* 致癌基因转化的 NIH/3T3 细胞
308	培养鼠表皮细胞
3LL	鼠 Lewis 肺癌(细胞)
780-6	肾癌(细胞)
3PS	小鼠白血病(细胞)
9KB	人表皮鼻咽癌(细胞)
9L	大鼠神经胶质瘤(细胞)
9PS	小鼠淋巴细胞性白血病(细胞)
A2780	人卵巢癌(细胞)
A375	人黑色素瘤(细胞)
A431	人表皮癌(细胞)
A498	人肾癌(细胞)
A549	人非小细胞肺癌(细胞)
ACHN	人肾癌(细胞)
AGS	胃腺癌(细胞)
APM1840	人白血病细胞
B16	小鼠黑色素瘤(细胞)
B16(F-10)	小鼠黑色素瘤(细胞)
BAEC	牛动脉内皮细胞
BC	人乳腺癌(细胞)
BC-1	人乳腺癌(细胞)
BCA-1	人乳腺癌(细胞)
Bcap37	人乳腺癌(细胞)
Bel7402	人肝癌(细胞)
Bel7405	人肝癌(细胞)
BGC823	人胃癌(细胞)
BIU87	膀胱癌(细胞)
BL6	小鼠黑色素瘤(细胞)
Bowes	皮肤癌(细胞)
Bre04	人乳腺癌(细胞)
BSY1	乳腺癌(细胞)
BT474	人乳管癌(细胞)
BT549	人乳管癌(细胞)
BXPC3	胰腺癌(细胞)
C6	大鼠神经胶质瘤(细胞)
CA	人肝癌(细胞)
CaEs-17	人食管癌(细胞)
CAKI-1	人肾癌(细胞)
CAKI	人肾癌(细胞)
Calu1	人肺癌(细胞)
Capan1	胰腺癌(细胞)
Capan2	胰腺癌(细胞)
CaSki	人宫颈癌(细胞)
CEM	白血病(细胞)
CHAGO	人未分化肺癌(细胞)
CNE	人鼻咽癌(细胞)
Col1	人结肠癌(细胞)
Col2	人结肠癌(细胞)
COLO320DM	人结肠癌(细胞)
Colon205	结肠癌(细胞)
Colon26-L5	鼠结肠癌(细胞)
COS-7	非洲绿猴肾纤维原细胞
CT-26	鼠结肠癌(细胞)
CTV1	人白血病(细胞)
CPAE	牛肺动脉内皮细胞
CXF94L	人肿瘤(细胞)
DLD	人结肠腺癌(细胞)
DLD-1	人结肠腺癌(细胞)
DMS114	人肺癌(细胞)
DMS273	人肺癌(细胞)
DU145	前列腺癌(细胞)
EAC	艾氏腹水癌(细胞)
EJ-1	人膀胱癌(细胞)
FM3A	鼠乳腺癌(细胞)
H.Ep.-2	人咽喉上皮瘤(细胞)
H9	淋巴细胞
H116	人结肠癌(细胞)
HBC4	乳腺癌(细胞)
HBC5	乳腺癌(细胞)
HCT	人结肠癌(细胞)
HCT8	人结肠癌(细胞)
HCT15	人结肠癌(细胞)
HCT116	人结肠癌(细胞)
HEK-293	人肾上皮细胞
HEL	人胚肺成纤维细胞
HeLa	赫拉培养宫颈上皮癌(细胞)
HeLa-S3	人子宫上皮癌(细胞)

Hep2 人肝癌(细胞)
Hep2,2,15 乙肝病毒转染人肝癌(细胞)
Hep3B 人肝癌(细胞)
Hepa 人肝癌(细胞)
Hepa1c1c7 鼠肝癌(细胞)
Hepa59T/VGH 人肝癌(细胞)
HepG2 人肝癌(细胞)
HEPZ 人上皮癌(细胞)
HFF 人包皮纤维原细胞
HGF 正常的人牙龈成纤维细胞
HL-60 人急性早幼粒细胞性白血病(细胞)
HM02 人黑色素瘤(细胞)
HMC-1 人白血病肥大细胞
HMEC 人微血管内皮细胞
HO-8910 人卵巢癌(细胞)
HOG.R5 基于绿色荧光蛋白的受体细胞
HONE-1 人鼻咽癌(细胞)
HOP-62 非小细胞肺癌(细胞)
Hs578T 人乳腺癌(细胞)
Hs740T 人胃癌(细胞)
Hs742T 人乳腺癌(细胞)
Hs756T 人胃癌(细胞)
HSC-2 人口鳞状细胞癌(细胞)
HSG 人唾液腺癌(细胞)
HT 肉瘤(细胞)
HT1080 人纤维肉瘤(细胞)
HT29 人结肠癌(细胞)
HT3 人宫颈癌(细胞)
hTERT-RPE1 人端粒酶反转录酶-肾上皮细胞
Huh7 人肝细胞癌(细胞)
HUVEC 人脐带静脉内皮细胞
Jurkat-T 人 T 细胞白血病(细胞)
K562 人白血病(细胞)
K562/ADM 抗多柔比星人白血病(细胞)
Kato3 人胃癌(细胞)
KB 人鼻咽癌(细胞)
KB3 人鼻咽癌(细胞)
KB15 人鼻咽癌(细胞)
KB16 人鼻咽癌(细胞)
KBV200 多重耐药性鼻咽癌(细胞)
KB-VIN 耐长春新碱的鼻咽癌(细胞)
Ketr3 人肾癌(细胞)
KG-1 人白血病(细胞)
KM12 人结肠癌(细胞)
KM20L2 人结肠癌(细胞)
KU-1 人膀胱癌细胞
L_{1210} 淋巴细胞性白血病(细胞)
L5178Y 淋巴肉瘤(细胞)
L-6 大鼠骨骼成肌细胞
L_{615} 小鼠脾脏白血病(细胞)
L_{7212} 小鼠白血病(细胞)
L-929 纤维肉瘤(细胞)
LLC 小鼠 Lewis 肺癌(细胞)
LMTK 小鼠纤维细胞
LNCaP 人前列腺癌(细胞)
LNCaP-FGC 人前列腺癌(细胞)
LO2 人肝细胞
LoVo 人结肠癌(细胞)
LOX 黑色素瘤(细胞)
LOX-IMVI 黑色素瘤(细胞)
LS174T 结肠直肠癌(细胞)
Lu04 人肺癌(细胞)
Lu1 人肺癌(细胞)
LXFL529L 人大细胞肺癌(细胞)
M14 黑色素瘤 (细胞)
M1 小鼠髓细胞性白血病(细胞)
M4BEU 人黑色素瘤(细胞)
M5076 卵巢肉瘤(细胞)
Ma7373 鼠乳腺癌(细胞)
MALME-3M 黑色素瘤(细胞)
MBT-2 鼠膀胱癌(细胞)
MCF7/6 人乳腺癌(细胞)
MCF7/ADR-RES 人乳腺癌(细胞)
MCF7-ras 人乳腺癌(细胞)
MCF7 人乳腺癌(细胞)
MDA231 人乳腺癌(细胞)
MDA-MB-231 人乳腺癌(细胞)
MDA-MB-435 人乳腺癌(细胞)
MDCK Madin-Darby Canine 肾细胞
MEL-28 人黑色素瘤细胞
Meth-A Meth-A 肉瘤(细胞)
MH-60 鼠白血病(细胞)
MI4 黑色素瘤(细胞)
MIA-PaCa-2 人胰腺癌(细胞)
MK1 人胃癌(细胞)
MKN28 人胃癌(细胞)
MM1 从亲本大鼠腹水肝癌 AH130 细胞分离的高度侵害的细胞
Molt4 人淋巴瘤(细胞)
Mono-Mac-6 单核细胞
MRC-5 人二倍体胚胎细胞
MQc80-3 胃腺癌(细胞)
MS301 鼠乳腺癌(细胞)
MS310 鼠乳腺癌(细胞)

N04　人神经瘤(细胞)
NCI-H187　人小细胞肺癌(细胞)
NCI-H226　人非小细胞肺癌(细胞)
NCI-H23　人肺癌(细胞)
NCI-H460　人肺癌(细胞)
NCI-H522　人肺癌(细胞)
NCI-H1417　人小细胞肺癌(细胞)
NK/LY　腹水癌(细胞)
NSCLC-N6　人非小细胞肺癌(细胞)
NUGC　人胃癌(细胞)
NUGC-3　人胃癌(细胞)
NUGC-4　人胃癌(细胞)
OVCAR-3　卵巢腺癌(细胞)
OVCAR-5　卵巢腺癌(细胞)
P1534　鼠移植白血病(细胞)
P_{388}　小鼠淋巴细胞性白血病(细胞)
PACA-2　人胰腺癌(细胞)
PANC1　胰腺癌(细胞)
PBMC　人周围血单核细胞
PC3　人前列腺癌(细胞)
PC-6　人肺癌(细胞)
PC12　人肺癌(细胞)
PLC/PRF/5　人肝癌(细胞)
PSN1　人胰腺癌(细胞)
PTX10　带β-微管蛋白突变的卵巢癌(细胞)
RAW264.7　小鼠巨噬细胞
RBL-2H3　大鼠嗜碱性细胞
RL33　兔肺癌(细胞)
RPMI-7951　黑色素瘤(细胞)
RPMI-8226　白血病(细胞)
RXF-393　肾癌(细胞)
RXF-631L　肾癌(细胞)
S_{180}　小鼠肉瘤(细胞)
S37　小鼠肉瘤(细胞)
Sca7901　人胃腺癌(细胞)
SCL　人胃癌 (细胞)
SCL-6　人胃癌 (细胞)
SCL-9　人胃癌 (细胞)
SCL-37'6　人胃癌 (细胞)
SF268　人脑癌(细胞)
SF295　人脑癌(细胞)
SF539　人脑癌(细胞)
SGC　人胃癌(细胞)
SGC7901　人胃癌(细胞)
SiHa　人宫颈癌(细胞)
SKBR3　人乳腺癌(细胞)
SKCO1　结肠直肠癌(细胞)
SK-MEL　人恶性黑色素瘤(细胞)
SK-MEL-2　人黑色素瘤(细胞)
SK-MEL-5　人黑色素瘤(细胞)
SK-MEL-28　人黑色素瘤(细胞)
SK-MES-1　支气管原癌细胞
SK-OV-3　卵巢腺癌(细胞)
SMMC-7721　人肝癌(细胞)
SNB75　人脑癌(细胞)
SNB78　人脑癌(细胞)
SNU638　人胃腺癌(细胞)
SR　白血病(细胞)
St4　胃癌(细胞)
SVR　小鼠内皮细胞
SW620　人结肠腺癌(细胞)
T24　人肝癌(细胞)
T24S　人膀胱癌(细胞)
T47D　人乳腺癌(细胞)
T98G　人恶性胶质瘤(细胞)
TK10　肾癌(细胞)
Tmolt3　人白血病(细胞)
U4　小鼠宫颈癌(细胞)
U14　小鼠宫颈癌(细胞)
U251　脑癌(细胞)
U373　恶性胶质瘤(细胞)
U-87-MG　恶性胶质瘤(细胞)
U937　人单核细胞白血病(细胞)
UACC62　黑色素瘤(细胞)
UO-31　肾癌(细胞)
Vero　非洲绿猴肾成纤维细胞
W_{256}　大鼠瓦克肉瘤(细胞)
WHCO1　人食管癌(细胞)
WI-38　人肺成纤维细胞
WiDr　结肠直肠癌(细胞)
Wish　转化内皮肿瘤(细胞)
XF-498　人肿瘤(细胞)
ZR-75-1　依赖激素的人乳腺癌(细胞)